AF493694

Coulommiers. — Imp. PAUL BRODARD.

COURS

DE

PHYSIQUE MÉDICALE

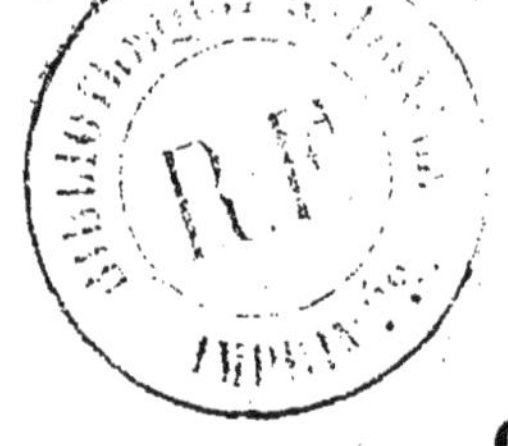

PAR

GARIEL

PROFESSEUR DE PHYSIQUE MÉDICALE A LA FACULTÉ DE MÉDECINE DE PARIS
MEMBRE DE L'ACADÉMIE DE MÉDECINE
MEMBRE DU COMITÉ CONSULTATIF D'HYGIÈNE PUBLIQUE DE FRANCE

TROISIÈME ÉDITION
ENTIÈREMENT REFONDUE

AVEC 505 GRAVURES DANS LE TEXTE

PARIS
LIBRAIRIE F. SAVY
77, BOULEVARD SAINT-GERMAIN, 77

1892

COURS
DE
PHYSIQUE MÉDICALE

NOTIONS PRÉLIMINAIRES

CHAPITRE PREMIER

GÉNÉRALITÉS

I. **Propriétés des corps. Matière.** — L'existence des corps nous est révélée par les sensations qu'ils nous font éprouver directement ou indirectement et dont nous supposons la cause extérieure à nous. Ces sensations sont variées; nous admettons que les différences observées sont dues à des différences qui existent entre ces corps, ce que nous exprimons en disant qu'ils ont des propriétés différentes. Écartant par la pensée ces différences, nous pouvons concevoir une substance qui ne posséderait que les caractères communs à tous ces corps : cette substance, qui n'est qu'une pure abstraction, a reçu le nom de *matière*. Un corps déterminé serait donc formé de matière à laquelle des propriétés particulières, variables avec la nature des corps, seraient surajoutées; la matière serait le support commun, le *substratum* des diverses propriétés.

Ce n'est pas par l'expérience, c'est seulement par une vue de l'esprit que nous arrivons à déterminer les caractères communs à tous les corps. On reconnaît généralement que ces caractères sont au nombre de trois : l'*étendue*, l'*impénétrabilité* et l'*inertie*.

Sans discuter sur l'origine de ces idées et sur leur valeur, nous les définirons ainsi qu'il suit :

L'étendue est la propriété que possèdent les corps d'occuper une certaine partie de l'espace.

L'impénétrabilité d'un corps, qui le rend distinct de tout autre, con-

variations d'une seule quantité à la fois. Pour cela on dispose les expériences de manière que les conditions b, c, d... restent invariables, et l'on étudie les variations simultanées de X et de a. Supposons que l'on puisse déterminer la loi de ces variations.

On fera alors une autre série d'expériences dans lesquelles on maintiendra invariables a, c, d... et l'on déterminera de même la loi qui relie les variations de X et de b.

On continuera ainsi une série de recherches qui donneront des lois partielles, pour ainsi dire. Il sera possible alors d'en déduire, par le raisonnement, la loi totale, la loi cherchée.

En somme, on ramène la question à chercher la relation entre deux quantités seulement, un effet et une cause unique.

Soit donc à chercher expérimentalement la loi d'un phénomène dans lequel intervient une cause a pour produire un effet X. Nous produirons ce phénomène en attribuant à a une série de valeurs différentes a_1 a_2... a_n et mesurant les valeurs correspondantes de X que nous désignerons par X_1 X_2... X_n. Il y a intérêt à ce que ces couples de valeurs a_1 X_1, a_2 X_2... soient aussi nombreux que possible; on diminuera l'importance des erreurs qui ne peuvent manquer d'exister dans toute mesure expérimentale.

Il est commode de dresser un tableau de ces valeurs, tableau à deux colonnes comprenant l'une les diverses valeurs de a, l'autre, en regard, les valeurs correspondantes de X. L'examen des nombres ainsi rapprochés permet quelquefois de reconnaître immédiatement la loi : il y a proportionnalité si les quotients des a par les X ont une valeur constante ou à peu près : il y a proportionnalité inverse si les produits des a par les X sont constants ou à peu près, etc. Il n'est pas toujours aussi facile de déterminer la loi, mais on peut y arriver par quelques tâtonnements, si elle est simple.

VIII. — Il peut être commode pour aider à trouver cette loi, ou pour la remplacer si on ne trouve pas une formule simple, de tracer une courbe représentant les résultats des expériences.

A cet effet, l'une des méthodes les plus employées consiste à tracer dans un plan deux droites ou axes perpendiculaires l'un à l'autre. Pour représenter les résultats d'une expérience on porte sur l'axe horizontal, à une échelle choisie d'avance, une longueur OP représentant la valeur de a_1 (fig. 1) par exemple; puis menant par P une parallèle à l'autre axe, on porte sur cette perpendiculaire, à une échelle déterminée (qui peut être différente de la première) une longueur PM représentant la valeur X_1. Le point M ainsi obtenu est le *point figuratif* de l'expérience considérée.

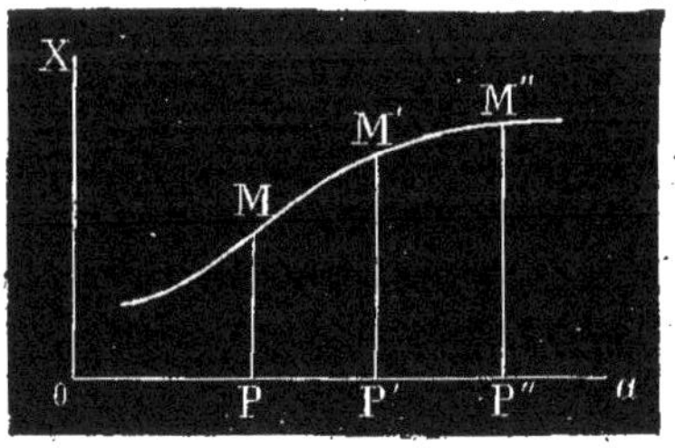

Fig. 1.

On opère de même pour chacune des autres expériences, dont les couples de valeurs donnent les *coordonnées* des points figuratifs, les a étant les abscisses et les X les ordonnées dans l'exemple choisi. On a ainsi une série de points figuratifs.

Si on avait une infinité de points figuratifs de ce genre, leur ensemble formerait une courbe qui serait la *courbe représentative* de la loi cherchée. C'est cette courbe qu'il faut tracer bien qu'on n'en connaisse que quelques points.

On y arrive en remarquant que dans le cas des phénomènes bien connus, bien étudiés, les variations sont continues et non pas brusques, irrégulières. On admet qu'il en est ainsi pour la loi cherchée et on trace une courbe aussi régulière que possible passant par ces points ou près de ces points : la courbe devrait passer par les points mêmes si ceux-ci représentaient certainement les valeurs correspondant à une expérience; mais il n'en est pas toujours ainsi, car toutes les mesures peuvent être affectées d'erreur. Aussi ne doit-on pas hésiter à passer à côté d'un point si l'ensemble de la courbe gagne en régularité.

On comprend aisément que le tracé de cette courbe est d'autant mieux déterminé qu'il y a un plus grand nombre de points figuratifs.

L'examen de cette courbe permet de se rendre compte de toutes les particularités du phénomène, plus aisément que par la considération du tableau numérique qui a servi à la construction : on voit aisément comment varie l'ordonnée X, par exemple, quand on fait croître l'abscisse a. X croît si la courbe s'éloigne de l'axe horizontal; X décroît si la courbe se rapproche de cet axe; X, enfin, est constant si la courbe est parallèle à l'axe horizontal.

Ajoutons que, en appliquant à la courbe ainsi tracée les procédés de la géométrie analytique, on peut être mis sur la forme de la relation algébrique qui représente la loi cherchée.

Dans un grand nombre de circonstances, en physiologie notamment, on dispose les expériences de manière que la courbe représentative d'un phénomène s'inscrive directement par le fait même des expériences.

IX. **Mesure des grandeurs géométriques.** — Les mesures des grandeurs qui sont à comparer aux unités principales, les longueurs, les masses et les temps ne sont pas à proprement parler du domaine de la physique. Elles interviennent cependant si souvent dans les recherches physiques qu'il est indispensable d'indiquer rapidement les principaux moyens employés pour effectuer ces mesures.

Nous nous occuperons d'abord de la mesure des longueurs et nous y rattacherons celle d'autres grandeurs géométriques, les surfaces, les volumes et les angles.

Nous dirons ensuite quelques mots de la mesure du temps.

Il nous sera possible alors de résumer des connaissances qui sont absolument nécessaires, et qui se rattachent à la mesure des grandeurs cinématiques, dans lesquelles interviennent à la fois l'idée de longueur et l'idée de temps.

Nous aurons alors les notions suffisantes pour arriver à la définition de la masse et à l'indication de la mesure des masses. Nous résumerons également quelques idées dont la connaissance est indispensable pour l'étude de la physique et de la physiologie, et qui conduisent à la définition de certaines grandeurs mécaniques qui dépendent des unités principales précédentes et de l'unité de masse.

X. **Mesure des longueurs. Vernier.** — La mesure de la longueur d'un objet rectiligne AB (fig. 2) se fait, comme on sait, en plaçant à côté de cet objet une règle graduée (étalonnée), en centimètres et millimètres le plus généralement, quelquefois en demi-millimètres, de manière que

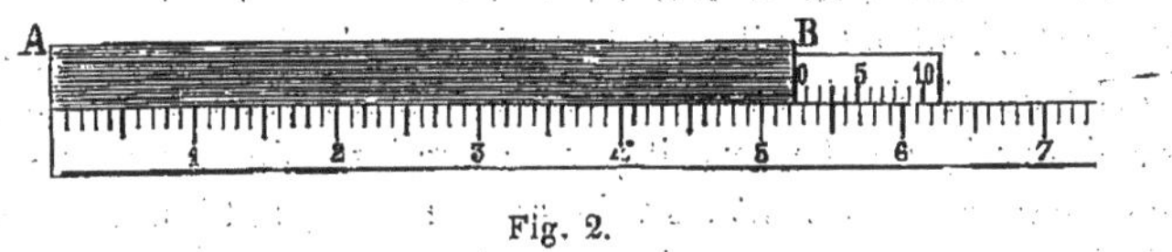

Fig. 2.

le zéro des divisions soit en face de l'une des extrémités A de l'objet; le numéro de la division qui est en face de l'autre extrémité B donne la longueur cherchée.

La précision sur laquelle on peut compter par ce moyen est déterminée par la longueur des divisions : elle ne dépasse donc pas le millimètre ou le demi-millimètre. On ne saurait aller plus loin en cherchant à avoir des divisions plus rapprochées sur la règle, parce que les traits se confondraient à cause de leur épaisseur.

Lorsqu'il est nécessaire d'avoir une précision plus grande dans la mesure d'une longueur rectiligne, on emploie le *vernier* (fig. 2).

Le vernier est une petite réglette qui glisse le long de la règle principale : le plus souvent lorsque la règle est divisée en millimètres, elle a une longueur de 9 millimètres et cette longueur est divisée en 10 parties égales; chaque division vaut donc $0^{mm},9$ et la différence entre les longueurs d'une division de la règle et d'une division du vernier est de $0^{mm},1$; comme nous allons le dire, c'est l'approximation sur laquelle on peut compter.

L'extrémité B de la longueur à mesurer AB étant comprise entre deux divisions de la règle (les divisions 52 et 53 sur la figure), il faut savoir de combien l'extrémité B dépasse le trait 52. A cet effet on fait glisser le vernier jusqu'à ce que son extrémité vienne s'appliquer contre l'extrémité B, et l'on cherche quelle division du vernier se trouve en face d'une division de la règle; ici c'est la division 4. On en conclut que la distance du trait 52 au point B est de $0^{mm},4$, et que par suite la longueur AB est de $52^{mm},4$.

Pour s'en rendre compte, il suffit de remarquer que, à cause de la valeur de la différence ($0^{mm},1$) entre une division du vernier et une division de la règle, les traits du vernier qui précèdent de 1, 2, 3, celui pour lequel il y a coïncidence sont distants des traits précédents de la règle respectivement de $0^{mm},1$; $0^{mm},2$; $0^{mm},3$..., et que par suite le trait zéro qui précède de 4 est distant du trait 52 de $0^{mm},4$.

S'il n'y a nulle part coïncidence on prend le numéro du trait du vernier qui est le plus voisin d'un trait de la règle.

Indépendamment du vernier que nous venons d'indiquer, on emploie quelquefois un vernier donnant le $\frac{1}{20}$ de millimètre. Si la règle est divisée en millimètres, le vernier a une longueur de 19 millimètres et est divisé en 20 parties; si la règle est divisée en demi-millimètres, le vernier a une longueur de $4^{mm},5$ (9 divisions de la règle) et est divisé en 10 parties : on a alors une approximation de $\frac{1}{10}$ de demi-millimètre ou $\frac{1}{20}$ de millimètre.

XI. — Lorsqu'on veut avoir une précision supérieure à celle que donne le vernier, on fait usage d'une *vis micrométrique*. On désigne sous ce nom une vis dont le pas est très régulier.

On sait que lorsqu'une vis se déplace dans un écrou fixe, la quantité dont se déplace la pointe de la vis est proportionnelle à l'angle dont tourne la vis. Si le pas de la vis est de 1 millimètre par exemple, pour chaque centième de tour, la vis avancera de $0^{mm},01$.

C'est sur ce principe qu'est basé le sphéromètre (fig. 3) qui sert à mesurer les petites épaisseurs, les diamètres des fils fins et, indirectement, les rayons des surfaces sphériques.

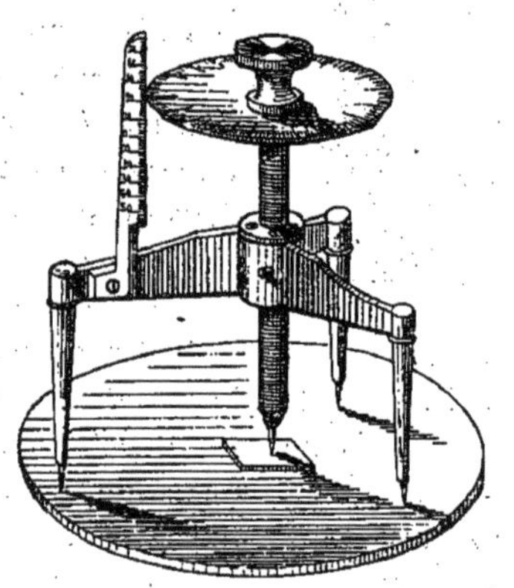

Fig. 3.

Il consiste essentiellement en un écrou porté sur trois pieds munis de pointes : l'un de ces pieds porte une réglette qui sert de repère. La vis, qui pénètre dans l'écrou et est terminée en pointe à sa partie inférieure, porte à son extrémité supérieure un large plateau dont la circonférence, qui est divisée en parties égales, vient affleurer à la réglette. Le nombre des divisions qui passent devant la réglette lorsqu'on fait mouvoir la vis indique de quelle fraction de tour cette vis a tourné, et, par suite, de combien la pointe a avancé.

L'appareil repose sur une plaque de verre absolument plane ; au début d'une mesure on amène la pointe de la vis en contact avec cette surface. On relève cette pointe pour introduire au-dessous l'objet dont on veut mesurer l'épaisseur, et celle-ci est déterminée par la quantité dont a tourné la vis.

On peut avoir des sphéromètres donnant jusqu'au millième de millimètre; la vis a alors un pas de un demi-millimètre et la tête est divisée en 500 parties égales.

XII. — On désigne sous le nom de *Palmer* un appareil basé absolument sur le même principe et qui, dans l'industrie, sert à mesurer les diamètres des fils et des tiges fines (fig. 4).

La vis D passe dans un écrou qui fait partie d'une pièce métallique ABC coudée deux fois à angle droit. L'objet dont on veut mesurer

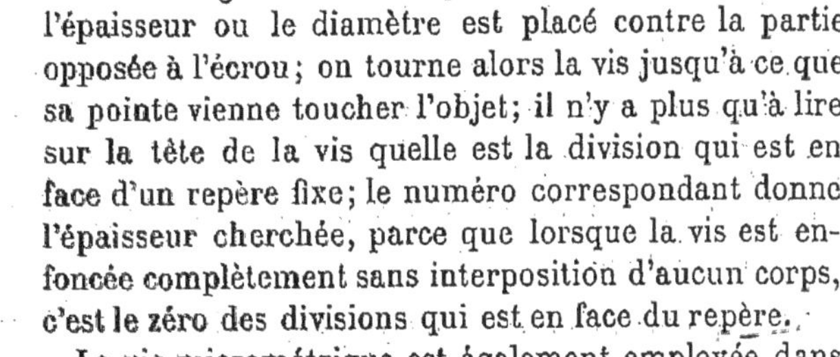

l'épaisseur ou le diamètre est placé contre la partie opposée à l'écrou; on tourne alors la vis jusqu'à ce que sa pointe vienne toucher l'objet; il n'y a plus qu'à lire sur la tête de la vis quelle est la division qui est en face d'un repère fixe; le numéro correspondant donne l'épaisseur cherchée, parce que lorsque la vis est enfoncée complètement sans interposition d'aucun corps, c'est le zéro des divisions qui est en face du repère.

Fig. 4.

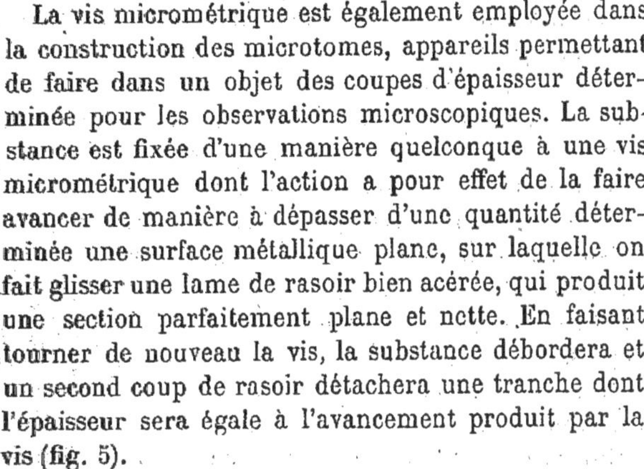

La vis micrométrique est également employée dans la construction des microtomes, appareils permettant de faire dans un objet des coupes d'épaisseur déterminée pour les observations microscopiques. La substance est fixée d'une manière quelconque à une vis micrométrique dont l'action a pour effet de la faire avancer de manière à dépasser d'une quantité déterminée une surface métallique plane, sur laquelle on fait glisser une lame de rasoir bien acérée, qui produit une section parfaitement plane et nette. En faisant tourner de nouveau la vis, la substance débordera et un second coup de rasoir détachera une tranche dont l'épaisseur sera égale à l'avancement produit par la vis (fig. 5).

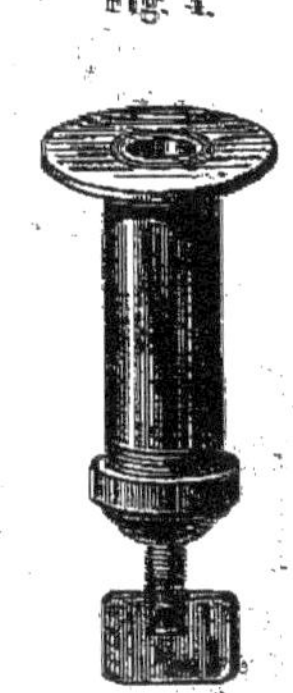

Fig. 5.

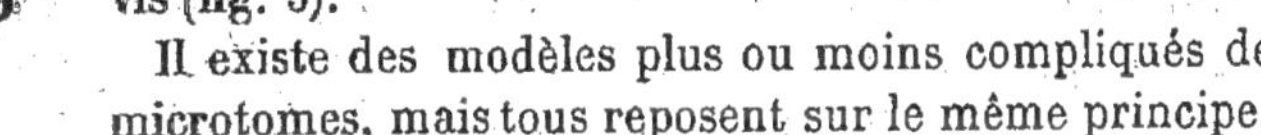

Il existe des modèles plus ou moins compliqués de microtomes, mais tous reposent sur le même principe.

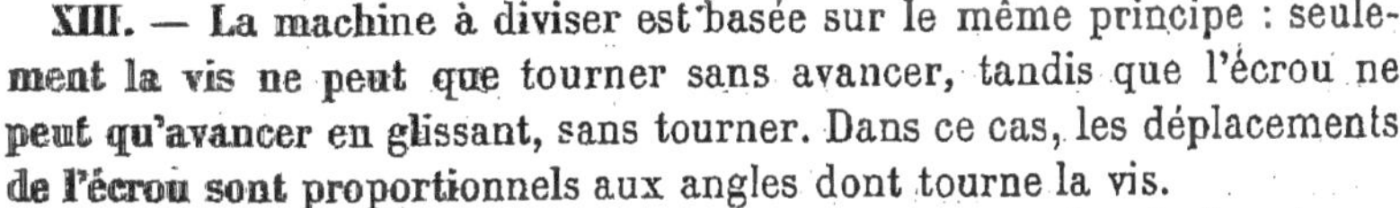

XIII. — La machine à diviser est basée sur le même principe : seulement la vis ne peut que tourner sans avancer, tandis que l'écrou ne peut qu'avancer en glissant, sans tourner. Dans ce cas, les déplacements de l'écrou sont proportionnels aux angles dont tourne la vis.

L'écrou entraîne un plateau sur lequel on place à volonté un microscope ou une machine à tracer : l'objet à diviser est placé au-dessous, parallèlement à la vis. On amène le réticule du microscope au-dessus d'une des extrémités de la longueur à diviser, puis on fait tourner la vis jusqu'à ce que le microscope arrive au-dessus de l'autre extrémité. De la quantité dont a tourné la vis, on déduit la quantité dont le microscope s'est déplacé, ce qui donne la longueur cherchée. On calcule aisément alors, d'après le nombre de divisions à obtenir, quelle doit être la longueur d'une division, et de combien la vis doit tourner pour produire un déplacement égal à cette longueur. A l'aide de la machine à tracer, on fera un trait chaque fois que l'écrou se sera déplacé de cette quantité, par suite d'une rotation convenable de la vis.

Des dispositions de détail rendent faciles ces diverses parties de l'opération sur lesquelles il n'y a pas lieu d'insister ici.

XIV. — Pour mesurer la longueur d'une ligne courbe, le procédé le plus simple consiste à appliquer sur cette ligne un fil ou un ruban flexible, de manière que le contact soit bien établi partout. On redresse alors le fil ou le ruban et on le mesure à l'aide d'un des procédés que nous avons indiqués.

Dans la mesure des angles, on a très fréquemment à mesurer des longueurs qui sont comptées sur une circonférence de rayon déterminé. Dans ce cas, la circonférence est divisée en parties égales et on n'a qu'à compter le nombre de divisions qui existent entre deux points pour pouvoir en déduire la distance qui sépare ces points en suivant la circonférence.

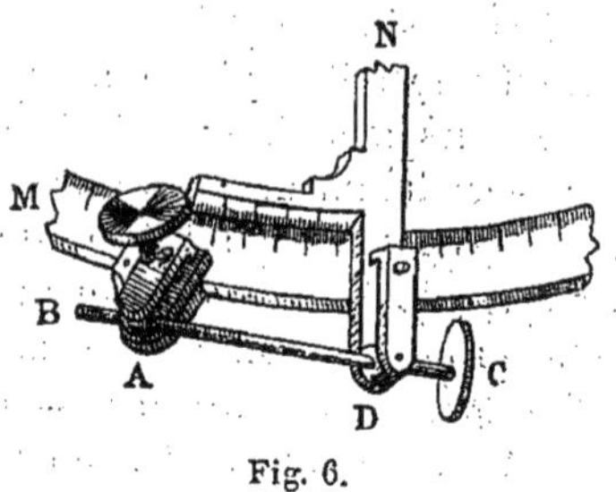

Fig. 6.

Dans ce cas, lorsqu'on veut obtenir la mesure avec plus de précision, on peut adapter à l'appareil un vernier circulaire (fig. 6) dont le principe est le même que celui du vernier rectiligne (X) et dont on fait usage d'une façon entièrement semblable.

XV. **Mesure des surfaces et des volumes.** — Dans un assez grand nombre de cas, il est nécessaire de mesurer une surface : laissant de côté les cas où cette surface a une forme géométrique connue pour laquelle il existe des formules que nous n'avons pas à indiquer, nous signalerons seulement quelques méthodes simples pour les surfaces quelconques.

Supposons qu'il s'agisse d'abord d'une surface plane :

Le meilleur procédé, au point de vue pratique, consiste à tracer cette surface sur une feuille de papier bien homogène que l'on découpe suivant la forme indiquée par le périmètre et que l'on pèse. On pèse, d'autre part, un carré coupé dans le même papier et dont on a mesuré le côté avec soin, dont, par suite, on peut calculer la surface. Par une proportion entre les poids et les surfaces, on aura immédiatement la valeur cherchée.

Si la surface à déterminer était trop grande pour être reportée sur une feuille de papier, en tracerait sur celle-ci une surface semblable dont les éléments seraient, par exemple, 10 fois plus petits que ceux de la surface donnée : l'aire ainsi obtenue serait 100 fois plus petite que l'aire de cette dernière, et l'on opèrerait de la même façon : il suffirait ensuite de multiplier par 100 le résultat obtenu.

On peut aussi tracer la surface sur un papier quadrillé dont on connaisse l'aire d'un carreau. En comptant le nombre des carreaux qui sont à l'intérieur de la ligne qui limite la surface et tenant compte approximativement de ceux qui sont coupés par cette ligne, on a la mesure de l'aire cherchée. Mais ce procédé n'est pas exact, parce qu'il y a une grande incertitude dans la manière de tenir compte des carreaux qui ne sont pas entièrement à l'intérieur du périmètre considéré [1].

1. Nous ne faisons qu'indiquer sans insister l'emploi du *planimètre*, appareil dont la théorie dépend du calcul intégral, et qui donne des mesures d'aire avec exactitude et sans complication.

S'il s'agit d'une surface courbe quelconque, non géométrique, il n'existe aucun moyen précis de mesurer son aire. La seule méthode, approximative, consiste à subdiviser cette surface en éléments assez petits pour qu'on puisse les regarder comme sensiblement plans; on mesure alors l'aire de chacun d'eux et on fait la somme des résultats partiels ainsi obtenus.

Il est impossible de se rendre compte, par ce procédé, de la grandeur des erreurs commises; il n'existe pas, d'ailleurs, de méthode plus exacte.

Indépendamment des formules qui permettent de calculer le volume des corps géométriques, il existe divers moyens de mesurer le volume des corps de forme quelconque : ils reposent sur des propriétés que nous indiquerons plus loin et nous aurons alors à les faire connaître.

XVI. **Mesure des angles.** — La mesure des angles s'effectue généralement en évaluant la longueur de l'arc ayant pour centre le sommet de l'angle et compris entre les côtés de celui-ci. On fait usage à cet effet de cercles divisés, les divisions tracées sur la circonférence ayant une longueur telle qu'elles correspondent à 1° ou quelquefois à un demi-degré. Le *rapporteur* employé dans le dessin géométrique est le modèle le plus simple de ce genre d'appareils.

Lorsqu'on a à évaluer l'angle dont tourne une pièce déterminée, on monte celle-ci sur une alidade mobile autour du centre du cercle divisé et portant un repère qui permet de noter le nombre des divisions comprises entre les positions extrêmes. Dans ce cas, un vernier circulaire (XIV) lié à l'alidade permet d'obtenir une plus grande approximation.

Il existe d'autres méthodes et, dans le chapitre de l'optique, nous en décrirons plusieurs basées sur les lois de la réflexion de la lumière.

XVII. **Mesure du temps.** — Sans qu'il soit nécessaire d'insister, on sait que la mesure du temps est basée sur la succession des phénomènes astronomiques. L'unité de temps adoptée, la seconde, est la 86 400e partie du jour solaire moyen. Pour produire l'unité de temps, il suffit donc d'avoir un phénomène quelconque qu'on puisse reproduire toujours identique à lui-même et dont on puisse faire varier continûment la durée, de manière à amener celle-ci à une valeur telle que, le phénomène étant incessamment reproduit, il ait lieu 86 400 fois dans la durée d'un jour solaire moyen.

Considérons un vase contenant un liquide dont, par un procédé quelconque, on maintient le niveau constant, et qui s'écoule par un orifice invariable. Si les dimensions de l'orifice et la hauteur du niveau ont été choisies de manière qu'il s'écoule exactement 86 400 grammes de liquide par jour, la durée d'une seconde est celle qui correspondrait à l'écoulement de 1 gramme d'eau.

Les clepsydres qui servaient à mesurer le temps chez les anciens étaient basées sur des considérations analogues.

Actuellement les méthodes employées pour la mesure du temps reposent sur le mouvement de corps oscillants, les oscillations ayant lieu soit sous l'influence de la pesanteur, soit sous celle de l'élasticité de ressorts.

Les instruments qui sont le plus souvent employés pour mesurer le temps, les horloges et les chronomètres ou montres, comprennent tous un organe essentiel, le *régulateur*, dont le mouvement a lieu régulièrement, périodiquement, et des rouages destinés principalement à compter le nombre des oscillations, rouages dont l'ensemble constitue un *compteur*.

Le compteur comprend un ressort qui, étant bandé, tend à faire tourner une série de roues dentées dont la dernière porte une aiguille qui se meut sur un cadran. Le mouvement de ce rouage et de l'aiguille serait continu si le rouage n'était mis en relation avec le régulateur par l'intermédiaire d'une roue dentée, de telle façon qu'une dent de cette roue seulement puisse échapper à chaque oscillation du régulateur. Le rouage et l'aiguille marcheront donc par saccades, chacune de celles-ci correspondant à une oscillation du régulateur.

Dans les horloges, le régulateur est un *pendule*, corps qui peut être de forme quelconque, et qui, suspendu à un axe horizontal fixe et écarté de sa position d'équilibre, exécute, sous l'influence de la pesanteur, des oscillations de part et d'autre de cette position. On comprend que tant que ces oscillations auront rigoureusement la même amplitude, c'est-à-dire tant que le corps s'écartera du même angle de sa position d'équilibre, la durée des oscillations sera constante : les conditions restant les mêmes, l'effet ne peut changer. Mais l'expérience montre que, par suite de diverses circonstances, les oscillations diminuent peu à peu d'amplitude et arrivent même à cesser tout à fait. Pour empêcher cette variation d'amplitude qui, si elle était notable, pourrait avoir pour effet d'entraîner une variation de la durée d'oscillation, le rouage est disposé de manière à agir sur le pendule à chaque contact et à lui communiquer une petite impulsion qui maintient l'amplitude, au moins très sensiblement, à la même valeur et assure ainsi l'égalité de durée des oscillations.

Disons d'ailleurs que de petites variations d'amplitude n'auraient pas d'effet à cause de la loi d'isochronisme des petites oscillations du pendule que nous énoncerons plus loin (LVI).

On a donc bien un phénomène qui peut se reproduire indéfiniment en conservant toujours la même durée.

Ajoutons que l'on peut faire varier à volonté cette durée par des changements dans la longueur du pendule, dans la répartition de la masse, etc., et ces variations peuvent être aussi minimes que l'on veut. On peut donc toujours trouver un pendule qui exécute exactement 86 400 oscillations par jour, dont par conséquent chaque battement a une durée de 1 seconde. Il s'écoulera donc aussi 1 seconde entre deux mouvements consécutifs de l'aiguille du compteur.

XVIII. — Dans les chronomètres et les montres, le régulateur est constitué par une roue AB (fig. 7) appelée *balancier* pouvant tourner autour d'un axe C perpendiculaire à son plan. A cet axe est fixée l'extrémité d'un ressort enroulé en spirale dont l'autre extrémité D est fixe : sous l'influence de ce ressort le balancier prend une position d'équilibre stable. Si on l'en écarte, il oscille de part et d'autre de cette position en tournant autour de son axe, tantôt dans un sens et tantôt dans l'autre. Là encore les oscillations sont de même durée si elles ont la même amplitude; mais, aussi, l'amplitude irait peu à peu en diminuant si l'action du rouage moteur ne venait, à chaque oscillation, donner une petite impulsion qui perpétue le mouvement dans les mêmes conditions.

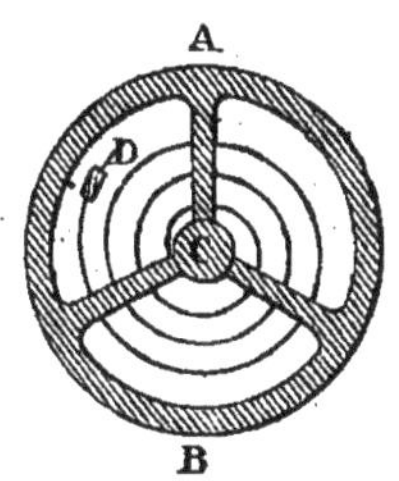

Fig. 7.

Ici aussi, comme dans le pendule, il y a isochronisme des oscillations tant que les variations sont faibles; ici aussi, en modifiant progressivement la longueur ou la tension du ressort spiral, on fait varier insensiblement la durée des oscillations. On peut donc régler cette durée de manière que le balancier effectue 86 400 oscillations en un jour.

Dans le pendule et dans le balancier les variations de température auraient pour effet de changer la durée des oscillations; mais, par diverses dispositions, on peut s'opposer à ces changements.

L'aiguille dont nous avons parlé avance d'une division à chaque seconde : le cadran sur lequel elle se meut est divisé en 60 parties, elle effectue donc un tour en une minute. On sait que, pour pouvoir évaluer des temps supérieurs à une minute, le compteur comporte deux autres aiguilles dont l'une tournant 60 fois plus lentement fait un tour en une heure et dont l'autre fait un tour en douze heures. Ces deux aiguilles existent même toujours, tandis que la première est supprimée dans les appareils qui ne servent pas à évaluer le temps avec précision.

Dans les montres destinées à faire des estimations exactes, on trouve souvent une disposition commode : l'aiguille des secondes est normalement au 0 des divisions; pour évaluer la durée d'un phénomène, on met cette aiguille en mouvement, en pressant sur un bouton, au moment où le phénomène commence; en pressant une seconde fois à la fin du phénomène l'aiguille s'arrête et on peut lire commodément la durée par la position fixe qu'a prise l'aiguille. Celle-ci revient immédiatement au zéro en poussant une troisième fois sur le bouton : le compteur est alors prêt pour une autre expérience.

Lorsqu'il s'agit d'évaluer des espaces de très courte durée on utilise les vibrations isochrones exécutées par les verges élastiques, par les diapasons notamment. En parlant de ceux-ci (voir Acoustique), nous dirons quelles dispositions il convient d'adopter.

CHAPITRE II

NOTIONS DE MÉCANIQUE

La connaissance de la mécanique est indispensable pour l'étude des phénomènes physiques et des appareils utilisés pour observer et mesurer ceux-ci ; elle est nécessaire également en physiologie à plus d'un titre. Aussi nous croyons utile de résumer, aussi rapidement que possible d'ailleurs, les données mécaniques dont nous aurons à faire usage ultérieurement : nous ne donnerons aucune démonstration, renvoyant pour une étude complète aux traités spéciaux et nous nous bornerons à donner les définitions et les énoncés, insistant seulement quelque peu sur les idées générales les plus importantes.

Nous nous occuperons successivement de :

La *cinématique*, étude du mouvement considéré indépendamment de ses causes ;

La *dynamique*, étude du mouvement considéré dans ses rapports avec ses causes, les forces.

Nous ferons entrer dans le même chapitre le rappel des notions relatives à la *pesanteur*, les questions qui s'y rattachent nous paraissant réellement d'ordre mécanique.

Art. I. — CINÉMATIQUE

XIX. — La cinématique comprend l'étude du mouvement considéré indépendamment de ses causes; son étude repose sur les mesures de longueur et de temps seulement.

Bien que, en réalité, nous observions seulement des *corps* en mouvement, nous nous occuperons d'abord de l'étude du mouvement d'un *point*. Nous considérerons un corps comme formé par la réunion de points matériels, et le mouvement du corps sera déterminé quand nous connaîtrons le mouvement de chacun des points qui le composent.

Un corps est dit un *solide invariable* lorsque les distances des différents points qui le composent ne changent pas, quelles que soient les actions subies par le corps. Il n'existe pas rigoureusement de solide invariable, mais il y a des corps tels que les distances des différents points entre eux varient de quantités assez petites pour être pratiquement négligeables : ce sont de tels corps que l'on considère comme des solides invariables.

XX. **Repos, mouvement d'un point, d'un corps.** — Un point M est *en repos* par rapport à un solide invariable lorsque ses distances à tous les points de celui-ci restent constantes.

Un point M est en mouvement par rapport à un solide invariable lorsque ses distances aux points de celui-ci varient en totalité ou en partie.

Un corps M est en repos par rapport à un solide invariable N lorsque tous les points qui le composent sont en repos par rapport à ce même solide N. Il est en mouvement par rapport à ce solide si cette condition n'est pas remplie pour tous ses points.

XXI. **Trajectoire.** — Lorsqu'un point M est observé successivement en deux points de l'espace, nous admettons, même lorsque nous n'avons pu le vérifier pour une cause quelconque, qu'il a occupé une série *continue* de positions intermédiaires. L'ensemble des positions successives ainsi occupées par le point considéré est une ligne qu'on appelle sa *trajectoire*. Cette ligne peut être droite ou courbe, et le mouvement est dit *rectiligne* ou *curviligne*. La connaissance de la trajectoire est seulement du domaine de la géométrie.

Mais, se plaçant à un autre point de vue, on peut considérer, aux divers instants, la distance du point M à un point O choisi arbitrairement et fixe sur le trajectoire. Cette distance est mesurée, non en ligne droite mais en suivant la trajectoire. Si cette distance est invariable le point M est en repos, si cette distance varie aux divers instants le point M est en mouvement.

La distance, à un instant donné, du point M au point O est ce qu'on appelle l'*espace*[1] et le point O est désigné sous le nom d'*origine des espaces*.

XXII. **Loi, courbe du mouvement.** — La relation qui existe entre les espaces et les temps correspondants s'appelle la *loi du mouvement*. Elle peut être caractérisée (III) par un énoncé, par une formule ou par une courbe.

La courbe est le seul mode de représentation qui puisse être appliqué dans la plupart des cas, notamment pour les mouvements étudiés en physiologie. Nous devons donc revenir sur ce que nous avons dit en général sur ce point, et indiquer comment on représente graphiquement la loi d'un mouvement.

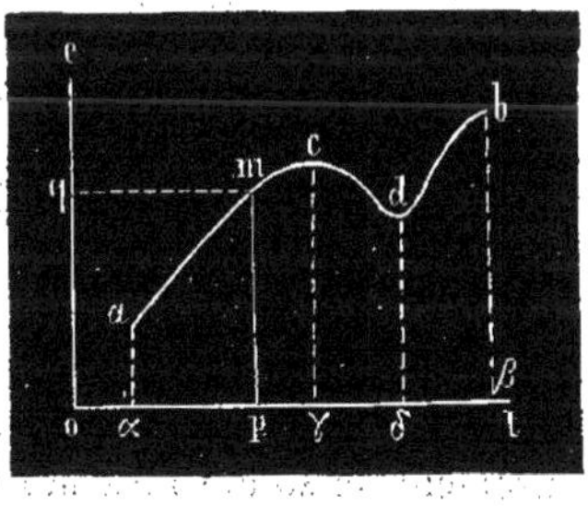

Fig. 8.

Le plus souvent pour représenter un mouvement on prend deux droites perpendiculaires, axes coordonnés rectangulaires. On convient de porter les temps en abscisses sur l'axe horizontal et de compter les espaces parallèlement à l'axe vertical, axe des ordonnées. A cet effet sachant que, au temps t, le mobile est à une distance e de l'origine, on porte sur l'axe ot (fig. 8) une longueur op représentant t à une échelle quelconque, mais déterminée à l'avance. Par le point p ainsi obtenu on porte parallèlement à l'axe vertical une longueur pm représentant e à une échelle également quelconque, mais déterminée. Le point m ainsi

1. En réalité l'espace est la distance du point mobile M à l'origine O, cette distance étant affectée d'un signe; le signe + est attribué conventionnellement aux distances comptées d'un certain côté de O, le signe — aux distances comptées de l'autre côté.

obtenu est le *point figuratif* de la position du point mobile M à l'instant considéré.

On opère de même pour chacun des instants où l'on a fait une observation, c'est-à-dire où l'on a mesuré les valeurs correspondantes de t et de e. En joignant alors les points obtenus par une courbe continue, conformément à ce que nous avons expliqué précédemment, on a en ab la *courbe représentative du mouvement* ou plus simplement la *courbe du mouvement*.

L'examen de cette courbe fournit des renseignements sur toutes les particularités du mouvement. C'est ainsi qu'on voit d'abord que celui-ci n'a pas commencé au moment où on commençait à compter les temps, puisque la courbe commence seulement en un point dont l'abscisse est $o\alpha$. La valeur de cette abscisse, mesurée à l'échelle convenue, fait connaître l'instant où le mouvement a commencé; à ce moment le mobile était à une certaine distance de l'origine, distance dont la valeur serait connue en mesurant l'ordonnée αa à l'échelle adoptée. A partir de cet instant le mobile s'est éloigné de l'origine, puisque les ordonnées vont en croissant, et cet éloignement augmente jusqu'au temps représenté par $o\gamma$ pour lequel la distance à l'origine est mesurée par γc; le corps se rapproche alors de l'origine, puisque l'ordonnée diminue, jusqu'au temps représenté par $o\delta$; à cet instant la distance est mesurée par δd. Puis le point s'éloigne de nouveau de l'origine puisque, de nouveau, l'ordonnée croît.

On analyserait d'une façon analogue toute courbe du mouvement.

Il peut arriver dans un mouvement que le point ne reste pas toujours d'un même côté de l'origine; dans ce cas, on convient de porter au-dessus de l'axe les valeurs des espaces qui correspondent à l'un des côtés de l'origine et de porter en dessous les espaces qui correspondent à des positions situées de l'autre côté [1].

Il est à peine nécessaire de faire remarquer qu'il n'y a aucune relation entre la courbe *représentative* du mouvement et la *trajectoire*.

XXIII. **Détermination de la loi d'un mouvement.** — La détermination de la loi d'un mouvement n'est que l'application de la méthode générale que nous avons indiquée ci-dessus.

Le mobile se mouvant sur une trajectoire connue, on note à différents instants l'heure, c'est-à-dire le temps écoulé depuis un instant déterminé, et les distances correspondantes, comptées, le long de la trajectoire, du point à l'origine des distances. Ces mesures ne peuvent être prises que lorsque le mouvement n'est pas trop rapide; dans le cas contraire, il faut avoir recours à des méthodes différentes dont nous indiquerons les principales.

Pour mesurer les distances, il est presque nécessaire que la trajectoire ait été préalablement divisée en parties de longueur connue, de manière qu'il suffise de faire une simple lecture à l'endroit où se trouve le mobile pour l'instant où on a noté le temps.

1. Cette convention est d'accord avec celle qui a été faite pour le signe des espaces et avec celle adoptée pour la représentation graphique des équations.

On a ainsi des couples de valeurs du temps et de l'espace t_1 e_1, t_2 e_2... t_n e_n qui se correspondent et dont on se sert, comme nous l'avons indiqué (VII), pour tracer la courbe du mouvement.

Cette courbe sera d'autant mieux déterminée qu'on aura un plus grand nombre de points; elle serait tout à fait exacte si l'on pouvait avoir un point à chaque instant, ce que ne peut obtenir un observateur, mais ce que l'on peut avoir par le tracé automatique de la courbe.

Ce procédé est d'ailleurs le seul que l'on puisse employer dans des mouvements rapides, de courte durée, comme c'est le cas de presque tous les mouvements étudiés en physiologie.

Nous indiquerons plus tard successivement les principales méthodes qui sont employées pour obtenir automatiquement la courbe d'un mouvement.

XXIV. **Mouvement uniforme, vitesse.** — Les lois des mouvements peuvent être variées à l'infini et il serait sans intérêt d'indiquer ici sur quelles idées on peut se baser pour les classer; mais il en est un petit nombre qu'il est indispensable d'étudier avec quelques détails, soit parce qu'ils se rencontrent très fréquemment dans les phénomènes observés ou dans les appareils employés, soit parce que leur étude conduit à des notions dont la connaissance est indispensable pour préciser quelques idées que nous aurons à développer.

Le mouvement le plus simple que l'on puisse concevoir est celui dans lequel les espaces parcourus sont proportionnels aux temps : il est appelé *mouvement uniforme*.

De cette définition on conclut que :

Dans un mouvement uniforme, les espaces parcourus dans des temps égaux sont égaux.

On en déduit également que :

Le quotient d'un espace par le temps employé à le parcourir est constant pour un mouvement déterminé.

Ce quotient constant est caractéristique de chaque mouvement uniforme; on l'appelle la *vitesse* de ce mouvement. D'après la définition même on voit que la vitesse est numériquement égale à l'espace parcouru dans l'unité de temps.

Il y a une unité de vitesse dans le système absolu; c'est la vitesse d'un mouvement uniforme dans lequel l'unité de longueur est parcourue dans l'unité de temps. On n'a malheureusement pas donné de nom particulier à l'unité de vitesse, de telle sorte que pour définir une vitesse il faut indiquer les unités de longueur et de temps dont on a fait usage. Ainsi, on dira qu'un train de chemin de fer a une vitesse de 50 kilomètres à l'heure; que la lumière se propage avec une vitesse de 300 000 kilomètres par seconde; que les excitations nerveuses se propagent avec une vitesse (approximative) de 30 mètres par seconde, etc.

On reconnaît aisément que la courbe représentative d'un mouvement uniforme est une ligne droite, et que, réciproquement, tout mouvement dont la courbe représentative est une ligne droite est uniforme. La vitesse du mouvement est déterminée par l'inclinaison de la droite.

XXV. **Mouvement varié.** — Tout mouvement qui n'est pas uniforme est varié : la courbe qui le représente est alors une ligne courbe.

On peut considérer une ligne courbe comme formée par la réunion d'éléments rectilignes infiniment petits. Chacun des éléments rectilignes représente un mouvement uniforme. On voit donc qu'on peut regarder un mouvement varié comme formé par la succession de mouvements uniformes de durées infiniment petites.

Pour chacun de ces mouvements uniformes élémentaires, on peut déterminer la vitesse (XXIV); cette quantité est appelée la vitesse du mouvement varié à l'instant considéré. Cette vitesse varie d'un instant à l'autre, comme la direction des divers éléments de la courbe.

XXVI. **Mouvements uniformément variés. Accélération.** — Parmi les mouvements variés, le plus simple est celui dans lequel les variations de la vitesse sont proportionnelles au temps. Il est dit mouvement uniformément varié.

De cette définition, on déduit, notamment, que :

Le quotient d'une variation de vitesse par le temps correspondant est constant pour un mouvement déterminé.

Ce quotient, qui caractérise chaque mouvement uniformément varié, est appelé son *accélération*.

L'unité d'accélération est l'accélération d'un mouvement uniformément varié dans lequel la vitesse s'accroît d'une unité (de vitesse) pendant l'unité de temps. Elle n'a pas reçu de nom particulier.

On reconnaît assez aisément que la courbe représentative d'un semblable mouvement est une parabole dont l'axe est parallèle à l'axe des espaces, et réciproquement.

XXVII. — De même que nous avons regardé un mouvement quelconque comme formé par la succession de mouvements uniformes de très courte durée, on peut également le considérer comme formé par la succession de mouvements uniformément variés de durée infiniment petite; ces mouvements élémentaires diffèrent les uns des autres par leur accélération. L'accélération du mouvement uniformément varié élémentaire qui, à un instant donné, peut être substitué au mouvement réel, est appelée l'accélération de ce mouvement à l'instant considéré.

L'accélération d'un mouvement varié quelconque est donc une quantité variable.

XXVIII. **Mouvements périodiques.** — Parmi tous les mouvements variés il est utile de citer particulièrement le *mouvement périodique*.

On désigne sous ce nom tout mouvement qui est astreint à repasser périodiquement par un même point fixe : tel est le mouvement d'une balle élastique qui rebondit, du pendule d'une horloge, etc.

Il est facile de se rendre compte que la courbe représentative d'un semblable mouvement est une ligne sinueuse, autour de l'axe des abscisses (fig. 9, 10) ou d'une parallèle à cette ligne.

Le mouvement est dit *périodiquement uniforme* lorsque les instants auxquels le mobile revient au point fixe sont séparés par des temps d'égale durée, quelle que soit d'ailleurs la nature du mouvement entre ces instants. Ce mouvement se rencontre dans les oscillations des corps élastiques, dans les pulsations normales du pouls, etc. (fig. 9).

Dans ces mouvements, la *durée* de la période est le temps qui sépare deux passages consécutifs du mobile au même point et dans le même sens (en général le mobile passe en chaque point alternativement dans un sens et dans l'autre).

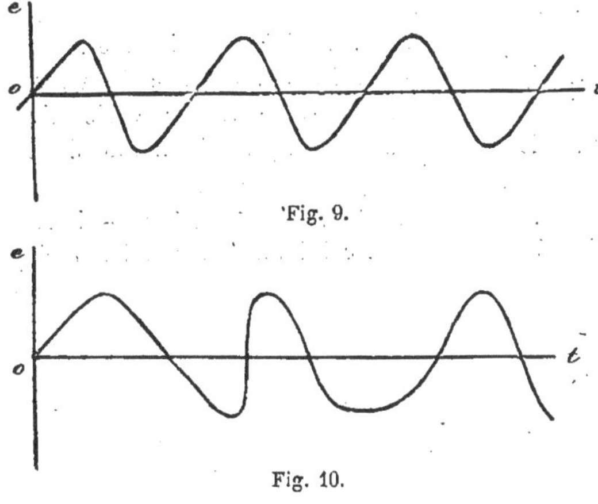

Fig. 9.

Fig. 10.

L'*amplitude* du mouvement est la distance, comptée sur la trajectoire qui sépare deux positions extrêmes consécutives du mobile.

XXIX. **Mouvements d'un solide invariable.** — D'une manière générale, le mouvement d'un corps est connu quand on a déterminé le mouvement de tous les points du corps. On démontre que lorsqu'il s'agit d'un solide invariable, il suffit de connaître le mouvement de trois points de ce solide.

Parmi tous les mouvements que peut prendre un solide invariable, il en est deux qui sont particulièrement simples, et importants à cause de leur fréquent emploi.

Dans le mouvement de *translation parallèle*, tous les points du corps décrivent au même instant des éléments de chemin, égaux, parallèles et de même sens (fig. 11). Ils ont donc tous la même vitesse au même instant. La trajectoire de chaque point peut d'ailleurs être quelconque, rectiligne ou curviligne.

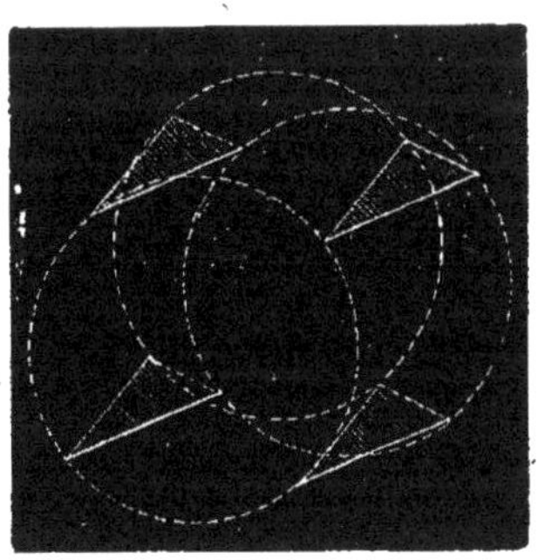
Fig. 11.

On dit aussi dans ce cas que le corps se déplace *parallèlement à lui-même*, parce que, en effet, une droite du corps conserve la même direction pendant toute la durée du mouvement.

Dans le mouvement de rotation autour d'un point fixe, le mouvement est tel que la distance de chacun des points du corps au point fixe O reste constante : chaque point reste donc sur une surface sphérique ayant le point fixe pour centre, ou sur une circonférence si le mouvement a lieu dans un plan (fig. 12).

Enfin dans le mouvement de rotation autour d'un axe fixe, chaque point M du corps décrit une circonférence dont le plan est perpendiculaire à l'axe A B et dont le centre C est sur l'axe (fig. 13).

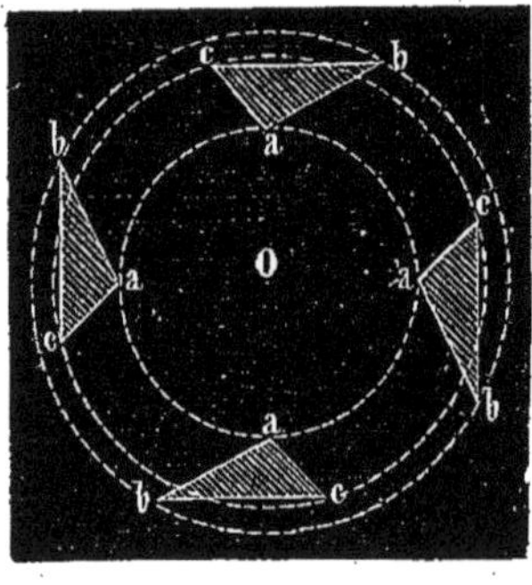

Fig. 12.

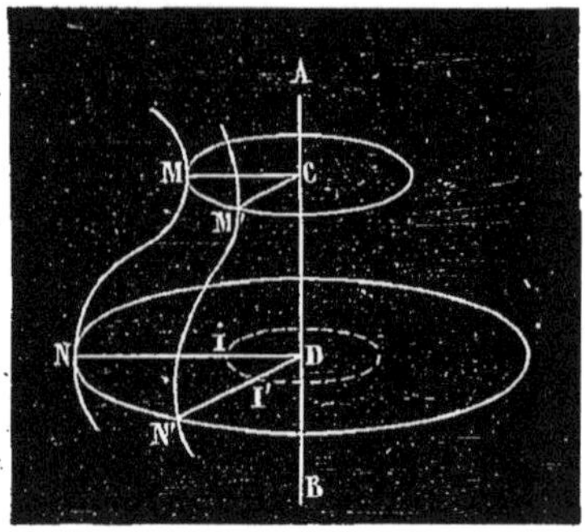

Fig. 13.

XXX. **Enregistrement de la loi d'un mouvement.** — La connaissance de certaines données que nous venons de définir nous permet de donner un exemple de modes d'enregistrement automatique d'un mouvement.

Supposons qu'il s'agisse d'enregistrer le mouvement d'un point se mouvant sur une ligne droite *ab* (fig. 14). Plaçons dans le voisinage un plan parallèle à cette droite et se mouvant parallèlement à lui-même, dans son propre plan, d'un mouvement uniforme et perpendiculairement à la trajectoire du point. On adapte d'autre part au mobile un style susceptible de laisser une trace sur le plan.

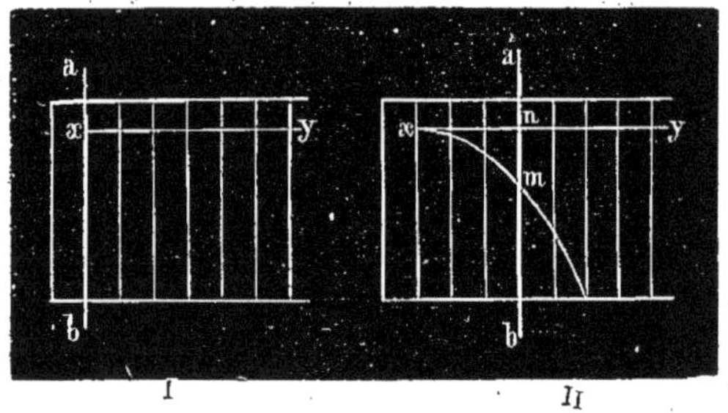

I II

Fig. 14.

Si le plan est fixe et que le mobile se déplace, il laissera sur le plan une trace *xb* (I), par exemple, parallèle à la droite qu'il décrit. Si, au contraire, le mobile est maintenu fixe et que le plan se déplace, le style tracera une ligne *xy* perpendiculaire à la précédente. Mais si les deux mouvements ont lieu simultanément, le style tracera une ligne qui sera courbe en général (II) et qui sera la courbe du mouvement cherchée.

En effet, à un instant donné, depuis le commencement du mouvement, le plan se sera déplacé de manière que le point *x* qui au début était en coïncidence avec la tige *ab* qui règle le mouvement du mobile s'en soit éloigné d'une quantité *nx* qui est proportionnelle au temps, puisque le mouvement du plan est uniforme, et qui, par conséquent, peut être prise pour caractériser le temps.

Mais, d'autre part, le mobile qui au début était en n sur la droite xy est parvenu en m, ayant parcouru l'espace nm ; ce point m qui appartient nécessairement à la courbe tracée est bien le *point représentatif* de la position du mobile, puisque son abscisse xn est proportionnelle au temps et son ordonnée nm est proportionnelle (égale même) à l'espace. La courbe tracée qui est l'ensemble de ces points représentatifs est bien la courbe du mouvement (XXII).

Cette disposition se trouve réalisée absolument dans un appareil de M. d'Arsonval destiné principalement à enregistrer la loi de mouvements de longue durée. Cet appareil (fig. 15) comprend une crémaillère verticale montée sur un pied pesant : une boîte rectangulaire dans laquelle existe un rouage d'horlogerie présente sur deux faces opposées des ouvertures par lesquelles on fait passer la crémaillère dont les dents se mettent en prise avec celles d'une roue dentée qui, par l'action du rouage d'horlogerie, est astreinte à tourner lentement et très régulièrement; la boîte dont le mouvement est réglé par celui de cette roue sur la crémaillère, descend aussi très lentement et uniformément : une de ses faces porte une plaque sur laquelle s'inscrit la courbe du mouvement d'un corps qui, se déplaçant horizontalement, porte un style qui appuie sur la plaque. Comme dans le cas précédent, la combinaison des deux mouvements produit le tracé d'une courbe qui est la courbe du mouvement cherchée.

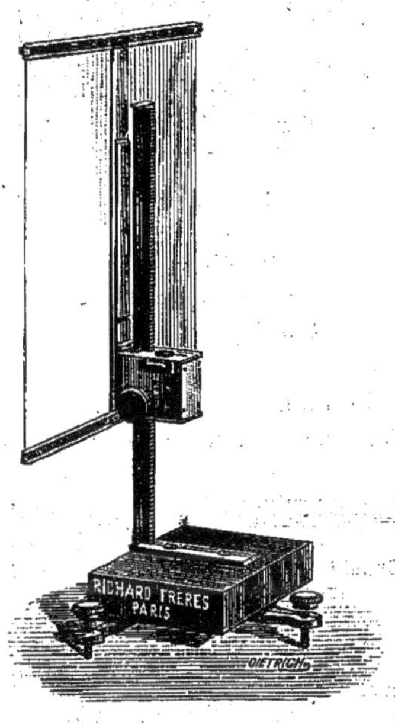

Fig. 15.

Il importe beaucoup que le style qui trace sur la courbe n'éprouve pas de la part de la plaque un frottement notable qui aurait pour effet de troubler le mouvement même et de donner une courbe inexacte. Pour éviter cela, le mieux est de prendre une plaque de verre ou de papier glacé recouverte de noir de fumée par son exposition au-dessus d'une flamme fuligineuse. Dans ce cas le style peut être formé d'une simple soie de sanglier.

On peut encore employer une feuille de papier glacé sur laquelle glisse une petite plume métallique de forme spéciale.

XXXI. — Lorsque, le mouvement étant rapide, la courbe doit être prolongée pendant assez longtemps, il faudrait donner à la plaque de trop grandes dimensions et, outre que l'appareil serait encombrant, il serait peu commode de lui communiquer un mouvement uniforme. On emploie alors un cylindre enregistreur qui tourne uniformément autour d'un axe parallèle au mouvement rectiligne considéré; on conçoit aisément que tout se passe alors comme si à chaque instant la surface était remplacée par son plan tangent, et que lorsque l'on aura déroulé la feuille de papier qui recouvre le cylindre, on aura exactement la même courbe que si cette feuille s'était déplacée parallèlement à elle-même dans son propre plan.

Le cylindre enregistreur étant maintenant d'un emploi constant dans les études physiologiques, il est nécessaire de le décrire avec quelques détails (fig. 16).

La partie importante est un rouage d'horlogerie monté dans une boîte

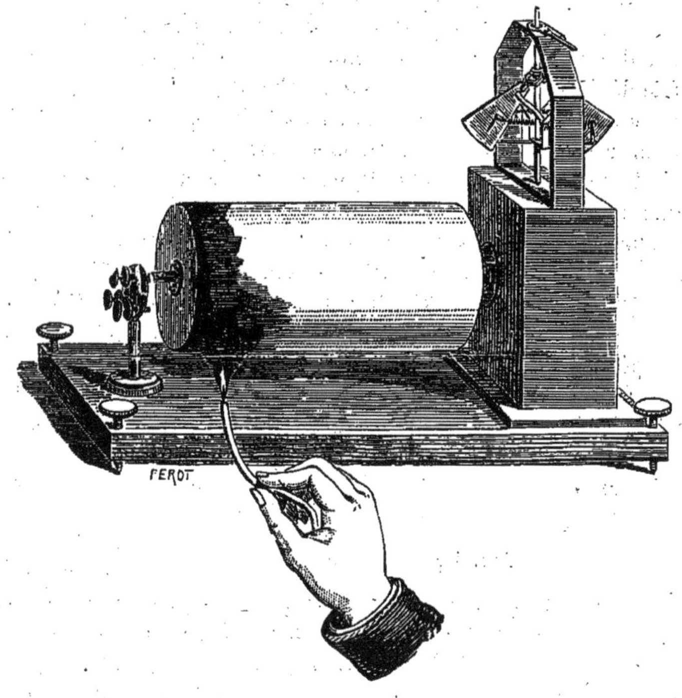

Fig. 16.

fixée à un pied massif. Grâce à l'emploi d'un régulateur à ailettes (régulateur Foucault, régulateur Yvon Villarceau), le mouvement de rotation peut être considéré comme absolument uniforme; sur un des côtés de la boîte apparaissent les extrémités de trois arbres qui, animés par des roues différentes, ont des vitesses de rotation différentes. En face, sur le même pied, s'élève un support qui porte, en face de ces trois axes, trois vis à pointe.

Le cylindre est métallique, creux pour être très léger; sur ses bases se trouvent des pièces par lesquelles on peut le fixer entre une vis à pointe et l'arbre de rotation correspondant; celui-ci lui communique alors la vitesse dont il est animé. Bien entendu, on a choisi l'axe dont la vitesse est celle qui sera la meilleure pour l'expérience que l'on veut réaliser.

On place sur le cylindre une feuille de papier glacé que l'on applique aussi soigneusement que possible et dont on colle les extrémités l'une sur l'autre, de manière à la maintenir. Il suffit alors de faire tourner le cylindre au-dessus d'une flamme fuligineuse que l'on promène, pour enfumer complètement la feuille de papier et l'avoir prête pour enregistrer une courbe quelconque.

Il n'arrive pas généralement que le mouvement dont on cherche la courbe soit réellement rectiligne; très souvent le style décrit de petits arcs de cercle; ceux-ci ont généralement peu d'amplitude et on peut les assimiler à une petite droite. On placera donc le style de telle sorte que son mouvement se fasse parallèlement aux génératrices du cylindre (perpendiculairement à la vitesse de celui-ci, par conséquent). Dans certains cas où le déplacement peut être assez notable, on commettrait une erreur sensible en évaluant les ordonnées suivant des lignes droites, et il faut les mesurer suivant la ligne réellement parcourue, c'est-à-dire suivant un arc de cercle. Dans ce cas, la feuille de papier, réglée à l'avance, présente un quadrillage spécial formé par des lignes dont les unes sont droites, mais dont les autres sont courbes, ayant précisément la forme de la courbe que le style parcourt dans son mouvement. C'est cette disposition qui est adoptée dans les appareils enregistreurs de MM. Richard. La surface ne doit pas être enfumée alors et le trait est fait par une plume spéciale garnie d'encre.

Si l'arc décrit était trop grand et si le style ne présentait pas une certaine élasticité, son extrémité ne pourrait toucher la surface du cylindre dans toute l'étendue de sa course et une partie seulement de la courbe s'enregistrerait.

Art. II. — DYNAMIQUE. — STATIQUE

XXXII. La force, cause de mouvement. — Considérons un corps non vivant au repos et qui vienne à se mouvoir; si nous examinons les circonstances dans lesquelles le mouvement s'est produit, nous reconnaîtrons qu'il y a presque toujours eu production d'une action sans l'existence de laquelle le mouvement n'aurait pas eu lieu. Tantôt c'est l'action d'un être vivant, homme ou animal, qui a agi sur ce corps; tantôt c'est le choc d'un autre corps qui était en mouvement; quelquefois c'est la pression d'un gaz, la détonation d'un corps explosif. Ces actions étaient donc des conditions nécessaires de la production du mouvement, puisque sans elles celui-ci n'avait pas lieu; elles sont les causes du mouvement. Il peut n'être pas commode d'introduire ces causes dans une étude rationnelle du mouvement; aussi, en mécanique, a-t-on admis que le mouvement est toujours produit par un agent spécial qu'on appelle une *force* : la force est une variable auxiliaire, un intermédiaire qu'on introduit entre la cause et l'effet; la cause réelle donne naissance à la force et la force produit le mouvement. On fait arriver, par exemple, dans un corps de pompe de machine à vapeur, une certaine quantité de vapeur d'eau qui y subit des modifications et le piston se met en mouvement : au lieu de rechercher directement quelles relations existent entre le mouvement produit et les modifications subies par la vapeur d'eau, on admet que ces modifications ont donné naissance à une force et que cette force a produit le mouvement.

La mécanique ne reconnaît que des forces comme étant la cause directe des mouvements et étudie les relations entre ceux-ci et les forces qui les ont produits. Quant à l'autre côté de la question, l'étude des relations qui existent entre les phénomènes primitifs, cause réelle du mouvement, et les forces, celle-ci est du domaine de la physique.

La considération des forces n'est pas nécessaire, mais elle est commode et il n'y a aucun inconvénient à l'employer si l'on se rend bien compte du véritable rôle de ces agents, intermédiaires contingents, et si on ne leur attribue pas une existence indépendante que rien n'a démontrée. Un des arguments principaux qu'on a quelquefois employés pour prouver cette existence, c'est de faire remarquer que nous avons la notion de la *force* par l'*effort* que nous développons pour mettre un corps en mouvement : mais cet argument disparaît si l'on se rend compte de ce qu'est réellement l'effort, qui est une sensation. Sans entrer dans le détail, nous dirons que lorsque nous cherchons à mettre un corps lourd en mouvement il se produit des actions chimiques dans l'intimité de nos tissus, de nos muscles notamment ; ces actions chimiques sont la cause du phénomène externe que nous produisons, et l'effort n'est pas autre chose que la *sensation* que nous font éprouver les modifications chimiques qui ont eu lieu. On le voit, il n'y a rien là qui appelle la nécessité d'une force.

Un autre argument pour prouver qu'il faut un agent de nature particulière pour produire un mouvement, c'est qu'il y a des cas dans lesquels le mouvement se produit sans qu'il y ait aucune action concomitante qui puisse en être la cause. Tel est, par exemple, le cas d'un corps qui tombe : le mouvement se produit sans que l'on ait pu mettre en évidence aucune action dont il doive être la conséquence. Le fait est réel ; mais nos moyens d'investigation ne sont pas parfaits, ils sont sans doute insuffisants dans ce cas. Comme dans toutes les circonstances qui ont été bien étudiées, on reconnaît l'inutilité de l'existence effective d'agents spéciaux, il semble logique de généraliser les résultats auxquels on est parvenu dans ces cas.

Nous avons parlé, en commençant, de corps inanimés ; ce n'est pas seulement à eux que s'appliquent les considérations que nous venons de développer, mais aussi aux corps vivants. Nous n'insistons pas sur ces derniers, parce que les circonstances y sont plus complexes, mais il ne nous paraît pas douteux qu'ils obéissent à toutes les lois démontrées pour la matière non vivante.

XXXIII. **De l'inertie.** — Après avoir précisé le sens dans lequel il nous paraît nécessaire d'entendre le mot *force*, nous énoncerons le principe suivant dit *principe de l'inertie*, dû à Galilée et qui n'est que la généralisation à tous les cas de résultats observés dans quelques-uns :

Un corps ne peut de lui-même changer ni la grandeur, ni la direction de sa vitesse.

Si donc on observe un semblable changement on est conduit à admettre que le corps a subi une action extérieure et on appelle *force* l'agent qui est la cause du changement observé.

Il y a lieu de remarquer que l'énoncé général précédent conduit à deux conséquences distinctes :

Si le corps est au repos, il a une vitesse nulle; elle restera donc telle, et le corps ne sortira pas du repos tant qu'une force n'agira pas sur lui.

Si le corps est en mouvement et qu'il ne subisse pas l'action d'une force, puisque sa vitesse ne peut changer de grandeur ni de direction, le mouvement est rectiligne et uniforme.

XXXIV. **Direction, sens, point d'application des forces.** — Lorsque nous agissons par l'intermédiaire d'un fil flexible sur un corps de très petites dimensions, sensiblement assimilable à un point, nous savons que ce point se meut dans la direction du fil; nous savons aussi que nous produisons des mouvements plus ou moins rapides suivant que nous agissons dans des conditions telles que nous éprouvons une sensation d'effort plus ou moins énergique.

Sans avoir l'idée que cette indication puisse renseigner sur la nature de la force, lorsqu'on voit un point se mettre en mouvement, on compare l'effet produit à celui qui se manifeste dans le cas précédent pour pouvoir caractériser la force. On dit que la force qui produit le mouvement a la *direction* du fil flexible attaché au point sur lequel il faudrait exercer une traction pour obtenir le même résultat; le *sens* de la force est le sens dans lequel le déplacement a lieu. Enfin, nous concevons que la force a une *intensité* plus ou moins grande suivant que le mouvement produit est plus ou moins rapide.

Lorsqu'un corps est mis en mouvement, il peut arriver (mais non pas toujours) qu'on pourrait produire le même effet en tirant sur un fil flexible dont une extrémité serait attachée au corps. Le point auquel il faudrait que le fil fût fixé est appelé *point d'application* de la force qui est d'ailleurs définie comme précédemment.

Disons immédiatement qu'il y a des mouvements tels qu'ils ne pourraient être produits que par l'action simultanée de deux fils agissant, en général, dans des directions différentes ou dans des sens différents. Dans ce cas, on admet que, de même, le mouvement est produit par l'action de deux forces n'ayant pas la même direction ou ayant des sens différents.

XXXV. **Intensité des forces.** — Les considérations qui conduisent à la comparaison des intensités des forces (on dit, en général, par abréviation, à la comparaison des forces) sont analogues à celles qu'on rencontre pour la comparaison de toutes les grandeurs. Nous allons les résumer rapidement :

Deux forces f, f' sont égales lorsque, agissant dans les mêmes conditions, elles produisent le même effet.

Une force F est double, triple... d'une autre force f, lorsque, dans les mêmes conditions, elle produit sur un point le même effet que 2, 3...

forces égales à f agissant ensemble dans la même direction et le même sens.

On dit enfin que deux forces F, F' sont dans le rapport de deux nombres n, n' lorsque la première étant égale à n fois la force f, la seconde est égale à n' fois la même force f.

La possibilité de la comparaison des intensités des forces étant ainsi établie, pour arriver à la mesure de ces forces il suffit de faire choix d'une unité. L'unité, choisie arbitrairement, est le *gramme*, c'est-à-dire la force exercée, verticalement de haut en bas sur le corps qui le supporte, par un centimètre cube d'eau distillée, dans le vide, à la latitude de Paris et au niveau de la mer. On emploie également les multiples de cette unité[1].

La mesure des forces peut s'effectuer soit avec un appareil étalonné, le dynamomètre; soit par une comparaison directe avec des poids étalons à l'aide de la balance. Nous reviendrons ultérieurement sur ces appareils.

Il importe de remarquer que rien ne prouve, *a priori*, que si, pour un effet déterminé, une force F est égale à n forces f, il existera la même relation pour un autre effet quelconque; mais l'expérience a montré qu'il en est réellement ainsi, de telle sorte qu'il n'est pas nécessaire de préciser la nature de l'effet qu'on utilise pour la comparaison des forces.

XXXVI. **Principe de l'égalité de l'action et de la réaction.** — Il est à remarquer que ce n'est que par abstraction que nous parlons d'une force. Dans la nature une force n'apparaît jamais seule; c'est ce qui résulte de l'observation d'un très grand nombre de faits, dont on a étendu les conséquences, en admettant qu'elles sont absolument générales. On a été conduit à énoncer ainsi ce que l'on appelle le 2e principe général de la mécanique ou *principe d'égalité de l'action et de la réaction*, dû à Newton :

Lorsqu'un point A agit sur un point B, la force qui représente cette action est dirigée suivant la ligne AB et, en même temps, le point A subit l'action d'une force qui semble émanée de B, qui a le même sens et la même intensité, mais qui est de sens contraire.

Nous citerons un seul exemple, pour bien faire comprendre cet énoncé. Lorsque le pôle d'un aimant A agit sur un morceau de fer doux B, assimilable à un point par ses dimensions, l'attraction (ou la répulsion) a lieu suivant la ligne AB, et on peut vérifier que le pôle A de l'aimant est attiré (ou repoussé) par le fer doux; et si l'on mesure les forces appliquées ainsi l'une à B, l'autre à A, on trouve qu'elles sont égales.

XXXVII. **De la masse.** — Lorsqu'on étudie les mouvements que prend

1. En réalité l'unité de force est une unité dérivée et sa définition devrait venir après l'étude de la masse; mais il nous suffit de donner ici les indications pratiques et nous n'avons pas la prétention de faire un traité de mécanique.

L'unité de force CGS est appelée *dyne*; sa valeur est égale à $\frac{1}{981}$ du gramme, ou environ 1mgr; on n'en fait usage que dans un certain nombre de questions théoriques.

un même point successivement sous l'influence de forces F, F' différentes, on trouve que les accélérations γ, γ' de ces mouvements sont proportionnelles aux forces. On a donc :

$$\frac{F}{F'} = \frac{\gamma}{\gamma'},$$

d'où on déduit :

$$\frac{F}{\gamma} = \frac{F'}{\gamma'}.$$

Pour un point, il existe un rapport constant entre une force et l'accélération qu'elle communique au point. Ce rapport constant caractérise donc le point au point de vue de l'action des forces; on lui a donné le nom de *masse*. Si on le désigne par m, on a la relation suivante, fréquemment employée :

$$F = m\gamma.$$

Nous avons déjà dit que l'unité de masse avait été choisie comme l'une des unités principales [1].

La masse est, on le voit, une simple donnée numérique qui n'a pas de signification physique. Lorsqu'il s'agit d'un même corps, la masse est proportionnelle à la *quantité de matière*; mais cette notion n'a pas de base lorsqu'il s'agit de corps de nature différente.

Nous reviendrons à la question de masse en parlant du poids des corps.

XXXVIII. **Composition et décomposition des forces.** — Soit un point sur lequel on fasse agir *successivement* deux forces qui produisent chacune un mouvement déterminé. Supposons qu'elles agissent ensuite *simultanément* : le point prendra un mouvement différent de chacun des deux précédents. On peut concevoir que ce dernier mouvement soit produit par une force unique. Cette force, appelée *résultante*, produit, en agissant seule, le même mouvement que produisent en agissant ensemble les deux premières forces auxquelles on donne le nom de *composantes*.

La même idée pourrait d'ailleurs s'appliquer à un nombre quelconque de forces composantes.

En s'appuyant sur un 3e principe général de la mécanique, le *principe de l'indépendance des effets des forces*, qu'il est inutile de développer ici, on arrive à trouver les relations qui unissent la résultante aux composantes.

Sans insister, nous nous bornerons à rappeler les énoncés suivants :

La résultante de deux forces appliquées en un même point est représentée en grandeur, direction et sens, par la diagonale d'un parallélogramme dont les côtés adjacents représentent les composantes de la même façon.

La résultante d'un nombre quelconque de forces appliquées à un

1. C'est en partant de cette équation où l'on considère une masse égale à l'unité et une accélération égale à l'unité que l'on parvient rationnellement à la définition de l'unité CGS de force.

même point est représentée en grandeur, direction et sens, par la ligne qui ferme le contour polygonal dont les côtés successifs représentent les diverses composantes de la même façon.

Dans le cas où il n'y a que trois forces, ce dernier énoncé peut se remplacer par celui du parallélépipède des forces, qu'il est inutile d'énoncer.

Nous sommes arrivé à la notion de résultante par la considération des mouvements produits par les forces; mais les conséquences sont les mêmes quel que soit l'effet produit. On peut donc dire que :

La résultante de plusieurs forces appelées composantes est la force qui, à elle seule, produit le même effet que produisent toutes les composantes agissant simultanément.

XXXIX. — On peut se poser un problème inverse de celui de la composition des forces que nous venons d'indiquer : on peut se demander, étant donnée une force qui produit un certain effet, de déterminer plusieurs forces qui agissant ensemble produiraient le même effet.

On comprend aisément que les règles que nous avons données plus haut permettent d'arriver à la solution. Nous dirons seulement que, en général, le problème ainsi posé est indéterminé : il comporte une infinité de solutions. Pour le déterminer, pour qu'il n'y ait qu'une solution possible, il faut s'imposer des conditions : par exemple dans le cas où on veut remplacer une force par deux autres, on donnera la direction de ces dernières.

Cette opération constitue ce qu'on appelle la *décomposition des forces*.

XL. **Composition des forces appliquées à un solide.** — Dans le cas où l'on veut composer des forces appliquées à un corps solide, plusieurs cas peuvent se présenter.

Si toutes les forces sont appliquées en un même point du corps, les règles à suivre sont les mêmes que dans le cas précédent.

Il n'en est pas de même si les points d'application des forces sont différents. Dans ce cas on ne peut donner de règle générale : tantôt en effet on peut trouver une résultante, c'est-à-dire une force qui à elle seule produise le même effet que toutes les composantes agissant ensemble; tantôt, au contraire, il n'existe pas de force jouissant de cette propriété, et il faut au moins deux forces dont les directions ne se rencontrent pas pour remplacer le système des composantes : ces deux forces sont dites les *réduites* du système.

Dans le cas particulier où toutes les composantes sont parallèles, on démontre que si elles sont toutes de même sens, il y a toujours une résultante; qu'il peut en être de même si les composantes ont des sens différents, mais qu'il n'en est pas toujours ainsi; il y a alors deux réduites qui ont une disposition particulière : elles sont égales, parallèles et dirigées en sens contraire; elles forment ensemble ce qu'on appelle un *couple*.

Enfin, revenant au cas général, on démontre également que le système des deux réduites peut toujours être remplacé par une force et un couple.

Il existe des règles simples pour trouver la résultante des forces parallèles; nous ne les reproduisons pas.

XLI. — Lorsqu'un système de forces appliquées à un corps libre peut être remplacé par une résultante, le corps se déplace comme il le ferait sous l'action d'une force unique; il se déplace parallèlement à lui-même.

S'il est soumis à l'action d'un couple, il tourne autour d'une droite perpendiculaire au plan du couple.

Enfin, si le système des composantes ne peut être remplacé que par deux réduites, puisque celles-ci peuvent à leur tour être remplacées par une force et un couple, le corps prendra un mouvement complexe dans lequel il y aura à la fois translation et rotation.

Bien entendu, ces mouvements se trouveraient modifiés en général si le corps était soumis à certaines conditions, comme d'avoir un point fixe, une droite fixe, de se mouvoir de manière qu'un certain nombre de ses points se meuvent sur des surfaces déterminées.

Un corps qui est soumis à de semblables conditions est dit *corps gêné.*

XLII. **Équilibre des forces.** — Lorsqu'on applique à un point ou à un corps solide libre un système de forces quelconques et que l'état de repos ou de mouvement du corps n'est pas modifié, on dit que les forces ainsi introduites sont en *équilibre.*

Il est facile de voir que lorsque cette condition est remplie, c'est que la résultante du système de forces est nulle; car si elle ne l'était pas, elle produirait nécessairement un effet.

La question de savoir si un système de forces est en équilibre revient donc à chercher si la résultante, déterminée par les procédés signalés plus haut, est nulle, si, par exemple, dans le cas général, la ligne polygonale que l'on construit se ferme d'elle-même, ce qui rend nulle la ligne qui joint ses extrémités.

On reconnaît immédiatement que dans le cas de deux forces appliquées à un point l'équilibre a lieu lorsque ces forces sont égales, de même direction et de sens contraire.

Cette remarque conduit immédiatement à l'énoncé suivant :

Pour qu'un système de forces soit en équilibre, il faut et il suffit qu'une des forces soit égale et contraire à la résultante de toutes les autres.

XLIII. — Si le corps est animé d'une certaine vitesse au moment où un système de forces en équilibre agit sur lui, le mouvement continue d'être rectiligne et uniforme.

Lorsqu'un corps en repos est soumis à l'action d'un système de forces en équilibre il reste en repos : on dit quelquefois que le corps est en *équilibre*, bien que cette expression doive s'appliquer en réalité aux forces qui agissent sur lui.

Mais lorsqu'il s'agit d'un corps gêné, s'il est au repos il peut rester au repos malgré l'application d'un système de forces qui ne soient pas en équilibre : il suffit, en effet, que le mouvement que ce système pourrait lui communiquer soit incompatible avec les conditions auxquelles le corps est astreint.

On reconnaît ainsi que pour qu'un corps soumis, à l'action d'un système de forces qui ne sont pas en équilibre reste au repos, il faut et il suffit :

S'il a un point fixe, que la résultante passe par ce point;

S'il a un axe fixe, que la résultante soit dans un même plan avec l'axe;

S'il est astreint à glisser sur un plan, par exemple, que la résultante soit normale à ce plan.

XLIV. **Énergie actuelle, énergie potentielle.** — Considérons un corps en mouvement; tant qu'il ne rencontre aucun corps, il ne produit aucun effet; si, au contraire, pendant ce mouvement il vient à rencontrer un autre corps, il produira des effets qui varieront suivant les conditions de l'expérience; par exemple, il peut mettre cet autre corps en mouvement, dégager de la chaleur, provoquer la détonation d'un corps explosif, etc.

Soit, par exemple encore, un ressort bandé qui presse contre un obstacle *fixe* : il ne produira aucun effet; mais si l'obstacle cesse d'être fixé, un effet se manifestera, cet obstacle sera repoussé par le ressort.

Le corps en mouvement, le ressort bandé possédait donc en eux quelque chose susceptible de devenir une cause d'action et que les circonstances extérieures empêchaient seules de se manifester. Cette cause d'action a reçu le nom général d'*énergie*. Tant qu'elle ne se manifeste pas, elle est dite *énergie potentielle* : elle devient *énergie actuelle* lorsqu'elle se manifeste en produisant un effet quelconque.

Comme nous aurons l'occasion de le voir, des différences analogues existent lorsque la cause des phénomènes observés n'est pas le résultat d'une action mécanique; mais ici, c'est seulement à ce point de vue que nous avons à la considérer.

XLV. **Travail mécanique.** — Une force peut agir de diverses façons soit en faisant équilibre à une autre force, soit en déplaçant un corps au repos ou en changeant les conditions d'un corps en mouvement. Ce dernier cas est le plus fréquent dans les applications pratiques : on emploie plus spécialement la résistance de pièces fixes lorsqu'il s'agit seulement de s'opposer à l'action d'une force.

Considérons le cas où on veut déplacer un corps malgré l'action d'une autre force qui s'oppose à ce mouvement. Supposons par exemple qu'il s'agisse d'élever un fardeau à une certaine hauteur malgré l'action de son poids : pour maintenir seulement ce corps, il suffit d'employer une force qui soit égale au poids; mais pour l'élever, il faut, de plus, déplacer son point d'application. Dans la pratique le service rendu dépend non seulement du poids soulevé, et par conséquent de la grandeur de la force, mais aussi du chemin parcouru par le point d'application. Un manœuvre, employé à élever des fardeaux, fera deux fois plus d'ouvrage qu'un autre, aussi bien s'il élève dans le même temps un poids deux fois plus grand à la même hauteur, que s'il transporte le même poids à une hauteur double.

On peut varier les exemples et l'on voit toujours que, quand la force agit dans la direction du chemin parcouru, si l'on veut avoir une notion complète de l'utilité qu'on a retirée de l'emploi de cette force, il faut tenir compte à la fois de son intensité et de l'espace décrit par son point d'application.

On a donné le nom de *travail mécanique* à la mesure de cette utilité que l'on définit ainsi :

On appelle travail d'une force le produit de l'intensité de cette force par le chemin parcouru par son point d'application dans la direction de la force.

Il peut arriver que la force agisse dans une direction autre que celle du chemin parcouru : tel est par exemple le cas d'une force agissant obliquement sur un wagon guidé par des rails. Une partie de la force sera perdue, car on aurait pu produire le même effet par une moindre force agissant parallèlement aux rails : l'effet peut même être nul, si la force agit perpendiculairement aux rails. Tel est encore le cas où on élève un fardeau par une pente douce d'un étage à un autre au lieu d'utiliser une échelle : le chemin parcouru est beaucoup plus grand, mais le résultat est le même. Pour tenir compte de ces conditions, on donne du travail la définition générale suivante :

Le travail d'une force constante en intensité et en direction est égal au produit de la force par la projection du chemin parcouru par son point d'application sur la direction de la force.

Si la force est variable, il faut décomposer le temps en instants assez petits pour qu'on puisse la considérer comme constante dans chacun d'eux. Pour chacun de ces instants on calcule le *travail élémentaire* d'après la définition précédente, et le *travail total* est la somme des travaux élémentaires ainsi obtenus.

On a fait choix d'une unité de travail à laquelle on a donné le nom de kilogrammètre; c'est le travail nécessaire pour élever de 1 mètre un poids de 1 kilogramme [1].

Lorsqu'une force ne donne lieu à aucun effet autre qu'une action mécanique (ce qui n'est pas, d'ailleurs, le cas général), le travail développé par cette force est la mesure de l'énergie actuelle du corps qui est la cause matérielle de cette action mécanique.

Le travail ne correspond à aucune idée autre que celle que nous venons d'indiquer : lorsqu'on applique ce même mot dans d'autres conditions, on lui donne, en réalité, un sens différent qui doit être nettement défini; mais, dans ce cas, il serait préférable, pour éviter une confusion possible, d'adopter une autre dénomination.

XLVI. **Force vive.** — Un corps en mouvement est susceptible d'agir en vertu de ce mouvement même et sans qu'aucune force intervienne; quelle est la mesure de l'énergie potentielle qu'il possède? c'est ce que nous allons voir.

On appelle *force vive* d'un point le produit de sa masse par le carré de la vitesse dont il est animé.

1. Dans le système des unités CGS, l'unité de travail appelée *erg* est le travail d'une force de 1 dyne dont le point d'application se déplace de 1 centimètre.

La force vive d'un corps est la somme des forces vives de chacun de ses points.

Dans cette expression : *force vive*, il ne faut attacher aucun sens à chacun des mots qui y entrent; le mot force y a perdu sa signification ordinaire [1]. Si m est la masse du point, u la vitesse dont il est animé, la force vive est simplement la valeur du produit mu^2.

Lorsque la vitesse d'un corps vient à changer, on admet en vertu du principe de l'inertie que ce changement est dû à l'action d'une force. Pendant ce changement la force a produit un travail puisque son point d'application s'est déplacé; la force vive a varié, d'autre part, puisque la vitesse a changé. Il existe entre ces deux éléments une relation très importante. On démontre en mécanique que :

Le travail d'une force appliquée à un corps est égal à la moitié de la variation de la force vive de ce corps (on dit aussi : *à la variation de demi-force vive*).

Si un corps animé d'un mouvement est réduit au repos, sa force vive devient nulle; il a donc perdu toute la force vive qu'il possédait et le travail mécanique produit est égal à la moitié de cette force vive. Mais ce travail mécanique mesure l'énergie actuelle qui s'est manifestée, énergie qui était à l'état potentiel dans le corps en mouvement. A cause de l'égalité que nous venons d'indiquer, on voit que l'énergie potentielle d'un corps en mouvement est mesurée par la moitié de sa force vive.

CHAPITRE III

ÉTUDE SOMMAIRE DE LA PESANTEUR

L'expérience montre que, à la surface de la terre, tous les corps sont *pesants*. Cette propriété ne peut être cependant considérée comme une propriété générale de la matière, car un corps absolument isolé dans l'espace ne la posséderait pas. Mais, en somme, pour les corps que nous avons à observer, elle se comporte comme une propriété générale; aussi l'étude de cette propriété rentre-t-elle naturellement dans la mécanique, et c'est à ce point de vue que nous allons la résumer. Nous ne l'étudierons cependant pas pour tous les corps, mais seulement pour ceux qui, sous l'influence des forces mises en jeu, ne changent pas de volume au moins sensiblement, c'est-à-dire que nous ne la considérerons que pour les solides et les liquides que nous admettrons se comporter les uns

1. Pour éviter toute confusion, et comme la force vive n'intervient dans les théorèmes de mécanique que sous la forme $\frac{1}{2}mu^2$, Bellanger avait proposé de désigner la valeur de ce dernier produit par l'expression *puissance vive*. Cette expression, malheureusement, n'a pas été conservée.

comme des solides invariables, les autres comme des liquides incompressibles. Pour ces corps les effets que nous aurons à indiquer sont seulement ceux qui se rattachent aux effets mécaniques des forces, mouvements et conditions d'équilibre. Pour les gaz, outre ces mêmes effets, il en est d'autres, comme par exemple les variations de volume, dont l'étude rentre plus dans la physique : c'est donc en parlant des propriétés des gaz que nous traiterons de l'action de la pesanteur sur ces corps.

XLVII. **Poids des corps. Verticale.** — Lorsque nous tenons à la main un corps solide ou liquide, nous éprouvons une sensation particulière qui nous fait dire que le corps est *pesant*. Cette sensation, qui est un effort, est du même ordre que celle que nous éprouvons lorsque nous cherchons à nous opposer à l'action d'une force; nous sommes donc portés à conclure que le corps est soumis, dans ce cas, à l'action d'une force que l'on appelle son *poids* : la *pesanteur* est la propriété que possèdent les corps d'être pesants ; on désigne également sous ce nom la cause inconnue de l'existence des poids.

La preuve de l'existence d'une force appliquée au corps résulte aussi de ce que, si nous l'abandonnons à lui-même, il tombe, c'est-à-dire qu'il se met en mouvement dans une direction qui passe par le centre de la terre.

Pour les gaz les faits ne se présentent pas toujours de la même manière ; mais, comme nous le dirons, l'explication des phénomènes qui se présentent alors conduit à admettre également qu'ils sont pesants. Nous ferons plus tard seulement l'étude des faits qui se rapportent à ces corps.

La direction du mouvement d'un corps qui tombe donnerait la direction de la force ; elle est difficile à obtenir ainsi. Mais on arrive à la déterminer plus commodément et plus exactement par l'emploi du *fil à plomb*.

En un point du globe tous les poids ont la même direction : cette direction est la *verticale* du point considéré. On appelle droite *horizontale*, plan *horizontal*, toute droite ou tout plan perpendiculaire à la verticale.

La direction de la verticale passe par le centre de la terre; elle varie donc d'un point à un autre.

XLVIII. **Centre de gravité.** — Le point d'application du poids d'un corps a reçu le nom de *centre de gravité* : on peut le déterminer expérimentalement par l'observation de deux positions d'équilibre du corps dans des conditions déterminées. Dans quelques cas simples, pour des corps de forme géométrique, il existe des règles qui font connaître sa position.

Il peut arriver que le centre de gravité ne soit pas matériellement un point du corps : par exemple, pour une sphère creuse, pour un anneau, il est au centre. Il semble difficile de concevoir que le point d'application d'une force appliquée à un corps n'appartienne pas au corps; mais il faut remarquer que, en réalité, le poids d'un corps n'est pas une force existante. Ce qui existe, ce sont les poids de tous les fragments infiniment petits dans lesquels on peut diviser le corps : le poids est la résultante de ces poids élémentaires; ce n'est donc qu'une abstraction que l'on utilise parce qu'il est plus facile d'étudier ses effets que ceux produits par l'ensemble de tous les poids élémentaires, et que ses effets sont les mêmes, d'après la définition même de la résultante (XXXVIII).

XLIX. — Les conditions générales de l'équilibre des corps gênés soumis à l'action d'une force sont applicables aux corps pesants; on en conclut que :

Pour qu'un corps pesant qui a un point fixe ou un axe fixe, soit en équilibre, il faut et il suffit que la verticale qui passe par le centre de gravité rencontre le point ou l'axe fixe.

Les conditions de l'équilibre sont différentes suivant les positions relatives du centre de gravité et du point ou de l'axe fixes.

Si le centre de gravité coïncide avec le point fixe ou se trouve sur l'axe fixe, le corps reste en équilibre dans toutes les positions où on le place : l'équilibre est *indifférent*.

Si cette coïncidence n'a pas lieu, il existe deux positions dans lesquelles l'équilibre peut se produire, suivant que le centre de gravité est verticalement au-dessous ou au-dessus du point fixe; s'il est au-dessous, cette position est telle que si on écarte le corps, il y revient : l'équilibre est stable. Si le centre de gravité est au-dessus du point ou de l'axe fixe, le corps écarté de sa position d'équilibre s'en écarte de plus en plus : l'équilibre est *instable*.

Pour qu'un corps pesant puisse être en équilibre sur un plan, il faut que celui-ci soit horizontal. Il faut de plus que la verticale du centre de gravité passe à l'intérieur de la *base de sustentation*. (On appelle ainsi la surface polygonale convexe formée par des droites qui joignent les points par lesquels le corps touche le plan de manière à ne laisser aucun de ces points en dehors du polygone.)

L. **Mesure des poids. Dynamomètres. Balances.** — Les poids étant des forces on peut les mesurer, comme celles-ci, à l'aide de *dynamomètres*, appareils étalonnés que nous décrirons en parlant de l'élasticité.

La *romaine*, le *peson à levier coudé*, sont aussi des appareils étalonnés : lorsque l'équilibre est obtenu par l'action du corps considéré, une lecture faite sur une graduation donne immédiatement la valeur de son poids.

On peut aussi les comparer dans des conditions déterminées avec des *poids marqués*, étalons dont les poids sont l'unité de poids, ses multiples ou ses sous-multiples.

Les *balances* proprement dites sont des appareils tels que, lorsque l'équilibre est établi dans des conditions déterminées sous l'influence du corps dont on cherche le poids et de poids marqués, le poids cherché est précisément égal à la somme des poids marqués.

Dans d'autres appareils, les *bascules*, lorsque l'équilibre est établi entre le corps considéré et les poids marqués, il y a seulement un rapport déterminé entre la somme de ceux-ci et le poids cherché; par exemple, le poids cherché est égal à 10 fois la somme des poids marqués.

Dans tous ces appareils, les dynamomètres exceptés, on compare des poids entre eux : il résulte de là que si la cause à laquelle est due l'existence du poids des corps venait à varier, la variation se faisant sentir à la fois sur le corps considéré et sur les poids marqués, on ne serait pas averti de son existence : l'équilibre obtenu subsisterait malgré la variation. Dans les dynamomètres, au contraire, l'effet du poids étant contre-balancé par un effet d'une cause toute différente, l'élasticité des corps, la variation de la cause à laquelle est due l'existence du poids n'influerait pas sur cette élasticité. On serait donc averti de cette variation, car l'équilibre obtenu avant que celle-ci se produise ne subsisterait pas lorsqu'elle se serait manifestée.

LI. — Sans reprendre la théorie et la description des balances, comme ces appareils sont d'un usage courant dans les laboratoires, nous rappellerons qu'une bonne balance doit présenter trois qualités :

1° La *stabilité* : la balance écartée de sa position normale d'équilibre (celle qu'elle prend lorsque les plateaux sont vides) doit y revenir. Comme pour tous les corps qui ont un axe fixe, il faut pour qu'il en soit ainsi que le centre de gravité soit au-dessous du point de suspension.

2° La *justesse* : cette qualité consiste en ce que la balance doit toujours reprendre la même position lorsque des poids égaux sont placés dans les plateaux : cette position est nécessairement celle qu'elle prend lorsqu'elle est à vide. Nous n'insisterons pas sur cette qualité, parce que, comme nous le dirons, on peut peser *juste* avec une balance qui ne possède pas cette qualité.

3° La sensibilité : cette qualité n'a rien d'absolu ; toutes les balances sont sensibles, elles le sont seulement plus ou moins. Lorsque l'équilibre existe, si l'on ajoute un petit poids dans l'un des plateaux, le fléau s'incline : la balance est d'autant plus sensible que, pour un poids donné, cette inclinaison est plus grande.

En réalité la première et la dernière qualités sont seules nécessaires et l'on se sert toujours d'une balance, pour les pesées de précision, comme si elle n'était pas juste. On emploie la méthode des *doubles pesées* ; dans l'un des plateaux, on met le corps à peser, puis on amène la balance à la position normale d'équilibre, en mettant une *tare* dans l'autre plateau ; on enlève le corps et on le remplace par des poids marqués en quantité suffisante pour ramener la balance à la même position. La somme de ces poids marqués mesure le poids cherché.

LII. **Poids spécifiques. Densités.** — Soit un corps que l'on réduise en fragments; déterminons le volume et le poids de chacun d'eux. Si les poids sont proportionnels au volume, on dit que le corps est *homogène* ; il est *hétérogène* dans le cas contraire.

Soient v et v' les volumes de deux fragments d'un corps homogène, p et p' leurs poids. On a, d'après la définition même :

$$\frac{p}{p'} = \frac{v}{v'}, \quad \text{ou} \quad \frac{p}{v} = \frac{p'}{v'}.$$

Pour un corps homogène, le quotient du poids d'un fragment par son volume est une constante qu'on appelle le *poids spécifique* du corps; si nous le désignons par Δ, on a :

$$\Delta = \frac{p}{v} \quad \text{et} \quad p = v\Delta.$$

On voit que si dans cette équation on fait $v = 1$, il vient $\Delta = p$: le poids spécifique est égal au poids de l'unité de volume du corps.

La quantité Δ dépendant à la fois de v et de p, il est nécessaire, dans chaque cas, de préciser quelles unités on a pris pour mesurer p et v. En général pour les solides et les liquides on prend le gramme et le centimètre cube, ou le kilogramme et le décimètre cube; pour les gaz on prend le gramme et le décimètre cube ou litre.

LIII. — On appelle *densité* D_{AB} d'un corps B par rapport à un corps A le rapport des poids p_B, p_A de volumes égaux de ces corps. On a :

$$D_{AB} = \frac{p_B}{p_A}.$$

Si v est le volume considéré, Δ_A et Δ_B les poids spécifiques de ces corps, on a :

$$p_A = v\Delta_A \quad \text{et} \quad p_B = v\Delta_B.$$

Il vient donc, comme autre expression de la densité :

$$D_{AB} = \frac{\Delta_B}{\Delta_A}.$$

On reconnaît aisément que si on a pris la densité de tous les corps B. C... par rapport à un même corps A, on obtient par une simple division la densité d'un corps C par rapport à un autre quelconque B, par exemple. En effet, on a, en employant le même système de notations :

$$D_{AB} = \frac{\Delta_B}{\Delta_A} \quad D_{AC} = \frac{\Delta_C}{\Delta_A} \quad D_{BC} = \frac{\Delta_C}{\Delta_B}.$$

Il vient donc immédiatement :

$$D_{BC} = \frac{D_{AC}}{D_{AB}}.$$

Il suffit donc de choisir un corps A qui serve de terme de comparaisons, et de prendre les densités de tous les autres corps par rapport à celui-là. En réalité on a pris deux termes de comparaison, l'un pour les solides et les liquides : c'est l'eau; l'autre pour les gaz : c'est l'air. Il est important de remarquer que ce double choix n'était pas nécessaire; il n'est même pas sans quelque inconvénient.

On appelle absolument densité d'un corps, sa densité par rapport à l'eau si le corps est solide ou liquide, sa densité par rapport à l'air, s'il est gazeux : nous désignerons cette densité par la lettre D.

En réalité, il y a lieu de tenir compte des variations de volume que prennent tous les corps sous l'influence des changements de température et que prennent en outre les gaz sous l'influence de la pression : nous aurons donc à revenir sur cette définition pour la compléter (voir CHALEUR).

Soient Δ le poids spécifique d'un corps, p son poids et v son volume, Δ' le poids spécifique du corps qui sert de terme de comparaison. Des relations

$$p = v\Delta \quad \text{et} \quad D = \frac{\Delta}{\Delta'}$$

on déduit :

$$p = vD\Delta',$$

formule absolument générale.

Le poids d'un corps est égal au produit de son volume par sa densité et par le poids spécifique du corps qui sert de comparaison.

Dans le cas d'un solide et d'un liquide, on a $\Delta' = 1$, car l'unité de poids a été choisie, dans le système métrique français, égale au poids de l'unité de volume d'eau. On aura $\Delta' = 1$ gramme si l'unité de volume choisie est le centimètre cube et $\Delta' = 1$ kilogramme si cette unité est le décimètre cube. Si donc nous désignons par v le volume du corps exprimé en centimètres cubes et par V ce volume exprimé en décimètres cubes, on aura :

$$p = v\,D \times 1^{gr} \text{ ou } p = V\,D \times 1^{kgr}.$$

Dans l'opération arithmétique le facteur 1 est inutile; mais on doit le conserver si l'on veut que cette équation conserve sa signification réelle.

Pour les gaz, il n'existe pas de simplification semblable : les volumes étant exprimés en litres, on a $\Delta' = 1^{gr},293$. Pour ces corps, la formule donne donc :

$$p = V\,D \times 1^{gr},293.$$

Elle est plus compliquée au point de vue des opérations arithmétiques que la précédente; en réalité elle est absolument de même forme.

La notion de densité est absolument sans intérêt pour l'étude des solides et des liquides et est avantageusement remplacée alors par celle du poids spécifique.

LIV. **Chute des corps.** — Lorsqu'on abandonne un corps solide à lui-même, comme nous l'avons dit, il tombe. Dans les conditions ordinaires, le mouvement qu'il prend n'est pas dû à la simple action de son poids : l'air intervient, par sa poussée et par sa résistance, et ralentit le mouvement. Il le ralentit d'ailleurs différemment suivant le poids spécifique et la forme du corps.

Pour étudier le mouvement que prend réellement un corps sous l'influence de son poids, il faudrait l'étudier dans le vide.

Lorsqu'on fait l'expérience (tube de Newton), on reconnaît que, contrairement à ce qui se passe dans l'air, tous les corps tombent également vite, quels que soient leur forme et leur poids spécifique.

Une conséquence importante résulte de cette constatation : puisque les corps tombent également vite, qu'ils prennent la même accélération, on en conclut d'après la relation qui existe entre les forces et les accélérations (XXXVII) que les forces, qui sont ici les poids des divers corps, sont proportionnelles aux masses de ces corps.

Sans que cette idée s'appuie sur aucune raison réelle, on a généralement une tendance à considérer que le poids d'un corps est lié à la quantité de matière qu'il renferme. La masse étant proportionnelle au poids pourrait également servir à la mesure de cette quantité de matière; c'est ainsi que l'on définit quelquefois la masse. Mais on voit que cette donnée ne repose sur aucune idée précise, et que nous ne savons réellement pas s'il existe une relation entre la quantité de matière et le coefficient m auquel on donne le nom de masse (XXXVII).

LV. — On a pu étudier le mouvement d'un corps qui tombe par divers procédés (plan incliné de Galilée, machine d'Atwood, machine de Morin; cette dernière est une application de la méthode d'enregistrement automatique de la loi d'un mouvement) et l'on a reconnu que ce mouvement est un des mouvements simples que nous avons étudiés : c'est un mouvement uniformément varié, un mouvement dans lequel l'accélération est constante.

Cette accélération qu'on représente par g est, en général, désignée sous le nom abrégé d'accélération de la pesanteur.

L'étude de ce mouvement et celle du mouvement que prend un corps pesant abandonné à lui-même, après avoir reçu une vitesse initiale, ne présentent rien qui puisse nous arrêter.

LVI. **Pendule.** — Plus intéressant est le mouvement que prend un corps pesant astreint à se mouvoir autour d'un axe fixe lorsqu'on l'écarte de sa position d'équilibre. Il oscille alors de part et d'autre de sa position d'équilibre, suivant un mouvement périodiquement uniforme. C'est un *pendule*.

Théoriquement, lorsqu'un pendule exécute un mouvement oscillatoire, l'amplitude (XXVIII) de ses oscillations devrait se conserver indéfiniment sans modification : évidemment, dans ce cas, toutes les oscillations auraient la même durée, elles seraient *isochrones*.

En réalité, les choses ne se passent pas ainsi : lorsque le pendule est mis en mouvement, ses oscillations diminuent progressivement d'amplitude par suite de la résistance de l'air, par suite du frottement de l'axe de suspension : le pendule finit même par revenir à sa position d'équilibre.

Dans ce cas, l'isochronisme n'existe plus : la durée de l'oscillation varie avec l'amplitude.

Mais Galilée a montré que lorsque ces oscillations sont moindres que 6° l'isochronisme existe d'une manière presque absolue : c'est la loi des petites oscillations.

Pour de petites oscillations, la durée est indépendante de l'amplitude.

Nous avons indiqué (XVII) l'importance de cette loi pour la mesure du temps.

La durée de l'oscillation d'un pendule dépend de ses dimensions, de sa forme, mais non de son poids. Deux pendules de même forme et de même volume absolument oscillent dans le même temps, quelle que soit la substance dont ils sont formés s'ils sont homogènes.

La loi qui lie la durée de l'oscillation à la forme et aux dimensions du pendule est trop compliquée pour que nous l'indiquions ici. Elle ne présente plus cette complexité s'il s'agit de ce que l'on appelle un *pendule simple*, qui est constitué par un point matériel pesant suspendu à l'extrémité d'un fil inextensible et sans poids dont l'autre extrémité est maintenue fixe. Dans ce cas, en effet, on a la loi suivante :

Les durées des oscillations d'un pendule simple varient en raison inverse de la racine carrée de sa longueur[1].

Tout pendule qui n'est pas simple est dit pendule composé.

Lorsqu'un pendule composé a une forme géométrique simple, il y a des formules qui permettent de calculer la durée de l'oscillation.

LVII. — Comme nous l'avons déjà indiqué (XVII) le pendule est employé pour la mesure du temps.

Il peut servir également à la mesure de l'accélération de la pesanteur g, et son emploi donne des résultats bien plus précis que ceux qu'on pourrait déduire de l'observation directe des corps tombant en chute libre. On a trouvé ainsi que, à Paris, on a $g = 9^m,8088$.

En opérant en divers points du globe, on a reconnu que la valeur de g change avec la latitude, que g diminue à mesure qu'on se rapproche de l'équateur, qu'il augmente lorsqu'on se rapproche du pôle. Cette constatation est intéressante à divers points de vue : nous en tirerons seulement la conclusion que le poids d'un corps varie aux différents points du globe. Si, en effet, m est la masse d'un corps, quantité constante, P son poids, force qui produit le mouvement dans la chute et g l'accélération de ce mouvement, on a (XXXVII) :

$$P = mg.$$

Le poids P varie donc en même temps que g, et proportionnellement à cette quantité. La variation du poids d'un corps du pôle à l'équateur n'est pas considérable; elle n'est pas négligeable cependant : un corps pesant 1000 grammes au pôle, pèse seulement 995 grammes à l'équateur.

LVIII. **Chute des liquides.** — Les corps liquides sont pesants : nous pourrions leur appliquer tout ce que nous avons dit pour le mouvement des solides, si l'on pouvait opérer dans le vide. Dans le vide, en effet, les liquides tombent en masse (expérience du marteau d'eau) : ils suivraient donc les mêmes lois.

Mais dans l'air, les effets sont tout différents; par suite de la résistance de ce gaz et de la fluidité des liquides, ceux-ci se divisent en

1. Nous nous bornons à rappeler ici la formule :

$$\tau = \pi \sqrt{\frac{l}{g}}$$

dans laquelle τ est la durée de l'oscillation d'un pendule de longueur l, g est l'accélération de la pesanteur et π le rapport de la circonférence au diamètre.

gouttes qui tombent séparément : chacune d'elles se comporte d'ailleurs comme le ferait un solide.

Mais des actions d'un autre ordre se manifestent dans les liquides, effets qui sont dus à leur fluidité également, effets qui sont très importants et que nous devons résumer.

Les résultats que nous allons indiquer se rapportent au cas de liquides pesants parfaits, c'est-à-dire absolument fluides et incompressibles : nous dirons plus loin que ces conditions ne sont jamais complètement réalisées; mais les erreurs qui en résultent sont négligeables, en général, dans la pratique.

LIX. **Hydrostatique. Pressions dans les liquides.** — Nous nous occuperons d'abord des cas où le liquide est en repos : l'étude des conditions qui se présentent alors constitue l'*hydrostatique*.

Lorsqu'un liquide pesant est placé dans un vase, il en prend immédiatement la forme quelle qu'elle soit, se mettant en contact avec les parois du vase. Tantôt il remplit complètement celui-ci; tantôt il n'en est pas ainsi, et le liquide présente une *surface libre*. Si la forme du vase est telle que la surface libre soit constituée par des parties absolument séparées, on a ce qu'on appelle des *vases communiquants*.

Le liquide exerce, en tous les éléments des parois qu'il touche, des pressions normales. Il en exerce également sur toute partie solide placée dans son sein.

On démontre que, s'il s'agit d'une masse peu étendue de liquide :

Pour des éléments égaux situés dans un même plan horizontal la valeur de la pression est partout la même; si les éléments sont inégaux, la pression est proportionnelle à la surface de ces éléments.

On conclut de là que :

La surface libre d'un liquide est plane et horizontale. Dans le cas de vases communiquants, les surfaces libres sont dans un même plan horizontal.

Si la surface du liquide occupe une grande étendue, elle cesse d'être plane et devient sphérique.

La pression varie aux diverses profondeurs, croissant lorsque l'on s'éloigne de la surface libre ou de la partie supérieure du vase. Cette variation est déterminée par la loi suivante :

La différence de pression qui existe entre deux éléments de même surface situés à diverses profondeurs dans un liquide est égale au poids d'un cylindre de liquide qui aurait pour base la surface considérée et pour hauteur la distance verticale des plans horizontaux passant par les éléments.

On peut déduire de là, notamment, la valeur de la pression supportée par une surface plane dans le liquide. Elle est donnée par l'énoncé suivant :

La pression exercée par un liquide sur une surface plane qu'il touche est égale à la pression que supporterait cette pression placée à la surface libre (pression atmosphérique), augmentée du poids d'un cylindre de liquide ayant pour base la surface considérée et pour hauteur la distance de son centre de gravité à la surface libre.

Cette règle est générale, elle s'applique notamment à ce qu'on appelle le fond du vase : c'est la paroi horizontale inférieure. On voit qu'elle est indépendante de la forme du vase. Il importe de remarquer que la paroi supportant extérieurement la pression atmosphérique, la pression à laquelle est effectivement soumis le fond est le poids du cylindre de liquide ayant ce fond pour base et pour hauteur sa distance à la surface libre.

La même règle et la même remarque s'appliquent d'ailleurs aux pressions supportées par une partie quelconque de la paroi, quelle que soit sa position.

LX. — Si l'on considère un liquide remplissant entièrement un vase fermé, les règles précédentes sont également applicables; seulement, au lieu d'introduire la pression sur la surface libre (qui n'existe pas ici), il faut prendre la pression au point le plus élevé du liquide.

Si le volume du liquide est égal à la capacité du vase, cette pression au point le plus élevé est aussi la pression atmosphérique.

Mais si, le vase étant plein, on vient à comprimer le liquide, par un procédé quelconque, soit en cherchant à diminuer son volume, soit en cherchant à y introduire une nouvelle quantité de liquide, toutes les pressions sont augmentées; pour des surfaces égales prises en des points quelconques, elles sont également accrues; pour des surfaces inégales, les accroissements de pression sont proportionnels aux surfaces.

C'est là ce qui constitue le principe de l'*égalité de transmission des pressions*.

LXI. — Lorsqu'un vase contient un liquide, celui-ci exerce des pressions en tous les points de la paroi; ces pressions sont intéressantes à considérer tant qu'il s'agit de se rendre compte de l'action que subit une partie de cette paroi. Mais lorsqu'il s'agit d'apprécier l'effet qui résulte de leur existence sur un corps extérieur, par exemple l'effet qu'exerce sur le plateau d'une balance un vase rempli de liquide qu'on y place, ce ne sont plus les valeurs isolées de ces pressions qui interviennent, c'est leur résultante, résultante qui n'est pas égale à leur somme, car elles n'ont pas toutes la même direction. L'étude des conditions d'application de ces forces montre qu'il y a toujours une résultante unique (XL), que cette résultante est verticale et égale précisément au poids du liquide que contient le vase.

LXII. **Poussée dans les liquides.** — Lorsqu'un corps est plongé dans un liquide, chacun des éléments de ce corps supporte une pression dont les règles précédentes donnent la valeur. Toutes ces forces qui ont des pressions différentes ont une résultante unique (XL) qu'on appelle la *poussée*, qui est déterminée par l'énoncé suivant :

Tout corps plongé dans un liquide éprouve de la part de ce liquide une poussée, force verticale dirigée de bas en haut et égale au poids du volume de liquide déplacé par le corps.

Cette règle constitue le *principe d'Archimède*.

Si le corps est entièrement plongé, le volume du liquide déplacé par le corps est égal au volume du corps; si le corps émerge au-dessus de la surface libre, le volume du liquide déplacé est égal à la partie du volume du corps compris jusqu'au plan de la surface libre.

Si v est le volume du corps et δ le poids spécifique du liquide, la poussée R sera donc égale à $R = v\delta$. Si d'autre part le corps considéré est homogène et de poids spécifique Δ, son poids P sera $P = v\Delta$.

Un corps plongé dans un liquide est donc soumis à l'action de deux forces verticales dirigées l'une P de haut en bas, l'autre R de bas en haut. Suivant les valeurs de ces forces, différents cas peuvent se présenter :

1° $P > R$ ou $\Delta > \delta$. Le corps est soumis à l'action d'une force dirigée de haut en bas et égale à $P - R$. C'est cette force qu'il faudra lui appliquer pour le maintenir en repos dans le liquide, force moindre que P qu'il faut lui appliquer pour le maintenir en repos dans l'air. Tout se passe donc comme si le corps avait perdu une partie de son poids égale à R, c'est-à-dire égale au poids du volume de liquide déplacé. Si on abandonne le corps, il tombe mais moins vite que dans l'air puisque la force qui agit sur lui est moindre.

2° $P = R$ ou $\Delta = \delta$. La résultante de ces deux forces est nulle. Il ne faut exercer aucun effort pour maintenir le corps en repos, et s'il est en repos il y reste.

3° $P < R$ ou $\Delta < \delta$. Dans ce cas, les deux forces ont une résultante dirigée de bas en haut et égale à $R - P$. Il faut donc appliquer au corps une force de cette valeur et dirigée de haut en bas pour le maintenir au repos; si on l'abandonne, le corps prend un mouvement ascendant.

LXIII. — Si le corps n'est pas entièrement immergé, le volume de liquide déplacé sera $v' < v$ et les deux forces qui agissent sur lui sont $P = v\Delta$ et $R = v'\delta$; le corps restera au repos, même s'il n'a pas le même poids spécifique que le liquide, si on a $P = R$. On dit alors qu'il *flotte*; pour qu'un corps flotte, il faut que le poids du volume de liquide déplacé soit égal au poids du corps.

Comme dans ce cas on doit avoir $v\Delta = v'\delta$ et que $v' > v$, il faut que l'on ait $\Delta < \delta$; un corps ne peut flotter que si son poids spécifique est moindre que celui du liquide.

Cette condition n'est nécessaire que si, comme nous l'avons supposé, le solide est homogène : la condition nécessaire et suffisante dans tous les cas, c'est que le poids du corps soit égal à la poussée, c'est-à-dire au poids du volume de liquide déplacé.

Il est utile de remarquer que le maintien d'un solide au sein d'un liquide, par l'intermédiaire d'un support ne s'appuyant pas sur le vase, augmente la résultante des pressions exercées par le liquide sur le vase d'une quantité égale au poids du volume du liquide déplacé.

LXIV. **Liquides superposés dans un vase.** — Si l'on introduit dans un vase deux liquides de poids spécifiques différents qui ne soient pas susceptibles d'agir chimiquement l'un sur l'autre ou de se dissoudre réciproquement, chaque liquide exerce une poussée sur les particules de l'autre, et l'existence de ces poussées a pour effet de séparer les liquides, amenant le liquide dont le poids spécifique est le plus grand à la partie inférieure du vase.

On démontre, et l'observation vérifie que :

La surface de séparation de deux liquides superposés est plane et horizontale.

De même, lorsque l'on a des vases communiquants contenant deux liquides de telle sorte que l'un des vases ne comprenne qu'un seul des deux liquides, on voit que :

Les hauteurs des surfaces libres au-dessus de la surface de séparation sont en raison inverse des poids spécifiques des liquides.

LXV. **Applications.** — Les résultats que nous venons de signaler très sommairement ont de très nombreuses applications : nous indiquerons les principales sans nous y arrêter, sauf en ce qui concerne les manomètres que nous devrons étudier plus complètement, à cause de leurs applications fréquentes, notamment en physiologie.

L'horizontalité de la surface d'un liquide en un point donné du globe est utilisée dans le niveau d'eau.

L'existence des pressions sur les parois oblige à faire choix d'un vase assez résistant pour ne pas être déformé ou rompu sous leur influence.

Elle explique le mouvement que prennent, lorsqu'ils sont libres de se mouvoir, les vases remplis de liquide dans la paroi latérale desquels on pratique des ouvertures (tourniquet hydraulique, turbines).

Le principe de l'égalité de transmission des pressions sert de base à la presse hydraulique.

L'existence de la poussée (principe d'Archimède) donne l'explication d'un grand nombre de faits, tels notamment que la sustention des animaux marins au sein de l'eau, l'emploi des navires et bateaux.

La mesure de la poussée donne un moyen de mesurer le volume d'un corps. On le pèse dans l'air, puis dans l'eau ou dans un autre liquide quelconque. Comme on a pour cette perte de poids $R = v\delta$, on voit que, en divisant la perte de poids par le poids spécifique du liquide, on a le volume cherché : $v = \frac{R}{\delta}$.

Une application très importante de l'existence de la poussée, c'est la mesure des densités, pour laquelle il existe diverses méthodes : méthode de la balance hydrostatique, méthode des aréomètres. (La méthode du flacon ne repose pas sur ce principe : il est la réalisation même des conditions qui définissent la densité.)

LXVI. **Manomètres.** — Les manomètres sont des appareils destinés à mesurer la pression exercée par un liquide ou un gaz : comme nous l'avons dit, il en existe des modèles qui reposent sur la variation de la pression au sein d'un liquide : ils sont appelés *manomètres à air libre.*

Sous sa forme la plus simple, un manomètre à air libre est formé d'un tube droit en cristal qui plonge à sa partie inférieure, par une tubulure qui l'entoure hermétiquement dans une cuvette contenant assez de mercure pour baigner l'extrémité du tube. Cette cuvette présente une autre tubulure munie d'un tube à robinet par lequel on relie l'appareil au réservoir contenant le fluide dont on veut mesurer la pression. Lorsque cette pression agit, le mercure s'élève dans le tube et l'équilibre existe lorsque la pression exercée par la colonne de mercure soulevée est égale à la pression qui existe dans la cuvette. On lit la hauteur de cette colonne sur une échelle placée le long du tube; la connaissance de cette hauteur permet d'évaluer le poids du mercure qui presse sur une surface donnée, 1 centimètre carré, par exemple : on sait, en effet, d'après le poids spécifique du mercure, que chaque élévation verticale de la surface libre de 1 centimètre augmente la pression de 13gr,59. On évalue ainsi les pressions en poids par centimètre carré, ce qui est la véritable manière de les évaluer. Lorsqu'il n'est pas nécessaire de connaître la valeur absolue des pressions, mais seulement de les comparer entre elles, on se borne à indiquer la hauteur de mercure soulevé : les pressions sont, en effet, proportionnelles à ces hauteurs.

Lorsque les pressions à mesurer ne sont pas considérables, on emploie de préférence le manomètre à siphon composé d'un tube en U contenant du mercure dans la courbure qui est à la partie inférieure, le mercure s'élevant dans chaque branche à peu près à mi-hauteur. La pression est évaluée à chaque instant par la différence de niveau dans les deux branches.

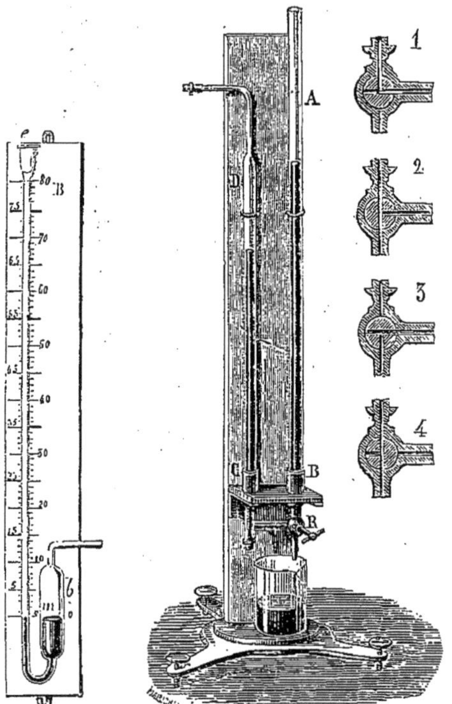

Fig. 17. Fig. 18.

Le plus souvent, la branche par laquelle se transmet la pression présente un renflement qui réduit considérablement les variations de niveau dans cette branche et peut même les rendre négligeables, si le diamètre est assez grand (fig. 17).

Le manomètre de Regnault (fig. 18), destiné aux expériences de précision, présente une disposition générale analogue à celle d'un manomètre à siphon ABCD auquel serait adapté un ajutage vertical à sa partie inférieure. A la jonction de cet ajutage avec le tube principal se trouve un robinet à trois voies R permettant d'établir la communication entre les trois tubes de toutes les manières possibles, comme on le voit dans les figures 1, 2, 3, 4. Les positions intermédiaires interceptent, au contraire, toute communication.

LXVII. — Sous le nom d'hémodynamomètres, les manomètres ont été employés pour mesurer la pression du sang dans le système circulatoire d'un animal. A cet effet, on coupe une artère, par exemple, et on adapte son extrémité à un manomètre quelconque ; pour transmettre la pression au mercure et empêcher la coagulation du sang, on a rempli l'appareil au-dessus du mercure à l'aide d'une dissolution alcaline.

Il est aisé de comprendre qu'il soit possible, à l'aide d'un flotteur

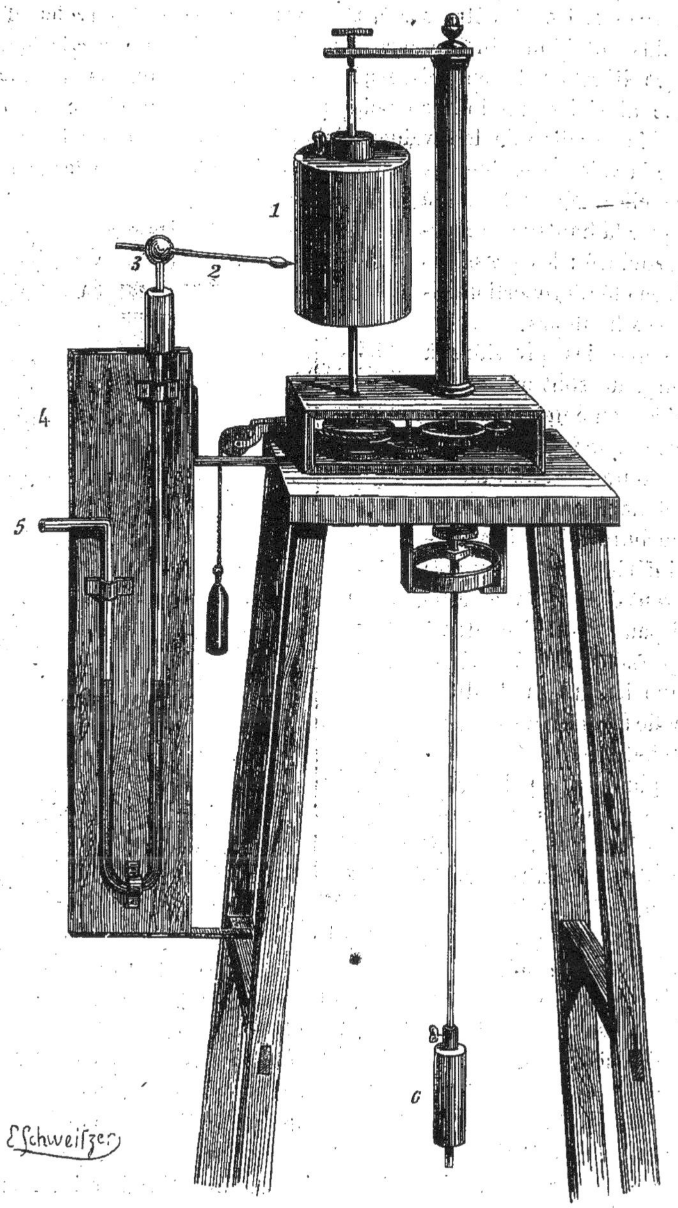

Fig. 19.

reposant sur le mercure dans la branche ouverte, d'enregistrer sur un cylindre tournant les variations de pression. Telle est la disposition générale du kymographion de Ludwig (fig. 19).

Lorsqu'on emploie pour mesurer la tension sanguine un appareil, tel par exemple que le cardiomètre de Claude Bernard (fig. 20) qui n'est qu'une modification de forme du manomètre à cuvette ABCD, on voit que la surface du mercure oscille constamment : c'est que, en effet, la pression du sang varie à chaque instant, à cause de l'action des battements du cœur. Il est difficile d'évaluer alors cette pression avec quelque exactitude. Pour obtenir avec facilité la valeur de la pression moyenne, M. Marey emploie le même appareil dans lequel seulement le tube vertical C'D' présente un étranglement à la base ; la résistance produite par cet étranglement suffit pour arrêter les oscillations et maintenir invariable la surface libre.

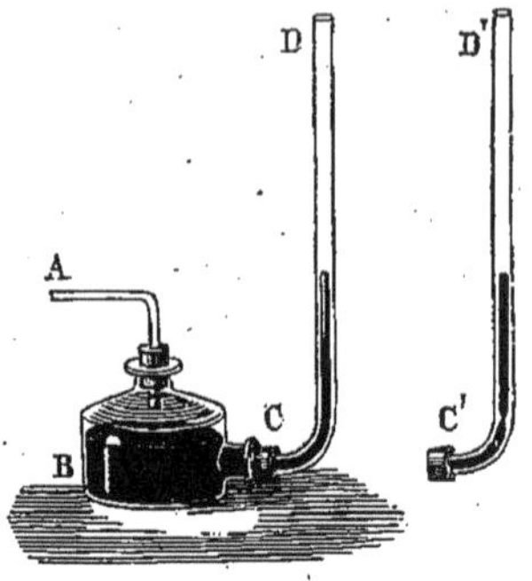

Fig. 20.

LXVIII. **Manomètres différentiels.** — Dans quelques circonstances, il est seulement nécessaire de mesurer la différence de deux pressions sans avoir besoin de déterminer chacune d'elles. Il suffit alors de prendre un manomètre à siphon et de réunir chacune des branches avec un des réservoirs dans lesquels existent les pressions à comparer : la différence de niveau des surfaces libres dans les deux branches mesure la différence de pression cherchée.

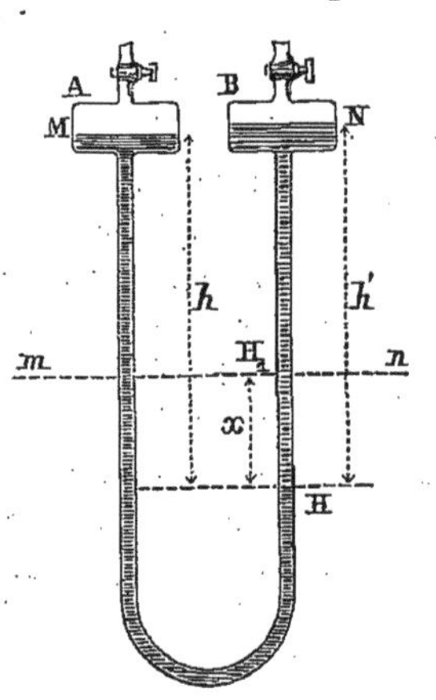

Fig. 21.

Lorsqu'on veut effectuer une mesure de ce genre avec une très grande précision, on emploie le manomètre différentiel de Kretz (fig. 21). Il est composé d'un long tube en U dont les deux branches sont terminées supérieurement par deux larges réservoirs A et B ; chacun de ceux-ci porte un tube à robinet par lesquels on établit la communication avec les réservoirs. On verse dans chacun de ces tubes un liquide dont la surface libre est dans le réservoir et la surface de séparation H dans l'un des tubes. Ces liquides qui ne doivent pas être miscibles et qui ne doivent pas agir chimiquement l'un sur l'autre ont des poids spécifiques très peu différents.

La surface de séparation H se déplace dès qu'il se manifeste une différence de pression entre A et B, et les déplacements de cette surface H sont très grands pour de petites différences de pression. On démontre, en effet, que, H et H' étant les deux pressions, δ et δ' les poids spécifiques des deux liquides et z le déplacement de la surface de séparation, on a sensiblement :

$$z = \frac{H - H'}{\delta - \delta'}.$$

Pour une valeur donnée de $H - H'$, z sera très grand si $\delta - \delta'$ est très petit.

LXIX. **Hydrodynamique. Écoulement des liquides.** — L'étude des liquides en mouvement qui constitue l'*hydrodynamique* est moins simple que celle de l'hydrostatique, parce que les effets produits sont modifiés par la viscosité du liquide et par le frottement des parois, éléments qu'on peut cependant quelquefois négliger dans la pratique. Ce ne sera que lorsque nous aurons étudié ces éléments que nous pourrons compléter sur certains points importants les données sommaires que nous allons indiquer.

Lorsqu'on vient à pratiquer une ouverture dans une paroi d'un vase contenant un liquide, celui-ci s'écoule soit dans l'air, soit dans un canal, soit dans un tuyau qu'il remplit.

Le mouvement qui se produit alors doit être divisé en deux phases : pendant la première, qui constitue le *régime variable*, et qui dure plus ou moins longtemps suivant les circonstances, le liquide part du repos pour atteindre une certaine vitesse; si, en outre, l'écoulement se fait dans un canal ou une conduite qui étaient vides au début, il faut que la capacité en soit remplie. Cette phase de l'écoulement est caractérisée par ce que les molécules qui se succèdent en un point déterminé ne sont pas animées des mêmes vitesses.

A cette phase en succède une autre, celle du *régime permanent* qui persiste tant qu'il ne se produit aucun changement dans les conditions de l'écoulement : elle est caractérisée par ce que toutes les molécules qui se succèdent en un point donné quelconque y ont la même vitesse. Il résulte de là que toutes les sections du filet liquide sont traversées dans le même temps par la même quantité de liquide.

LXX. **Pressions dans un liquide en mouvement.** — Lorsque le régime permanent est établi dans une conduite cylindrique, il résulte de ce que nous venons de dire que, les sections étant partout égales, la vitesse doit être partout la même : le mouvement est uniforme. La détermination de cette vitesse dépend, comme nous l'avons indiqué, de données complexes et nous n'y insisterons pas maintenant.

Mais nous pouvons étudier la pression qui existe aux différents points, pression qui ne dépend pas de ces données.

On évalue ces pressions à l'aide de *tubes piézométriques*, tubes verticaux implantés en divers points de la conduite et d'assez petit diamètre pour que l'existence de leur orifice dans celle-ci ne modifie pas sensiblement les conditions de la paroi. Le liquide qui s'écoule dans la conduite s'élève dans ces tubes et la hauteur de la colonne soulevée mesure la pression au point où le tube débouche dans la conduite.

Si la conduite est obturée, si le liquide ne coule pas, les surfaces libres s'élèveront au même niveau dans tous les tubes, d'après le principe des vases communiquants. Mais, dès que l'écoulement commence, le niveau des diverses surfaces libres s'abaisse dans tous les tubes : la pression en chaque point de la conduite est donc plus faible pendant l'écoulement que lorsque le liquide était au repos. De plus, l'abaissement est d'autant plus grand qu'on considère un point plus éloigné de l'origine de la conduite : la position de ce niveau reste d'ailleurs invariable pendant toute la durée du régime permanent.

L'abaissement du niveau piézométrique ainsi observé en un point constitue ce qu'on appelle la *perte de charge.*

L'expérience montre que, dans le cas d'une conduite cylindrique rectiligne, les niveaux piézométriques c, d, e (fig. 22) sont tous situés sur la ligne qui joint le point A de la surface libre situé verticalement au-dessus de l'origine B de la conduite à l'extrémité F de celle-ci, si l'on suppose que la conduite débouche librement à l'atmosphère.

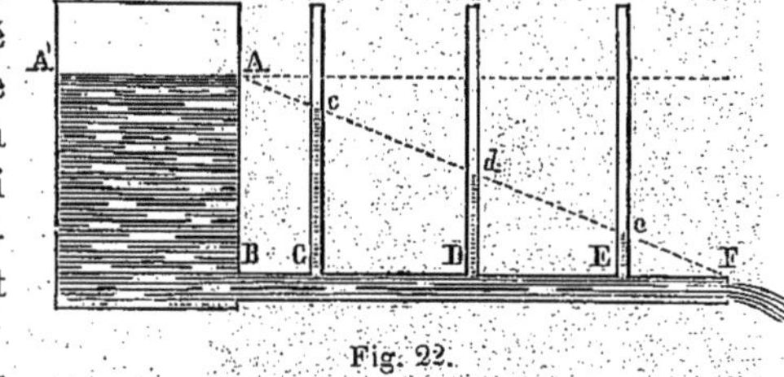

Fig. 22.

On conclut de là que les pertes de charge aux différents points de la conduite sont proportionnelles aux distances de ces points, au point de départ de la conduite.

Si la conduite n'est pas cylindrique les surfaces du liquide dans les tubes piézométriques ne sont pas en ligne droite; la variation de charge n'est pas régulière.

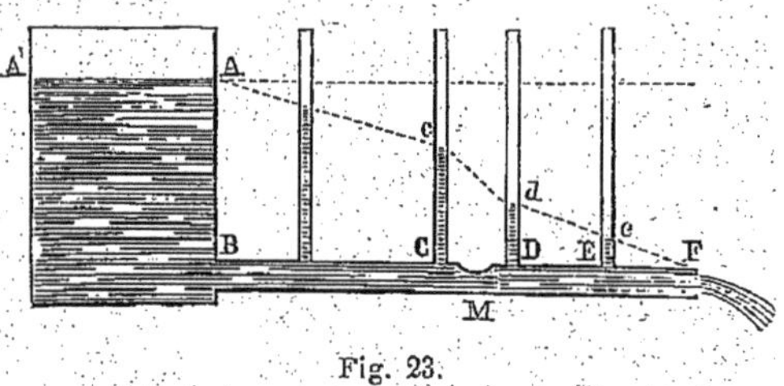

Fig. 23.

Si, par exemple, le tube BF (fig. 23) est composé de deux parties cylindriques séparées par un étranglement M, pour chaque partie cylindrique les points sont séparément en ligne droite, mais il y a une brusque dénivellation à l'endroit de l'étranglement, dénivellation qui a pour effet de relever le niveau piézométrique avant cet étranglement et de l'abaisser après.

La variation suit des lois moins simples, s'il s'agit d'une conduite qui ne soit pas cylindrique. Nous ne nous y arrêterons pas.

LXXI. **Des ondes à la surface des liquides.** — Parmi les questions qui se rapportent au mouvement des liquides, il est intéressant de signaler les déformations qui se propagent à la surface des liquides dont la masse peut être, d'ailleurs, au repos. Ce n'est pas que ces phénomènes présentent, à notre point de vue, des applications directes, mais ils sont faciles à vérifier, et leur connaissance peut servir, par comparaison, à comprendre d'autres mouvements vibratoires dont nous aurons à parler plus tard et dont l'observation directe est moins simple ou même peut être impossible (voir ACOUSTIQUE, OPTIQUE PHYSIQUE).

Tout le monde connaît l'effet produit par un corps tombant dans un liquide tranquille; on distingue à la surface un anneau circulaire ayant pour centre le point ébranlé et qui se meut de telle sorte que son rayon va sans cesse en croissant, sans que son centre soit changé. En observant plus attentivement, on reconnaît que cet anneau circulaire correspond à une élévation et à une dépression du liquide se succédant immédiatement. La figure 24 montre une coupe du liquide par un plan vertical passant par le centre du cercle; on distingue la partie surélevée en *a*, la partie déprimée en *b*, le niveau du liquide étant *cde*. C'est cet anneau circulaire que nous appelons une *onde*. Une onde peut, d'ailleurs, ne pas avoir la forme circulaire : notamment une partie d'onde circulaire considérée loin de son centre peut être considérée comme rectiligne. Dans cette figure, comme dans les suivantes, nous représenterons en plan l'onde par deux traits parallèles, le trait fort correspondant à la partie la plus élevée, le trait faible à la partie la plus abaissée.

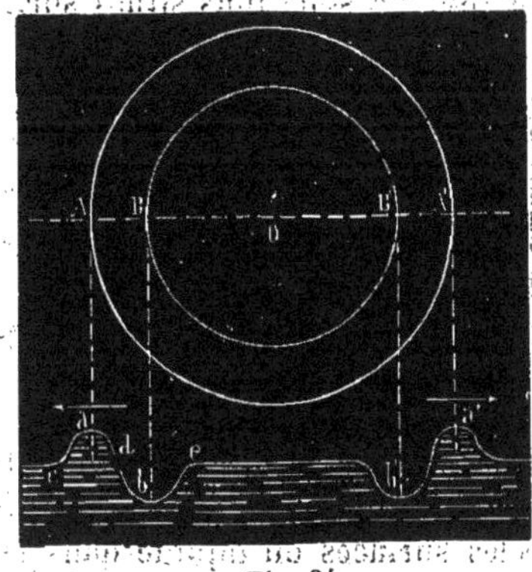

Fig. 24.

Sans entrer dans une étude approfondie de ces ondes, il faut comprendre que lorsqu'on dit que l'onde se meut, on ne veut pas dire que c'est la masse de liquide soulevée qui se déplace. Il faut concevoir que à un même instant et sous l'influence de causes quelconques, certaines molécules du liquide se trouvent dérangées de leur position d'équilibre les unes étant élevées au-dessus du niveau de la surface libre, tandis que les autres sont abaissées au-dessous. Cet état ne peut exister d'une manière stable, chaque molécule tendant à reprendre sa position d'équilibre; mais le retour à cette position ne s'effectue pas sans que les molécules voisines ne soient influencées, si bien que les molécules qui touchaient la partie élevée se trouvent élevées à leur tour, tandis que les molécules qui constituaient cette partie élevée dépassant leur position d'équilibre se trouvent abaissées au-dessous de la surface libre; le liquide présente donc encore une élévation et une dépression, mais non pas au même endroit, et ce ne sont pas non plus les mêmes molécules qui les constituent, chacune des molécules n'étant animée que d'un mouvement oscillatoire vertical, ou à peu près; l'onde n'est que l'expression d'un état de la surface, et son transport signifie seulement que des parties différentes de celle-ci prennent successivement ce même état.

On peut avoir une idée assez nette de ce qu'on appelle une onde, en observant l'effet d'un coup de vent sur un champ de blé : on voit les épis s'abaisser successivement et se relever, et quoiqu'ils ne se déplacent certainement pas latéralement, l'apparence est la même que si une vague courait à la surface du champ.

LXXII. — Lorsque le liquide ne présente pas une surface indéfinie, mais qu'il est limité par une paroi verticale, un phénomène nouveau se produit, la réflexion de l'onde. Supposons une onde plane AB*ab* (fig. 25) rencontrant sous un certain angle une paroi plane; elle ne disparaît pas par le fait de cette rencontre, mais donne naissance à une onde plane $BbCc$ ayant une direction différente et dont la vitesse a aussi une direction différente. La nouvelle onde est déterminée complètement en disant qu'elle est symétrique de la partie $BbC'c'$ de l'onde primitive, qui serait de l'autre côté de l'obstacle si le liquide s'était propagé au delà de cette ligne, la surface qui fait obstacle n'existant pas.

On voit immédiatement que les deux ondes font des angles égaux avec la surface et qu'elles sont aussi également inclinées sur la normale à la surface.

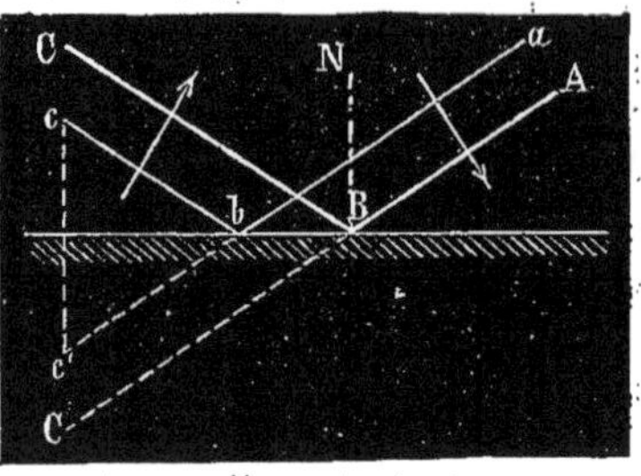

Fig. 25.

Si l'onde incidente qui rencontre la paroi plane MN (fig. 26) est circulaire elle est transformée par la réflexion en une autre onde circulaire qui se comporte absolument comme si elle émanait d'un point C' qui est le symétrique par rapport à l'obstacle du véritable centre d'ébranlement, du centre C de l'onde incidente.

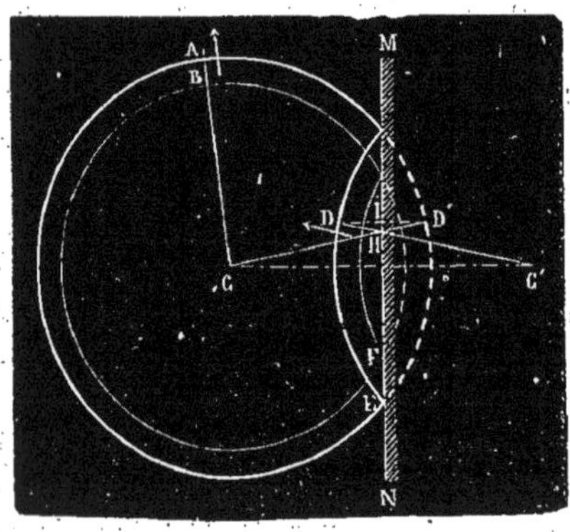

Fig. 26.

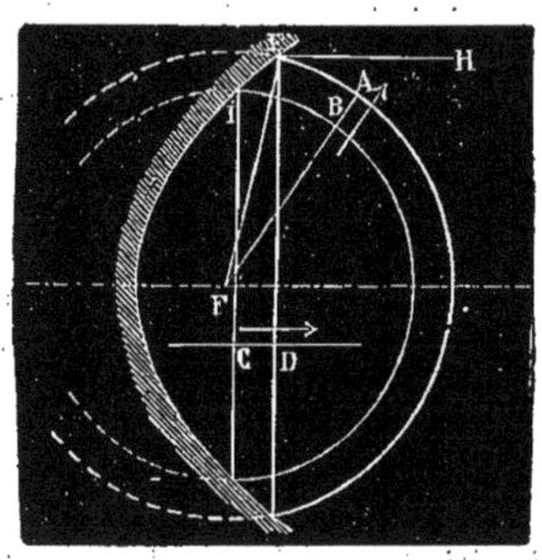

Fig. 27.

Si la paroi n'est pas plane, les résultats sont différents : la règle est cependant la même pour chaque élément, mais le changement de direction de ces éléments modifie les résultats. Nous signalerons seulement les cas simples suivants dont nous trouverons plus tard des analogues.

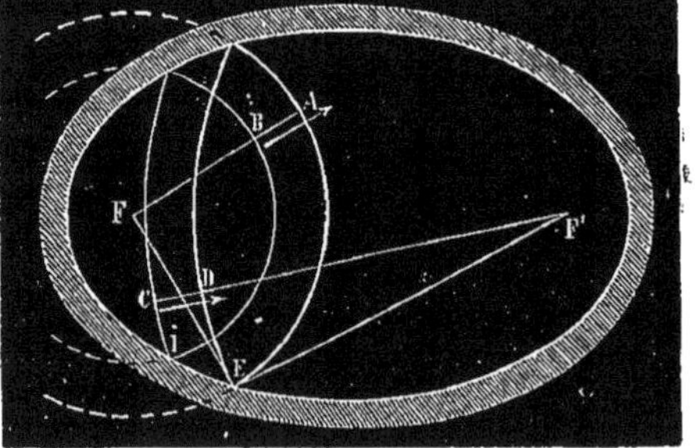

Fig. 28

Toute onde circulaire dont le centre est au foyer F (fig. 27) d'une parabole se transforme, par la réflexion, en une onde rectiligne se mouvant dans le même sens, et perpendiculaire à l'axe de la parabole.

Toute onde circulaire dont le centre est à l'un des foyers F d'une ellipse (fig. 28) se transforme, par la réflexion sur cette courbe en une autre onde circulaire ayant son centre à l'autre foyer F′ et dont le rayon décroît jusqu'à zéro.

Il faut encore signaler un cas important de réflexion : considérons une onde rectiligne se mouvant dans un canal étroit qui débouche dans une pièce d'eau indéfinie dans tous les sens. Lorsque l'onde arrive à l'extrémité du canal, elle produit dans la pièce d'eau une onde sensiblement circulaire ayant son centre à cette extrémité et dont le rayon croît. Mais en même temps il se produit une autre onde qui revient dans le canal dans un sens opposé à celui de l'onde incidente.

LXXIII. **Superposition des ondes.** — Si dans une nappe indéfinie on produit deux ondes quelconques qui viennent à se rencontrer, elles continuent d'exister; on continuera à les distinguer l'une et l'autre comme si, pour ainsi dire, elles se traversaient sans se modifier. A l'endroit où elles se coupent à un instant donné, on observe que chaque molécule du liquide occupe précisément la même position que si les deux ondes au lieu d'exister simultanément y fussent parvenues successivement et que l'effet de la seconde se fût produit sur la molécule déplacée par la première et non encore revenue à sa position d'équilibre : par exemple, un point qui correspond aux sommets élevés des deux ondes éprouve une élévation égale à la somme des deux élévations partielles que chaque onde lui eût communiquée isolément.

On peut énoncer ce résultat en disant que le déplacement total d'un point est égal à la somme algébrique (somme ou différence) des déplacements que lui eussent procurés isolément ces deux ondes en convenant de regarder les élévations comme des déplacements positifs, par exemple, et les dépressions comme des déplacements négatifs.

Il peut arriver qu'une onde existe seule; mais, en général, il y a plusieurs ondes successives qui ont la même cause et se déplacent en passant successivement aussi par les mêmes variations : c'est là ce qu'on appelle un *système d'ondes*. Les ondes d'un même système ne peuvent jamais se rencontrer directement; il peut y avoir rencontre entre les ondes d'un système et les ondes provenant de la réflexion de celles-ci.

Plusieurs systèmes d'ondes peuvent coexister à la surface d'un liquide, sans se gêner et sans qu'on cesse de les distinguer tous. C'est ce qui se voit fort bien à la surface de la mer ou d'un lac : outre les vagues produites par l'action du vent, qui au moins à une certaine distance du rivage sont sensiblement parallèles, on distingue simultanément le système d'ondes rectilignes produites par le mouvement d'un navire, le système d'ondes circulaires produites par un oiseau qui pêche, par une pierre qu'on lance, etc.

LXXIV. **Interférences des ondes.** — Considérons le cas de deux ondes égales arrivant en un même point, parallèlement, de manière que, à un instant, la partie élevée de la 1re se trouve à la place occupée par la partie abaissée de la 2e et inversement. Conformément à ce que nous avons dit de la superposition des ondes, les effets produits par l'élévation d'une onde et l'abaissement de l'autre se neutraliseront exactement et à cet instant la surface du liquide deviendra plane : on dit qu'il y a *interférence* des deux ondes.

C'est, par exemple, le cas de deux ondes égales AB, CD (fig. 29, I), marchant en sens contraire : au moment où elles se croisent (II) il y a interférence, et pendant un instant la surface du liquide devient plane. Mais les ondes ne sont pas détruites, elles continuent à se mouvoir et se manifestent de nouveau après leur croisement (III). Des effets de ce genre se produisent dans un système d'ondes se déplaçant dans un canal; ce système, parvenant à l'extrémité du canal, donne naissance à des ondes réfléchies : celles-ci marchent en sens contraire des ondes du premier système et les croisent en produisant l'effet que nous venons d'indiquer.

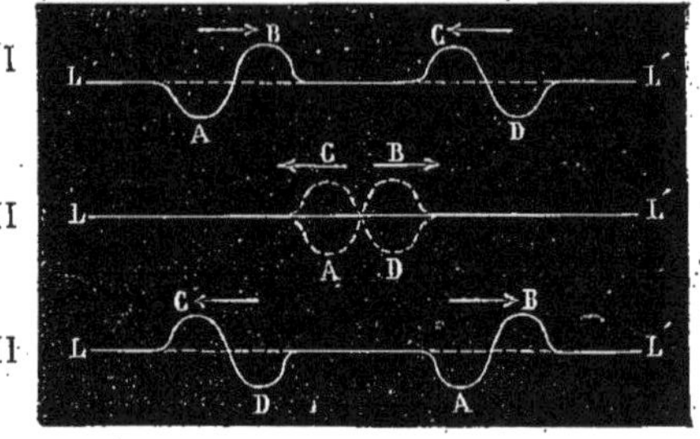

Fig. 29.

Considérons deux systèmes d'ondes égales se déplaçant dans le même sens dans deux canaux parallèles et venant déboucher dans un canal unique. Dans ce dernier il y aura, en général, un système unique d'ondes dû à la superposition des systèmes précédents et marchant dans le même sens. Mais si les deux systèmes sont tels qu'en arrivant dans le canal commun la dépression des ondes d'un système coïncide avec l'élévation des ondes de l'autre système, l'interférence se produira absolument et dans le canal commun, il n'y aura plus d'ondes : les deux systèmes se seront détruits réciproquement. Il suffira, pour voir reparaître des ondes dans ce canal, d'empêcher l'arrivée de l'un des systèmes : l'autre alors continuera à se propager seul.

LIVRE PREMIER

PROPRIÉTÉS GÉNÉRALES DES CORPS

CHAPITRE PREMIER

PROPRIÉTÉS MÉCANIQUES DES CORPS

1. **Propriétés mécaniques, états des corps.** — Les propriétés mécaniques des corps sont celles qui se manifestent sous l'influence de causes analogues aux forces ; ce sont celles que nous percevons par l'intermédiaire du sens du toucher (étant entendu comme nous l'avons indiqué que nous séparons ce sens du sens de la chaleur, quoique les mêmes organes servent à l'un et à l'autre).

Au point de vue de ces propriétés, on remarque aisément qu'on peut grouper les corps de manière que les corps d'un même groupe présentent entre eux certaines analogies, tandis qu'ils diffèrent notablement d'une manière générale des corps d'un autre groupe. Les corps d'un même groupe sont dits avoir le même *état*.

Combien convient-il d'établir ainsi de groupes différents? combien y a-t-il d'états différents de la matière?

En considérant les corps que nous observons dans les conditions ordinaires dans lesquelles nous vivons, dans celles qui sont réalisées dans la plupart de nos expériences, on a été conduit à admettre trois états : l'état solide, l'état liquide et l'état gazeux.

Les corps à l'*état solide* sont ceux qui ont une forme et un volume déterminés, forme et volume que l'on ne peut modifier que sous l'influence d'actions mécaniques assez considérables (nous ne parlons pas ici des autres causes d'action, telles que la chaleur, par exemple).

Les corps à l'*état liquide* sont ceux qui ont un volume déterminé, mais n'ont pas de forme propre. Des actions mécaniques puissantes ne peuvent que faiblement diminuer le volume qui, d'autre part, n'augmente pas sensiblement quand toute action mécanique a cessé. Par contre, la moindre cause mécanique suffit pour modifier la forme de ces corps.

Les corps à l'*état gazeux* sont ceux qui n'ont ni volume, ni forme déterminés. Le volume change considérablement sous l'influence des actions mécaniques et il augmente indéfiniment au fur et à mesure que celles-ci diminuent. Leur forme se modifie également sous la plus petite action mécanique.

On désigne souvent, par abréviation, sous le nom de *solides* les corps qui sont à l'état solide. Cette dénomination est sans inconvénient si l'on se souvient qu'un corps n'est pas absolument à l'état solide, que ce n'est, en général au moins, qu'une de ses manières d'être et que, les circonstances changeant, il passe à l'état liquide ou à l'état gazeux.

Il convient de faire la même remarque pour les noms de *liquides* et de *gaz* appliqués par abréviation aux corps qui se trouvent à l'état liquide ou à l'état gazeux.

Certains phénomènes dépendent seulement de la propriété de changer facilement de forme : ils se produisent donc pour les corps qui sont à l'état gazeux, comme pour ceux qui sont à l'état liquide. A ce point de vue, ces corps considérés ensemble sont désignés sous le nom de corps *fluides*, ils se différencient essentiellement par ce que les gaz sont *expansibles*, ils tendent constamment à augmenter de volume, tandis qu'il n'en est pas ainsi des liquides. Quelquefois aussi, quoique la distinction soit moins satisfaisante, on établit une différence d'après la compressibilité : les gaz sont alors appelés *fluides compressibles*, et les liquides *fluides incompressibles*, dénomination qui n'est pas rigoureusement exacte.

2. — Existe-t-il d'autres états de la matière? c'est-à-dire, pour préciser, existe-t-il des conditions dans lesquelles les corps diffèrent par leurs propriétés des corps qui se trouvent dans les trois états que nous venons d'indiquer, autant que les corps de l'un de ces trois états diffèrent des corps des deux autres états? et, si oui, quel est le nombre de ces états?

On ne peut répondre, en tout cas, à cette dernière question; on pourra découvrir le moyen de modifier les conditions que nous savons réaliser actuellement, assez notablement pour mettre en évidence des différences que nous ne connaissons pas; ou bien sans modifier ces conditions on pourra trouver de nouveaux moyens d'investigation conduisant également à faire reconnaître des actions diverses que nous ne soupçonnons pas.

Il semble naturel de dire que les gaz extrêmement raréfiés (1 millionième d'atmosphère), tels que les a étudiés M. Crookes, ne sont plus à l'état gazeux : ils diffèrent des gaz à la pression ordinaire, et même des gaz raréfiés notablement, par des propriétés qui se manifestent sous l'influence de l'électricité. Les différences nous semblent assez grandes pour admettre que ces corps sont à un état particulier, un quatrième état, qu'on désigne sous le nom d'*état radiant* : les corps à cet état sont désignés quelquefois sous le nom d'*ultra-gaz*.

Peut-être, même, conviendrait-il d'établir une différence entre les corps à l'état gazeux au-dessous de la température critique que M. Andrews a signalée (voir Chaleur) et ceux qui sont au-dessus. Le fait que les premiers peuvent se liquéfier sous l'influence d'une augmentation de pression, tandis que les seconds ne peuvent subir ce changement d'état par cette seule action, établit une différence très grande entre ces deux états et justifierait dans une certaine mesure l'idée de considérer comme étant dans un état nouveau, différent de l'état gazeux, les corps dont la température est supérieure au point critique.

Quoi qu'il en soit, ces considérations n'ont pas d'intérêt au point de vue pratique, et il nous suffira d'étudier les corps sous les trois états, solide, liquide et gazeux.

Il importe de remarquer qu'il n'est pas toujours possible de décider à quel état se trouve un corps. C'est que, en effet, s'il existe des corps qui sont franchement à l'état solide et d'autres qui sont nettement à l'état liquide, par exemple, il y a des corps qui participent un peu des propriétés de ces deux états. En réalité, entre les corps solides et les corps liquides présentant absolument les caractères que nous avons indiqués, il y a une série presque continue de corps intermédiaires tels que chacun d'eux diffère très peu de ses voisins immédiats, mais s'écarte de plus en plus de l'un des états pour se rapprocher de l'autre : tels sont les corps *pâteux* par exemple, qui ne sont ni solides absolument, ni complètement liquides.

De même, quoique cela soit moins immédiatement perceptible, dans le voisinage du passage de certains corps de l'état gazeux à l'état liquide, il y a des corps qui ont des propriétés intermédiaires et qu'on ne peut non plus aisément classer.

3. **Hypothèse sur la constitution de la matière.** — D'après ce que nous avons dit sur ce qu'on entend par la matière (I), il est clair que nous ne pouvons avoir que des notions hypothétiques sur sa constitution. Au point de vue physique, ces notions n'ont d'autre utilité que de nous permettre de nous fournir, par des comparaisons avec des faits matériels que nous connaissons, une explication, hypothétique d'ailleurs, des phénomènes observés. Mais c'est là un avantage qui est réel et qui justifie les indications que nous croyons nécessaire de donner.

Quelle que soit la nature réelle de la matière, on ne saurait imaginer que dans l'état où nous observons les corps, cette matière soit continue. L'expérience montre, en effet, que, quel que soit le corps considéré, on peut toujours, par l'action d'une pression ou par l'action du froid, diminuer son volume : ce fait, si la matière était continue, serait absolument incompatible avec l'idée de l'impénétrabilité dont, *a priori*, nous supposons que la matière est douée (I).

Nous admettrons donc que la matière présente des lacunes auxquelles on donne le nom de *pores*. Ces pores auraient des dimensions extrêmement petites et ne pourraient être distingués par nous, même avec l'emploi des microscopes : ils ne doivent pas être confondus avec les cavités visibles que nous observons dans plusieurs corps et qu'on appelle quelquefois *pores sensibles*.

L'expérience montre que les corps sont susceptibles de se diviser en fragments : on désigne sous le nom de *divisibilité* cette propriété. La divisibilité de la matière est-elle limitée ou indéfinie? c'est-à-dire un fragment, quelque petit qu'il soit, peut-il toujours être subdivisé; ou bien existe-t-il des dimensions telles que toute division physique est devenue impossible? L'expérience ne nous apprend rien à cet égard, et le raisonnement ne peut nous donner aucune certitude. La considération de certaines lois chimiques, la loi des proportions définies, et celle des proportions multiples, conduit à admettre l'hypothèse d'une divisibilité limitée; cette hypothèse donne une explication acceptable de ces lois. Nous admettrons donc qu'il en est ainsi, c'est-à-dire que pour chaque corps, il arrive un état de division tel que celle-ci ne peut être poussée plus loin; ces particules indivisibles ont reçu le nom de *molécules* ou d'*atomes* : la distinction entre ces deux espèces de particules indivisibles intéresse seulement la chimie, nous n'avons pas à nous y arrêter[1].

Les molécules ont des dimensions excessivement petites et telles que nous ne pouvons les distinguer; on a cherché à les évaluer en se basant sur des considérations qui ne comportent pas d'ailleurs une probabilité assez grande pour qu'il y ait lieu de signaler les résultats obtenus.

Les corps sont donc formés de molécules isolées ou sans doute quelquefois groupées entre elles, mais de telle sorte qu'il existe des espaces vides entre les molécules ou entre les groupes de molécules.

4. — Cette constitution hypothétique ne peut être acceptée que si elle n'est en contradiction avec aucun des faits observés; elle n'est utile que parce que, comme nous l'avons dit, elle permet des comparaisons qui nous donnent une idée de la nature de ces phénomènes.

Tout d'abord, cette hypothèse doit rendre compte des différences de propriétés qui nous ont conduit à considérer les corps sous trois états.

On est ainsi conduit à admettre que, dans les corps à l'état solide, les molécules occupent les unes par rapport aux autres des positions invariables ou qui exigent pour leur changement une dépense d'énergie notable. Pour les corps à l'état liquide, les molécules peuvent se déplacer très facilement les unes par rapport aux autres, mais de telle sorte que leurs distances respectives ne changent pas, sauf sous l'action d'une dépense notable d'énergie, puisque dans cette condition seulement les liquides changent de volume. Enfin pour les corps à l'état gazeux, il

1. Les molécules ne peuvent être divisées en parties présentant la même constitution qu'elles; mais elles peuvent être décomposées chimiquement en parties ayant une composition différente. Les atomes ne peuvent être ni divisés physiquement, ni décomposés chimiquement.

faut admettre que non seulement les molécules se déplacent facilement les unes par rapport aux autres, mais qu'elles ont même une tendance à s'éloigner, puisque ces corps sont expansibles.

En étudiant ces conditions au point de vue mécanique, on reconnaît qu'elles peuvent être expliquées à leur tour, soit par l'existence de forces attractives et répulsives existant entre les molécules, soit par la nature des mouvements dont ces molécules seraient constamment animées. Mais nous n'avons point à nous arrêter à ces nouvelles hypothèses.

L'étude des propriétés principales des corps sera l'objet des divers chapitres de cet ouvrage. Nous commencerons d'abord par celles qui se manifestent sous l'influence de causes analogues à des forces et qui ne se traduisent pas par des phénomènes de mouvement de totalité des corps.

ART. I. — PROPRIÉTÉS DES CORPS SOLIDES

5. **Divisibilité.** — Les corps solides sont divisibles et il n'est pas sans intérêt de signaler jusqu'où peut être poussée la division par les moyens dont nous disposons. Nous allons donner quelques exemples qui renseigneront à cet égard.

En étirant des tubes de verre, après les avoir chauffés pour les ramollir, on obtient des filaments qui n'ont que 1 μ de diamètre (nous rappellerons que la lettre μ désigne le *micron*, ou millième de millimètre); ces filaments sont d'ailleurs restés tubulaires, le diamètre intérieur est donc inférieur à 1 μ. Cette quantité représente aussi à peu près l'épaisseur des lamelles de verre qu'on obtient en *soufflant* une petite boule de verre également ramollie.

On est parvenu récemment à étirer le quartz également et on a obtenu des fils dont le diamètre varie de $2^{\mu},5$ à $0^{\mu},025$ et qu'on emploie comme moyen de suspension pour des galvanomètres de grande précision.

Le platine étiré suivant le procédé indiqué par Wollaston se réduit en fils de $0^{\mu},8$ de diamètre. Un fil de ce genre de 1 kilomètre de longueur pèserait seulement $0^{gr},07$.

L'or se réduit par le battage en feuilles qui servent à la dorure et dont l'épaisseur est seulement de $0^{\mu},1$; le poids d'une feuille de 1 décimètre carré est de $0^{gr},022$.

En clivant du mica, Haüy a pu obtenir des lamelles dont, par la couleur qu'elles présentaient en tant que lames minces (voir OPTIQUE PHYSIQUE), il a estimé l'épaisseur à $0^{\mu},043$.

Enfin l'or qui recouvre les fils d'argent employés en passementerie a une épaisseur qui ne dépasse pas $0^{\mu},004$.

On trouve des exemples également intéressants dans les corps organisés :

Les fibres de la laine varient suivant la qualité de celle-ci; leur diamètre varie de 50 à 20 μ; les fils de soie ont, en moyenne, un diamètre de 10 μ.

Les globules du sang ont un diamètre moyen, qui chez l'homme est de 7 μ et qui descend à $2^{\mu},5$ chez le cochon d'Inde. Les hématoblastes ne dépassent pas 2 μ.

Les bâtonnets de la rétine dont la longueur varie de 60 à 80 μ ont un diamètre de 2 μ : celui des vaisseaux capillaires peut descendre à 1 μ; les fibres de l'épanouissement du nerf optique ont $0^{\mu},5$ de diamètre.

Les fils d'araignée peuvent être très fins; nous ne pouvons donner la valeur de leur diamètre, mais on aura une idée de leur finesse par le fait qu'un fil de 1 kilomètre de longueur peut ne peser que 10 milligrammes.

Nous venons de citer les chiffres se rapportant à des éléments de corps organisés; mais pour n'être pas tout à fait aussi faibles, les dimensions de certains corps vivants sont encore très petites. Par exemple, la longueur de l'*Amœba coli* varie seulement de 20 à 35 μ, celle du corps du *Trichomonas vaginalis* (non compris le flagellum) de 16 à 18 μ; les dimensions du *Megastoma intestinale* sont de 5 à 10 μ sur 4 à 6 μ. Si l'on note que ces êtres, quelque simple que soit leur organisation, sont formés cependant de parties distinctes, on comprend combien petites sont ces dernières.

Ajoutons enfin que parmi les microbes dont le rôle, en médecine, est devenu si important il en est dont les dimensions ne dépassent pas et même n'atteignent pas 1 μ.

6. — Indépendamment de l'intérêt que présentent par eux-mêmes les chiffres que nous venons de citer, la question de la divisibilité mérite d'être signalée, parce que les corps réduits en fragments très petits donnent lieu à des actions qui ne se produisent pas ou se produisent moins énergiquement quand la division n'est pas effectuée. Cela tient à ce que la division augmente la surface du corps : il est facile de comprendre qu'il en est ainsi, puisque la division d'un fragment quelconque, sans rien changer aux surfaces existantes, produit deux surfaces nouvelles. On reconnaît aisément que, si l'on suppose que les fragments restent tous semblables au fragment primitif, la surface croît proportionnellement au nombre des fragments.

Sans insister ici sur des actions accrues par la division des corps et dont nous parlerons plus loin, nous dirons que, par exemple, les actions chimiques deviennent plus rapides et plus énergiques. C'est ce qui résulte, par exemple, des nombres suivants dus à Menier :

En étudiant l'action de l'acide azotique sur un même poids de marbre, $0^{gr},850$, Menier a trouvé qu'il fallait des temps différents pour produire la dissolution complète suivant que la division était plus ou moins grande :

Nombre de fragments...	10	27	113	Corps porphyrisé.
Durée de l'opération....	22^h30^m	9^h56^m	5^h58^m	1^h16.

Dans une autre expérience, il a déterminé les pertes de poids éprouvées en une heure par un poids de $0^{gr},420$ de phosphate calcaire plongé dans de l'eau de Seltz.

Nombre de fragments....	5	14	55	Corps porphyrisé.
Perte de poids...........	4^{mgr}	11	48	81

On voit que dans ce cas, mettant à part le cas de la porphyrisation pour lequel on ne peut rien évaluer, il y a à peu près proportionnalité entre les poids dissous et le nombre des fragments, par conséquent, d'après la remarque précédente, il y a à peu près proportionnalité entre les poids dissous et l'étendue des surfaces de contact du liquide et du solide.

La division poussée très loin permet quelquefois des actions chimiques qui ne se produiraient pas sans elle.

C'est ainsi que Changeux a reconnu dès 1785 que le verre porphyrisé est soluble d'une manière appréciable dans l'eau. Le fer réduit, qui est en poudre très fine, s'enflamme spontanément à l'air. Il en est de même du phosphore déposé, à l'état de particules très petites, de sa dissolution dans le sulfure de carbone, après évaporation de ce liquide.

7. — La division d'un corps solide peut s'obtenir par des procédés très variables.

S'il s'agit de réduire les dimensions d'un corps sans altérer sa continuité on a recours presque exclusivement à des actions mécaniques : il faut seulement remarquer que, nécessairement, on ne peut agir sur les trois dimensions à la fois et qu'il y a augmentation de la dimension ou des dimensions qui ne sont pas réduites.

Pour réduire une dimension seulement, on a recours au battage, au laminage ; pour réduire deux dimensions et obtenir des fils fins on fait passer le fil dans une filière (étirage).

S'il s'agit d'obtenir des fragments de petites dimensions on a généralement recours au choc qui permet de réduire le corps en poudre plus ou moins fine (pulvérisation ou porphyrisation). Mais on peut aussi quelquefois obtenir le même résultat par d'autres actions, par l'évaporation d'une dissolution, par la sublimation, par une précipitation chimique, par une réduction à l'aide d'un gaz, etc.

8. **De l'élasticité.** — Nous avons supposé, en mécanique, que les solides étaient indéformables sous l'action des forces et qu'ils ne changeaient pas de volume : il n'en est pas ainsi et nous devons maintenant étudier ces changements.

En réalité, lorsqu'un corps est soumis à l'action d'une force, il se déforme, et cette déformation entraîne généralement une variation de volume ; il arrive souvent que ces variations sont négligeables, elles existent toujours.

Dans certaines conditions, lorsque le corps cesse d'être soumis à l'action de la force, il revient exactement à sa forme primitive, à son volume primitif, la déformation a été passagère; d'autres fois, au contraire, après la cessation de l'action de la force, la déformation subsiste totalement ou partiellement, il reste une modification permanente.

On désigne sous le nom d'*élasticité* la propriété que possède un corps de reprendre sa forme primitive après qu'il a subi une déformation. Lorsque la déformation a été passagère, on dit qu'on n'a pas dépassé la *limite d'élasticité*. On a, au contraire, dépassé la *limite d'élasticité* lorsque le corps ne revient pas absolument à sa forme primitive, soit qu'il subsiste seulement une déformation plus ou moins grande, soit même que le corps soit réduit en fragments, qu'il soit brisé.

On dit absolument qu'un corps est *élastique*, lorsque sans dépasser la limite d'élasticité on peut lui faire subir une déformation notable ; on dit, au contraire, qu'il est *mou* lorsque, même pour une petite déformation, la limite d'élasticité est atteinte et que le corps reste continu. On dit qu'il est *cassant* si, lorsque la limite d'élasticité est dépassée, il se subdivise en fragments.

En réalité, il n'existe pas de corps tout à fait élastique et, quel que soit le corps, on peut toujours le soumettre à une action mécanique assez grande pour qu'il conserve une déformation permanente ou se brise : il n'y a pas besoin d'insister.

Il n'existe pas non plus de corps absolument cassant et, quel que soit le corps, on peut toujours produire une certaine déformation qui n'amène pas la rupture.

Quant aux corps mous, il n'en existe pas non plus absolument si l'on considère vraiment des corps solides : le plomb, par exemple, qu'on peut regarder comme un type des solides mous, possède une certaine élasticité. On peut s'en assurer en projetant des grains de plomb sur une plaque de marbre, ils rebondissent un peu et ce fait exige qu'ils soient élastiques.

Les corps qui sont absolument mous, c'est-à-dire qui conservent toute déformation qu'ils ont subie, quelque petites qu'elles soient, ne sont pas, à proprement parler, des solides ; ils constituent ce qu'on appelle des corps *pâteux* (2).

9. **Des déformations élastiques. Traction. Compression.** — Nous nous occuperons d'abord des déformations élastiques, c'est-à-dire de celles dans lesquelles la limite d'élasticité n'a pas été dépassée. Ces déformations peuvent être très complexes, mais nous ne les étudierons que dans des cas simples.

Considérons d'abord les phénomènes qui se produisent par l'action de deux forces directement opposées : en général, d'ailleurs, l'une des forces est remplacée par la condition que le corps a une de ses extrémités invariablement fixée. Nous supposerons que le corps est un prisme ou un cylindre de longueur L et de section S. Deux cas peuvent alors se présenter que nous étudierons successivement :

Traction. La force étant dirigée de manière à tendre, à éloigner du point fixe l'extrémité à laquelle elle est appliquée, le corps s'allonge, il y a *traction*. En même temps la section diminue, mais il n'y a pas absolument compensation entre ces deux effets et le volume du corps augmente, très peu d'ailleurs.

Compression. Si la force est dirigée en un sens contraire du cas précédent, le corps diminue de longueur; il y a *compression*. En même temps la section augmente et le volume diminue faiblement. La question se complique lorsque la longueur est grande par rapport aux dimensions de la section ; le corps tend alors à se courber, à fléchir et l'on se trouve alors dans d'autres conditions que nous étudierons plus loin.

Les changements de longueur dans ces deux cas sont soumis aux lois simples suivantes :

1re loi. — *La variation de longueur est proportionnelle à l'intensité de la force.*

2e loi. — *La variation de longueur est proportionnelle à la longueur de la tige.*

3e loi. — *La variation de longueur est inversement proportionnelle à la section de la tige.*

Ces lois sont comprises dans la formule suivante, où l représente la variation de longueur et F la force :

$$l = \frac{FL}{\varepsilon S}.$$

Dans cette formule ε est un coefficient qui dépend de la nature du corps ; c'est le *coefficient d'élasticité*; il est très grand pour les métaux et pour la plupart des corps.

Si L′ est la longueur de la tige pendant qu'elle est soumise à l'action de la force, on a :

Pour la traction $\quad L' = L + l = L\left(1 + \frac{F}{\varepsilon S}\right);$

Pour la compression $\quad L' = L - l = L\left(1 - \frac{F}{\varepsilon S}\right).$

Si nous désignons par f le quotient $\frac{F}{S}$, qui représente la force par unité de surface de la section, ces formules deviennent :

$$L' = L\left(1 + \frac{1}{\varepsilon}f\right) \text{ et } L' = L\left(1 - \frac{1}{\varepsilon}f\right).$$

Ajoutons, sans insister maintenant, que lorsqu'on dépasse la limite d'élasticité, ces lois ne sont plus applicables ; pour la traction, notamment, le corps s'allonge plus que la loi ne l'indique.

10. **Traction dans les corps organisés.** — Pour les corps organisés, ces lois ne sont jamais rigoureusement applicables. On a étudié notamment le caoutchouc et les muscles ; ces corps n'étant pas rigides, il n'y a lieu que de s'occuper de la traction.

Le caoutchouc qui est fréquemment employé maintenant a été étudié par M. Marey, puis par M. Imbert. Voici les résultats principaux qui ont été obtenus :

Lorsqu'on augmente la charge d'une manière continue, au début, l'allongement croît plus rapidement que la charge ; pour des valeurs de celle-ci comprises entre deux limites qui dépendent des échantillons, il y a proportionnalité entre les allongements et les charges ; au delà, les allongements croissent moins rapidement que les charges.

M. Imbert a trouvé de plus que, lorsque le caoutchouc est en lame mince, et que la charge est comprise entre les limites particulières que nous venons d'indiquer, les longueurs de la lame sont précisément proportionnelles aux charges.

Pour les muscles, tant que la limite d'élasticité n'est pas dépassée, les allongements croissent moins vite que les charges. Mais lorsqu'on a dépassé la limite d'élasticité, les allongements croissent au contraire beaucoup plus vite que les charges.

Ajoutons en outre que, à charge égale, l'allongement élastique est plus grand pour le muscle contracté que pour le muscle au repos.

11. **Flexion.** — Considérons maintenant le cas où l'on a une tige encastrée à une extrémité et soumise à l'autre extrémité à une force perpendiculaire à sa direction, ou encore une tige reposant sur deux points fixes et soumise à une force perpendiculaire à sa direction et appliquée entre les deux points fixes.

Dans ces conditions la tige se courbe suivant une forme qui dépend des conditions de l'expérience : le déplacement du point qui est le plus éloigné de la position qu'il occupait primitivement s'appelle la *flèche*. On dit alors qu'il y a *flexion*.

Les lois de la flexion ne sont pas toutes également simples : celle qui a rapport à la grandeur de la force est la suivante :

Dans les mêmes conditions, la flèche que prend une tige sous l'influence d'une force est proportionnelle à cette force.

Mais les lois qui caractérisent l'action des dimensions de la tige et surtout de sa section sont trop compliquées pour que nous puissions les donner. Non seulement, en effet, intervient la grandeur de la section, mais aussi la répartition de la matière dans cette section. C'est ainsi que pour une même section la flèche sera d'autant moindre que la matière sera plus éloignée de l'axe de la tige dans la direction de l'action de la force. C'est ce qui explique que, à égalité de poids, une tige creuse fléchit moins qu'une tige pleine. C'est pour la même raison que, dans les constructions, on donne aux poutres métalliques la forme dite à T ou à double T (fig. 30, I). La flèche que prend une poutre double T (I) est seulement le $\frac{1}{5}$ de celle que prendrait une poutre de même section, mais de forme carrée (II).

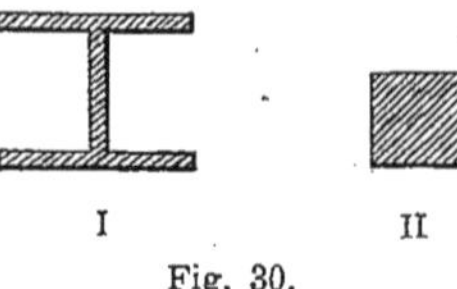

Fig. 30.

12. — Le fait qu'il y a proportionnalité entre la flèche et la force a une conséquence importante que nous devons signaler : lorsque le corps déformé est arrivé à une position stable, il y a équilibre entre la force qui lui est appliquée et la force élastique qui a pris naissance dans le corps par suite de la déformation même. Cette force élastique est donc proportionnelle au déplacement de son point d'application : lorsque la force extérieure cesse d'agir, le corps tend à revenir à sa forme primitive sous l'influence de la force élastique ; dans ces conditions il prend un mouvement vibratoire, et on démontre en mécanique que, quand la force qui produit un tel mouvement obéit à la loi que nous venons d'indiquer, la durée des oscillations est indépendante de l'amplitude, les oscillations sont isochrones.

Nous avons déjà eu l'occasion de signaler une application de cette propriété en parlant de la mesure du temps par les chronomètres ; nous la retrouverons également dans l'étude des corps sonores (voir ACOUSTIQUE).

13. **Torsion.** — Considérons maintenant une tige (ou un fil) maintenue invariablement fixe à une de ses extrémités et à l'autre extrémité de laquelle on applique un couple (XL) dont le plan est perpendiculaire à la tige.

Sous l'influence de ce couple, la tige se déforme, il y a *torsion* ; la déformation est caractérisée dans ce cas par la condition suivante : les points de la tige qui étaient sur une même génératrice se trouvent après la torsion sur une même spire d'hélice. La grandeur de la torsion est donnée par l'angle dont se déplace un point de la base à laquelle est appliqué le couple ; c'est ce qu'on appelle l'*angle de torsion*.

La torsion est soumise aux lois suivantes :

1re loi. — *L'angle de torsion est proportionnel au moment du couple ;*

2e loi. — *L'angle de torsion est proportionnel à la longueur de la tige ;*

3e loi. — *L'angle de torsion est inversement proportionnel à la 4e puissance du rayon.*

Si donc on appelle M le moment du couple qui produit la torsion, L la longueur de la tige, R son rayon, E' un coefficient spécifique pour chaque substance, et φ l'angle de torsion, on a la formule :

$$\varphi = \frac{M\,L}{E'R^4}$$

Les déformations ne se présentent pas toujours sous les formes simples que nous venons d'indiquer; on peut les étudier en s'appuyant sur celles-ci, mais la question est trop complexe pour que nous nous y arrêtions; elle n'aurait pas d'ailleurs un intérêt direct pour nous.

14. **Déformations par des actions générales.** — En revanche il est utile d'indiquer au moins sommairement les effets qui se produisent lorsqu'un corps est soumis en tous les points de sa surface à des forces normales à celle-ci, à des pressions. Nous supposerons d'ailleurs que la pression est uniforme, c'est-à-dire que sur des éléments de surface égaux les pressions sont égales.

Supposons que le corps soit plein : les pressions qui agissent sur lui ont pour effet de diminuer son volume, de comprimer le corps. Si ce corps est homogène, il se comprime en restant semblable à lui-même; il n'en est plus de même si le corps n'a pas les mêmes propriétés dans toutes les directions, si c'est un cristal autre qu'un cristal cubique, si c'est un corps fibreux, etc. La diminution de volume est faible d'ailleurs.

Considérons maintenant le cas d'un corps creux et soit d'abord le cas où la pression existe tant à l'intérieur qu'à l'extérieur : on pourrait penser que dans ce cas, il y a compensation et qu'il n'y a pas de changement de capacité; il n'en est rien, le corps diminue de volume, en restant semblable à lui-même si la paroi est homogène, et la diminution est la même que celle qu'éprouverait pour la même pression une masse du même corps qui remplirait la capacité intérieure.

Si le corps creux est soumis à des pressions agissant seulement soit à l'intérieur, soit à l'extérieur, non seulement il y aura changement de volume et de capacité, mais en outre il y aura variation de forme, à moins que le corps ne soit une sphère.

Considérons un tube à section elliptique : si la pression agit à l'extérieur, le tube subira un aplatissement, c'est-à-dire que la section deviendra une autre ellipse (ou à peu près) dont le petit axe sera moindre que le petit axe de l'ellipse primitive et le grand axe plus grand.

Si, au contraire, la pression agit à l'intérieur seulement (ou est prépondérante à l'intérieur) la section aura une tendance à se rapprocher du cercle.

Si le tube qui présente une semblable section est courbe, la modification de forme de la section entraînera un changement dans la courbure. Cette propriété est appliquée dans le baromètre et le manomètre métalliques Bourdon, dans certains thermomètres enregistreurs (thermomètres Richard), etc.

15. **Rupture par traction. Ténacité.** — Lorsque, en déformant un corps, on dépasse la limite d'élasticité, deux cas différents peuvent se présenter suivant qu'il y a rupture ou non.

Nous examinerons rapidement le cas de la rupture, seulement dans quelques circonstances simples.

Considérons une tige sur laquelle on agit par traction à l'aide d'une force croissante. Au début l'allongement qui se produit obéit aux lois que nous avons données, c'est l'allongement élastique. La force continuant à croître, l'allongement observé est plus grand que ne l'indiqueraient ces lois et si, alors, la force vient à cesser d'agir, la tige ne reprend plus sa longueur primitive. Enfin, si l'on augmente encore la force, le corps se divise en deux : il y a rupture.

L'expérience montre que, pour un même corps, la force qui produit la rupture est proportionnelle à la section de la tige, ou, ce qui revient au même, que le quotient de cette force par la section est constante ; c'est cette force qu'on appelle charge de rupture. A l'instant de la rupture, il existait dans la tige entre les deux parties qui se sont séparées une force égale à celle-là ; c'est ce qu'on appelle la *résistance à la rupture* du corps considéré. On l'exprime en kilogrammes par millimètre carré, en général, ou en kilogrammes par centimètre carré si elle est faible.

On dit d'un corps qu'il a d'autant plus de *ténacité* que sa résistance à la rupture est plus considérable.

Voici la valeur de la charge de rupture exprimée en kilogrammes par millimètre carré pour les principaux métaux :

Acier	75 à 110^{kgr}	Or	21^{kgr},7
Fer	79, 3	Etain	7, 7
Cuivre	43, 7	Zinc	4, 0
Platine	39, 5	Plomb	2, 7
Argent	27, 1		

La résistance des cordes serait de 5 à 8 kilogrammes.

16. — On a fait quelques recherches sur les substances organisées, mais le manque d'homogénéité ne permet de donner que des valeurs approximatives, et l'on observe de grandes différences entre les divers observateurs. Voici quelques résultats, évalués aussi en kilogrammes par millimètre carré, déterminés par Valentin et par Wertheim.

	Valentin	Wertheim		
		Valeurs limites.		Valeurs moyennes.
Muscles	0,18	0,02 à	0,07	0,038
Artères	»	0,14	0,17	0,14
Veines	0,40	0,10	0,31	0,18
Nerfs	1,45	0,59	3,53	1,35
Tendons	2,62	4,11	10,38	6,25
Os	»	3,30	15,03	7,99

Quoique l'on ne puisse appliquer le nom de charge de rupture aux cas où l'on opère sur des corps hétérogènes, il est intéressant de citer les chiffres suivants :

Hales a trouvé que, sur un veau de 9 semaines, il fallait un poids de 119 livres pour arracher l'épiphyse de l'os de la jambe, le périoste ayant été enlevé. Pour l'autre jambe dont le périoste avait été conservé intact, il fallut une charge de 550 livres : le rôle du périoste était donc très important.

Dans un autre cas, le même auteur indique que l'articulation d'un genou dépouillé des muscles et des tendons n'a cédé qu'à un effort de 830 livres.

Quoique ces valeurs soient fortes, on peut aisément les produire à l'aide de treuils ou de moufles; aussi faut-il opérer avec précaution lorsqu'on exerce des tractions sur un membre, comme dans le cas de réduction d'une luxation.

17. **Écrasement.** — Lorsqu'une tige est soumise à une compression et qu'elle ne fléchit pas, si la force qui agit atteint une trop forte valeur, le corps se divise par *écrasement*. Il y a une charge minima d'écrasement qu'il est utile de connaître pour certaines applications.

Voici les valeurs de la charge d'écrasement évaluée en kilogrammes par millimètre carré, pour quelques corps :

Pierre de Château-Landon...	9,5	Plomb....................	5
Bonne brique...............	1,5	Étain....................	10
Bois divers............ 2 à	5,5	Fer......................	25
Marbre.....................	7,0	Cuivre...................	70
Basalte....................	20,0	Fonte....................	75

Dans l'organisme, les cartilages et les os sont à peu près seuls soumis à la compression. On n'a pas de données sur la charge d'écrasement de ces corps. Elle est cependant grande, car on peut porter sur la tête des poids assez considérables sans produire l'écrasement des vertèbres dont la section n'est pas très étendue. Les cas d'écrasement de vertèbres se produisent seulement à la suite de chocs et l'action dépend beaucoup de la vitesse qui varie suivant les circonstances (24).

Voici un exemple cité par Desaguliers qui montre que les os longs ont une grande résistance à l'écrasement, dans le sens de leur longueur. Un homme était assis par terre, les pieds appuyés contre une poutre invariablement fixée au sol : il portait à la taille une ceinture à laquelle était fixée, par devant, une corde que deux chevaux tiraient parallèlement au sol. Dans ces conditions, cet homme résistait aux efforts de l'attelage, effort qui, on le comprend, était transmis à la poutre fixe par l'intermédiaire des os des cuisses et des jambes. Desaguliers évalua à 1000 livres la force développée par les chevaux, de telle sorte que chaque fémur, par exemple, résistait à une force de 500 livres. Desaguliers estimait que l'écrasement se fût produit seulement sous une charge quatre fois plus forte; nous ne savons pas sur quelles données il se basait pour fixer cette limite.

18. **Rupture par flexion.** — On n'a pas de données précises sur la

rupture par flexion ; on peut dire cependant que les conditions qui diminuent la flèche sont aussi celles qui retardent la rupture; de là, l'avantage des corps creux, des tubes qui, à poids égaux, supportent sans se rompre une charge plus considérable que les tiges pleines. De là, par exemple, l'avantage des plumes d'oiseaux qui ont à résister à des flexions assez considérables et qui, par suite de leur forme tubulaire, ne rompent pas.

Nous avons dit que lorsqu'une tige dont la longueur est grande par rapport à la base est soumise à une compression, elle se courbe; ce sont alors des phénomènes analogues à ceux de la flexion qui se produisent et qui peuvent amener la rupture. Cette action se produit plus facilement si la tige n'est pas parfaitement rectiligne au début.

Lorsqu'un os long se trouve soumis à des actions qui tendent à le comprimer, il subit également une flexion et c'est par rupture par flexion, et non par écrasement, que se font en général les fractures dans ces conditions.

Nous ne connaissons aucune donnée relative à la rupture par torsion qui puisse être donnée.

19. **Rupture par pression interne.** — Il est intéressant d'examiner les conditions de rupture qui peuvent se produire sous l'influence de pressions agissant sur toute la surface du corps. Dans la pratique, il n'y a guère à considérer que le cas d'un corps creux subissant la pression de l'intérieur à l'extérieur.

Lorsque la pression à l'intérieur d'un réservoir a atteint une valeur assez forte, il se produit une déchirure qui peut être partielle ou totale; rien ne permet de prévoir la forme de cette déchirure qui est déterminée par la moindre résistance de l'enveloppe, l'homogénéité ne pouvant jamais être absolue.

Lorsque la pression est forte et que la déchirure est totale, des fragments peuvent être projetés à des distances souvent considérables, ainsi qu'on le voit dans les explosions de chaudières à vapeur : il peut en résulter des accidents graves. Aussi convient-il de donner toujours à ces réservoirs une épaisseur plus que suffisante pour résister aux pressions qu'ils doivent supporter. Le calcul de cette épaisseur se fait par des formules qu'il est sans intérêt de reproduire.

On a fait des recherches pour déterminer à quelle pression peuvent résister les artères et les veines. La diversité de ces vaisseaux, le manque d'homogénéité empêchent qu'on puisse arriver à des résultats présentant quelque précision. Nous ne donnerons même pas les valeurs numériques indiquées par quelques auteurs (Hales, Wintringham, Bouland, etc.), parce que les pressions qui ont déterminé des ruptures ont toujours été supérieures à deux atmosphères et que, cette valeur ne pouvant jamais être atteinte dans l'organisme, ces résultats sont sans application.

Il serait intéressant de rechercher la pression qui peut amener la rupture d'organes malades, des artères athéromateuses, des sacs anévrysmaux pour lesquels on arriverait certainement à des valeurs moindres; mais nous ne connaissons aucune donnée précise sur ces points.

20. — Il se présente quelquefois dans les actions mécaniques des effets singuliers dont il est nécessaire d'avoir connaissance. Tel est, par exemple, le cas des *larmes bataviques* qu'on obtient en versant dans l'eau froide des gouttes de verre en fusion. Ces masses ainsi brusquement refroidies ont une partie sphéroïdale ou *panse* terminée par une pointe allongée et effilée, la *queue*. La panse présente une résistance considérable et on peut la soumettre à des chocs violents sans la briser; il suffit, au contraire, d'une action très légère pour briser l'extrémité de la queue, mais aussitôt qu'on produit cette rupture, la masse entière est amenée à un état de très grande division. Il semble que les molécules d'une larme batavique sont dans un état d'équilibre instable dont la conservation est liée à l'intégrité de la queue.

Les objets en verre trempé donnent souvent lieu à des phénomènes analogues.

21. **Malléabilité.** — Considérons maintenant le cas où la limite d'élasticité est depassée sans qu'il y ait rupture : nous savons qu'il y a alors une déformation permanente.

Dans ce cas la déformation produite persiste, quelquefois intégralement, mais le plus souvent avec une diminution plus ou moins grande, le corps se rapprochant ainsi de sa forme primitive. Cette propriété que possèdent certains corps de conserver la forme qu'on leur donne est très importante et est fréquemment utilisée; elle existe au maximum pour les corps mous, mais est appréciable pour beaucoup d'autres corps; elle a reçu des noms différents suivant le mode de déformation que l'on fait éprouver aux corps.

La *malléabilité* est la propriété que possèdent certains corps de s'étendre en lames plus ou moins minces sous l'action du marteau; le *laminage*, opération dans laquelle le corps est forcé de passer entrer deux cylindres tournant en sens contraire et dont la distance est moindre que l'épaisseur du corps, produit un effet analogue. Les conditions ne sont pas absolument les mêmes; aussi l'ordre dans lequel on classe les métaux d'après leur malléabilité plus ou moins grande est-il différent pour les deux opérations.

Ordre de malléabilité au *laminoir* : or, argent, aluminium, cuivre, étain, plomb, zinc, platine, fer, cobalt, nickel, palladium.

Ordre de malléabilité au *marteau* : or, argent, étain, plomb, zinc, aluminium, cuivre, platine.

Dans le martelage et le laminage, l'épaisseur du corps sur lequel on opère diminue; mais les autres dimensions augmentent. En général, cependant, il n'y a pas compensation absolue; le volume diminue un peu, ainsi qu'on le reconnaît par l'augmentation du poids spécifique. En même temps, souvent, certaines propriétés sont modifiées; le corps, par exemple, devient plus cassant. On dit qu'il est *écroui* : on fait disparaître l'écrouissage en chauffant le corps à une température modérée et le laissant refroidir lentement : cette opération constitue le *recuit*.

22. **Ductilité.** — La *ductilité* est la propriété que possèdent certains corps de s'étirer en fils fins par le passage à la filière.

Une filière est une plaque en matière dure présentant des ouvertures légèrement coniques, de divers diamètres. Pour étirer un corps on l'amène d'abord à l'état de tige cylindrique par le martelage ou le laminage, cette tige ayant un diamètre un peu supérieur au diamètre de la plus grande ouverture.

La tige est amincie à une extrémité que l'on introduit dans l'ouverture la plus large; elle est saisie par une pince sur laquelle on exerce une traction énergique : la tige est alors forcée de passer à travers l'ouverture, ce qui ne se peut qu'à la condition que son diamètre diminue; en même temps la tige s'allonge. On la fait alors passer de la même façon à travers les diverses ouvertures à diamètres décroissants jusqu'à ce que le fil ait atteint le diamètre demandé.

La matière qui constitue la filière est choisie de manière à ne pas être détériorée par le passage du fil.

L'étirage exige deux conditions de la matière sur laquelle on agit : il faut que celle-ci se laisse assez facilement déformer, d'une part; mais d'autre part il faut qu'elle soit tenace pour ne pas se rompre sous l'influence de la traction qu'on exerce sur le fil pendant l'opération. Aussi l'ordre de ductilité des métaux n'est-il pas le même que l'ordre de malléabilité.

Ordre de *ductilité* : platine, argent, fer, cuivre, or, aluminium, nickel, cobalt, palladium, zinc, étain, plomb.

Le passage à la filière écrouit les métaux : pour certains, comme le fer, l'action est assez notable pour qu'il faille les recuire après chaque opération, sans quoi l'opération suivante ne pourrait réussir.

On exécute dans un certain nombre de cas une opération analogue sur des corps qui ont été amenés à l'état pâteux, souvent par l'action de la chaleur, et qui durcissent ensuite; mais alors, la matière n'étant pas tenace, on agit par refoulement (fabrication du vermicelle, etc.).

23. **Estampage.** — Il n'y a qu'un petit nombre de cas qu'on puisse citer d'une déformation permanente d'un solide produite après l'action d'une pression s'exerçant sur toute la surface du corps. Tel est le cas de la frappe des monnaies et des médailles : le métal, apporté sous la forme de *flan*, cylindre de peu de hauteur, est soumis à l'action du balancier dans lequel le métal subit une pression très énergique en tous ses points.

Sous l'influence de cette pression, il se déforme de manière à remplir complètement l'espace libre laissé entre les coins, contre lesquels il s'applique exactement; la déformation subsiste après le retrait des coins dont le métal donne alors une contre-épreuve absolument fidèle.

Comme dans les cas précédents, cette opération produit une légère augmentation de poids spécifique dénotant une diminution de volume, et le métal s'est écroui.

Un effet du même genre se produit dans l'*estampage*; une feuille mince d'un métal ou de toute autre substance ductile, est placée entre deux moules en matière dure dont l'un est la contre-partie de l'autre. Lorsqu'on presse ces moules l'un contre l'autre, la feuille se déforme, épousant les formes des moules et la déformation persiste après que ceux-ci ont été retirés.

Des effets du même genre sont très faciles à obtenir avec les corps mous; mais alors il n'y a généralement pas de changement de volume.

24. **Effets des actions brusques.** — Dans tout ce qui précède, nous avons supposé que les actions capables de produire des déformations agissaient continûment, lentement : les résultats sont différents lorsque l'action est soudaine, brusque, lorsqu'elle est le résultat d'un choc.

Des observations nombreuses et faciles à faire montrent que toute action qui se manifeste brusquement produit un effet beaucoup plus grand que lorsqu'elle agit progressivement. Un marteau posé sur une balle de plomb ne la déforme pas, tandis que la déformation est notable dès que le marteau rencontre la balle avec une certaine vitesse : l'énergie potentielle du marteau en mouvement, mesurée par sa demi-force vive, intervient alors et est la cause principale de l'effet produit. De même, en tirant avec les mains continûment sur une ficelle, même de petit diamètre, on n'arrive pas à la rompre; mais si, rapprochant les mains, on les écarte brusquement, la ficelle sera brisée.

C'est par suite d'une action de ce genre qu'on peut expliquer la rupture de certains tendons à la suite de mouvements très brusques, du tendon d'Achille notamment, après un saut d'une certaine hauteur. La tension qui se produit alors dépend de la vitesse dont est animé le corps au moment du contact avec le sol et se manifeste brusquement; c'est cette quasi-instantanéité de l'action qui est la cause de la rupture.

C'est par suite de la grande vitesse qu'ils possèdent qu'agissent les projectiles, balles et boulets : leur force vive $\left(\frac{1}{2} mu^2\right)$ est la mesure de l'effet qu'ils peuvent produire; de là, le grand intérêt qu'il y a à accroître leur vitesse le plus possible.

L'influence de la vitesse est telle qu'elle produit des effets qui paraissent surprenants : si on lance, à la main, une chandelle de suif sur une planche de sapin, celle-ci ne subira aucun effet et la chandelle sera aplatie. Mais si on lance la chandelle avec un fusil de manière à lui communiquer une assez grande vitesse, elle traversera la planche de sapin en y faisant un trou.

25. — Les déformations subies par un corps fixe qui est choqué par un corps animé d'une certaine vitesse ne se présentent pas toujours dans les mêmes conditions. Si le corps fixe est mou, la déformation est locale au moins tant que la vitesse n'est pas très grande, et il se produit une ouverture de dimensions analogues à celles du corps en mouvement, du projectile. Si le corps est dur, la déformation s'étend jusqu'à une distance plus ou moins grande; si le corps est cassant, comme une lame de verre, il se divise en fragments, souvent dans toute son étendue.

Mais si la vitesse devient très grande, les effets peuvent être différents : d'abord dans le cas de corps mous, il y a lieu de tenir compte de la masse d'air entraînée par le projectile, masse d'air dont l'action est suffisante pour produire des déformations dans les corps mous. Si le corps est dur, cassant, cette masse d'air ne produit pas d'effet, et l'action du projectile reste locale : il semble qu'elle n'a pas eu le temps de se propager à une distance appréciable. C'est ainsi qu'en tirant une balle avec un fusil contre une lame de verre, il peut arriver que celle-ci soit percée seulement d'un trou rond correspondant au passage de la balle, sans éclats.

Ces remarques s'appliquent aux blessures faites par les projectiles de guerre et expliquent les effets observés.

D'autres exemples peuvent également mettre en évidence l'absence de propagation d'un choc lorsque le corps qui le produit est animé d'une grande vitesse.

Ainsi si l'on soutient une règle ordinaire en bois par deux étriers en papier placés à ses extrémités, et qu'on donne en son milieu un coup sec, la règle se brise sans que le papier subisse aucune déchirure.

De même un tuyau de pipe en terre cuite assez résistant, supporté à ses extrémités par deux verres à boire minces, sera brisé par un coup sec donné en son milieu, sans que les verres subissent aucune atteinte.

L'expérience suivante montre encore la difficulté de la propagation des actions brusques : on suspend, à l'aide d'un fil, une boule pesante, à la partie inférieure de laquelle est attaché un fil identique au fil de suspension. Si l'on tire graduellement sur le fil inférieur, il se produit une rupture du fil supérieur; si on donne une secousse brusque, c'est le fil inférieur qui casse. Dans le premier cas, le fil inférieur ne subit que la traction exercée; le fil supérieur subit cette traction augmentée du poids de la boule; il est donc soumis à une force plus grande et doit céder d'abord. Dans le cas de la secousse brusque, l'action ne se propage pas à distance; aussi, malgré le poids de la boule, c'est le fil inférieur qui se rompt.

C'est là, du reste, un fait général et, dans le cas d'une action brusque, la rupture se fait généralement dans le voisinage du point où cette action s'est manifestée.

26. **Choc des corps.** — Examinons le cas où un corps mou rencontre un corps mou; dans ce cas, à moins que la vitesse ne soit très grande, les deux corps seront déformés. Si l'un des deux est maintenu fixe, le corps mobile sera réduit au repos. Mais si l'un d'eux étant en mouvement, l'autre est aussi en mouvement, ou est susceptible d'être déplacé, par leur rencontre ils se déformeront l'un et l'autre, mais resteront unis et continueront à se mouvoir ensemble avec une vitesse commune que l'on peut déterminer par une formule qu'il serait sans intérêt de donner.

Considérons maintenant le cas de la rencontre de deux corps élastiques; au moment de cette rencontre, les corps se déforment l'un et l'autre; mais cette déformation ne subsiste pas, et après un temps très court, ils reprennent leur forme primitive. Par suite de ces changements, des effets divers se produisent suivant les circonstances :

Si l'un des corps est maintenu fixe, l'autre *rebondit* sur lui : il reprend après le choc la même vitesse qu'il avait avant. Si le choc a lieu normalement à la surface fixe, le mobile reprend la même direction, en sens contraire. Si le choc est oblique, la vitesse change de direction de telle sorte que les deux vitesses sont de part et d'autre de la normale et font des angles égaux avec elle.

Si les deux corps sont en mouvement l'un et l'autre, ou si l'un étant en mouvement l'autre est susceptible de se déplacer, des effets divers peuvent se produire, effets indiqués par une formule que nous n'avons pas à donner.

Les divers effets dont il s'agit peuvent s'observer aisément dans le jeu de billard.

27. **Influence de la composition des corps.** — On ignore quelles sont les causes des différences si tranchées qui existent entre les différents corps simples, au point de vue des actions mécaniques dont nous venons de parler, et l'on ne peut que se borner à les constater. On n'est pas mieux renseigné sur la cause des différences que présentent, à ce point de vue, les corps composés. On peut prévoir que les alliages métalliques auront une élasticité différente de celle de chacun des corps qui le composent; mais rien n'indique dans quel sens se manifesteront les différences : l'expérience seule fournit la solution de ces questions. En particulier, il arrive souvent que de minimes quantités de certains corps introduites dans un métal ou dans un alliage en changent considérablement les propriétés : tel est le cas du soufre et du phosphore dont la présence en très petite proportion suffit pour rendre le fer et la plupart des métaux aigres et cassants; tel est encore le cas du carbone qui sui-

vant les proportions transforme le fer en fonte et en acier[1], la fonte étant plus cassante, l'acier plus élastique. C'est sur les modifications profondes dues à l'action de petites quantités de matières qu'est basée la fabrication des alliages qu'on obtient dans l'industrie avec des propriétés spéciales par l'addition de minimes quantités de diverses substances, comme l'acier au manganèse, au chrome, comme le bronze phosphoreux, etc.

28. — Lorsqu'un corps, ayant partout la même composition chimique, ou étant homogène, possède en outre les mêmes propriétés physiques dans toutes les directions, il est dit *isotrope*; il est *anisotrope* dans le cas contraire. Les corps amorphes, les cristaux du premier système sont isotropes; la forme dissymétrique des cristaux des autres systèmes fait prévoir leur anisotropie. On peut dire également que les corps organisés sont anisotropes.

L'expérience montre que, comme on pouvait le prévoir, les corps isotropes ont la même élasticité dans toutes les directions tandis qu'il n'en est pas de même pour les corps anisotropes. Ce résultat n'a pas de conséquences pratiques pour les cristaux; mais, au contraire, il est intéressant pour les corps organisés : le bois, par exemple, ne résiste pas de la même façon aux actions mécaniques suivant que ces actions ont lieu parallèlement ou perpendiculairement aux fibres; il en est de même pour les os, dont la résistance n'est pas la même suivant leur longueur ou suivant leur épaisseur, etc.

29. — Nous avons déjà dit qu'une action mécanique énergique, dépassant la limite d'élasticité des métaux, produit l'écrouissage. Il suffit quelquefois d'actions faibles, mais répétées pour modifier l'élasticité; tel est par exemple l'effet des vibrations qui, agissant sur le fer, finissent par amener une diminution de la ténacité, propriété dont il faut tenir compte dans l'établissement des machines et des constructions métalliques, comme les ponts, par exemple.

Mais l'une des causes qui intervient le plus efficacement dans un grand nombre de cas, c'est la variation de température. Généralement les métaux sont d'autant moins cassants que la température est plus élevée : il n'en est pas toujours ainsi; le zinc, par exemple, est plus cassant à 200° qu'à la température ordinaire.

S'il est des corps qui restent nettement solides, malgré l'élévation de température, jusqu'au moment où ils passent à l'état liquide, il en est d'autres qui n'arrivent à cet état qu'à la suite de modifications continues; de cassants, par exemple, à froid, par l'élévation de température, ils deviennent mous, puis pâteux avant de fondre : la cire à modeler, le fer, le verre, se comportent ainsi.

1. Peut-être pour l'acier l'effet est-il dû à d'autres substances qui accompagnent le carbone, mais qui sont en moindres quantités.

On dit qu'on soumet un corps à la *trempe*, lorsque, après l'avoir porté à une température élevée, on l'introduit brusquement dans une masse de liquide froid, l'eau en général, quelquefois le mercure, quelquefois la graisse. Cette action a généralement pour effet de produire le durcissement de la surface; mais de plus les propriétés élastiques sont changées : l'acier, par exemple, devient plus cassant; le bronze des tams-tams, cassant à froid, devient malléable par la trempe.

Le recuit (20) détruit l'effet de la trempe.

30. **Applications de l'élasticité. Ressorts.** — Les applications des propriétés mécaniques que nous venons d'indiquer sommairement sont très nombreuses; il en est qui résultent directement de ce que nous avons dit (travail des métaux) et il est inutile de nous y arrêter. Nous nous occuperons plus spécialement des applications de l'élasticité.

Pour déformer un corps, il faut dépenser une certaine quantité d'énergie; si le corps est mou, s'il reste absolument déformé, l'énergie est complètement absorbée (déduction faite de celle qui se transforme en chaleur, comme nous le dirons plus tard). Mais si, le corps déformé étant élastique, on n'a pas dépassé la limite d'élasticité, l'énergie est passée à l'état potentiel; elle est seulement emmagasinée, accumulée, et sera rendue, récupérée : elle repassera à l'état actuel lorsque le corps reprendra sa forme primitive.

31. — Les corps élastiques peuvent donc être considérés comme des accumulateurs d'énergie et, sous forme de *ressorts*, sont fréquemment employés en cette qualité. C'est ce qui arrive dans tous les appareils qui comportent ce que l'on appelle un rouage d'horlogerie; dans ce cas, le ressort est un ruban d'acier enroulé en spirale dont une extrémité A est maintenue fixe au début et dont l'autre extrémité B est fixée à un arbre. En tournant celui-ci on resserre les spires, on *bande* le ressort; cette opération a exigé la dépense d'une certaine quantité d'énergie; celle-ci reste à l'état potentiel tant que les points A et B demeurent fixes. Quand on veut l'utiliser, on rend libre l'extrémité A; l'autre qui porte l'extrémité B étant maintenue fixe, le ressort tend à reprendre sa position primitive : l'extrémité A se déplace, entraînant le rouage auquel elle est attachée.

Quelquefois quand il s'agit d'une action de courte durée, on prend un ressort rectiligne, moins flexible, invariablement fixé à une extrémité; l'autre extrémité peut être écartée de sa position d'équilibre et maintenue dans sa nouvelle position; elle y restera inactive jusqu'à ce qu'on rende libre cette extrémité qui reviendra à sa position d'équilibre en développant une certaine quantité de travail mécanique que l'on pourra employer à déplacer un corps, à vaincre un obstacle. Cette disposition est assez fréquemment adoptée; nous citerons comme exemple le staphylotome dans lequel un ressort tendu, puis abandonné à lui-même, fait mouvoir rapidement la lame tranchante qui coupe la luette.

Un résultat analogue est obtenu en utilisant l'élasticité de tension; le corps qu'il s'agit de mouvoir rapidement, l'obturateur d'un objectif photographique par exemple, est relié à une extrémité d'un fil de caoutchouc dont l'autre extrémité est maintenue fixe : on déplace la plaque obturatrice en tendant le caoutchouc. Lorsque, ensuite, la plaque sera abandonnée à elle-même, le caoutchouc pour revenir à sa longueur primitive entraînera la plaque d'autant plus rapidement que le caoutchouc aura été plus allongé. Si cette plaque porte une ouverture à sa partie médiane, l'objectif aura été découvert pendant le temps très court pendant lequel cette ouverture sera passée devant lui.

32. — Dans quelques circonstances, on a utilisé l'élasticité développée par la torsion; on a, par exemple, employé la disposition suivante pour produire le mouvement de quelques jouets et notamment pour la construction d'oiseaux mécaniques destinés à l'étude du vol : le moteur est un faisceau de fils de caoutchouc fixé à une extrémité, on lui communique une certain torsion, et en se détordant, il rend l'énergie qui y avait été accumulée. Il est à remarquer que, dans ce cas, l'action n'est pas simple, car en même temps qu'il y a torsion, il se produit aussi une tension par suite de l'allongement des fils.

Il y a un très grand nombre d'autres exemples que l'on pourrait citer; mais en somme le principe est toujours le même.

L'emploi des ressorts, comme moteurs, comme accumulateurs d'énergie plutôt, est très commode pour de petits appareils; il cesse d'être avantageux lorsqu'il est nécessaire d'emmagasiner, pour avoir à le dépenser ultérieurement, un travail mécanique un peu considérable. Il résulte, en effet, de diverses recherches qu'un ressort ne peut emmagasiner au maximum que 20 kilogrammètres pour chaque kilogramme de son poids.

33. — Dans les exemples précédents, les appareils étaient disposés de manière à ce que les ressorts rendissent à un instant quelconque l'énergie qu'ils avaient emmagasinée antérieurement. Mais il est d'autres conditions un peu différentes qui méritent d'être signalées.

Quelque brusque que soit la cause qui a déformé, qui a bandé un ressort, celui-ci revient à sa forme dans un temps qui ne dépend que de la disposition et des dimensions du ressort et non de la cause qui a agi sur lui. De là l'utilité de l'interposition de ressorts pour éviter les chocs brusques, comme par exemple pour la suspension des voitures. Les secousses brusques résultant de la rencontre d'obstacles par les roues sont transmises à la caisse de la voiture de manière à avoir une plus longue durée, ce qui les adoucit.

L'interposition de corps élastiques, de ressorts, qui transforme les actions brusques en actions progressives est avantageuse au point de vue du travail transmis. C'est ce que l'on met en évidence par une ingénieuse expérience due à M. Marey et que nous allons décrire.

L'appareil employé consiste en un fléau de balance (fig. 31) muni d'un cliquet qui glisse sur une roue à rochet et qui empêche le mouvement de bascule dans un sens, tandis qu'il laisse libre le mouvement en sens contraire. A l'une des extrémités du fléau, celle qui ne peut que s'élever, on suspend une lourde masse par l'intermédiaire d'un fil inextensible; à l'autre extrémité on suspend une petite sphère par l'intermédiaire d'un fil assez long; quoique cette sphère soit moins pesante que la masse appliquée de l'autre côté, le fléau peut être maintenu horizontal, à cause de l'action de la roue à rochet.

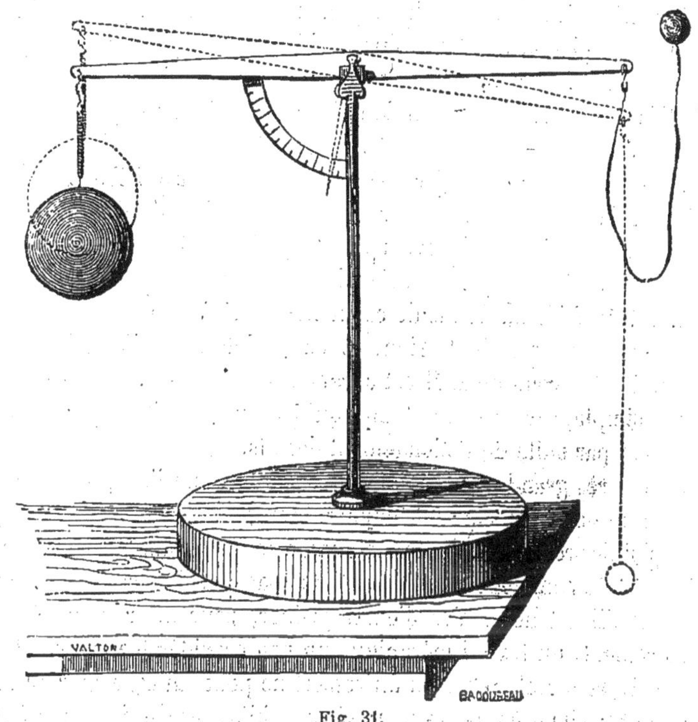

Fig. 31.

Soulevant alors la petite sphère, on la laisse retomber d'une hauteur qui soit toujours la même, de manière à produire toujours le même effet, le même travail mécanique. Malgré la secousse communiquée au fléau, celui-ci reste horizontal; le choc, à cause de son peu de durée, a été insuffisant pour entraîner la grosse masse.

On change alors le mode de suspension de celle-ci, en substituant au fil inextensible, un fil de caoutchouc ou un ressort à boudin; si alors on reproduit à diverses reprises la chute de la petite sphère, on voit que, chaque fois, le fléau subit un déplacement, s'inclinant de plus en plus. La même énergie, la même quantité de travail a été transmise à l'appareil, mais l'effet du ressort interposé a été de transmettre cette énergie progressivement à la grosse masse, et celle-ci a pu être déplacée.

M. Marey a conclu de là qu'il y aurait intérêt pour la traction par moteurs animés à remplacer les traits inextensibles par des traits élastiques. Des expériences directes ont montré que le gain pouvait s'élever à plus de 20 p. 100.

A un autre point de vue, on conçoit que cette même notion soit applicable aux mouvements produits par l'organisme pour lesquels l'élasticité des muscles notamment constitue une condition favorable.

Nous retrouverons plus loin également le rôle de l'élasticité dans l'étude de l'écoulement des liquides.

34. **Dynamomètres.** — La formation élastique des corps a été utilisée comme moyen de mesure des forces ; les appareils basés sur ce principe ont reçu le nom de *dynamomètres*. Ce sont des appareils étalonnés.

Dans quelques cas, c'est l'élasticité de traction qui est mise en jeu : le

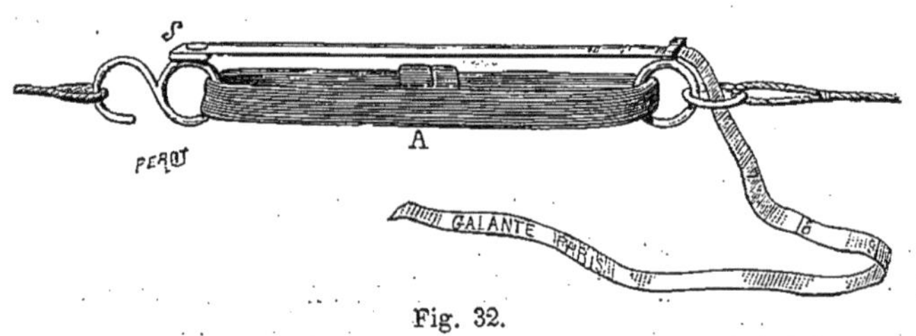

Fig. 32.

corps dont on fait usage alors est le caoutchouc, les allongements des métaux étant trop faibles pour pouvoir être utilisés. C'est le cas, par exemple, de certains appareils destinés à produire l'extension continue utilisés pour obtenir et maintenir la réduction d'une luxation ou d'une fracture. La traction, au lieu de se faire directement, se fait alors par l'intermédiaire d'un étrier de caoutchouc A (fig. 31) qui a l'avantage d'éviter les secousses et d'agir continûment. De plus, il fait connaître à chaque instant la valeur de la force mise en jeu. A cet effet, parallèlement à l'étrier et fixée à l'une de ses extrémités *s* se trouve une bande inextensible sur laquelle sont tracées des divisions; l'indication du nombre correspondant à la division placée en face de la seconde extrémité donne en kilogrammes la valeur de la force en jeu. Les divisions ont été obtenues par comparaison, c'est-à-dire qu'on a suspendu des poids divers à l'étrier et qu'on a noté les longueurs que prend celui-ci pour chacun de ces poids.

Conformément à ce que nous avons indiqué (10), les divisions ne sont également espacées que sur une partie de l'échelle; en deçà et au-delà elles sont variables.

D'autres dynamomètres sont basés sur l'élasticité manifestée pendant la flexion : leur forme est variable, mais ils sont toujours gradués par comparaison. Ils ne présentent pas, en général, une grande exactitude.

Certains modèles qui sont souvent employés à peser les corps sont très simples (fig. 33) et leur emploi se conçoit sans qu'il soit nécessaire d'insister.

35. — Nous décrirons un autre modèle qui est souvent employé pour mesurer la force musculaire des mains, élément important pour le diagnostic de certaines maladies nerveuses.

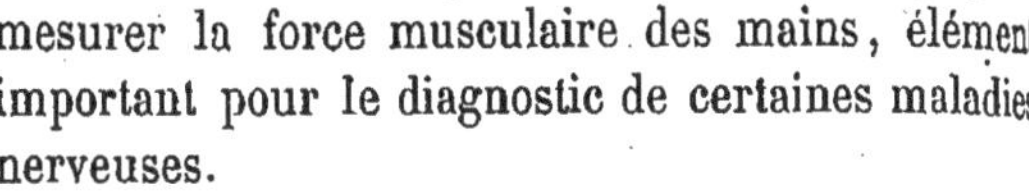

Cet appareil consiste en un anneau elliptique en

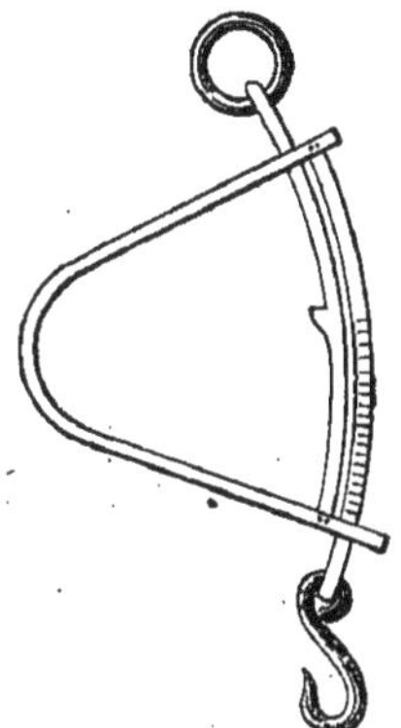

Fig. 33.

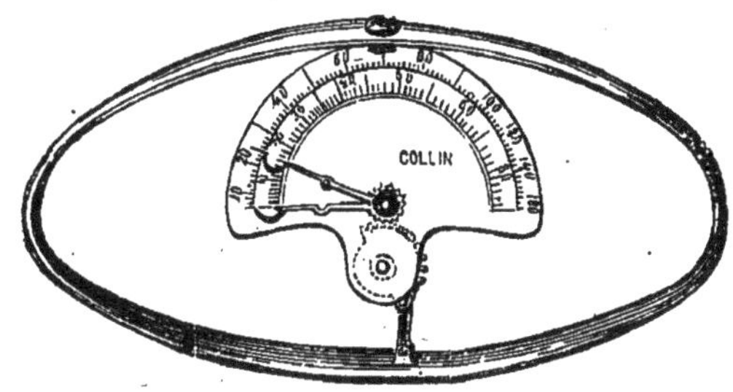

Fig. 34.

acier (fig. 34) que l'on peut déformer en le serrant dans la main de manière à appuyer sur les extrémités du petit axe, ce qui aplatit l'ellipse; le raccourcissement de cet axe dépend de la force employée; pour le mesurer, une plaque métallique qui est fixée à un des sommets du petit axe porte sur son bord libre une roue dentée mobile autour de son axe sur lequel est fixée une aiguille se mouvant sur un cadran divisé. Cette roue dentée engrène avec une crémaillère fixée au sommet opposé du petit axe. Lorsque les deux sommets se rapprochent par suite de l'aplatissement de l'ellipse, la crémaillère agit sur la roue dentée qui tourne en entraînant l'aiguille : la division à laquelle s'arrête l'aiguille fait connaître la force employée. Comme il n'est pas commode de faire la lecture de cette division pendant que l'appareil est en fonctionnement et que l'aiguille revient au zéro dès que, l'action ayant cessé, l'ellipse reprend sa forme primitive, on a monté sur le même axe une aiguille folle qui est poussée par l'aiguille principale, mais qui reste en place lorsque cette dernière revient au zéro; c'est donc la lecture de la division indiquée par l'aiguille folle qu'on a à faire. Avant chaque expérience, il faut avoir soin de ramener au zéro l'aiguille folle.

On peut également mesurer des tractions avec cet appareil en tirant en sens contraire sur les sommets du grand axe, ce qui amène encore un aplatissement de l'ellipse. Mais les déformations sont beaucoup moindres dans ce cas que dans le cas précédent : aussi le cadran sur lequel se meuvent les aiguilles porte-t-il une seconde graduation, déterminée par comparaison, comme la première.

36. — On emploie très fréquemment des ressorts à boudin, constitués par un fil métallique (fig. 35) enroulé suivant une hélice plus ou moins

régulière. On appelle longueur d'un semblable ressort, la distance de ses bases.

On peut agir sur un ressort à boudin, soit en exerçant une traction sur ses bases, ce qui tend à augmenter sa longueur, soit en le comprimant, ce qui diminue cette longueur. Bien entendu si, au repos, les spires sont au contact, on ne peut agir que par traction.

La déformation qui se produit dans ce cas est complexe, il y a à la fois flexion et torsion faible. Mais l'expérience montre que tant que la déformation n'est pas grande, il y a proportionnalité entre les forces et les allongements.

Ces ressorts sont employés dans un grand nombre de cas sur lesquels il est inutile d'insister. Nous voulons seulement signaler qu'ils constituent la pièce importante de certains dynamomètres appelés souvent *pesons*; dans ces appareils (fig. 36) un ressort à boudin est enfermé dans un cylindre creux et fixé par son extrémité supérieure à la base supérieure qui porte un anneau par lequel on supporte l'appareil; à la partie inférieure du ressort est attachée une tige qui traverse la base inférieure; c'est à cette tige qu'on suspend le corps à peser, par l'intermédiaire d'un crochet. Les allongements du ressort sont appréciés à l'aide d'un index porté par la tige de suspension et qui, traversant une fente faite suivant une génératrice, se déplace sur une échelle graduée. La graduation est faite par comparaison; mais à cause de la proportionnalité que nous avons signalée plus haut, les divisions sont également espacées.

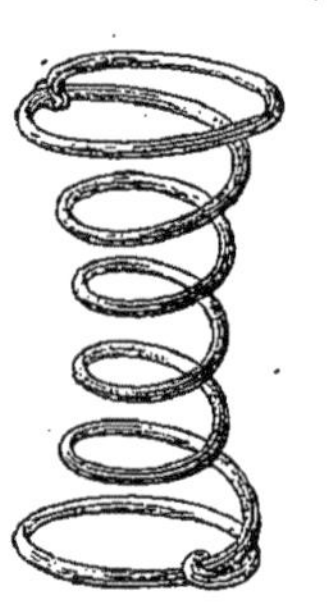

Fig. 35. Fig. 36.

Art. II. — PROPRIÉTÉS DES CORPS LIQUIDES

37. **Compressibilité.** — Dans l'étude de l'hydrostatique on considère les liquides comme absolument incompressibles et absolument fluides. En réalité aucun liquide ne possède complètement ces propriétés; de là résultent des effets dont nous avons à nous occuper maintenant.

Des expériences dues à Œrsted, Regnault, Grassi, etc., ont prouvé que tous les liquides sont compressibles. Sans qu'il soit nécessaire d'insister sur les appareils employés, on comprend comment on peut le vérifier : il se présente cependant deux difficultés tenant, l'une à ce que les liquides sont très peu compressibles, ce qui exige que l'on ait recours à de très fortes pressions; l'autre, à ce que, par l'effet de ces pressions, les vases qui contiennent ces volumes changent également de volume et que ces variations entraînent des corrections importantes.

Non seulement il a été possible de mettre en évidence les diminutions de volume d'un liquide soumis à de fortes pressions, mais encore on a pu les mesurer. En divisant la diminution de volume observée par le volume primitif (ce qui donne la diminution de l'unité de volume) et par la pression évaluée en atmosphères, on a ce qu'on appelle le coefficient de compressibilité. Voici les valeurs de quelques-uns de ces coefficients évalués à la température de 0° :

Mercure	0,000003	Alcool	0,000080
Eau	0,000030	Ether	0,000111
Chloroforme	0,000060		

Tant que les pressions ne sont pas trop considérables, on peut admettre que les diminutions de volume sont proportionnelles aux pressions : il n'en est plus ainsi dès que les pressions sont grandes.

38. — Les variations de volume sous l'influence de la pression entraînent nécessairement des variations du poids spécifique qui augmente en même temps que la pression.

La faible valeur des coefficients de compressibilité fait que, tant que la pression varie peu, on peut admettre sans erreur sensible que le volume et le poids spécifique restent invariables.

Il n'en est pas de même, et il y a lieu de tenir compte de ces changements, lorsque les pressions dépassent quelques atmosphères, comme cela se présente maintenant dans de nombreuses expériences, comme cela se produit naturellement au fond des mers profondes : on sait que, dans les expéditions du *Travailleur* et du *Talisman*, on a sondé à des profondeurs de 5000 mètres et plus : la pression atteignait environ 500 atmosphères.

La loi de répartition des pressions dans un liquide pesant donnée en hydrostatique (LIX) supposait que, le liquide étant réellement incompressible, le poids spécifique était partout le même. En réalité, et par suite de cette variation du poids spécifique, la proportionnalité n'existe pas rigoureusement et les pressions croissent plus rapidement que les profondeurs.

Quoique pour certaines expériences de précision, il soit nécessaire de tenir compte de cette cause de variation, dans les applications pratiques on peut admettre la loi donnée en hydrostatique et toutes les conséquences qu'on en a déduites.

39. — Dans la plupart des expériences de laboratoire, les pressions étant peu considérables, on peut négliger les variations de volume des liquides, et raisonner comme si ceux-ci étaient réellement incompressibles.

En particulier, on peut admettre, comme nous l'avons dit, que lorsqu'on plonge un solide dans un liquide, il déplace un volume de liquide égal au sien (LXIII). Aux applications que nous avons déjà indiquées, nous ajouterons celle qui a été faite par Mosso pour étudier les variations de volume des muscles pendant leur contraction : on place la main, par exemple, dans un vase rempli d'eau et fermé par une feuille de caoutchouc appliquée hermétiquement contre le bras (fig. 37). A travers cette membrane passe un tube dont l'extrémité inférieure plonge dans l'eau et qui se prolonge extérieurement : on s'arrange pour que, au début de l'expérience, le liquide s'élève à une certaine hauteur dans le tube ; toute variation du volume de la main amène un changement dans la position du niveau : on reconnaît ainsi que le volume de la main s'accroît lorsque, serrant un objet qui y a été placé, on contracte les muscles.

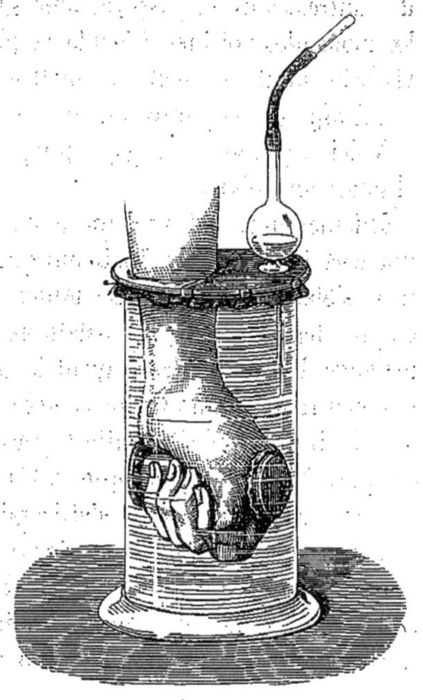

Fig. 37.

C'est également en admettant l'incompressibilité qu'on est conduit à énoncer qu'il y a proportionnalité entre les poids et les volumes pour un liquide déterminé, ce qui conduit à un procédé de jaugeage des vases.

C'est aussi sur les mêmes idées que repose la détermination des densités par la méthode du flacon, méthode qu'il est inutile de détailler ici.

La connaissance de la valeur de la compressibilité permet de calculer, dans tous les cas, l'erreur que l'on commet en admettant que les liquides sont incompressibles ; on reconnaît que cette erreur est vraiment négligeable, sauf comme nous l'avons dit dans les cas où les colonnes manométriques ont une hauteur qui dépasse plusieurs mètres.

Pratiquement, on peut donc regarder les liquides comme des fluides incompressibles.

40. **Élasticité des liquides.** — Les liquides sont élastiques : il est évident que, pour eux, l'élasticité ne peut pas s'entendre du retour à une forme déterminée, puisque précisément ils sont fluides, mais seulement du retour à leur volume primitif.

L'élasticité des liquides est donc la propriété qu'ils possèdent de reprendre exactement, après la compression, le volume qu'ils avaient primitivement.

L'expérience montre qu'ils sont parfaitement élastiques : jamais ils ne subissent des variations permanentes du volume.

Œrsted avait des doutes sur cette élasticité absolue; mais rien, jusqu'à présent, n'est venu justifier ses prévisions.

41. Viscosité. Fluidité. — Les liquides ne sont pas absolument fluides, comme nous l'avons supposé dans l'étude de l'hydrostatique : les molécules qui les composent ne sont pas absolument indépendantes les unes des autres, tout se passe comme s'il existait des forces attractives entre les molécules voisines. C'est là ce qu'on a appelé la *viscosité* des liquides, viscosité qu'il est facile de mettre en évidence et qui d'ailleurs varie beaucoup avec la nature du liquide considéré.

Voici quelques exemples qui prouvent que les liquides ne sont pas absolument fluides.

Du mercure, jeté sur une table, se réunit en gouttelettes présentant une certaine épaisseur, épaisseur qui peut dépasser plusieurs millimètres; il ne s'étale pas en couche mince horizontale, comme cela devrait être d'après les lois de l'hydrostatique; — en versant de l'huile dans un mélange d'eau et d'alcool ayant le même poids spécifique, l'huile prend toujours rapidement une forme sphérique, alors que d'après les théorèmes de l'hydrostatique, l'équilibre pourrait avoir lieu pour une forme quelconque; la forme sphérique est précisément celle qui correspondrait au cas où les molécules s'attireraient réciproquement, ainsi qu'on le démontre en mécanique; — lorsqu'on soulève une baguette de verre après l'avoir plongée dans l'eau, l'huile ou divers autres liquides, la baguette entraîne une goutte de liquide; si par la pensée, nous considérons dans la goutte (fig. 38) un plan horizontal xy, on voit que tout

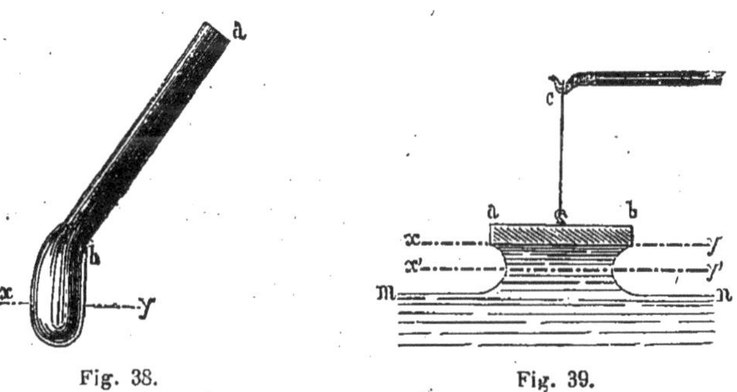

Fig. 38. Fig. 39.

se passe comme si la partie du liquide située au-dessus de ce plan exerçait sur la partie située au-dessous une force attractive capable de faire équilibre à cette dernière; — l'expérience de Taylor conduit également à une conclusion analogue et permet même, dans une certaine mesure, d'évaluer cette force attractive; une plaque de verre ab (fig. 39) est suspendue au-dessous d'un des plateaux d'une balance par un fil attaché en son centre, elle est équilibrée par une tare placée dans l'autre plateau. On amène cette plaque en contact avec la surface d'un liquide, de l'eau, par exemple, et progressivement on ajoute des poids de l'autre côté : la plaque *ab* est alors soulevée mais entraîne avec elle une certaine quantité de liquide qui est ainsi élevé au-dessus du niveau général. Nous pouvons conclure, comme dans le cas de la goutte, que toute partie située au-dessus d'un plan horizontal $x'y'$ maintient par attraction la masse comprise entre ce plan et la surface libre du liquide *mn*. En augmentant les poids placés dans l'autre plateau, on arrive à produire la rupture de la masse d'eau soulevée dont une partie reste adhérente à la plaque. Le poids surajouté a donc dépassé l'attraction exercée par le liquide sur lui-même à la surface de rupture.

42. **De la tension superficielle.** — L'hypothèse d'attractions même faibles, existant entre les molécules d'un liquide, conduit à reconnaître que les molécules qui sont situées sur la surface qui limite un liquide et à une très petite distance de cette surface constituent une couche qui jouit de propriétés spéciales qu'on peut résumer en disant que cette couche se comporte comme si elle était analogue à une membrane élastique très mince possédant une faible ténacité et présentant une légère tension qu'on appelle la *tension superficielle* du liquide.

Les expériences précédentes s'expliqueraient donc par l'hypothèse d'une espèce de sac enveloppant la partie intérieure du liquide et le soutenant malgré l'action de la pesanteur.

Il y a de nombreuses expériences qui peuvent être considérées comme démontrant l'existence de cette couche limite élastique et de la tension superficielle.

Nous citerons seulement les suivantes :

On saupoudre de grès fin la surface du mercure qui remplit une cuve, puis on y enfonce une baguette de verre bien propre. Celle-ci, en pénétrant dans le liquide, communique au grès répandu sur toute la surface un mouvement absolument analogue à celui qui se produirait si le mercure était recouvert d'une mince membrane élastique solide. Si on relève doucement la baguette, le sable revient à sa position primitive comme cela aurait lieu par la rétraction de la membrane élastique.

L'expérience réussit également bien avec de l'eau saupoudrée de lycopode, à la condition d'employer une baguette légèrement grasse, de manière à ne pas être mouillée par le liquide.

M. Van der Mensbrugghe a indiqué, entre autres, l'expérience suivante : sur un cadre en fil de fer, on produit avec un liquide formé de glycérine, d'eau et de savon (liquide glycérique de Plateau) une lame mince sur laquelle on dépose doucement un anneau de fil de cocon qui prend une forme quelconque. Si l'on vient à crever avec une pointe la partie de la lame intérieure à l'anneau, celui-ci se tend brusquement en prenant une forme circulaire qui témoigne que tous ses points sont soumis à l'extérieur à des forces égales, à une tension uniforme.

L'existence même de la lame dont nous venons de parler, la possibilité de faire des bulles avec de l'eau de savon ou avec le liquide glycérique, montrent que ces couches minces de liquides se comportent comme le ferait une membrane. On peut aussi mettre en évidence l'élasticité de cette membrane : on produit une bulle à l'aide d'un tube fin, mais sans détacher la bulle ; si on maintient fermé l'orifice libre du tube, la bulle persiste, mais si on débouche cet orifice la bulle diminue peu à peu de diamètre en refoulant l'air qu'elle contient, comme le ferait un ballon de caoutchouc mince préalablement dilaté.

On comprend que l'existence de cette couche-limite, sorte de membrane élastique, présentant une tension superficielle et existant sur toute surface terminale du liquide, que celle-ci soit libre ou en contact avec un corps, est en contradiction avec l'idée de fluidité qui suppose le liquide absolument libre, et suffit pour expliquer d'une manière générale les effets de viscosité que l'on observe.

Nous retrouverons ces effets lorsque nous parlerons des actions mutuelles des liquides et des autres corps.

43. — Comme nous l'avons dit, la viscosité est différente suivant la nature du liquide : à cet égard, par exemple, l'éther ne se comporte pas comme l'huile ou les sirops. La viscosité augmentant progressivement, les corps se rapprochent des corps pâteux.

C'est à la différence de viscosité jointe à la différence des poids spécifiques qu'il faut attribuer la diversité des poids des gouttes des liquides. La question n'est pas sans importance, car quelquefois on dose les médicaments par gouttes. Voici quelques nombres extraits du Codex et qui sont utiles à connaître ; ce sont les poids de 20 gouttes des liquides ci-après désignés :

Ether à 66°	0,gr35	Laudanum de Sydenham	1,gr10
Alcool à 86°	0, 45	Acide sulfurique à 66°	1, 20
Acide acétique à 10°	0, 60	Sirop de sucre à 35°	1, 50
Laudanum de Rousseau	0, 75		

44. — La connaissance de la tension superficielle permet de déterminer par le calcul la forme que doivent prendre des lames minces de liquide glycérique produites entre des cadres métalliques présentant des dispositions diverses ; et de même, la forme que doit prendre une masse liquide placée dans un liquide de même poids spécifique et astreinte également à s'appuyer sur des cadres métalliques divers (Expériences de Plateau). Dans tous les cas, l'expérience et la théorie ont été trouvées entièrement d'accord.

Sans pouvoir nous arrêter à cette étude, nous dirons que la tension superficielle en un point dépend de la courbure de la surface en ce point augmentant avec celle-ci et que, pour des sphères, elle est d'autant plus grande que le rayon de courbure est plus petit.

Les conditions d'équilibre d'un liquide dans les expériences de Plateau s'appliquent sensiblement au cas d'un liquide contenu dans une enveloppe élastique mince, puisque la couche-limite d'un liquide se comporte comme le ferait celle-ci. Ces conditions sont donc applicables à l'œil, au moins approximativement; M. Imbert a étudié les conséquences qu'on peut déduire de cette remarque, et, notamment, il a donné la théorie des ophtalmotonomètres, appareils permettant de déterminer la tension intra-oculaire. L'exposé de la question est trop compliqué pour que nous puissions nous y arrêter [1].

45. **Divisibilité.** — Les liquides, en vertu même de leur fluidité, sont facilement divisibles et l'on en peut citer divers exemples, quoiqu'on connaisse mal la dimension des parties qui prennent naissance par la division.

On sait, par exemple, que dans le voisinage de la mer les poussières qui se déposent contiennent du sel marin; que, d'autre part, au bout de quelque temps, les lèvres sont recouvertes de cette substance, comme on peut s'en assurer par la sensation salée qu'on éprouve en y passant la langue. Ce n'est pas l'évaporation qui peut produire cet effet, car l'eau seule s'évapore, et non les substances qu'elle tient en dissolution. Cet effet est dû aux embruns, poussières d'eau entraînée par le vent au sommet des vagues ou lorsque celles-ci déferlent. Cette poussière liquide contient des gouttes assez grosses, visibles et qui tombent à peu de distance du point où elles sont produites, mais elle comprend aussi des gouttelettes assez fines pour être invisibles et qui, à cause même de leurs faibles dimensions, sont transportées au loin.

Si l'on prend une bouteille de vin et qu'on la vide aussi complètement que possible, il ne reste qu'une très petite quantité de liquide adhérent au verre. Si cependant on la secoue au-dessus d'une feuille de papier en lui imprimant de fortes secousses, on voit le papier se couvrir de petites taches colorées dont chacune représente une gouttelette; le nombre en est considérable.

46. — Un mince jet de liquide rencontré par un courant d'air un peu vif est subdivisé en gouttelettes très fines. C'est sur ce principe que sont basés les *pulvérisateurs* qui ont reçu des applications en médecine, notamment pour produire un refroidissement énergique (voir ÉVAPORATION). Cette pulvérisation peut être obtenue de diverses manières.

Pour le chlorure de méthyle, elle se fait spontanément pour ainsi dire : le chlorure de méthyle est renfermé à l'état liquide sous pression dans de solides réservoirs métalliques. Lorsqu'on débouche un ajutage étroit qui y est adapté, le liquide sort, par l'effet de la pression sous forme d'un mince jet. Mais, par suite de la résistance de l'air qu'il ren-

1. Voir *Arch. d'Ophtalm.*, 1885.

contre avec une grande vitesse, il se réduit en gouttes très fines, il se pulvérise.

Pour l'éther et d'autres liquides volatils, on a recours à la disposition suivante : le liquide est placé dans un flacon (fig. 40) fermé par un bouchon qui est traversé par un tube en verre pénétrant jusqu'au fond, à la partie supérieure ce tube est recourbé et affilé (fig. 41). Il est entouré par un second tube présentant latéralement un ajutage et venant déboucher à la partie supérieure du flacon. A l'ajutage on adapte généralement une poire de caoutchouc qui permet d'y envoyer de l'air sous une pression un peu supérieure à celle de l'atmosphère. Une partie de cet air pénètre dans le flacon et produit l'ascension de l'éther dans le tube et son écoulement par la pointe sous forme d'un jet mince. Mais l'autre partie de l'air sort également par l'extrémité de la partie annulaire du tube et, rencontrant le jet liquide, l'amène à un état de très grande division, le pulvérise.

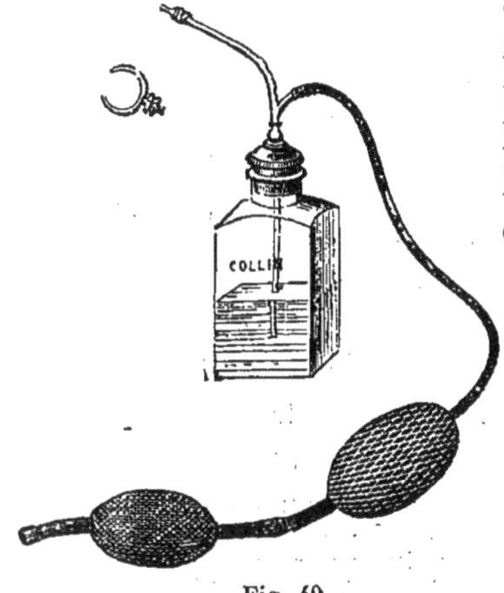

Fig. 40.

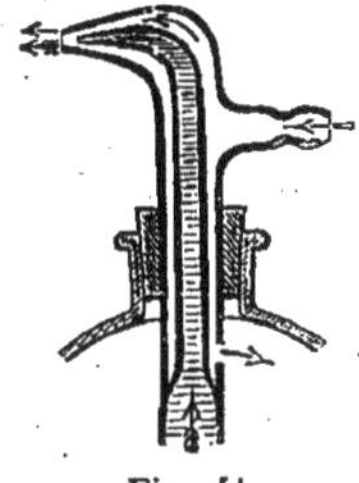

Fig. 41.

Cet appareil, pulvérisateur Richardson, est employé également à projeter un liquide antiseptique (solution phéniquée, par exemple) dans le voisinage du point où l'on fait une opération. Dans le cas où le liquide n'est pas volatil, on peut se servir d'un appareil plus simple (fig. 42) : le liquide, placé dans un réservoir ouvert, sort, par son propre poids, sous

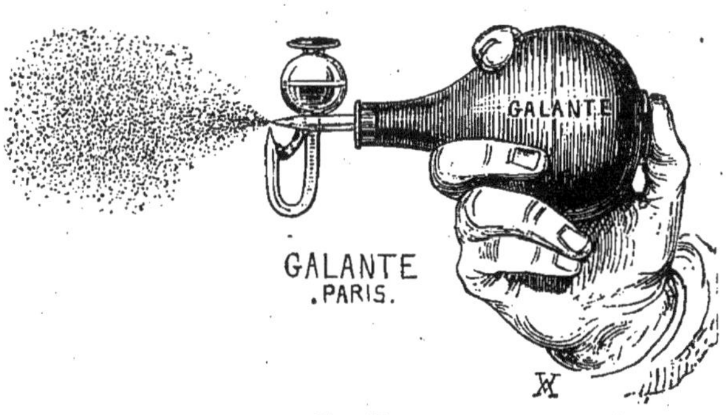

Fig. 42.

forme d'un jet fin à travers un ajutage vertical ; à côté de celui-ci est un ajutage semblable, placé horizontalement et relié à une poire en caoutchouc qui détermine un vif courant d'air, ce courant gazeux rencontre le liquide qu'il entraîne et pulvérise.

Dans diverses circonstances on emploie souvent des pulvérisateurs à vapeur, appareils plus puissants, qui ont en outre l'avantage d'amener le liquide pulvérisé à une température supérieure à celle de l'air ambiant. Ces appareils comprennent deux fins ajutages à angle droit, C (fig. 43) ; le tube qui porte l'ajutage vertical plonge librement par sa

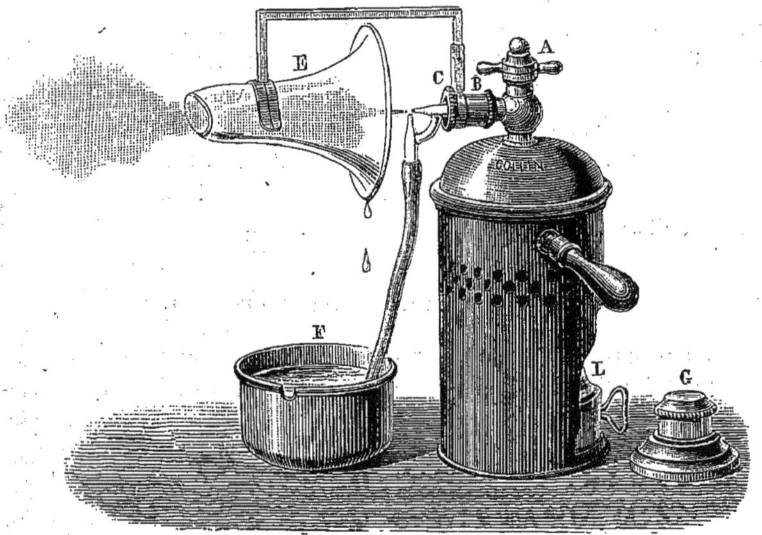

Fig. 43.

partie inférieure dans un vase F contenant le liquide antiseptique. L'ajutage horizontal est relié à une petite chaudière qui produit de la vapeur d'eau sous pression, à 2 atmosphères, par exemple. L'échappement de la vapeur produit dans le tube vertical une aspiration suffisante pour amener le liquide jusqu'à la pointe, et l'entraîner ; mais en même temps l'action de ce courant de vapeur pulvérise le liquide. La vapeur se condense, également sous forme de fines gouttelettes et par sa liquéfaction même, élève la température, que l'on peut faire varier entre certaines limites en réglant la vitesse d'échappement de la vapeur.

47. **Des émulsions.** — On peut encore obtenir la division d'un liquide en l'agitant fortement avec un autre liquide : dans certains cas, la division ainsi obtenue ne persiste pas et bientôt les liquides se séparent en couches, d'après leurs poids spécifiques (LXIV). Quelquefois au contraire la séparation persiste : on a alors une *émulsion*. La condition pour qu'il y ait émulsion, c'est, comme l'a démontré M. Duclaux, que

les tensions superficielles des deux liquides soient peu différentes : la réunion se fait d'autant plus facilement, l'émulsion est d'autant moins stable, que les tensions superficielles sont plus différentes. Il arrive quelquefois cependant que la division subsiste, bien que les tensions superficielles aient des valeurs très éloignées, comme c'est le cas de l'huile et du mercure ; M. Imbert explique cette exception en admettant qu'il s'est produit une action chimique à la surface du mercure qui en change les propriétés.

Les émulsions sont employées en pharmacie : elles contiennent généralement un principe huileux ou résineux maintenu très divisé dans l'eau par l'action d'une gomme ou d'un mucilage. Le lait de poule, obtenu en battant un jaune d'œuf avec de l'eau sucrée et de l'eau de fleur d'oranger, est une émulsion.

On peut également obtenir une très grande division d'un liquide, en le broyant pendant assez longtemps avec certaines substances pâteuses. L'onguent napolitain, par exemple, est obtenu en triturant par parties égales de l'axonge lavée et du mercure très pur.

Art. III. — PROPRIÉTÉS DES CORPS GAZEUX

48. **Les gaz sont pesants. Pressions dans les gaz.** — Comme les solides et les liquides, les corps gazeux sont pesants : il pourrait sembler, au premier abord, qu'il n'en est pas ainsi, car nous voyons plus souvent les corps gazeux (fumée, gaz d'éclairage) s'élever dans l'atmosphère que nous n'en voyons se diriger vers le centre de la terre ; mais cela tient à ce que ces gaz se meuvent dans un milieu, l'air atmosphérique, qui est également pesant, et qu'ils sont alors soumis à deux actions opposées, comme nous l'indiquerons plus loin. Une expérience simple permet, d'ailleurs, de prouver que les gaz sont pesants : on peut, comme l'a fait Galilée, peser un ballon en verre muni d'un robinet, puis y comprimer de l'air avec une pompe ; on ferme le robinet et on pèse de nouveau ; on reconnaît alors que le ballon a augmenté de poids, l'augmentation correspondant à la quantité d'air introduite. On peut encore, après avoir pesé le ballon, en extraire l'air avec une machine pneumatique, comme Otto de Guéricke ; le ballon a subi une diminution de poids, diminution représentant le poids de l'air enlevé. C'est, d'ailleurs, par ce procédé, mais en prenant de minutieuses précautions, que Regnault a déterminé le poids spécifique de l'air.

49. — Les gaz étant fluides et pesants, il arrive comme pour les liquides que les couches supérieures pèsent sur les couches inférieures et que la pression exercée par un corps gazeux sur les corps avec lesquels il est en contact n'est pas la même en tous les points et qu'elle augmente à mesure qu'on considère des parties situées plus bas dans la masse.

Toutefois la loi de variation des pressions n'est pas la même, parce que, différant en cela des liquides, les corps gazeux sont éminemment compressibles comme nous l'avons dit (1); c'est d'ailleurs un point sur lequel nous reviendrons.

Mais, d'autre part, les poids spécifiques des corps gazeux étant beaucoup plus faibles que ceux des liquides, les variations de pression y sont beaucoup moins rapides. Aussi, quoique dans toute masse gazeuse les pressions dans des plans horizontaux différents n'aient pas la même valeur, la différence de pression peut être négligée pratiquement tant qu'il ne s'agit que de masses gazeuses s'étendant peu en hauteur, ce qui est presque toujours le cas dans les expériences de laboratoire et les applications. On peut donc, dans ces conditions, considérer comme constante la pression dans une masse gazeuse. Mais il n'en pourra pas être de même, et il sera indispensable de tenir compte des variations de pression, lorsqu'on étudiera, par exemple, les conditions que présente la masse gazeuse qui constitue l'atmosphère dans laquelle nous vivons.

Nous nous occuperons d'abord exclusivement des masses gazeuses de peu d'étendue, masses dans lesquelles on peut considérer la pression comme ayant la même valeur en tous les points.

50. **Mesure de la pression des gaz. Manomètres.** — Comme pour toute pression la pression d'un gaz peut être évaluée en indiquant la force à laquelle elle correspond par unité de surface, par exemple le nombre de kilogrammes par centimètre carré.

Cette pression pourrait être déterminée par un manomètre à air libre (LXVI) dont la branche ouverte serait mise en communication avec un réservoir où le vide aurait été fait (afin de n'avoir pas à tenir compte de la pression de l'atmosphère). Si, comme on le fait d'ordinaire, la branche ouverte débouche librement à l'atmosphère, l'appareil agit comme manomètre différentiel et donne la mesure de la différence entre la pression du gaz et celle de l'atmosphère. Si la valeur de cette dernière est connue, ce qui est le cas en général, on aura la valeur de la pression du gaz : c'est d'ailleurs celle-ci qu'indiquent les divisions des manomètres tels qu'on les emploie dans la pratique.

Très souvent, au lieu d'évaluer la pression d'un gaz en poids, on donne la hauteur d'une colonne de mercure qui produirait le même effet; ce mode d'évaluation est naturellement la conséquence de l'emploi du manomètre à mercure.

Enfin, on compare souvent les pressions des gaz à celle qu'exerce l'atmosphère au niveau de la mer; celle-ci se trouve alors jouer le rôle d'une unité spéciale à laquelle on donne le nom d'*atmosphère*.

On passe d'ailleurs aisément d'un mode d'évaluation à un autre en se basant sur les données suivantes :

Une hauteur de 1 centimètre de mercure correspond à une pression de 13 gr. 59 par centimètre carré; — une pression de 1 atmosphère est représentée soit par une colonne de mercure de 76 centimètres de hauteur verticale, soit un poids de 1033 grammes par centimètre carré.

51. — Dès qu'il s'agit de pressions un peu considérables, le manomètre à air libre est d'un emploi difficile dans la pratique; on se sert alors, pour les mesures, soit de manomètres à air comprimé que nous décrirons plus loin, soit de manomètres métalliques.

Le manomètre métallique le plus employé est le manomètre Bourdon dont nous avons indiqué précédemment le principe (14) : il se compose d'un tube courbé en laiton AEB (fig. 44) fixé à l'extrémité A qui se continue avec un ajutage muni d'un robinet C et dont l'extrémité B qui est fermée est libre; c'est par l'ajutage que l'appareil est mis en communication avec le réservoir contenant le gaz dont on veut mesurer la pression : ce gaz se répand dans le tube contre les parois duquel il presse. Le tube a une section elliptique allongée dans un sens perpendiculaire au plan de la courbure (fig. 45); sous l'influence d'une augmentation de pression, l'ellipse tend à se rapprocher de la forme circulaire, mais ce changement entraîne une variation de la courbure : l'extrémité B se déplace donc. Ses déplacements sont transmis par la bielle D à une aiguille F qui se meut sur un arc gradué : les divisions de cet arc, qui font connaître la pression du gaz, ont été obtenues par une comparaison directe avec un manomètre à air libre.

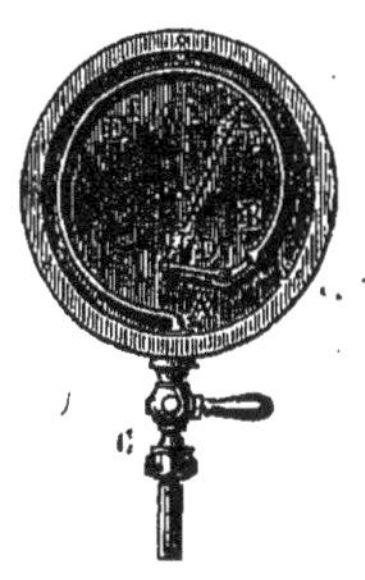

Fig. 44.

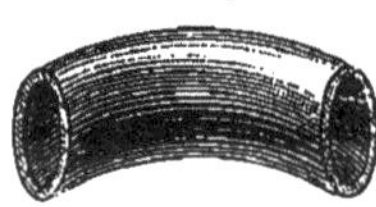

Fig. 45.

52. **Expansibilité des gaz.** — Comme nous l'avons dit (1) la propriété caractéristique des corps gazeux, c'est l'expansibilité, propriété en vertu de laquelle ces corps tendent toujours à occuper le plus grand volume possible et l'occupent effectivement lorsqu'aucun obstacle ne les en empêche.

On met cette propriété en évidence par l'expérience suivante : dans une vessie munie d'un robinet, on ntroduit une petite quantité d'un corps gazeux que l'on isole en fermant le robinet. Ce corps n'occupe qu'un petit volume malgré la flexibilité des parois de a vessie, parce que celles-ci sont soumises extérieurement à la pression atmosphérique; mais si l'on place la vessie sous une cloche posée sur la platine de la machine pneumatique, on voit que le volume de la vessie croît constamment au fur et à mesure que, par suite du fonctionnement de la machine, l'air se raréfie dans la cloche et que la pression qui agit sur la vessie diminue (fig. 46). On vérifie, d'ailleurs, que la masse du gaz contenu

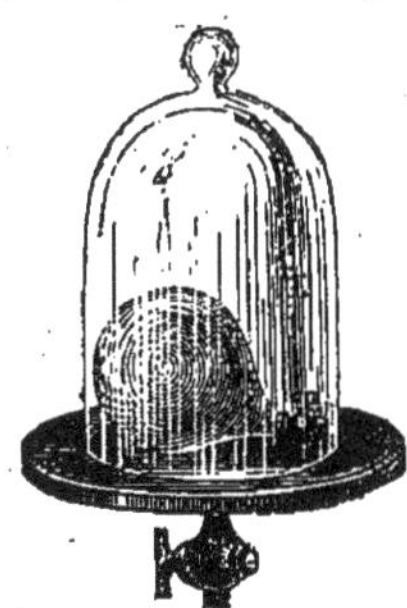

Fig. 46.

dans la vessie n'a pas changé en laissant rentrer l'air dans la cloche : la vessie reprend alors son volume primitif.

Les corps gazeux, à cause de cette expansibilité, exerceraient des pressions sur les vaisseaux qui les renferment, même s'ils n'étaient pas pesants.

53. **Fluidité des gaz.** — Les gaz ont-ils la fluidité absolue que nous avons indiquée au début (1)? il est difficile de répondre d'une manière certaine à cette question. Il est probable que, dans certains cas au moins, une masse gazeuse isolée présenterait une fluidité presque parfaite : il n'en est certainement plus ainsi pour les couches gazeuses, qui sont très voisines de parois solides, par exemple; mais ces couches sont vraisemblablement dans un état particulier dû à l'action du solide, et les faits qu'on peut signaler, notamment la difficulté d'écoulement dans les tubes de petits diamètres, ne dépendent pas des propriétés spéciales aux gaz, mais de l'action de la paroi. Nous considérerons donc les gaz comme absolument fluides.

54. **Transmission des pressions. Tambours de Marey.** — Si l'on considère une masse de gaz dans une enceinte de dimensions moyennes, toute variation de pression qu'on tend à produire en un point a pour effet de produire presque instantanément un déplacement du gaz qui, au moins si l'enceinte ne présente pas une ou plusieurs parties très resserrées, arrive rapidement à un nouvel état d'équilibre et la pression acquiert la même valeur en tous les points.

C'est sur ce fait qu'est basée une disposition très fréquemment

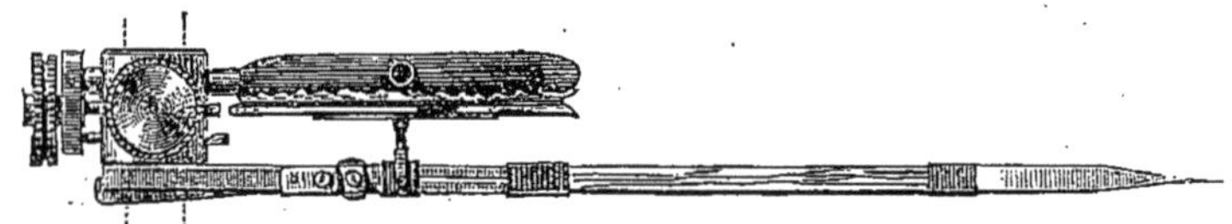

Fig. 47.

employée en physiologie pour inscrire un mouvement à distance : on emploie dans ce but les *tambours enregistreurs* de Marey (fig. 47).

Un tambour de Marey est constitué par une coquille métallique à bord relevé, une feuille de caoutchouc mince portant en son centre une rondelle de métal est fixée sur cette coquille; un ajutage cylindrique est adapté en un point du bord. Deux coquilles de ce genre sont accouplées, reliées entre elles, par un tube de caoutchouc aboutissant aux deux ajutages. Si l'on vient à presser sur la rondelle centrale de l'un des tambours, on produit une diminution de capacité qui a pour effet de chasser une partie de l'air qui passe par le tube de caoutchouc, et produit une élévation de la feuille de caoutchouc du deuxième tambour. Inversement, et d'une manière analogue, toute élévation du caoutchouc du premier tambour amènerait un enfoncement du caoutchouc du second tambour.

Si donc le deuxième tambour porte un levier dont l'extrémité se déplace devant un cylindre enregistreur, on peut, quelle que soit la position du premier tambour, inscrire la loi du mouvement qui est communiqué à sa rondelle centrale : il suffira seulement, pour l'interprétation, de se rappeler que les mouvements des deux rondelles sont inverses.

En réalité, il n'y a pas synchronisme absolu des mouvements, mais en général le retard est très petit ; pour un même appareil il peut d'ailleurs être regardé comme constant, et est sans influence. Ce retard dépend de la longueur du tube intermédiaire et croît en même temps qu'elle. Il serait possible de le mesurer par une expérience directe, dans le cas où sa connaissance serait nécessaire.

55. **Gaz, vapeurs.** — Il y a lieu d'établir une division parmi les corps gazeux : ceux-ci ne se comportent pas, en effet, de la même manière absolument dans toutes les conditions. Nous désignerons, en général, sous le nom de *vapeur* un corps gazeux étudié dans des circonstances expérimentales (température et pression) telles que ce corps peut exister également à l'état liquide dans les mêmes circonstances ; nous réserverons le nom de *gaz* aux corps gazeux qui, dans les circonstances expérimentales (température et pression) où on les étudie, ne peuvent exister ni à l'état solide ni à l'état liquide.

Comme, à moins d'indications particulières, les expériences que nous signalerons ont lieu à ce qu'on appelle la température et la pression ordinaires (soit 15 à 20° pour la température et pression voisine de l'atmosphère), nous considérerons donc comme gaz les corps qui dans ces conditions existent seulement à l'état gazeux, et comme vapeurs les corps qui dans ces conditions existent également à l'état solide ou à l'état liquide.

Nous nous occuperons d'abord des gaz.

56. **Compressibilité des gaz. Loi de Mariotte.** — Les gaz sont facilement compressibles : on le reconnaît aisément en plaçant un piston fermant hermétiquement dans un corps de pompe cylindrique dont la base soit pleine, de manière à emprisonner une certaine quantité de gaz. En pressant sur le piston on le fait enfoncer, ce qui réduit le volume ; sans grand effort, on obtient ainsi, par exemple, une réduction de moitié. Il n'y a donc aucune comparaison à établir entre la compression que peut subir un liquide et celle que présente un gaz.

On reconnaît, dans cette expérience, que plus le piston est descendu et plus l'effort qu'il faut exercer doit être grand pour le faire enfoncer davantage : la pression du gaz, qui s'oppose à ce mouvement, croît donc lorsque le volume diminue.

Il existe une relation simple entre les volumes d'une masse donnée de gaz, à température constante, et les pressions correspondantes ; cette relation est connue sous le nom de *loi de Mariotte*, du nom du physicien qui l'a énoncée le premier en France. Cette loi est la suivante :

A température constante, les volumes que prend une masse donnée de gaz sont inversement proportionnels aux pressions qu'elle exerce.

On remplace quelquefois cet énoncé par le suivant :

A température constante, les volumes que prend une masse donnée de gaz sont inversement proportionnels aux pressions qu'elle subit.

Bien que correspondant à des idées différentes, les énoncés sont identiques au fond, parce que, en vertu du principe de l'égalité de l'action et de la réaction, la pression qu'*exerce* un gaz sur les parois du vase qui le renferme est égale à la pression que ce gaz *subit* de la part de ces parois.

57. — Il est inutile de nous arrêter sur la démonstration expérimentale de cette loi. Nous dirons seulement qu'elle a été étudiée par divers physiciens, et notamment par Regnault qui a employé des pressions très élevées dans un appareil de grande précision. Il résulte de ses expériences que la loi de Mariotte n'est rigoureusement vraie pour aucun gaz; — que l'hydrogène se comprime moins que ne l'indiquerait la loi; — que tous les autres gaz se compriment plus que ne l'indiquerait la loi, et que les différences sont d'autant plus grandes que les gaz considérés sont dans des conditions qui se rapprochent plus de celles dans lesquelles ils se liquéfient. Mais, cependant, sauf pour des conditions très voisines de celles qui amènent la liquéfaction, les différences sont assez faibles pour pouvoir être négligées dans la pratique. Nous admettrons la loi de Mariotte comme applicable dans les cas où nous aurons à considérer les variations des gaz.

Si nous désignons par v et v' les volumes que prend une masse de gaz (à température constante) pour des pressions h et h', nous pouvons écrire, d'après la loi :

$$\frac{v'}{v} = \frac{h'}{h} \qquad \text{ou} \qquad vh = v'h'.$$

Nous pouvons donc encore donner cet énoncé qui est souvent d'un emploi commode :

A température constante, pour une masse donnée de gaz, le produit du volume par la pression correspondante est constant.

Le poids d'une masse donnée de gaz étant constant, le poids spécifique, qui dépend du volume, doit varier avec la pression. Soient en effet δ et δ' les poids spécifiques aux pressions h et h'; on doit avoir, puisque le poids est invariable :

$$v\delta = v'\delta',$$

d'où l'on déduit :

$$\frac{\delta}{\delta'} = \frac{v'}{v},$$

et par suite :

$$\frac{\delta}{\delta'} = \frac{h}{h'}.$$

Les poids spécifiques d'un gaz, à température constante, sont proportionnels aux pressions correspondantes.

58. **Procédés employés pour faire varier la pression d'un gaz.** — Il existe deux procédés généraux pour obtenir un changement de pression d'un gaz : le premier consiste à faire varier le volume occupé par le gaz sans changer sa masse ; le second consiste à faire varier la masse du gaz sans changer le volume. Quelquefois, d'ailleurs, les deux procédés sont employés simultanément.

Le premier procédé est utilisé, par exemple dans quelques expériences comme celle du briquet à air et surtout pour effectuer la mesure des volumes des gaz en les ramenant à une pression déterminée, ce qu'on obtient en enfonçant les tubes ou éprouvettes qui les contiennent plus ou moins profondément dans le liquide de la cuve où ils sont placés.

C'est encore par un simple changement de volume que, dans les soufflets, on obtient un accroissement de pression qui détermine la sortie de l'air avec une certaine vitesse. On sait que le courant d'air ainsi produit est utilisé pour activer la combustion du bois et du charbon.

Des soufflets analogues, mus à la main ou à l'aide d'un moteur quelconque, sont employés aussi pour produire la respiration artificielle chez les animaux dans un certain nombre d'expériences de physiologie.

C'est également par des changements dans les dimensions de la cage thoracique, changements qui entraînent des variations de capacité des poumons, que se produisent, dans la respiration, les phénomènes d'inspiration et d'expiration, par suite de la différence de pression qui s'établit entre la pression des gaz contenus dans les poumons et celle de l'atmosphère.

Nous signalerons enfin la *ventouse à refoulement* (fig. 48) qui agit en vertu du même principe : cette ventouse est constituée par une petite cloche en verre à tubulure ; sur la tubulure est fixée une sphère creuse en caoutchouc à parois assez épaisses. Pour appliquer la ventouse, on comprime la sphère de manière à chasser une partie de l'air ; puis on appuie la cloche sur la peau et on abandonne la sphère : celle-ci reprend sa forme en vertu de son élasticité, et la pression de l'air de la cloche se trouve diminuée par l'augmentation du volume occupé par l'air.

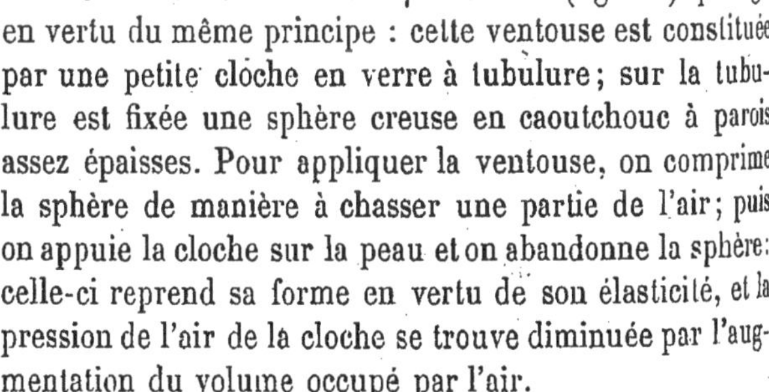

Fig. 48.

La compression de l'air se produit naturellement lorsqu'on descend une cloche, une éprouvette dans un liquide, le gaz prenant à chaque instant la pression de la couche de liquide au niveau de laquelle se trouve le vase ; en même temps, naturellement, le volume de l'air diminue. Un fait de ce genre se passe en particulier dans les cloches à plongeur qui servaient et servent encore quelquefois pour exécuter des travaux au fond de l'eau : les ouvriers qui travaillent dans ces cloches sont donc soumis à une pression d'autant plus forte que la cloche est descendue plus profondément.

Il va sans dire que, indépendamment des variations de pression, l'air subit des modifications chimiques par suite de la respiration des ouvriers et que lorsque l'opération doit durer un certain temps, il faut assurer le renouvellement de cet air.

59. — On peut également obtenir des variations de la pression exercée par un gaz dans une capacité donnée en changeant seulement la masse des gaz. Voici quelques exemples intéressants :

Dans l'appareil de Thilorier pour la liquéfaction de l'acide carbonique, on produit en vase clos une réaction chimique (action d'un acide sur un carbonate) qui dégage le gaz carbonique d'une manière continue, tant que l'action chimique n'est pas épuisée. La pression croît constamment et amène le changement d'état. Un effet analogue a été utilisé par Faraday pour obtenir le même résultat; seulement le gaz est dégagé d'une dissolution ou d'un corps solide qui l'a absorbé, occlus (38).

Inversement, on obtiendrait une diminution de pression d'un gaz en introduisant dans l'espace qui le renferme un liquide capable de le dissoudre, ou un solide susceptible d'en produire l'occlusion; mais ce procédé ne sert de base à aucune application pratique.

On arriverait encore au même résultat en provoquant une action chimique qui ferait entrer le gaz dans une combinaison occupant un moindre volume que le gaz même. C'est ce qui arrive dans le mode le plus simple d'application des ventouses : dans un vase dont la partie ouverte est appliquée sur la peau, on fait brûler un corps combustible, un corps organique en général; la combustion donne de l'acide carbonique dont le volume est égal à celui de l'oxygène qui lui a donné naissance, ce qui ne change dès lors rien à la pression; mais en même temps il y a production d'eau qui, passant à l'état liquide, occupe un volume beaucoup moindre que celui de l'oxygène qu'elle contient, d'où résulte une diminution de pression. En réalité, la question est moins simple, parce qu'il faut tenir compte de l'élévation de température pendant la combustion et du refroidissement qui se produit quand celle-ci est terminée et qui a également pour effet de diminuer la pression.

60. **Des trompes.** — Les variations de pression peuvent être également obtenues par l'augmentation ou la diminution de la masse gazeuse produite par l'entraînement mécanique de celle-ci. C'est ce qui se passe dans les *trompes à eau* qui sont maintenant fréquemment employées dans les laboratoires.

Dans la trompe d'Alvergniat, l'eau arrive en A (fig. 49) et s'écoule sous une assez forte pression à travers un ajutage conique convergent; en face de celui-ci, et à une petite distance, se trouve un tube conique divergent dans lequel l'eau se précipite en entraînant avec elle une certaine quantité d'air. Cet entraînement produit une aspiration : si donc l'espace

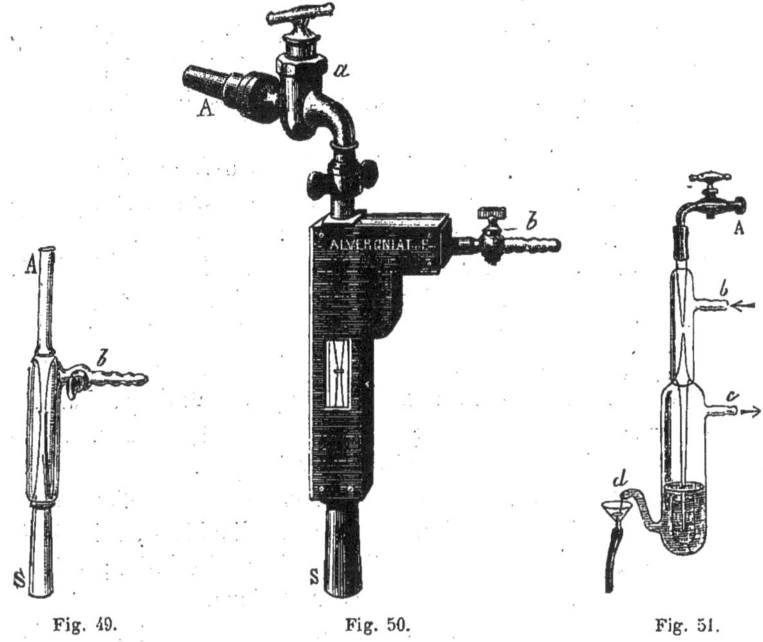

Fig. 49. Fig. 50. Fig. 51.

dans lequel se fait l'écoulement est mis en communication par le tube *b* avec un réservoir, l'air sera raréfié dans celui-ci. L'eau arrive à la partie inférieure et s'écoule par le tube S.

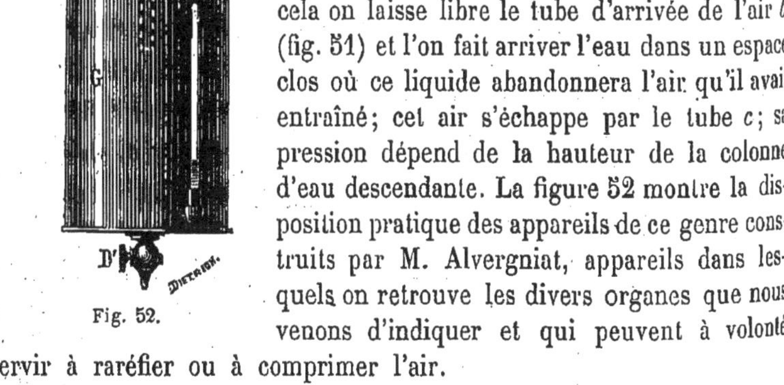

Fig. 52.

Les appareils usités dans les laboratoires présentent la même disposition, mais la forme diffère un peu et les tubes extérieurs sont en métal (fig. 50), ce qui rend l'instrument moins fragile.

La trompe, légèrement modifiée, peut servir de soufflerie, de machine de compression. Pour cela on laisse libre le tube d'arrivée de l'air *b* (fig. 51) et l'on fait arriver l'eau dans un espace clos où ce liquide abandonnera l'air qu'il avait entraîné; cet air s'échappe par le tube *c*; sa pression dépend de la hauteur de la colonne d'eau descendante. La figure 52 montre la disposition pratique des appareils de ce genre construits par M. Alvergniat, appareils dans lesquels on retrouve les divers organes que nous venons d'indiquer et qui peuvent à volonté servir à raréfier ou à comprimer l'air.

61. — La trompe de Sprengel est basée sur un principe analogue : du mercure bien privé d'air est amené lentement, goutte à goutte, à l'extrémité supérieure d'un tube C (fig. 53) qui communique par le tube TE avec le récipient dans lequel on veut raréfier l'air. La colonne mercurielle a, en totalité, une assez grande hauteur, ce qui assure son mouvement de descente. Les gouttes qui se succèdent devant l'orifice de T emprisonnent entre elles du gaz qui est entraîné avec le mercure et vient sortir à la partie inférieure du tube, en B; l'enlèvement du gaz et, par suite, la diminution de sa pression sont ainsi continus. Pour que l'effet se produise, il faut, comme nous l'avons dit, que le mercure arrivant en T soit entièrement privé d'air; pour qu'il en soit ainsi, on ne fait pas arriver ce liquide directement du réservoir au tube C, mais on lui fait parcourir une série de tubes RHP où il abandonne l'air qu'il avait entraîné, air qui s'échappe par le robinet F.

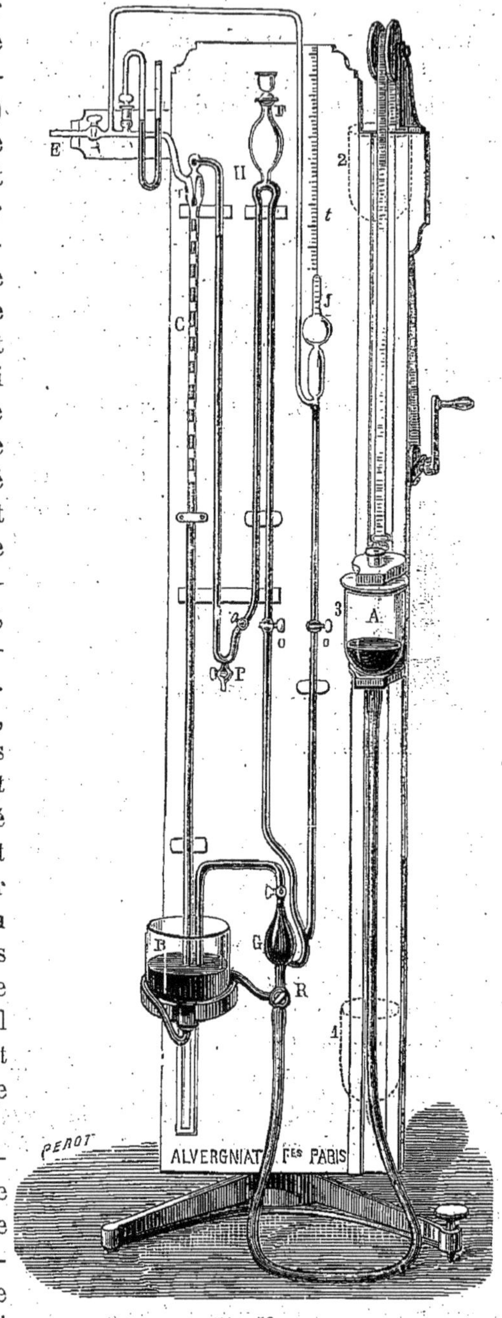

Fig. 53.

L'appareil peut fonctionner d'une manière continue aussi longtemps qu'on le veut, en ayant soin d'assurer l'arrivée du mercure en T. C'est par l'emploi prolongé d'appareils de ce genre que l'on obtient dans les lampes électriques à incandescence une pression ne dépassant pas $0^{mm},01$ de mercure, et que M. Crookes a pu atteindre, dans ses expériences sur l'état radiant, une pression de $0^{mm},001$.

62. **Machines pneumatiques. Machines de compression.** — En général, les appareils qui servent à produire des variations de pression dans les gaz utilisent les deux procédés que nous venons d'indiquer : d'une part, on obtient dans un corps de pompe un changement de pression par un changement de capacité; d'autre part, on obtient le changement de pression dans le réservoir qui contient le gaz en en enlevant ou en y introduisant une certaine masse.

C'est sur ce principe que sont basées les *machines pneumatiques*, appareils propres à raréfier les gaz et à diminuer leur pression, et les *machines ou pompes de compression* destinées à accroître la pression des gaz.

Dans les machines pneumatiques la partie principale est un corps de pompe P (fig. 54) dans lequel se meut un piston; ce corps de pompe est relié au réservoir R dans lequel on veut raréfier l'air par l'intermédiaire d'un tuyau T dont l'orifice, qui débouche dans le corps de pompe, est muni d'une soupape qui s'ouvre de dehors en dedans; cette soupape (qui, dans la pratique, est mue automatiquement) laisse passer le gaz du récipient dans le corps de pompe lorsque la pression dans ce dernier est inférieure à la pression dans le réservoir.

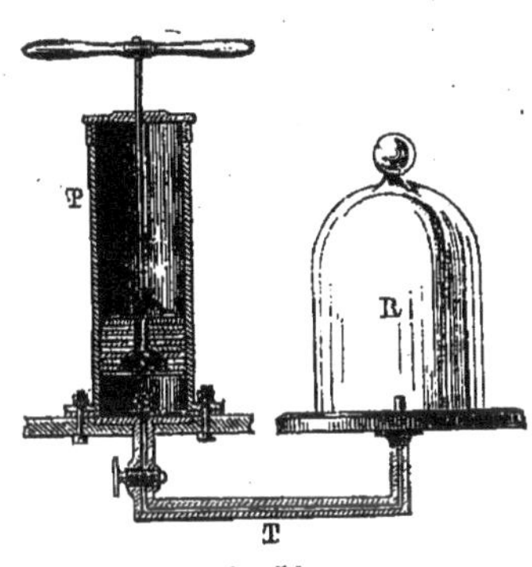

Fig. 54.

Le piston présente une ouverture qui fait communiquer l'intérieur du corps de pompe avec l'atmosphère; cette ouverture est munie d'une soupape qui s'ouvre de dedans en dehors et laisse échapper au dehors le gaz contenu dans le corps de pompe, lorsque sa pression est supérieure à celle de l'atmosphère.

Le jeu de la machine est facile à concevoir. Supposons le piston en bas de sa course et soulevons-le : la soupape du piston reste fermée; mais dans le corps de pompe, lors même qu'il y restait une petite quantité d'air, ce qui est le cas ordinaire, la pression diminue par suite de l'augmentation de capacité. La soupape qui ferme le tube T s'ouvre donc et une partie de l'air du réservoir B pénètre dans le corps de pompe, ce qui diminue la pression dans le réservoir. Lorsque, ensuite, on vient à baisser le piston, la communication se trouve interrompue entre le corps de pompe et le réservoir, par suite de la fermeture de la soupape : la pression reste donc invariable dans le réservoir, mais elle augmente dans le corps de pompe, par suite de la diminution de capacité; elle devient égale, puis supérieure à la pression atmosphérique, la soupape du piston se soulève, le gaz en excès s'échappe jusqu'à ce que le piston soit ramené au bas de la course.

L'appareil est donc revenu matériellement à sa disposition initiale; mais ce double mouvement du piston a eu pour effet, d'une part, de faire passer une partie du gaz du réservoir dans le corps de pompe, puis de celui-ci dans l'atmosphère, et, d'autre part, comme conséquence, de diminuer la pression dans le réservoir.

On comprend alors qu'on peut recommencer la même opération autant de fois qu'on le veut, chaque opération amenant une diminution dans la pression du gaz dans le réservoir.

Une étude complète de la question montre que, en supposant un appareil parfait, dans lequel notamment le piston viendrait à s'appliquer exactement contre le fond du corps de pompe, on fait décroître indéfiniment la pression, sans pourtant jamais arriver à la rendre rigoureusement nulle, ce résultat ne pouvant être atteint qu'après un nombre *infini* de coups de piston.

63. — En réalité, il existe toujours entre le piston au bas de sa course et le corps de pompe un espace (*espace nuisible*) qui limite la puissance de la machine. On démontre, en effet, que l'existence de l'espace nuisible a pour résultat de rendre la raréfaction moins rapide, de telle sorte que pour un même nombre de coups de piston, la pression dans le réservoir est plus grande quand il y a un espace nuisible que quand il n'y en a pas, et d'autant plus grande que l'espace nuisible est plus considérable. D'autre part alors, même pour un nombre *infini* de coups de piston, la pression dans le réservoir ne serait pas nulle, mais conserverait une certaine valeur, petite en général, mais déterminée.

Des dispositions particulières (machines à double épuisement, dispositif de Babinet) ont été employées pour diminuer la valeur de cette pression limite que l'on ne peut dépasser dans la machine ordinaire.

Lorsqu'on veut obtenir une raréfaction poussée très loin, on emploie d'autres appareils, comme la trompe à mercure et la machine de Geissler dont nous parlerons plus loin.

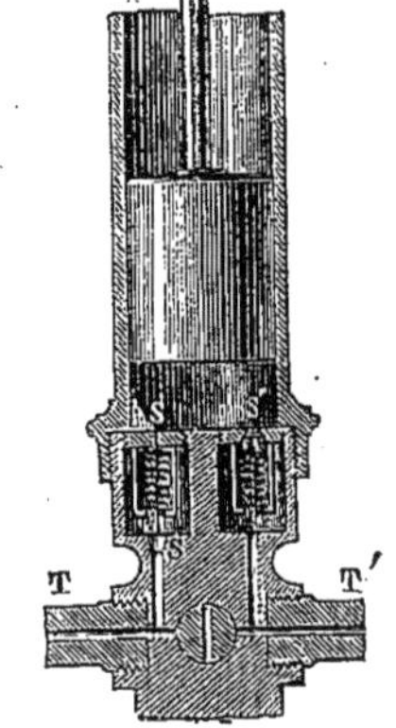

Fig. 55.

64. — La machine ou pompe de compression (fig. 55) présente une disposition analogue, mais en général le piston est plein et le corps de pompe communique avec un récipient contenant le gaz à comprimer par un ajutage T dont l'ouverture est munie d'une soupape S, et avec le réservoir dans lequel le gaz doit être comprimé par un ajutage T' également muni d'une soupape S'. Les soupapes se meuvent dans un sens opposé à celui de leur déplacement dans la machine pneumatique.

Lorsque le piston est en haut de sa course, le corps de pompe communique avec le récipient et est rempli de gaz à la même pression que celui-ci : quand on baisse le piston, la soupape S du tube T se ferme, le volume du corps de pompe diminue et la pression du gaz qui est contenu augmente; elle devient supérieure à celle du réservoir, la soupape S′ s'ouvre et le gaz est refoulé du corps de pompe dans le réservoir, augmentant la pression qui existe dans celui-ci. Quand on relève le piston, la soupape S′ se ferme, maintenant le gaz dans le réservoir; la pression dans le corps de pompe diminue, elle devient inférieure à celle qui existe dans le récipient, la soupape S s'ouvre et quand le piston est en haut de sa course le corps de pompe se trouve rempli de gaz à la pression du récipient.

L'appareil est donc ramené matériellement à sa disposition première; mais le double mouvement du piston a eu pour effet, d'une part, de faire passer une certaine quantité de gaz du récipient dans le corps de pompe et de celui-ci dans le réservoir; et, d'autre part, comme conséquence, d'augmenter la pression dans le réservoir.

On comprend qu'on peut recommencer la même opération autant de fois qu'on le veut, chaque opération amenant une augmentation de pression du gaz dans le réservoir.

On ne peut cependant faire croître infiniment cette pression; il y a une limite qu'on ne peut dépasser et qui est due tant à l'existence d'un espace nuisible qu'à l'impossibilité d'obtenir une étanchéité parfaite sous de fortes pressions.

65. **Applications de la raréfaction et de la compression du gaz.** — La machine pneumatique, outre qu'elle est utilisée sous des formes diverses dans les laboratoires, présente quelques applications spéciales. Nous signalerons, par exemple, son emploi pour raréfier l'air dans certaines formes de ventouses: la ventouse (fig. 56) est constituée alors par une petite cloche à tubulure v; la tubulure porte un pas de vis et est munie d'un robinet r. Une petite pompe à main p peut se visser sur la cloche et permet d'extraire rapidement une quantité d'air suffisante pour produire l'effet cherché. Cette disposition est préférable à celles que nous avons déjà signalées en ce qu'on est maître de pousser la raréfaction au point qui est jugé nécessaire pour l'effet qu'on veut obtenir.

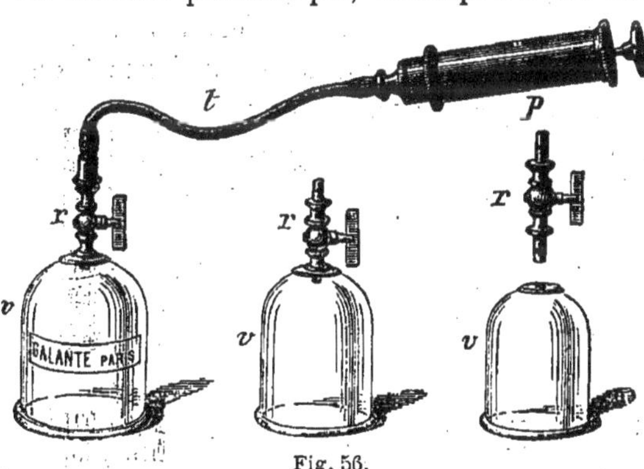

Fig. 56.

Une pompe à main du même genre, mais de plus grandes dimensions, en général, est utilisée pour l'application des ventouses Junod (81).

C'est également sur le même principe que reposent les aspirateurs de Potain et de Dieulafoy.

66. — La machine de compression sert à refouler les gaz qui doivent être obtenus sous pression dans la fabrication de l'eau de Seltz et des eaux minérales artificielles. Elle est utilisée pour obtenir de l'air comprimé dans les cloches où se placent les malades soumis à l'aérothérapie.

Il faut également des machines ou pompes de compression pour envoyer de l'air dans les cloches à plongeur et dans les scaphandres, cet air devant, pour pénétrer, être à la pression qui correspond à la couche de liquide où se fait le travail. Il en est de même dans le cas des travaux sous-marins exécutés à l'air comprimé.

Ces travaux pouvant donner lieu, pour les ouvriers, à des accidents qui quelquefois sont graves et même mortels et pour lesquels le médecin est consulté, nous croyons devoir donner quelques détails.

Pour travailler à sec au fond de l'eau, on fait descendre un caisson métallique à parois résistantes ABA'B' (fig. 57) ouvert à la partie inférieure et dont les bords tranchants pénètrent un peu dans le sol; pour résister à l'action de la poussée qui est considérable lorsque le caisson est rempli d'air, il doit recevoir une surcharge convenablement calculée. Dans le caisson débouche l'extrémité d'un tube EF qui amène de l'air comprimé fourni par une machine puissante. Si la pression de l'air est assez grande, l'eau est peu à peu refoulée, s'échappe sous les bords du caisson qui se vide complètement, de manière que les ouvriers peuvent travailler à sec. La machine doit toujours fonctionner, non seulement pour empêcher le retour de l'eau, mais encore pour amener constamment de l'air pur qui se substitue à l'air vicié par la respiration.

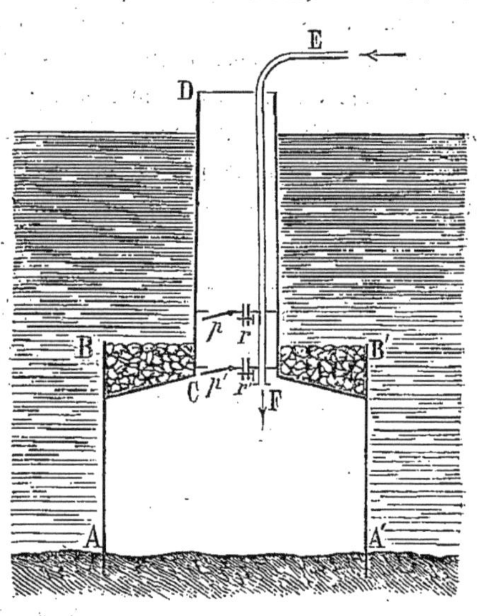

Fig. 57.

Un ouvrier ne peut travailler que quelques heures dans ces conditions; une disposition spéciale doit exister pour permettre l'entrée et la sortie dans le caisson. A la partie supérieure de celui-ci est adapté un cylindre métallique de 1 ou 2 mètres de diamètre s'élevant jusqu'au-dessus du niveau de l'eau : à sa jonction avec le caisson se trouve une *chambre à air* ou *sas*. Ce sas est formé par deux planchers limitant un espace cylindrique ; ces planchers présentent chacun une ouverture munie d'une porte s'ouvrant de haut en bas et garnie d'une fermeture étanche, et une ouverture plus petite munie d'un robinet. Soient p et r la porte et le robinet supérieurs, p' et r' la porte et le robinet inférieurs.

Lorsqu'on veut pénétrer dans le caisson, on se place sur le plancher supérieur ; la porte p' et le robinet r' étant fermés, on ouvre le robinet r, l'équilibre de pression s'établit entre l'atmosphère et l'air du sas. Il est possible alors d'ouvrir la porte p et de pénétrer dans le sas ; la porte p et le robinet r étant fermés, on ouvre le robinet r', ce qui établit, de la même façon, l'équilibre entre l'air du sas et l'air du caisson. C'est alors seulement qu'on peut ouvrir la porte p' et pénétrer dans le caisson ; puis la porte p' et le robinet r' sont fermés pour permettre ultérieurement un autre passage.

Lorsqu'on veut sortir, on exécute les opérations en ordre inverse et l'on passe successivement du caisson dans le sas, puis du sas à l'air libre.

Comme nous le dirons plus loin, alors que le passage de l'air au caisson peut être assez rapide, il est absolument nécessaire que le passage inverse soit lent, que la *décompression* qui se produit lorsqu'on ouvre le robinet r pour amener l'air du sas à la pression extérieure se fasse avec de grandes précautions : des accidents graves se produisent si l'on n'opère pas très lentement.

67. **Manomètre à air comprimé.** — La relation simple qui existe entre les volumes occupés par une masse de gaz et les pressions auxquelles elle est soumise fournit un moyen d'évaluer les pressions : l'appareil qui sert dans ce cas est un *manomètre à air comprimé*.

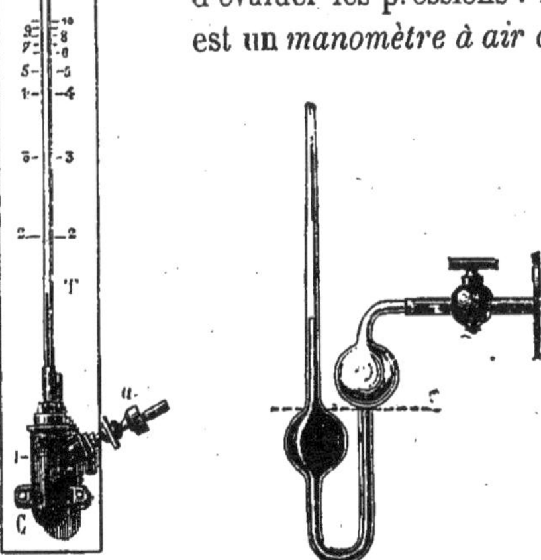

Fig. 58. Fig. 59.

Le manomètre à cuvette comprend une cuvette C en fer présentant deux tubulures (fig. 58) ; l'une porte un ajutage a qui sert à la relier au réservoir contenant le gaz dont on cherche la pression. Dans l'autre passe un tube en verre T fermé à sa partie supérieure ; ce tube contient une quantité d'air telle que quand l'ajutage a est ouvert à l'atmosphère le niveau du mercure est le même dans le tube et dans la cuvette. Quand une pression est exercée en a, le mercure monte dans le tube ; la valeur de la pression est égale à la hauteur de la colonne de mercure augmentée de la force élastique de l'air, calculée d'après la loi de Mariotte en tenant compte de la variation de volume. Dans la pratique, on ne fait pas ce calcul, et l'appareil présente une graduation obtenue par une comparaison directe.

On emploie également un manomètre à siphon (fig. 59) dont le fonctionnement est le même, d'une manière générale : les branches présentent des renflements destinés à éviter la sortie de l'air, dans le cas où la pression vient à diminuer notablement dans le réservoir sur lequel est fixé le manomètre.

68. **Pressions dans les vapeurs. Tension maxima.** — Nous avons dit qu'il y avait lieu de considérer à part les vapeurs, corps gazeux qui sont dans des conditions de température telles qu'ils peuvent exister à l'état liquide également. Une autre distinction est à établir suivant que ces vapeurs sont ou non en contact avec le liquide duquel elles proviennent; l'expérience suivante justifie cette division :

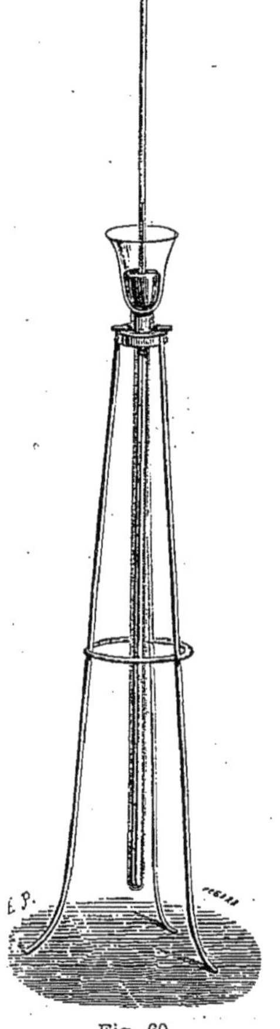

Fig. 60.

Considérons un tube fermé à une extrémité et introduit plein de mercure de manière à former baromètre dans une cuvette en verre prolongée inférieurement par un tube en fer (cuvete profonde, fig. 60) ; à l'aide d'une pipette faisons pénétrer dans le tube une petite quantité d'un liquide volatil, de l'éther par exemple. En vertu de son faible poids spécifique, ce liquide s'élève dans le tube et, arrivé à la partie supérieure, se transforme en vapeurs; immédiatement, le mercure s'abaisse d'une certaine quantité et la hauteur de la colonne qui reste soulevée mesure la différence entre la pression atmosphérique et la pression de la vapeur. En élevant ou abaissant le tube, nous modifierons la grandeur de l'espace occupé par la vapeur; nous pourrons, à chaque instant, évaluer la pression ou force *élastique* de cette vapeur d'après la position de la surface libre.

Supposons que, au début, il ne soit pas resté d'éther à l'état liquide, l'espace situé au-dessus du mercure étant rempli de vapeur. Si nous soulevons le tube, augmentant ainsi le volume de la vapeur, nous verrons que la pression diminue : cette pression n'est pas exactement celle qui serait indiquée par la loi de Mariotte, la vapeur étant un peu plus compressible que ne serait un gaz placé dans les mêmes conditions (pour une même augmentation de pression, le volume de la vapeur est plus petit que celui que donnerait la loi de Mariotte ou, ce qui revient au même, pour une même diminution de volume l'augmentation de pression est moindre que cette loi ne l'indiquerait) : le sens de la variation est le même cependant.

69. — Si, au contraire, on enfonce le tube dans la cuvette ; ce qui diminue l'espace occupé par la vapeur, on voit d'abord la pression augmenter un peu moins vite qu'il ne résulterait de l'application de la loi de Mariotte. Puis à un certain instant, une mince couche de liquide apparaît à la surface du mercure dans le tube, couche dont l'épaisseur augmente lorsqu'on enfonce le tube davantage, de telle sorte que la masse de vapeur diminue.

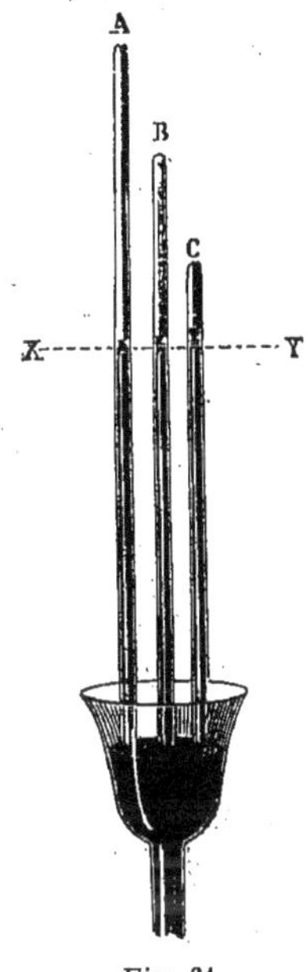

Fig. 61.

A partir de l'instant où le liquide a commencé à apparaître, on reconnaît que le niveau du mercure reste à une hauteur invariable (fig. 61), ce qui prouve que la pression de la vapeur est devenue constante.

Il n'y a pas lieu, dans ce cas, à appliquer la loi de Mariotte, puisque la masse gazeuse ne reste pas invariable ; c'est donc un phénomène d'un autre ordre qui intervient : il consiste en ce que, pour une température donnée, la pression d'une vapeur en contact avec le liquide générateur est constante et que, dans chaque cas, le passage de l'état liquide à l'état gazeux, ou inversement, se produit de manière à assurer l'invariabilité de cette pression.

Il résulte évidemment de là que si, dans un espace où cette pression est atteinte, on introduisait une nouvelle quantité de vapeur, celle-ci ne pourrait subsister à l'état gazeux et passerait à l'état liquide. On dit alors que l'espace est *saturé* de vapeur ; on dit également que la vapeur est *saturante*.

La pression de la vapeur, qu'on désigne aussi sous le nom de *tension* ou de *force élastique*, a, dans ce cas, la plus grande valeur qu'elle puisse prendre (pour la température de l'expérience) ; pour cette raison, la tension d'une vapeur saturante est dite *tension maxima* de cette vapeur par la température considérée.

Comme nous le dirons plus loin (voir Chaleur) la tension maxima croît rapidement quand la température s'élève.

70. — En général, si on répète les expériences que nous venons d'indiquer avec un corps solide, on n'observe aucun effet, le niveau du mercure ne s'abaisse pas dans le tube qui le contient : les solides, le plus souvent, n'émettent pas de vapeur à la température ordinaire.

Mais il n'en est pas toujours ainsi : le fait que certains solides sont odorants, c'est-à-dire que, à distance, ils impressionnent le sens olfactif, prouve qu'ils se vaporisent. On le reconnaît en ce que, introduits dans le tube barométrique de l'expérience précédente, ils provoquent un abaissement de la colonne mercurielle; il peut en être de même d'ailleurs de corps qui ne sont pas odorants, comme l'eau à l'état de glace. Comme pour les liquides, cette expérience donne la mesure de la force élastique de la vapeur et conduit également à la notion de tension maxima.

On reconnaît d'ailleurs que, à la température ordinaire, la tension maxima de la vapeur fournie par un solide est toujours faible.

Si, dans le cas d'un espace saturé par de la vapeur fournie par un solide, on vient à diminuer le volume, une partie de la vapeur change d'état et passe à l'état solide, la quantité qui se transforme ainsi étant telle que la vapeur non solidifiée conserve la tension maxima.

En résumé, les propriétés des vapeurs fournies par les solides ne diffèrent pas de celles des vapeurs fournies par les liquides.

71. — Il résulte de ce qui précède qu'une masse donnée de vapeur, à une température déterminée, occupe le plus petit volume possible quand elle est saturante, quand elle est à sa tension maxima. Son volume croît lorsque la tension diminue. En conséquence, le poids spécifique (57) de la vapeur doit être maximum pour la tension maxima et décroître quand la tension diminue. Si, en effet, p est le poids d'une certaine masse de vapeur, v son volume et Δ son poids spécifique, on a toujours :

$$p = v\,\Delta.$$

Le volume v doit donc varier en sens contraire de Δ puisque p est constant.

Mais les vapeurs n'obéissant pas à la loi de Mariotte, il n'existe pas, comme pour les gaz, une relation simple entre le poids spécifique et la pression. Cependant, pour certaines vapeurs au moins, comme la vapeur d'eau aux températures ordinaires, on peut, sans erreur sensible dans la pratique, appliquer la même loi et admettre que, à peu près, les poids spécifiques sont proportionnels aux pressions.

Ces considérations trouveront leur application dans l'étude de l'hygrométrie.

72. **Fraction de saturation. Vaporisation, liquéfaction.** — Lorsqu'une vapeur occupe un espace qu'elle ne sature pas, sa force élastique $\mathbf{f}$ est moindre que la tension maxima $\mathbf{F}_t$ pour la température t de l'expérience. Le rapport $\frac{\mathbf{f}}{\mathbf{F}_t}$ qu'on rencontre fréquemment dans les questions qui se rattachent aux vapeurs est désigné sous le nom de *fraction de saturation* de la vapeur, dans les conditions de l'expérience.

La fraction de saturation d'une vapeur est donc le rapport entre sa tension actuelle et la tension qu'elle aurait à la même température si elle était saturante.

Lorsqu'il s'agit de la vapeur d'eau, surtout si elle est mélangée à l'air, la fraction de saturation prend plus spécialement le nom d'*état hygrométrique*.

73. — Comme nous l'avons dit, lorsqu'un liquide arrive dans un espace vide, il se transforme immédiatement en vapeur : ce changement porte le nom de *vaporisation*. Il se produit toujours et continue tant que la vapeur n'a pas atteint sa tension maxima. Il se produit également si le liquide arrive dans un espace où sa vapeur existe déjà, mais non à la tension maxima ; le changement d'état, qui est également nécessaire, est alors moins rapide. On peut dire, au moins approximativement, que la quantité de vapeur dégagée dans un temps donné est proportionnelle à la différence entre la tension maxima à la température de l'expérience et la tension actuelle, soit à $\mathbf{F}_t - \mathbf{f}$ ou $\mathbf{F}_t (1 - \varepsilon)$ en désignant par ε la valeur de la fraction de saturation.

La vaporisation se produit également si un liquide parvient dans un espace contenant un autre gaz ou une autre vapeur ; de plus les conditions du changement d'état sont liées à certains éléments et produisent des effets particuliers : nous aurons à reprendre la question plus tard.

Remarquons que, pour une température donnée, la vapeur revient en partie à l'état liquide, dès que sa tension tend à dépasser la tension maxima correspondant à cette température : il y a *liquéfaction* de la vapeur. Comme nous venons de le dire pour le changement inverse, la question sera étudiée ultérieurement à un autre point de vue (voir CHALEUR, CHANGEMENTS D'ÉTAT).

74. **Poussée dans le gaz.** — Les gaz, exerçant des pressions sur les surfaces avec lesquelles ils sont en contact, produisent sur les corps qui y sont plongés des effets analogues à ceux auxquels les liquides donnent naissance. C'est-à-dire que tout corps plongé dans un gaz subit de la part de ce gaz une poussée, résultante des pressions exercées aux différents points, poussée qui est une force verticale, dirigée de bas en haut, et égale au poids du gaz déplacé.

Un corps plongé dans un gaz (et c'est le cas général, à cause de l'existence de l'atmosphère qui entoure notre globe) est donc toujours soumis à deux forces dirigées en sens contraire : son poids et la poussée du gaz. Il y a donc lieu d'appliquer ici les résultats que nous avons indiqués pour les liquides (LXII).

En général, le poids spécifique des corps est plus grand que celui de l'air, la poussée est moindre que le poids : la résultante du poids et de la poussée est dirigée de haut en bas et égale au poids diminué de la poussée. Le corps exige pour être soutenu une force moindre que s'il était dans le vide ; c'est ce que montre l'expérience classique du *baroscope* : la force nécessaire pour le maintenir alors constitue ce qu'on appelle son *poids apparent*.

La différence entre le poids réel et le poids apparent n'est pas considérable : elle est de 1gr,3 environ pour chaque décimètre cube du corps considéré; aussi peut-elle être négligée le plus souvent. Il y a lieu d'en tenir compte, cependant, dans les expériences de précision.

Si un corps a un poids moindre que celui de l'air qu'il déplace, la résultante du poids et de la poussée est dirigée de bas en haut : elle reçoit alors le nom de *force ascensionnelle*. Elle tend à faire monter le corps dans l'atmosphère ; nous reviendrons sur les conditions de ce mouvement quand nous aurons étudié les conditions de la couche atmosphérique.

75. **De la pression atmosphérique.** — Nous savons que l'atmosphère qui entoure notre globe a une épaisseur supérieure à 10 kilomètres, puisque divers expérimentateurs se sont élevés à cette hauteur dans des ascensions aérostatiques. Comme, d'autre part, l'air est pesant, l'atmosphère doit exercer une pression sur les surfaces des corps qui y sont plongés.

Cette pression, quoique notable, comme nous le dirons, ne peut cependant pas être immédiatement mise en évidence par son action sur les corps, parce que, comme elle s'exerce dans tous les sens sur les diverses parties d'un corps, nous ne pouvons observer que la résultante des pressions élémentaires, résultante qui n'est autre que la poussée dont nous venons d'indiquer la faible valeur.

Mais on peut par diverses expériences mettre nettement en évidence l'existence de cette pression. Sans insister, nous citerons l'expérience du *crève-vessie*, celle des *hémisphères de Magdebourg*; nous signalerons surtout le *baromètre* de Torricelli et la mémorable expérience de Pascal au Puy de Dôme.

Sans insister, car ces questions font partie des cours élémentaires, nous rappellerons que le baromètre (fig. 62) est constitué par un tube de 80 centimètres environ fermé à une extrémité, complètement rempli de mercure et que l'on retourne dans une cuvette pleine du même liquide. On voit alors que le mercure descend dans le tube, laissant au-dessus de lui un espace vide : à Paris, en moyenne, le niveau du mercure dans le tube est à 76 centimètres au-dessus du niveau du mercure dans la cuvette.

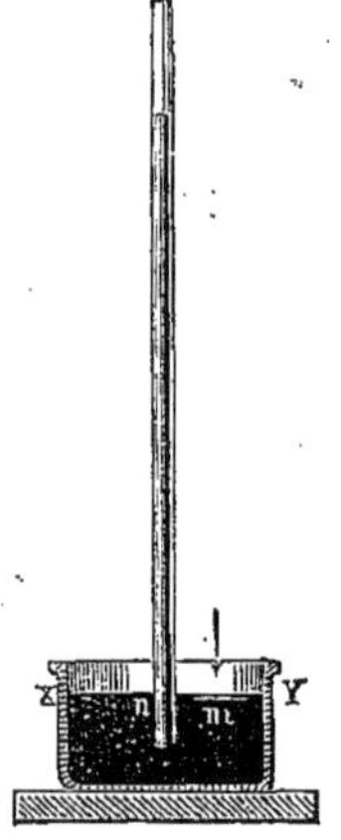

Fig. 62.

Le mercure ainsi soulevé est maintenu en équilibre par la pression atmosphérique que cette expérience permet de mesurer. En effet, la colonne de mercure exerce sur chaque centimètre carré une pression qu'on peut évaluer sachant que le poids spécifique du mercure est de

13gr,59 par centimètre cube. La colonne barométrique ayant 1$^{cm^2}$ de base a un volume de 76$^{cm^3}$ et son poids est

$$76 \times 13^{gr},59 = 1033^{gr}.$$

Telle est aussi par conséquent, à Paris, la pression exercée par l'atmosphère sur chaque centimètre carré.

Dans l'atmosphère, comme dans un liquide, la pression doit varier dans les différents plans horizontaux, étant d'autant moindre qu'on s'élève davantage. C'est précisément ce que Pascal fit vérifier en comparant les hauteurs de la colonne barométrique au pied et au sommet du Puy de Dôme; on trouva, en effet, que cette hauteur était moindre au sommet qu'à la base, la différence d'ailleurs n'était pas négligeable, elle s'élevait à 8cm,5 environ.

76. — La pression diminue donc lorsque l'on s'élève dans l'atmosphère; mais la loi de variation n'est pas aussi simple que pour les liquides, et il n'y a pas proportionnalité entre les variations de pression et les variations d'altitude.

Cette différence tient à ce que les liquides étant sensiblement incompressibles nous avons pu considérer leur poids spécifique comme constant; au contraire, pour les gaz, nous avons dit (57) que le poids spécifique est proportionnel à la pression; il varie donc aux différentes altitudes, diminuant progressivement lorsque l'on considère des altitudes croissantes.

En admettant que la température reste constante aux différents points d'une même verticale (ce qui d'ailleurs n'est jamais réalisé) on peut démontrer que lorsque les altitudes croissent en progression arithmétique, les hauteurs barométriques décroissent en progression géométrique.

Cette loi étant connue, on comprend qu'on puisse, à l'aide d'une formule, déterminer la différence d'altitude de deux points quand on connaît les hauteurs de la colonne barométrique en ces points. Cette formule, qui est connue sous le nom de *formule barométrique*, est commode dans les voyages d'exploration pour faire un nivellement approximatif [1].

77. **Variations de la pression barométrique.** — Les variations de la pression barométrique aux différents points du globe présentent un réel intérêt et influent sur divers phénomènes physiques et physiologiques.

1. Si nous appelons z et z_0 les altitudes de deux stations où on a fait des observations barométriques, h et h_0 les hauteurs de la colonne mercurielle, t et t_0 les températures, en ces deux stations, on peut employer la formule suivante :

$$z - z_0 = \log \frac{h_0}{h} \left(1 + \frac{2(t + t_0)}{1000}\right),$$

qui donne des résultats suffisamment exacts comme première approximation.

Nous reviendrons ultérieurement sur leur importance au point de vue de l'ébullition des liquides et au point de vue de la respiration. Aussi croyons-nous devoir donner l'indication des pressions barométriques moyennes à diverses altitudes.

	Altitude.	Pression.
Madrid	652	70cm,
Briançon	1330	64 ,5
Mexico	2280	58 ,3
Hospice du Grand-Saint-Bernard	2472	55 ,7
Pic du Midi	2877	54
Antisana	4000	47
Mont-Blanc	4800	42

En réalité, la pression atmosphérique en un point donné du globe n'est pas constante et lorsqu'on mesure avec soin la hauteur de la colonne mercurielle on reconnaît qu'elle varie constamment. Ces variations, dans les climats tempérés, ne sont pas considérables, en général : à Paris cependant, où la pression moyenne est de 75cm,6 on a observé comme valeurs extrêmes 74,2 et 77,7. Sans être absolument nuls, les effets de ces variations extrêmes qui sont, d'ailleurs, de courte durée, ne sont pas très considérables : il est probable cependant qu'ils ont une influence, sur l'état des malades surtout.

Ces variations barométriques dénotent des changements dans l'atmosphère qui n'est pas une couche gazeuse invariable et immobile, et la comparaison des hauteurs barométriques prises plusieurs jours de suite dans un assez grand nombre de stations suffisamment éloignées et convenablement réparties permet d'établir avec quelque certitude la prévision du temps, vingt-quatre heures à l'avance environ.

78. **Des baromètres.** — On conçoit donc que, à ces différents points de vue, la mesure de la hauteur barométrique présente un intérêt réel. Aussi existe-t-il un grand nombre de baromètres permettant d'effectuer cette mesure avec précision; nous ne nous arrêterons pas à décrire ces différents modèles, nous bornant à rappeler qu'il est nécessaire d'employer des appareils spéciaux (baromètre de Fortin, de Gay-Lussac, métallique) lorsqu'il s'agit d'observations à faire en des stations différentes. La condition d'être transportable entraîne pour ces appareils des dispositions particulières.

Nous pensons fermement qu'il y aurait un grand intérêt, en chaque lieu, à rechercher les relations qui peuvent exister entre les conditions sanitaires et la pression barométrique. Comme il conviendrait absolument d'être renseigné sur toutes les variations de cette dernière, et comme un médecin ne peut s'astreindre à faire des observations fréquentes, il serait nécessaire, pour l'étude que nous signalons, d'utiliser les baromètres enregistreurs. Nous décrirons, par exemple, le baromètre Richard d'après le rapport du colonel Sebert (fig. 63).

L'organe élémentaire de ces baromètres est une chambre anéroïde à coquille, formée de deux valves métalliques minces, soudées par leurs bords, dans laquelle on fait le vide. Les deux valves qui tendent alors à se rapprocher sont maintenues écartées par l'action antagoniste d'un ressort logé à l'intérieur et formé de deux lames d'acier cambrées qui s'arc-boutent l'une sur l'autre par leurs extrémités.

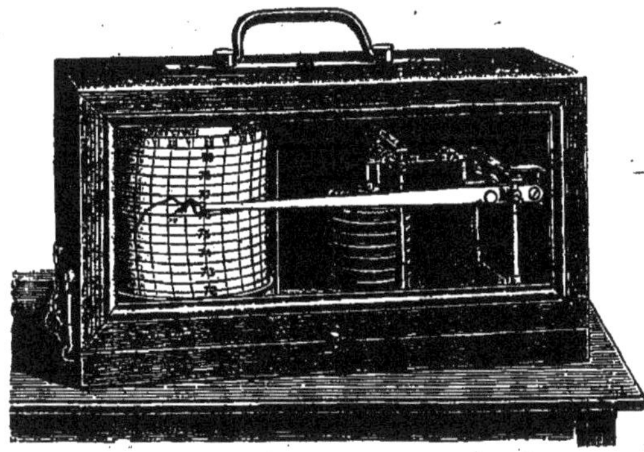

Fig. 63.

Chaque coquille ainsi constituée s'aplatit légèrement quand la pression extérieure augmente et s'épanouit quand celle-ci diminue.

Chacune de ces coquilles porte suivant son axe, et sur chaque base, une petite pièce saillante; l'une de ces pièces forme pas de vis, l'autre forme écrou; de sorte que l'on peut superposer une série de coquilles semblables disposées en colonne verticale, en les vissant successivement l'une sur l'autre.

Dans ces conditions, si la base inférieure de la colonne repose sur un plan fixe, la base supérieure se soulève ou s'abaisse, pour chaque variation de la pression atmosphérique, d'une quantité qui est la somme des déplacements de chaque coquille élémentaire.

Les déplacements de la base supérieure de la colonne de coquilles sont utilisés pour faire mouvoir le petit bras d'un levier articulé dont le grand bras forme le style enregistreur : ce levier amplifie environ quarante fois les déplacements de la base de la colonne.

Les déplacements du style enregistreur sont trop considérables pour pouvoir être assimilés à de petites droites; aussi l'enregistrement doit-il se faire sur un papier (fig. 64) portant des traits en arc de cercle pour la détermination des abscisses et des lignes droites pour celle des ordonnées. Ce papier est enroulé sur un cylindre mû par un rouage d'horlogerie et faisant un tour en sept jours, de telle sorte qu'il suffit de changer le papier une fois par semaine pour avoir un tracé continu donnant à chaque instant la valeur de la pression barométrique.

79. Effet mécanique des variations de la pression barométrique chez les êtres vivants. — L'effet de la variation de la pression barométrique sur un solide invariable se borne à une variation de poussée que subit le corps, variation proportionnelle à la pression, puisque le volume ne change pas. S'il s'agissait d'un corps compressible et expansible, les variations de pression produiraient des changements de volume, celui-ci diminuant quand la pression augmente et inversement, ainsi qu'il arrive, par exemple, pour les coquilles du baromètre enregistreur.

Sur l'homme et les êtres vivants, les variations de pression ont des effets variés : nous ne nous occuperons ici que des effets mécaniques proprement dits, remettant à un autre chapitre l'indication des effets relatifs aux phénomènes chimiques de la respiration et à la dissolution des gaz dans le sang.

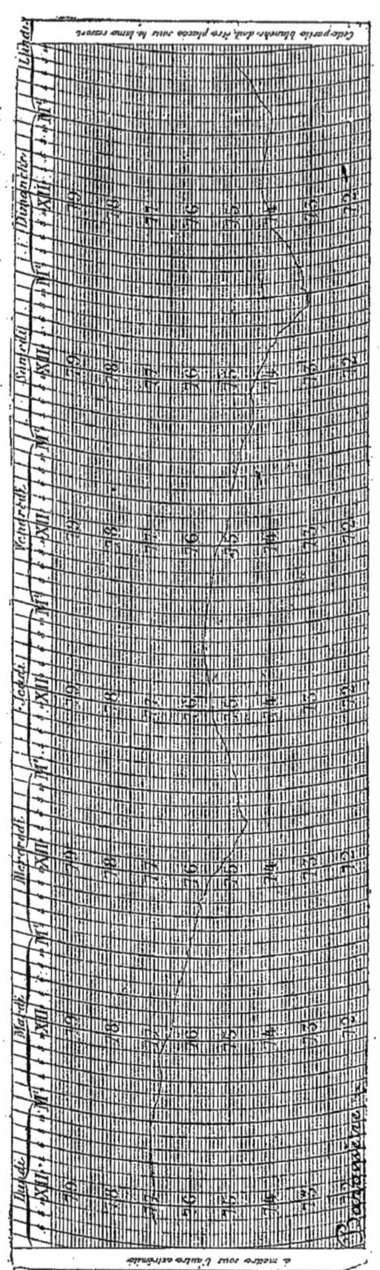

Fig. 61.

D'une manière générale, les variations de la pression atmosphérique, même lorsqu'elles sont grandes, comme il arrive dans les cloches à plongeur, les caissons à air comprimé, n'ont qu'une influence négligeable sur les mouvements des êtres vivants : ces mouvements se font avec la même facilité, parce que l'action mécanique se réduit à la variation de poussée qui est faible. Les mouvements respiratoires ne sont pas gênés parce que la pression a la même valeur à l'intérieur des poumons et à l'extérieur de la cage thoracique dont les parois se déplacent alors comme si ces pressions n'existaient pas.

L'oreille moyenne ne communique avec l'atmosphère que par un canal relativement long et flexueux, la trompe d'Eustache, dont les parois peuvent même s'accoler assez facilement; aussi l'équilibre de pression ne s'établit-il pas immédiatement entre l'air contenu dans cette cavité et l'air extérieur : la différence de pression qui subsiste a pour effet de donner une courbure à la membrane du tympan qui ferme l'oreille moyenne du côté du canal auditif; la membrane bombe du côté où la pression est la moins forte, et cette déformation est accompagnée de douleurs plus ou moins vives. Celles-ci disparaissent peu à peu, au fur et à mesure que, l'équilibre de pression se rétablissant, la membrane du tympan reprend sa position normale. On peut faciliter et hâter ce retour à l'égalité de pression en exécutant des mouvements de déglutition.

C'est surtout sur la cavité abdominale que portent le plus directement les effets dus aux variations de la pression atmosphérique, ce qui s'explique aisément par l'existence des masses gazeuses qui remplissent l'intestin; l'action est marquée surtout pour l'augmentation de pression qui amène une diminution de l'abdomen : les ouvriers qui travaillent dans les cloches à air comprimé sont obligés de serrer la boucle de leur pantalon. Une action inverse doit se produire dans le cas de la raréfaction; mais outre que celle-ci n'est jamais très considérable, le manque d'extensibilité des tissus explique que l'augmentation de volume soit faible.

On a observé des variations dans le nombre, la forme et l'intensité des battements du pouls. Mais les faits signalés ne sont pas concordants, et il est possible qu'il n'y ait pas une action directe et que les modifications observées dans la circulation soient dues aux changements éprouvés par les organes contenus dans la cavité abdominale.

Comme nous l'avons dit, nous aurons à revenir, à d'autres points de vue, sur les effets produits par les variations de pression.

80. — On n'est pas absolument fixé sur les effets produits sur les phénomènes respiratoires par une raréfaction de pression : quoique l'habitation à des altitudes élevées, qui est souvent ordonnée maintenant, fournisse de bons résultats généraux en certains cas, on ne sait au juste s'il y a des modifications dans la capacité des poumons ou non. Dans le cas d'individus placés dans des appareils clos et soumis pendant un certain temps à une pression supérieure à la pression normale, on a signalé une augmentation de la capacité pulmonaire : ce fait ne paraît pas être le résultat d'une action directe et semble dû à la diminution de volume des organes contenus dans la cavité abdominale.

81. — Les effets dus aux variations de la pression extérieure sont très marqués lorsque ces variations se font sentir sur une partie seulement et non sur la totalité du corps. On les observe notamment en soustrayant, à l'aide d'une ventouse, une partie des téguments à l'action de la pression atmosphérique : la ventouse est une petite cloche dans laquelle on a raréfié l'air par un procédé quelconque (65). La pression étant plus forte à l'extérieur, les tissus mous sont poussés dans la cloche, il y a turgescence; en même temps, et pour la même raison, le sang afflue dans les vaisseaux des parties turgescentes et y produit une congestion locale : il y a donc là un procédé qui en modifiant la répar-

tition du sang peut amener des résultats avantageux. Si, avant d'appliquer la ventouse, on a fait des scarifications, l'action de la différence de pression fait jaillir le sang avec force et amène ainsi une déplétion du système sanguin; nous n'avons pas à insister sur les conditions d'application des ventouses sèches ou des ventouses scarifiées.

Junod a obtenu des effets thérapeutiques puissants en étendant l'action de la ventouse à un membre tout entier : la jambe (ou le bras) du malade est introduite dans un cylindre métallique fermé à une extrémité et dont l'extrémité opposée porte une garniture en caoutchouc qui peut être serrée contre le membre et assure une fermeture hermétique. L'intérieur du cylindre est mis en communication avec une machine aspi-

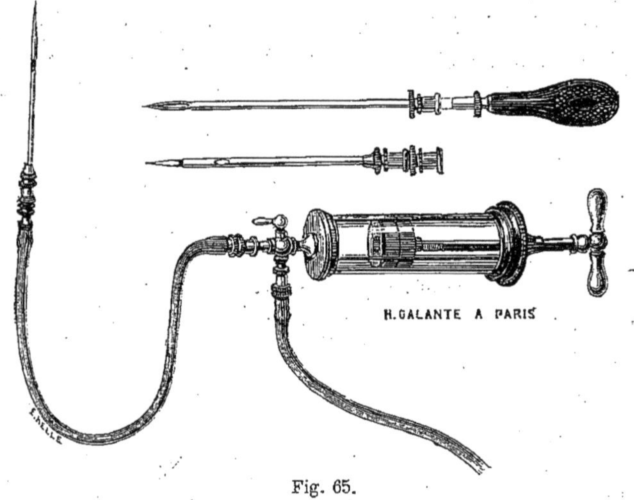

Fig. 65.

rante par l'intermédiaire d'un ajutage muni d'un robinet : l'effet de la différence de pression se manifeste sur une grande surface et produit une dérivation intense.

On a proposé et appliqué dans quelques cas l'action locale sur la cavité pulmonaire d'une pression différente de la pression normale. On a employé des appareils *pneumothérapiques* divers qui tantôt produisent une pression inférieure à la pression atmosphérique et tantôt une pression supérieure. En général, l'application de l'appareil est telle que l'action se produise seulement pendant un des temps de la respiration : c'est ainsi que, par exemple, la raréfaction est un adjuvant pour l'expiration et que, grâce à son emploi, on obtient une ventilation bien plus complète du poumon, par suite de l'augmentation de la masse de gaz qui sort alors de la cavité pulmonaire.

Le résultat est analogue, mais par un procédé différent si on produit l'inspiration dans une atmosphère légèrement comprimée, l'expiration se faisant normalement. On obtient alors une plus grande distension des vésicules et, par suite, une ventilation plus parfaite également : il paraît que cette action suffisamment répétée aurait pour effet d'augmenter d'une manière durable la capacité pulmonaire.

C'est également sur l'action d'une diminution de pression que reposent les *aspirateurs* usités en médecine et en chirurgie, aspirateurs de Potain, aspirateurs de Dieulafoy, pour citer les plus connus. Dans l'un et l'autre, on introduit une canule fine dans la partie où l'on suppose qu'existe une collection liquide, et on met l'extrémité libre de cette canule en communication avec un espace dans lequel on a raréfié l'air : la pression atmosphérique agissant sur le liquide par l'intermédiaire des parties molles le pousse dans la canule où existe une pression moindre, et de là dans un réservoir où on le recueille, ce qui permet de l'étudier. Dans l'appareil de Dieulafoy (fig. 65), la raréfaction est produite directement par le mouvement d'un piston qui se déplace dans un cylindre;

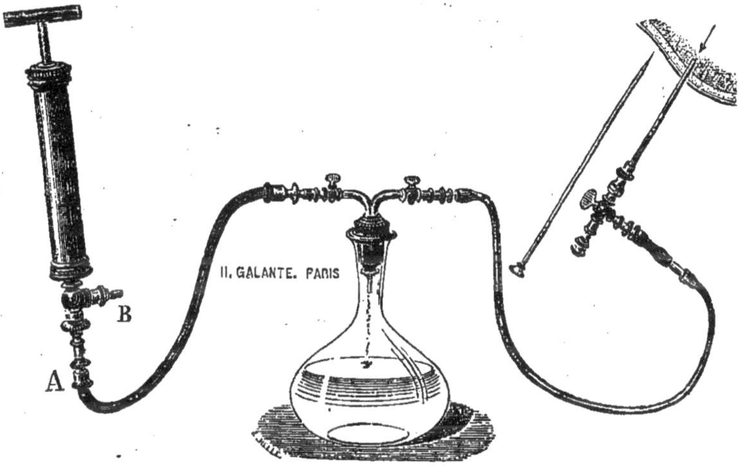

Fig. 66.

dans l'aspirateur de Potain (fig. 66), la canule est reliée à un flacon où on produit et on maintient la raréfaction par l'action d'une pompe à main, et dans lequel se réunit le liquide.

82. **Effets divers de la pression atmosphérique.** — L'existence de la pression atmosphérique donne l'explication d'un grand nombre de phénomènes et de faits expérimentaux; nous nous bornerons à en signaler quelques-uns.

C'est l'existence de la pression atmosphérique qui maintient les liquides, eau ou mercure, dans les éprouvettes dont on se sert pour recueillir les gaz; c'est encore à elle qu'est dû le maintien des liquides dans les pipettes. C'est encore elle qui produit l'élévation d'un liquide dans un tube dont une extrémité y est plongée et à l'autre extrémité duquel on produit une aspiration avec la bouche; c'est par un procédé analogue que l'eau est élevée dans une pompe aspirante, l'aspiration étant produite dans ce cas par le mouvement d'un piston dans un corps de pompe : la colonne d'eau soulevée devant être maintenue en équilibre par la pression atmosphérique, sa hauteur ne peut être supérieure à celle qui produirait une pression de même valeur, soit une hauteur de $10^{m},32$. En réalité, à cause des imperfections des appareils, on ne peut compter, dans la pratique, élever l'eau à une hauteur de plus de 8 mètres au-dessus du niveau inférieur.

L'existence de la pression atmosphérique rend également compte du fonctionnement du siphon, appareil destiné à faire passer un liquide d'un vase à un autre vase situé à un niveau inférieur sans avoir à incliner le premier.

83. — Enfin c'est également sur l'existence de la pression atmosphérique qu'est basée la machine pneumatique à mercure qui est usitée dans les laboratoires, notamment pour certaines recherches de physiologie et dont nous indiquerons seulement le principe (fig. 67).

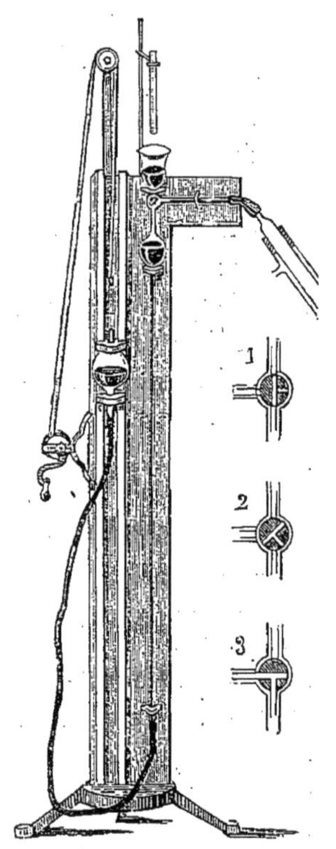

Fig. 67.

Cette machine est constituée par un tube vertical de 80 centimètres au moins présentant à sa partie supérieure un renflement d'assez grande capacité ; le tube porte au-dessus de ce renflement un robinet à trois voies qui le met en communication soit avec un ajutage latéral aboutissant au réservoir dans lequel on veut faire le vide, soit avec un ajutage vertical qui débouche dans une cuvette en verre ; si celle-ci est vide, l'ajutage s'ouvre à l'air libre, si elle est remplie de mercure et qu'une éprouvette y soit maintenue, les gaz sortant de l'ajutage seront recueillis dans cette éprouvette.

A la par tieinférieure, le tube vertical est relié par un tube de caoutchouc de 1 mètre de longueur environ avec un entonnoir formant cuvette, que l'on peut monter ou descendre à l'aide d'un ruban qui s'enroule sur un treuil.

Supposons qu'on veuille raréfier un gaz contenu dans un réservoir adapté à l'ajutage latéral.

Le robinet à trois voies est placé dans la position 1 : on soulève le réservoir, le mercure monte en même temps dans le tube vertical et l'air qu'il contient s'échappe à l'atmosphère : on arrête le mouvement et on place le robinet dans la position 2. On descend le réservoir; lorsqu'il est au bas de sa course l'appareil forme un baromètre à siphon, le mercure descend dans le tube vertical jusqu'à être seulement à 76 centimètres au-dessus du niveau dans l'entonnoir. Le renflement qui constitue alors la chambre barométrique est vide absolument. On tourne le robinet dans la position 3 : une partie du gaz du réservoir passe dans le renflement et la pression diminue dans le réservoir. On ramène le robinet à la position 1 et on remonte l'entonnoir jusqu'à ce que le mercure remplisse le tube vertical. L'appareil est donc ramené matériellement dans la même position qu'au début, seulement une partie du gaz a passé du réservoir dans le renflement et de celui-ci à l'air libre, et la pression est diminuée dans le réservoir. On comprend qu'on pourra recommencer l'opération autant de fois qu'on le voudra, chaque double mouvement de l'entonnoir amenant une nouvelle raréfaction.

On comprend que si on veut recueillir les gaz sortant du réservoir pour les mesurer ou les analyser, on remplira de mercure la cuvette supérieure et l'on y introduira une éprouvette; le gaz refoulé par l'ascension du mercure dans le tube vertical, au lieu de s'échapper dans l'atmosphère, sera recueilli dans l'éprouvette.

84. **Des aérostats.** — Il résulte de ce que nous avons dit plus haut (74) que lorsque dans une masse gazeuse, dans l'atmosphère par exemple, se trouve un corps dont le poids est moindre que celui du volume d'air déplacé, ce corps est soumis à une force ascensionnelle qui le fait s'élever. On voit donc, comme nous l'avons indiqué, que le mouvement ascendant de certains corps ne prouve pas qu'ils ne sont pas pesants, mais seulement qu'ils sont plongés dans une masse fluide pesante.

C'est sur ce principe que sont basés les aérostats, globes en étoffe imperméable, remplis d'un gaz d'un poids spécifique moindre que celui de l'air, hydrogène ou gaz d'éclairage. Si le poids du gaz, augmenté de celui de l'enveloppe et des agrès qui y sont fixés, filet, nacelle, est moindre que le poids du volume d'air déplacé, cet aérostat possédera une certaine force ascensionnelle. Si l'aérostat a des dimensions suffisantes, la force ascensionnelle pourra être assez grande pour produire l'élévation de l'ensemble alors qu'un ou plusieurs observateurs auront pris place dans la nacelle.

La rapidité de l'ascension au départ dépend de la force ascensionnelle disponible; pour être dans de bonnes conditions, il faut que celle-ci ait une valeur voisine de 5 kilogrammes.

Supposons que, au départ, l'aérostat ait été complètement rempli de gaz et fermé : en s'élevant il rencontre des couches où la pression et, par suite, le poids spécifique de l'air décroissent. La poussée diminue donc et la force ascensionnelle également. L'aérostat pourra donc arriver à une couche où son poids sera précisément égal au poids de l'air déplacé : il restera alors en équilibre; en réalité cette condition ne se réalise presque jamais, parce que les moindres variations de température amènent des changements dans la valeur de la poussée.

L'observateur entraîné par l'aréostat, dès qu'il est parvenu à une certaine hauteur, ne peut se rendre compte des mouvements suivant la verticale. Ce n'est que par l'observation de la hauteur barométrique qu'il peut savoir s'il monte, s'il reste à un niveau invariable, ou s'il descend.

La variation de la pression atmosphérique aux diverses altitudes a un autre effet important : au départ le gaz qui remplissait l'aérostat était, au moins très sensiblement, à la pression atmosphérique et l'enveloppe n'était soumise à aucun effort. Mais pendant l'ascension, la pression intérieure du gaz ne changeant pas, puisque le volume est invariable, et la pression extérieure diminuant, l'enveloppe se trouve soumise à une tension dangereuse, car elle peut amener une rupture de l'étoffe et, par suite, la chute de l'aérostat.

Pour éviter cet inconvénient grave, l'aérostat n'est pas absolument fermé : il se termine inférieurement par une *manche*, long appendice tubulaire en étoffe : tant que la pression est la même à l'intérieur et à l'extérieur, il ne s'échappe que peu ou point de gaz par la manche. Le dégagement se produit, au contraire, dès que la pression intérieure devient plus grande que l'extérieure, et continue jusqu'à ce que l'équilibre soit rétabli. On évite ainsi toute possibilité de rupture par différence de pression.

Ajoutons, sans insister, que cette disposition rend moins rapide la diminution de la force ascensionnelle.

CHAPITRE II

ACTIONS MOLÉCULAIRES RÉCIPROQUES

85. **Des actions moléculaires réciproques des corps.** — Les actions dont nous avons parlé dans le chapitre précédent sont, à proprement parler, mécaniques, non pas seulement par la nature des effets étudiés, mais surtout parce que la nature du corps qui produit l'effet n'intervient pas : par exemple, l'élasticité d'un corps se manifeste lorsqu'il est déformé aussi bien par l'action d'un corps pesant, que par l'action d'un piston poussé par la force élastique d'un gaz, que par l'action d'un être vivant, etc. Quelle que soit la nature de la cause, l'effet est resté le même, et c'est précisément ce qui permet de remplacer les causes diverses par une cause hypothétique unique, la force.

Il n'en est plus de même dans les questions dont nous allons nous occuper : les effets produits sur un corps sont bien encore des effets mécaniques ou des changements d'état; mais ils dépendent de la nature des corps en présence : le mouvement d'un corps A sur un corps B produit bien un effet qu'on peut attribuer à une force, le frottement, mais la grandeur de l'effet dépend de la nature du corps B; — l'action d'un liquide sur un gaz qu'il dissout amène bien la liquéfaction de celui-ci, comme peut le faire une augmentation de pression; mais la grandeur de l'effet dépend, pour un même gaz, de la nature du liquide.

Ce sont ces actions qui dépendent à tous égards de la nature des corps en présence qui sont appelées souvent *actions moléculaires*, mais que nous désignerons plus complètement sous le nom d'*actions moléculaires réciproques* des corps.

En réalité, ces actions ne peuvent prendre naissance que lorsque les corps qui agissent l'un sur l'autre, sont au contact, leurs molécules étant à des distances sinon nulles au moins excessivement petites. Mais deux cas peuvent se présenter suivant que le contact a lieu dès le début de l'expérience, ou que les corps, étant d'abord séparés par un troisième corps interposé, le contact se produit seulement plus tard. Dans le premier cas on a les actions moléculaires réciproques *immédiates*; dans le second, ces actions sont dites *médiates*. Nous étudierons d'abord les premières.

Parmi celles-ci, il y a à étudier successivement des cas différents suivant l'état des corps; on aura ainsi :

Actions réciproques des solides;
Actions réciproques d'un solide et d'un liquide;
Actions réciproques d'un solide et d'un gaz;
Actions réciproques des liquides;
Actions réciproques d'un liquide et d'un gaz;
Actions réciproques des gaz.

Ces actions peuvent, d'ailleurs, être subdivisées comme nous le dirons.

§ I. — ACTIONS RÉCIPROQUES IMMÉDIATES

Art. I. — ACTIONS RÉCIPROQUES DES SOLIDES

86. **Adhérence, adhésion.** — D'après la définition même que nous en avons donnée, les solides sont constitués par des molécules entre lesquelles existent des liaisons, dont nous ignorons la nature, et qui les rendent solidaires : on désigne cette propriété sous le nom de *cohésion* et, lorsqu'on admet que, pour un corps donné, cette liaison est due à des forces attractives qui s'exercent entre ses molécules, le même nom s'applique à ces forces.

Mais des actions d'un genre analogue s'exercent quelquefois entre des corps différents; et l'on observe des phénomènes d'*adhérence* qui pourraient s'expliquer par l'existence de forces attractives entre les molécules de ces corps; la résultante de ces forces a été désignée sous le nom d'*adhésion*, mot qui s'applique également, dans un sens plus général, à la propriété des corps de présenter le phénomène de l'adhérence.

Pour observer le phénomène de l'adhérence, il faut prendre deux corps terminés par deux surfaces, planes par exemple, absolument propres et polies; on applique ces surfaces l'une sur l'autre en appuyant un peu, et, mieux encore, en les faisant glisser l'une sur l'autre en même temps qu'on les presse l'une contre l'autre. On reconnaît alors que pour séparer les corps en agissant normalement, il faut employer une force d'une certaine valeur, force destinée à vaincre la force d'adhésion qui existe entre ces corps.

L'expérience réussit très bien avec deux morceaux de verre ou mieux de glace, parfaitement rodés; chacun de ces morceaux porte une garniture métallique munie d'un crochet. En appliquant ces plans de verre l'un sur l'autre comme nous venons de le dire, on reconnaît qu'on peut suspendre le système par l'un des crochets sans que la plaque inférieure se détache; on peut même fixer au crochet de celle-ci un plateau dans lequel on ajoute progressivement des poids jusqu'à amener la séparation, ce qui donne une mesure de l'adhésion.

Bien que la manière dont on applique les glaces l'une sur l'autre ait pour effet de chasser l'air qui pourrait être emprisonné entre les lames, on peut démontrer que la force attractive observée n'est pas due à l'action de la pression atmosphérique, et que l'expérience dont il s'agit n'est pas analogue à celle des hémisphères de Magdebourg. Pour le prouver il suffit de placer l'appareil précédent, suspendu comme nous l'avons dit, sous une cloche placée sur la platine d'une machine pneumatique. On reconnaît que l'adhérence subsiste, malgré qu'on ait fait le vide, ce qui n'aurait pas lieu si l'attraction était due à la pression atmosphérique.

Une expérience analogue réussit également avec deux balles de plomb dans lesquelles on a pratiqué deux sections planes bien nettes; en réunissant les fragments par ces surfaces et les pressant l'un contre l'autre, ils adhèrent assez pour que lorsqu'on tient l'une des balles, l'autre reste suspendue. L'expérience doit être faite rapidement après la section, sans quoi les surfaces s'altèrent, s'oxydent et se sulfurent par l'action de l'air, et le contact ne peut plus être établi assez intimement pour que le phénomène d'adhérence se produise.

L'adhérence peut se manifester entre des corps de nature différente : c'est ainsi que, en passant au laminoir, une lame d'or et une lame d'argent superposées on obtient une réunion intime.

C'est d'ailleurs par l'adhérence que des parcelles de craie restent fixées sur le tableau noir, malgré l'action de la pesanteur; que des parcelles de crayon ou de pastel restent fixées sur du papier, lorsqu'on écrit ou qu'on dessine, etc. Ces divers phénomènes peuvent s'expliquer par une attraction qui existerait entre les molécules des solides que l'on rapproche; mais cette attraction ne se manifeste que lorsque les corps sont amenés à une distance excessivement petite, car aucune action ne peut être mise en évidence dès que les corps sur lesquels on opère sont séparés par un intervalle appréciable.

D'autre part, les mesures que l'on a prises de l'adhésion montrent que cette force est indépendante de l'épaisseur des corps en présence, de telle sorte qu'il faut admettre qu'elle se manifeste seulement dans des couches superficielles très minces des solides voisins, ce qui concourt, avec la remarque précédente, à faire admettre que les attractions entre les molécules de corps différents décroissent très rapidement dès que la distance augmente.

87. — En général, l'adhésion entre deux corps n'a pas une grande valeur et en exerçant une traction peu considérable sur ces corps, on arrive à les séparer facilement. Cependant il convient de remarquer qu'il n'en est ainsi que pour les solides proprement dits et que les choses se passent autrement pour les corps mous; ces corps se réunissent très facilement par adhérence, ce qui s'explique parce que, par suite de leur facile déformation, ils s'appliquent parfaitement les uns contre les autres. Mais de plus, la réunion est complète, c'est-à-dire que si, par un effort, on cherche à séparer les deux fragments qu'on a réunis, la séparation n'aura pas lieu nécessairement à la surface de réunion; en cette surface, la ténacité du corps sera la même que dans tout autre point. C'est cette propriété qu'on désigne quelquefois sous le nom de *soudabilité*; elle est très importante au point de vue des applications.

On appelle *corps plastique* un corps qui se laisse déformer assez aisément et qui possède la soudabilité : l'argile, la cire à modeler sont des corps plastiques. La plasticité est liée à l'état des corps mous et elle dépend par conséquent de la température : le fer et le verre, durs à la température ordinaire, deviennent plastiques au rouge.

88. — L'adhésion entre deux corps augmente avec la force avec laquelle ils sont pressés l'un contre l'autre, ce qui s'explique puisque, par cette action, les molécules des corps voisins sont rapprochées davantage. Par des pressions très énergiques, M. E. Spring est arrivé à réunir des matières pulvérulentes en masses aussi compactes que si elles avaient été obtenues par fusion : le bismuth s'agglomère ainsi à 6000 atmosphères, le zinc à 5000 (à la température de 130° où il est encore nettement solide), le graphite à 5500; mais le charbon de sucre reste pulvérulent à 10 000 atmosphères.

Même dans le cas des corps qui se soudent facilement, la pression facilite la réunion ; des chocs répétés produisent un effet du même genre, comme on le voit dans le travail de la forge. Par un procédé analogue, on peut réunir, souder deux pièces de caoutchouc : on produit des sections très nettes que l'on rapproche rapidement en ayant soin d'éviter l'interposition d'aucune matière étrangère, puis à l'aide d'un marteau on frappe à coups répétés sur les parties ainsi rapprochées ; on obtient alors une soudure qui présente la même solidité que le reste du caoutchouc.

L'adhésion entre deux corps est facilitée par le passage de l'un d'eux à l'état liquide : c'est sur cette remarque qu'est basée la soudure des métaux, par exemple ; entre les deux pièces à réunir, on introduit à l'état de fusion un alliage fondant à une température pour laquelle les métaux restent solides. Par le refroidissement, l'alliage se solidifie et devient adhérent à chacune des deux pièces qui se trouvent ainsi invariablement liées.

C'est également par suite du passage par l'état liquide qu'agissent les substances adhésives quelconques, soit que l'état liquide soit obtenu par élévation de température comme dans le cas de la colle forte, soit que cet état soit dû à la dissolution dans un liquide comme pour la gomme.

On comprend que, dans ces différents cas, l'existence de l'état liquide a pour effet de produire un contact plus intime, ce qui augmente l'adhésion. L'action d'un liquide se comprend moins bien lorsqu'il n'y a pas dissolution du solide, elle existe cependant nettement : c'est ainsi que si, par exemple, la peau est sèche, les poussières ne s'y fixent pas ; elles s'y attachent au contraire lorsque la peau est couverte de sueur, et de plus, elles restent adhérentes lorsque, par suite de l'évaporation, le liquide a disparu.

Il est moins facile de se rendre compte d'un effet qui a été signalé dans quelques cas au moins : l'adhérence augmenterait avec le temps jusqu'à une certaine limite.

On donne aussi le nom d'adhérence à un phénomène d'un autre ordre dont nous parlerons plus loin.

89. **Du frottement.** — Lorsque deux corps solides sont mis en contact et pressés l'un contre l'autre, s'ils sont en mouvement relatif, c'est-à-dire si l'un d'eux se déplace par rapport à l'autre, il résulte de leur contact des effets particuliers. Si l'on connaît les forces qui agissent pour produire le mouvement, et qu'on étudie celui-ci, on observe que les variations de vitesse ne correspondent pas au travail mécanique développé, qu'elles sont moindres ; — en même temps on voit naître des phénomènes calorifiques, élévation de température, des phénomènes électriques.

On trouve de ces faits une explication directe sur laquelle nous reviendrons plus tard (voir Chaleur), en admettant que le travail mécanique disparu sans avoir produit de variation de vitesse a été transformé, par exemple, en quantité de chaleur ayant amené l'élévation de température. C'est là l'explication qui paraît vraie au point de vue physique; à ce point de vue, l'étude rationnelle du phénomène consisterait à déterminer la quantité de chaleur produite, à en déduire la quantité de travail ayant subi cette transformation et, par suite, la modification de la vitesse.

On peut étudier la question autrement, comme on le fait en mécanique : on admet que, par suite du mouvement relatif naît une force, le *frottement*, agissant en sens contraire du mouvement : l'existence de cette force, opposée aux forces motrices, explique la diminution de vitesse, d'une part; d'autre part on admet que par suite de son existence même cette force produit de la chaleur. A ce point de vue, l'étude rationnelle du phénomène consisterait à déduire de la diminution de vitesse le travail mécanique n'ayant pas produit d'effet, et la force (frottement) dont l'action a pu annuler cette quantité de travail; on chercherait ensuite la relation qui existe entre la valeur de cette force et la quantité de chaleur dégagée.

Au fond, dans l'un et l'autre cas, il y a à considérer une perte de travail et une production de chaleur : la différence consiste en ce que, en mécanique on imagine l'existence d'un agent intermédiaire, d'une force, le frottement, qui n'est pas nécessaire si l'on examine la question au point de vue physique. Mais, comme nous l'avons déjà dit (XXXIII), l'emploi de cet intermédiaire peut être commode, et il est sans inconvénient si on se rend compte exactement du véritable rôle qu'il joue.

90. — Une des manières les plus simples d'étudier le frottement consiste à soumettre un corps, mobile sur un plan, à l'action d'une force dont on puisse faire varier l'intensité ou qu'on puisse maintenir constante, et à étudier le mouvement du corps. Lorsque ce mouvement est devenu uniforme, c'est que le corps se comporte comme s'il était libre (XXXIII), que par suite la force qui lui est effectivement appliquée est équilibrée par le frottement qui a dès lors la même valeur.

On peut, notamment, placer le corps sur un plan incliné dont on fait varier l'inclinaison, ce qui change la valeur de la force qui produit le mouvement. On trouve alors les lois suivantes pour la valeur du frottement dans le cas d'un corps en mouvement :

Le frottement est proportionnel à la force normale qui presse l'un contre l'autre les corps frottants; il est indépendant des surfaces en contact et de la vitesse relative.

La dernière partie de la loi, relative à l'indépendance du frottement et de la vitesse, n'est pas admise absolument d'une manière générale.

Lorsqu'un corps pesant est placé sur un plan horizontal et qu'on lui applique une force, horizontale également, on observe que, contrairement à ce qui résulterait de l'application du principe de l'inertie, le corps ne se met en mouvement que si la force atteint une valeur déterminée. De même, un corps placé sur un plan incliné ne commence à glisser que si l'angle d'inclinaison atteint une certaine valeur. Dans ce cas, on dit qu'il y a *adhérence* ; mais ce mot est pris dans un sens différent de celui où nous l'avons employé précédemment (86).

La force qui, dans ces cas, est nécessaire pour provoquer le mouvement est appelée *frottement au départ* ; elle est toujours plus grande que celle que nous avons définie précédemment comme nécessaire pour entretenir un mouvement uniforme. D'ailleurs elle est également proportionnelle à la pression normale et indépendante de l'étendue des surfaces en contact.

La valeur du frottement varie avec la nature des corps en contact et, pour les mêmes substances, avec le poli des surfaces, augmentant quand les surfaces deviennent plus rugueuses. Cette remarque suffirait pour établir une différence absolue entre ce genre d'adhérence (frottement au départ) et l'adhérence étudiée précédemment.

91. — L'adhérence ou frottement au départ joue un rôle considérable dans la pratique : non seulement c'est elle qui assure la transmission du mouvement par courroie ou par cône de friction dans les machines, c'est elle qui permet aux locomotives de se mouvoir sur les rails en entraînant les wagons et les voitures, mais c'est elle qui permet aussi le déplacement des êtres vivants sur le sol : si l'adhérence n'existait pas, il ne pourrait y avoir de mouvement de totalité, tout déplacement en avant de la partie supérieure du corps étant nécessairement accompagné d'un déplacement en arrière de la partie inférieure, ou inversement. On se rend compte d'ailleurs de ce résultat par la difficulté qu'on éprouve à marcher sur un plancher ciré ou sur la glace, cas dans lesquels le frottement au départ est considérablement diminué, sans être nul cependant.

C'est encore à l'adhérence que nous devons de pouvoir saisir les corps, entre les doigts ou en fermant la main, et d'exercer sur eux des efforts de traction, par exemple.

L'adhérence permet aux corps pesants de rester au repos sur un plan qui n'est pas parfaitement horizontal, condition qui n'est presque jamais réalisée.

Il serait possible de multiplier les exemples ; aussi n'est-il pas exagéré de dire que cet effet dont le mécanisme n'est pas encore bien déterminé est d'une importance capitale au point de vue des conditions de la vie.

92. — Le frottement dont nous nous sommes occupé est le frottement de *glissement*, dans lequel une même partie du corps mobile se trouve successivement en contact avec diverses parties du corps fixe. Dans le cas où le corps mobile est rond, il y a à considérer le mouvement de roulement, dans lequel les surfaces en contact changent à la fois sur le

corps mobile et sur le corps fixe : c'est le cas d'une sphère ou d'un cylindre roulant sur le sol.

Dans ce genre de mouvement, comme dans le glissement, il y a des frottements tant au départ que pendant le mouvement même. Mais la valeur de ces frottements, forces qui s'opposent au mouvement, est bien moindre que dans le cas du glissement. Aussi y a-t-il toujours avantage à substituer le roulement au glissement, dès que les forces en jeu ont une certaine valeur. D'où l'emploi des roues dans les véhicules, en général (dans les traîneaux, l'effet du glissement est sans grand inconvénient, à cause du poli des surfaces qui sont en contact); d'où aussi l'emploi des galets qui, dans un grand nombre de cas, sont usités pour guider le mouvement de certaines pièces et remplacer les glissières dans lesquelles, comme leur nom l'indique, il y a glissement des surfaces en contact.

Il importe de remarquer qu'il ne suffit pas qu'une pièce soit affectée d'un mouvement de rotation pour qu'il y ait roulement : il y a glissement dans le mouvement d'un axe dans un coussinet, parce que le contact a lieu toujours au même point de l'une des pièces, tandis que dans le roulement, le point de contact doit changer à la fois sur les deux pièces qui se touchent.

93. **Usure. Dureté.** — Lorsque deux corps solides glissent l'un sur l'autre il arrive presque toujours que la surface de l'un des corps au moins est entamée, que des fragments plus ou moins fins s'en détachent : il y a *usure* de ce corps.

L'usure a été étudiée à deux points de vue suivant l'étendue de la surface, suivant laquelle le contact a lieu : on a surtout examiné le cas où l'un des corps touche l'autre par une partie tranchante, aiguë ; s'il se produit une action, elle se manifeste par l'apparition d'un sillon plus ou moins large, plus ou moins profond : on dit alors que le corps sur lequel apparaît ce sillon a été *rayé* par l'autre corps ; d'autre part, celui-ci est dit plus *dur* que le premier.

Dans le langage courant, les mots *dur*, *dureté* ne sont pas nettement définis ; tantôt on les emploie dans le sens que nous venons d'indiquer, tantôt on les confond avec *tenace*, *ténacité*, tantôt on les oppose aux mots *mou*, *plasticité*. En physique, en chimie et en minéralogie ces mots ont un sens précis : un corps A est plus *dur* qu'un corps B s'il est susceptible de rayer celui-ci.

A ce point de vue, le diamant est le plus dur de tous les corps et le corindon vient immédiatement après.

Pour les métaux, l'ordre de dureté est le suivant :

Acier trempé, fer, platine, cuivre, argent, or, antimoine, étain, plomb.

D'après Burdach, les principales matières organiques peuvent être rangées ainsi qu'il suit par ordre de dureté :

Émail, ongles, os, cartilages, tendons, muscles, glandes, membranes muqueuses, membranes séreuses, substance cérébrale, neurine, tissu cellulaire, tissu adipeux.

Nous devons dire que, seules, les quatre premières substances de cette liste peuvent être réellement considérées comme solides, et que ce n'est réellement qu'à elles que peut s'appliquer l'idée de dureté.

Dans le cas de corps cristallisés dans un système autre que le système cubique, la dureté peut n'être pas la même sur les diverses faces, ou, dans une même face, suivant des directions différentes, comme Huyghens l'a reconnu pour le spath d'Islande. Ces faits répondent bien à l'idée qu'on se fait de la constitution moléculaire dissymétrique des cristaux, de leur anisotropie.

Lorsqu'on frotte contre une surface un corps plus dur réduit en poudre, chaque particule de ce corps raye la surface, et si l'action est suffisamment prolongée la surface peut être entièrement renouvelée, une couche excessivement mince ayant été enlevée; si la poussière employée est très fine, la nouvelle surface peut présenter un beau poli.

Signalons la particularité qui se présente dans la taille du diamant : ce corps, qui est le plus dur, ne peut être rayé par aucun autre; il ne peut être usé que par sa propre poudre qui est connue sous le nom d'*égrisée*.

Si les corps frottent par des surfaces étendues, il y a usure de l'un des corps, quelquefois des deux : l'usure augmente avec la force qui presse les corps l'un contre l'autre. On étudie ce phénomène en maintenant les corps en mouvement pendant un temps déterminé et pesant les résidus provenant de l'usure.

Dans le cas des corps hétérogènes, il se produit quelquefois des effets particuliers dont chacun exige une explication spéciale.

Les effets que nous venons d'indiquer présentent de nombreuses applications; on les retrouve dans la gravure au burin sur métal, dans l'action des râpes, des limes; ils expliquent l'usage de certaines poudres pour nettoyer, pour polir, ils rendent compte de l'emploi des meules pour affûter les lames tranchantes, etc.

Art. II. — ACTIONS RÉCIPROQUES DES SOLIDES ET DES LIQUIDES

94. — Les actions réciproques des solides et des liquides doivent être étudiées dans des conditions variées :

Les deux corps en présence peuvent conserver l'un et l'autre leur état; mais on peut les considérer lorsqu'ils sont en repos l'un par rapport à l'autre ou lorsque l'un des deux est en mouvement par rapport à l'autre. Le premier cas correspond aux phénomènes que l'on désigne d'une manière générale sous le nom de *phénomènes capillaires*; le second cas comprend l'étude du *frottement* entre liquide et solide.

Il peut arriver que dans l'action d'un solide sur un liquide, celui-ci cesse d'exister à l'état libre : on dit alors qu'il y a *imbibition* du solide par le liquide.

Enfin il peut arriver, au contraire, que le solide cesse d'exister à cet état et que la masse entière devienne liquide; il y a alors *dissolution* du solide dans le liquide.

Nous examinerons successivement ces divers cas.

95. **Capillarité. Ménisques.** — Lorsque dans un liquide on plonge, par exemple, une baguette d'un corps solide, il peut arriver qu'en l'en retirant, la baguette entraîne à sa surface une couche du liquide, ou qu'elle sorte absolument sèche. Dans le premier cas, on dit que le liquide *mouille* le solide; dans le second cas, le liquide ne *mouille pas* le solide.

Lorsqu'un liquide mouille un solide, tout se passe évidemment comme s'il existait une attraction entre les deux corps; dans le cas contraire, on ne peut pas dire que l'attraction n'existe pas, mais simplement, si elle existe, qu'elle est moindre que l'attraction du liquide par lui-même.

On ignore d'ailleurs absolument à quelle autre condition se rapporte cette propriété pour un solide d'être mouillé par un liquide déterminé ou de n'être pas mouillé.

Les conditions d'équilibre indiquées en hydrostatique (LIX) pour un liquide se rapportent au cas où le liquide serait absolument libre, c'est-à-dire serait soustrait à toute action autre que celle de son poids. On comprend donc que la présence d'un solide qui exerce sur le liquide une certaine action doive modifier les conditions de l'équilibre : c'est en effet ce qui arrive.

Dans les conditions simples étudiées en hydrostatique, nous avons vu que, au moins sur une étendue restreinte, la surface libre d'un liquide doit être plane et horizontale. En réalité, et sauf des cas exceptionnels, cette condition n'est jamais réalisée pour un liquide dans le voisinage des parois solides qu'il touche. L'observation montre, en effet, que tantôt, dans le voisinage d'un solide *ab* (fig. 68), le liquide se relève au-dessus du plan horizontal de la surface libre *mn*; que tantôt, au contraire, il s'abaisse au-dessous de ce plan (fig. 69).

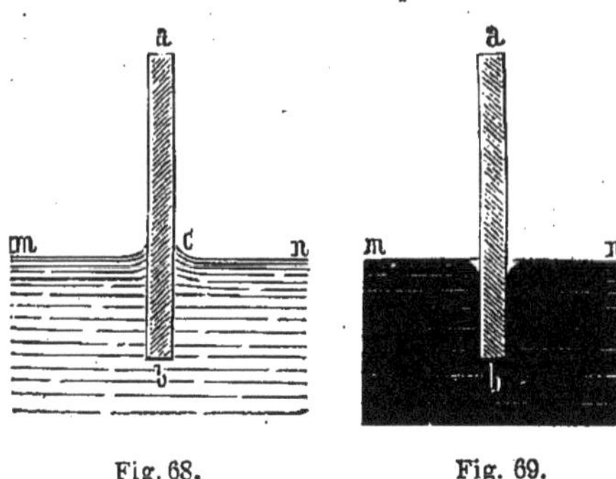

Fig. 68. Fig. 69.

La surface courbe ainsi constituée par le liquide est appelée un *ménisque* : le ménisque est concave s'il y a élévation du liquide, il est convexe s'il y a dépression. La forme de la surface liquide dépend de celle du solide : elle est cylindrique si le solide est plan, c'est une surface de révolution si le solide a la forme d'un cylindre circulaire. Pour les autres formes du solide, qui se rencontrent rarement d'ailleurs, le ménisque est constitué par des surfaces moins simples.

Il existe une relation importante entre ce phénomène et le précédent : le ménisque est concave toutes les fois que le liquide mouille le solide, il est convexe dans le cas contraire.

96. **Dénivellations capillaires.** — On dit, d'autre part, en hydrostatique, que dans des vases communiquants, les surfaces libres sont dans un même plan horizontal. En réalité, il n'en est ainsi que si les surfaces libres ont des dimensions assez grandes, dépassant par exemple 35 millimètres pour l'eau et le mercure, ou si les surfaces libres ont exactement la même forme et les mêmes dimensions. Nous supposerons, dans ce qui suivra, que l'une des surfaces libres est de grandes dimensions, soit qu'il s'agisse d'un tube recourbé à branches ayant des diamètres inégaux (fig. 70, 71), soit que, dans un vase de grand diamètre, on introduise un tube de moins de 35 millimètres de diamètre (fig. 72, 73).

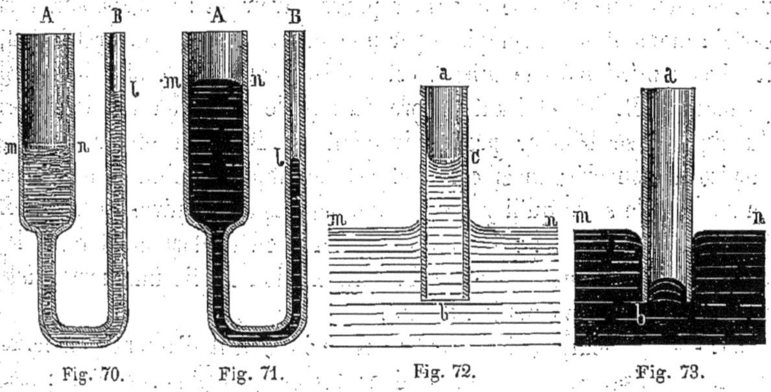

Fig. 70. Fig. 71. Fig. 72. Fig. 73.

Dans ces conditions, on reconnaît que la surface libre dans le tube fin n'est jamais dans le plan horizontal *mn* de la surface libre du reste du liquide : il y a toujours dénivellation. Tantôt il y a élévation dans le tube fin, tantôt il y a dépression : le premier cas correspond à l'existence d'un ménisque concave dans le tube fin, le second à l'existence d'un ménisque convexe.

En général, par conséquent, l'élévation dans le tube fin se produira lorsque le liquide mouillera le solide, la dépression lorsque le liquide ne mouillera pas le solide. Mais il importe de remarquer que la dénivellation est liée, non à la nature des corps en présence, mais à la forme du ménisque, de telle sorte que pour les mêmes corps on observe l'un ou l'autre cas, si l'on parvient à obtenir des ménisques de forme différente.

C'est ce que prouve l'expérience suivante : soient A, B (fig. 74), deux tubes communiquants, de diamètre différent, dans lesquels on introduit un liquide mouillant la paroi, de l'eau par exemple. Si la quantité de liquide est insuffisante pour remplir ces tubes, on voit (I) qu'un ménisque concave se forme dans le tube fin B et que son niveau *b* est au-dessus de celui *mn* du liquide dans le tube A.

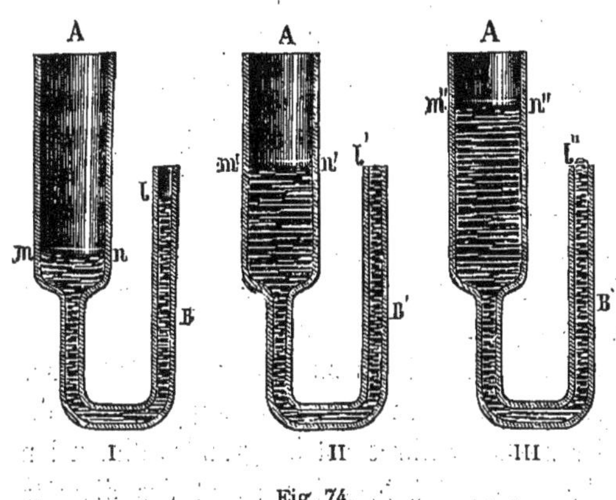

Fig. 74.

Si on ajoute du liquide en A, le niveau monte des deux côtés, et la différence de niveau reste la même jusqu'à ce que le liquide arrive au sommet de B. En continuant à verser lentement du liquide en A, on voit le ménisque de B se déformer progressivement : il disparaîtra à un certain moment et est remplacé par une surface plane (II) ; à cet instant, le niveau $m'n'$ dans le tube A est précisément dans le plan horizontal passant par B. Introduisant encore du liquide en A, on voit la surface du liquide se bomber progressivement en B et présenter ainsi un ménisque convexe ; mais cet effet est accompagné d'une surélévation en A, de telle sorte qu'il y a en B une dépression du niveau par rapport à celui $m''n''$ de A. Le liquide et le solide en contact étant restés les mêmes, on voit que le sens de la dénivellation est lié uniquement à la forme du ménisque dans le tube fin.

97. — Les dénivellations dont nous parlons sont d'autant plus fortes que les ménisques se produisent dans des espaces plus restreints : elles ont été étudiées surtout dans des tubes dont le diamètre a été comparé, avec quelque exagération, à celui des cheveux : d'où le nom de *phénomènes capillaires* appliqué à ces actions et celui de *capillarité* à l'ensemble des faits qui s'y rattachent.

On étudie également les dénivellations qui se produisent entre des plans parallèles très rapprochés pour lesquels aussi les dénivellations augmentent lorsque la distance des plans diminue.

Ces dénivellations sont soumises à des lois simples qui ont été étudiées par divers physiciens, notamment par Jurin et par Gay-Lussac. Voici les lois auxquelles on a été conduit.

1re LOI. — *Pour un même solide et un même liquide en contact dans des tubes cylindriques à section circulaire, les dénivellations sont en raison inverse des diamètres des tubes.*

2° LOI. — *Les dénivellations entre deux plans parallèles sont la moitié de ce qu'elles seraient dans des tubes dont le diamètre serait égal à la distance des plans.*

Il est très important de remarquer que les diamètres des tubes ou les distances des plans qui interviennent dans ces lois sont les valeurs de ces grandeurs à la hauteur où sont formés les ménisques. Il est facile de vérifier cette dernière loi en prenant des cloches ou tubes de grand dia-

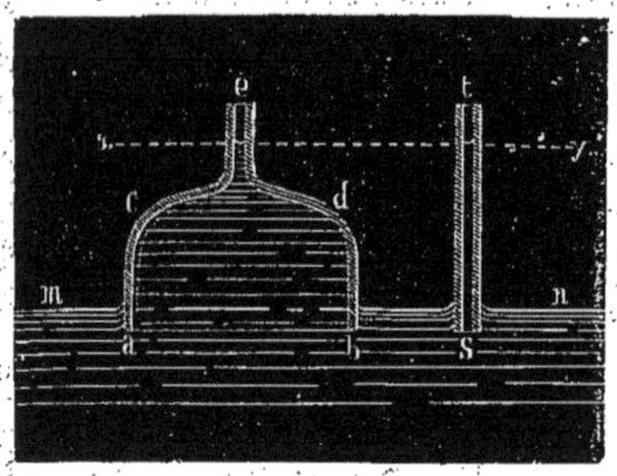

Fig. 75.

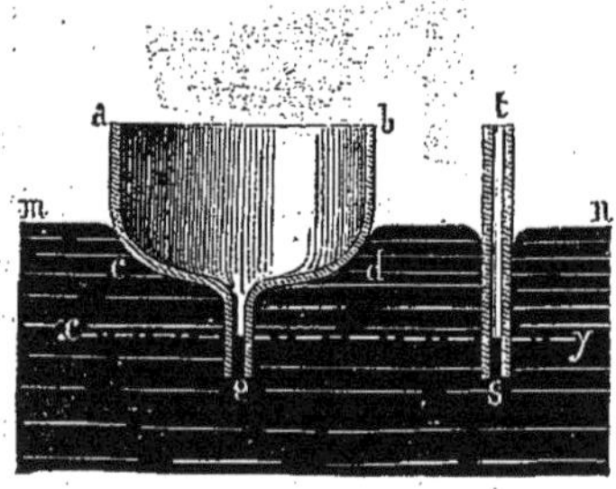

Fig. 76.

mètre *abcd* terminés par des tubes fins *e* (fig. 75, 76) : les dénivellations sont les mêmes que celles observées dans des tubes cylindriques *st* ayant le même diamètre que les tubes fins *e* qui terminent les cloches.

98. — En examinant les différents cas que nous venons d'examiner, on reconnaît que tout se passe comme si chaque ménisque était le siège d'une force dirigée de sa convexité vers sa concavité, force d'autant plus grande que le rayon du ménisque serait plus petit. L'existence de cette force s'explique d'ailleurs par l'existence de la tension superficielle : si la surface du liquide se comporte comme constituée par une sorte de membrane élastique tendue, et si l'on admet que cette membrane soit fixée par ses bords sur les parois du tube, la tension qui résulte de sa forme courbe doit avoir pour effet d'exercer sur le liquide une pression dirigée de la convexité vers la concavité, la membrane tendant à reprendre la forme plane.

99. **Effets divers dus à la capillarité.** — L'existence des ménisques permet de se rendre compte de certains mouvements dus aux actions capillaires.

Nous signalerons, par exemple, les déplacements observés pour une goutte liquide qu'on introduit dans un tube conique (fig. 77) : la goutte se rapproche du sommet du cône si le liquide mouille le solide (I), elle s'en éloigne dans le cas contraire (II). Il doit en être ainsi, si l'on remarque que chaque ménisque correspond à une force et que cette force est d'autant plus grande que le rayon de courbure du ménisque est plus petit. C'est donc la force correspondant au ménisque le plus voisin du sommet qui est la plus considérable, c'est elle qui donne le sens de la résultante des deux actions et par suite le sens du mouvement de la goutte liquide; ce sens doit donc être dirigé de la convexité à la concavité du petit ménisque, vers le sommet du cône pour le cas du ménisque concave (liquide mouillant le solide), vers la base du cône pour le cas du ménisque convexe (liquide ne mouillant pas le solide).

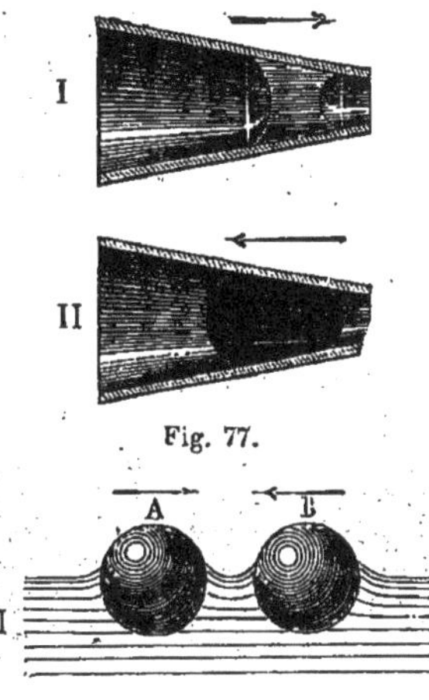

Fig. 77.

Des mouvements peuvent également se produire entre des solides mobiles dans un liquide, des lames plongeant en partie ou des corps flottants (fig. 78) : l'observation montre, et la considération des pressions permet de comprendre, que les corps se rapprochent si tous les deux ils sont mouillés par le liquide (I) ou s'ils ne le sont ni l'un ni l'autre (II), mais qu'ils s'éloignent si l'un est mouillé tandis que l'autre ne l'est pas (III).

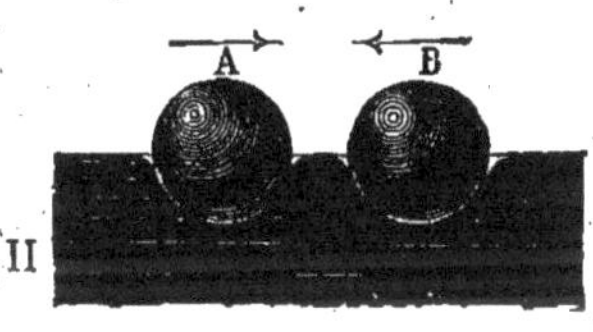

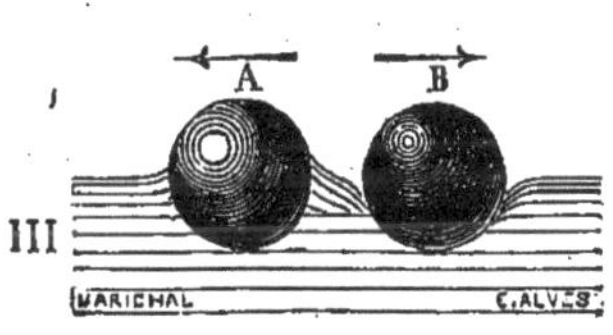

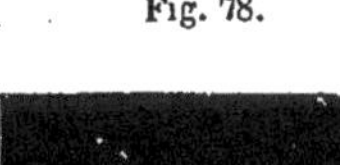

Fig. 78.

100. — L'existence des ménisques, ou ce qui revient au même au fond, celle de la tension superficielle, permet de se rendre compte du fait que certains corps peuvent flotter à la surface d'un liquide moins dense. C'est ainsi que certains cristaux, le sel marin, par exemple, peuvent flotter à la surface de leur dissolution aqueuse, d'une densité moindre (fig. 79); on peut également faire flotter à la surface de l'eau une aiguille d'acier qu'on a légèrement graissée, par exemple en la passant entre les doigts, de manière à ce qu'elle ne soit pas mouillée par le liquide.

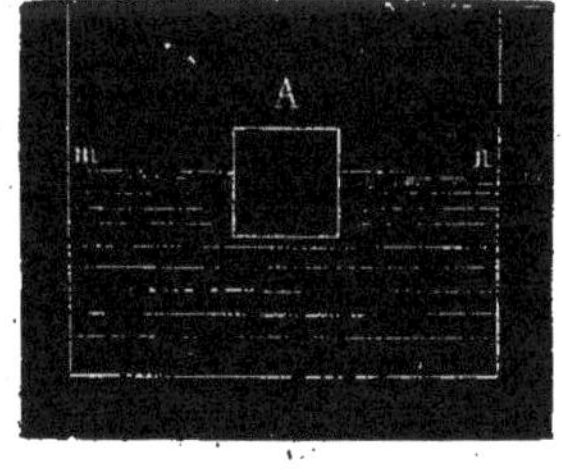

Fig. 79.

Dans ces deux cas, on peut dire que, par suite de la formation des ménisques qui prennent naissance autour du corps, le volume de liquide déplacé est très supérieur à celui du corps lui-même, et que la poussée qui en résulte peut être égale au poids du corps. On se rend encore mieux compte de l'effet, en considérant la couche superficielle comme une membrane élastique dont la déformation fait naître des forces dont la résultante fait équilibre au poids du corps.

C'est par un effet de ce genre que certains insectes marchent à la surface de l'eau : les forces résultant de la déformation de la couche superficielle par les pattes qui ne sont pas mouillées suffisent pour faire équilibre au poids du corps.

101. — Les phénomènes de mouvement que nous avons signalés dans des tubes coniques sont liés absolument à l'existence des ménisques : ils ne sauraient exister sans ceux-ci. Il n'y a donc pas à invoquer les actions capillaires pour rendre compte des mouvements du sang dans le système des vaisseaux dits capillaires à cause de leur petit diamètre : la masse sanguine est continue, il n'y a donc pas de ménisque et par suite pas d'actions capillaires.

Les actions de ce genre ont été invoquées d'autre part par certains auteurs pour expliquer le mouvement de la sève ascendante dans les végétaux. Si dans ceux-ci il y avait des vaisseaux continus remplis de liquide, la même objection que ci-dessus se présenterait ; mais, en réalité, le phénomène n'est pas aussi simple : la sève se meut dans une succession de cellules ne constituant pas des vaisseaux, et rien ne prouve qu'il y ait continuité dans le liquide. La question est donc complexe et l'on n'a pas encore une explication certaine de ce phénomène.

Par contre, les actions capillaires expliquent d'une manière suffisante l'élévation des liquides dans les corps poreux, comme l'ascension de l'eau dans un morceau de sucre dont le pied baigne seulement dans ce liquide, l'action du papier buvard plongé dans l'encre qui s'élève au-dessus de son niveau, l'élévation de l'eau dans un tube rempli de sable fin, etc.

102. **Influence perturbatrice des actions capillaires.** — L'existence des forces dues à la formation des ménisques doit entrer en ligne de compte toutes les fois qu'il s'agit de l'équilibre des liquides. C'est ainsi que, dans un baromètre, si le diamètre intérieur du tube est moindre que 35 millimètres, l'action capillaire a pour effet de produire une dépression relative, c'est-à-dire d'empêcher le mercure d'atteindre le niveau auquel il parviendrait s'il n'y avait pas à tenir compte de la capillarité, si le diamètre du tube dépassait 35 millimètres ; il y a donc lieu de faire une correction pour avoir la véritable valeur de la hauteur barométrique.

Dans un autre ordre d'idées, la capillarité amène également des perturbations dans le cas des corps flottants ; la production d'un ménisque autour de la tige des aréomètres modifie la condition de la flottaison. S'il s'agit de l'aréomètre de Nicholson, qui reste toujours plongé dans le même liquide, on peut admettre, au moins approximativement, que l'action reste invariable et qu'elle disparaît dans les évaluations des différences de poids ; mais il ne saurait en être de même lorsque des aréomètres à tige fine (aréomètre de Fahrenheit, de Baumé, alcoomètre etc.) sont plongés successivement dans des liquides différents. L'action capillaire varie alors et on ne peut la négliger sans commettre des erreurs ; comme d'autre part il est au moins difficile d'en tenir compte, on voit qu'on ne peut compter sur l'exactitude des valeurs fournies par ces appareils.

103. **Des chapelets de bulles de gaz.** — L'existence de bulles gazeuses dans un tube fin contenant un liquide, produit des effets qu'il est utile de signaler.

Supposons un tube cylindrique AB (fig. 80) dans lequel soit un liquide mouillant les parois par exemple, et présentant des bulles gazeuses en divers points. Si la pression H est la même aux deux extrémités du tube, il s'établira un état d'équilibre dans lequel, nécessairement par raison de symétrie, les ménisques qui terminent chaque goutte liquide seront identiques. Pour une goutte déterminée, les forces h résultant de l'existence de ces ménisques se contre-balancent et les pressions des bulles de gaz situées de part et d'autre seront égales.

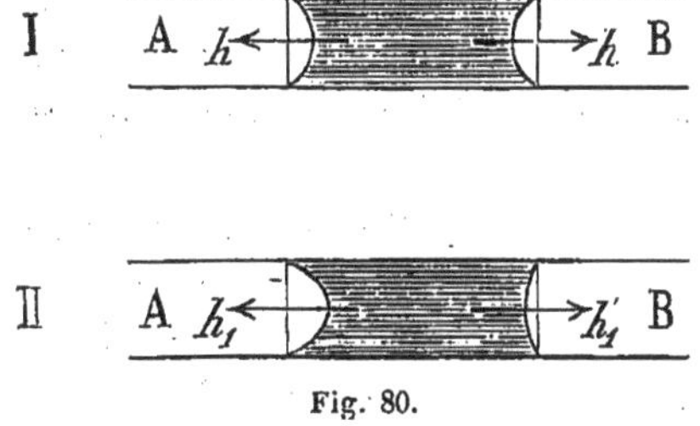

Fig. 80.

Si à une extrémité A la pression H s'accroît, et devient H' son premier effet, si la variation est progressive, est non de déplacer la goutte liquide, mais de modifier les ménisques : la courbure du premier ménisque en A augmente, celle du deuxième diminue ; la force résultant de l'existence du ménisque en A augmente et devient $h_1 > h$, la force due à l'existence du ménisque en B diminue et devient $h'_1 < h$: la pression transmise à la bulle BC est donc seulement $H' - h_1 + h'_1$, valeur plus petite que H'. L'action se continue à la goutte suivante, et à celles qui viennent ensuite, si bien qu'à une certaine distance de l'origine du tube, les bulles de gaz ne subissent aucune modification de pression résultant de la variation de H à H'. Une colonne liquide coupée de bulles gazeuses peut donc, pour une longueur suffisante, s'opposer à la transmission des pressions. Dans des expériences directes, Jamin a pu, à l'aide d'une colonne d'eau coupée de bulles d'air, faire équilibre à une pression de trois atmosphères.

Un raisonnement analogue au précédent montre que le résultat est le même lorsque le liquide ne mouille pas le solide. On le comprend aisément d'ailleurs, car si, dans ce cas, des forces agissent en sens contraire de celui qu'elles ont dans le cas précédent, les modifications des ménisques, par suite d'une augmentation de pression, sont également en sens inverse, ce qui fait compensation.

104. — L'observation montre que pour des tubes mouillés par un liquide, l'élévation est indépendante de la nature du tube. On peut se rendre compte de cet effet en remarquant que le liquide forme une première couche très mince adhérant absolument à la paroi et que, en réalité, le liquide monte dans un tube formé par sa substance même.

Il n'en est pas de même pour les cas où le tube n'est pas mouillé par le liquide : et, en effet, on ne saurait alors invoquer la même explication.

On ne sait rien de précis, dans le premier cas, sur l'influence de la nature des liquides. Plusieurs physiciens, M. Decharme notamment, ont étudié l'action de sels divers en dissolution dans l'eau : bien que quelques résultats intéressants aient été obtenus, on ne saurait encore citer de lois dont la connaissance puisse être utile au point de vue où nous avons à nous placer.

Disons enfin que les phénomènes capillaires varient avec la température, les dénivellations étant d'autant moindres en général que la température est plus élevée.

105. **Résistance dans les liquides en mouvement.** — Lorsqu'un liquide et un solide en contact sont en mouvement relatif l'un par rapport à l'autre, il se produit des actions mécaniques qui ne sont pas négligeables, en général. Nous nous occuperons des deux cas simples où la vitesse est perpendiculaire ou parallèle à la surface du solide que nous supposerons être un plan.

Lorsqu'une lame solide est placée verticalement dans un liquide au repos, cette lame éprouve sur ses deux faces des pressions égales et directement opposées qui se font équilibre, et prend, par suite, la même position que si elle était soumise à la seule action de la pesanteur. Il n'en est plus ainsi si le liquide est en mouvement : les pressions qui s'exercent sur les deux faces de la lame ne sont plus égales : si la direction de la vitesse du liquide est horizontale, il y a augmentation de pression d'un côté, diminution de l'autre : sous cette double influence, la plaque, si elle est mobile, s'incline d'un certain angle qui dépend de la vitesse du liquide. On peut même déduire cette vitesse de l'inclinaison observée ; dans des recherches d'hydraulique on a souvent remplacé la lame solide par un pendule constitué par une sphère suspendue à l'extrémité inférieure d'une tige mobile autour de son extrémité supérieure ; c'est le *pendule hydrométrique*.

Le même principe a été appliqué en physiologie par divers observateurs, Vierordt, Chauveau, Lortet, pour mesurer la vitesse d'écoulement du sang dans les vaisseaux : les appareils, dont certains modèles enregistrent les valeurs obtenues, ont été appelés *hématochomètres*, *hémadromomètres*, *hémadromographes* ; ils consistent en un petit pendule, ou une petite lamelle solide, soumis à l'action du sang en mouvement soit dans une caisse, soit dans un tube interposé entre les deux bouts d'un vaisseau préalablement divisé.

Il n'existe pas de relation simple qu'on puisse indiquer *a priori* entre la déviation observée et la vitesse du liquide, et les appareils doivent être gradués directement en les soumettant à l'action de courants liquides de vitesse connue.

Il y a également production d'une force lorsqu'une veine liquide vient rencontrer un corps solide placé dans l'air ; mais ici le phénomène est d'une autre nature et il est analogue à ce qui se produit dans le cas du choc des corps, la veine liquide agissant en vertu de la force vive qu'elle communique au solide. En même temps, la veine disparaît et est remplacée par une lame liquide qui s'étale autour de la surface solide choquée : Savart a étudié quelques-uns des effets qui se produisent, mais il n'y a pas lieu d'insister.

106. **Frottement dans les liquides.** — Lorsqu'un liquide est en mouvement dans le voisinage d'un solide dont la surface est parallèle à la direction de la vitesse du liquide, il y a production d'un frottement qui a pour effet mécanique de ralentir le mouvement du liquide, de diminuer sa vitesse : ce frottement croît avec la vitesse du liquide.

Considérons un tuyau cylindrique reliant deux réservoirs où l'on maintient à des niveaux différents, mais invariables, les surfaces libres; la pression n'est donc pas la même aux extrémités de ce tuyau et, sous l'influence de cette différence de pression, l'écoulement se produit dans le tube. On peut déterminer, par le raisonnement, quelle vitesse le liquide devrait prendre dans le tube, s'il n'existait aucune résistance et par suite quel devrait être le *débit*, c'est-à-dire la quantité de liquide écoulé dans un temps donné, une seconde par exemple. L'expérience montre que le débit réel est toujours plus petit que la valeur ainsi calculée; la différence tient précisément à l'effet du frottement exercé par les parois du tube sur le liquide qui y circule.

Il est sans intérêt de signaler ici les formules qui ont été données pour le cas des conduites dont les dimensions sont celles employées dans la pratique de l'hydraulique.

Il n'en est pas de même pour le cas où les tuyaux traversés par le liquide sont de très petits diamètres, où il s'agit de tubes capillaires. On peut comprendre que, dans ces tubes, la résistance de la paroi prenne une importance de plus en plus grande, en remarquant que dans une section du tube, la surface variant comme le carré du rayon du tube, décroît plus rapidement quand ce rayon diminue que le périmètre mouillé qui varie seulement proportionnellement au rayon. La question, qui présente un intérêt réel parce qu'elle a son application dans l'écoulement du sang dans les capillaires, a été étudiée par Poiseuille, qui a évalué le débit de tubes capillaires, en faisant varier successivement la pression et la longueur, et en opérant sur des tubes de diamètres différents. Il est parvenu à l'énoncé suivant qui a été sensiblement vérifié par des recherches ultérieures dues à divers physiciens :

La quantité de liquide qui traverse dans un temps donné un tube capillaire est proportionnelle à la pression qui produit l'écoulement, en raison inverse de la longueur du tube, et proportionnelle à la 4e puissance du diamètre.

Cette loi est applicable, d'une manière générale, à l'écoulement des liquides à travers des espaces capillaires quelconques.

107. — L'influence des parois des tuyaux dans lesquels s'écoulent les liquides, se manifeste par des effets qui ne se rattachent pas directement aux questions que nous venons d'étudier, mais qu'il est cependant nécessaire de signaler.

Lorsque, dans une conduite traversée par un liquide animé d'une certaine vitesse, on vient à arrêter brusquement l'écoulement, il se produit, par suite de l'incompressibilité de l'eau et de la rigidité des parois, un choc d'autant plus violent que la vitesse était plus grande, choc qui est connu sous le nom de *coup de bélier*. Ce choc a pour effet de tendre à détériorer la canalisation et, à cause de cela, il y a intérêt à l'éviter : il faut pour cela employer la force vive du liquide en mouvement à produire une action qui ne soit pas nuisible ; on obtient ce résultat en mettant en communication avec la canalisation un vase clos rempli d'air. Lors de l'arrêt brusque du liquide la force vive de celui-ci produit la compression du gaz, et, se trouvant ainsi utilisée, ne produit plus d'effet sur les parois. Cette disposition doit être adoptée toutes les fois que le liquide est soumis dans les conduites à une forte pression qui lui communique une vitesse notable. Il importe de remarquer, d'autre part, que lorsque l'écoulement du liquide recommence, la pression du gaz a pour effet d'amener plus rapidement la vitesse à sa valeur définitive, ce qui augmente le débit initial.

Le rôle utile du réservoir d'air est surtout important si, pour une cause quelconque, l'écoulement du liquide est fréquemment interrompu : on reconnaît alors que, par suite du retour plus rapide au régime permanent (LXIX), le débit de la conduite est augmenté.

On peut facilement concevoir que le résultat doit être le même si l'on met en jeu les propriétés élastiques de corps quelconques autres qu'une masse d'air : c'est ce qui se produit, en particulier, si la conduite, au lieu d'avoir des parois rigides, présente des parois élastiques. M. Marey a mis directement en évidence, par l'expérience suivante, l'augmentation du débit dans ce cas :

On adapte à un réservoir rempli de liquide un tube en caoutchouc sur lequel peut presser un levier qui interrompt à volonté le passage du liquide. Ce tube se bifurque et communique d'une part à un tube rigide, en verre, par exemple, d'une certaine longueur, et d'autre part à un tube en caoutchouc de même diamètre et de même longueur. Tant que l'écoulement est continu, le débit est le même pour les deux tubes, comme on peut aisément le reconnaître en recueillant le liquide qui s'écoule à l'extrémité de ces tubes. Mais si l'on agit sur le levier de manière à agir périodiquement sur le premier ajutage et à interrompre l'écoulement, une différence appréciable se manifeste : l'élasticité du caoutchouc intervient, comme nous l'avons indiqué précédemment pour le réservoir à air, et le débit du tube élastique devient plus grand que celui du tube rigide.

Sans vouloir insister ici sur l'étude de la circulation du sang, il est utile de signaler que l'on rencontre dans cette fonction des conditions analogues à celles que nous venons d'indiquer. Le cœur, organe central de la circulation, envoie, d'une manière intermittente, le sang dans les artères dont les parois sont élastiques : il résulte de l'existence de cette élasticité que, d'une part, l'écoulement du liquide sanguin se trouve facilité, et que, d'autre part, les causes de détérioration de ces vaisseaux sont moindres qu'elles ne seraient si, les parois étant rigides, à chaque battement du cœur correspondait un coup de bélier.

108. **Sphygmographe.** — L'elasticité des parois du système artériel présente un avantage d'un autre ordre, mais qui est également intéressant; les ondées liquides qui s'y succèdent ont pour effet de déformer les artères et les déformations sont en relation directe, à chaque instant, avec la valeur de la pression du sang. La connaissance de ces déformations renseigne donc sur la manière dont fonctionne le cœur aussi bien que sur l'état des parois artérielles. Si une artère repose sur un plan résistant, les déformations se manifestent intégralement sur la partie diamétralement opposée, et il est possible de les étudier si, d'autre part, cette dernière partie est placée assez superficiellement pour que les tissus interposés puissent transmettre ses déplacements. Ce sont ces conditions, qui sont réalisées pour diverses artères, notamment pour l'artère radiale, qui permettent d'observer et d'étudier les battements du *pouls*. Si un observateur appuie la pulpe des doigts au poignet, en un point convenable, il sentira nettement les battements dont il s'agit, et avec de l'habitude, il parviendra à se rendre compte de la nature des déformations des parois de l'artère. Nous n'avons pas, bien entendu, à indiquer quelles conséquences il pourra déduire de ces indications qui sont extrêmement importantes.

Mais les battements du pouls sont rapides, et il est très difficile d'analyser la sensation que produit chacun d'eux. Un progrès incontestable a été réalisé par M. Marey lorsqu'il a construit un appareil permettant d'enregistrer ces déformations de manière à en pouvoir étudier complètement tous les éléments : cet instrument, c'est le *sphygmographe*.

Le sphygmographe est un instrument enregistreur dans lequel on retrouve les dispositions générales que nous avons indiquées précédemment pour ce genre d'appareils. Il comprend un bâti métallique portant un rouage d'horlogerie H (fig. 81) qui communique un mouvement uniforme à une lamelle rigide de carton FG; d'autre part, à ce bâti est fixée en B l'extrémité d'un ressort BA dont l'extrémité libre A est solidaire de l'extrémité d'une vis métallique D, qui agit comme une crémaillère engrenant avec un pignon denté E, dont l'axe porte un long levier très léger; l'extrémité F de ce levier est munie d'une plume spéciale qui, étant remplie d'encre, trace une ligne sur le papier. Les mouvements de cette pointe reproduisent, en les amplifiant, ceux de l'extrémité A du ressort; le déplacement du papier est proportionnel au temps,

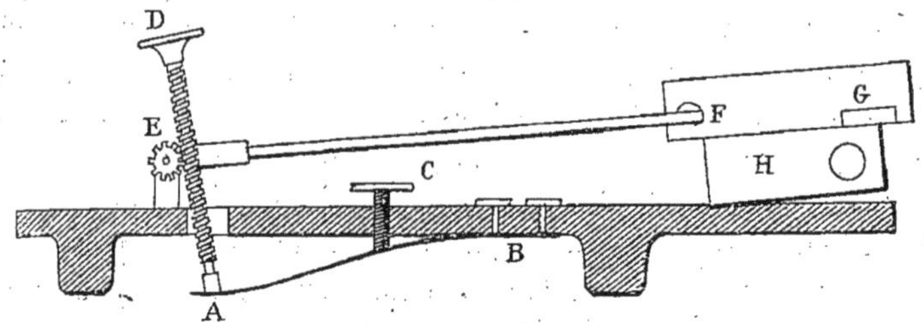

Fig. 81.

puisque son mouvement est uniforme : la courbe tracée représente donc la courbe du mouvement du point A (XXX).

Pour se servir du sphygmographe, on fixe, à l'aide de rubans (fig. 82),

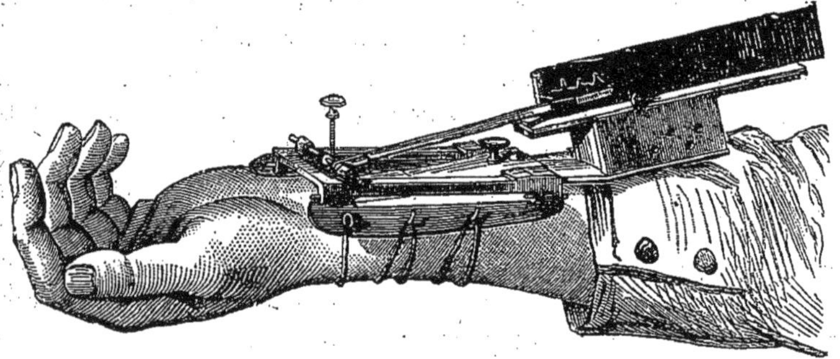

Fig. 82.

le bâti métallique sur le poignet, de manière que le point A presse contre l'artère radiale : les déformations de celle-ci se traduisent donc par des déplacements de la plume F; on peut d'ailleurs donner à ceux-ci telle

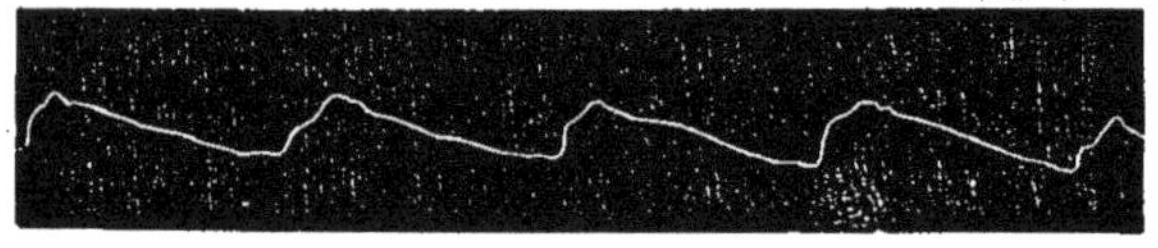

Fig. 83.

amplitude qu'on juge la plus convenable, en bandant plus ou moins fortement le ressort AB par l'action de la vis C. Le rouage d'horlogerie ayant été préalablement monté, mais maintenu en repos par l'action d'un cliquet, il suffit de déplacer celui-ci pour que la feuille de papier se mette en mouvement et que la plume F y trace une ligne dont la forme générale et les détails renseigneront complètement sur la forme des ondées sanguines qui ont traversé l'artère (fig. 83). L'analyse de cette courbe conduit, en général, à des conséquences importantes.

Tel est le principe du sphygmographe dont on a construit divers modèles sans que les perfectionnements qu'on a cherché à leur apporter les aient rendus réellement supérieurs au modèle primitif.

L'amplitude des oscillations du levier dépend d'une part de la valeur absolue de la pression sanguine et d'autre part de la rigidité du ressort AB ; celle-ci variant avec l'action de la vis C, on ne peut en réalité comparer à ce point de vue deux observations sphygmographiques différentes. Les essais qui ont été faits dans le but de parvenir à une mesure absolue de la pression ne paraissent pas avoir donné, jusqu'à présent, une solution satisfaisante de la question, au point de vue pratique.

109. **Déplacement d'un solide dans un liquide.** — Lorsqu'un solide de forme quelconque se meut dans un liquide au repos ou qu'un solide au repos est placé dans un liquide en mouvement, il y a également des résistances qui prennent naissance : mais ici la question est plus complexe et il y a à tenir compte des deux sortes d'action dont nous avons parlé sommairement. Étant donné un élément de la surface du solide, nous pouvons supposer que la vitesse du liquide qui rencontre cet élément soit décomposée en deux, une composante normale et une composante parallèle à cet élément. La composante normale produit une action analogue à celle que nous avons étudiée d'abord, la composante parallèle donne naissance à un frottement proprement dit.

Nous n'insisterons pas sur ces effets qui sont complexes, et nous nous bornerons à dire qu'ils rendent compte de la résistance qu'on éprouve lorsqu'on veut déplacer dans un liquide en repos un corps qui y est plongé ou qui flotte à sa surface, ou que, au contraire, on veut maintenir un corps en repos dans un liquide en mouvement.

Ces résistances sont, à certains égards, un inconvénient, car, par exemple, elles s'opposent au mouvement des navires ; mais, à d'autres points de vue, elles présentent une utilité réelle.

Sans leur existence, les roues et les hélices des navires à vapeur ne pourraient produire la propulsion des navires, et ne feraient que déplacer l'eau qu'elles repousseraient à l'arrière. Sans ces résistances, les animaux marins qui vivent au sein de l'eau, ceux qui nagent à la surface ne pourraient se déplacer, et les mouvements de leurs nageoires ou de leurs pattes auraient seulement pour effet de déplacer l'eau.

110. — Le frottement des liquides contre les solides est beaucoup moindre que le frottement des solides entre eux. Aussi, toutes les fois que cela est possible, y a-t-il avantage, au point de vue de l'utilisation des forces, à interposer un liquide entre les surfaces solides se déplaçant l'une sur l'autre. L'emploi des corps lubrifiants, tels que l'huile, a donc pour effet de substituer le frottement de solide sur liquide à celui de solide sur solide.

Il n'est pas nécessaire, d'ailleurs, d'employer une substance grasse :

un liquide quelconque, l'eau par exemple, donne des résultats analogues. Sans insister, nous rappellerons le chemin de fer glissant qui figurait à l'Exposition de 1889 ; les voitures reposaient par des patins plats sur des rails dont la face supérieure était plane également : le frottement direct des patins sur les rails était considérable. Mais, en injectant, à l'aide d'une pression suffisante, de l'eau entre les patins et les rails, le mouvement devenait très facile à produire, le frottement se trouvant considérablement réduit.

111. **De l'imbibition.** — Lorsqu'on met en contact un solide et un liquide, il peut se produire une pénétration réciproque de ces deux corps; si, après l'action, l'état solide persiste, on dit qu'il y a eu *imbibition.*

Le phénomène ne se produit pas pour tous les corps, et on ignore encore les conditions qui favorisent ou empêchent l'imbibition : on sait seulement que pour que l'imbibition ait lieu, il faut que le liquide mouille le solide; mais cette condition, nécessaire, n'est pas suffisante.

Le marbre ne se laisse pas imbiber par l'eau, mais il est susceptible d'absorber de l'huile.

Haüy a étudié des échantillons d'hydrophane, sorte d'opale opaque, qui s'imbibent lorsqu'on les plonge dans l'eau et deviennent alors translucides, sinon transparents; cette propriété tient à ce que l'eau qui remplace l'air dans les pores a un indice de réfraction plus voisin de celui de l'hydrophane que l'air (voir Optique). Cette imbibition peut être assez notable, car pour un échantillon pesant 1gr,8 la quantité d'eau absorbée s'éleva à 0gr,3.

L'imbibition ne consiste pas seulement en une pénétration du liquide dans les espaces vides, les pores des corps solides, comme il pénètre dans un vase vide : il y a une action spéciale, une sorte d'attraction du solide pour le liquide, attraction qui est telle que la pénétration du liquide a lieu même malgré l'existence d'une pression qui s'y oppose. C'est ce qui résulte nettement de l'expérience suivante due à Jamin : Un tube de verre doublement recourbé, contenant du mercure, et pouvant fonctionner comme un manomètre à siphon, fut scellé dans une cavité creusée dans un bloc de craie et contenant de l'air. Le bloc fut alors plongé dans l'eau, la craie s'imbiba de liquide qui refoula l'air dans la cavité centrale où la pression augmenta; cette pression, qui atteignit 3 atmosphères, était insuffisante pour empêcher l'imbibition.

112. — Mais c'est surtout pour les substances organiques que l'imbibition atteint une grande valeur. Là encore, l'action dépend de la nature des corps en présence sans qu'on connaisse les conditions de cette action; c'est ainsi qu'une membrane de vessie sèche absorbe de l'eau, mais ne s'imbibe pas d'alcool; que le caoutchouc ne s'imbibe ni d'eau ni d'alcool, mais est susceptible d'absorber une certaine quantité de sulfure de car-

bone, tout en restant solide; pour une plus grande quantité de ce liquide, il y a dissolution.

Les substances organisées, celles qui font partie des tissus des êtres vivants sont imbibées d'eau, en proportion notable, en général : elles perdent cette eau par la dessiccation; si l'opération a été menée convenablement, ces substances desséchées dont l'aspect a changé peuvent s'imbiber de nouveau et reprendre leur aspect primitif. C'est ce que vit Chevreul sur des tendons frais et des parties musculaires : la quantité d'eau qui put être enlevée, puis absorbée de nouveau, s'éleva à 50 et même quelquefois à 80 pour 100 du poids du tissu primitif.

M. Doumer a déterminé les poids d'eau que peuvent absorber 100 grammes de substances diverses préalablement desséchées avec soin, et il a trouvé les résultats suivants :

Tissu corné	461gr	Tendons	178
Ligament cartilagineux	319	Parchemin animal	161
Fibrine	301	Ligaments jaunes	148
Cartilage de l'oreille	231	Parchemin végétal	59
Membrane de la coque de l'œuf.	187	Caoutchouc	0

Dans l'organisme vivant certains tissus solides sont en contact continuel avec des liquides sans qu'il y ait absorption, alors qu'il arrive que l'imbibition se produit après la mort; nous citerons par exemple la bile qui lorsque la vie a cessé pénètre quelque peu dans les tissus voisins de la vésicule biliaire, les liquides de l'œil qui, après la mort, imbibent les parois de cet organe, ce qui amène l'opacité de la cornée, etc. Nous pensons que ces différences d'action sont dues à ce que, normalement pendant la vie ces tissus sont saturés d'un liquide déterminé dont la quantité est maintenue invariable et qu'ils ne peuvent alors absorber un autre liquide qui se trouve en contact avec eux; tandis qu'à la mort, le liquide normal disparaît sans être renouvelé, et l'imbibition par les liquides voisins peut se produire; cette explication simple nous paraît juste, sans qu'il soit nécessaire d'avoir recours à des propriétés vitales des tissus.

113. — C'est également parce que leurs tissus sont déjà saturés de liquide que les animaux marins peuvent vivre au sein de l'eau sans absorber ce liquide. Mais cette saturation dépend des conditions de l'expérience : il résulte, en effet, d'expériences variées de M. Regnard que la quantité d'eau qui est nécessaire pour saturer un solide croît avec la pression. Il a reconnu, par exemple, qu'un poids de gélatine de 1 gramme pèse 4gr,60 après avoir séjourné quinze minutes dans de l'eau à la pression ordinaire, tandis que le poids s'élève à 4gr,85 après un séjour de même durée dans de l'eau à la pression de 400 atmosphères. De même, après vingt-quatre heures un morceau de *laminaria* du poids de 0gr,85 placé dans de l'eau pèse 2gr,25 si l'expérience a été faite à la pression ordinaire, et 2gr,50 sous la pression de 300 atmosphères.

Des faits du même genre ont été observés par le même savant sur les muscles et sur le tissu nerveux. Par exemple, un fragment de sciatique frais du poids de 4 grammes pesait 4gr,4 après avoir séjourné pendant dix minutes dans l'eau à 600 atmosphères; dans les mêmes conditions, un tronçon de moelle de chien passait du poids de 12 grammes à celui de 13gr,5. Ajoutons, mais sans insister, que par suite de cette absorption de l'eau, les propriétés physiologiques des muscles et des nerfs sont grandement modifiées; les modifications sont dues, non à l'action directe de la pression, mais à l'introduction d'un excès d'eau dans l'organisme. Deux grenouilles préparées furent soumises à la même pression de 600 atmosphères pendant quinze minutes, l'une enveloppée dans un sac imperméable de caoutchouc, l'autre en contact direct avec l'eau. Le poids de la première resta naturellement invariable, conserva la même apparence, les mêmes propriétés; le poids de la seconde passa de 15 à 18 grammes, elle est rigide, contracturée.

Des effets analogues se produisent chez des êtres vivants : c'est ainsi que, certainement, des crevettes se laissent imbiber d'eau sous pression, car leur carapace, qui est normalement transparente, devient louche, opaque, par la pénétration du liquide. D'ailleurs dans une expérience directe, un cyprin du poids de 18 grammes, soumis à la compression pendant cinq minutes, atteignit le poids de 21 grammes.

Cette imbibition exagérée amène des effets physiologiques intéressants : pour une certaine valeur de l'imbibition, correspondant à une pression déterminée, l'animal est endormi; mais ramené à la pression normale, il se réveille plus ou moins vite, par suite de l'élimination d'excès d'eau. Pour une valeur plus considérable correspondant à une imbibition plus considérable aussi, l'animal est mort; enfin pour des valeurs encore plus grandes de la pression et de l'imbibition, l'animal est mort, gonflé, rigide, dur comme du bois. Les valeurs qui produisent ces différents effets dépendent de la nature des animaux considérés.

L'imbibition des tissus organisés se fait malgré l'existence d'une pression qui tend à s'y opposer. M. Gréhant a mis le fait en évidence par l'expérience suivante : dans un vase clos, rempli de haricots secs, il introduit une vessie de caoutchouc rempli de mercure et communiquant avec un tube vertical en verre faisant fonction de manomètre. Le vase étant alors rempli d'eau, l'imbibition se produit et le mercure s'élève dans le tube; on a pu observer ainsi une pression de 3 atmosphères.

On voit que, dans cette expérience, l'imbibition est accompagnée d'un accroissement de volume des graines soumises à son action.

114. — L'imbibition s'étudie facilement en pesant le corps sur lequel on veut opérer avant et après son introduction dans le liquide : l'augmentation de poids du corps, après qu'il a été essuyé, fait connaître la quantité d'eau qui a pénétré.

Les corps minéraux peuvent quelquefois s'imbiber; la craie, comme nous venons de le dire, absorbe l'eau; certaines autres espèces de calcaires, employés dans la construction, peuvent également s'imbiber sous l'action des pluies; si cette eau n'a pas été évaporée lorsque viennent les froids, elle peut se congeler et, sous l'influence de l'augmentation de volume dû au changement d'état, la pierre éclate à sa partie superficielle, perd de sa solidité; ces pierres, qui sont dites *gélives*, sont susceptibles d'absorber également des dissolutions salines; en trempant un échantillon dans une dissolution de sulfate de sodium chaude, il s'imbibe; par le refroidissement le sel cristallise en augmentant de volume et faisant éclater la pierre, ce qui fait connaître que celle-ci est de mauvaise qualité. Une pierre de bonne qualité ne doit s'imbiber ni par l'action de la pluie, ni par celle des dissolutions salines.

115. — Dans ce qui a précédé, nous nous sommes occupé surtout de l'imbibition par l'eau; des faits du même genre peuvent se présenter pour des dissolutions salines ou pour d'autres liquides; seulement les quantités qui sont absorbées varient avec la nature du liquide.

C'est ainsi que Chevreul a reconnu que 100 grammes de tissu jaune élastique préalablement desséché absorbait 240 grammes d'eau pure et 37 grammes d'eau saturée de sel marin. D'autre part, également, Liebig a trouvé que 100 grammes de vessie d bœuf desséchée reprennent, après deux heures d'immersion, 310 grammes d'eau distillée, 235 grammes d'une solution de sel marin dans son poids d'eau, et seulement 60 grammes d'un mélange par parties égales d'eau et d'alcool.

D'ailleurs, dans le cas de dissolution, des circonstances différentes peuvent se présenter : tantôt le liquide qui pénètre le solide ne change pas de composition et, par suite, si l'action a lieu au sein d'un liquide, celui-ci conserve également sa composition primitive; tantôt au contraire la composition de la dissolution est modifiée, le corps dissous et le dissolvant pénétrant dans le solide dans des proportions différentes. Si, par exemple, on verse dans deux flacons une dissolution saturée de sel marin et que dans l'un d'eux on introduise un fragment de vessie desséchée, on voit apparaître dans ce dernier des cristaux de chlorure de sodium, tandis que la cristallisation n'apparait pas dans l'autre flacon qui sert de témoin. Le fait s'explique, parce que la vessie plongée dans la dissolution absorbe l'eau en plus grande proportion que le sel, qui se trouve ainsi être en excès et se dépose.

Des effets du même genre s'observent pour des mélanges de liquide, par exemple, d'eau et d'alcool.

Lorsque le liquide contient un solide en suspension les particules solides ne pénètrent pas avec le liquide, lors de l'imbibition. C'est ce que l'on observe par exemple en étudiant l'effet produit sur du papier à filtrer ou du papier buvard par un liquide comme du chocolat : les particules solides restent au point où le contact s'est produit et constituent une tache colorée, tandis que le liquide s'étale jusqu'à une distance plus ou moins grande, sous forme d'une zone incolore. Un effet analogue se manifeste dans les épanchements de sang dans le tissu cellulaire : le sérum seul se porte sur les bords, la matière colorante solide reste au centre.

116. — Par suite de l'absorption du liquide, les solides qui s'imbibent augmentent généralement de dimensions, de volume et peuvent produire des effets intéressants.

Cette augmentation est rendue très manifeste par la courbure que prend une feuille de papier, de carton ou même de bois mince dont on a mouillé une face, la face mouillée devenant convexe. Par contre, le dessèchement des substances amène un retrait; c'est ce que l'on voit aisément pour toutes les pièces sèches d'anatomie. Ce retrait peut être considérable pour certains tissus : d'après M. Boulland, par exemple, une cornée de veau est réduite par le dessèchement au dixième de son épaisseur primitive.

Les changements de volume amenés par l'imbibition se produisent malgré les obstacles qu'on peut leur opposer, comme le fait l'imbibition même. Les pressions exercées dans ce cas sont considérables et ont été utilisées dans diverses circonstances.

On peut faire éclater une pierre en y pratiquant un trou dans lequel on enfonce à refus une cheville de bois séchée au four; en versant de l'eau sur le bois celui-ci se gonfle et produit la rupture de la pierre : ce procédé est usité pour la fabrication des meules.

D'une manière analogue les éponges préparées, la racine de gentiane servant à produire en chirurgie des dilatations forcées mais lentes, progressives; la laminaire desséchée et conservée dans de l'éther iodoformé est fréquemment employée maintenant pour obtenir la dilatation du col de l'utérus.

On obtient aisément la séparation des os d'un crâne en remplissant sa cavité de graines sèches, pois ou haricots, et en plongeant le crâne dans l'eau.

Les cheveux s'allongent en absorbant de l'eau; cette propriété est utilisée dans la construction de l'hygromètre de Saussure.

Les fibres textiles s'allongent également par l'imbibition; mais les fils ou cordes qui sont obtenus par leur réunion se raccourcissent au contraire lorsqu'ils sont mouillés. Ce résultat tient à la torsion que les fibres ont subie pour la fabrication du fil ou de la corde. Par suite de l'imbibition, le diamètre augmente et la longueur diminue; ce changement de longueur se produit en développant une force considérable qui a été quelquefois utilisée.

117. — L'observation montre que, en général, le phénomène de

l'imbibition est accompagné d'une élévation de température qui peut atteindre quelquefois une valeur assez grande : nous ne pouvons donner d'ailleurs une explication rationnelle de ce fait qui a été mis en évidence notamment par Pouillet, Melsens, etc.

Voici quelques nombres se rapportant à cet effet :

Nom des substances mouillées.	LE SOLIDE EST MOUILLÉ PAR l'eau	l'alcool
Verre	0°,26	0°,23
Magnésie	0 ,21	0 ,21
Litharge	0 ,24	0 ,23
Charbon	1 ,16	1 ,27
Amidon	9 ,70	4 ,77
Racine de réglisse	10 ,20	7 ,17
Farine de blé	2 ,72	3 ,40
Éponge	1 ,90	»
Membranes très minces d'intestin de mouton.	9 ,63	10 ,12

118. **Transsudation, filtration.** — Si une lame solide est en contact avec un liquide par une de ses faces et qu'elle soit susceptible de s'imbiber, l'imbibition se produit; mais l'action s'arrêtera quand l'imbibition est complète, à moins que le liquide, dans la partie qui est en contact avec le solide, ne soit soumis à une pression ayant une valeur suffisante: dans ce cas, une nouvelle quantité de liquide pénètre. Mais si l'autre face n'est pas soumise à l'action de la même pression, l'excès de liquide ainsi introduit sort de ce côté, il y a *transsudation*. L'action continue tant que la différence de pression subsiste entre les deux faces.

La valeur de la pression qui produit la transsudation dépend de la nature des lames solides et de la nature des liquides. Voici des nombres déterminés par Liebig et faisant connaître la hauteur de la colonne liquide, et par suite la valeur de la pression, qui a déterminé la transsudation à travers : 1° une vessie de bœuf de 0mm,22 d'épaisseur; 2° un morceau de péritoine qui couvrait la face supérieure d'un foie de bœuf d'une épaisseur de 0mm,11 ; et 3° le péritoine d'un foie de veau de 0mm,013.

Nature des liquides.	Vessie de bœuf.	Péritoine de bœuf.	Péritoine de veau
Eau	0m,325	0m,215 à 0m,270	0m,108
Solution saturée de NaCl.	0 ,541	0 ,325 à 0 ,433	0 ,215 à 0 ,270
Huile	0 ,920	0 ,595 à 0 ,650	1 ,094
Alcool	»	0 ,974 à 1 ,083	»

L'alcool ne transsuda pas à travers la vessie de bœuf, même sous une pression de 1m,310.

Il est à remarquer que sous l'action prolongée de la pression, la transsudation devient plus facile : il semble, ce qui est d'ailleurs facile à comprendre, que les membranes se relâchent peu à peu sous une action persistante.

Lorsque la lame à travers laquelle se fait le passage du liquide est homogène, les effets produits sont les mêmes, quelle que soit la face qui est en contact avec le liquide; il n'en est pas de même lorsqu'il s'agit de membranes organisées dans lesquelles la constitution varie notablement sur les deux faces, parce que, alors, l'imbibition varie aussi. C'est ainsi qu'on a observé que la membrane de la coque de l'œuf n'agit pas de la même façon pour absorber l'eau suivant que le contact a lieu par l'une ou l'autre face. Le fait est le même pour la peau de la grenouille : Cima a montré que sous une pression de $0^m,100$ l'eau peut transsuder à travers cette membrane; mais alors que, pour une quantité d'eau déterminée, le passage s'effectue en cinq minutes si le courant se produit de l'intérieur à l'extérieur, il faut trente-sept minutes si le passage a lieu en sens contraire.

119. — Lorsqu'une dissolution saline transsude à travers une membrane ou une couche poreuse, elle peut éprouver des variations de composition. Par exemple, Matteucci ayant fait traverser une colonne de 8 mètres par de l'eau salée reconnut que, dans les premiers instants du passage, la densité du liquide diminua dans le rapport de 100 à 91, le sel ayant été arrêté en plus grande proportion que l'eau; mais cette action ne se continua pas et la différence diminua progressivement, le sable se saturant de sel pour ainsi dire.

Par contre, en opérant avec une colonne de sable de 3 mètres seulement et une dissolution de carbonate de sodium, Matteucci trouva que par la transsudation, la densité augmente dans le rapport de 100 à 100,5.

Il est des cas dans lesquels l'action est telle que les sels, en petite proportion d'ailleurs, sont complètement arrêtés par la transsudation. Tel est l'effet produit par une couche assez épaisse de poudre de charbon préparée d'une façon particulière et employée dans certains modèles de filtres; les sels métalliques, de cuivre ou de plomb, par exemple, sont arrêtés par le charbon et ne peuvent être retrouvés dans le liquide qui a transsudé. Mais le charbon se sature peu à peu et doit être remplacé de temps à autre.

120. — Lorsqu'un liquide contient des matières solides en suspension, celles-ci sont arrêtées lors de la transsudation sous pression et ne se retrouvent plus dans le liquide qui a transsudé; on dit alors qu'il y a *filtration*. Mais pour que ce résultat soit atteint, il faut qu'il y ait réellement transsudation, c'est-à-dire que le corps traversé par le liquide ne présente pas des espaces intermoléculaires de dimensions finies, espaces à travers lesquels les particules solides pourraient passer.

La filtration peut se faire à l'aide de substances très variées; en chimie on se sert de filtres en papier non collé pour séparer les précipités des liquides dans lesquels ils se sont formés; en pharmacie et dans certaines industries, on obtient le filtrage des sirops par le passage à travers une chausse de feutre, de laine, de coutil ou de coton serré; en physique on filtre le mercure à travers une peau de chamois, etc.

Mais c'est surtout pour l'eau que le filtrage est une opération importante à laquelle se rattachent maintenant d'importantes questions d'hygiène. Des substances très variées ont été proposées et utilisées pour filtrer l'eau destinée aux usages domestiques : on a utilisé des plaques de pierres calcaires poreuses, des plaques de grès; on a fait passer l'eau à travers des couches de sable, à travers des éponges comprimées, à travers de la laine tontisse, à travers des couches de charbon animal ou végétal réduit en poudre plus ou moins fine; la constitution des filtres comprend souvent plusieurs couches superposées formées de matières réduites en grains ou en poussières ou de matières de nature différente.

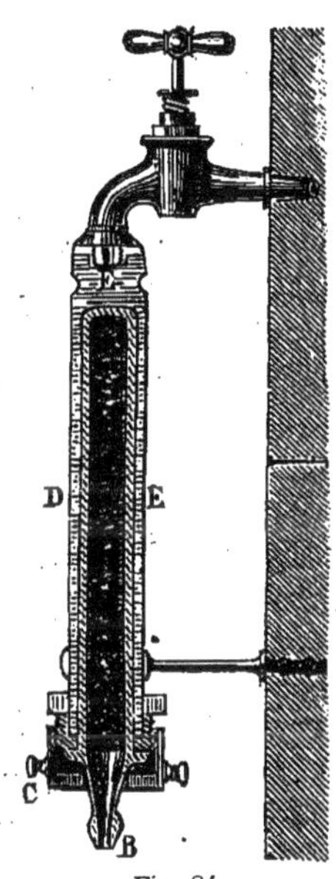

Fig. 84.

Tant que la filtration a eu pour seul but l'arrêt des poussières minérales en suspension, des systèmes divers de filtres ont pu donner des résultats satisfaisants; mais actuellement le but de cette opération est compris différemment et il consiste principalement à arrêter les germes de maladies contagieuses, microbes et spores, qui peuvent exister dans l'eau; ces organismes sont de très petites dimensions et les filtres employés autrefois sont insuffisants pour les arrêter. Il faut avoir recours à d'autres procédés : celui qui paraît donner le plus de garantie à ce point de vue a été indiqué par M. Pasteur, c'est la filtration à travers une lame de porcelaine non émaillée; lorsque la porcelaine est bien fabriquée, elle arrête absolument le passage de tous les micro-organismes; malheureusement c'est une substance fragile, et la moindre fissure à travers la plaque filtrante suffit pour permettre le passage de très petits organismes contenus dans l'eau et rendre possible la contamination par l'emploi de ce liquide. Dans les divers modèles de filtres basés sur l'emploi de ce procédé, la lame filtrante est un cylindre creux en porcelaine auquel on donne le nom de *bougie* (fig. 84) : tantôt l'eau E passe de l'extérieur à l'intérieur, tantôt elle s'écoule de l'intérieur à l'extérieur. Dans tous les cas, un dépôt se forme sur la surface d'entrée et il est nécessaire de nettoyer la bougie de temps à autre; cette opération n'est pas sans inconvénient, parce qu'elle peut être une cause de rupture.

121. — Le débit d'un filtre dépend, toutes choses égales d'ailleurs, de la différence des pressions qui existent entre les deux faces de la couche filtrante; il y a presque exactement proportionnalité entre ces deux quantités. Il faut donc, pour augmenter le débit d'un filtre, augmenter la

différence de pression. On peut atteindre ce résultat en augmentant la pression du liquide sur le filtre, soit en augmentant la hauteur du liquide, soit en maintenant ce liquide en vase clos et faisant agir dans ce vase de l'air comprimé; on peut encore diminuer la pression au-dessous du filtre en recueillant le liquide filtré dans un vase clos qui se prolonge inférieurement par un tube d'une certaine hauteur dont l'extrémité libre baigne dans une couche de liquide, soit encore en maintenant dans le vase clos une pression inférieure à la pression atmosphérique à l'aide d'une machine à raréfier l'air. Enfin on peut augmenter encore l'effet en réunissant les deux procédés.

122. **Dissolution des solides.** — Lorsqu'on met un solide en contact avec une quantité suffisante d'un liquide convenablement choisi, le solide décroît peu à peu en volume jusqu'à disparaître complètement : on dit alors qu'il y a *dissolution* du solide dans le liquide; le liquide qui résulte de cette action est une *solution*, on dit aussi une *dissolution*, du solide dans le liquide.

Un liquide qui tient un solide en dissolution est, en réalité, devenu un nouveau corps : ses propriétés physiques ne peuvent pas toujours être déduites des propriétés correspondantes du dissolvant et du corps dissous dont elles ne sont pas nécessairement la moyenne.

Une des données physiques les plus simples est le poids spécifique : il existe une formule simple qui donne le poids spécifique d'un mélange de deux corps dont on connaît les proportions, en admettant que le volume du mélange est la somme des volumes des corps mélangés [1]. En appli-

1. Soient p, v, δ; p', v', δ'; P, V, Δ les poids, les volumes et les poids spécifiques des corps mélangés et du mélange. On a toujours :

$$P = p + p',$$

et nous admettons d'autre part qu'on a :

$$V = v + v';$$

enfin on a les relations :

$$P = V\Delta \qquad p = v\delta \qquad p' = v'\delta'.$$

On a, par division :

$$\Delta = \frac{p + p'}{v + v'}.$$

Généralement, on ne connaît pas les p et les v, mais les p et les δ, ou les v et les δ; les relations précédentes permettent d'introduire ces données. On a ainsi :

$$\Delta = \frac{v\delta + v'\delta'}{v + v'},$$

ou encore :

$$\Delta = \frac{p + p'}{\frac{p}{\delta} + \frac{p'}{\delta'}} = \frac{(p + p')\,\delta\,\delta'}{p\delta' + p'\delta}.$$

Ces formules et d'autres qu'on en déduit aisément sont fréquemment employées.

quant cette formule aux dissolutions, on reconnaît que le poids spécifique fourni par l'expérience est généralement plus grand que le poids spécifique calculé; on conclut de là que le volume de la dissolution est plus petit que la somme des volumes du solide et du liquide, il y a *contraction* : la dissolution est donc autre chose qu'un simple mélange moléculaire du solide et du liquide.

On ne sait pas d'ailleurs à quelles lois obéit cette contraction qui présente souvent quelque particularité; tantôt, par exemple, elle croît lorsque la proportion de solide augmente, ou inversement, tantôt même, il y a un maximum de contraction qui correspond à une proportion donnée du corps dissous.

Quoi qu'il en soit, une proportion donnée de solide dissous correspond toujours à un poids spécifique déterminé et réciproquement, en général au moins. C'est sur cette remarque que repose l'emploi de l'aréomètre de Baumé comme pèse-sels, car l'enfoncement plus ou moins grand de l'appareil dépend du poids spécifique de la solution. C'est également sur cette remarque qu'est basé l'emploi des tables numériques, qui sont souvent employées dans les laboratoires et dans l'industrie et qui permettent de déduire la richesse d'une dissolution de la connaissance de son poids spécifique.

Lorsqu'un solide est incolore, il en est de même de sa solution dans un liquide incolore; lorsque le solide est coloré et le liquide incolore, la solution a généralement la même couleur que le solide; il y a toutefois des exceptions, des particularités. C'est ainsi que l'iode, de couleur gris métallique à l'état solide, donne dans l'eau et l'alcool des solutions colorées en jaune et en brun, et dans le chloroforme et le sulfure de carbone des solutions colorées en rose et en violet.

Nous ne parlons pas ici des autres propriétés physiques des dissolutions (point d'ébullition, conductibilité électrique, etc.); nous nous occuperons des plus importantes dans d'autres chapitres.

123. **Lois de la dissolution.** — Lorsqu'on met en contact un solide avec un liquide susceptible de le dissoudre, le phénomène de la dissolution peut être étudié à deux points de vue : on peut étudier la rapidité avec laquelle se produit le phénomène, on peut examiner les résultats relativement à la quantité de corps dissous.

Nous examinerons d'abord cette dernière question.

Si, pour une température donnée, on augmente la proportion du corps solide, on reconnaît que, pour une certaine quantité de ce dernier, la dissolution ne se produit plus; une partie du solide ne se dissout pas, ne change pas d'état; on dit alors que le liquide est *saturé*, il y a *saturation.*

On peut, pour arriver à la saturation d'une masse donnée de liquide, soit y introduire immédiatement le poids de solide amenant la saturation, soit y introduire successivement de petites quantités de solide jusqu'à obtenir le même résultat; on peut même obtenir la dissolution d'une quantité plus grande de solide, par une élévation de température; en ramenant le liquide à la température à laquelle on étudie le phénomène, une partie du solide cesse d'être dissous et revient à l'état solide (sauf une exception sur laquelle nous reviendrons ultérieurement), la quantité qui reste dissoute correspondant à la saturation. L'expérience montre que quelle que soit la marche suivie, le poids de solide nécessaire pour produire la saturation à une température donnée est invariable.

La dissolution pouvant exister pour toutes les quantités de solide moindres que celle qui amène la saturation, c'est cette dernière seule qu'il y a à considérer.

L'expérience prouve que, pour une température donnée, ainsi d'ailleurs qu'il était facile de le prévoir, les poids d'un solide nécessaire pour amener la saturation d'un liquide sont proportionnels aux poids du dissolvant, ou à ses volumes, ce qui revient au même. Le rapport du poids du solide au volume de liquide qu'il sature à une température donnée est donc constant; c'est un nombre qui est caractéristique du phénomène pour les conditions de l'expérience : il est désigné sous le nom de *coefficient de solubilité* pour la température considérée.

124. — Il est impossible de rien dire de général sur la valeur du coefficient de solubilité et tout au plus peut-on, dans quelques cas, être renseigné d'une manière approximative par des analogies chimiques, mais non toutefois sur la valeur numérique du coefficient.

Un même liquide peut dissoudre certains solides tandis qu'il est sans action sur d'autres; l'eau, par exemple, dissout de grandes quantités de sulfate de sodium tandis que le sulfate de baryum y est presque absolument insoluble; elle dissout le chlorure de sodium et n'agit pas sur le chlorure d'argent. D'autre part, un solide se comporte de façons très diverses en présence de liquides différents : le sucre, très soluble dans l'eau, est presque insoluble dans l'éther; les résines, les graisses insolubles dans l'eau se dissolvent facilement dans l'alcool, etc.

Cependant on peut dire, d'une manière générale, que les sels alcalins sont solubles dans l'eau, qu'il en est de même des azotates; que la plupart des sels de potassium sont insolubles dans l'alcool, etc. Mais outre que ces règles ne sont pas absolues, elles ne renseignent pas sur la valeur de la solubilité.

D'ailleurs la composition chimique n'intervient pas seule et le groupement moléculaire ou atomique joue un rôle dans la solubilité. Pour le démontrer, il suffit de rappeler que les corps qui sont allotropiques ne présentent pas la même solubilité sous leurs diverses formes : le soufre octaédrique est soluble dans le sulfure de carbone; le soufre prismatique est insoluble ou très peu soluble; le phosphore blanc est soluble dans le sulfure de carbone et l'huile, le phosphore rouge est insoluble dans ces liquides, etc.

125. — Plusieurs solides peuvent entrer en dissolution simultanément dans un même liquide, soit que l'action se produise en faisant agir le liquide directement sur un mélange des deux solides, soit que, après avoir effectué la dissolution du premier liquide, on fasse agir la solution sur le second corps à l'état solide.

On n'a pas déterminé de lois générales sur ce sujet, mais on a observé un certain nombre de faits qui sont intéressants : on sait, par exemple, qu'un corps A peut quelquefois se dissoudre plus facilement dans une solution d'un autre solide B que dans l'eau pure. C'est ainsi que l'iode est moins soluble dans l'eau que dans une solution d'iodure de potassium.

On observe même certains effets qui semblent singuliers : soit par exemple une solution *saturée* d'azotate de potassium; si l'on y fait dissoudre une certaine quantité de chlorure de potassium, la solution obtenue est susceptible de dissoudre une nouvelle quantité d'azotate de potassium.

En somme, ces effets s'expliquent en remarquant que, au point de vue de la solubilité comme pour d'autres effets physiques, une solution est un liquide nouveau, particulier, jouissant de caractères spéciaux; qu'il est donc possible que le coefficient de solubilité de l'iode dans la solution d'iodure soit plus grand que celui du même corps dans l'eau. Quant au second exemple, on voit qu'il revient à dire que l'azotate de potassium est plus soluble dans une solution de chlorure de potassium que dans l'eau pure, ce qui se comprend également bien.

126. — En général la solubilité d'un solide dans un liquide augmente, son coefficient croît, lorsque la température s'élève; la rapidité de la variation est d'ailleurs très différente pour les divers corps, ainsi qu'on le voit par les exemples suivants qui indiquent le poids du sel dissous dans 100 parties d'eau à diverses températures :

Chlorure de sodium.			Chlorate de potassium.		
15°	59°	109°	0°	50°	104°
35	37	40	3,3	19	60

Chlorure de potassium.			Azotate de potassium.		
0°	52°	109°	0°	55°	116°
29	43	59	13,3	97	335

Des données de ce genre sont réunies dans des tableaux numériques, tables de solubilité, qui permettent de trouver rapidement le coefficient de solubilité pour une température donnée.

Dans les traités de Chimie on remplace généralement ces tables numériques par des tableaux graphiques appelés *courbes de solubilité*, qu'on obtient comme nous l'avons indiqué (VIII) et qui sont d'un usage très commode. Enfin, quelquefois, on résume les résultats se rapportant à un corps déterminé en une formule : c'est ainsi que p représentant le poids de solide dissous dans 100 parties d'eau à la température t, on a les formules suivantes, par exemple :

Pour l'azotate de potassium,

$$p = 13{,}82 + 0{,}574t + 0{,}0172t^2 + 0{,}00000\,36t^3;$$

Pour l'acide borique,

$$p = 1{,}94 + 0{,}063636t + 0{,}0016608t^2 - 0{,}00000\,1604t^3.$$

Il est quelques corps qui présentent une exception à la règle générale que nous avons énoncée et pour lesquels la solubilité ne croît pas constamment avec la température; nous citerons notamment le sulfate de sodium, pour lequel les poids dissous dans 100 gr. d'eau, à diverses températures, sont les suivants, ces poids se rapportant au sel supposé anhydre :

0°	5	30°	43	103	52
13	12	32 ,73	50,65	40°	48
25	28	33 ,88	50,04	50	46

La quantité de sel dissous à 32°,73 est un maximum. Il y a là une singularité qui paraît correspondre à ce que, à diverses températures au-dessus de 32°,75, on n'a pas affaire, en réalité, à la même substance : on sait en effet que le sulfate hydraté de sodium commence à perdre son eau de cristallisation à partir d'une certaine température. Comme les phénomènes de déshydratation peuvent se produire même au sein de l'eau, il est possible d'admettre que cette décomposition commence à 32°,75 et s'accentue au fur et à mesure que la température s'élève; il se produirait alors une proportion croissante d'un sel moins soluble que le sel primitif, ce qui expliquerait la diminution de la solubilité, diminution qui serait seulement apparente pour chacun des deux sels.

Dans les questions relatives aux dissolutions, surtout dans le cas où il existe plusieurs substances, il se présente toujours une difficulté résultant de ce que l'on ne peut affirmer au juste que le corps n'a pas été modifié dans sa constitution chimique; que, par suite, c'est bien sur la même substance que l'on agit toujours.

127. **Sursaturation.** — Si l'on obtient une solution saturée d'un solide à une certaine température et qu'on la soumette au refroidissement, la quantité de solide ne peut rester dissoute à la nouvelle température pour laquelle le poids nécessaire à la saturation est moindre. Aussi, une partie du corps dissous repasse à l'état solide, la proportion étant d'autant plus grande que la différence de température est plus considérable : cette remarque est utilisée fréquemment dans la pratique.

Mais il arrive pour certains sels, le sulfate et l'hyposulfite de sodium, par exemple, que cet effet ne se produit pas toujours. Prenons une dissolution de sulfate de sodium, saturée à 32° et renfermant plus de 200 parties de sel hydraté; amenons-la à la température de 15°, température à laquelle l'eau dissout 100 parties du sel; en général, cette seule quantité restera dissoute et 100 parties de sulfate apparaîtront à l'état solide. Mais il n'en est pas toujours ainsi : si le liquide, pendant le refroidissement, a été soustrait à toute agitation, à toute action de corps étrangers venant accidentellement en contact (ce à quoi on arrive soit en opérant dans un vase en verre à col effilé qu'on ferme à la lampe à chaud, soit en plaçant le liquide dans un ballon Pasteur, soit seulement en le recouvrant d'une mince couche d'huile), l'abaissement de température peut se produire sans qu'il y ait apparence de solidification, la solution reste absolument limpide; le liquide contient dissoute une quantité de sel supérieure à celle qui correspondrait aux conditions normales de l'expérience : on dit alors qu'il y a *sursaturation*.

Mais cet état particulier correspond à un équilibre moléculaire instable; une très faible action suffit en général pour faire immédiatement passer à l'état solide l'excès du corps qui était en dissolution. Un mouvement brusque communiqué au vase, le contact d'un corps étranger peuvent amener cet effet qui se produit plus sûrement si on laisse tomber dans le liquide sursaturé un cristal, même très petit, du sel dissous; la solidification se fait rapidement dans la masse autour de ce fragment.

128. **Rapidité de la dissolution.** — On ne connaît pas les lois précises qui régissent la vitesse de la dissolution : on sait seulement que, toutes choses égales d'ailleurs, la quantité de solide dissous dans un temps donné est d'autant plus grande que la solution est plus éloignée de la saturation. Cette remarque explique pourquoi on hâte la dissolution d'un solide en agitant le liquide, car alors on dissémine ainsi la partie dissoute et on appauvrit la solution dans le voisinage du solide. Pour la même raison on se rend compte pourquoi, lorsque la solution a un poids spécifique plus grand que le dissolvant, il convient de maintenir le solide à la partie supérieure du vase et non de la laisser au fond du liquide, puisque c'est précisément en cette partie que se réunit la solution déjà faite, tandis que le liquide pur, moins dense, s'élève à la partie supérieure.

Quelle que soit la nature réelle du phénomène de la dissolution, il paraît résulter de l'observation qu'il se produit à la surface de contact du solide et du liquide; on comprend que la rapidité de l'opération augmentera lorsque le solide aura une plus grande surface; de là l'avantage, pour hâter la dissolution, de diviser le solide en fragments aussi nombreux (6), et par suite aussi fins que possible, de le pulvériser, de le porphyriser même. Il va sans dire que l'on ne pourrait prévoir le résultat de cette division, si par la pulvérisation même la surface subissait une modification qui pourrait rendre moins active l'action dissolvante du liquide : c'est ce qui paraît se passer dans le cas du sucre qui se dissout moins rapidement lorsqu'il a été réduit en poudre que lorsqu'il est en morceaux.

129. **Application de la dissolution.** — Les circonstances dans lesquelles interviennent les solutions sont très nombreuses ; on peut dire, d'une manière générale, que les solides, amenés à l'état liquide par la dissolution, sont susceptibles de produire ou de subir des actions qui ne se manifesteraient pas s'ils restaient à leur état primitif. Le fait est manifeste pour les phénomènes chimiques : deux fragments, l'un d'azotate d'argent, l'autre de chlorure de sodium ne réagissent pas l'un sur l'autre, quelque rapprochés qu'ils soient, tandis que, dissous dans l'eau, ils donnent immédiatement naissance à du chlorure d'argent et à de l'azotate de sodium.

Des différences analogues se manifestent pour des phénomènes physiques ; un corps solide, même porphyrisé, ne traverse pas une membrane, une feuille de papier à filtrer ; le passage a lieu facilement au contraire si le solide est dissous dans un liquide.

Des effets de l'un et l'autre genre se produisent certainement chez les êtres vivants, végétaux ou animaux : on peut dire d'une manière générale qu'un corps n'est jamais absorbé à l'état solide, tandis que l'absorption peut se produire s'il est en dissolution.

La différence de solubilité des corps permet souvent de les séparer ; c'est là une méthode qui est employée fréquemment dans les laboratoires et dans l'industrie. Le dépôt lent d'un solide d'une solution dans un liquide fournit généralement le corps à l'état cristallisé.

Ajoutons que, dans certains cas, les actions chimiques sont déterminées par la solubilité plus ou moins grande des corps (lois de Berthollet) et la connaissance de ce caractère est nécessaire à ce point de vue.

Les variations des propriétés physiques servent également : c'est ainsi, par exemple, qu'on emploie l'ébullition de certaines solutions aqueuses pour obtenir une température constante supérieure à 100° ; que certaines solutions dans l'eau ou le sulfure de carbone sont utilisées pour absorber des radiations déterminées, etc.

Parmi toutes les applications qui ont été faites des propriétés des solutions, nous signalerons encore la suivante qui a été indiquée par Valentin pour évaluer la quantité du sang que possède un animal. Il injecte dans le sang une substance qui n'y existe pas normalement et qui y soit soluble ; après un certain temps, il recueille une petite quantité de sang et détermine la quantité de la substance introduite qui s'y trouve. Soit P le poids total, p le poids trouvé dans le volume v de sang recueilli. Si l'on admet que le temps écoulé entre les deux opérations ait été suffisant pour que la substance se soit uniformément répartie, et qu'elle n'ait point été éliminée, on a nécessairement en désignant par V le volume total du sang :

$$\frac{V}{P} = \frac{v}{p},$$

équation de laquelle on déduira V.

La méthode n'est pas absolument satisfaisante, car les conditions supposées présentent quelque incompatibilité : si l'on attend assez longtemps pour pouvoir compter que la substance introduite est uniformément répartie, il y a à craindre qu'une partie ait pu être éliminée par une voie quelconque.

L'augmentation de facilité d'absorption fait que les solutions sont fréquemment employées en pharmacie ; le liquide employé est le plus souvent l'eau pure, quelquefois l'eau légèrement acidifiée ou alcoolisée. Quelquefois le liquide est l'alcool pur : les solutions portent alors spécialement le nom de *teintures* ; quelquefois enfin, mais rarement, le liquide est l'éther ou l'huile.

130. **Refroidissement produit par la dissolution.** — La dissolution d'un solide dans un liquide correspond à une rupture des liaisons qui existaient entre les molécules, rupture qui doit exiger une certaine quantité d'énergie, une dépense de travail mécanique ; ainsi que nous l'avons déjà indiqué, et comme nous le dirons avec plus de détail ultérieurement, cette énergie provient de la transformation d'une certaine quantité de chaleur. Si donc on ne fournit pas cette quantité de chaleur, le liquide devra se refroidir par le fait même de la dissolution.

C'est en effet ce que l'on observe d'une manière générale : ainsi la dissolution de 50 grammes de chlorure de sodium dans 200 grammes d'eau produit un abaissement de température de 1°,9 ; la variation de température atteint 11°,4 si le chlorure de sodium est remplacé par du chlorure de calcium.

Mais, en réalité, l'action ne se borne pas toujours à une désagrégation de solide ; il peut y avoir contraction, comme nous l'avons dit, donc rapprochement des molécules ; d'autre part, il est possible que la dissolution s'accompagne d'une véritable action chimique, d'une hydratation. Ces deux actions ont pour effet de dégager de la chaleur, elles tendent donc à produire un résultat inverse de celui de la dissolution proprement dite, et ce n'est en somme que la différence des deux effets qu'on observe.

Le refroidissement produit par la dissolution d'un solide peut être assez considérable pour abaisser la température au-dessous de 0° et amener la congélation de l'eau : on a alors ce qu'on appelle un *mélange réfrigérant*. Voici quelques-uns de ceux qui peuvent être commodément employés : nous indiquons la température obtenue, les corps étant supposés mélangés à 10° :

I. Eau, 16 parties, en poids; sel ammoniac pulvérisé, 5 parties; azotate de potassium pulvérisé, 5 parties, — 12°.

II. Eau et azotate d'ammonium pulvérisé par parties égales en poids, — 16°.

III. Acide chlorhydrique, 5 parties; sulfate de sodium pulvérisé, 8 parties, — 18°.

L'indication de la température finale à laquelle peut être amené le mélange n'est pas une donnée qui fasse connaître complètement son action : il faudrait en outre savoir quelle quantité de chaleur, évaluée en calories, disparaît par la dissolution.

Art. III. — ACTIONS RÉCIPROQUES DES SOLIDES ET DES GAZ

131. **Résistance, frottement.** — Les actions réciproques des solides et des gaz sont de deux sortes, les unes mécaniques, pour ainsi dire, les autres plus spécialement physiques; les premières qui se manifestent quand il y a mouvement relatif de l'un des corps par rapport à l'autre, ou au moins tendance à ce mouvement, sont analogues à celles que nous avons étudiées pour les liquides.

Lorsqu'un solide et un gaz en contact sont en mouvement, l'un par rapport à l'autre, il se produit des actions mécaniques qu'il est nécessaire de considérer dès que la vitesse a une certaine valeur : nous étudierons ces actions spécialement dans les cas simples où la vitesse est perpendiculaire ou parallèle à la surface considérée que nous supposerons plane.

Considérons le cas d'une surface plane en repos dans une masse d'air en mouvement, la direction de ce mouvement étant perpendiculaire à la surface solide : cette surface subit une pression comme le prouvent les effets bien connus des courants d'air et du vent, effets sur lesquels il n'est pas nécessaire d'insister. Nous nous bornerons à dire que les pressions qui se manifestent alors sont loin d'être négligeables, qu'elles acquièrent souvent une grande valeur et que, par exemple, il est nécessaire d'en tenir compte dans la construction des grands ouvrages métalliques. On a évalué, par exemple, à 300 kilogrammes par mètre carré, l'action du vent dans un ouragan qui a renversé une partie du viaduc de la Tardes pendant le lançage.

Dans ce cas, dans le cas d'un mouvement rapide, comme celui d'un train de chemin de fer, ces pressions sont un inconvénient. Elles peuvent au contraire être utiles : c'est le cas qui se présente lorsque la surface, étant mobile, se met en mouvement sous l'action de ces pressions, comme il arrive dans les vaisseaux à voiles, dans les moulins à vent.

D'autre part, c'est grâce à la résistance de l'air que les oiseaux et les insectes peuvent voler; par suite du mouvement des ailes, celles-ci subissent de la part de l'air une résistance qui permet le maintien et même la progression de l'animal.

L'action de la résistance de l'air se manifeste également dans le cas de la chute libre des corps qu'elle retarde et rend inégalement rapide pour les différents corps; cette action est mise en évidence par l'étude de la chute dans le vide (tube de Newton).

Cette résistance est utilisée, à un autre point de vue, comme moyen de régulation; dans le cas des cylindres enregistreurs notamment (XXXI), le rouage d'horlogerie est relié à des ailettes qui tournent avec lui. La résistance varie avec la vitesse du rouage, non seulement parce que les ailettes éprouvent une résistance d'autant plus grande qu'elles tournent plus vite, mais encore parce qu'elles s'écartent d'autant plus de l'axe que le mouvement est plus rapide. Ces deux effets s'ajoutent et, pour des dimensions convenables, arrivent à rendre le mouvement presque absolument uniforme.

132. — D'autre part, lorsqu'un gaz se meut parallèlement à une paroi solide, il éprouve de la part de cette paroi un frottement qui tend à ralentir son mouvement. Ces actions, sans être absolument négligeables, sont faibles et on peut le plus souvent n'en pas tenir compte.

Lorsqu'un corps de forme quelconque se meut dans un gaz, les deux effets se manifestent, et comme nous l'avons indiqué pour les liquides, on peut se rendre compte de ce qui arrive par une décomposition de la vitesse. Il est clair d'après ce que nous avons dit qu'il y a intérêt à diminuer la résistance proprement dite qui est plus considérable que le frottement. Cette remarque, que nous ne pouvons d'ailleurs développer complètement, explique l'intérêt qu'il y a à donner une forme pointue, allongée, aux corps qui doivent se mouvoir dans l'air.

Dès que la vitesse est un peu considérable, l'existence du frottement a pour effet d'entraîner une certaine couche d'air qui entoure le corps; comme nous l'avons dit, dans le cas des projectiles tels qu'on les emploie maintenant, à grande vitesse, cette masse d'air entraînée doit être prise en considération pour l'explication des phénomènes observés.

133. — Considérons deux réservoirs remplis de gaz maintenus à des pressions différentes, mais invariables dans chacun d'eux : si on établit entre ces gaz une communication, il se produira, en général, un écoulement dont le sens sera déterminé par celui de la différence des pressions, et il s'établira bientôt un régime permanent, c'est-à-dire que la vitesse et par suite le débit y deviendront constants. Ces éléments dépendent de la différence des pressions et du frottement éprouvé par le gaz.

Il est intéressant, dans un certain nombre de cas, de mesurer ce débit dont la valeur est liée à celle de la vitesse. On utilise en général pour faire cette évaluation la pression exercée par le gaz en mouvement.

C'est sur ce principe que sont basés, d'une manière générale, les compteurs à gaz et certains *spiromètres* d'une construction analogue; ils sont constitués par une roue à palettes tournant dans une caisse cylindrique et plongeant par sa partie inférieure dans une couche d'eau : le gaz arrive d'un côté et s'échappe de l'autre; la pression étant différente du côté de l'arrivée et du côté de la sortie, la roue se met en mouvement. Chaque palette, au moment où elle pénètre dans l'eau, emprisonne un volume déterminé de gaz qui s'échappe de l'autre côté. Connaissant la capacité de l'espace compris entre deux palettes, le nombre de celles-ci et le nombre de tours effectués par le système, nombre de tours qui est indiqué par un compteur à cadran, on calcule aisément le volume du gaz qui a traversé l'appareil.

MM. Bergeon et Kastus, pour évaluer le débit des gaz, notamment dans la respiration, ont construit l'*anapnographe*. Le courant de gaz passe dans un espace limité dans lequel peut tourner une valve très légère qui s'incline d'autant plus que la vitesse est plus grande; cette valve, par son bord libre, n'est pas en contact avec la paroi de la caisse dans laquelle elle se meut, mais en est séparée par une distance variable avec son inclinaison. La forme de la paroi a été calculée et choisie telle que le volume de gaz qui passe soit proportionnel au déplacement de la valve : cette valve porte une aiguille qui se meut sur un cadran divisé et une lecture fait connaître le débit, si le courant est constant; s'il doit être variable, l'aiguille est remplacée par un style inscripteur qui trace une courbe sur un appareil enregistreur; les variations de forme de la courbe font connaître toutes les modifications survenues dans le débit. Si l'on veut avoir des mesures donnant les valeurs absolues des volumes d'air écoulés, l'appareil devra avoir été gradué par comparaison directe.

134. — Dans certains cas, lorsque le débouché offert au passage du gaz est large, on peut admettre sans erreur sensible que le débit est proportionnel à la vitesse. Pour mesurer celle-ci on fait usage d'*anémomètres*.

L'anémomètre le plus fréquemment employé est constitué par un moulinet formé de quatre bras métalliques portant à leurs extrémités des hémisphères creux ayant tous la convexité tournée dans le même sens. Ce moulinet est fixé sur un arbre perpendiculaire au plan des bras; l'arbre peut à volonté engrener avec un compteur qui fait connaître le nombre de tours effectués dans un temps donné. Lorsqu'on veut faire une observation, on place l'anémomètre de telle sorte que la vitesse du courant d'air soit parallèle au plan des bras; par suite de la différence des pressions qui se produisent sur la surface concave et sur la surface convexe des hémisphères, le moulinet se met à tourner; notant les temps sur une montre à seconde, on fait marcher le compteur de tours pendant un nombre déterminé de minutes; du nombre de tours ainsi observé on déduit le nombre de tours par minute. Soient n ce nombre et u la vitesse du courant; il existe entre ces deux quantités une relation de la forme $u = a + bn$, dans laquelle a et b sont des constantes qui, pour chaque appareil, doivent avoir été déterminées par une comparaison directe.

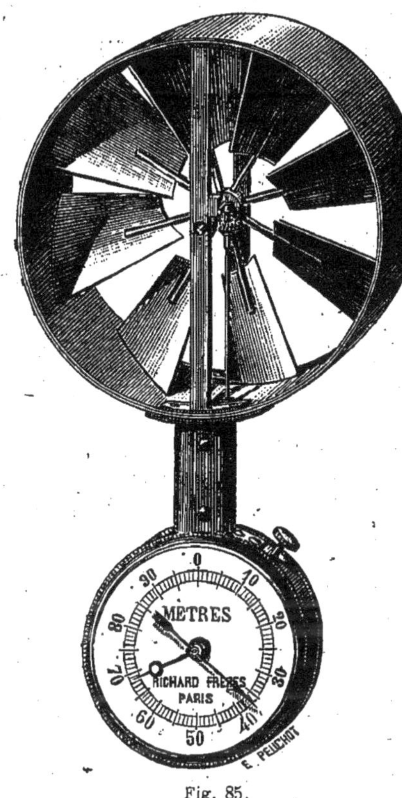

Fig. 85.

Cet appareil qui sert, en météorologie, à mesurer la vitesse du vent, est fréquemment employé à mesurer le débit de l'air dans la ventilation des édifices. A cause de cette très importante application à l'hygiène, cet appareil devait être indiqué.

Dans quelques modèles, comme par exemple dans les anémomètres construits par MM. Richard (fig. 85), le moulinet à hémisphère est remplacé par une série d'ailes hélicoïdales implantées perpendiculairement à l'axe de rotation et qui se mettent en mouvement sous l'influence d'un courant d'air parallèle à cet axe. Le mouvement de l'axe est transmis à volonté soit à un compteur à cadran, soit à un appareil enregistreur.

Nous ajouterons, d'ailleurs, que pour mesurer le débit de l'air dans la respiration, Guillet a construit un appareil basé sur le même principe et auquel il a donné le nom de *pneusimètre*.

135. **Effusion, transpiration des gaz.** — Lorsque l'écoulement d'un gaz entre deux réservoirs où la pression est différente se produit à travers des orifices de très petit diamètre, on observe des effets divers qui ont été étudiés séparément, mais qui sont trop particuliers pour qu'il soit nécessaire de nous y arrêter. Nous nous bornerons à dire qu'on appelle *effusion* le passage à travers un très petit orifice percé dans une lame mince, et *transpiration* le passage à travers une très petite ouverture pratiquée dans une lame d'une certaine épaisseur. Il est probable que ces phénomènes présentent des applications : elles n'ont pas encore été mises nettement en évidence. Enfin la *diffusion* consiste dans le passage d'un gaz non à travers des orifices pratiqués dans un corps, mais à travers les pores mêmes du solide.

136. — Graham a mis la diffusion en évidence par l'expérience suivante : il construit un baromètre avec un tube de verre dont l'extrémité supérieure est constituée par un corps poreux, un bouchon de plâtre, par exemple, et il coiffe extérieurement l'extrémité supérieure du tube d'une vessie de caoutchouc contenant de l'hydrogène. On voit bientôt le niveau du mercure descendre dans le tube ; l'hydrogène diffuse, en effet, à travers le corps poreux et vient, dans la chambre barométrique, exercer une certaine pression au sommet de la colonne mercurielle.

En étudiant les conditions de la diffusion d'un gaz dans le vide, Graham a trouvé la loi suivante :

Les vitesses de diffusion des différents gaz sont en raison inverse de la racine carrée de leurs densités.

137. — Si les espaces offerts au passage des gaz ont une très petite section et une très grande longueur, l'écoulement peut ne pas se faire malgré qu'il existe une différence notable de pression. C'est sur cette remarque qu'est basée la machine pneumatique à piston libre de M. Deleuil. Le piston qui est métallique et dont la hauteur est grande a un diamètre légèrement plus petit que celui du corps de pompe, de telle sorte qu'il reste tout autour un espace de $0^{mm},01$; comme il n'y a pas contact, le mouvement a lieu sans frottement ; d'autre part, la surface latérale du piston est sillonnée d'un certain nombre de rainures circulaires de faible profondeur. Dans ces conditions la machine fonctionne comme s'il y avait au piston une garniture absolument hermétique ; malgré la différence des pressions qui existent au-dessus et au-dessous du piston, différence qui est très voisine de la pression de l'atmosphère, l'air ne pénètre pas entre le piston et le corps de pompe.

138. **Volatilisation. Occlusion.** — Lorsqu'un solide et un gaz sont mis en contact, en repos relatif, il ne se produit souvent aucun phénomène particulier, le gaz ni le solide ne subissent aucun changement.

Mais les choses ne se passent pas toujours ainsi et deux effets, entièrement indépendants d'ailleurs, peuvent se manifester : une partie du solide peut passer à l'état gazeux, il y a *volatilisation* ; et, d'autre part, une partie du gaz peut cesser de se manifester à l'état gazeux, il est absorbé par le solide : on dit, avec Graham, qu'il y a *occlusion*.

En général, à la température ordinaire la volatilisation est très faible : un corps odorant, comme le camphre ou le musc, qui répand des vapeurs ne perd une partie appréciable de son poids qu'après un temps assez long. Aussi la volatilisation ne doit-elle pas nous arrêter ; nous aurons l'occasion de l'étudier, en parlant de la chaleur, à des températures élevées où elle se manifeste plus nettement.

L'occlusion, au contraire, se manifeste nettement à la température ordinaire et produit des effets intéressants. Nous en citerons quelques exemples :

Le platine platiné, la mousse de platine absorbent les gaz : 1 volume de ce métal produit l'occlusion de 2,5 vol. d'oxygène; — à la température de 800°, le fer encore à l'état solide produit un effet analogue pour l'hydrogène : dans une expérience, le volume de ce gaz qui put être occlus représentait les 0,7 du volume du solide (un cylindre du poids de 500 grammes, dont le volume était de 64 centimètres cubes, absorbait 45 centimètres cubes d'hydrogène) ; l'absorption est 7 à 8 fois plus considérable pour l'oxyde de carbone. L'action peut être encore plus considérable dans quelques cas : c'est ainsi qu'un volume de chlorure d'argent absorbe 320 volumes de gaz ammoniac; cette propriété a été mise à profit par Faraday pour obtenir la liquéfaction de ce corps. On a même signalé que l'action du palladium serait plus énergique : 1 volume de ce métal pourrait occlure 650 volumes d'hydrogène; mais il est probable qu'il s'agit, dans ce cas, non d'une absorption physique, mais d'une véritable combinaison chimique.

139. — Cette occlusion du gaz doit se produire à la surface du solide; l'action doit donc être d'autant plus grande que la surface en contact avec le gaz est plus considérable. Ainsi les nombres donnés précédemment ne peuvent-ils avoir qu'une valeur approximative, car on n'a aucun renseignement sur l'étendue de la surface absorbante.

Cette remarque fait comprendre l'action qu'exerce sur un grand nombre de gaz le charbon de bois dont les pores visibles présentent un grand développement superficiel; voici quelques nombres qui représentent la quantité de gaz absorbé à la température de 12° et sous la pression normale :

	Vol.		Vol.		Vol.
Hydrogène...	1,76	Oxyde de carbone.	9,5	Ac. sulfhydrique..	57
Azote........	7,50	Ac. carbonique...	35,0	Ac. chlorhydrique.	85
Oxygène.....	9,25	Protoxyde d'azote.	40,0	Ammoniaque.....	90

Dans des recherches faites également à la pression ordinaire, mais à la température de 0°, M. Joulin a trouvé des valeurs qui ne correspondent pas absolument aux précédentes. Il a observé que 4 grammes de charbon de bois peuvent occlure les volumes suivants de gaz : hydrogène, 15 centimètres cubes; azote, 47 ; oxygène, 130; acide carbonique, 215; ammoniaque, 550.

Il n'est pas sans intérêt de remarquer qu'il y a un certain parallélisme, pour ces gaz, entre l'occlusion par le charbon, la solubilité dans l'eau et la propriété d'être odorant.

Il est au moins probable que la surface du verre retient adhérente une couche d'air qui subirait ainsi l'occlusion. Dans des recherches de précision, il y a lieu de tenir compte de cette couche.

M. Joulin a reconnu que, pour une température donnée, les quantités d'un gaz qu'un solide peut occlure sont sensiblement proportionnelles aux pressions, au moins pour les gaz difficilement liquéfiables.

D'autre part, d'une manière générale, la quantité de gaz qui peut être absorbée par un solide diminue quand on élève la température : du charbon porté au rouge, de la mousse de platine amenée à l'incandescence abandonnent les gaz qu'ils avaient occlus. La température de 40° suffit pour que le chlorure d'argent laisse dégager la totalité de l'ammoniaque qu'il avait absorbée.

140. — Nous ne savons pas exactement à quel état se trouvent les gaz lorsqu'ils subissent l'occlusion; mais eu égard à la diminution considérable de volume qu'ils éprouvent, il est au moins probable qu'ils ne subsistent pas à l'état gazeux proprement dit; on ne saurait toutefois affirmer qu'ils sont à l'état liquide ou à l'état solide.

Quel que soit d'ailleurs cet état, l'expérience montre que, d'une part, l'occlusion est accompagnée d'une élévation de température et que, d'autre part, elle facilite les actions chimiques.

Le dégagement de chaleur qui est mis en évidence par l'élévation de température correspond naturellement à la condensation du corps gazeux, au rapprochement de ses molécules, c'est l'application d'un fait général. Quant à l'action chimique, elle peut être favorisée par ce dégagement de chaleur, qui ne paraît cependant pas suffisant pour expliquer tous les faits observés.

Nous citerons quelques-uns des faits les plus intéressants :

Le fer réduit en poudre fine, par l'action à chaud d'un courant d'hydrogène sur certains sels, est pyrophorique, c'est-à-dire qu'il brûle spontanément au contact de l'air, à la température ordinaire. Il est possible que ce fer très divisé, absorbant l'oxygène, dégage une quantité de chaleur suffisante pour amener la température à une valeur telle que la combustion commence; elle serait entretenue d'ailleurs par le dégagement de chaleur résultant de la combustion même. On peut admettre aussi, car la question n'est pas absolument résolue, que le fer lors de la réduction a occlus de l'hydrogène et que c'est la combinaison de ce gaz avec l'oxygène de l'air qui élève la température et provoque la combustion du fer.

A la température ordinaire l'acide sulfhydrique ne se combine pas avec l'oxygène; mais si l'on introduit dans une éprouvette d'oxygène un morceau de charbon de bois ayant occlus de l'acide sulfhydrique, une réaction chimique se produit : on obtient de l'eau, de l'acide sulfureux et souvent du soufre se dépose. C'est à un effet analogue que l'on peut rapporter les détériorations du linge qui ont été signalées dans les établissements thermaux (bains dits sulfureux) où il y a dégagement d'acide sulfhydrique : ce gaz serait occlus par le linge, corps poreux, puis se combinerait à l'oxygène de l'air pour donner de l'acide sulfureux qui pourrait même ultérieurement se transformer en acide sulfurique.

Parmi les procédés d'épuration des eaux, on peut citer l'emploi de l'éponge de fer qui a été proposé par M. Bischoff; d'après celui-ci on arriverait ainsi à détruire les 0,9 des matières organiques contenues dans l'eau : il y aurait alors combustion lente, oxydation de ces matières par l'oxygène occlus dans l'éponge de fer.

C'est d'une manière analogue qu'on expliquerait l'action désinfectante du charbon de bois qui est utilisée dans un grand nombre de circonstances. Le charbon mis en contact avec des matières qui subissent un commencement de putréfaction absorberait d'abord les gaz résultant de cette action; puis ces gaz occlus seraient ultérieurement brûlés, oxydés par l'action de l'air.

141. — Ce sont, sans doute, à des actions complexes de ce genre, élévation de température et combinaison chimique, qu'on doit attribuer certains effets de combustion spontanée qui sont observés surtout dans le cas de corps très divisés.

C'est ainsi qu'on a signalé des bois chauffés à 25° seulement, mais pendant un temps assez long, s'enflammant spontanément; ces bois se sont d'abord desséchés, ils sont devenus poreux, ont absorbé, occlus, de l'oxygène et la température s'est élevée suffisamment pour provoquer l'inflammation, d'autant plus facile d'ailleurs que les bois étaient desséchés.

D'une manière analogue, on peut se rendre compte des incendies spontanés, observés dans des balles de coton entassées dans des navires ou dans des magasins. Des effets du même genre ont été observés dans des poudreries, pour des provisions de charbon réduit à l'état de poudre très fine.

Un effet analogue, mais peut-être plus complexe, peut se manifester dans des chiffons qui ont été entassés après avoir servi à l'essuyage des huiles dans les machines. M. A. Renouard a fait, à ce sujet, des expériences intéressantes : il a reconnu, par exemple, que du coton imbibé d'huile bouillie et maintenu dans une étuve à 76° pendant 1 h. 1/4 atteint une température de 173°. Dans les mêmes conditions, la combustion se produit après 5 à 6 heures pour l'huile de lin crue, après 10 heures avec l'huile de navette, etc.

Des phénomènes d'occlusion doivent se produire toutes les fois que des poussières fines sont en suspension dans l'atmosphère; ces poussières seraient alors dans des conditions qui expliqueraient une facile inflammation. On se rend compte ainsi de la gravité des combustions, des explosions même, provoquées ou spontanées, qui ont été signalées dans un certain nombre de circonstances, notamment dans des moulins à farine (États-Unis), dans des fabriques de garancine (à Sorgues, Vaucluse), dans des mines de houille où les poussières fines de charbon viennent compliquer les effets du grisou, etc.

Art. IV. — ACTIONS RÉCIPROQUES DES LIQUIDES

142. **Mélange, dissolution des liquides.** — Lorsqu'on réunit dans un vase, en les agitant, deux liquides qui sont sans action chimique l'un sur l'autre, et qu'on les abandonne au repos, il peut arriver, comme nous l'avons dit (LXIV), qu'ils se séparent en deux couches superposées par ordre de poids spécifique; mais il peut arriver aussi qu'il subsiste un liquide homogène, mixte, provenant du mélange des deux liquides primitifs dont aucun n'apparaît plus à l'état de liberté et qu'on ne peut séparer par aucun moyen mécanique. Dans ce cas on dit qu'il y a *mélange parfait*, que les deux liquides se sont dissous réciproquement : les liquides sont alors dits *miscibles*.

L'eau et le mercure, l'eau et l'huile ne sont pas miscibles; mais l'eau et l'alcool, l'huile et l'alcool sont miscibles.

Nous avons à peine besoin d'indiquer qu'il ne faut pas confondre le mélange de deux liquides avec l'émulsion dont nous avons précédemment parlé (47).

Comme dans tous les cas où deux substances agissent l'une sur l'autre, le mélange des liquides peut être étudié relativement aux conditions dans lesquelles ce mélange s'effectue, ou aux résultats produits par l'action lorsque celle-ci est terminée. Nous nous occuperons d'abord de ces derniers effets. On a peu de renseignements précis sur la miscibilité des liquides, en général, sur les proportions dans lesquelles ils peuvent se mélanger complètement. Le plus souvent lorsque deux liquides sont miscibles, ils le sont en toutes proportions; tel est par exemple le cas de l'eau et de l'alcool, de l'huile et de l'alcool.

Mais il n'en est pas toujours ainsi et quelquefois le mélange de deux liquides ne peut exister à l'état parfait que pour des proportions déterminées de ces liquides. Ainsi l'eau peut dissoudre au maximum 0,1 de son poids d'éther, et d'autre part l'éther peut dissoudre environ 0,03 de son poids d'eau; l'eau dissout seulement 0,01 de son poids de chloroforme, etc.

Il y aurait évidemment, pour le cas où la miscibilité n'est pas complète, à déterminer la valeur d'un coefficient qui serait l'analogue du coefficient de solubilité pour les solides, à rechercher quelle est l'influence de la température. Pour les corps qui, comme l'eau et l'éther, sont susceptibles de se dissoudre réciproquement en proportions différentes, il serait intéressant de rechercher ce qui se produit lorsqu'on réunit ces corps dans des rapports intermédiaires aux valeurs limites, etc., mais ces questions n'ont pas été étudiées jusqu'à présent.

143. — Un mélange de deux liquides qui n'ont pas d'action chimique l'un sur l'autre possède des propriétés qui sont, en général, intermédiaires aux propriétés des liquides mélangés.

Il en est ainsi, notamment, du poids spécifique; comme nous l'avons dit (122), on peut calculer à l'aide d'une formule le poids spécifique d'un mélange de deux corps, en admettant que le volume du corps résultant soit la somme des volumes des corps composant le mélange.

En appliquant cette formule aux mélanges des liquides, on reconnaît que le poids spécifique ainsi calculé est rarement égal au poids spécifique déterminé directement par l'expérience, ce dernier ayant une plus grande valeur. On conclut de cette observation que le volume du mélange est plus petit que la somme des volumes des corps mélangés, le mélange s'est accompagné d'une contraction. La valeur de la contraction dépend des proportions du mélange.

Le fait se présente, notamment pour le mélange d'alcool et d'eau pour lequel la contraction existe dans tous les cas; mais on reconnaît que lorsqu'on considère des mélanges de plus en plus riches en alcool la contraction commence par augmenter d'abord, passe par un maximum et décroît ensuite. A la température de 15° la contraction n'est que de 0,72 p. 100 pour un mélange contenant 10 p. 100 de son volume d'alcool, elle devient 1,73 pour un mélange à 20 p. 100...; le maximum se produit quand on mélange 52,3 d'alcool en volume avec 47,7 d'eau, la valeur de la contraction est alors 3,65 p. 100; elle décroît ensuite moins rapidement, car elle est encore 1,94 p. 100 pour un mélange à 90 p. 100 d'alcool. Des faits analogues ont été observés pour des mélanges d'acide sulfurique et d'eau; mais la question est plus complexe, parce qu'il se produit alors des actions chimiques.

144. **Diffusion des liquides.** — En général on obtient le mélange de deux liquides en les versant dans un vase et en les agitant, comme nous l'avons dit. Dans ce cas le résultat est immédiatement définitif, et il n'y a rien à déterminer relativement à la manière dont se fait le mélange.

Mais la question se présente différemment et donne lieu à des remarques importantes, quand on dispose l'expérience de la façon suivante :

Dans un vase on verse un liquide, puis lorsqu'il a pris sa position d'équilibre, on introduit au-dessus de lui, à l'aide d'un artifice quelconque, un liquide moins dense. Nous savons que, au point de vue de l'hydrostatique, cette disposition correspond à un état d'équilibre, la surface de séparation étant plane et horizontale. L'équilibre subsiste, en effet, si les liquides ne sont pas miscibles; mais il n'en est pas de même si les liquides sont susceptibles de se mélanger. On reconnaît en effet, alors même que le vase est soustrait à toute perturbation quelconque, que le liquide supérieur pénètre peu à peu dans le liquide inférieur et que, d'autre part, celui-ci s'élève aussi progressivement dans le liquide supérieur; ces déplacements, qui sont lents d'ailleurs, mais qu'on peut rendre visibles en employant des liquides diversement colorés, se produisent évidemment malgré l'action de la pesanteur dont l'effet serait naturellement de maintenir l'état primitif.

Ces phénomènes de pénétration réciproque de deux liquides, en dehors de toute action mécanique qui expliquerait le déplacement, constituent ce qu'on appelle la *diffusion* des liquides. Cette question a été étudiée d'abord par Graham, puis par divers autres physiciens.

145. — Pour réaliser l'expérience, on peut employer deux procédés différents : on peut, par exemple, verser dans un vase d'un assez grand diamètre le liquide le plus lourd, puis introduire ensuite avec précaution le liquide le moins dense à l'aide d'une pipette dont l'extrémité a été effilée et recourbée à angle droit de manière que le jet qui s'en échappe arrive tangentiellement à la surface du premier liquide.

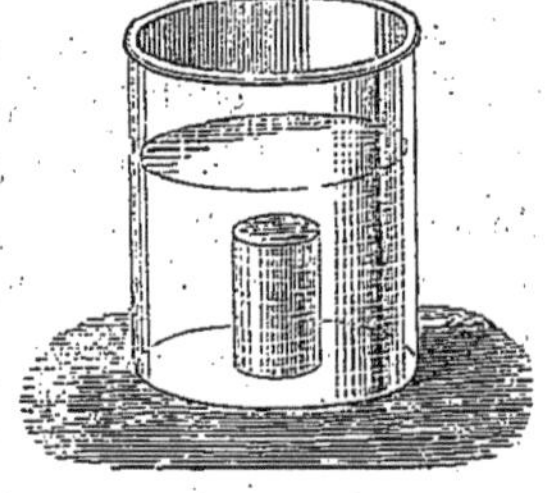

Fig. 86.

On peut encore introduire dans un vase contenant le liquide le moins dense (fig. 86) un flacon rempli du liquide le plus dense, l'ouverture de ce flacon étant bouchée par une mince lame de verre servant d'obturateur. Lorsque les mouvements du liquide ont cessé, on enlève cet obturateur en le faisant glisser lentement et sans secousse.

Pour pouvoir observer le phénomène de la diffusion seul, débarrassé de toute action qui serait due à des causes étrangères, il faut, non seulement maintenir le vase à l'abri de tout mouvement, choc ou vibration, mais encore le conserver dans une enceinte à température absolument invariable ; toute variation de température aurait pour effet de provoquer dans les liquides des courants (voir Chaleur) dont l'existence amènerait un mélange par action mécanique.

Pour observer la marche du phénomène, marche qui est lente comme nous l'avons dit, on peut se baser sur les variations de poids spécifiques qui sont la conséquence même du mélange. A cet effet, on introduit dans le flacon une série de petites boules de verre lestées diversement ; chacune de ces boules s'arrête en équilibre dans la couche dont le poids spécifique est tel que le poids du volume de liquide déplacé soit égal au poids de la boule. La répartition de ces boules à différentes hauteurs montre comment varie le poids spécifique du liquide, et, de cette variation, on peut déduire la proportion des deux liquides dans cette couche.

Un autre procédé consiste à plonger lentement une pipette effilée à diverses profondeurs, à retirer un volume déterminé de liquide de la couche où se trouve la pointe et à faire l'analyse chimique du mélange. On peut remplacer la pipette par un siphon.

146. — L'étude de la miscibilité proprement dite consisterait à étudier la rapidité plus ou moins grande avec laquelle se fait le mélange de deux

liquides chimiquement définis, l'eau et l'alcool, par exemple, le temps nécessaire pour que l'un des liquides commence à apparaître dans l'autre à une distance déterminée de la surface de séparation, le temps pour que, à cette distance, la proportion des deux liquides atteigne une certaine valeur.

Cette étude n'a pas été faite, et les expériences ont porté sur un cas un peu différent : étant donnée une solution aqueuse d'un solide recouverte d'une couche d'eau pure, on a étudié les conditions du passage du solide dissous de la couche inférieure à la couche supérieure. Il s'agit bien encore de la diffusion d'un liquide, car c'est à cet état que se trouve le solide dans la solution, mais il existe déjà mélangé avec le liquide dans lequel il va se diffuser.

147. — L'action de la diffusion est lente et ce n'est que progressivement que se fait le mélange des deux liquides superposés et le passage du sel dissous dans l'eau pure. Voici quelques nombres qui mettent bien ce fait en évidence : Graham plaçait au fond d'un vase une dissolution à 10 pour 100 de sel marin et versait par-dessus une quantité 7 fois plus grande d'eau distillée ; le vase était abandonné pendant un temps variable après lequel on analysait le liquide en le subdivisant en 16 couches.

Dans une expérience, on obtint, entre autres, les résultats suivants :

Ordre des couches.	Action produite après			
	4 jours.	5 jours.	7 jours.	14 jours.
1..................	0,004	0,004	0,013	0.104
4..................	0,011	0,020	0,051	0,198
8..................	0,145	0,233	0,318	0,535
12.................	1,031	1,090	1,057	0,991
15 et 16...........	4,023	3,613	3,294	2,266

On voit que, même après un temps assez long, à la température de 10°, la répartition du sel est fort loin d'être uniforme.

En opérant avec des dissolutions de concentration variée et à des températures différentes, Graham a reconnu que, d'une part, la diffusion croît avec la concentration, qu'il y a même proportionnalité dans une certaine mesure, et que, d'autre part, la diffusion croît quand la température s'élève.

En opérant avec différentes substances, Graham a reconnu qu'il y a des différences très grandes suivant la nature du corps dissous. Les nombres suivants qui se rapportent à des expériences disposées comme nous l'avons indiqué précédemment mettent nettement en évidence cette différence, après quatorze jours :

Ordre des couches.	Sel marin.	Sucre.	Gomme.	Tannin.
1..................	0,104	0,005	0,003	0,003
4..................	0,198	0,016	0,004	0,003
8..................	0,535	0,180	0,031	0,031
12.................	0,991	1,075	0,734	0,556
15 et 16...........	1,266	3,783	5,601	6,097

A la suite d'expériences de ce genre portant sur des corps différents, Graham a donné les nombres suivants qui indiquent les rapports des temps nécessaires pour obtenir la diffusion dans une proportion déterminée, la même pour tous les corps.

Ac. chlorhydrique.........	1,00	Sulfate de magnésium.....	7,00
Sel marin..................	2,33	Albumine..................	40,00
Sucre......................	7,00	Caramel...................	98,00

Au point de vue de la diffusion, Graham a classé les corps en deux catégories : ceux qui diffusent facilement, rapidement, auxquels il a donné le nom de *cristalloïdes*; ceux qui diffusent difficilement, lentement, qui sont appelés des *colloïdes*.

Le groupe des cristalloïdes comprend l'acide chlorhydrique, l'acide sulfurique, l'alcool, l'éther et la plupart des substances cristallisables; le groupe des colloïdes comprend la silice hydratée, l'albumine hydratée, l'amidon, la gomme, la gélatine, les matières extractives végétales et animales, etc.

Il n'y a pas de séparation nettement tranchée entre les cristalloïdes et les colloïdes, et les corps peuvent être rangés en une série où la diffusibilité varie très peu d'un corps au suivant, quoiqu'elle ait des valeurs très diverses pour des corps éloignés l'un de l'autre dans la série.

148. **Diffusion des mélanges.** — On peut faire les expériences dont nous avons parlé plus haut en employant pour liquide inférieur une solution de deux corps différents; on reconnaît alors que chacun des corps diffuse, dans ce cas, à peu près comme s'il avait été seul en dissolution. Il arrive même que l'inégalité de diffusibilité est augmentée; ce fait n'est pas extraordinaire; chaque corps, au lieu de diffuser dans l'eau, diffuse, en réalité, dans une solution de l'autre corps, les conditions ne sont donc pas les mêmes et il n'est pas étonnant que les résultats soient différents.

La faible diffusibilité des matières colloïdales tient peut-être à ce que ces substances ne sont pas réellement et complètement solubles dans l'eau; elles donnent avec ce liquide des gelées, mais non de véritables solutions.

Ces gelées participent, dans une certaine mesure, aux propriétés des liquides et, notamment, le phénomène de la diffusion s'y produit presque avec la même facilité. Graham reprit des expériences analogues à celles que nous avons citées, en ajoutant seulement 2 grammes de gélatine pour 100 grammes d'eau, quantité suffisante pour faire passer la masse à l'état de gelée : la diffusion se manifesta nettement, le sel dissous s'élevant progressivement dans la gelée, presque aussi rapidement même que dans l'eau. Voici, par exemple, les résultats obtenus pour le chlorure de sodium, à la température de 10°, après une durée de huit jours.

1re couche	0,015
4e	0,035
8e	0,350
12e	1,172
15 et 16e	3,450

On observe, dans ces conditions, pour les cristalloïdes et les colloïdes, les mêmes différences que dans l'eau pure; de même, les mélanges diffusent comme nous l'avons dit pour ce dernier cas, chaque corps se comportant comme s'il était seul.

On trouve dans les organismes vivants des conditions analogues à celles que nous venons de signaler; il est donc permis de supposer, car le fait n'est pas réellement démontré, que des phénomènes analogues à ceux que nous venons de signaler y prennent naissance.

Art. V. — ACTIONS RÉCIPROQUES DES LIQUIDES ET DES GAZ

149. **Dissolution des gaz.** — Lorsqu'un gaz et un liquide se trouvent en contact, il se produit en général une double action qui consiste en une sorte de diffusion de chacun des corps dans l'autre, cette diffusion étant accompagnée d'un changement d'état. Le liquide se vaporise, passe à l'état gazeux, et la vapeur ainsi produite se mélange au gaz préalablement existant; mais, en même temps, une partie du gaz pénètre le liquide et se mélange avec lui après avoir passé sans doute à l'état liquide.

Quoique les deux actions puissent être simultanées, elles sont indépendantes et nous les étudierons séparément.

Nous nous occuperons d'abord de l'absorption du gaz par le liquide, phénomène qui constitue la *dissolution*. Nous étudierons d'abord les changements résultant de la dissolution même, puis les lois auxquelles elle obéit.

Comme conséquence de la dissolution, le poids spécifique du liquide change; tantôt, comme il arrive pour l'acide chlorhydrique et l'acide sulfureux dissous dans l'eau, le poids spécifique augmente; tantôt comme on l'observe pour l'ammoniaque en dissolution dans l'eau, le poids spécifique diminue. Ce poids varie, d'ailleurs, comme il est aisé de le comprendre, avec la proportion de gaz dissous.

En se servant de la formule que nous avons déjà indiquée, on peut, connaissant la composition de la dissolution et son poids spécifique, calculer le poids spécifique du corps qui est mélangé à l'eau. En effectuant le calcul pour quelques corps, on trouve que le poids spécifique du corps dissous est égal ou sensiblement égal au poids spécifique du gaz liquéfié, déterminé directement. Voici par exemple les résultats obtenus pour l'ammoniaque et l'acide sulfureux :

	P. spécifique calculé.	P. spécifique observé.
Ammoniaque................	0,596	0,591
Acide sulfureux............	1,42	1,42

On est donc conduit à admettre que dans les solutions, les gaz existent réellement à l'état liquide, ou autrement dit qu'une solution gazeuse n'est pas autre chose qu'un mélange du liquide dissolvant et du gaz liquéfié.

150. — Comme pour le cas des solides, il y a lieu d'étudier la dissolution des gaz, soit au point de vue de la rapidité du phénomène, soit au point de vue des résultats observés lorsque l'action est terminée. Nous nous occuperons d'abord de cette dernière question.

Lorsqu'on met un gaz en contact avec un liquide, à une pression et à une température déterminées, on observe que, à partir d'un certain instant, l'action cesse : le liquide contient en dissolution toute la quantité de gaz qu'il peut absorber. On dit alors qu'il y a *saturation*, que le liquide est *saturé* de gaz.

On peut arriver à cet état de saturation, soit en mettant immédiatement un excès de gaz, soit en introduisant successivement de petites quantités de gaz ; on peut également faire varier pendant l'action la température et la pression. Mais si, dans tous les cas, on ramène ces dernières données à avoir toujours la même valeur, on trouve qu'un volume déterminé d'un liquide à saturation contient toujours la même quantité du gaz en expérience : cette quantité est donc une caractéristique du gaz en contact avec le liquide.

Nous indiquerons ultérieurement quelques rares exceptions à cette règle générale.

151. **Coefficient de solubilité.** — Pour un gaz et un liquide donnés, à une température invariable, la quantité de gaz dissous varie avec la pression, croissant en même temps que celle-ci. La loi de la variation a été déterminée par Dalton et par Henry, elle peut s'énoncer ainsi :

A une température donnée, le poids *du gaz dissous dans un liquide est proportionnel à la pression sous laquelle la dissolution s'est produite.*

Généralement, on évalue les quantités de gaz par leur volume plutôt que par leur poids : si on convient de mesurer les volumes toujours à la même pression, on voit que les volumes ainsi mesurés sont proportionnels aux pressions. Soient en effet p et p' les poids du gaz dissous, respectivement sous les pressions h et h'. La loi de Dalton donne la relation :

$$\frac{p}{p'} = \frac{h}{h'}.$$

Soient maintenant V et V′ les volumes de ces masses de gaz mesurés à une pression déterminée, invariable, et soit Δ le poids spécifique du gaz à cette pression. On a par définition :

$$V = \frac{p}{\Delta} \quad \text{et} \quad V' = \frac{p'}{\Delta}.$$

La loi précédente peut donc s'écrire :

$$\frac{\frac{p}{\Delta}}{\frac{p'}{\Delta}} = \frac{h'}{h},$$

équation qui revient à :

$$\frac{V}{V'} = \frac{h}{h'},$$

ainsi que nous l'avons indiqué.

On peut, au contraire, convenir de mesurer les volumes de gaz à la pression sous laquelle la dissolution s'est effectuée. Soient alors v le volume du poids p de gaz mesuré à la pression h, et v' le volume du poids p' de gaz mesuré à la pression h' ; soient, d'autre part, δ et δ' les poids spécifiques du gaz aux pressions h et h' respectivement.

On a, par définition également :

$$\frac{p}{v} = \delta \text{ ou } p = v\delta \qquad \frac{p'}{v'} = \delta' \text{ ou } p' = v'\delta$$

La loi de Dalton peut s'écrire :

$$\frac{v\,\delta}{v'\delta'} = \frac{h}{h'}.$$

Mais on sait que l'on a (57) :

$$\frac{\delta}{\delta'} = \frac{h}{h'}.$$

On a donc alors :

$$v = v'.$$

La loi de Dalton peut donc être énoncée sous cette autre forme :

A une température donnée, le volume *d'un gaz dissous dans un liquide est indépendant de la pression, pourvu que ce volume soit mesuré à la pression sous laquelle la dissolution s'est effectuée.*

Comme il est aisé de le comprendre, la quantité de gaz dissous est, toutes choses égales d'ailleurs, proportionnelle au volume du dissolvant. Cela revient donc à dire que le rapport entre le volume du gaz dissous et le volume du dissolvant est indépendant de la pression, pourvu que l'on mesure le volume gazeux à la pression sous laquelle s'est effectuée la dissolution.

Ce rapport constant, qui est égal encore au volume du gaz dissous par l'unité de volume du liquide, est ce qu'on appelle le *coefficient de solubilité* du gaz dans le liquide considéré pour la température considérée [1].

152. — Contrairement à ce qui arrive pour les solides, l'élévation de température diminue la solubilité des gaz dans les liquides, c'est-à-dire que le coefficient de solubilité des gaz diminue quand la température s'élève. Voici un tableau qui donne les coefficients de solubilité des principaux gaz dans l'eau et dans l'alcool à diverses températures.

NOMS DES GAZ	EAU			ALCOOL		
	0°	10°	20°	0°	10°	20°
Hydrogène	0,0193	0,0193	0,0193	0,0692	0,0679	0,0667
Azote	0,0203	0,0161	0,0140	0,1263	0,1228	0,1204
Oxyde de carbone	0,0329	0,0264	0,0231	0,2044	0,2044	0,2044
Oxygène	0,0411	0,0325	0,0284	0,2840	0,2840	0,2840
Chlore	1,44	2,60	2,15	»	»	»
Acide carbonique	1,7987	1,1347	0,9014	4,3295	3,5140	2,9465
Acide sulfhydrique	4,3706	3,5858	2,9053	17,891	11,992	7,415
Acide sulfureux	79,789	56,647	39,374	328,62	190,31	114,48
Acide chlorhydrique	509,26	461,11	445,06	»	»	»
Ammoniaque	1049,63	812,80	654,00	»	»	»

On voit d'après ce tableau que le chlore présente une exception à la règle générale : sa solubilité croît d'abord avec la température pour décroître ensuite; le maximum de solubilité a lieu à 8° et à cette température 1 volume d'eau absorbe 3,04 volumes de chlore. On a expliqué cette exception, en admettant qu'il se forme à basse température une combinaison, un hydrate de chlore, qui se décompose lorsqu'on le chauffe.

D'une manière générale un liquide abandonne tout le gaz qu'il contient en dissolution lorsqu'on l'amène à l'ébullition; mais dans certains cas, le liquide conserve encore une certaine proportion de gaz : c'est ainsi qu'une solution aqueuse d'acide chlorhydrique distille à 110° en retenant encore une proportion notable de gaz, 20 p. 0/0 environ; peut-être y a-t-il dans ce cas formation d'un composé chimiquement défini?

Par contre, dans certains cas, le gaz est entièrement dégagé à une température notablement inférieure à l'ébullition : une dissolution d'ammoniaque perd son gaz lorsqu'on la chauffe à la température de 60°. On

1. On peut donner du coefficient de solubilité la définition suivante, qui est quelquefois employée et que pour cette raison nous croyons devoir reproduire : *Le coefficient de solubilité est égal au rapport de la pression qu'aurait le gaz dissous, s'il occupait le volume du liquide dissolvant, à la pression sous laquelle la dissolution s'est effectuée.*

On peut aisément démontrer que ces deux définitions sont équivalentes : la première nous semble d'un emploi plus commode dans les applications.

utilise souvent cette propriété dans les laboratoires pour obtenir de l'ammoniaque gazeuse.

153. — Les indications données précédemment montrent comment on peut opérer pour extraire d'un liquide le ou les gaz qui y sont dissous, opération qui est souvent nécessaire pour faire l'analyse de ces gaz. On peut, en effet, produire le dégagement d'un gaz dissous, soit en diminuant la pression de l'atmosphère qui le surmonte, soit en élevant la température.

Dans certains cas, on se propose seulement de recueillir une partie du gaz dissous pour déterminer sa nature; mais souvent on veut déterminer non seulement la composition de ces gaz mais encore leur quantité. Dans ce cas, il faut, si l'on emploie l'action de la chaleur, amener le liquide jusqu'à l'ébullition; si on utilise la diminution de pression, il faut faire le vide aussi complet que possible au-dessus du liquide.

Il se produit quelquefois, lorsqu'on agit par diminution de pression, un effet particulier qui mérite d'être signalé et qui présente quelque analogie avec la sursaturation (127). Il arrive souvent que, après saturation à une certaine pression, un liquide conserve, lorsqu'on diminue cette pression, une quantité de gaz en dissolution plus grande que celle qui correspondrait à la pression finale. Il y a là une sorte d'équilibre instable que peuvent modifier des circonstances dont le rôle ne s'explique pas complètement. Il suffit, par exemple, de projeter dans un liquide en cet état, un corps solide, surtout s'il présente des parties anguleuses pour voir un dégagement de gaz se produire sur les parties pointues. Le phénomène peut être observé facilement pour des dissolutions d'acide carbonique dans l'eau (eau de Seltz) ou dans le vin (vins mousseux, vins de Champagne), etc.

154. — Le dégagement du gaz dissous dans un liquide lorsque la pression vient à diminuer rend compte des accidents qui, dans les travaux à l'air comprimé, se produisent lors de la décompression (66). Sous l'influence d'une pression supérieure à la pression normale, les gaz de l'air, oxygène, azote et acide carbonique se dissolvent en proportion plus considérable qu'à l'air libre. En vertu des lois de Dalton, lorsque la pression extérieure diminue, ces gaz ne devraient pas rester dissous en totalité et une partie devrait repasser à l'état gazeux; en réalité, l'oxygène et l'acide carbonique, vraisemblablement à cause des combinaisons chimiques dans lesquelles ils sont engagés, n'obéissent pas complètement à la loi et restent en grande partie dissous. Il n'en est pas de même de l'azote qui paraît obéir absolument à la loi de Dalton et qui, dans les vaisseaux, se dégage du sang sous forme de bulles, fines d'abord, puis croissant de diamètre. C'est à l'existence de ces bulles gazeuses qu'on attribue les sensations particulières de fourmillement qui sont désignées par les ouvriers sous le nom de *puces*. D'autre part, la présence

de ces chapelets de bulles dans les vaisseaux est, comme nous l'avons dit (103), un obstacle à l'écoulement du sang, obstacle qui peut même amener l'arrêt absolu; enfin, si le mouvement continue, les gaz sont entraînés par le sang et s'accumulent dans le cœur droit dont ils troublent complètement le fonctionnement : des accidents graves, la mort même peuvent en résulter.

Telles sont les causes physiques des désordres organiques qui sont observés dans la décompression brusque.

155. — Les conditions de rapidité de la dissolution d'un gaz sont mal connues : Mariotte cependant a commencé à les étudier.

On sait que, toutes choses égales d'ailleurs, une dissolution se fait d'autant plus rapidement que le liquide présente une plus grande surface en contact avec le gaz. De là, l'explication du procédé employé pour aérer l'eau distillée et qui consiste à l'agiter, à la battre ou à la faire tomber en cascade d'un vase dans un autre.

D'autre part, on peut prévoir, et l'observation semble justifier cette prévision quoiqu'on n'en ait pas donné la démonstration rigoureuse, que la quantité de gaz dissous dans un temps donné sera d'autant plus grande que le liquide sera plus éloigné de la saturation. De là, la nécessité, lorsqu'on prépare une dissolution gazeuse, d'amener l'extrémité du tube adducteur au fond du liquide si la dissolution est moins dense que celui-ci (ammoniaque); cette condition n'est pas nécessaire si la dissolution est plus dense que le liquide.

156. — Les nombres que nous avons donnés ci-dessus montrent qu'il existe entre les gaz des différences considérables relativement à leur solubilité : c'est ainsi que, à 0°, l'ammoniaque est environ 50 000 fois plus soluble dans l'eau que l'hydrogène. On ignore d'ailleurs absolument la cause de ces différences et tout au plus peut-on remarquer le parallélisme qui existe, pour les différents gaz, entre leur solubilité dans l'eau, leur facilité à être absorbés par le charbon de bois, et leur propriété d'être odorants (139).

Pour un même gaz, la nature du dissolvant joue aussi un rôle important : le tableau précédent montre, par exemple, les différences considérables qui existent entre les solubilités dans l'eau et dans l'alcool.

Ajoutons que, comme on peut le prévoir, la solubilité se modifie souvent si le liquide contient certains corps en dissolution ou s'il est mélangé d'un autre liquide : ces solutions et ces mélanges sont, en somme, de nouveaux corps ayant leurs caractères propres. Cette action est manifeste, par exemple, pour le chlore qui est beaucoup moins soluble dans l'eau salée que dans l'eau pure; il y a également lieu d'en tenir compte dans l'étude de la dissolution des gaz dans le sang.

157. — La dissolution des gaz présente un intérêt considérable en physiologie, à cause du rôle des gaz du sang, gaz de l'atmosphère dissous

dans ce liquide. Mais nous ne pouvons étudier la question que lorsque nous aurons parlé du mélange des gaz.

Les dissolutions gazeuses sont fréquemment employées dans les laboratoires, parce qu'il est plus commode de se servir d'un liquide que d'un gaz. Les eaux gazeuses, naturelles ou artificielles, permettent l'ingestion dans l'estomac de gaz tels que l'acide carbonique qu'il serait malaisé d'y introduire directement.

158. **Vaporisation.** — Lorsqu'on répète avec un liquide volatil les expériences que nous avons indiquées précédemment (68) en employant, non un tube faisant baromètre, mais un tube dans lequel un gaz existe dans l'espace au-dessus du mercure, on reconnaît que, comme dans cette expérience, le liquide passe à l'état de vapeur; seulement l'action est moins rapide. Ce changement d'état constitue la *vaporisation*. En même temps la pression croît.

On reconnaît également que l'espace se sature si on introduit une quantité suffisante de liquide; cette quantité dépend de la grandeur de l'espace.

Si l'on opère à l'air libre, on reconnaît, par la diminution du liquide, que celui-ci passe progressivement à l'état de vapeur; si l'expérience se prolonge assez longtemps, tout le liquide disparaît, parce que l'espace ne peut alors se saturer.

Les questions relatives à la vaporisation exigent la connaissance de la tension d'une vapeur dans un mélange gazeux, ce que nous étudierons plus loin; d'autre part elles sont liées intimement aux phénomènes calorifiques. Aussi ne les examinerons-nous en détail que dans le chapitre consacré à la chaleur.

Art. VI. — ACTIONS RÉCIPROQUES DES GAZ

159. **Mélange des gaz.** — Nous admettrons dans toute l'étude du mélange des gaz que les corps mis en présence sont absolument sans action chimique les uns sur les autres.

Le fait capital de cette étude c'est que, lorsqu'on réunit dans un même vase deux gaz quelconques, il y a toujours, rapidement même, un mélange parfait : au bout de peu de temps, la composition de la masse gazeuse est la même dans tous les points du vase.

Rapprochant cette étude de celle que nous avons faite pour le mélange des liquides, on peut résumer ces conditions en disant que deux gaz sont toujours *miscibles* et que la *diffusion* se fait très rapidement.

Ces résultats sont en concordance avec la propriété caractéristique des gaz, l'expansibilité, qui se manifeste ainsi pour un gaz dans un espace déjà occupé par un gaz, comme elle se manifesterait dans le vide.

Il importe de remarquer, dès lors, que, dans un mélange gazeux, chaque gaz doit être considéré comme ayant un volume égal à celui de l'espace dans lequel est placé le mélange; tous les gaz constituant le mélange ont ainsi le même volume.

La diffusibilité rapide et absolue des gaz a été mise nettement en évidence par une expérience classique due à Berthollet : deux ballons munis de garnitures à robinet furent remplis, l'un d'acide carbonique, l'autre d'hydrogène; on les réunit l'un au-dessus de l'autre de manière que ce dernier gaz, le moins dense, occupait le ballon supérieur : ils furent abandonnés pendant vingt-quatre heures dans les caves de l'Observatoire dont la température est constante; on peut admettre que, après ce temps, ils étaient l'un et l'autre à la même température, et qu'il ne put se produire aucune action mécanique, aucun mouvement dû à l'action de la chaleur. On ouvrit alors les robinets qui furent fermés après quelque temps; l'analyse chimique montra que chaque ballon contenait les deux gaz en parties égales, c'est-à-dire que, malgré son faible poids spécifique, l'hydrogène avait pénétré dans le ballon inférieur, et que, au contraire, l'acide carbonique, malgré son grand poids spécifique, s'était élevé. Il y avait eu diffusion complète, malgré l'action de la pesanteur qui s'y opposait.

160. — L'existence de la diffusion indique que si un vase contenant un gaz est abandonné ouvert dans une atmosphère gazeuse indéfinie, le gaz, après un certain temps, aura complètement disparu du vase, et cela quelle que soit la direction donnée à l'orifice du vase : la dissémination de ce gaz dans un espace *indéfini* en rend la proportion nulle en chaque point. Cette conclusion est conforme à de nombreux faits expérimentaux. Elle pourrait sembler cependant en désaccord avec quelques observations : on sait, par exemple, que pour recueillir le chlore on fait arriver l'extrémité du tube adducteur au fond d'un vase ouvert qui se remplit; on sait aussi que dans la Grotte du chien, à Naples, l'acide carbonique forme au-dessus du sol une couche d'une épaisseur limitée dans laquelle sont asphyxiés les animaux qui y respirent, tandis que les hommes dont la tête est au-dessus de cette couche respirent sans difficulté; on sait aussi que, dans les cuves de fermentation pour la fabrication du vin, le liquide est surmonté d'une couche irrespirable, alors que, à quelque distance, aucun accident n'est à craindre.

Ces faits ne sont pas en contradiction avec l'existence du phénomène de la diffusion gazeuse; dans chacun d'eux, la diffusion se produit par la partie supérieure de la couche gazeuse et si celle-ci ne disparaît pas, c'est que, dans tous les cas, il se produit un dégagement de gaz par la partie inférieure; l'épaisseur de la couche est invariable si la perte par diffusion est précisément égale à l'arrivée par le tube, par le sol ou par la matière en fermentation; elle décroît ou croît suivant que la première est plus grande ou plus petite que la seconde. Si le dégagement cesse à la partie inférieure, la diffusion continue et le gaz disparaît rapidement, mais non immédiatement, car la diffusion ne se produit pas instantanément.

On ne sait rien d'ailleurs sur la manière dont la diffusion gazeuse varie avec le temps, ni sur la valeur du temps nécessaire pour qu'elle soit complète. Nous aurons donc seulement à nous occuper des effets résultant du mélange complet. Disons que, bien entendu, les faits dont nous nous occupons sont applicables aux vapeurs aussi bien qu'aux gaz proprement dits : nous signalerons spécialement les cas dans lesquels l'existence d'une vapeur produit des effets particuliers.

161. — La propriété de la rapide diffusion des gaz a été utilisée par Gréhant, pour mesurer la capacité pulmonaire. On fait respirer un individu dans un ballon de volume connu v contenant une quantité donnée d'un gaz inerte par rapport à la respiration, inoffensif mais irrespirable, c'est-à-dire non absorbable dans les poumons, de l'hydrogène par exemple. Après quelques inspirations, ce gaz a pénétré dans les poumons et est également répandu dans toute la masse gazeuse dont le volume est $v + x$, si x est la capacité cherchée du poumon. On détermine alors la quantité d'hydrogène qui reste dans la cloche : soient p le poids primitif du gaz qui est répandu dans le volume $v + x$, et p' le poids restant dans le ballon dont le volume est v. Le mélange étant complet, homogène, il y a évidemment proportionnalité et il vient :

$$\frac{p}{p'} = \frac{x + v}{v},$$

d'où l'on tire immédiatement la valeur de x.

162. **Pression d'un mélange; pression individuelle d'un gaz dans un mélange.** — Les effets que produisent les mélanges gazeux peuvent être d'ordre mécanique ou d'ordre physique; dans le premier cas, le mélange agit par sa masse tout entière, dans le second cas chacun des gaz agit isolément, pour ainsi dire. Nous examinerons successivement les questions qui se rapportent à ces deux ordres de phénomènes.

Les effets mécaniques quels qu'ils soient, actions statiques, production de courants gazeux, etc., dépendent de la pression de l'ensemble du mélange, pression qui peut être mesurée par un manomètre. Cette pression est liée aux conditions de chacun des gaz qui constituent le mélange par une relation que nous allons indiquer.

Soit un gaz dont le volume est v et la pression h; si on l'introduit dans un espace vide dont le volume est V, il prendra une pression x déterminée par la loi de Mariotte. On doit avoir, en effet, d'après cette loi, $vh = Vx$, d'où l'on déduit $x = \frac{vh}{V}$.

Si l'espace dans lequel on introduit le gaz considéré contient déjà un ou plusieurs autres gaz, nous avons dit qu'il occupera tout l'espace, que son volume sera V comme s'il était seul. On appelle *pression individuelle* du gaz dans ce mélange, la pression x calculée comme nous venons de l'indiquer. Cette pression ne peut d'ailleurs être indiquée par un manomètre qui fait connaître seulement la pression totale H du mélange.

Il existe une relation simple entre cette pression totale H et les pressions individuelles des divers gaz qui composent le mélange; cette relation est déterminée par la loi suivante :

La pression d'un mélange de gaz est la somme des pressions individuelles des pressions des divers gaz qui constituent le mélange.

On vérifie cette loi en mesurant, d'une part les volumes v, v', v''... et les pressions h, h', h'',... des gaz avant le mélange; on en déduit, par le calcul, les pressions individuelles x, x', x'',... connaissant le volume V du mélange. On mesure d'autre part, à l'aide d'un manomètre, la pression totale H du mélange; on reconnaît alors qu'on a toujours :

$$H = x + x' + x''....$$

En remplaçant les x par leur valeur, il vient :

$$H = \frac{vh}{V} + \frac{v'h'}{V} + \frac{v''h''}{V} + ...$$

équation importante que l'on peut écrire sous la forme suivante :

$$VH = vh + v'h' + v''h'' + ...$$

163. **Mélange des gaz et des vapeurs.** — Lorsque le mélange contient une ou plusieurs vapeurs, la loi subsiste : chaque vapeur a, comme un gaz, une pression individuelle; seulement dans aucun cas cette pression ne peut devenir supérieure à la tension maxima pour la température de l'expérience.

Le fait qu'une vapeur se comporte comme un gaz, dans ces conditions, a été vérifié par Gay-Lussac. Mais rien ne permet d'assurer, *a priori*, que, mélangée à un gaz, une vapeur possède la même tension maxima que lorsqu'elle est seule. Des expériences dues notamment à Gay-Lussac et à Regnault ont prouvé qu'il en est réellement ainsi.

On conçoit que la question des vapeurs présente un réel intérêt, parce que l'atmosphère dans laquelle nous vivons est, en réalité, un mélange de gaz, oxygène, azote, acide carbonique, et de vapeur d'eau. La pression atmosphérique est donc la somme des pressions individuelles de l'oxygène, de l'azote, de l'acide carbonique et de la vapeur d'eau; si l'air est saturé de vapeur, la pression atmosphérique est la somme des pressions individuelles de l'oxygène, de l'azote, de l'acide carbonique et de la tension maxima de la vapeur d'eau.

Si l'état hygrométrique de l'air est ε, nous savons (72), d'après la définition même de cette quantité $\varepsilon = \frac{\mathbf{f}}{\mathbf{F}_t}$ que l'on a $\mathbf{f} = \varepsilon \mathbf{F}_t$. La pression atmosphérique est alors formée de la somme des pressions des gaz, comme précédemment, et de cette tension $\mathbf{f}$.

164. **Actions individuelles des gaz dans un mélange.** — Dans un mélange, les actions physiques et les actions chimiques, les plus intéressantes au point de vue des questions qui nous occupent, dépendent, non pas de la pression du mélange, mais des pressions individuelles de chaque gaz.

Sans vouloir insister, nous dirons que c'est de ces pressions individuelles que dépendent les phénomènes de dissociation, que dépend aussi, par exemple, la phosphorescence du phosphore, cette phosphorescence et l'action chimique qu'elle accompagne ne se manifestant que si la pression individuelle de l'oxygène est au plus égale à $\frac{1}{5}$ d'atmosphère.

Nous nous arrêterons plus longuement sur les actions physiques, et d'abord nous parlerons de l'occlusion.

Il semblerait, d'après M. Joulin, que dans l'occlusion d'un mélange de gaz, chacun de ceux-ci serait occlus comme s'il était seul, soumis à sa pression individuelle. Il reconnut, par exemple, que 12gr,70 de charbon de bois au contact de l'air à la pression de 76 centimètres avaient absorbé 120 centimètres cubes de gaz comprenant 32 centimètres cubes d'oxygène et 88 d'azote; en se reportant aux coefficients d'occlusion que nous avons donnés, on trouve que, d'après la loi de proportionnalité, ces nombres auraient dû être 28 d'oxygène et 92 d'azote; la vérification est suffisante pour des actions de ce genre pour lesquelles les valeurs des coefficients sont mal déterminées.

En tout cas, et comme il arrive pour toutes les actions moléculaires, la loi ne s'applique pas pour les gaz entre lesquels il existe des différences considérables dans la valeur de l'occlusion : le gaz le moins facilement absorbable est chassé par celui qui l'est davantage : inversement si un solide a occlus un gaz très absorbable, il sera incapable d'occlure un gaz moins absorbable. Ces remarques expliquent pourquoi, lorsqu'on veut étudier ces phénomènes, il convient de chauffer au rouge le charbon dont on fait usage : par suite de l'élévation de température les gaz occlus se dégagent. On fait alors passer, avant refroidissement, le charbon dans une éprouvette contenant le gaz en expérience et renversée sur la cuve à mercure.

165. — Les phénomènes de passage à travers les corps poreux, comme la transpiration, donnent lieu à des effets du même genre; dans un mélange chaque gaz passe avec sa vitesse propre. C'est là le phénomène appelé *atmolyse* par Graham, phénomène qui a été appliqué dans l'étude de certains faits relatifs à la dissociation. Voici quelques résultats d'expérience qu'il a réalisées pour mettre ce fait en évidence :

Un tuyau de terre de pipe est traversé par un mélange d'oxygène et d'hydrogène que l'on peut recueillir dans une éprouvette; il est placé dans un tube de verre fermé par des bouchons, et l'espace compris entre les deux tubes est mis en communication avec une machine pneumatique qui y maintient une faible pression. Dans ces conditions, une partie du mélange passe à travers le tuyau en terre de pipe, mais l'hydrogène passe plus rapidement; on le vérifie en analysant le gaz recueilli dans l'éprouvette. Dans une expérience, le mélange gazeux, qui passait avec une vitesse de 9 litres à l'heure, était formé à l'entrée de 67 parties d'hydrogène et 33 parties d'oxygène; à la sortie le mélange recueilli comprenait 9 parties d'hydrogène et 91 d'oxygène : autrement dit, pour 100 parties d'oxygène, il y en avait 200 d'hydrogène à l'entrée et seulement 9,9 à la sortie. Il avait donc passé beaucoup plus d'hydrogène que d'oxygène à travers la paroi.

Dans une autre expérience, il employa un sac de soie enduite de caoutchouc, à l'intérieur duquel un feutre était accolé. Il produisit une raréfaction continue de l'air intérieur à l'aide d'une trompe de Sprengel et recueillit les gaz qui, ayant traversé la paroi, se dégageaient régulièrement. Ces gaz, soumis à l'analyse, furent reconnus contenir 41, 42 et même 47 p. 100 d'oxygène, proportion plus de deux fois supérieure à celle qui existe normalement dans l'air.

166. **Dissolution des mélanges gazeux.** — Dans le cas de la dissolution par les liquides, la même loi générale est encore applicable; un liquide en contact avec un mélange de gaz dissout chacun d'eux comme s'il était seul, la pression qui détermine la dissolution étant la pression individuelle du gaz dans le mélange.

Comme nous le disions précédemment, d'ailleurs, cette loi n'est pas applicable dans les cas où il y a une très grande différence de solubilité; le gaz le plus soluble reste seul alors en dissolution.

On se rend compte par l'application de cette loi que, par exemple, la composition de l'air dissous dans l'eau ne doit pas être la même que celle de l'air atmosphérique.

Dans celui-ci, laissant de côté l'acide carbonique, nous savons que l'oxygène représente, en chiffres ronds, $\frac{1}{5}$ de l'air, l'azote formant $\frac{4}{5}$ en volume. On peut dire, autrement, que dans un volume d'air il y a 1 volume d'oxygène à la pression de $\frac{1}{5}$ d'atmosphère et 1 volume d'azote à la pression individuelle de $\frac{4}{5}$ d'atmosphère; d'autre part le coefficient de solubilité de l'oxygène est 0,04, celui de l'azote 0,02. Donc 1 volume d'eau dissoudra 0,04 volume d'oxygène à la pression $\frac{1}{5}$ et 0,02 volume d'azote à la pression $\frac{4}{5}$; si nous ramenons ces masses à la même pression 1, l'oxygène occupera un volume 5 fois plus petit, soit 0,04 : 5 $= 0{,}008$ et l'azote un volume $0{,}02 : \frac{5}{4} = 0{,}016$; donc pour un volume $8 + 16 = 24$ d'air en dissolution, il y aura 8 d'oxygène, c'est-à-dire $\frac{1}{3}$ du volume total ; ce mélange est donc plus riche que l'air atmosphérique qui contient seulement $\frac{1}{5}$ d'oxygène. Ces résultats sont bien conformes à ceux que fournit l'expérience directe.

La solubilité relativement très grande de l'acide carbonique explique de même que, comme le montre l'évaluation directe, la proportion de ce gaz est beaucoup plus considérable dans l'air dissous que dans l'air atmosphérique.

167. **Extraction des gaz du sang.** — Au point de vue des effets physiologiques, les mélanges de gaz agissent, comme dans les cas précédents, c'est-à-dire que chacun des gaz composants agit en vertu de sa pression individuelle.

Les gaz de l'air se dissolvent dans le sang ; quoiqu'ils ne soient pas directement en contact avec ce liquide dont ils sont séparés par une membrane, le résultat est le même. On ne peut cependant appliquer directement à ce cas sans les vérifier les résultats auxquels nous a conduit l'étude de la dissolution de l'air dans l'eau, parce que, d'une part, le sang contient également en dissolution diverses substances solides et qu'il y a de plus des éléments figurés, les globules, qui exercent une action chimique sur certains gaz.

On comprend donc qu'il est nécessaire, pour étudier la fonction de la respiration, de déterminer directement la nature et la quantité des gaz contenus dans le sang.

Tous les procédés que nous avons indiqués précédemment, ne sont pas applicables dans ce cas ; c'est ainsi qu'on ne peut avoir recours à l'élévation de température, cette action ayant pour effet d'amener la coagulation du sang et par suite de rendre impossible toute mesure précise.

On peut avantageusement employer, au contraire, l'action du vide : l'expérience se fait aisément à l'aide de la machine pneumatique à mercure ; le sang remplit le réservoir latéral dont on connaît le volume et que l'on chauffe légèrement pour faciliter l'action. Par le jeu de l'appareil, le vide se produit, les gaz se dégagent et sont recueillis dans une éprouvette placée dans la cuve à mercure qui surmonte le tube vertical. On peut alors mesurer et analyser ces gaz dont la composition varie suivant les conditions dans lesquelles le sang a été recueilli, suivant, par exemple, qu'il s'agit du sang artériel ou du sang veineux.

Un autre procédé consiste à faire passer dans le sang un courant longtemps prolongé d'un gaz inerte tel que l'hydrogène. Dans ces conditions, comme nous l'avons dit, les lois de la dissolution ne sont plus applicables et peu à peu les gaz dissous sont entraînés par l'hydrogène. On recueille le mélange à la sortie, et par une analyse chimique, on détermine la nature et la quantité de chacun des gaz qui existaient dans le liquide sanguin.

168. **Phénomènes physiques de la respiration.** — Les phénomènes physiques de la respiration ne sont pas absolument comparables à une dissolution; c'est ainsi que les quantités d'oxygène et d'acide carbonique qui peuvent être dissous ne sont pas absolument proportionnelles à la pression individuelle de chacun de ces gaz. On peut cependant admettre cette loi, au moins comme première approximation, car s'il n'y a pas proportionnalité, les quantités de gaz dissous et les pressions varient dans le même sens, croissant ensemble et décroissant en même temps.

On sait que l'azote ne joue aucun rôle direct dans la respiration; nous n'aurons donc à nous occuper que de l'oxygène et de l'acide carbonique. Ces gaz, dans les conditions ordinaires de la vie à la pression normale de 76 centimètres de mercure, ont des pressions individuelles qu'on peut calculer, connaissant la composition centésimale de l'atmosphère. L'air contenant 20 d'oxygène et 0,04 d'acide carbonique, la pression individuelle du premier est égale à $76 \times \frac{20}{100} = 15^{cm},2$ et celle du second à $76 \times \frac{0,04}{100} = 0^{cm},0304$, soit en nombres ronds 15^{cm} et $0^{cm},03$.

Des observations nombreuses ont fait connaître un malaise particulier, le *mal des montagnes*, éprouvé par les personnes qui s'élèvent à de hautes altitudes. Ce n'est pas ici le lieu d'en donner la description, ni d'indiquer les discussions auxquelles il a donné lieu; disons seulement qu'il a été observé également dans le cas d'ascensions en ballon, ce qui exclut l'idée qu'il puisse être en rapport exclusif avec le travail mécanique exécuté par les voyageurs en pays de montagne.

La question a été étudiée avec beaucoup de soin par Paul Bert qui a montré que les effets observés peuvent s'expliquer par l'*anoxyhémie*, c'est-à-dire par la présence dans le sang d'une quantité insuffisante d'oxygène. La diminution de la quantité d'oxygène dans le sang dépend de la moindre valeur de la pression individuelle de l'oxygène, cette pression décroissant avec la pression atmosphérique totale et dans le même rapport, car la composition proportionnelle de l'air ne varie pas.

En opérant sur des oiseaux placés sous des cloches dans des conditions diverses, mais faisant varier la pression individuelle de l'oxygène (soit en laissant respirer l'animal dans un espace confiné d'où l'oxygène disparaît par la respiration même; — soit en faisant vivre cet oiseau dans des atmosphères artificielles dans lesquelles la quantité d'oxygène était de plus en plus petite; — soit même en le maintenant dans une cloche dont on raréfie l'air en totalité), Paul Bert a vu survenir des désordres analogues et dans les divers cas, en poussant l'expérience assez loin, il a pu produire la mort de ces oiseaux. L'étude détaillée de ces expériences a démontré que dans tous les cas la mort avait eu lieu lorsque la pression individuelle de l'oxygène avait été abaissée jusqu'à $3^{cm},5$.

On arrive à des résultats à peu près semblables en analysant des expériences faites sur d'autres animaux par Paul Bert et par d'autres expérimentateurs. On peut résumer le tout en disant que, au point de vue de la respiration, la valeur totale, mécanique, de la pression atmosphérique est sans action ; que, seule, la *pression individuelle* de l'oxygène intervient, que des désordres se manifestent quand elle est trop abaissée, et qu'il y a danger de mort quand cette pression atteint une valeur comprise entre 5 et $3^{cm},5$ de mercure.

Il résulte de là que la vie aux grandes altitudes, comme il en existe au Mexique et dans l'Amérique du Sud, n'est pas dans les conditions qu'on considère comme normales au niveau de la mer, par suite de la moindre valeur de la pression barométrique (58 centimètres à Mexico) et par suite de la pression individuelle de l'oxygène. Un homme ou un animal habitué à vivre au niveau de la mer et qui serait transporté à ces altitudes devrait éprouver une gêne ; on ne constate cependant rien de semblable chez les habitants du pays, chez les animaux qu'on y trouve et qui ne présentent pas de trace d'anoxyhémie. On peut expliquer ce fait, en remarquant que, comme nous l'avons dit, l'absorption de l'oxygène par le sang n'est pas une simple dissolution de l'oxygène dans un liquide, obéissant seulement aux lois des dissolutions gazeuses, mais qu'il y a une action spéciale des globules. Si donc il arrivait que, à ces grandes altitudes, les globules pussent absorber et retenir plus d'oxygène qu'au niveau de la mer, l'anoxyhémie serait conjurée. Or c'est là ce qui semble résulter de recherches, faites par Paul Bert notamment, qui ont montré que la propriété que possède le sang d'absorber l'oxygène est plus grande chez les animaux habitant les hauts plateaux de l'Amérique que chez ceux de nos contrées.

169. — Il résulte des considérations qui précèdent que, si les inconvénients et même les dangers des altitudes très élevées sont la conséquence presque exclusivement, sinon totalement, de la faible valeur de la pression individuelle de l'oxygène, on ferait disparaître ces inconvénients et ces dangers en respirant un mélange gazeux à la même pression, mais plus riche en oxygène ; en respirant même de l'oxygène pur, on pourrait théoriquement abaisser la pression jusqu'à 5 centimètres, valeur limite dont toutefois il conviendrait de ne pas trop approcher dans la pratique. C'est ce que Paul Bert signala et, comme conséquence, il recommanda pour les ascensions en ballon à grande hauteur, l'emploi de réservoirs en caoutchouc contenant de l'oxygène pur ou du moins un air suroxygéné. Le mélange a, à chaque instant, la même pression que l'air extérieur à cause de la flexibilité de l'enveloppe, mais la pression indivi-

duelle de l'oxygène est supérieure à celle de ce gaz dans l'air extérieur et d'autant plus grande que le mélange est plus riche en oxygène.

En se soumettant à l'action de l'air raréfié dans des cloches étanches, Paul Bert vérifia directement d'abord l'existence des symptômes du mal des montagnes lorsque la pression eut été amenée à 42^{cm}, ce qui correspond à une pression individuelle de l'oxygène de $8^{cm},4$; ces symptômes n'existaient pas lorsque ce savant respirait dans un ballon rempli d'air suroxygéné : l'expérience vérifiait les conclusions de la théorie.

On sait que, se proposant d'appliquer ces résultats, trois aéronautes, MM. Crocé-Spinelli, Sivel et Gaston Tissandier, exécutèrent une ascension à très grande hauteur en emportant des ballonnets de caoutchouc remplis d'oxygène, qu'ils devaient respirer lorsqu'ils seraient parvenus à une hauteur dangereuse. L'aérostat s'éleva jusqu'à plus de 8000 mètres; lorsqu'il descendit deux des aéronautes étaient morts, Crocé-Spinelli et Sivel; saisis par la rapide dépression de leurs forces, ils ne purent faire usage des ballons d'oxygène dont ils n'avaient pas commencé à se servir assez tôt d'une manière continue; la pression barométrique descendue jusqu'à $26^{cm},5$, correspondant à une pression individuelle de l'oxygène de $5^{cm},3$, voisine de la pression limite que nous avons indiquée. M. G. Tissandier survécut (1875).

On ne peut pas affirmer que l'emploi continue de l'air suroxygéné eût empêché ce terrible accident; cependant quand on remarque la coïncidence entre la valeur de la pression qui a amené la mort des deux aéronautes et celle qui avait été déterminée comme dangereuse par des expériences diverses, on est conduit à penser que les autres conséquences de ces expériences doivent être justes également. C'est d'ailleurs ce que nous allons trouver en étudiant un autre ordre des faits.

170. **De l'emploi des anesthésiques gazeux.** — Nous citerons comme second exemple de l'importance de l'influence de la pression individuelle du gaz dans les mélanges, l'étude du protoxyde d'azote comme anesthésique.

Le protoxyde d'azote ne peut entretenir les combustions lentes; aussi ne peut-on respirer ce gaz pur, mais seulement mélangé à de l'air ou à de l'oxygène. Des expériences directes dues à Paul Bert ont montré que pour que ce gaz produise l'anesthésie, il faut que sa pression (pression totale s'il est seul, pression individuelle s'il fait partie d'un mélange) atteigne 76 centimètres.

On ne saurait donc à la pression normale produire l'anesthésie sans amener l'asphyxie, puisque l'anesthésie exige que le protoxyde soit respiré pur à cette pression. On produirait l'anesthésie tout en maintenant la respiration à l'état absolument normal, en faisant respirer un mélange d'air et de protoxyde d'azote à la pression de deux atmosphères; l'air serait à la pression normale et entretiendrait la respiration comme s'il était seul, le protoxyde d'azote aurait également la pression de 76 centimètres qui est justement convenable pour amener l'anesthésie.

Ces résultats indiqués par Paul Bert ont été vérifiés expérimentalement, pratiquement même : dans des opérations chirurgicales exécutées notamment par MM. Péan et Labbé, le malade, l'opérateur et les aides étaient placés dans une chambre où l'air était comprimé à deux atmosphères ; le malade respirait, à cette pression, un mélange, par parties égales, d'air et de protoxyde d'azote. L'anesthésie fut obtenue facilement et sans menace d'asphyxie. Mais l'appareil était encombrant, les manœuvres préparatoires longues, la méthode fut abandonnée pratiquement. Le fait n'en reste pas moins probant.

On pourrait atteindre le même résultat avec une moindre pression en utilisant pour la respiration un mélange de protoyyde d'azote et d'oxygène pur : il suffirait, en effet, que la pression du mélange fût égale à 91 centimètres, somme de la pression de 76 centimètres nécessaire, pour le protoxyde d'azote, pour amener l'anesthésie, et de 15 centimètres, pression normale de l'oxygène dans l'air.

Les autres anesthésiques paraissent se comporter comme le protoxyde d'azote : leur action ne dépend pas de la quantité employée, mais seulement de leur pression individuelle. Celle-ci doit dans chaque cas être comprise entre deux limites, l'une inférieure au-dessous de laquelle l'anesthésie ne se produit pas, l'autre supérieure au-dessus de laquelle la mort peut survenir. Si ces limites étaient absolument connues, l'emploi des mélanges gazeux titrés éviterait tout inconvénient, tout danger, en admettant qu'il n'y ait pas à craindre d'accidents d'un autre ordre.

Nous nous sommes occupé plus spécialement de l'oxygène, dans l'étude précédente ; mais des considérations du même genre doivent être signalées pour l'acide carbonique, les conditions étant inverses dans ces cas : il faut, en effet, pour la régularité de la respiration, que l'acide carbonique qui s'est formé dans l'intimité des tissus puisse se dégager du sang lorsque ce liquide traverse les poumons. Or le dégagement de ce gaz est lié à la pression individuelle de l'acide carbonique dans l'air ; cette pression est très faible dans l'air normal, mais elle s'accroît dans l'air confiné où respirent des êtres vivants, où brûlent des combustibles. D'après les expériences de Paul Bert, le dégagement d'acide carbonique du sang devient insuffisant quand la pression individuelle de ce gaz dans l'air atteint en moyenne 25 centimètres : l'animal meurt asphyxié, à proprement parler. Mais bien avant que cette proportion soit atteinte, la respiration ne se fait plus dans les conditions normales, et on éprouve une gêne sensible. La question présente, au point de vue de l'hygiène, une importance capitale, parce que, comme nous venons de le dire, sans parler des autres composés nuisibles qui peuvent prendre naissance, il se produit des quantités notables d'acide carbonique dans toute salle où se trouvent réunies un grand nombre de personnes.

Nous tenons à dire que nous avons voulu indiquer ici seulement l'application indispensable des lois de la physique à une importante question physiologique; mais nous n'avons pas traité celle-ci complètement, nous n'avions pas à le faire d'ailleurs. Il conviendrait, en effet, de tenir compte, d'une part du rôle fâcheux de l'oxygène lorsque ce gaz agit à trop forte pression, d'autre part des modifications qui se manifestent dans l'activité respiratoire des animaux soumis à l'expérience lorsque les conditions de celle-ci s'éloignent notablement des conditions normales. Nous n'avons pas fait l'étude de la respiration, mais seulement une introduction à cette étude.

§ II. — ACTIONS MOLÉCULAIRES MÉDIATES

171. **Osmose.** — Les actions moléculaires entre corps fluides, gaz ou liquides, se produisent même lorsque ces corps ne sont pas immédiatement en contact, mais sont séparés par certains corps poreux, par certaines membranes. En réalité, les actions ne se produisent que lorsque les corps ayant traversé la membrane sont arrivés au contact. Les phénomènes dont nous avons à parler, à ce point de vue, ont été pour la plupart étudiés isolément : on les réunit maintenant et on désigne sous le nom d'*osmose*, l'action générale qui se manifeste. Cette action ne semble pas différente, au fond, de celle qui se produit lors du contact immédiat : la présence de la membrane, cependant, retarde souvent plus ou moins la manifestation des effets et, d'autre part, changeant les conditions dans lesquelles ces effets se produisent, modifient les résultats observés.

L'osmose a été étudiée, surtout, entre deux liquides, entre une solution d'un solide ou d'un mélange de solides et le liquide dissolvant, entre deux gaz ou deux mélanges gazeux et, par suite, c'est sur ces points que nous aurons plus spécialement à insister; cependant, il est d'autres conditions également intéressantes, quoiqu'elles soient moins complètement connues, sur lesquelles nous donnerons également quelques indications.

172. **Osmose des liquides.** — Lorsque deux liquides différents, dans des conditions convenables que nous indiquerons, sont séparés par une membrane, par une lamelle poreuse, il se produit à travers la membrane un double courant qui amène, de part et d'autre, un mélange des liquides.

Sans vouloir faire l'historique complet de la question, nous dirons que des faits de ce genre avaient été signalés par l'abbé Nollet et par Fischer; mais que c'est seulement Dutrochet (1826) qui en commença une étude suivie : il y fut conduit par l'observation de quelques phénomènes de gonflement qu'il distingua sur des moisissures couvrant une plaie faite à la queue d'un poisson et sur les sacs spermatiques de limaçons mis en contact avec l'eau.

Nous rapporterons, en les résumant, les observations principales de Dutrochet, quoiqu'elles ne correspondent pas au cas le plus simple qu'il soit possible de réaliser.

Dutrochet, ayant adopté à l'extrémité d'un tube de verre une vessie ou un cæcum de jeune poulet, remplit l'appareil ainsi constitué d'un liquide plus dense que l'eau, de lait, ou d'une dissolution de gomme ou d'albumine; la partie inférieure du tube et la membrane ayant été plongées dans un vase rempli d'eau pure, il observa que le niveau du liquide s'élevait dans le tube; il y avait donc certainement un courant qui se produisait de l'extérieur de la membrane à l'intérieur : c'est à ce passage du liquide vers l'intérieur de l'appareil que Dutrochet donna le nom d'*endosmose*. Il observa que l'action se continuait tant que la membrane ne se putréfiait pas : il ne faut pas conclure de cette remarque qu'il y a là une action spéciale, vitale, des membranes organisées, mais simplement que lorsque la membrane commence à subir une putréfaction, les pores invisibles qu'elle possède sont remplacés par des ouvertures de dimensions finies à travers lesquelles les liquides obéissent aux lois de l'hydrostatique, ce qui n'a pas lieu pour les espaces capillaires.

En étudiant le liquide contenu dans le vase extérieur, on reconnut ensuite que, en partie, le liquide intérieur y avait pénétré, qu'il y avait donc eu un courant dirigé vers l'extérieur; ce courant fut désigné sous le nom d'*exosmose*. Les noms employés étaient défectueux, puisque les actions devaient changer en intervertissant les liquides de place. On convint alors de désigner le courant le plus fort sous le nom d'*endosmose*, le courant le plus faible sous celui d'*exosmose*.

Ces dénominations ont été abandonnées : les deux courants existent toujours simultanément et le nom d'*osmose* a été appliqué à l'action entière, comprenant les courants des deux sens, quelle que soit leur intensité relative.

173. — Avant d'étudier les principaux faits intéressants que nous avons à signaler relativement à l'osmose, disons que la cause en a été inutilement cherchée dans les propriétés diverses des corps en présence : on a invoqué successivement les différences de poids spécifique, de chaleur spécifique, les actions électriques, mais rien de général n'a pu être trouvé dans ce sens. Il semble d'ailleurs que le phénomène soit plus simple, à proprement parler, et qu'il ne soit qu'une manifestation de la diffusion. Seulement dans ce cas, la diffusion, au lieu de se faire à la surface de séparation des deux liquides, se produit dans l'épaisseur ou à l'une des surfaces du corps poreux interposé.

Ce qui tend à prouver qu'il en est bien ainsi, c'est que les conditions nécessaires pour que l'osmose des liquides se produise sont les suivantes :

Les liquides doivent être miscibles (142);

L'un des liquides, sinon tous les deux, doit imbiber la membrane (111).

Il est clair que, si l'une de ces conditions nécessaires pour l'osmose n'existe pas, il ne saurait y avoir diffusion. Il faut pour la diffusion que les deux liquides soient miscibles; il faut, d'autre part, qu'ils puissent arriver au contact, ce qui ne pourrait se produire si la membrane ne pouvait être imbibée.

La différence qu'on pourrait considérer comme caractéristique, celle qui se manifeste par l'augmentation de volume d'un côté et la diminution de l'autre, ne constitue pas une distinction liée à la nature du phénomène, mais dépend seulement de l'absence ou de l'existence de la membrane; si elle existe la surface de séparation est déterminée et la diffusion plus ou moins rapide amène les variations des volumes de liquide de part et d'autre; si cette membrane n'existe pas, le résultat de la différence dans la rapidité de la diffusion est de faire varier la position de la surface de séparation, variation qui même ne peut être mise en évidence puisque la surface de séparation n'existe plus.

Ajoutons que les expériences variées qui ont été faites, quoique ne pouvant être considérées comme absolument démonstratives, car elles n'ont pas été faites, en général, dans des conditions convenables, sont cependant de nature à établir l'analogie entre le phénomène de l'osmose et celui de la diffusion.

174. — Les phénomènes d'osmose ont été étudiés le plus souvent à l'aide de l'*endosmomètre* ou *osmomètre* (fig. 87) : cet appareil consiste en un tube fin vertical terminé inférieurement par une partie largement évasée V′, sur les bords inférieurs de laquelle on fixe la substance poreuse, lame ou membrane; on constitue ainsi un vase qu'on remplit avec le liquide qu'on veut étudier. Ce vase est introduit dans une cuvette V contenant le second liquide en expérience. Le tube fin est fixé sur une planchette portant des divisions : le déplacement du niveau du liquide, qui peut être ainsi mesuré, fait connaître la quantité de liquide qui a pénétré dans l'appareil ou celle qui en est sortie.

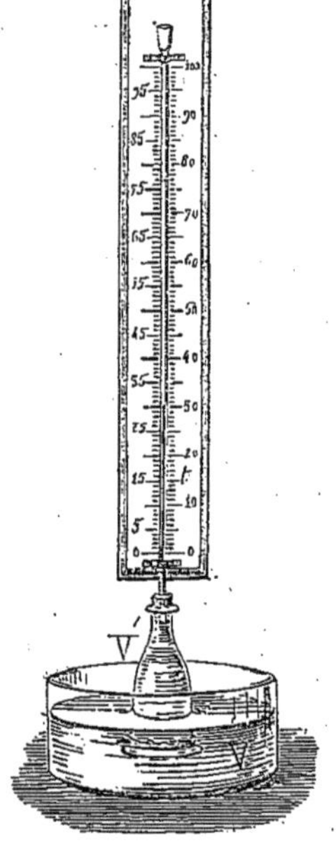

Fig. 87.

Il importe de remarquer que, dans ce cas, la variation de volume, qui entraîne un changement de niveau, modifie également la pression sur la membrane; si le niveau s'élève, l'introduction du liquide dans le vase V a donc lieu malgré l'existence de la membrane et malgré l'existence de la pesanteur si, comme il arrive souvent, le liquide intérieur est le plus dense, mais aussi malgré l'accroissement de pression.

Il y a évidemment là une action perturbatrice qu'il est bon d'éviter : on arrive à opérer à pression constante en employant un osmomètre dans lequel le tube fin est recourbé à angle droit. Si, au début de l'expérience, le niveau du liquide a été amené dans la partie horizontale et, s'il y reste, la pression aura conservé tout le temps la même valeur et elle ne pourra pas être invoquée comme favorisant ou gênant l'osmose.

175. — Les expériences faites entre deux liquides à l'aide d'un osmomètre quelconque ont montré que s'il s'agit de liquides susceptibles d'osmose, comme l'eau et l'alcool, l'alcool et l'éther, il y a, en général, comme nous l'avons dit, deux courants en sens contraire et presque toujours, pour ne pas dire toujours, deux courants d'inégale intensité. On reconnaît qu'il y a eu double courant parce que, après un certain temps, l'analyse fait reconnaître les deux substances de chaque côté de la membrane; on est averti de l'inégalité des courants par la variation de position du niveau du liquide dans le tube de l'osmomètre.

On pourrait s'étonner de la différence des actions dans les deux sens; mais un raisonnement simple montre qu'elle doit exister, au moins en général. Considérons en effet le cas de deux liquides A et B situés de part et d'autre de la membrane et imbibant celle-ci également : le liquide qui se trouvera dans les pores de la membrane diffusera avec chacun des liquides A et B. Ce liquide est composé de $\frac{1}{2}$ A et $\frac{1}{2}$ B; mais la symétrie de sa composition ne fait pas que son action doive être la même sur A et B; d'un côté on a un liquide A en contact avec une dissolution de B dans A au titre de $\frac{1}{2}$; de l'autre, on a le liquide B en contact avec une dissolution de A dans B au titre de $\frac{1}{2}$. Quoique le liquide intermédiaire soit le même, la différence des corps avec lequel il est en contact doit entraîner des variations dans la diffusion.

On comprend, sans qu'il soit nécessaire d'insister, que ces variations s'expliqueraient d'une façon tout analogue si les liquides A et B n'imbibaient pas la membrane en proportions égales.

On voit également que, entre deux liquides donnés, l'action pourra être différente de grandeur ou même de sens si on change la nature de la membrane, car alors les proportions suivant lesquelles se fait l'imbibition ne sont modifiées, et, par suite aussi, les conditions de la diffusion.

Cette différence se manifeste pour l'eau et l'alcool, par exemple suivant que la membrane interposée est une vessie ou une feuille de caoutchouc. Dans le premier cas, le passage le plus considérable se produit de l'eau à l'alcool; dans le second cas, il a lieu de l'alcool à l'eau.

176. — Les phénomènes d'osmose se produisent également lorsqu'un

des liquides des expériences précédentes est remplacé, soit par un mélange de liquide, soit par une solution d'un solide dans un liquide, soit par une solution d'un gaz dans un liquide.

Bien des points pourraient être étudiés dans ces diverses circonstances, mais on n'en connaît presque rien de général. Par exemple, dans le cas de l'osmose entre l'eau d'une part et d'autre part un mélange d'eau et d'alcool, d'eau et d'acide sulfurique, que se passe-t-il au juste? Y a-t-il osmose seulement entre l'eau d'un côté et l'alcool de l'autre (l'eau du mélange restant inerte)? ou bien l'action se produit-elle entre l'eau et le mélange eau-alcool? Nous ne pouvons rien dire de général et nous devons nous borner à citer des faits.

Occupons-nous d'abord, par exemple, de l'osmose entre les solutions de solides et l'eau.

L'expérience montre que les solides en dissolution pour lesquels la diffusion se produit le plus nettement (147) sont aussi ceux pour lesquels l'osmose est le plus accentuée : l'action est seulement un peu moins rapide dans le cas de l'osmose. Dans une expérience comparative entre l'eau et une même solution saline, pendant le même temps, il passa $0^{gr},836$ de sel par diffusion directe, et seulement $0^{gr},631$ par osmose.

La différence, qui est quelquefois moins accentuée, dépend d'ailleurs du titre de la solution; voici, par exemple, pour diverses solutions, les quantités de sulfate de magnésium qui ont passé dans le même temps :

Titre.	2 p. 100	5	10	20
Par diffusion..........	2,00	4,43	8,21	14,50
Par osmose..........	2,00	4,18	7,65	13,75

La rapidité de l'osmose est grande pour les cristalloïdes et faible pour les colloïdes; la différence est donc la même que pour la diffusion. Voici, par exemple, quelques résultats de l'osmose à travers du papier parchemin après vingt-quatre heures.

Caramel..................	0,005	Sucre..................	0,472
Acide gallotannique.......	0,030	Chlorure de sodium.......	1,000
Cachou..................	0,159	Acide picrique...........	1,020

Alors que dans les expériences faites par Graham et les physiciens qui se sont occupés de cette question depuis, on a surtout étudié la rapidité de l'action, Dutrochet avait principalement déterminé la hauteur de la colonne soulevée : les résultats qu'il a donnés, moins précis, ne sont cependant pas en désaccord avec ceux trouvés d'autre part.

En étudiant l'osmose produite à travers une lame de terre cuite entre l'eau et une solution de diverses matières à 1 p. 100, il établit la classification suivante, d'après l'élévation observée.

Moins de 25 millimètres :

Alcool, glucose, sucre, tannin, urée, sels de quinine et de morphine;

chlore, brome, chlorure de potassium, de sodium, sels de magnésium.

De 25 à 35 millimètres:

Acides tartrique, acétique, citrique, azotique, chlorhydrique.

De 35 à 55 millimètres :

Sulfates alcalins, acide sulfurique.

Au-dessus de 55 millimètres :

Biarséniate de potassium, borax, carbonate et bicarbonate de sodium.

Le bioxalate de potassium au titre de 0,25 pour 100 produisit une élévation de 700 millimètres.

Dans le cas des membranes organiques, les résultats diffèrent, mais l'action est faible toujours pour la salycine, le tannin, l'urée, la gélatine, le sucre; pour le sulfate de fer on obtient une élévation de 21 à 30; celle-ci est de 35 pour l'azotate d'argent, de 300 pour le proto-chlorure de fer, de 540 pour le chlorure d'aluminum, etc. : on retrouve la distinction entre les colloïdes et les cristalloïdes (147).

Dans des expériences analogues à celles que nous venons de signaler, on a opéré avec des mélanges de liquides (eau et alcool, eau et acide sulfurique, etc.) ou avec des solutions gazeuses (solution dans l'eau d'ammoniaque, d'acide chlorhydrique, etc.).

Aucune indication générale n'est résultée de ces recherches qui mérite d'être signalée spécialement.

177. — Il est un cas cependant, dans lequel on peut prévoir le sens de l'action, en admettant l'analogie que nous avons indiquée entre l'osmose et la diffusion. Si on considère une solution d'un corps agissant sur de l'eau pure ou sur une solution moins riche du même corps, il est naturel de penser que l'action sera d'autant plus énergique que la seconde solution sera moins riche, qu'il existera, au point de vue de la saturation, une plus grande différence entre les solutions en présence.

Cette précision est d'accord avec une expérience du Dr Bocchetti qui a trouvé que l'osmose se fait mieux lorsque l'osmomètre est plongé dans l'eau courante que lorsqu'il est placé à demeure dans un vase rempli d'eau. Dans ce dernier cas ce liquide dissout peu à peu le corps qui a passé par osmose et se rapproche ainsi comme composition du liquide situé de l'autre côté de la membrane; dans le premier cas au contraire l'osmose se fait toujours du liquide de l'osmomètre à l'eau pure.

Mais les résultats trouvés dans d'autres expériences n'ont pas toujours été d'accord avec les prévisions.

Ainsi, dans les solutions ou mélanges d'eau et de diverses substances, on a recherché l'influence du titre : les résultats changent avec ce titre, mais sans qu'on puisse trouver une loi générale.

Pour des mélanges d'eau et d'alcool à divers titres, Graham a observé après 5 heures les élévations suivantes; le titre est donné en alcool pour 100 de mélange.

Titre.	Élévation.	Titre.	Élévation.
0,5	7mm	5	45 à 54mm
1	10 à 15	10	80 à 90
2	19 à 22	20	115 à 130

Pour des mélanges d'acide sulfurique et d'eau, Graham a trouvé les valeurs suivantes :

Titre	0,1	1	4	10
Élévation	43	40	39,5	39

Quoique ces derniers nombres ne soient pas très concluants, il résulterait de ces recherches que l'action devient moins énergique quand la solution en expérience est plus dense.

Mais ces résultats sont en contradiction avec des nombres donnés par Dutrochet et se rapportant à des solutions sucrées de divers poids spécifiques. Ces nombres représentent, en colonne de mercure, la pression exercée par le liquide soulevé.

Poids spécifique	1,035	1,090	1,140
Pression	286mm	617	1233

Dans ce cas, l'action croîtrait avec le poids spécifique. Mais il est d'autres faits curieux : à la température de 25°, Dutrochet a étudié l'osmose entre l'eau et une solution d'acide tartrique; tant que celle-ci contient moins de 11 p. 100 d'acide, le courant va de l'acide à l'eau; toute action cesse quand la solution contient 11 p. 100 d'acide (poids spécifique 1,05) et si elle en contient plus, le courant va de l'eau à l'acide.

Un phénomène analogue s'observe pour la solution d'acide chlorhydrique : à la densité de 1,02 le courant va de l'eau à l'acide; il est dirigé de l'acide vers l'eau si le poids spécifique est seulement de 1,015.

178. — Dans les expériences précédentes, nous avons supposé que l'un des liquides était de l'eau; mais cette condition peut n'être pas remplie, et il peut y avoir osmose entre deux solutions quelconques séparées par une membrane. Comme il est facile de le comprendre les conditions sont alors changées et les résultats peuvent varier beaucoup; voici d'ailleurs deux exemples intéressants :

Une membrane d'œuf séparait de l'eau pure d'une solution albumineuse, on observa (von Wittich) qu'il passait vers la solution 3cmc d'eau, et vers l'eau 0gr,015 albumine. En remplaçant l'eau pure par de l'eau salée la quantité d'eau qui passe est seulement de 2cmc,1 ; mais il passe en sens contraire 0gr,431 d'albumine.

Heynsius a placé de part et d'autre d'une membrane de l'amnios du sérum de sang de bœuf et de l'urine acide; l'albumine ne passa pas dans ces conditions. En remplaçant l'urine acide par de l'urine alcaline, l'albumine passa.

Il est impossible de prévoir les effets de ce genre qui peuvent se manifester et dont l'application aux conditions des êtres organisés paraît importante.

179. — Une expérience intéressante due à Lhermitte, en réalisant dans des conditions spéciales des phénomènes analogues à l'osmose, montre bien qu'il n'est pas nécessaire, pour expliquer cet effet, de supposer que la membrane solide exerce une action spéciale.

Dans un vase cylindrique, on introduit avec précaution et par ordre de poids spécifique trois liquides A, B et C, tels que A et B ne soient pas miscibles, mais que A et C le soient ainsi que B et C ; on peut choisir, par exemple, les corps suivants :

C	Alcool.	Alcool.	Ether.
B	Huile.	Essence de térébenthine.	Eau.
A	Eau.	Eau.	Chloroforme.

Au bout de deux jours, la couche C a disparu ; à la partie supérieure on trouve le liquide B contenant une certaine proportion de C, et au-dessous un mélange de A avec le reste de C.

On comprend ce qui se passe : C miscible avec B s'est peu à peu dissous, a, pour ainsi dire, imbibé cette couche ; à un certain instant, le liquide C a pénétré jusqu'à la face inférieure de B et là s'est dissous en partie dans A avec lequel il est miscible. L'effet s'est alors continué jusqu'à ce que toute la couche C ait disparu.

L'analogie avec l'osmose semble manifeste.

Un phénomène qu'on peut rapprocher du précédent comme mode d'action et qui présente un intérêt réel a été signalé par Traube.

Une goutte d'une solution de gélatine rendue incoagulable par une ébullition prolongée fut introduite dans une solution de tannin ; par la combinaison des deux corps, il se forma à la surface une couche solide enveloppant la goutte par une sorte de membrane : on obtint ainsi une espèce de cellule. Plongée dans l'eau, cette cellule artificielle ne subit aucune modification ; au contraire, introduite dans une solution de tannin au titre de 1,4 p. 100, elle augmenta de dimensions, comme si le liquide avait passé de l'extérieur à l'intérieur par une sorte d'osmose. Mais le fait est moins simple, car, en même temps, l'enveloppe s'accroissait : on conçoit que la membrane s'imbibe du liquide extérieur, que le tannin que contient celui-ci s'unit à une partie de la gélatine intérieure pour former une partie solide qui s'ajoute à celle déjà existante, et que l'eau seule pénètre à l'intérieur.

L'effet fut très net d'ailleurs : dans une expérience, une cellule de $14^{mm},5$ de diamètre pesant $1^{gr},79$ avait acquis après treize jours un diamètre de 22^{mm}, et un poids de $6^{gr},50$.

Sans vouloir établir une analogie, qui pourrait être prématurée, entre les faits observés dans cette expérience et ceux qui se passent dans le développement des cellules, il importait de signaler cette observation curieuse et intéressante.

180. **Osmose des mélanges. Dialyse.** — En se reportant à ce que nous avons dit de la diffusion dans le cas des liquides contenant plusieurs solides en dissolution, on doit penser que, de même, dans le cas de l'osmose, chaque solide se comporte à peu près comme s'il était seul. C'est ce qu'on observe, par exemple, en plaçant dans l'osmomètre une solution contenant à la fois du bichromate de potassium et du caramel, et introduisant l'eau dans l'appareil, d'autre part; au bout d'un certain temps, le bichromate a passé presque entièrement et le caramel est resté; il n'en a passé qu'une proportion insignifiante.

Des expériences variées peuvent être faites et montrent que la distinction en cristalloïdes et colloïdes, indiquée pour les corps, pour la diffusion se manifeste également dans le cas de l'osmose. On concoit dès lors qu'il soit possible en utilisant cette remarque d'arriver à obtenir une séparation plus ou moins complète de deux corps, l'un colloïde, l'autre cristalloïde, en dissolution dans un liquide, à l'aide de l'osmose.

Sur ce principe, Dubrunfaut a basé un procédé industriel (1854) qui, après divers perfectionnements, est encore employé dans l'extraction du sucre des jus de betterave. D'autre part, Graham a utilisé ce principe pour réaliser une méthode particulière d'analyse à laquelle il a donné le nom de *dialyse*.

Pour effectuer une dialyse, on se sert d'un appareil appelé *dialyseur*

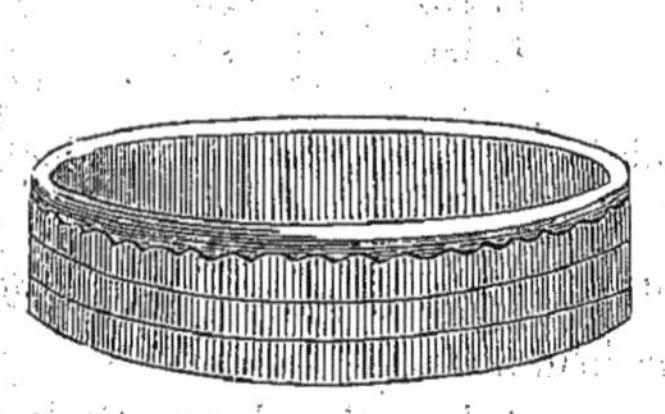

Fig. 88.

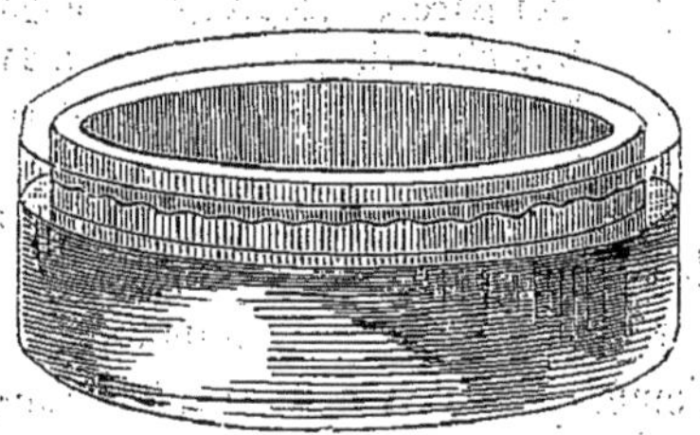

Fig. 89.

qui est constitué par un vase sans fond en verre ou en gutta-percha (fig. 88) sur la base duquel on tend une membrane : le papier parchemin est très avantageusement employé dans ce cas. Dans le vase ainsi constitué on introduit le liquide contenant les substances qu'il s'agit de séparer et on enfonce ce vase d'une petite quantité dans une cuvette contenant 500 à 1000 grammes d'eau distillée (fig. 89). Dans ces conditions, l'osmose se produit plus ou moins rapidement, suivant les corps en expérience : s'il existe entre ces corps une différence notable dans la rapidité de la diffusion, si l'un d'eux est un colloïde et l'autre un cristalloïde, par exemple, ce dernier sera passé presque tout entier dans l'eau, alors que le premier se retrouvera presque intégralement dans le liquide du dialyseur.

En chimie, la recherche de certaines substances minérales peut être notablement entravée par la présence de matières organiques diverses : le cas se présente, par exemple, dans la chimie agricole, dans la chimie physiologique et en médecine légale. L'emploi de la dialyse, en séparant les deux ordres de substances, simplifie beaucoup la suite des opérations.

C'est ainsi que Grandeau a avantageusement employé la dialyse pour l'étude des terres noires de la Russie ; après traitement par l'acide chlorhydrique et par le carbonate d'ammoniaque, les résidus contenaient, avec des sels minéraux, de la matière ulmique, substance colorante organique. Ces résidus furent placés sur le dialyseur : les sels minéraux passèrent et furent retrouvés dans l'eau de la cuvette extérieure, la matière ulmique resta dans le dialyseur.

Des faits du même genre se rencontrent dans les analyses de substances organiques diverses, par exemple dans la recherche de certaines substances toxiques. Graham a montré par des expériences directes que le passage de l'acide arsénieux par dialyse était peu influencé par la présence de matières colloïdes diverses qui peuvent gêner l'analyse chimique directe. Par exemple, il a déterminé la proportion d'acide arsénieux qui passait en 24 heures suivant que l'eau était pure ou contenait certaines substances en dissolution ; il a obtenu les nombres suivants :

Nature du liquide.	Poids d'acide arsénieux.	Poids d'acide arsénieux.	
Eau pure...........	$0^{gr}25$	$0^{gr}241$	96 p. 0/0
Eau albumineuse....	0, 25	0, 214	85
Eau gommée........	0, 50	0, 450	90

On voit que la dialyse a été peu modifiée par l'addition d'albumine ou de gomme dans le liquide.

Graham et d'autres auteurs ont obtenu des résultats analogues pour l'émétique, pour la strychnine, pour la brucine, etc.

Cette méthode a été étendue à un assez grand nombre de cas et a donné des résultats satisfaisants.

181. — Lorsque des substances cristalloïdes en solution dans l'eau présentent des diffusibilités du même ordre de grandeur, on observe pour l'osmose des actions dont il est assez difficile de se rendre compte, le passage d'un corps subissant des modifications profondes par suite de la présence d'un autre corps.

Ainsi, dans un osmomètre, une solution de sulfate neutre de potassium produit une élévation de 20^{mm} ; cette élévation devient 100^{mm}, si l'on ajoute à la solution précédente du carbonate de potassium dans la proportion de 1 pour 1000.

Dans d'autres cas, la substance surajoutée en petite proportion produit un effet inverse et diminue l'élévation. Une dissolution de carbonate de sodium au millième s'élève à 179^{mm}, dans un osmomètre; on répète l'expérience en employant un sel contenant 1 p. 100 de chlorure de sodium et l'élévation observée n'est plus que de 32^{mm}.

Il est impossible dans l'état actuel des connaissances que l'on possède sur la diffusion et sur l'osmose de donner une explication de ces effets singuliers.

182. **Rôle de l'osmose chez les êtres vivants.** — Des phénomènes d'osmose peuvent être observés dans un grand nombre de cas : nous signalerons seulement quelques exemples.

L'osmose doit être considérée comme la cause du gonflement qui se manifeste lorsqu'on met des fruits dans de l'eau-de-vie pour les conserver : ils perdent une partie des liquides intérieurs et absorbent de l'alcool, la quantité de ce corps qui pénètre ainsi étant supérieure à celle du liquide qui sort. On sait en effet que l'eau-de-vie dans laquelle plongent les fruits se colore peu à peu, tandis que les fruits se décolorent et prennent une saveur spiritueuse très caractérisée.

Un phénomène du même genre a été invoqué par Boussingault pour expliquer que certains fruits se fendillent souvent après la pluie. Il pense qu'il y a osmose entre l'eau qui ruisselle à la surface du fruit et le liquide sucré que celui-ci contient; l'eau pénètre en quantité supérieure à celle du liquide qui sort, d'où résulte un gonflement du fruit suivi de la rupture, du fendillement de l'enveloppe; en même temps du sucre passe à l'extérieur où souvent on le retrouve.

Ces phénomènes exigent d'ailleurs des conditions spéciales non encore définies : on n'a pas pu les reproduire en employant des feuilles, et des essais faits sur des navets, sur des betteraves, qui contiennent un liquide sucré, n'ont donné aucun résultat.

183. — Des conditions analogues à celles dans lesquelles on observe l'osmose se rencontrent fréquemment dans l'organisme des végétaux et des animaux. Sans doute, c'est par un phénomène du même ordre que se fait l'absorption par les racines, les radicelles pour les végétaux; de même aussi, pour les animaux inférieurs qui vivent dans l'eau ou dans un liquide quelconque.

D'autre part, chez les animaux supérieurs, on observe également dans un grand nombre d'organes des conditions qui semblent favorables à la production de l'osmose; n'est-ce pas par ce phénomène qu'ont lieu les échanges divers qui se font dans l'organisme? Cette opinion paraît probable, sans qu'il soit possible de rien affirmer. De nouvelles recherches devront être faites pour permettre d'arriver à la certitude.

Dans cet ordre d'idées, nous signalerons une importante observation due à M. Chabrié : il a placé dans un dialyseur 70 centimètres cubes de sérum provenant du sang et débarrassé de toutes les matières étrangères, et l'appareil a été introduit dans une cuvette contenant 450 grammes d'eau distillée.

Après vingt-quatre heures, on a analysé le sérum et l'eau, et voici les résultats obtenus :

	Sérum.	Eau.
Chlorures	0gr12	0gr45
Acide phosphorique	pas	0, 02
Urée	pas	traces
Albumine	0, 013	pas

De plus la réaction du sérum était restée alcaline et celle de l'eau était devenue acide.

En comparant ces résultats avec la composition normale de l'urine, on est conduit à considérer que la production de ce liquide dans le rein est analogue au phénomène que nous venons d'indiquer : le rein à l'état normal fonctionnerait donc comme un dialyseur.

184. **Osmose des gaz.** — Lorsque deux gaz différents sont séparés par un corps poreux, par une membrane, il se produit entre eux un phénomène analogue à la diffusion, c'est-à-dire qu'on obtient de chaque côté de la membrane un mélange des deux gaz ; il y a donc eu passage simultané de ceux-ci, à travers la membrane ; il y a eu une véritable *osmose* des gaz. L'effet n'est pas le même que pour le simple mélange, car, en général, les proportions de gaz qui passent ne sont pas les mêmes dans les deux sens et, par suite, les mélanges obtenus de part et d'autre de la membrane n'ont pas la même composition. Cette action est liée évidemment au phénomène de transpiration, elle est du même genre et paraît seulement un peu moins rapide : comme les vitesses de transpiration ne sont pas les mêmes pour les différents gaz, les échanges doivent aussi se faire en proportions inégales.

Diverses expériences peuvent mettre ce phénomène en évidence ; nous en citerons seulement quelques-unes :

Dans une cloche placée sur le mercure, on introduit un vase cylindrique fermé à la partie supérieure par une membrane, de la baudruche, par exemple. On remplit la cloche et le cylindre de gaz différents, par exemple la cloche d'hydrogène et le cylindre d'air ; ou, dans une autre expérience, la cloche d'air et le cylindre d'hydrogène. Après un certain temps, plusieurs jours en général, car l'action n'est pas très rapide, on reconnaît que la membrane a pris une courbure très prononcée, mais la convexité est toujours dirigée du côté de l'hydrogène, c'est-à-dire que la membrane est bombée extérieurement dans la première expérience, qu'elle est creusée intérieurement dans la seconde. La quantité de gaz renfermé dans le cylindre a donc augmenté dans le premier cas et diminué dans le second. D'autre part l'analyse des gaz montre qu'il y a à la fois de l'hydrogène et de l'air dans la cloche et dans le cylindre :

il y a donc eu passage simultané des deux gaz, seulement la quantité d'hydrogène qui a traversé la membrane est supérieure à la quantité d'air qui a passé en sens contraire, ce qui est d'accord avec ce que l'on sait des vitesses de transpiration.

On peut mettre le phénomène en évidence en disposant l'expérience différemment : dans une cloche remplie d'acide carbonique on introduit une vessie remplie d'hydrogène que l'on retire au bout d'un certain temps pour faire l'analyse du gaz qu'elle contient. Dans un cas, après un séjour de quatre heures dans la cloche, on reconnut que la vessie avait diminué de volume et que le gaz qu'elle contenait renfermait seulement 21 pour 100 d'hydrogène. Il était donc sorti de l'hydrogène, et de l'acide carbonique avait pénétré dans la vessie, sans compenser toutefois le départ de l'hydrogène puisque le volume avait diminué.

Si dans une cloche contenant de l'acide carbonique on introduit une vessie renfermant de l'oxygène, cette vessie ne change pas de volume. L'osmose s'est produite cependant, car l'analyse chimique montre qu'il y a un mélange des deux gaz dans la cloche et dans la vessie : dans ce cas, seulement, la quantité d'oxygène qui a traversé la paroi est égale à la quantité d'acide carbonique qui a passé.

Comme pour l'osmose des liquides, la nature de la membrane n'est pas la cause du phénomène et l'action se passe à travers une lame poreuse solide convenablement choisie; c'est ce qui est mis en évidence par l'expérience suivante due à Sainte-Claire Deville : Un tube de terre traverse un tube de verre; les bouchons qui ferment celui-ci à ses extrémités présentent chacun un ajutage, de telle sorte qu'on peut faire passer un courant de gaz dans l'espace annulaire compris entre les deux tubes et recueillir ce gaz à la sortie. On fait arriver un courant lent d'acide carbonique dans cet espace et un courant lent également d'hydrogène dans le tube en terre; à la sortie, on reconnaît qu'il y a un mélange des deux gaz pour chaque tube, avec excès notable d'hydrogène pour le gaz qui sort de l'espace annulaire, d'acide carbonique pour le gaz qui sort du tube de terre.

185. — Les actions osmotiques qui se produisent entre les gaz ont lieu malgré les différences de pression qui peuvent exister; on le reconnaît en modifiant légèrement la première expérience que nous avons indiquée : La cloche C (fig. 90) étant remplie d'hydrogène, on y introduit un cylindre fermé par une membrane à la partie supérieure et se continuant inférieurement par un tube T qui se recourbe et s'élève jusqu'à une certaine hauteur. On verse du liquide, du mercure par exemple, dans ce tube, de manière à y emprisonner une certaine quantité d'air. Au bout de quelque temps, on voit, d'une part, que la membrane est devenue convexe, d'autre part que le liquide s'est élevé dans le tube T, de telle sorte que du gaz a pénétré dans le cylindre, malgré l'augmentation de

pression intérieure et que malgré cette pression la quantité de gaz qui a sorti est moindre que celle qui est entrée.

186. — Des phénomènes du même genre se produisent lorsque l'on opère avec des membranes mouillées ; une vessie dont les parois sont bien imbibées d'eau et dans laquelle on a introduit de l'air est placée dans une cloche d'acide carbonique : on la voit peu à peu augmenter de volume. Elle s'affaisse au contraire si, remplie d'acide carbonique, elle a été placée dans l'air. Dans les deux expériences, l'analyse chimique montre que la vessie contient un mélange des deux gaz : on peut donc conclure de là qu'il y a eu passage simultané de ces gaz en sens contraire, d'une part; et, d'autre part, que l'acide carbonique a passé en plus grande proportion que l'air.

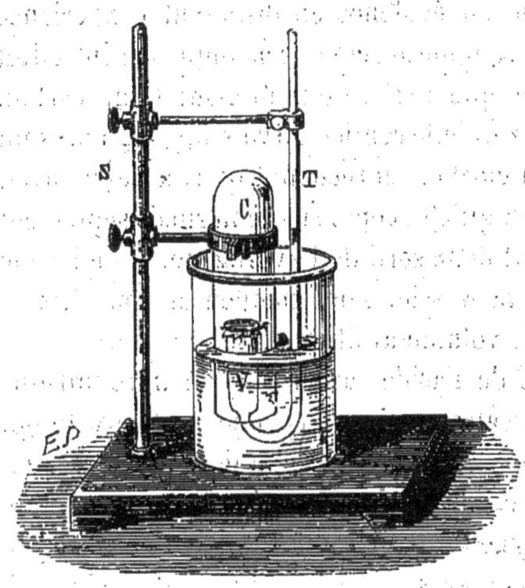

Fig. 90.

Il y a bien osmose aussi dans ce cas, mais au lieu de se produire par suite de la transpiration, le double passage a lieu par l'intermédiaire de la dissolution dans le liquide qui imbibe la membrane : étant donnés deux gaz A et B séparés par une membrane mouillée, le gaz A, par exemple, se dissout dans le liquide, puis cette solution gazeuse abandonne d'autre part, sur son autre face, une partie du gaz dissous qui va se mélanger avec B : le liquide ainsi appauvri peut dissoudre une nouvelle quantité du gaz A, et ainsi de suite. La même action se produit en sens inverse pour le gaz B.

Une expérience intéressante due à Marianini montre nettement l'influence du liquide qui, vraisemblablement, agit seul dans le cas précédent, la membrane servant seulement de support :

On gonfle une bulle de savon avec de l'air, et on l'introduit dans un vase renfermant de l'acide carbonique : on la voit peu à peu augmenter de diamètre, et elle finit par crever. Si, au contraire, on gonfle une bulle de savon avec de l'acide carbonique et qu'on l'abandonne à l'air, on la voit progressivement diminuer de volume. Ces effets s'expliquent aisément comme nous venons de l'indiquer, en remarquant que l'acide carbonique étant beaucoup plus soluble dans l'eau que n'est l'air, son passage doit s'effectuer plus rapidement que celui de ce dernier gaz.

C'est à l'osmose par dissolution et non à l'osmose par transpiration que se rattache également une importante expérience due à Matteucci.

Dans un poumon d'agneau préalablement vidé d'air aussi complètement que possible, il introduisit de l'oxygène; puis, après avoir lié la trachée, il plaça ce poumon dans une cloche remplie d'acide carbonique : le poumon se gonfla peu à peu et l'analyse chimique faite ultérieurement montra qu'il y avait eu passage des gaz en sens contraire et en quantités inégales; la proportion d'acide carbonique ayant pénétré dans le poumon était supérieure à la proportion d'oxygène qui était sortie.

En faisant l'expérience en sens contraire, c'est-à-dire en remplissant le poumon d'acide carbonique, Matteucci reconnut qu'il s'affaisse lorsqu'on l'abandonne dans une atmosphère d'oxygène : l'effet est donc le même, et correspond au passage plus rapide de l'acide carbonique.

Dans cette expérience, comme nous l'avons dit, le rôle du tissu organisé est peu important, nul même sans doute, et l'action se produit par l'intermédiaire de l'eau qui l'imbibe. Cette remarque n'enlève rien à l'importance de l'expérience au point de vue des applications, puisque c'est toujours à l'état d'imbibition que les tissus existent dans l'organisme; le fait du passage simultané et en sens contraire de l'oxygène et de l'acide carbonique à travers le tissu du poumon dans cette expérience fait comprendre ce qui se passe entre ces gaz dans la respiration.

Il importe de remarquer toutefois que l'effet n'est pas absolument le même dans les deux cas, car dans la respiration l'un des gaz n'est pas libre, mais est à l'état de dissolution ou de combinaison faible dans un liquide : c'est d'ailleurs un cas que nous étudierons ultérieurement.

187. — Dans les cas de ce genre les résultats se modifient diversement suivant les circonstances si la membrane interposée est organisée, ce qui tient à ce que les deux faces de la membrane ne sont pas identiques : les effets ne seront pas les mêmes, par exemple, suivant qu'un gaz sera en rapport avec l'une ou l'autre face.

C'est ce qui résulte d'observations déjà anciennes dues à M. Mitchell (de Philadelphie), qui a montré que dans les passages de gaz à travers des membranes humides, la rapidité de l'action varie non seulement avec le degré de solubilité des gaz dans l'eau, mais aussi avec la direction du courant de passage par rapport à l'une ou à l'autre des faces de la membrane. C'est ainsi qu'il a observé que l'acide carbonique séparé de l'air par une cloison formée de peau humaine, passe plus rapidement lorsqu'il est en contact avec la surface épidermique que lorsqu'il se trouve en relation avec le derme.

188. — Nous avons vu que, en général dans les actions physiques relatives à un mélange de gaz, chacun des gaz se comporte comme s'il était seul. Il en est encore ainsi dans le cas de l'osmose, et lorsqu'une membrane sépare un gaz d'un mélange de gaz, l'osmose se produit pour chacun de ceux-ci comme s'il était seul, c'est-à-dire à peu près avec la même rapidité que si l'autre gaz ou les autres gaz n'existaient pas.

Voici des résultats numériques obtenus dans une expérience, qui montrent le fait que nous signalons. Une vessie remplie d'hydrogène fut placée dans l'air qui contient comme on sait 21 volumes d'oxygène et 79 volumes d'azote. Après trois heures, le ballon était partiellement dégonflé : il y avait eu perte d'hydrogène, mais, comme l'analyse le montra, il était entré de l'azote et de l'oxygène, car la vessie renfermait un mélange dans lequel l'hydrogène entrait seulement pour 78,42 pour 100; le reste était formé d'oxygène et d'azote, dans la proportion de 42 d'oxygène et 58 d'azote. En comparant cette composition à celle de l'air, on voit que l'osmose s'était produite inégalement pour les deux gaz, plus rapidement pour l'oxygène.

189. — L'osmose entre gaz ne donne pas lieu à des applications bien nombreuses : c'est que, en effet, s'il est fréquent de trouver une membrane séparant un gaz d'un liquide, il est rare de rencontrer le cas d'une membrane séparant deux gaz.

Nous signalerons cependant une importante observation qui se rattache à l'osmose des gaz : dans les poêles bourrés de charbon, si la combustion n'est pas absolument complète, et il est difficile de l'obtenir toujours telle, il y a production d'oxyde de carbone; sans parler du danger qui existe lorsque le tirage est insuffisant et qui résulte du refoulement de ce gaz toxique dans l'atmosphère de la pièce chauffée, il est nécessaire de savoir que l'existence d'oxyde de carbone est dangereuse, même dans le cas d'un tirage suffisant, si le poêle est en fonte. C'est que, si ce métal est imperméable aux gaz à la température ordinaire, il se laisse traverser par eux au rouge; lors donc qu'un poêle allumé est fortement chauffé, il peut y avoir osmose entre les gaz qui sont contenus à l'intérieur et l'air extérieur ; de l'oxyde de carbone peut donc ainsi être versé dans l'atmosphère et produire son action toxique sur les personnes qui s'y trouvent. Des faits de ce genre ont été observés, notamment dans des écoles en Savoie, sans qu'on pût tout d'abord trouver la cause des malaises, des maladies dont étaient atteints les enfants ; c'est M. Carret qui donna l'explication des effets et qui appela ainsi l'attention sur les dangers que peut présenter l'emploi de certains appareils de chauffage.

C'est également à l'osmose gazeuse qu'il faut rapporter les changements de composition des gaz qui remplissent un aérostat, à moins que l'enveloppe ne soit absolument imperméable, ce qui est très rarement réalisé. En général, les gaz peuvent traverser la paroi du ballon : l'osmose se produit, le gaz s'échappe en partie dans l'atmosphère en même temps que de l'air pénètre dans le ballon ; mais le passage du gaz est plus rapide que celui de l'air. Il résulte de là que le ballon se dégonfle peu à peu, d'une part, et d'autre part que le gaz qui le remplit devient de plus en plus dense : ces deux résultats concourent pour diminuer la grandeur de la force ascensionnelle. L'effet est surtout très notable dans le cas où le ballon est gonflé avec de l'hydrogène, à cause de la rapidité avec laquelle ce gaz passe à travers les membranes : c'est une des principales raisons qui, pour le gonflement des aérostats, font préférer le gaz d'éclairage à l'hydrogène, malgré la moindre force ascensionnelle que l'on obtient.

Nous signalerons sans insister une application de l'osmose des gaz pour reconnaître la présence du grisou dans l'atmosphère des mines de houille. L'indicateur Ansell que l'on a proposé dans ce but consiste, en principe, en un ballon de caoutchouc rempli d'air : s'il est placé dans une atmosphère grisouteuse, l'osmose se produit, du grisou pénètre dans le ballon à travers la paroi, le ballon augmente de volume et fait marcher par le fait même une sonnerie électrique qui appelle l'attention.

190. **Osmose des liquides et des gaz.** — Lorsqu'un liquide et un gaz sont séparés par une membrane poreuse convenablement choisie, il se produit des phénomènes analogues à ceux qui se manifesteraient si la membrane n'existait pas, c'est-à-dire que malgré la présence de la membrane il y a, d'une part, dissolution du gaz dans le liquide et, d'autre part, évaporation de ce dernier : les actions paraissent seulement ralenties.

Les phénomènes de ce genre sont intéressants parce qu'ils se rapprochent de ceux que l'on observe dans l'organisme : ils n'ont pas encore été étudiés d'une manière complète. La question est d'ailleurs complexe si l'on veut se placer pour les expériences dans des conditions analogues à celles qu'on observe chez les êtres vivants, chez lesquels on ne rencontre jamais un liquide pur, isolé, mais bien des dissolutions de solides et de gaz dans des mélanges de liquides.

Examinons quelques-uns des cas qui ont été observés et étudiés, en commençant par les plus simples.

M. Joulin a étudié l'osmose qui peut se produire entre un liquide pur et un gaz chimiquement défini. Il remplissait un sac de caoutchouc mince d'eau récemment bouillie, privée de gaz par conséquent, et le plaçait dans une atmosphère d'acide carbonique. Il reconnut que, comme nous l'avons dit d'une manière génerale, le gaz se dissout dans l'eau, malgré la présence de la membrane interposée, la dissolution se produit seulement moins rapidement que si le gaz et le liquide étaient directement en contact. En faisant varier les conditions de l'expérience, M. Joulin trouva que les lois auxquelles obéit la dissolution dans ce cas paraissent les mêmes que celles de la dissolution simple.

Il semble résulter de quelques observations que si on emploie un mélange de gaz dans les mêmes conditions, chaque gaz se comporte comme s'il était seul, ainsi qu'il arrive dans toutes les circonstances analogues. Toutefois il n'y a pas de données assez précises pour que l'on puisse rien affirmer à ce sujet.

191. — Ainsi que nous l'avons dit, lorsqu'un liquide et un gaz sont séparés par une membrane, il peut y avoir évaporation du liquide. On peut mettre le fait en évidence en remplissant d'eau ou d'un liquide volatil un appareil analogue à un osmomètre, en renversant celui-ci sur une cuvette à mercure et en recouvrant le tout par une cloche remplie d'un gaz quelconque. Si le liquide est susceptible d'imbiber la membrane, condition nécessaire, il traverse celle-ci et vient s'évaporer à la surface libre; la quantité du liquide contenu dans l'appareil diminue donc, ce dont on est averti parce que, d'une part, la membrane se creuse vers le liquide et que, d'autre part, le mercure s'élève dans le tube. L'élévation de la colonne mercurielle renseigne sur la grandeur de l'action; elle dépend, naturellement, comme pour l'évaporation libre, de la température et de la nature du liquide. Dans une expérience faite sur l'eau à la température ordinaire, l'élévation de la colonne mercurielle atteignit 80 millimètres.

Si l'on veut étudier l'action qui se passe dans l'air, il est inutile de recouvrir d'une cloche le tube rempli de liquide : les actions sont alors plus considérables, puisque la saturation ne peut être obtenue pour la masse gazeuse, et que l'évaporation peut continuer indéfiniment.

Des phénomènes du même genre se produisent également à travers les parois poreuses lorsqu'on expérimente sur un mélange de liquides : dans ce cas, la rapidité de l'évaporation n'étant pas la même en général pour les divers liquides, la composition du mélange change avec la durée de l'expérience.

Döbereiner étudia les variations subies par un mélange d'eau et d'alcool renfermé dans une vessie abandonnée à l'air : il trouva que, avec le temps, le mélange s'enrichit en alcool; que, par conséquent, dans ces conditions l'eau s'évapore plus rapidement que l'alcool. Comme dans le cas de l'évaporation libre, l'alcool s'évapore plus rapidement que l'eau, il faut conclure de l'observation de Döbereiner que l'imbibition est plus facile pour l'eau que pour l'alcool.

M. Gal a étudié la même question en faisant varier les conditions de l'expérience, et a reconnu que, comme on pouvait le prévoir, les résultats de l'évaporation à travers une membrane dépendent de la température et de la fraction de saturation de la vapeur dans l'atmosphère.

192. — On n'a pas de renseignements précis sur les actions médiates qui se produisent à travers une membrane entre un gaz et une solution d'un solide dans un liquide. Il est probable que, à la rapidité près, ces actions sont analogues à celles qui se passent entre les mêmes corps lorsqu'il n'y a pas de membrane interposée; il est vrai qu'on n'a pas non plus de données certaines sur les effets qui prennent naissance dans ce cas.

Par contre, quelques expériences ont été faites sur les actions médiates qui se manifestent entre un gaz et une solution d'un gaz. Ces actions comme toutes celles dont nous nous occupons maintenant, sont d'ailleurs analogues, à la rapidité près, à celles qui ont lieu lorsque la membrane n'existe pas; et, d'autre part, si on opère sur des mélanges gazeux, chaque gaz se comporte comme s'il était seul.

Voici quelques résultats d'expérience dus à M. Joulin, et qui se rapportent à ces conditions.

Dans un sac en caoutchouc, M. Joulin introduisit 100 centimètres cubes d'air : le ballon fut alors placé dans de l'eau de Seltz, solution d'acide carbonique. Après vingt-quatre heures, le ballon contenait une plus grande quantité de gaz, 487 centimètres cubes contenant 364 centimètres cubes d'acide carbonique.

Dans une autre expérience, 100 centimètres cubes d'acide carbonique gazeux furent enfermés dans un ballon de caoutchouc qu'on plaça dans une solution d'acide sulfhydrique. Après douze heures, le ballon ne contenait plus d'acide carbonique, mais une petite quantité d'acide sulfhydrique y avait pénétré.

193. — Les faits se passent d'une manière analogue alors que le liquide est plus complexe, notamment, et c'est là un point capital, alors que ce liquide est du sang, et cela aussi bien en dehors de l'organisme que lorsque le sang circule chez un être vivant. C'est ce qui résulte de nombreuses expériences, et notamment des suivantes :

Priestley remplit une vessie de sang veineux, sang noir, contenant une notable proportion d'acide carbonique en dissolution, et plaça cette vessie dans une cloche renfermant de l'oxygène. Après un temps court, le sang est devenu rutilant, il est semblable au sang artériel, contient de l'oxygène en dissolution. En même temps, on retrouve de l'acide carbonique libre dans la cloche. Il y a donc osmose à travers la paroi de la vessie entre l'oxygène libre et l'acide carbonique dissous dans le sang.

Une grenouille est asphyxiée par un séjour suffisamment prolongé dans une atmosphère d'acide carbonique; on la retire et on l'abandonne à l'air avant qu'elle soit morte, mais alors qu'elle est déjà privée de mouvement. Au bout de quelques minutes, elle est revenue à son état normal : le gaz irrespirable qui était dissous dans le sang s'est peu à peu dégagé par osmose et a été remplacé par de l'oxygène.

Un lapin est placé dans un sac imperméable contenant de l'acide sulfhydrique, gaz très toxique, de telle sorte que la tête soit entièrement en dehors, que l'animal respire de l'air pur, et que le gaz sulfhydrique ne puisse pas pénétrer directement dans les poumons. Cependant, l'animal meurt empoisonné par ce corps qui s'est dissous dans le sang à travers la peau et les parois des vaisseaux.

Il est facile de comprendre tout l'intérêt qui s'attache à des questions de ce genre, puisque c'est précisément par des échanges analogues que se fait la respiration des animaux et celle des végétaux. Nous n'avons pas à insister sur ces questions mêmes qui appartiennent à un autre cours, mais il était nécessaire d'indiquer les phénomènes simples dont on retrouve l'équivalent dans les actions qui se manifestent dans cette fonction, actions qui sont sans doute plus complexes, parce que les conditions sont aussi moins simples; comme nous l'avons déjà indiqué, notamment, les liquides qui existent dans les tissus des êtres vivants ne peuvent être assimilés absolument ni à des liquides purs, ni à de simples solutions de solides ou de gaz. Ajoutons que, pour certains cas au moins, les gaz qui se trouvent dans ces liquides ne sont pas seulement à l'état de dissolution, mais qu'ils sont engagés dans des combinaisons chimiques; quoique celles-ci soient peu stables, se décomposent facilement, les gaz qui y figurent ne sont pas aussi libres que s'ils étaient seulement à l'état de dissolution.

194. — Enfin un phénomène encore moins bien connu et qui n'a pas été étudié, est celui de l'osmose qui se produit entre deux gaz dissous dans des liquides séparés par une membrane : deux cas différents devraient d'ailleurs être considérés successivement selon qu'il s'agit de solutions gazeuses dans un même liquide, ou que les liquides séparés par la membrane sont de nature différente.

Nous ne pouvons signaler aucune donnée numérique sur cette question, ni même aucune expérience précise : des faits de cet ordre existent cependant; c'est, en effet, des phénomènes de ce genre qui se produisent dans la respiration des animaux aquatiques : il y a osmose entre l'acide carbonique du sang et l'oxygène dissous dans l'eau. Une action analogue a lieu dans la respiration des plantes submergées. Ces échanges gazeux ont lieu certainement : nous ne savons rien des lois auxquelles ils obéissent.

Nous en avons dit assez dans ce qui précède, encore que nous n'ayons pu traiter complètement toutes les questions, pour montrer que les phénomènes si variés de nutrition et de respiration qui se passent chez les êtres vivants (phénomènes qui consistent, au fond, en des échanges entre des solides, des liquides et des gaz qui sont directement en contact ou qui sont séparés par des corps poreux), ne sont pas d'une nature particulière qui permette de les distinguer des phénomènes physiques proprement dits. Nous ne croyons pas devoir insister, mais nous pensons que ce rapprochement, pour ne pas dire cette identité, est tel que tout progrès fait dans l'explication des phénomènes fonctionnels dont nous parlons correspondra à un progrès dans l'étude des phénomènes physiques dont nous venons de passer les principaux en revue.

LIVRE II

CHALEUR

CHAPITRE PREMIER

NOTIONS PRÉLIMINAIRES

195. **Sensations de chaleur et de froid.** — Lorsque nous sommes soumis à certaines influences extérieures telles que l'action des rayons du soleil, le voisinage d'un corps en combustion, nous éprouvons une sensation particulière dite *sensation calorifique* ou *chaleur*; cette sensation disparaît plus ou moins rapidement lorsque cesse l'influence extérieure. Cette sensation n'est pas localisée dans un organe spécial et il semble que c'est par toute la périphérie de notre corps que nous pouvons l'éprouver.

D'autre part le contact d'un morceau d'eau congelée, le vent du nord en hiver, nous font éprouver une autre sensation, le *froid*; comme la précédente, elle cesse avec l'action qui l'a fait naître, comme celle-ci elle n'est pas localisée dans un organe spécial, mais peut être éprouvée en un point quelconque de notre corps.

Ces deux sensations sont différentes, nous les distinguons aisément; mais, absolument, nous ne pouvons les opposer l'une à l'autre, ainsi qu'il arrive pour toutes les sensations quelles qu'elles soient : nous ne pouvons dire que l'une est le contraire de l'autre.

Disons que dans des conditions pathologiques déterminées et sans cause extérieure nous éprouvons quelquefois de semblables sensations; mais la cause en est toute différente, et nous n'avons pas à nous en occuper ici.

Nous ignorons quelles sont les causes de ces sensations, et nous ne savons pas directement si elles ont entre elles quelques relations : diverses observations peuvent nous renseigner à cet égard.

On reconnaît, en effet, que, placés dans les conditions où nous éprouvons ces sensations, les corps inanimés subissent des changements dans diverses propriétés, dureté, état, etc. L'un des effets les plus généraux consiste dans des changements de dimensions ; les corps, en général, et sauf de rares exceptions, se dilatent dans les conditions où nous éprouvons de la chaleur ; ils se contractent, diminuent de dimensions quand nous éprouvons du froid. Les causes qui nous font éprouver deux sensations différentes produisent dans les corps inanimés des effets de même nature, des changements de dimensions, soit en plus, soit en moins. Il est donc naturel de supposer que les dimensions d'un corps sont liées à l'action d'une certaine cause, augmentant ou diminuant avec celle-ci ; il est naturel aussi de supposer que c'est cette cause qui nous fait éprouver les sensations de chaleur et de froid, la chaleur étant due aux conditions qui amènent la dilatation des corps, c'est-à-dire à l'augmentation d'action de cette cause, le froid aux conditions qui amènent la contraction, c'est-à-dire à sa diminution. On a désigné cette cause, quelle qu'en soit la nature, sous le nom de *chaleur*, dénomination qui peut amener une certaine confusion si l'on n'y prend garde, puisqu'elle s'applique à la fois à la sensation et à la cause hypothétique de cette sensation.

On pensait autrefois que la chaleur (on dit aussi quelquefois le *calorique*, mais moins souvent) était un fluide impondérable qui pouvait entrer dans les corps, les pénétrer, ou en sortir. Des considérations que nous exposerons plus loin montrent que cette hypothèse est peu vraisemblable et qu'il convient plutôt de rattacher la chaleur aux mouvements infiniment petits des molécules des corps. Mais, comme on le verra, il est inutile de connaître la nature de la chaleur pour l'étude des phénomènes qu'elle produit : cependant l'hypothèse qui la rattache aux mouvements moléculaires permet de se rendre facilement compte de quelques effets observés.

196. **Mesure des effets calorifiques. Température.** — Les sensations de chaleur et de froid ne nous permettent pas de préciser les conditions dans lesquelles se produisent les effets calorifiques ; elles dépendent non seulement de ceux-ci mais encore de notre état, des conditions dans lesquelles nous étions antérieurement. De nombreuses observations montrent, en effet, que des conditions identiques peuvent faire naître des sensations différentes ; nous citerons seulement une expérience caractéristique.

Plongeons l'index de la main gauche, par exemple, dans un vase contenant de l'eau glacée, et l'index de la main droite dans un autre vase contenant de l'eau qu'on a chauffée. Après quelques minutes portons les deux doigts en même temps dans un troisième vase contenant de l'eau qui a été abandonnée à elle-même. Quoiqu'ils soient soumis à une cause identique, les deux doigts font éprouver des sensations différentes ; par le premier, le doigt gauche, nous jugerons que l'eau est chaude, par le second, nous jugerons qu'elle est froide.

Les effets produits sur les corps inanimés semblent plus réguliers; ils se manifestent identiques à eux-mêmes lorsque, en tenant compte de tout, les conditions nous paraissent être identiques. Il est donc naturel de prendre l'un de ces effets pour caractériser les conditions dans lesquelles intervient l'agent chaleur, les conditions calorifiques : on a choisi, conventionnellement, le volume des corps pour caractériser ces conditions.

Étant donné un corps, on dira qu'il est soumis aux mêmes conditions calorifiques, qu'il repasse par le même état calorifique toutes les fois qu'il reprend le même volume : les conditions calorifiques auront changé lorsque le volume aura changé.

Il faut pouvoir caractériser ces conditions calorifiques et le procédé le plus simple est de les caractériser numériquement. Le nombre qui caractérise un état calorifique déterminé est ce qu'on appelle sa *température*; le *thermomètre* est l'appareil qui permet de déterminer la température correspondant à un état calorifique donné.

197. — Indiquons sur quelles conventions repose l'évaluation numérique des températures.

L'observation montre que lorsque différents corps de même volume sont placés dans les mêmes états calorifiques, les changements qu'ils éprouvent ne sont pas les mêmes. Il faut donc choisir la nature du corps dont on étudiera le volume : c'est ce qu'on appelle la *substance thermométrique*. Arbitrairement (et pour des raisons qu'il est inutile de développer) on a choisi l'air comme substance thermométrique.

Les températures sont définies par les changements de volume; on a pris pour les définir la relation la plus simple, la proportionnalité :

Les variations de température sont proportionnelles aux variations de volume.

On fait choix enfin arbitrairement, de deux états calorifiques, qu'on puisse aisément reproduire identiques à eux-mêmes, et on convient, arbitrairement aussi, des valeurs de la température pour ces états. Ce sont ces données conventionnelles qui définissent l'*échelle thermométrique* employée.

198. — L'échelle thermométrique la plus usitée est l'échelle centigrade; elle est définie ainsi : les deux états calorifiques qui servent de termes de comparaison sont ceux qui correspondent à la glace fondante, et à l'eau bouillante, sous la pression normale de 76 centimètres; les températures correspondantes sont respectivement 0 et 100.

Si donc nous désignons par V_0 le volume du corps thermométrique dans la glace fondante, par V_{100} son volume dans l'eau bouillante et par V_t son volume dans un état calorifique dont nous désignerons la température par t, nous devons avoir, par définition :

$$\frac{t}{100} = \frac{V_t - V}{V_{100} - V_0},$$

ou :

$$t = \frac{100}{V_{100} - V_0} (V_t - V_0).$$

La valeur de t, déduite de cette équation, est le nombre de degrés (t^o) qui définit l'état calorifique considéré.

On remarquera que, suivant que ce second état calorifique donnera à V_t une valeur plus grande ou plus petite que V_0, c'est-à-dire suivant que, à partir de la glace fondante, le thermomètre se sera *dilaté* ou *contracté*, la valeur de t, la température, sera positive ou négative.

Dans l'équation précédente la quantité $\frac{100}{V_{100} - V_0}$ qui est constante est ce qu'on appelle le *coefficient thermométrique*.

De la première équation, nous pouvons déduire la définition du degré centigrade :

Le degré centigrade (1°) est la variation de température qui communique à une masse d'air une variation de volume égale à la centième partie de la variation que cette masse éprouve en passant de la température de la glace fondante à celle de l'eau bouillante, sous la pression normale de 76 centimètres de mercure.

Dans les recherches de précision, on emploie un thermomètre à air réalisant les conditions que nous venons d'indiquer : dans la pratique, on se sert généralement d'un thermomètre à mercure donnant la température par une simple lecture; nous y reviendrons plus loin : nous indiquerons alors d'autres échelles thermométriques qui sont quelquefois employées.

Nous ferons remarquer que les mesures de température sont entièrement arbitraires, comme, naturellement, toutes celles qu'on en déduit. Il serait possible cependant de rattacher ces mesures au système d'unités absolues qui sont employées pour certaines parties de la physique et de la mécanique : mais les mesures relatives à la chaleur sont usitées depuis longtemps et beaucoup de données numériques s'y rattachent. On n'a pas cru pouvoir rompre avec d'anciennes habitudes, ce qui est regrettable à divers égards.

199. **Hypothèse sur la nature de la chaleur.** — Nous avons dit que l'idée d'un agent spécial pour expliquer les effets calorifiques était abandonnée : une hypothèse qui paraît rendre compte des faits observés consiste à rattacher l'état calorifique d'un corps au mouvement moléculaire. Les molécules des corps seraient toujours en mouvement, exécutant des mouvements oscillatoires ou orbitaires pour les solides et les liquides, animées de mouvement rectiligne pour les gaz : les vitesses de ces mouvements pourraient varier, et les états calorifiques seraient reliés à la grandeur de ces vitesses, ou tout au moins à la grandeur de la

moyenne de ces vitesses si, comme il est au moins possible, celles-ci varient très rapidement.

Nous avons indiqué en mécanique (XLIV) que la force vive d'un système mesure son énergie potentielle, mesure, pour ainsi dire, la possibilité d'agir que ce système possède au point de vue mécanique lorsqu'il s'agit du mouvement de totalité du corps; nous étendrons cette idée au cas du mouvement moléculaire et nous dirons que la force vive moléculaire mesure l'énergie calorifique que possède le corps, mesure sa possibilité d'agir au point de vue calorifique.

Nous verrons, par la suite, à préciser cette notion.

200. **Des quantités de chaleur.** — Les lois qui ont été déterminées rattachent les divers effets produits aux variations de température; ce n'est là qu'un côté de la question, et il serait désirable de relier les effets à leur cause réelle, la chaleur, en introduisant dans les lois les variations de quantités de chaleur.

Disons que, quoique l'on n'ait pas cherché directement ces relations, on pourrait cependant les trouver. Si, d'une part, en effet, on a la loi entre un effet déterminé et la température, d'autre part, on a trouvé la relation entre les variations de température et les quantités de chaleur qui les produisent. On voit donc que la température intervient comme un auxiliaire, un intermédiaire, que l'on pourrait éliminer; nous dirons même que cette élimination est facile, et nous la ferons à l'occasion, tant qu'il n'est pas nécessaire d'apporter une extrême précision dans les déterminations, et c'est le cas pour le point de vue où nous avons à nous placer.

La détermination de ces relations exige qu'on puisse mesurer des quantités de chaleur, notion vague jusqu'à présent, puisqu'on ignore ce qu'est la chaleur. Nous allons indiquer par quelles considérations on peut arriver à préciser cette notion. Les moyens pratiques d'effectuer les mesures de quantités de chaleur font le sujet de la *calorimétrie* dont nous nous occuperons plus loin.

201. — L'expérience montre que si deux corps sont à la même température, il ne se produit aucun changement lorsqu'on les met au contact; il y a équilibre de température. Il n'en est pas de même si les corps ayant été soumis préalablement à des conditions calorifiques différentes ne sont pas à la même température; par le contact, plus ou moins prolongé, ils arrivent l'un et l'autre à une température finale intermédiaire aux deux températures primitives. L'un a gagné de la chaleur, l'autre en a perdu : quelle que soit la nature de cet agent on admet que les quantités de chaleur en jeu sont égales (pourvu qu'il n'y ait aucune action autre que la variation de température). Il n'y a donc, en totalité, ni gain, ni perte de chaleur, mais seulement une répartition nouvelle qui s'est produite.

Nous déduirons de là que, lorsque la température d'un corps change sans qu'aucun autre effet soit produit, il doit y avoir un échange de chaleur et qu'il doit y avoir un corps qui, d'une façon quelconque, absorbe ou fournit de la chaleur.

202. — Considérons un effet quelconque produit par la chaleur, la fusion de la glace, par exemple. Nous devons admettre évidemment que, quelle que soit la nature de la chaleur, il faut toujours la même quantité de chaleur pour fondre la même quantité de glace, 1 kilogramme par exemple. On conclut de là que pour fondre 2, 3... kilogrammes de glace, il faut 2, 3... fois plus de chaleur que pour fondre 1 kilogramme et l'on en déduit qu'il y a proportionnalité entre les quantités de chaleur et les poids de glace fondue ; ces derniers peuvent donc être pris comme mesure des premières.

Nous devons également admettre que 1 gramme d'hydrogène en brûlant dégage sous la même pression toujours la même quantité de chaleur ; et par une remarque analogue à la précédente, nous conclurons qu'il doit y avoir proportionnalité entre les poids d'hydrogène brûlé et les quantités de chaleur dégagée ; les premiers peuvent être pris comme moyen de mesure des dernières.

On pourrait raisonner de même pour divers autres effets et l'on aurait ainsi diverses manières de mesurer les quantités de chaleur. Nous nous arrêterons spécialement sur la méthode qui est suivie effectivement pour la mesure des quantités de chaleur, méthode qui a été choisie arbitrairement, mais qui en somme relie les quantités de chaleur à un élément déjà défini, la variation de température.

203. **De la calorie.** — Soit une masse d'eau du poids de 1 kilogramme amenée à 0°, c'est-à-dire à la température de la glace fondante ; pour l'amener à la température de 1°, il faut lui fournir une certaine quantité de chaleur ; ce serait cette même quantité de chaleur qu'il faudrait fournir à toute autre masse d'eau de 1 kilogramme pour faire varier sa température de 0 à 1°.

Cette quantité de chaleur a été choisie comme unité de quantité de chaleur ; on la désigne sous le nom de *calorie*. Donc :

La calorie est la quantité de chaleur qu'il faut fournir à 1 kilogramme d'eau à 0° pour l'amener à la température de 1°.

Comme précédemment, si au lieu de 1 kilogramme d'eau on a des masses de 2, 3... n kilogrammes dont on fasse varier la température de 0 à 1°, il faut fournir 2, 3... n fois plus de chaleur, c'est-à-dire 2, 3... n calories.

Les quantités de chaleur sont ainsi définies par des poids d'eau dont la température varie de 0 à 1°.

On emploie quelquefois une autre unité définie d'une façon identique, si ce n'est qu'on considère 1 gramme d'eau au lieu de 1 kilogramme. Cette nouvelle unité est donc 1000 fois plus petite que la première : on la désigne quelquefois aussi sous le nom de calorie, ce qui est un inconvénient. Pour éviter toute confusion on peut la nommer *petite calorie* ou *calorie-gramme-degré*, par opposition à la première, qui est la *grande calorie* ou *calorie-kilogramme-degré*.

Mais au point de vue expérimental, il ne serait pas toujours commode de maintenir les températures exactement entre 0 et 1° en faisant varier le poids de l'eau en expérience; la difficulté peut être levée, comme nous allons le dire tout à l'heure.

On admet, et ceci semble d'accord avec toutes les expériences, que s'il faut fournir à un corps une certaine quantité de chaleur pour élever sa température de t à t'^{o}, ce corps abandonnera précisément la même quantité de chaleur lorsque sa température s'abaissera de t' à t^{o} (en admettant que, dans les deux cas, il n'y ait aucun autre effet produit que la variation de température).

Ceci posé, l'expérience montre que si l'on mélange des poids égaux d'eau, l'un à t^{o}, l'autre à t'^{o}, le mélange a (si l'on peut éviter toutes les causes d'erreur) une température égale à la moyenne des températures primitives, $\frac{t+t'}{2}$. Si t est plus grand que t', la première masse a fourni de la chaleur en quantité égale à celle que la seconde a absorbée. Or pour ces quantités de chaleur égales, les variations de température ont été de t à $\frac{t+t'}{2}$, soit $\frac{t-t'}{2}$, et de t' à $\frac{t+t'}{2}$, soit aussi de $\frac{t-t'}{2}$. Donc des quantités de chaleur égales agissant sur des masses égales d'eau produisent des variations égales de température.

Comme précédemment, on conclut de là que, pour des masses d'eau égales, les variations de températures sont proportionnelles aux quantités de chaleur. Il faut 1 calorie pour faire varier de 1° la température de 1 kilogramme d'eau; il faudra t calories pour faire varier de t^{o} la température de 1 kilogramme d'eau. Et, d'une manière plus générale, il faut p calories pour faire varier de 1° la température de p kilogrammes d'eau, il faudra $p\,t$ calories pour faire varier de t^{o} la température de p kilogrammes d'eau.

On conçoit qu'il est facile de déterminer le poids de l'eau employée et la variation de température qu'elle subit; on en déduit la quantité de chaleur qui a agi. La nécessité de faire varier la température entre deux limites déterminées n'existe plus.

Il importe de dire toutefois que ces résultats ne sont pas tout à fait exacts, et qu'il n'y a pas absolument proportionnalité entre les variations de température et les quantités de chaleur; mais tant que ces variations ne dépassent pas 60° et c'est le cas dans les faits dont nous avons à nous occuper, la proportionnalité existe très sensiblement, et l'on ne commet pas d'erreurs appréciables en l'appliquant.

204. **Chaleur spécifique.** — Les résultats que nous venons de signaler sont vrais également, avec la même approximation, pour des corps quelconques : pour un corps déterminé, il y a très sensiblement proportionnalité entre la quantité de chaleur fournie ou absorbée par le corps et la variation correspondante de température.

Mais l'expérience montre que pour des poids égaux de corps différents, il faut des quantités de chaleur différentes pour produire la même variation de température. C'est ce que montre l'exemple suivant :

On mélange 1 kilogramme d'eau à 0° et 1 kilogramme de mercure à 60° : lorsque l'équilibre est établi la température des deux corps est égale à 1°,93. L'eau a donc reçu 1,93 calorie et pour fournir cette quantité de chaleur, la température du mercure a dû s'abaisser de $60 - 1,93 = 58,07$. Donc pour 1° la masse de 1 kilogramme de mercure aurait fourni seulement $\frac{1,93}{58,07} = 0,0333$ calorie. Cette quantité est ce qu'on appelle la *chaleur spécifique* du mercure. Une remarque analogue peut être faite pour tous les corps ; on a alors :

La chaleur spécifique d'un corps est la quantité de chaleur (nombre de calories) qu'il faut fournir ou enlever à une masse de 1^{kg} pour faire varier sa température de 1°.

De ces diverses considérations, on déduit que si p est le poids d'un corps, t et t' les valeurs entre lesquelles varie sa température sous l'influence d'une quantité de chaleur q, et c sa chaleur spécifique, on a :

$$q = c\,(t - t'), \text{ si } t > t' \quad \text{ou} \quad q = c\,(t' - t), \text{ si } t' > t.$$

La notion de chaleur spécifique ne peut évidemment s'appliquer qu'aux corps homogènes ; c'est dire qu'elle a peu d'importance directement dans l'étude des êtres organisés.

CHAPITRE II

PROPAGATION DE LA CHALEUR. — CONDUCTION

205. **Modes de propagation de la chaleur.** — Considérons un corps porté à une température différente de celle de l'enceinte dans laquelle il se trouve, plus élevée par exemple. L'expérience montre que cette température s'abaisse plus ou moins rapidement, le corps se refroidit. Quelles sont les causes de ce refroidissement? Ces causes sont au nombre de trois :

1° La *conduction* : le corps fournit aux corps avec lesquels il est en contact, notamment à son support, une certaine quantité de chaleur qui se propage dans ce corps en élevant successivement la température des divers points.

2° La *radiation* : le corps envoie, à travers les corps qui l'entourent, de la chaleur qui passe à travers ceux-ci sans les échauffer pour aller s'arrêter plus loin sur d'autres corps qui l'absorbent et dont la température s'élève.

3° La *convection* : le corps étant en contact avec un corps fluide, échauffe directement les couches du fluide qui le touchent, celles-ci deviennent plus légères (251), s'élèvent en emportant la chaleur qu'elles ont reçue pour être remplacées par d'autres couches pour lesquelles se produit le même effet.

Des considérations analogues, mais inverses, seraient à signaler si la température du corps était inférieure à celle de l'enceinte.

Les questions relatives à la convection et à la radiation seront étudiées ultérieurement et nous nous occuperons surtout ici de la conduction.

206. **Conduction.** — Lorsqu'on échauffe un point d'un corps, on reconnaît que la température des divers autres points s'élève progressivement : tel est, comme nous l'avons dit, le phénomène de la *conduction* ; la *conductibilité* est la propriété que possède ce corps de transmettre ainsi la chaleur.

Quand on considérait la chaleur comme un fluide, ce phénomène s'expliquait par un écoulement du fluide du point où la température est la plus élevée à ceux où elle est plus basse. Dans l'hypothèse que nous avons indiquée et admise, il n'y a rien de semblable : il y a aux divers points des molécules dont les vibrations ont plus ou moins d'amplitude. Celles pour lesquelles l'amplitude est la plus grande, dont la température est la plus élevée, communiquent une certaine quantité de force vive aux molécules voisines dont les vibrations prennent plus d'amplitude, dont la température s'élève; le même effet se produit de proche en proche, jusqu'à ce que tous les points ayant la même température, si cela est possible, il n'y ait plus communication de mouvement d'une molécule aux molécules voisines.

Considérons, par exemple, une barre pour laquelle les résultats sont simples à énoncer. Supposons que, au début, tous ses points soient à une même température et qu'on vienne à en échauffer un, une de ses extrémités, par exemple, en maintenant sa température constante.

On observe que, plus ou moins rapidement, les températures des autres points s'élèvent de telle sorte que la température d'un point dépend de sa position et de l'instant de l'observation. Mais, à partir d'un certain moment, chaque point conserve une température invariable, celle-ci ne dépendant plus que de la position du point. La première phase de ce phénomène constitue l'*état variable*, la seconde l'*état permanent*; ce dernier seul a été étudié complètement et doit être considéré dans la plupart des applications. Il était cependant intéressant de signaler le premier état, parce qu'on rencontre quelque chose d'analogue pour les courants électriques; mais dans ce cas, l'état variable n'a qu'une très courte durée, de telle sorte qu'il est très difficile de l'observer, tandis qu'il se prolonge assez longtemps dans le cas de la propagation de la chaleur pour qu'on ait le temps de l'étudier.

207. — Tous les corps ne se comportent pas de même au point de vue de la conduction de la chaleur. Occupons-nous d'abord des solides.

Si l'on prend diverses barres de mêmes dimensions placées à côté l'une de l'autre dans l'air et dont on amène une extrémité à une même température, on reconnaît, lorsque l'état permanent est atteint, que les distances où une température déterminée est observée ne sont pas les mêmes pour les divers corps. C'est ce que montre l'appareil d'Ingenhousz (fig. 91) où la température ainsi notée est celle de la fusion de la cire. On dit que le corps est d'autant meilleur conducteur que la cire a été fondue plus loin de l'extrémité chauffée.

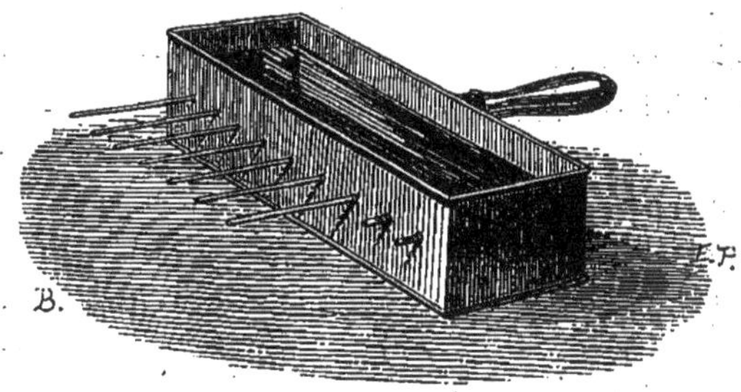
Fig. 91.

On ne peut aisément concevoir une masse continue dont on échaufferait un point au centre. On doit penser que, si la masse est amorphe ou cristallisée dans le système cubique, les points qui ont une température déterminée doivent être tous à la même distance du point chaud. Le lieu des points qui sont à la même température est une *surface isotherme*; dans ce cas les surfaces isothermes sont sphériques. Si le corps est cristallisé dans un système autre que le système cubique, le mode de cristallisation dénotant une dissymétrie dans les propriétés moléculaires, on peut prévoir que les surfaces isothermes n'auront pas la même simplicité que dans le cas des corps amorphes, que ce ne seront pas des sphères; c'est ce qu'ont démontré diverses recherches, notamment celles de Sénarmont et celles de M. Jeannetaz.

208. — Il est un autre cas que l'on ne peut réaliser expérimentalement : c'est celui qui est désigné sous le nom de *mur indéfini*. Le corps considéré est limité par deux plans parallèles s'étendant dans la direction de ces plans à des distances très grandes par rapport à leur distance. Dans ce cas les surfaces isothermes sont des plans parallèles aux faces du mur et, d'après le calcul, la répartition des températures dans l'épaisseur du

mur est simple. Nous n'insisterons pas sur ce point et nous dirons seulement qu'il existe une relation entre la quantité de chaleur qui passe à travers une étendue déterminée du mur et la différence de température qui existe entre les deux faces : il y a en effet proportionnalité entre ces quantités.

On appelle *coefficient de conductibilité* d'un corps la quantité de chaleur qui passe en 1 seconde à travers une surface de 1^{m^2} d'un mur de 1 mètre d'épaisseur et dont les faces sont maintenues à des températures différant de 1°. Ce coefficient intervient dans tous les calculs relatifs à la conductibilité.

Il serait difficile d'en obtenir la valeur d'après des expériences réalisant les conditions que suppose le mur indéfini ; mais on peut le déduire plus aisément de l'observation de ce qui se passe dans une barre de petite section dont les extrémités sont maintenues à des températures déterminées. La loi de répartition est moins simple : il faut tenir compte, non seulement de la chaleur qui se propage d'une extrémité à l'autre, mais aussi de celle que, sur toute sa longueur, la barre cède à l'air ambiant. La décroissance de température, rapide au début, se ralentit de plus en plus à mesure qu'on s'éloigne de l'extrémité chaude. Malgré la complexité de la loi de répartition qu'il est inutile de donner, les expériences sont plus faciles et permettent de faire avec précision des comparaisons de coefficients de conductibilité (Expériences de Despretz, de Frantz et Wiedemann).

La chaleur passe également par conduction d'un corps à un autre avec lequel il est en contact. On appelle *coefficient de conductibilité extérieure* la quantité de chaleur qui passe en 1 seconde à travers une surface de 1^{m^2}, les deux corps étant maintenus à des températures différant de 1°.

L'étude de la conduction dans les liquides et les gaz est très difficile à cause de la mobilité de ces corps ; l'échauffement d'une partie amène presque toujours la production de courants et la propagation se produit par convection en même temps que par conduction. Cependant des expériences de Despretz, de Murray, de Regnault semblent démontrer que les lois de la répartition de la chaleur par conduction sont les mêmes dans les liquides et les gaz que dans les solides.

Les liquides sont peu conducteurs en général et les gaz encore moins ; cependant le mercure a une conductibilité analogue à celle des métaux, et il semble que la conductibilité de l'hydrogène soit relativement assez forte.

209. — La connaissance des lois de la conduction et des coefficients de conductibilité permet de calculer la quantité de chaleur gagnée ou perdue par un corps qui est en contact avec un autre corps à une température différente par l'intermédiaire d'un solide ; cette question est très

importante parce qu'elle permet de tenir compte du gain ou de la perte dans toutes les recherches qui portent sur les quantités de chaleur. Malheureusement cet effet n'est pas le seul, il s'accompagne presque toujours de gains ou de pertes par radiation et par convection. Ici le problème est beaucoup plus complexe et malgré les recherches, notamment de Newton et de Dulong et Petit, on n'a pas les éléments nécessaires pour faire les corrections correspondantes. Il serait donc illusoire de calculer théoriquement l'action de la conduction alors qu'on négligerait deux autres actions non moins importantes.

En réalité, il faut renoncer à déterminer théoriquement ces corrections. Ce qui est préférable, et c'est la méthode généralement suivie maintenant, c'est de régler l'expérience de manière à pouvoir faire directement sur l'appareil des recherches préliminaires sur la formule empirique qu'il convient d'appliquer pour effectuer la correction, et d'utiliser ensuite cette formule pour faire le calcul des corrections dans l'expérience définitive.

Ajoutons toutefois que, comme première approximation et tant que la différence de température entre le corps considéré et le milieu ambiant est faible, on peut admettre que les pertes ou gains de chaleur à un instant donné sont proportionnels à cette différence. Il suffit alors d'une observation pour évaluer la quantité de chaleur perdue ou gagnée en 1^s pour une différence de température de 1°.

210. **Application de la conductibilité.** — La connaissance des conditions qui facilitent ou qui empêchent la communication de la chaleur d'un corps à un autre est importante au point de vue pratique. Les dispositions à adopter sont naturellement différentes, suivant qu'on veut utiliser cette communication ou s'y opposer.

Toutes les fois qu'il s'agira de produire le passage de la chaleur d'un corps à un autre par conduction (laissant de côté les effets de la radiation et de la convection) il faudra placer entre ces corps un intermédiaire ayant la moindre épaisseur possible et constitué par un corps bon conducteur, un métal par exemple. Tel est le cas des appareils de chauffage dans lesquels on n'emploie pas l'action directe du foyer, tels que les poêles; au point de vue qui nous occupe, les poêles métalliques sont préférables aux poêles en faïence, d'abord parce que leurs parois peuvent avoir une moindre épaisseur, à résistance égale; puis parce que la fonte qui est généralement employée est plus conductrice, a un coefficient de conductibilité plus grand que la faïence. Il est vrai que, comme nous l'avons dit (189), la fonte présente des inconvénients d'un autre ordre que l'on peut considérer comme suffisants pour en faire rejeter l'emploi. Les gaz qui sortent du poêle sont à une température élevée et on peut les utiliser aussi à chauffer l'air ambiant; pour cela on fait passer ces gaz dans des tuyaux en tôle mince : il existe dès lors une faible différence de température entre les deux faces de ces lames, et l'air vient s'échauffer par conduction (et par convection) par son contact avec la face externe. Dans certains cas, on augmente l'effet en donnant à ces tuyaux une grande longueur avant la sortie de la pièce à chauffer : il ne faut pas toutefois que cette longueur soit trop grande, car alors la pente deviendrait insuffisante et le tirage se ferait mal.

De même si l'on veut produire le chauffage par l'eau chaude ou la vapeur circulant dans des tuyaux, il faut que ceux-ci soient métalliques et qu'ils aient un grand développement et une faible épaisseur.

Pour la même raison, les vases destinés à la cuisson des aliments sont avantageusement faits en métal si les vases sont destinés à être mis en contact avec le combustible enflammé, bois, charbon ou flammes de gaz; l'effet peut être moins satisfaisant si le vase est placé latéralement à quelque distance, parce que, dans ce cas, l'échauffement se produit surtout par radiation et, comme nous le dirons, le poli du métal constitue une condition défavorable.

211. — Il est évident qu'il y a intérêt, au contraire, à employer des corps mauvais conducteurs et épais, s'il s'agit de s'opposer à la transmission de la chaleur. Parmi tous les corps, les gaz, l'air, peuvent être avantageusement utilisés; mais ils doivent être placés dans des conditions telles qu'ils ne puissent se déplacer ou que, au moins, ils soient gênés dans leurs déplacements, sans quoi le phénomène de convection se produit et amène rapidement la transmission de la chaleur. C'est ce qui explique l'usage que l'on fait avantageusement des fourrures et des étoffes constituées par des filaments lâches ou présentant de longs poils; outre que la substance même, les poils ou la laine sont mauvais conducteurs, la protection tient surtout à l'action de l'air interposé. L'emploi de couvertures de chaume, de paille, se justifie d'une manière analogue. Enfin, c'est aussi par la mauvaise conductibilité de l'air qu'on explique le rôle protecteur des doubles fenêtres : dans ce cas, il convient d'ailleurs de tenir compte aussi de l'action spéciale du verre sur les radiations, action dont nous parlerons plus tard.

Il importe de remarquer que les mêmes moyens d'action doivent servir aussi bien s'il s'agit d'empêcher un corps chaud de se refroidir quand il est placé dans un air froid que de s'opposer à ce qu'un corps froid se réchauffe dans un milieu plus chaud, puisque, dans l'un et l'autre cas, il s'agit de s'opposer à la transmission de la chaleur. C'est ainsi qu'une couverture de chaume sert à garantir les habitations des froids de l'hiver, comme elle empêche, en été, la fusion de la glace dans les glacières ou dans les voitures ou wagons qui transportent cette substance; c'est ainsi, également, que nous nous couvrons de laine pour éviter les refroidissements pendant les temps froids, et que, en enveloppant de la glace dans une étoffe de laine, on empêche ou on diminue la fusion dans un air chaud.

212. — Dans ce qui précède, nous supposions que l'on considérait un corps amené à une température déterminée que l'on voulait maintenir malgré l'action d'un milieu ambiant à une autre température. Il est un autre cas à considérer et il est particulièrement important, car c'est celui qui se présente pour l'homme et les animaux : le corps considéré produit de la chaleur d'une manière continue.

Supposons d'abord qu'il n'existe pas de causes de perte de chaleur : la température devra alors s'élever d'une manière continue. S'il existait une perte de chaleur *constante*, mais telle qu'elle fût inférieure, pour un temps donné, à la quantité de chaleur produite dans le même temps, la température s'élèverait aussi d'une manière continue, mais plus lentement que dans le cas précédent.

Examinons maintenant le cas réel, celui du refroidissement par le milieu ambiant et par les corps au contact. Supposons que, au début, le corps considéré et le milieu aient la même température, il n'y aura, de ce fait, ni gain, ni perte de chaleur. Mais le corps considéré produit de la chaleur; sa température s'élève et les pertes apparaissent : une partie de la chaleur, seulement, produit l'élévation de température; l'autre partie, faible parce que la différence de température est petite, est communiquée au milieu ambiant. Mais cette partie qui représente la perte croît d'instant en instant puisque la température du corps s'élève; les variations de celle-ci deviendront de plus en plus lentes jusqu'à ce que la température soit devenue telle que la perte par refroidissement à chaque instant soit égale à la quantité de chaleur produite dans le corps.

Pour l'homme, la température normale du corps est de 37°,5; elle est constante; la quantité de chaleur produite à chaque instant doit être d'autant plus grande que la température extérieure est plus basse, puisque les pertes croissent à peu près proportionnellement aux différences de température et que pour maintenir la température constante la quantité de chaleur produite doit être égale au gain. L'emploi des vêtements en temps froid a pour but de diminuer la perte : il convient donc d'employer des vêtements constitués par des corps mauvais conducteurs d'une part, et d'autre part de les disposer de telle sorte qu'ils emprisonnent des couches d'air maintenues immobiles.

Les considérations que nous avons indiquées précédemment ne s'appliqueraient pas dans le cas où l'atmosphère ambiante aurait une température égale ou supérieure à 37°,5; forcément alors, s'il n'intervenait d'autres actions, la température du corps s'élèverait jusqu'à devenir supérieure à celle de l'atmosphère et jusqu'à ce que les pertes devinssent égales à la chaleur produite. Mais en réalité, les choses ne se passent pas ainsi : il faut faire intervenir un autre phénomène, l'évaporation qui est, par elle-même, une cause de refroidissement. Nous étudierons plus tard l'influence de ce phénomène et les conséquences qu'il convient d'en déduire au point de vue dont nous nous occupons.

213. — Rumford a fait des expériences sur les conditions du refroidissement de diverses substances; nous n'en reproduisons pas les résultats parce que les corps qu'il a employés ne sont pas actuellement parfaitement définis. Nous préférons citer des nombres obtenus par Coulier parce qu'ils se rapportent à des étoffes bien déterminées. Coulier remplissait d'eau chaude un vase qu'il recouvrait d'étoffes diverses et notait le temps nécessaire pour obtenir dans l'air un abaissement de température de 5°. Or tandis que ce résultat était obtenu en 11^m 30^s environ pour la toile de coton ou la toile de chanvre, il fallait 14^m 50^s pour y arriver avec du drap tel qu'il est employé pour la confection des équipements de soldat. (Nous laissons ici de côté ce qui a rapport à la couleur dont les effets seront étudiés lorsque nous parlerons de ces radiations.)

Les vêtements ont également pour effet d'agir dans le cas de l'action directe des rayons solaires; nous y reviendrons plus tard.

214. — La grande conductibilité des métaux explique quelques effets dont certains ont reçu des applications utiles.

Collons, en les tendant bien, deux feuilles de papier, l'une sur un cylindre de bois, l'autre sur un cylindre de métal de même diamètre, et soumettons-les à l'action d'une flamme pendant quelques instants : le papier appliqué sur le bois sera roussi, charbonné, au point où la flamme aura agi; on n'observera aucune altération sur l'autre papier.

Cette action est facile à concevoir; dans le métal, à cause de la grande conductibilité, la chaleur s'est rapidement propagée dans toute la masse sans que, nulle part, la température puisse s'élever notablement. Dans le bois, au contraire, la chaleur se propageant très mal, la température au point soumis à l'action de la flamme s'est élevée suffisamment pour produire la décomposition du papier.

C'est par une action analogue qu'on explique l'influence des toiles métalliques sur les flammes : une flamme est une masse gazeuse dont la température est élevée jusqu'à produire l'incandescence; si la température s'abaisse, la masse cesse d'être visible, ce n'est plus une flamme.

Si dans une flamme on place une toile métallique, la flamme est arrêtée par celle-ci; elle continue d'exister au-dessous, elle a cessé au-dessus. Le courant gazeux a bien traversé la toile, comme on peut s'en assurer de diverses façons, et notamment en renversant l'expérience : on place la toile au-dessus d'un orifice qui dégage du gaz d'éclairage et on enflamme celui-ci au-dessus de la toile, la flamme existe alors au-dessus de la toile et non au-dessous.

En un mot, la toile métallique traversée par un courant de gaz empêche que l'inflammation communiquée à une des parties du courant puisse se propager à l'autre; elle établit, elle maintient une notable différence de température entre les deux parties du courant.

L'explication de cet effet est analogue à celle de l'expérience précédente : à cause de la grande conductibilité du métal la chaleur de la flamme se répand rapidement dans toute la masse sans rester accumulée. Mais comme la masse de cette toile est toujours faible, sa température s'élèverait vite si son refroidissement, qui est très rapide à cause de la grande surface de contact du métal avec l'air, n'amenait une perte considérable de chaleur, perte suffisante pour empêcher l'élévation de température.

Cette propriété a été mise à profit pour l'étude des flammes dont on a pu déterminer ainsi la composition en les coupant dans diverses directions. Mais son application principale est celle qu'en a faite Davy pour la lampe des mineurs. On sait qu'il se produit quelquefois dans certaines mines de houille un dégagement de *grisou* (C^2H^4) qui forme avec l'air un dangereux mélange détonant. Au contact d'une flamme nue, le mélange prend feu, la détonation se produit, amenant toujours de graves accidents. Davy eut l'idée de placer cette flamme dans un cylindre constitué par une toile métallique, sans que l'intérieur ait aucune communication libre avec l'atmosphère. Dans cette condition, le grisou peut bien entrer dans la lampe, y brûler au contact de la flamme, y produire même une petite explosion, mais l'inflammation ne peut traverser la toile ni se communiquer au mélange détonant qui existe dans la galerie de la mine.

On a perfectionné cette lampe pour satisfaire à diverses conditions, notamment pour obtenir plus de clarté, mais dans tous les modèles on trouve toujours une toile métallique agissant comme nous venons de l'indiquer.

CHAPITRE III

CALORIMÉTRIE

215. **Calorimètre à eau.** — Les calorimètres sont des appareils destinés à mesurer des quantités de chaleur, à mesurer le nombre de calories fournies ou absorbées dans des circonstances données. Nous aurons à nous occuper plus spécialement de ceux qui ont été utilisés pour des recherches physiologiques, sans nous astreindre à l'ordre historique. Nous exposerons d'abord le principe de ces appareils.

Le calorimètre le plus fréquemment employé est le calorimètre à eau. Soit une masse d'eau M à la température t dans laquelle nous plongeons le corps qui fournit une quantité Q de chaleur qu'il s'agit de mesurer; à la fin de l'expérience l'eau est à la température t'. D'après ce que nous avons dit plus haut sur la valeur de la calorie (203), la chaleur gagnée par l'eau étant égale à la chaleur fournie par le corps, on a immédiatement $Q = M(t' - t)$. En réalité l'opération est moins simple : il faut remarquer que le liquide est contenu dans un vase dont la température passe également de t à t' et qu'il absorbe une certaine quantité de chaleur; qu'il en est de même d'un agitateur métallique qui sert à remuer le liquide pour uniformiser la température; qu'il en est de même aussi du thermomètre. On peut tenir compte par le calcul de ces actions, si l'on connaît les poids et les chaleurs spécifiques de ces diverses parties et l'on peut déterminer une masse d'eau M' qui, au point de vue de l'absorption de la chaleur, produirait seule le même effet que le vase, l'agitateur et le thermomètre agissant ensemble : la quantité de chaleur fournie par le corps a donc servi à élever de t à t' la température des masses d'eau M et M' qui absorbent une quantité de chaleur

$$(M + M')\ (t' - t).$$

Mais de plus, il faut tenir compte de ce que le calorimètre a échangé de la chaleur avec le milieu ambiant et les corps voisins. Si nous désignons par q la perte qu'il a éprouvée et qui correspond à une quantité de chaleur fournie par le corps, on a :

$$Q = (M + M')\ (t' - t) + q.$$

Si, au contraire, le calorimètre moins chaud que le milieu ambiant en avait reçu une certaine quantité de chaleur q', la variation de température serait due à la somme des deux quantités de chaleur, et l'on aurait :

$$Q + q' = (M + M')\ (t' - t).$$

On peut mesurer M, t et t' avec précision; on peut également déterminer M' exactement [1]; mais on ne peut trouver q avec la même exactitude et il y a toujours une certaine incertitude sur sa détermination. Aussi cherche-t-on à diminuer sa valeur en réduisant autant que possible l'action de la conduction (en plaçant le vase sur de petits supports en liège, très mauvais conducteur), celle de la convection (en entourant le calorimètre d'un second vase ne touchant pas le premier de manière à

1. Si m_1, m_2, m_3, m_4 sont les poids du vase, de l'agitateur, du verre du thermomètre et du mercure de cet appareil et c_1, c_2, c_3, c_4 les chaleurs spécifiques correspondantes, les quantités de chaleur que chacun de ces corps absorbe pour que sa température s'élève de 1° sont, d'après la définition même de la chaleur spécifique, $m_1 c_1, m_2 c_2, m_3 c_3$ et $m_4 c_4$. La masse d'eau M' qui absorberait autant de chaleur est $M' = m_1 c_1 + m_2 c_2 + m_3 c_3 + m_4 c_4$.

avoir une couche d'air presque immobile) et celle de la radiation (en recouvrant d'une couche d'or poli la surface externe du calorimètre et la surface interne du vase qui entoure celui-ci) (fig. 92).

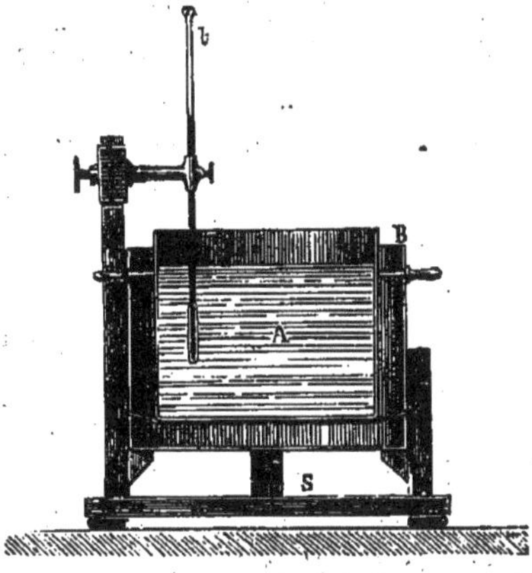

Fig. 92.

216. **Calorimètre à mercure.** — Un autre appareil, le calorimètre de Favre et de Silbermann, est basé sur un principe analogue, sauf que le mercure remplace l'eau et que l'appareil indique directement le nombre de calories fournies sans avoir besoin de noter la température.

L'appareil comprend une sphère creuse en fonte B (fig. 93) remplie de mercure et présentant plusieurs orifices; à l'un d'eux, latéral, est adaptée une moufle l', sorte d'éprouvette en fer qui pénètre ainsi dans le réservoir; l'autre l porte un tube $t t'$, généralement horizontal, sur

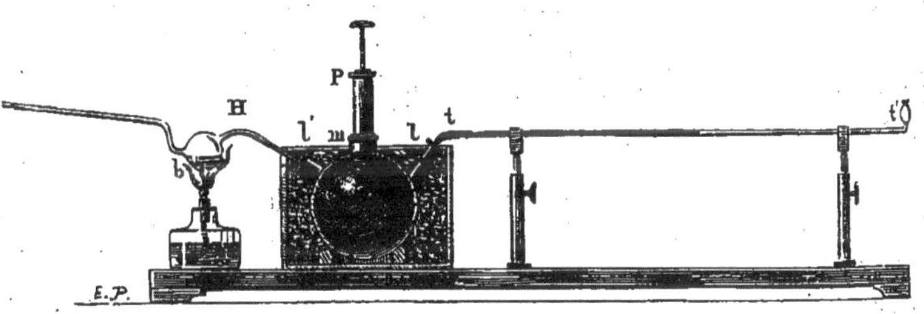

Fig. 93.

lequel sont des graduations qui correspondent à des calories; le troisième m est muni d'un piston à vis p permettant d'amener la colonne mercurielle au 0 des divisions au début de l'expérience. Le réservoir est entouré de coton ou d'étoupes et renfermé dans une boîte en bois m, de manière à restreindre au minimum les échanges de chaleur avec l'atmosphère. Pour faire une mesure, on amène la surface de la colonne mercurielle au zéro, puis on introduit dans la moufle le corps qui fournit la chaleur. Au fur et à mesure que celle-ci se communique au mercure, ce liquide s'échauffe, se dilate et la colonne mercurielle s'avance; quand l'expérience est terminée, le numéro de la division à laquelle s'est arrêté le mercure indique le nombre de calories cédées à l'appareil.

La graduation de l'appareil est obtenue directement par comparaison : le mercure étant au zéro, on verse dans la moufle un poids connu d'eau, 500 grammes par exemple, à une certaine température que l'on observe, on note le point atteint par la colonne mercurielle quand la température de l'eau s'est abaissée de 20°; à ce moment, l'eau a fourni à l'appareil $0^{kgr},500 \times 20 = 10$ calories. On note le nombre 10 au point trouvé sur la tige, on divise en 10 l'espace compris du zéro à ce point et on prolonge la graduation au delà; chaque division correspond à 1 calorie.

217. **Calorimètre à température constante.** — M. d'Arsonval, dans un but que nous indiquerons plus loin, s'est proposé de construire un calorimètre dans lequel la température est maintenue constante; voici l'ingénieuse disposition qu'il a adoptée.

Le calorimètre est formé par un vase à double paroi, à l'intérieur duquel est placé le corps qui fournit la chaleur; l'espace compris entre les deux parois est rempli d'eau et est traversé par un serpentin qui reçoit de l'eau à 0°, par exemple. Cette eau s'échauffe en parcourant le serpentin et va sortir par l'orifice opposé; mais grâce à une disposition spéciale que nous décrirons plus loin elle ne peut sortir que lorsqu'elle est à la température t qui a été choisie à l'avance pour l'expérience, température à laquelle on a à l'avance amené l'eau du calorimètre.

La chaleur fournie par le corps en expérience est tout entière utilisée à chauffer l'eau qui passe dans le serpentin; cette eau est recueillie, soit P son poids; puisqu'elle est entrée à 0 et sortie à $t°$ elle a absorbé une quantité de chaleur qui est Pt. On a donc $Q = Pt$.

Dans ces conditions, il y aurait une cause d'erreur qu'on ne pourrait négliger : l'appareil fournit en effet de la chaleur au milieu ambiant et aux corps voisins et, comme dans les cas précédents, il y aurait une correction à faire. Pour l'éviter, M. d'Arsonval place l'appareil tout entier dans un autre vase disposé absolument de la même façon, mais plus grand. On dispose les conditions de l'expérience pour que, dans ce vase extérieur, la température soit maintenue à la même valeur t que dans le vase intérieur. Celui-ci étant ainsi en équilibre de température avec l'enceinte qui l'entoure ne subit ni gain, ni perte de chaleur et, les corrections étant évitées, on a bien $Q = Pt$.

Cet appareil pourrait également être utilisé à mesurer la chaleur *absorbée* par le corps placé à l'intérieur : dans ce cas, l'effet serait de refroidir l'eau du calorimètre, et pour maintenir la température constante de $t°$, il faudrait faire passer de l'eau chaude dans le serpentin. Soit T la température de cette eau qui, comme précédemment, sort à $t°$; si P' est le poids d'eau qui a traversé le serpentin pendant l'expérience, la quantité de chaleur qu'elle a abandonnée et qui est égale à celle absorbée par le corps Q, est : $Q = P\,(T - t)$.

Outre que cet appareil répond à une condition importante, celle de maintenir la température constante, il est intéressant de remarquer que, pour une même quantité de chaleur, en prenant T très voisin de t on aura pour P une grande valeur; comme on sait que la balance est un appareil qui donne des mesures très précises, il en résulte que l'on peut avoir Q avec une grande approximation.

218. **Calorimètre à température stationnaire.** — On a également employé pour mesurer les quantités de chaleur une méthode qui repose sur la détermination des *températures stationnaires*. Nous avons dit que lorsqu'un corps dans lequel il y a une production continue de chaleur est placé dans un milieu à température invariable, la température du corps s'élève jusqu'à une certaine valeur (212) qui reste constante, la perte de chaleur par refroidissement étant justement égale à la quantité de chaleur fournie. De plus, les pertes de chaleur sont sensiblement proportionnelles aux excès de la température du corps sur celle de l'enceinte. Si donc, dans des conditions différentes, un même corps présente sur le milieu ambiant des excès de température θ et θ', on peut écrire, en désignant par q et q' les quantités de chaleur fournies dans le même temps pour ces deux conditions :

$$\frac{q}{q'} = \frac{\theta}{\theta'}.$$

Si donc par une expérience directe on a déterminé q' et θ', cette équation donne q si l'on connaît θ.

Indépendamment des recherches physiques dans lesquelles cette méthode a été employée, elle a servi à la détermination des quantités de chaleur produites par l'homme et les animaux. Hirn, dans les mémorables recherches qu'il a faites sur cette question, plaçait l'homme en expérience dans une guérite en bois et déterminait à l'aide d'un thermomètre l'excès θ de température de la guérite sur l'air extérieur. D'autre part, la guérite étant vide, il y faisait brûler un bec de gaz jusqu'à ce que la température devînt constante et notait l'excès de température θ' sur l'air ambiant; d'après la quantité de gaz brûlé dans l'unité de temps il pouvait calculer la quantité q' de chaleur fournie à l'appareil; connaissant ainsi θ', q' et θ, il pouvait déduire q de la relation précédente.

219. — D'Arsonval a proposé l'emploi d'une méthode analogue, mais avec un dispositif perfectionné. La guérite est remplacée par une cloche à double paroi située dans une chambre à température à peu près invariable; l'air qui est compris entre ces deux parois, arrive ainsi que tout l'appareil à une température stationnaire; au lieu de déterminer celle-ci à l'aide d'un thermomètre, on la mesure par la dilatation même de l'air sous l'influence de l'élévation de température. A cet effet, l'air compris entre les parois est relié par un tube à manomètre différentiel dont l'autre branche communique à un réservoir à air à température et à pression constantes. La dénivellation dans le manomètre peut être mesurée et l'on en déduit l'excès de température θ de l'air de la cloche sur l'air ambiant. D'autre part on détermine des valeurs correspondantes θ' et q'

par la combustion d'un bec de gaz comme dans les expériences de Hirn, et l'on déduit de la même façon la quantité q de chaleur fournie à l'appareil par l'homme en expérience.

Enfin M. Ch. Richet a employé pour des recherches du même genre faites sur de petits animaux un appareil basé sur le même principe. Le calorimètre (fig. 94) est formé de deux hémisphères constitués chacun par

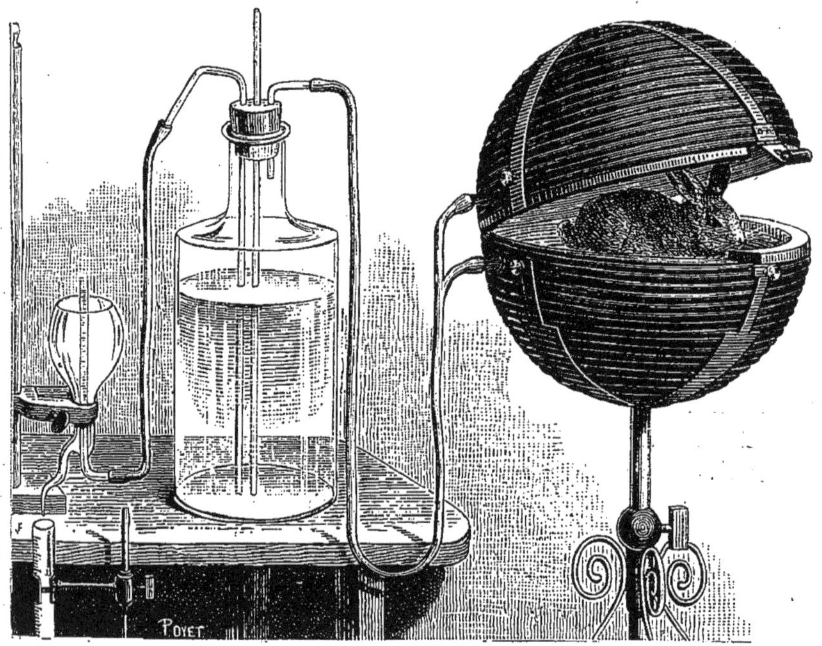

Fig. 94.

un tube de cuivre mince enroulé suivant une courbe hélicoïdale ; ces deux parties sont reliées par une charnière et constituent une sorte de boîte qu'on ouvre pour y placer l'animal et qu'on referme ensuite. Comme dans l'appareil précédent, l'air du serpentin s'échauffe et l'on détermine sa température par sa dilatation même : à cet effet les deux serpentins sont reliés à un vase clos contenant de l'eau dans laquelle plonge un siphon dont la longue branche reste pleine d'eau, par une disposition particulière. Par suite du dégagement de chaleur produit par l'animal, l'air du serpentin se dilate, presse sur l'eau du vase et en fait écouler une partie par le siphon : du poids de l'eau écoulée, on pourrait déduire la température ; mais il est plus commode d'en déduire directement la quantité de chaleur fournie. A cet effet on effectue une mesure directe, en plaçant dans le calorimètre un vase rempli d'eau chaude dont on note les variations de température ; celles-ci permettent de calculer la quantité de chaleur q' fournie à l'appareil dans un temps donné ; on mesure d'autre part le poids d'eau écoulé p'. En admettant la proportionnalité, ce qui est sensiblement vrai, on en déduit que pour l'unité de poids d'eau écoulée par le siphon l'appareil a recu $\frac{q'}{p'}$ calories. C'est ce nombre qui sert dans les recherches pour calculer la quantité de chaleur fournie quand on connaît le poids de l'eau écoulée.

220. — Nous signalerons sans nous y arrêter les calorimètres basés sur la fusion de la glace (calorimètre de Laplace et Lavoisier, puits de glace); comme nous l'avons dit (202) les poids de glace fondue sont proportionnels aux quantités de chaleur absorbée, et des expériences directes ont montré que pour fondre 1 gramme de glace il fallait 79,25 petites calories (ou 79,25 grandes calories pour fondre 1^{kgr}). Il est donc aisé de calculer la quantité de chaleur fournie quand on connaît le poids de la glace fondue.

Nous n'insistons pas sur ces appareils, parce que, outre les inconvénients qu'ils présentent dans leur fonctionnement et le peu d'exactitude sur laquelle on peut compter, ils ne peuvent servir utilement à l'étude de la chaleur animale, les animaux en expérience étant placés dans des conditions anormales par suite de la basse température à laquelle ils sont soumis.

221. **De la chaleur spécifique.** — Disons, sans insister, que les calorimètres peuvent servir à déterminer la chaleur spécifique des corps. Soit p le poids d'un corps que l'on introduit dans un calorimètre à la température t, et qui se refroidit jusqu'à la température t'. Le calorimètre, quel qu'il soit, donne la quantité de chaleur q fournie par le corps dans ces conditions : or on sait (204) que l'on a :

$$q = pc\,(t - t').$$

Dans cette équation tout est connu à l'exception de c, que l'on pourra par suite en déduire.

Comme nous l'avons dit, la connaissance de la chaleur spécifique est sans intérêt au point de vue des applications physiologiques ou médicales : il n'y a donc pas lieu de nous y arrêter en général.

La question de la chaleur spécifique des gaz peut, au point de vue théorique, fournir des notions que nous devons au moins signaler.

Disons d'abord que les calorimètres décrits précédemment sont d'un emploi peu commode pour la détermination de cette donnée, à cause de la faible masse d'un volume même considérable de gaz. Aussi a-t-il fallu des méthodes spéciales (Delaroche et Bérard, Regnault) pour faire cette détermination avec précision.

Comme nous le dirons plus loin, il est très difficile sinon impossible, d'élever un peu notablement la température d'un corps solide ou liquide en s'opposant à sa dilatation : aussi les chaleurs spécifiques déterminées pour ces corps ont-elles été obtenues en laissant ceux-ci se dilater librement.

La question n'est pas la même pour les gaz dont on peut élever la température en empêchant toute augmentation de volume. *A priori*, on ne peut dire si la chaleur spécifique d'un gaz doit être la même, soit qu'on le laisse se dilater, soit qu'on maintienne son volume constant; nous expliquerons plus loin qu'il y a des raisons qui montrent qu'il doit y avoir deux valeurs différentes : on a donc à considérer une chaleur spécifique à pression constante C, une chaleur spécifique à volume constant c.

On a trouvé pour le rapport de ces deux quantités $\frac{C}{c} = 1,41$: nous verrons plus tard les conséquences à déduire de cette valeur.

CHAPITRE IV

ÉTUDE DES DILATATIONS

Nous avons maintenant les éléments qui nous permettront d'étudier les effets divers produits par la chaleur sur les corps : nous étudierons successivement :

Les effets géométriques, changements de dimensions;

Les effets mécaniques statiques;

Les effets mécaniques dynamiques;

Les effets physiques se rapportant aux propriétés générales des corps, aux changements d'état.

Il restera à considérer les effets lumineux et les effets électriques, que nous examinerons respectivement dans les chapitres consacrés à l'optique et à l'électricité.

222. **Dilatation des corps par la chaleur. Solides.** — Nous avons dit d'une manière générale que les variations d'état calorifique, les variations de température, ont pour effet de changer les dimensions des corps; occupons-nous de ces changements dans le cas des solides, d'abord; nous supposerons, jusqu'à nouvel ordre, qu'il s'agit de corps physiquement homogènes, de corps isomorphes.

Nous ne nous arrêterons pas sur les expériences classiques qui montrent qu'une barre solide libre augmente de longueur lorsqu'on la chauffe et diminue lorsqu'on la refroidit (Pyromètre à cadran); et qu'un corps solide augmente de volume (Anneau de S'Gravesande). Il est cependant, à propos de ce dernier cas, une remarque que nous croyons utile de faire; c'est qu'un corps creux augmente de capacité lorsqu'on le chauffe et que sa dilatation est la même que celle de la partie pleine qui le remplirait. On peut démontrer qu'il en est ainsi également à l'aide de l'anneau de S'Gravesande (fig. 95).

Ayant reconnu que la boule chauffée ne peut plus passer dans l'anneau qu'elle traversait exactement à froid, on place à la fois la boule et l'anneau dans un liquide chaud, de manière à les amener à la même température. On reconnaît alors que, quelle que soit cette température, la boule continue à passer exactement dans l'anneau; la capacité de l'anneau a augmenté autant que la boule même.

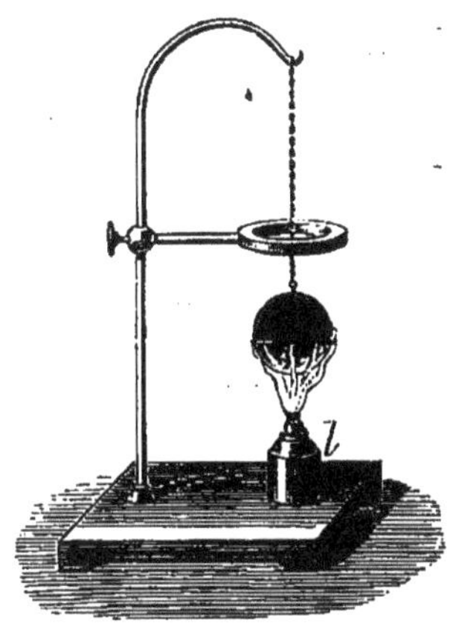

Fig. 95.

223. — Les mesures de longueur et de volume effectuées avec précision à diverses températures montrent que, très sensiblement pour tous les corps isomorphes, les augmentations de longueur ou de volume des solides sont proportionnelles aux variations de température. Si donc l_0, l_t, $l_{t'}$, v_0, v_t, $v_{t'}$, sont respectivement les longueurs et les volumes d'un corps aux températures 0°, t^o, t'^o, on a :

$$\frac{l_t - l_0}{l_{t'} - l_0} = \frac{t}{t'} \qquad \text{et} \qquad \frac{v_t - v_0}{v_{t'} - v_0} = \frac{t}{t'}.$$

Ces relations existent notamment pour $t' = 1$; elles peuvent alors s'écrire :

$$l_t - l_0 = t\,(l_1 - l_0) \qquad v_t - v_0 = t\,(v_1 - v_0);$$

ou encore :

$$l_t - l_0 = \frac{l_1 - l_0}{l_0}\, l_0 t \qquad v_t - v_0 = \frac{v_1 - v_0}{v_0}\, v_0 t.$$

Les quantités $\frac{l_1 - l_0}{l_0}$ et $\frac{v_1 - v_0}{v_0}$ sont constantes pour un corps déterminé : elles représentent respectivement l'allongement de l'unité de longueur et la dilatation de l'unité de volume pour une variation de température de 1°. On les appelle le *coefficient de dilatation linéaire* et le *coefficient de dilatation cubique*. En désignant le premier par λ, le second par α, les relations précédentes deviennent :

$$l_t - l_0 = l_0 \lambda t \qquad \text{ou} \qquad l_t = l_0\,(1 + \lambda t) \qquad (1)$$

$$v_t - v_0 = v_0 \alpha t \qquad \text{ou} \qquad v_t = v_0\,(1 + \alpha t) \qquad (2)$$

Ces formules simples sont fréquemment employées.

On démontre que le coefficient α est sensiblement le triple de λ.

Il n'est pas sans intérêt de remarquer que ces formules sont analogues à celle qui, appliquée à la substance thermométrique, sert à définir la température.

Nous avons dit précédemment que les variations de température d'un corps sont proportionnelles aux variations de quantité de chaleur. La loi que nous avons énoncée ci-dessus, jointe à cette remarque, permet de conclure que :

Les variations de longueur ou de volume d'un corps sont proportionnelles aux variations de quantités de chaleur que ce corps éprouve.

224. — Le poids spécifique d'un corps varie avec la température. Nous savons, en effet, que le poids P d'un corps est invariable, en un même point du globe ; si nous appelons respectivement v_0, v_t, π_0, π_t les volumes, les poids spécifiques de ce corps à 0° et à t°, nous savons que l'on a :

$$P = v_0\pi_0 \qquad P = v_t\,\pi_t.$$

D'où :

$$v_0\pi_0 = v_t\pi_t \qquad \text{ou} \qquad \frac{\pi_t}{\pi_0} = \frac{v_0}{v_t},$$

ou, à cause de la formule (2) :

$$\frac{\pi_t}{\pi_0} = \frac{1}{1+\alpha t}.$$

La quantité $1 + \alpha t$ s'appelle le *binôme de dilatation* du corps pour la température considérée. Nous pouvons dire que :

Les poids spécifiques d'un même corps sont en raison inverse des binômes de dilatation.

225. — Lorsqu'il s'agit d'un corps qui n'est pas isotrope, d'un cristal appartenant à un système autre que le premier, ou d'un corps composé de fibres comme une tige de bois, on ne saurait être assuré *a priori* que la dilatation se fait de la même façon dans toutes les directions, et des mesures directes montrent que, en effet, il n'en est pas ainsi.

Sans insister, nous pouvons dire que, par suite de ce résultat :

Un corps isotrope reste semblable à lui même à toutes les températures : il n'en est pas ainsi d'un corps anisotrope.

226. **Dilatation des liquides.** — Quoique l'étude de la dilatation des liquides soit moins simple à faire que celle de la dilatation des solides, parce que pour les liquides intervient l'influence des vases qui les contiennent et qui se dilatent également, on sait par des expériences variées que les liquides se dilatent, et qu'ils se dilatent plus, toutes choses égales d'ailleurs, que ne font les solides.

Les mesures prises dans des conditions convenables montrent que, en général, cette dilatation obéit à la même loi que celle des solides (223).

Par suite, les formules que nous avons trouvées pour la détermination du volume et du poids spécifique à une température quelconque sont applicables aux liquides comme aux solides.

Il y a cependant quelques exceptions à cette loi et l'eau présente précisément une de ces exceptions. Lorsqu'on chauffe de l'eau à partir de 0°, on voit que son volume au lieu d'augmenter commence par décroître jusque vers 4°, puis qu'il croît ensuite régulièrement à partir de cette température, de telle sorte que, à 8°, il a à peu près le même volume qu'à 0°; au delà les variations de volume sont sensiblement proportionnelles aux variations de température : l'eau présente donc à 4° un minimum de volume ou un maximum de contraction. On en conclut à cause de la relation qui existe entre les volumes et les poids spécifiques, que, à cette température, il y a un maximum du poids spécifique.

L'existence de cette particularité et la détermination de la température où elle se produit résultent d'expériences nombreuses dues notamment à Tralles, Hope, Lefèvre-Gineau, Despretz, Halström, etc.

227. — On considère quelquefois, dans l'étude de l'action de la chaleur, la dilatation apparente : considérons un liquide placé dans un ballon terminé par un tube fin et en quantité telle que, à la température de 0°, le niveau du liquide soit dans ce tube. Marquons un trait a (fig. 96) en face de ce niveau. Lorsqu'on chauffe le ballon, il y a dilatation du ballon et dilatation plus grande du liquide; aussi le niveau du liquide s'élève-t-il en a'' au-dessus du trait a. Le volume du liquide au-dessus de ce trait constitue la dilatation apparente. C'est la valeur que l'on attribuerait à la dilatation du liquide si l'on ignorait que la capacité du ballon jusqu'au trait a eût augmenté par l'action de la chaleur.

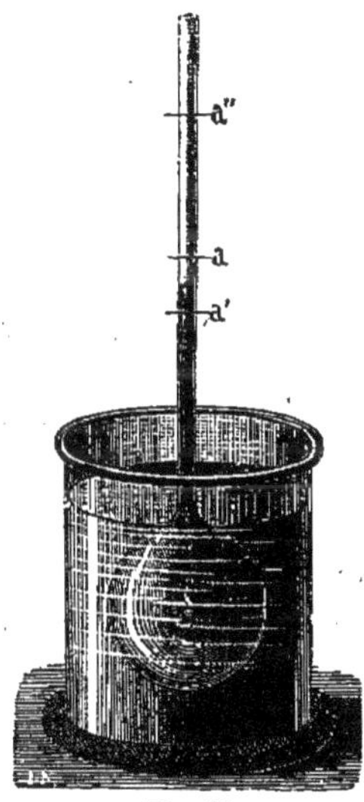

Fig. 96.

Il n'y a en réalité aucun intérêt à considérer cette dilatation apparente et il n'est pas de question que l'on ne puisse traiter en tenant compte des phénomènes vrais, c'est-à-dire de la dilatation du vase et de celle du liquide.

Rappelons que si l'élévation de température a été rapide, comme on peut l'obtenir en plongeant le ballon dans un liquide chaud, le niveau de la colonne dans le tube descend d'abord jusqu'en a'; cet effet est dû à ce que, au début, la conduction n'étant pas instantanée, le vase a commencé à se dilater avant le liquide.

228. — La définition que nous avons donnée de la densité des corps solides et liquides ne tenait aucun compte de la température du corps;

cette donnée doit cependant intervenir, puisque le volume et le poids spécifique en dépendent.

Voici la définition complète qui a été adoptée :

La densité d'un corps solide ou liquide à la température t est le rapport du poids d'un certain volume de ce corps à la température t au poids d'un égal volume d'eau à la température du maximum de densité (4°).

On peut dire encore :

La densité d'un corps solide ou liquide à la température t est le rapport entre le poids spécifique du corps à cette température et le poids spécifique de l'eau à la température du maximum de densité.

Cette définition se simplifie lorsqu'on fait usage du système métrique décimal. D'après la définition même de l'unité de poids, on sait que le poids spécifique de l'eau à la température du maximum de densité est 1. Il résulte de là que :

La densité d'un corps solide ou liquide à la température t est représentée par le même nombre que son poids spécifique à la même température.

229. **Dilatation des gaz.** — Dans les indications qui précèdent, nous avons pu ne pas faire intervenir les variations de pression, parce qu'on sait qu'elles ont un effet négligeable sur le volume des solides et des liquides tant qu'elles ne sont pas extrêmement grandes. Mais il n'en est pas de même des gaz, dont le volume varie beaucoup avec la pression. Nous admettrons dans ce qui suit que les gaz sont maintenus, pour chaque expérience, à une pression constante.

Dans ces conditions, des expériences nombreuses permettent de reconnaître que tous les gaz se dilatent sous l'influence d'une élévation de température et que, toutes choses égales d'ailleurs, ils se dilatent plus que ne feraient les liquides.

La proportionnalité de la dilatation à la variation de température existe *toujours*, sensiblement, de telle sorte que la formule (2) donnée plus haut est applicable, tant qu'il s'agit de corps gazeux éloignés de la liquéfaction.

Mais de plus, les recherches de Gay-Lussac et de Regnault ont montré que pour tous les gaz qui sont loin de la liquéfaction, le coefficient de dilatation α a sensiblement la même valeur (Loi de Gay-Lussac) :

$$\alpha = \frac{1}{273} = 0,00366.$$

Nous reviendrons plus loin sur le cas des corps qui sont dans le voisinage de la liquéfaction.

On appelle *gaz parfait* un gaz qui suit, au moins très sensiblement, les lois de Mariotte et de Gay-Lussac ; ce sont donc, d'une manière générale, les gaz qui sont éloignés de la liquéfaction.

Soit un gaz parfait dont le volume soit v_0 pour la température 0° et la pression normale, 76^{cm} ; soit v le volume qu'il prend quand la température est t et la pression h. Quelle relation existe-t-il entre ces quantités?

Pour déterminer cette relation, nous admettrons que le corps, au lieu de passer brusquement d'un état à un autre, subisse la modification en deux phases. D'abord, on le portera de la température 0° à la température t, sans changer sa pression : il prendra alors un volume u ; puis sans changer sa température on amènera la pression de 76cm à h : il aura alors pris nécessairement le volume v.

Dans la 1re phase, la pression ne changeant pas, le volume est donné par l'application de la formule (2) et l'on a :

$$u = v_0 (1 + \alpha t).$$

Dans la 2e phase, la température étant invariable, on a à appliquer la loi de Mariotte qui donne :

$$vh = u \times 76.$$

D'où l'on déduit en éliminant u :

$$vh = v_0 (1 + \alpha t) \times 76 \quad \text{et} \quad \frac{vh}{1 + \alpha t} = v_0 \times 76.$$

Sous la dernière forme on voit que $\frac{vh}{1 + \alpha t}$, étant égal à $v_0.76$, est constant quelles que soient les valeurs données à h et à t. Cette quantité définit donc la masse de gaz à laquelle elle s'applique aussi bien que le fait son poids : elle se rencontre constamment dans l'étude des questions qui se rattachent à l'action de la chaleur sur les gaz.

Le poids spécifique d'un gaz change avec la température et la pression. Si π_0 et π sont les poids spécifiques, v_0 et v, les volumes d'une masse de gaz respectivement à la température 0° et à la pression 76 d'une part, à la température t et à la pression h d'autre part, comme pour les solides, la constance du poids permet d'écrire :

$$v_0 \pi_0 = v \pi \quad \text{ou} \quad \frac{\pi}{\pi_0} = \frac{v_0}{v};$$

mais la dernière formule que nous venons de trouver donne la valeur de v_0 ; on a donc :

$$\frac{\pi}{\pi_0} = \frac{h}{76} \times \frac{1}{1 + \alpha t}.$$

Comme pour les solides et les liquides, la proportionnalité entre les dilatations et les variations de température d'une part ; la proportionnalité entre les variations de température et les variations de quantité de chaleur conduit à l'énoncé suivant qui relie l'effet à la cause vraie :

Les dilatations que subit une masse de gaz parfait à pression constante sont proportionnelles aux variations de quantité de chaleur qu'elle éprouve.

Les corps gazeux qui sont voisins de la liquéfaction, les vapeurs qui sont près de la saturation se dilatent sous l'influence de la chaleur, mais ils ne suivent pas les lois de Gay-Lussac et se dilatent plus que ne l'indiquerait la formule donnée plus haut. Il n'y a d'ailleurs pas de loi à donner, car chaque corps paraît, dans ces conditions, se dilater d'une manière qui lui est propre.

Ces irrégularités dans les dilatations sont nettement mises en évidence par l'étude des densités, comme nous allons le dire.

230. **Densité des corps gazeux.** — De même que pour les solides et les liquides, il est nécessaire de préciser ce qu'on appelle densité d'un corps gazeux pour une température et une pression données. Voici la définition qui a été adoptée :

La densité d'un corps gazeux à une température et à une pression données est le rapport du poids d'un certain volume de ce corps au poids d'un égal volume d'air pris dans les mêmes conditions de température et de pression.

Il importe de remarquer que, dans ce cas, le terme de comparaison est pris dans des conditions variables suivant les conditions du gaz même, tandis que pour les solides et les liquides, le terme de comparaison, l'eau, est pris invariablement à la température de 4°.

Comme nous l'avons déjà indiqué plusieurs fois, on peut prendre, pour calculer la densité, le rapport des poids spécifiques dans les conditions de la question. Si donc nous appelons d_0 et d les densités d'un gaz, π_0 et π, a_0 et a les poids spécifiques de ce gaz et de l'air, pris respectivement à 0° et à 76 centimètres, puis à la température $t°$ et à la pression h, on a :

$$d_0 = \frac{\pi_0}{a_0} \qquad d = \frac{\pi}{a}.$$

Mais pour l'air on a $a = \frac{a_0 h}{76\,(1 + \alpha t)}$; on a aussi, s'il s'agit d'un gaz parfait $\pi = \frac{\pi_0 h}{76\,(1 + \alpha t)}$,

puisque α est le même pour tous les corps gazeux éloignés de la liquéfaction. En substituant et simplifiant, il vient :

$$d = \frac{\pi_0}{a_0} = d_0.$$

Donc, dans le cas d'un gaz parfait, la densité est constante ; elle conserve la même valeur quelles que soient la température et la pression.

Il n'en serait pas de même dans le cas d'un gaz voisin de la liquéfaction : dans l'expression de $d = \frac{\pi}{a}$, la quantité a devrait bien être remplacée par la même valeur que précédemment : mais il n'en serait pas de même de π, pour lequel nous ne pouvons donner une relation simple avec π_0, puisque le corps gazeux considéré ne suit ni la loi de Mariotte, ni celle de Gay-Lussac.

On conclut aisément de là que, inversement, si un gaz conserve la même densité quelles que soient les variations de température et de pression, c'est qu'il suit les lois de Mariotte et de Gay-Lussac, c'est qu'il est un gaz parfait. De là l'intérêt qui s'attache à l'étude exacte des densités des corps gazeux.

La détermination expérimentale de la densité des gaz proprement dits, c'est-à-dire des corps qui sont gazeux à la température ordinaire, n'est que la réalisation de la définition même. On remplit un même ballon muni d'un robinet successivement de gaz et d'air, à la température de 0° (en le plaçant dans de la glace fondante) et à la pression qui existe au moment de l'expérience; on le pèse dans ces deux conditions, et on le pèse aussi après y avoir fait le vide : les différences des valeurs trouvées donnent respectivement le poids d'un certain volume de gaz et celui du même volume d'air pris dans les mêmes conditions de température et de pression. Le rapport de ces poids est précisément la densité cherchée : c'est la définition même.

Pour les vapeurs, on détermine par une pesée directe le poids de la vapeur qui remplit un ballon à une température et à une pression que l'on observe; on calcule le poids de l'air (LIII) qui remplirait le même ballon à la même température et à la même pression, et le rapport de ces poids est la densité. Dans ce cas, outre qu'il faut mesurer la température et la pression de la vapeur, il faut aussi déterminer expérimentalement le volume du ballon pour pouvoir calculer le poids de l'air; l'opération est donc moins simple que pour les gaz.

Dans l'un et l'autre cas, les opérations sont délicates et les mesures doivent être prises avec soin : les corps gazeux ayant de faibles poids spécifiques, les erreurs sur la détermination des poids ont une très grande importance relative.

231. **Applications de la dilatation des solides.** — Les changements de longueur ou de volume éprouvés par les corps sous l'influence de la chaleur ont de très nombreuses applications. Nous n'insisterons que sur celles qui nous paraissent se rapporter plus ou moins directement aux sciences médicales.

La dilatation changeant la longueur des corps, des métaux notamment, les indications fournies par les règles qui servent de comparaison dépendent de la température à laquelle on opère. Généralement ces règles sont graduées à 0°, c'est-à-dire, par exemple, que c'est à 0° que l'espace entre deux traits consécutifs est égal exactement à 1 millimètre; pour une autre température, il y aura donc à faire une correction. De même pour la capacité des vases portant des graduations. Ces corrections sont petites d'ailleurs et n'ont d'intérêt que pour le cas où on recherche une grande précision dans les mesures.

L'inégale dilatabilité des métaux a été utilisée dans quelques circonstances : supposons que l'on ait soudé parallèlement dans toute leur longueur deux barres métalliques de nature différente de manière qu'elles soient rectilignes à 0°. Lorsqu'on soumettra cette barre, cette bilame, à l'action de la chaleur, les deux parties qui la composent se dilateront, mais inégalement. La barre devra donc se courber de manière que le métal le plus dilatable, qui est devenu le plus long, soit à la convexité de la courbe. L'effet serait inverse si la barre était refroidie à une température inférieure à 0°.

Il existe une relation entre la température et la déformation produite, de telle sorte que celle-ci étant déterminée on peut en déduire celle-là. C'est sur ce principe que sont basés les thermomètres métalliques, tel que le thermomètre de Bréguet où la lame composée est enroulée en hélice : l'une des extrémités est fixée et l'autre qui porte une aiguille se déplace quand la température varie; l'aiguille se meut alors sur un cadran qu'on a gradué par comparaison.

Le même principe a été appliqué pour la construction de thermomètres médicaux : mais jusqu'à présent on n'a pas trouvé une forme qui fût d'une application commode. On l'a utilisé également pour la réalisation de thermomètres enregistreurs.

Enfin on a utilisé la même idée pour des indicateurs de température, destinés à prévenir si la température s'écarte d'une valeur déterminée d'une température que l'on veut maintenir constante ou à peu près. Une bilame, constituée comme précédemment, est maintenue fixe par une de ses extrémités; son autre extrémité est libre et placée entre deux pointes. Celles-ci sont disposées de telle sorte que, pour la température à maintenir, l'extrémité libre soit à égale distance des deux pointes. Lorsque la température s'élève ou s'abaisse, l'extrémité libre s'incline d'un côté ou de l'autre, et si la variation de température est suffisante, vient toucher l'une ou l'autre pointe. On conçoit que ce contact pourra fermer un circuit relié à une pile; le courant s'établira alors et pourra soit faire marcher une sonnerie indicatrice, soit même agir sur la source de chaleur pour augmenter ou diminuer son action, suivant la pointe touchée, et ramener la température à la valeur à conserver. On voit aisément que l'appareil sera d'autant plus sensible que les pointes seront plus rapprochées, laissant à l'extrémité libre de la bilame une course plus petite pour rencontrer la pointe et fermer le circuit.

Ces appareils sont en général d'un poids faible et de plus ils sont constitués par des corps bons conducteurs de la chaleur. Ainsi se mettent-ils promptement en équilibre de température avec le milieu dans lequel ils sont exposés : leurs indications sont rapides.

232. **Applications de la dilatation des liquides. Thermomètres.** — L'application principale de la dilatation est le thermomètre sur lequel nous devons nous arrêter quelque peu.

Le thermomètre, dans sa forme la plus ordinaire, est constitué par un réservoir sphérique ou plus souvent cylindrique auquel est adapté un tube cylindrique de section intérieure petite ; c'est ce que l'on appelle la *tige* du thermomètre. Ce tube a été fermé à la lampe après qu'on a introduit du mercure dans l'appareil et qu'on a chassé l'air par l'ébullition de ce liquide. La tige porte des divisions numérotées ; la division en face de laquelle s'arrête l'extrémité libre de la colonne mercurielle fait connaître la température du milieu dans lequel se trouve le thermomètre.

Nous ne nous arrêterons pas à décrire les opérations relatives à la construction d'un thermomètre, et nous dirons seulement quelques mots de la manière de le graduer par la détermination des points fixes.

On détermine le premier point fixe qui sera le zéro de l'échelle en plongeant l'appareil dans de la glace fondante : des précautions particulières sont à prendre pour qu'il ne s'introduise pas d'erreurs. On note sur le tube l'endroit où le mercure s'est arrêté dans la tige lorsque l'équilibre est définitivement établi, et l'on marque 0° en face de ce point.

On place de même le thermomètre dans un appareil spécial où il est soumis à l'action de la vapeur provenant d'eau bouillant librement et on note de même l'endroit où s'arrête le mercure. Si la pression est de 76 centimètres de mercure, ce point correspondant au deuxième point fixe s'il s'agit d'un thermomètre à échelle centigrade, on note ce nombre en face du point trouvé. Si la pression avait une autre valeur, il y aurait à faire une correction que nous indiquerons plus loin.

Le thermomètre est alors porté sur une machine à diviser ; on divise en 100 parties d'égale longueur la distance comprise entre les deux points marqués, en faisant un trait à chaque division, et on prolonge la graduation au-dessous du 0° et au-dessus du point 100° : il ne reste plus qu'à numéroter les divisions, généralement de 10 en 10, ou de 5 en 5.

233. — On peut rechercher dans un thermomètre, suivant l'usage auquel on le destine, deux qualités différentes qui, malheureusement, s'excluent l'une l'autre.

Il est souvent nécessaire, pour étudier des phénomènes de courte durée ou dans lesquels la température varie assez rapidement, d'avoir un thermomètre dont les indications sont rapides, qui se mette rapidement en équilibre de température avec le milieu dans lequel on le place. Il est évident que pour satisfaire à cette condition, il faut que la masse à échauffer soit faible, et par suite que la capacité du réservoir soit aussi petite que possible.

Lorsqu'on veut déterminer une température avec précision, il faut prendre un appareil *sensible*, c'est-à-dire un thermomètre dans lequel on puisse lire une fraction de degré, $\frac{1}{5}$, $\frac{1}{10}$, ou même quelquefois une fraction plus petite encore : pour cela, il faut que l'espace qui, sur la tige, représente 1° soit le plus grand possible ; l'élévation de température de 1° correspond pour une masse donnée de mercure à une dilatation ayant un volume déterminé, il faut que ce volume occupe dans le tube la plus grande longueur possible et par conséquent que le tube ait la plus petite section possible. Mais, de plus, il y a évidemment intérêt à ce que la dilatation pour 1° occupe le plus grand volume possible, et comme cette dilatation est proportionnelle au volume du corps qui se dilate, on est donc conduit pour avoir un thermomètre sensible à prendre un réservoir de grande capacité.

Lorsque le thermomètre est très sensible, les divisions correspondant à 1° sont espacées; on divise alors cet espace en 5 ou 10 parties égales à l'aide de la machine à diviser.

234. **Thermomètre à échelle arbitraire.** — Les variations de température ont été définies par les variations de volume; dans le thermomètre tel que nous venons de l'indiquer, on lit des variations de longueur : celles-ci ne sont proportionnelles aux premières que si le tube est bien cylindrique. En général, cette condition est suffisamment satisfaite.

Si l'on veut une très grande précision, on ne peut admettre qu'elle le soit : on emploie alors un thermomètre dit à graduation arbitraire. Pour l'obtenir, on a tracé à l'avance sur la tige des divisions que l'on a numérotées et qui ont toutes, exactement, la même capacité ; on s'en assure en déplaçant dans le tube un petit index de mercure qui a toujours le même volume, mais dont la longueur change si la section n'est pas constante.

On détermine le point 0° et le point 100° comme il a été dit plus haut, et on note les numéros des divisions auxquelles la colonne mercurielle s'arrête; soient n et n' ces numéros. Il y a donc $n' - n$ divisions entre le point 0 et le point 100°, et par suite chaque degré correspond à $\frac{n'-n}{100}$ division, ou chaque division $\frac{100}{n'-n}$ de degré. Il est alors facile de dresser une table de correspondance qui indique quelle température correspond à chaque division. Quand on fait une mesure on lit sur la tige le numéro de la division, et la table fait connaître la température correspondante.

235. **Thermomètre à échelle fractionnée.** — Il peut se faire que l'on n'ait pas besoin de toute l'échelle thermométrique et que pour diminuer la longueur de la tige, on veuille seulement en conserver une partie : c'est le cas, par exemple, des thermomètres médicaux comme nous le dirons ; c'est aussi le cas des thermomètres très sensibles, parce que la

nécessité d'avoir des divisions espacées allonge la tige considérablement. Si alors on n'a pas le point 0° ou le point 100°, ou même les deux, on ne peut faire la graduation comme nous l'avons indiqué, et on opère par comparaison.

On plonge dans un bain d'eau chaude le thermomètre que l'on veut graduer et un thermomètre étalon gradué directement comme nous l'avons dit. Quand celui-ci marquera 50°, par exemple, on notera par un trait le point où s'arrête le mercure dans la tige du thermomètre à graduer et on met le nombre 50. On laisse refroidir le bain, le mercure descend dans les deux tiges. Quand il est à la division 25 dans le thermomètre étalon, on note comme précédemment le point où s'est arrêté le mercure dans l'autre. On porte alors celui-ci sur la machine à diviser et on divise l'intervalle compris entre les deux points en 25 parties égales, puis on prolonge la graduation.

236. **Déplacement du zéro.** — Le travail de soufflage qu'on fait subir au verre pour construire le thermomètre met cette substance dans un état particulier qui se modifie pendant longtemps, pendant plusieurs années, avant d'arriver à un état stable. Ces modifications ont pour effet de faire varier la capacité du réservoir. Il résulte de là que, lorsque, après un certain temps, on vient à plonger dans de la glace fondante un thermomètre précédemment gradué, le mercure ne s'arrête pas au même point, il ne s'arrête pas au zéro; il y a, comme on dit, *déplacement du zéro*. La graduation ne peut donc plus servir telle qu'elle est, mais on peut l'utiliser par une correction. On note en effet de combien le niveau actuel du mercure dans la glace fondante est au-dessus de l'ancien zéro; et le nombre obtenu devra être ajouté à toutes les lectures faites sur le thermomètre, pour avoir la véritable température.

Si le thermomètre ne présente pas le 0 sur son échelle, il faut le comparer à un thermomètre étalon, et, s'il y a une différence entre les indications fournies par les deux appareils, la valeur de cette différence indique la correction à faire.

237. **Thermomètre à alcool.** — On construit des thermomètres dans lesquels le mercure est remplacé par de l'alcool, par raison d'économie. Ces appareils ne peuvent jamais être gradués directement, car si l'on peut déterminer le point 0°, on ne peut déterminer le point 100°, l'ébullition de l'alcool ayant lieu à une température inférieure : la graduation devra donc toujours être faite par comparaison.

Non seulement les thermomètres à alcool ne peuvent servir pour des températures supérieures à 80° environ ; mais même en deçà les indications sont fautives et ne concordent pas absolument avec celles données par un thermomètre à mercure. Cela tient à ce que, en réalité, la loi de dilatation simple que nous avons indiquée ne s'applique pas rigoureusement à tous les liquides, et que le mercure et l'alcool ne suivent pas absolument la même loi. Aussi ne doit-on pas faire usage du thermomètre à alcool qui peut donner des erreurs assez notables.

Cependant on peut s'en servir pour de très basses températures, pour des températures inférieures à — 40°, car l'alcool ne se congèle pas comme le mercure à cette température; mais il faut savoir que les indications qu'il donne ne sont alors qu'approximatives.

238. **Thermomètres à maximum et à minimum.** — Si, souvent, il est utile de pouvoir déterminer à un instant quelconque la température dans une expérience, il arrive aussi qu'il peut être nécessaire seulement de connaître la plus haute ou la plus basse température qui se produit dans un temps donné. On emploie alors un thermomètre à maximum ou un thermomètre à minimum. Il existe des formes diverses de ces appareils; nous nous bornerons à citer un type de chacun d'eux.

On obtient un thermomètre à maximum d'un emploi très commode, en

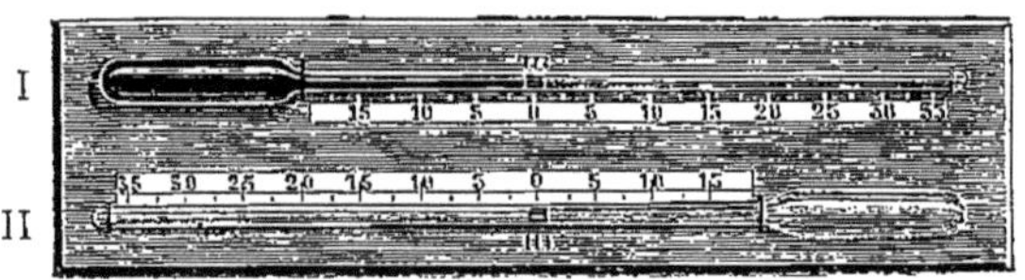

Fig. 97.

obtenant à l'aide d'un artifice de construction une division dans la colonne mercurielle, avant la graduation; il se produit alors un petit index de mercure *m* (fig. 97, I) qui est mobile. Lorsqu'on secoue le thermomètre, on amène aisément cet index au voisinage de l'extrémité de la colonne principale, mais le contact ne s'établit pas absolument et il n'y a pas réunion de l'index avec le reste du mercure. Lorsque, par suite d'une élévation de température, la colonne s'allonge, elle pousse l'index devant elle, mais la séparation subsiste. Aussi, quand par suite du refroidissement, le mercure se contracte, il n'entraîne pas l'index dans son mouvement. On comprend donc que si le thermomètre est soumis à des alternatives d'échauffement et de refroidissement, l'index s'arrête à la position qui correspond à la plus grande dilatation du mercure, à la température maxima. L'appareil est d'ailleurs gradué comme d'ordinaire, en général par comparaison, de telle sorte que la lecture de la division à laquelle s'est arrêté l'index donne la valeur maximum de température.

Le thermomètre à minimum de Rutherford est un thermomètre à alcool placé horizontalement (fig. 97, II) : avant de fermer le tube, on y a introduit un petit index d'émail *m* de diamètre un peu plus petit que celui du tube, de manière qu'il puisse s'y déplacer, et qu'il ne s'oppose pas aux mouvements du liquide. On amène cet index à l'intérieur de la colonne d'alcool, et, pour faire une observation, on s'arrange, en inclinant le tube, pour qu'il soit en contact avec le ménisque d'alcool. S'il y a élévation de température, dilatation de l'alcool, la colonne liquide s'allonge, mais l'index reste immobile : d'une part il est maintenu par le frottement, faible il est vrai, contre la paroi du tube et, d'autre part, il n'y a pas adhérence entre le ménisque et l'émail. Mais si, l'index étant au contact du ménisque, il y a refroidissement, la colonne d'alcool se contracte et, dans son mouvement de retrait, entraîne l'index qui ne peut traverser le ménisque ; l'index est donc entraîné tant que le refroidissement continue, mais reste immobile lorsque, par suite d'une élévation de température, la colonne se dilate à nouveau : la position de l'index fait donc connaître le point qu'a atteint la colonne d'alcool dans sa plus grande contraction ; une lecture sur la graduation donne la température correspondante, qui est le minimum cherché.

239. **Des thermomètres médicaux.** — Les thermomètres sont fréquemment employés dans des recherches physiologiques ; ils ne présentent alors, en général, aucune disposition spéciale. Ce sont des thermomètres de précision dont l'échelle, suivant la nature des expériences, peut être plus ou moins étendue.

Mais le thermomètre est, en outre, entré actuellement dans la pratique médicale et fournit un précieux élément de diagnostic et de pronostic dans un grand nombre de cas. Nous n'avons pas à insister sur le parti qu'on en peut tirer, mais nous devons indiquer seulement à quelles conditions il doit satisfaire et comment on doit l'employer.

Un thermomètre médical doit être portatif, car le médecin ne doit jamais s'en démunir ; son action doit être rapide, pour que les mesures de température des malades soient rapidement obtenues ; il doit être sensible, c'est-à-dire qu'il doit donner la température avec une assez grande précision, à 0°,1 au moins ; enfin, il va sans dire que ses indications doivent être exactes.

L'appareil devant être portatif doit avoir un faible poids, ce qui conduit à avoir un réservoir de petites dimensions ; cette condition est, d'ailleurs, en même temps, celle qui assure la rapidité des indications. Il doit avoir une faible longueur, d'autre part, et comme pour être précis l'étendue correspondant à 1° doit être la plus longue possible, la graduation ne pourra donc comprendre qu'un petit nombre de degrés. Pour les usages auxquels il est destiné, ce thermomètre n'a pas besoin d'ailleurs d'avoir une échelle étendue : la température de l'homme est de 37° à l'état normal, et elle s'écarte de cette valeur d'un petit nombre de degrés en cas de maladie ; une échelle s'étendant de 30 à 45° est certainement bien suffisante : très souvent cependant elle va de 25 à 45°.

240. — Pour que le thermomètre soit sensible, surtout avec un réservoir de faible capacité, il faut que la section de la colonne liquide soit très petite (233) ; le tube sera donc très capillaire ; mais alors il sera souvent très difficile de distinguer la colonne mercurielle qui apparaît comme un

fil fin à peine visible. Des procédés divers ont été employés pour permettre de reconnaître la position exacte de la colonne. L'un d'eux consiste à recouvrir le tube d'un émail blanc opaque sur la moitié de sa périphérie : la colonne mercurielle se voit mieux sur ce fond opaque que lorsqu'on regarde l'appareil par transparence. Dans une autre disposition la section intérieure du tube est non un cercle, mais une ellipse très allongée, le mercure s'étend alors sous la forme d'un ruban de faible épaisseur : la colonne est presque invisible quand on regarde ce ruban par sa tranche, elle est visible quand on la regarde par son plat dont la largeur est égale au grand axe de l'ellipse : il y a avantage sur la section circulaire, parce que ce grand axe est plus grand que le diamètre du cercle qui aurait la même section. On peut d'ailleurs combiner cette disposition avec la précédente.

Enfin, on peut donner à la tige une section de forme particulière, celle d'une sorte de trapèze (fig. 98) ; la grande base reçoit une couche d'émail blanc, et la petite base est taillée suivant un arc de cercle. Le rayon de cet arc de cercle et la distance qui le sépare de la colonne mercurielle ont été choisis de telle sorte que la lame de verre ainsi limitée constitue une véritable loupe de Stanhope (voir ce mot à l'Optique) ; il en résulte que la colonne mercurielle apparaît avec un certain grossissement qui la rend plus visible.

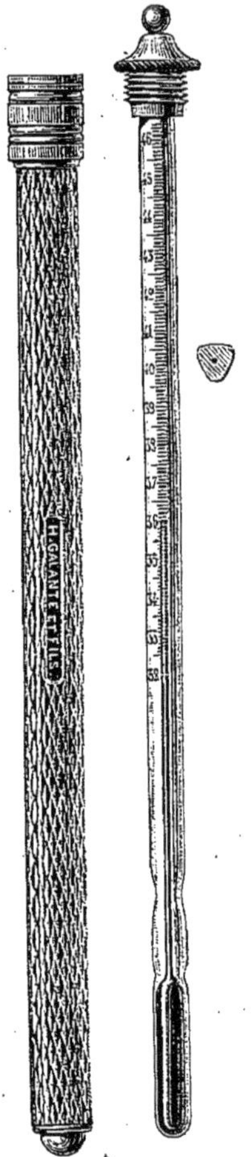
Fig. 98.

241. — Il faut enfin que les indications de l'échelle soient exactes : comme nous avons dit qu'elles peuvent changer même pour un appareil qui a été bien construit, il faut pouvoir vérifier ces indications. La vérification serait facile par une comparaison directe avec un thermomètre étalon ; mais dans la pratique on ne peut en général faire cette comparaison, faute de posséder cet étalon. On peut d'ailleurs s'en passer si l'on a le moyen de vérifier la position du zéro, ce qui est facile en mettant le thermomètre dans de la glace fondante ; cette vérification suffit, puisque nous avons dit que le déplacement du zéro se transmet sur toute la longueur de l'échelle : si le zéro ne s'est pas déplacé, la graduation est bonne. Mais nous avons dit aussi que dans les thermomètres médicaux, pour diminuer la longueur de la tige, l'échelle s'étend seulement de 25 à 45°. On ne pourrait donc pas employer ce procédé de vérification si l'on n'avait imaginé une disposition spéciale, l'emploi d'un réservoir intermé-

diaire. La tige présente à la partie inférieure, à quelque distance du réservoir, un renflement; la position et les dimensions de celui-ci ont été choisies de telle sorte que le point 25° lui est supérieur et que, lorsque le thermomètre est placé dans la glace fondante, le mercure s'arrêté entre lui et le réservoir; c'est en ce point qu'on place le 0, au-dessus et au-dessous duquel on trace quelques divisions représentant des degrés. Pour vérifier le thermomètre, lorsqu'il est jugé nécessaire, on le place de nouveau dans la glace fondante : si le mercure s'arrête au point 0°, les indications fournies par l'appareil sont justes; si le mercure s'arrête en un autre point, il y a déplacement du 0°, et la division à laquelle la colonne est arrêtée indique la correction à faire.

242. — Pour des observations thermométriques médicales, il convient de faire usage d'un thermomètre à maximum. Il n'est pas toujours possible de faire la lecture alors que le thermomètre est en place et souvent il faut le retirer pour faire cette lecture; mais pendant le temps qui s'écoule avant que la lecture soit terminée, le thermomètre s'est refroidi dans l'air, notablement quelquefois si, pour une cause quelconque, la lecture a été un peu longue. L'emploi d'un thermomètre à maximum supprime absolument cette cause d'erreur; on peut faire la lecture avec soin, sans se presser, et même vérifier le nombre obtenu par une seconde lecture.

Le thermomètre employé est presque toujours le thermomètre à index de mercure que nous avons décrit plus haut.

Comment convient-il de faire une observation thermométrique au lit d'un malade? Il est à peine nécessaire de faire remarquer qu'il ne suffirait pas de l'appliquer contre la peau : outre que la peau n'est pas en tous ses points à la température vraie du corps, le réservoir, en contact avec l'air, par une moitié au moins de sa surface serait soumis à une cause de refroidissement notable : il faut évidemment qu'il soit soustrait à l'action de l'air. On arrive à ce résultat en le plaçant dans une des cavités naturelles du corps.

Disons toutefois qu'il ne faut pas le placer dans la bouche; sans parler des questions de convenance qui se présentent naturellement, on pourrait recueillir des indications erronées; si, en effet, la bouche n'est pas très bien fermée, s'il passe un courant d'air même faible, le liquide qui recouvre le thermomètre, la salive, subit une évaporation qui est une cause de refroidissement.

Il faut donc placer le thermomètre dans le rectum ou, exceptionnellement, dans le vagin. On a alors des indications très exactes. Mais, en somme, cette position du thermomètre n'est pas toujours facile à réaliser et le malade ne l'accepte pas sans déplaisir. Aussi est-ce le plus souvent sous l'aisselle qu'on place le réservoir du thermomètre en ayant soin de faire appliquer le bras contre le corps de manière à ce que ce réservoir ne soit absolument pas en contact avec l'air. Il faut un certain temps pour que le thermomètre donne réellement la température du corps et cela par deux raisons : d'abord parce qu'il ne se met pas immédiatement en équilibre de température ; puis, et ce n'est pas là la cause la moins importante, parce que l'aisselle n'est pas toujours au début à la température du corps. Par son contact avec l'air lorsque le bras est écarté, et par l'évaporation de la sueur elle subit en effet un refroidissement appréciable. Mais lorsque le bras est appliqué contre le corps, ces causes de refroidissement disparaissent, et peu à peu l'aisselle reprend la température du corps, celle que l'observateur veut avoir. On ne peut dire à l'avance pendant combien de temps l'appareil doit rester en place ; ce temps dépend non seulement de la rapidité d'action du thermomètre, mais aussi du temps que l'aisselle met à prendre sa température définitive. Pour être sûr d'avoir une bonne observation, il faut laisser le thermomètre 5 minutes en place, faire une lecture, le replacer et faire de nouvelles lectures de minute en minute. Quand deux lectures consécutives auront donné le même résultat absolument, on en pourra conclure que l'équilibre est définitivement atteint.

243. — Dans quelques circonstances, il peut être utile de déterminer la température de la peau d'une région déterminée ; comme nous l'avons dit le thermomètre ordinaire ne suffit pas alors et il faut employer un *thermomètre de contact*, dont il existe différents modèles. Dans ces appareils, le thermomètre a un réservoir aplati de manière à avoir d'assez grandes dimensions perpendiculairement à la tige, et sa partie inférieure est plane pour s'appliquer sur la peau : ce réservoir est recouvert d'une sorte de cloche, qui contient du coton, ou d'autre matière mauvaise conductrice, couvrant la face supérieure du réservoir, de manière à éviter le plus complètement possible l'action refroidissante de l'air ambiant. On applique cet appareil de manière que le réservoir soit appuyé sur la peau, la cloche l'isolant complètement, et l'on fait la lecture après un certain temps. Les différents modèles se distinguent surtout par la manière d'obtenir que le thermomètre reste en place, sans que l'observateur soit astreint à le tenir.

244. **Thermomètre enregistreur.** — Nous pensons, comme nous le dirons plus loin, qu'il serait utile pour un médecin, surtout dans les stations qui sont fréquentées par un grand nombre de malades, de connaître les conditions moyennes de la température, ainsi que les variations extrêmes aux diverses saisons. Ces données n'existent pas toujours partout, et le médecin pourrait retirer un réel avantage de leur détermination. Comme il ne peut, en général, s'astreindre à des observations régulières et multipliées que lui fournirait la lecture fréquente des indications d'un thermomètre, il fera usage avantageusement d'un thermomètre enregistreur qui a, en outre, l'avantage de donner la température

d'une manière continue. Il existe divers modèles d'appareils de ce genre; nous décrirons seulement celui de MM. Richard.

Il se compose (fig. 99) d'un tube métallique courbe, à section elliptique, comme le manomètre Bourdon; ce tube rempli d'alcool est fixé à une extrémité et libre à l'autre. Sous l'influence des variations de température, l'alcool change de volume, ce qui entraîne (14) un changement de courbure du tube: l'extrémité libre se déplace donc et ses déplacements dépendent de la grandeur de la variation de température. Cette extrémité est reliée à un levier coudé dont la grande branche porte une plume qui laisse une trace sur un papier quadrillé porté par un cylindre enregistreur tout à fait analogue à celui que nous avons décrit pour le baromètre enregistreur. La position des divers points de la courbe par rapport aux quadrillages donne la température aux divers instants. Le cylindre fait un tour en une semaine, de telle sorte qu'il suffit de changer la feuille de papier tous les sept jours et de remonter le ressort. Les soins à donner à l'appareil sont donc presque nuls et les indications qu'il fournit sont précieuses.

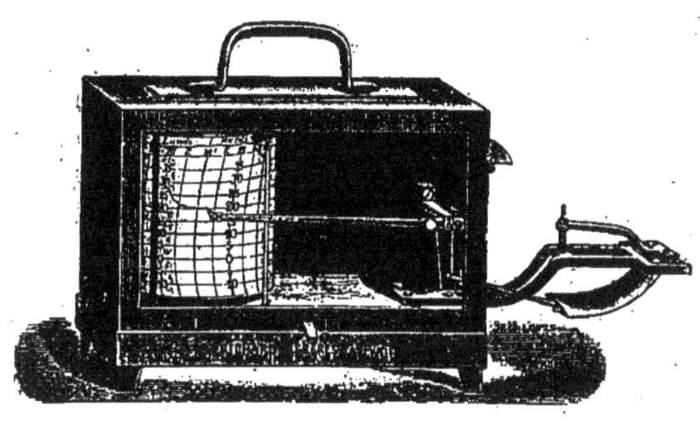

Fig. 99.

245. **Principales échelles thermométriques.** — Nous n'avons parlé jusqu'à présent que de l'échelle centigrade, parce que c'est celle qui est la plus répandue; c'est presque la seule qui soit employée dans les recherches scientifiques. Il existe cependant deux autres échelles qui servent dans quelques pays et que, à cause de cela, nous croyons devoir signaler.

L'échelle Réaumur a les mêmes points fixes que l'échelle centigrade et comme dans celle-ci le 0° correspond à la glace fondante; mais la température de l'eau bouillante a été prise égale à 80°.

Dans l'échelle Fahrenheit le premier point fixe qui correspond au 0° est la température fournie par un mélange de glace pilée et de sel marin : le second point fixe, l'eau bouillante, correspond à 212°.

On peut, comme nous allons le dire, comparer directement, d'après ces définitions, les températures données dans l'échelle centigrade et dans l'échelle Réaumur, parce que les points fixes sont les mêmes. On ne peut faire cette comparaison avec l'échelle Fahrenheit dont un des points fixes est différent; mais l'expérience a montré que, dans la glace fondante, un thermomètre gradué suivant l'échelle Fahrenheit marque 32°, et cette donnée rend la comparaison possible.

Supposons, en effet, un thermomètre sur lequel soient tracées les trois graduations; appelons respectivement d_C, d_R et d_F la longueur des divisions dans les trois échelles. Évaluons la longueur comprise entre le point de la glace fondante et celui de l'eau bouillante; il y a 100 divisions centigrades, 80 divisions Réaumur et 212 — 32 ou 180 divisions Fahrenheit. Comme il s'agit de la même longueur, on doit avoir :

$$100\, d_C = 80\, d_R = 180\, d_F.$$

Plaçons maintenant le thermomètre dans un milieu quelconque, autre que la glace fondante, dont la température dans les trois échelles sera représentée respectivement par t_C, t_R et t_F. Evaluons la distance comptée sur la tige depuis la glace fondante jusqu'au point où s'est arrêté le mercure, longueur qui contient t_C divisions centigrades, t_R divisions Réaumur et t_F — 32 divisions Fahrenheit. En égalant les trois expressions obtenues pour cette même longueur, nous aurons :

$$t_C d_C = t_R d_R = (t_F - 32) d_F.$$

Divisons alors ces équations par les précédentes et il viendra :

$$\frac{t_C}{100} = \frac{t_R}{80} = \frac{t_F - 32}{180};$$

ou en simplifiant :

$$\frac{t_C}{5} = \frac{t_R}{4} = \frac{t_F - 32}{9},$$

relation qui permet de passer de l'une des échelles à chacune des deux autres [1].

246. **Choix de la substance thermométrique.** — Nous avons dit qu'on définit, en réalité, la température par la dilatation de l'air (197). Nous voyons cependant que les thermomètres employés dans la pratique sont contruits avec des liquides : on peut se demander si cette substitution est indifférente, si un thermomètre à liquide indique toujours la même température qu'un thermomètre à air placé dans les mêmes conditions.

Il en serait ainsi si les corps suivaient, comme nous l'avons dit, la loi simple de la proportionnalité des dilatations aux températures; mais en réalité, il n'en est pas rigoureusement ainsi, et les corps ne se dilatent pas tous suivant la même loi. Il en résulte que les températures, déduites de l'observation de la dilatation de divers corps, ne sont pas égales rigoureusement. Des comparaisons directes ont montré que deux thermomètres,

1. Il serait facile de reconnaître que ces formules sont générales, c'est-à-dire qu'elles s'appliquent également au cas où une ou plusieurs températures sont négatives.

l'un à air, l'autre à mercure, gradués de manière à marquer l'un et l'autre 0° dans la glace fondante et 100° dans l'eau bouillante, donnaient presque absolument les mêmes indications entre ces deux températures; mais que, au delà de 100°, les différences n'étaient pas négligeables, comme le montrent les nombres suivants :

Th. à air.......	150°	200°	300°	350°
Th. à mercure..	150 ,20	201 ,25	305 ,72	360 ,50

Si donc on peut dans les applications médicales et dans la plupart des applications physiologiques employer le thermomètre à mercure, il est nécessaire d'avoir recours au thermomètre à air pour la détermination des températures élevées.

Ajoutons que, d'autre part, on ne peut prendre comme substance thermométrique une substance quelconque absolument, comme nous l'avons indiqué tout d'abord. Ainsi on ne pourrait employer l'eau ou les corps qui, comme ce liquide, présente un maximum de densité (226). En effet, la température étant indiquée par le volume, il y aurait ambiguïté si le corps pouvait prendre le même volume pour deux états calorifiques différents, ce qui est précisément le cas pour l'eau entre 0 et 8°.

247. **Thermomètre à air.** — Le thermomètre à air, outre qu'il donne la valeur rigoureusement exacte de la température, présente sur le thermomètre à mercure l'avantage d'une plus grande sensibilité, à cause de la grande dilatabilité des gaz. Aussi y aurait-il un avantage réel à en faire exclusivement usage, si son emploi ne présentait quelques complications : celles-ci tiennent à ce que le volume d'un gaz dépend non seulement de la température, mais aussi de la pression du gaz, tandis que la pression est sans influence appréciable sur le volume des liquides.

La formule que nous avons indiquée :

$$\frac{vh}{1+\alpha t}=v_0h_0,$$

permet de calculer t :

$$t=\frac{vh-v_0h_0}{\alpha v_0h_0}=\frac{1}{\alpha}\left(\frac{v}{v_0}\cdot\frac{h}{h_0}-1\right);$$

la quantité $\frac{1}{\alpha}$ est connue et égale à $\frac{1}{0{,}00366}=273.$

On voit alors que pour calculer t il faut connaître non seulement $\frac{v}{v_0}$, rapport des volumes, comme pour les thermomètres à liquide, mais aussi $\frac{h}{h_0}$, rapport des pressions. Les mesures à prendre sont donc plus nombreuses dans le cas des gaz, et de plus la détermination de la température exige un calcul et ne peut être donnée par une simple lecture.

Ces raisons expliquent pourquoi, sauf dans les recherches de grande précision ou pour les températures très élevées, pour lesquelles le mercure se vaporiserait, on n'a pas recours dans la pratique aux thermomètres à air. Aussi croyons-nous inutile de décrire les appareils de ce genre qui sont utilisés seulement dans les laboratoires.

248. **Thermomètres différentiels.** — Dans un certain nombre de cas, il est utile de connaître non la température absolue d'un point, d'un corps, mais seulement la différence entre cette température et celle du milieu ambiant ou celle d'un autre corps. On y arriverait évidemment par l'emploi de deux thermomètres différents; mais on peut obtenir cette donnée par l'emploi d'un seul appareil, un thermomètre différentiel qui donne directement la différence cherchée.

Les premiers appareils de ce genre qui aient été utilisés sont basés sur la dilatation de l'air : ce sont le thermomètre de Rumford et le thermomètre de Leslie, qui ont servi notamment pour l'étude de la chaleur rayonnante. Nous croyons d'autant moins devoir nous y arrêter qu'ils sont presque abandonnés aujourd'hui et, en tous cas, ne sont point employés dans les recherches physiologiques.

Cependant, en physiologie, il est souvent utile de faire de semblables mesures différentielles; mais on se sert d'appareils basés sur un tout autre principe, la thermopile ou pile thermo-électrique que nous étudierons plus loin (voir THERMO-ÉLECTRICITÉ) et qui présentent en outre l'avantage d'une plus grande sensibilité.

249. **Régulateurs de température.** — La dilatation des liquides et des gaz est utilisée dans un certain nombre d'appareils employés en physiologie et en bactériologie pour maintenir une température constante; nous en décrirons quelques-uns.

Indiquons d'abord le principe général.

Maintenir constante la température d'un corps, c'est lui fournir à chaque instant autant de chaleur qu'il en perd, ou lui en enlever autant qu'il en gagne. Dans le premier cas la chaleur qu'on lui fournit est donnée soit par la combustion du gaz d'éclairage, soit par le passage d'un liquide chaud dans un tube qui traverse ou qui entoure le corps. On règle la quantité de chaleur fournie en faisant varier la rapidité du courant de gaz ou du courant de liquide. Le refroidissement est toujours produit par le passage d'un liquide froid et est réglé de même par la rapidité du courant de ce liquide. La question revient donc dans tous les cas à faire varier la rapidité d'un courant d'un fluide, liquide ou gaz.

Supposons qu'il s'agisse de régler une flamme de gaz, de manière, par exemple, à maintenir constante la température d'une platine chauffée pour microscope. Voici la disposition adoptée par M. d'Arsonval.

La platine est constituée par une caisse A (fig. 100) contenant un liquide dont une partie situé dans l'appendice J est chauffé par le bec I : le gaz arrive par le tube G, traverse le régulateur H et en sort par un tube de caoutchouc qui l'amène au bec I. La figure 101 permet de se rendre compte du mode d'action du régulateur : on voit que la caisse métallique présente deux ouvertures, l'une supérieure dans laquelle pénètre un tube de verre vertical g ; et une ouverture latérale, qui est fermée par une lame verticale mince, souple, élastique qui porte en son centre un bout de tube dans lequel pénètre librement l'extrémité de l'ajutage a par lequel arrive le gaz. Celui-ci, avant de sortir en b, doit donc passer par l'espace compris entre le bout de tube, la membrane et l'ajutage, et son mouvement sera d'autant moins facile, son écoulement d'autant moins

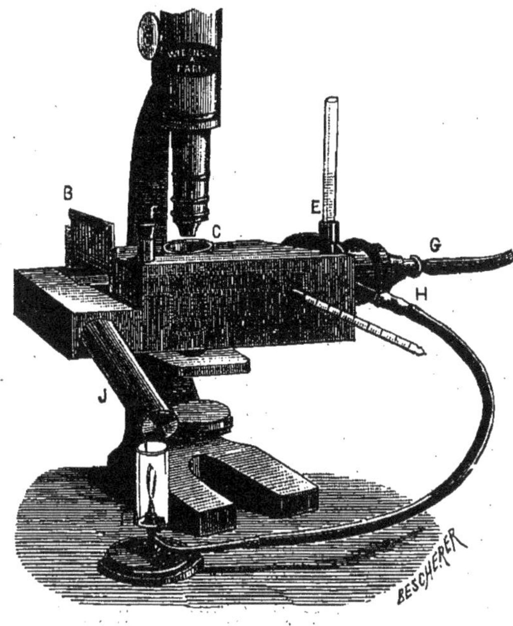

Fig. 100.

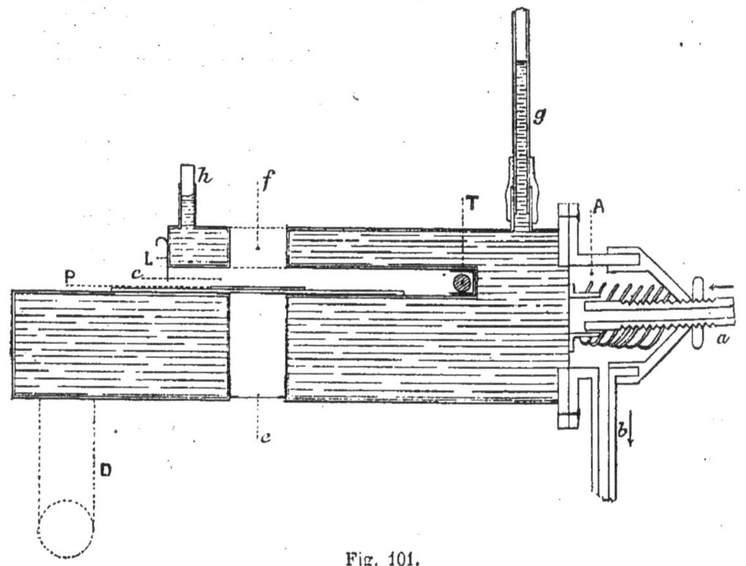

Fig. 101.

rapide que cet espace sera plus resserré, ce qui se produira lorsque la membrane viendra à bomber vers l'intérieur du régulateur.

L'appareil étant à une température déterminée, si celle-ci vient à s'élever, le liquide se dilatera, son niveau montera en g et la pression qu'il exerce s'accroîtra : la membrane sera donc déformée, l'écoulement du gaz sera moins rapide et la flamme s'abaissera, ce qui diminuera la quantité de chaleur fournie à l'appareil. Si la température s'abaisse, les effets seront inverses, la membrane reviendra à sa position primitive, l'écoulement de gaz deviendra plus rapide et la flamme fournira plus de chaleur.

On conçoit que l'appareil, recevant moins de chaleur dès que sa température s'élève, en recevant plus dès que sa température s'abaisse, sera dans une condition telle que la température oscillera très peu autour d'une valeur moyenne : la grandeur des oscillations dépend des variations de forme plus ou moins grandes de la membrane élastique, c'est-à-dire, d'une part, de son élasticité même, d'autre part des variations de pression qui sont liées à la grandeur de la section du tube g; on peut donc rendre ces oscillations de la température aussi petites qu'on le veut, c'est-à-dire obtenir une température constante au point de vue pratique.

On détermine la valeur de la température fixe que règle la température en déplaçant le tube a d'arrivée du gaz, de manière à l'éloigner ou à le rapprocher de la membrane élastique; à cet effet, cet ajutage est fileté et en le tournant dans un sens ou dans l'autre on arrive à l'amener à la position convenable.

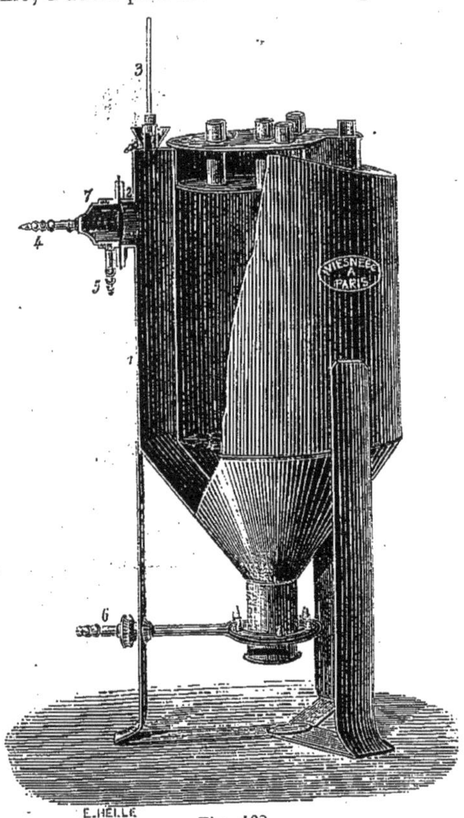

Fig. 102.

La même disposition peut être appliquée à une étuve : celle-ci présente (fig. 102) une double paroi et l'espace annulaire est rempli de liquide. Le gaz arrive en 4, traverse le régulateur 7 qui présente la disposition que nous venons de décrire, sort par l'ajutage 5 et est conduit par un tube de caoutchouc à l'ajutage 6 qui alimente une couronne de becs de gaz : les déformations de la membrane élastique 2 sont produites par les variations du niveau du liquide dans le tube 3. Les effets sont absolument les mêmes.

On conçoit qu'une disposition analogue pourrait être appliquée au cas où la source de chaleur serait un liquide chaud traversant l'appareil : le liquide arriverait en 4, passerait dans un régulateur construit sur le même principe et sortant par 5 pénétrerait dans l'appareil.

On a construit des régulateurs à gaz de modèles différents et que nous ne pouvons décrire en détail : le principe consiste généralement à obturer en partie le passage du gaz à l'aide d'une colonne de mercure dont l'extrémité supérieure se déplace sous l'influence, soit d'une masse de mercure, soit d'une masse d'air, soumise l'une ou l'autre aux mêmes variations de température que le corps dont on veut maintenir la température constante.

250. — En décrivant le calorimètre d'Arsonval, nous avons dit que

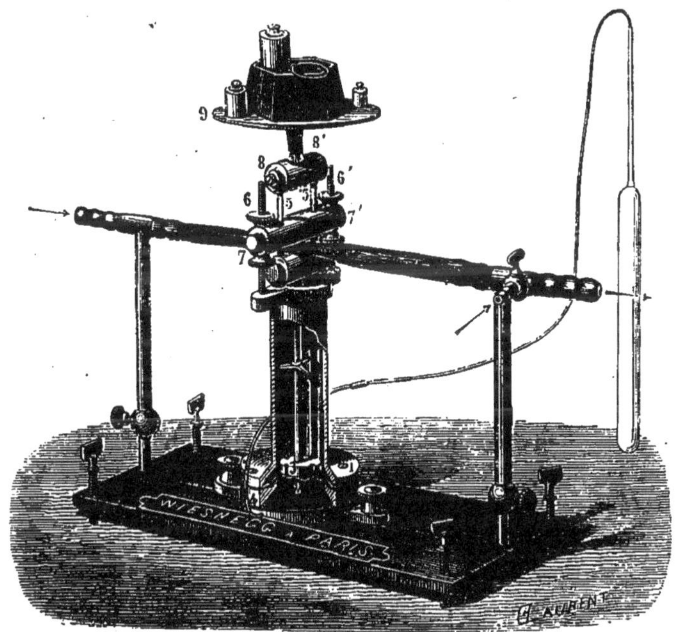

Fig. 103.

l'appareil est réglé de telle sorte que l'eau qui a traversé le serpentin sorte à une température invariable : pour satisfaire à cette condition, M. d'Arsonval a inventé un régulateur d'écoulement dont voici le principe.

Le liquide dont on veut régler l'écoulement traverse à sa sortie un tube de caoutchouc qui passe entre un cylindre de butée fixe 7. 7′ (fig. 103) et un cylindre situé au-dessous. Ce dernier est relié par une tige verticale à une pièce métallique 3 qui repose sur une membrane élastique 2 qui constitue la paroi supérieure d'une cavité qui communique par un tube avec un réservoir en verre, contenant de l'air, et placé dans le liquide dont on veut régler l'écoulement. On règle l'appareil pour que la paroi 2 reste abaissée quand le liquide est à la température voulue; mais si sa température est plus élevée, le gaz se dilate, la membrane 2 est soulevée entraînant la tige verticale et le cylindre inférieur qui vient écraser le tube de caoutchouc contre 7.7′ et arrête l'écoulement qui recommence lorsque le réservoir est revenu à la température primitive. Des poids placés sur un plateau relié aux pièces mobiles permettent de faire varier la sensibilité de l'appareil.

Si le tube de caoutchouc est placé entre le cylindre 7.7′ et un cylindre 8.8′ relié aux pièces mobiles, l'appareil fonctionne en sens inverse, c'est-à-dire qu'il arrête l'écoulement tant que la température du liquide est inférieure à une valeur déterminée

251. **Courants dans les fluides chauffés. Convection.** — La dilatation des liquides et des gaz explique les mouvements qui se produisent dans les masses de ces fluides lorsque, en un de leurs points, se trouve un corps chaud ou une source de chaleur.

Par son contact avec ce corps porté à une température plus élevée, par conduction, la masse qui l'entoure s'échauffe, se dilate et devient plus légère que les couches qui l'entourent, elle s'élève alors en vertu de cette différence de poids spécifique (LXII); elle est remplacée par les couches voisines pour lesquelles le même effet se produit lorsqu'elles arrivent au contact du corps chaud et qui s'élèvent à leur tour : l'action se continue donc et il se produit au-dessus du corps chaud un courant qui dure tant que le corps reste à une température supérieure à celle du milieu fluide qui l'entoure.

Si l'action se produit dans une masse liquide ou dans une masse gazeuse placée dans une enceinte close, il se produit nécessairement à une distance plus ou moins grande de ce courant ascendant un courant descendant pour remplacer, à la partie inférieure, l'air qui s'est ainsi élevé.

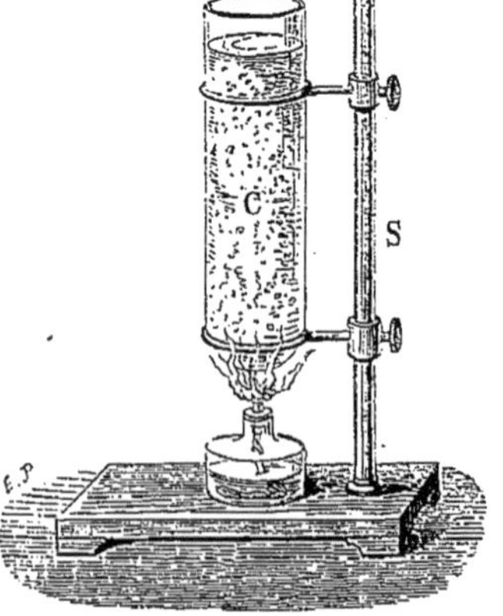

Fig. 104.

Naturellement, des effets absolument inverses se produisent si le corps chaud est remplacé par un corps plus froid que le milieu où il se trouve; il se produit au-dessous de ce corps un courant descendant et, à distance, un contre-courant ascendant.

Une expérience simple met le fait en évidence pour les liquides; dans un vase cylindrique C (fig. 104) on introduit de l'eau dans laquelle on a jeté une poussière ayant à peu près le même poids spécifique, de la sciure de bois, par exemple. On chauffe ce vase en un point de la paroi inférieure et les mouvements de la sciure de bois indiquent nettement l'existence d'un courant ascendant au-dessus du point chauffé, de courants descendants vers les parois latérales.

On peut faire la même expérience en plaçant un corps chaud dans l'air et y projetant une poussière fine, de la craie finement pulvérisée, par exemple, et l'on observe des courants analogues. Pour les rendre nettement visibles, il est bon d'opérer dans une salle obscure et d'éclairer la partie située au-dessus du corps chaud à l'aide d'un faisceau lumineux un peu intense.

L'existence du courant ascendant au-dessus d'un poêle allumé ou dans le voisinage de son tuyau de fumée est aussi mise en évidence par le jeu d'enfant qui consiste à suspendre en ces endroits, des surfaces hélicoïdales obtenues en découpant une spirale dans une feuille de papier et la posant par son centre sur une tige pointue faisant pivot. On sait que l'hélicoïde se met à tourner d'une manière continue, et l'observation montre aisément que le sens de la rotation est bien celui qui correspond à l'action d'une force dirigée de bas en haut et due à la pression exercée par le courant ascendant.

Un des effets principaux dus à l'existence des courants ainsi produits dans les milieux fluides est la propagation de la chaleur par *convection*. Comme nous l'avons déjà indiqué (205) la couche en contact avec le corps chaud lui prend une certaine quantité de chaleur qu'elle perd plus tard par son contact avec les couches froides qu'elle traverse, avec les corps qu'elle rencontre, de manière à échauffer nécessivement ces diverses parties et à tendre ainsi à produire l'équilibre de température.

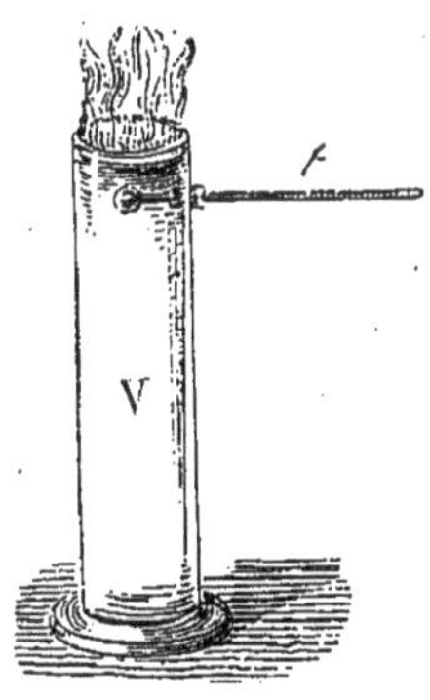

Fig. 105.

C'est ce qui explique la rapidité avec laquelle s'échauffe un liquide soumis à sa partie inférieure à une source de chaleur, malgré sa faible conductibilité, tandis que l'échauffement est presque nul quand la source de chaleur est à la partie supérieure; par exemple une couche d'alcool enflammée à la surface d'un vase V (fig. 105) rempli d'eau ne fait presque pas varier la température de celle-ci.

Les effets sont tout aussi nets dans l'air; les courants ascendants arrivent ainsi à échauffer les couches d'air supérieur, si bien que dans une chambre où existe un foyer de chaleur, la température est notablement plus élevée près du plafond qu'à la partie inférieure.

Mais dans ce cas, si l'on est en hiver, les vitres refroidies par leur contact avec l'atmosphère extérieure déterminent le refroidissement de l'air qui les touche et produisent, comme nous l'avons expliqué, un courant descendant d'air froid; cela explique la formation de ces nappes glaciales qui rendent désagréable le voisinage des fenêtres. Pour obvier à cet inconvénient on a proposé une disposition qui a été employée et qui a donné de bons résultats ; la source de chaleur, constituée par des tuyaux dans lesquels circulent de l'eau chaude, de l'air chaud ou de la vapeur, est placée précisément au-dessous des fenêtres et s'oppose efficacement à la production de cette nappe. On arrive ainsi à une meilleure répartition de la chaleur dans la salle.

On ne peut pas évaluer avec quelque précision l'action refroidissante de ces phénomènes de convection, car ils sont très variables suivant les circonstances; mais on peut dire d'une manière générale qu'ils sont notables.

252. **Tirage des cheminées.** — Si les phénomènes dont nous venons de parler se produisent dans un tuyau, principalement dans le cas des gaz, le courant ascendant produit est plus intense parce que la masse d'air qui s'élève se refroidit moins rapidement, puisqu'elle est séparée des couches ambiantes : il y a alors entre l'intérieur et l'extérieur une différence de pression qui est d'autant plus grande que le tube est plus élevé. L'appel d'air par la partie inférieure est considérable, il y a *tirage* suivant l'expression consacrée.

C'est l'effet qui se passe dans les lampes diverses (gaz, huile, pétrole) dans lesquelles la flamme est entourée d'une cheminée en verre : le tirage qui se produit amène au contact de la flamme une grande quantité d'air qui assure la combustion complète du combustible et produit une meilleure utilisation de celui-ci au point de vue du rendement lumineux.

C'est aussi l'effet qui se produit dans les cheminées et dans les poêles, effet qui amène sur le combustible une grande quantité d'air qui, au moins pour les poêles, peut être nécessaire pour entretenir et activer la combustion, et qui a en outre l'avantage d'entraîner et de rejeter les produits de la combustion au dehors. En même temps ce tirage produit un appel d'air froid par toutes les ouvertures, prévues ou accidentelles, et entraîne l'air de la salle, produisant ainsi une ventilation, souvent énergique, et toujours utile.

Si, par une disposition quelconque (poêles à combustion lente), les gaz de la combustion arrivent à la cheminée avec une température peu supérieure à celle de l'air ambiant, le tirage ne s'effectue pas ou s'effectue mal; une partie des gaz de la combustion reste dans l'appareil et s'il survient accidentellement un coup de vent à l'extérieur, il y a refoulement dans la cheminée, et la fumée et les gaz de la combustion sont rejetés dans la chambre, ce qui est un grave inconvénient, surtout si ces gaz contiennent de l'oxyde de carbone, comme il arrive précisément dans les poêles à combustion lente.

253. **Ventilation par appel d'air.** — Pour que le tirage se produise par un tuyau partant d'une chambre et débouchant à l'extérieur, il n'est pas nécessaire qu'il y ait un appareil de chauffage à l'orifice inférieur. Les appareils d'éclairage (sauf les lampes électriques dont l'action calorifique est presque nulle) et la respiration des personnes placées dans cette chambre suffisent pour produire le tirage, l'appel d'air. Comme c'est à la partie supérieure, ainsi que nous l'avons dit, que la température est la plus élevée, c'est là que, de préférence, il faut placer l'orifice inférieur du tuyau. Par cette disposition on arrive à produire la ventilation naturelle de la chambre.

La ventilation ne se produirait pas convenablement, s'il n'existait pas une différence suffisante de température entre l'air extérieur et l'air de la salle ; pour assurer la ventilation dans ce cas, on place souvent dans le tuyau un foyer, constitué généralement par un ou plusieurs becs de gaz. Les conditions sont alors les mêmes que celles indiquées précédemment, et le tirage est assuré absolument.

254. **Chauffage par circulation.** — Les variations de poids spécifiques donnent lieu encore à quelques applications : nous en signalerons une relative à un procédé de chauffage, le chauffage par circulation d'eau chaude.

Considérons dans un bâtiment un réseau de tuyaux remplis d'eau et présentant une partie verticale; si l'on vient à chauffer celle-ci à sa partie inférieure, il s'y produira un courant ascendant comme nous venons de l'expliquer : cette eau chaude tendra donc à se répandre dans le réseau à la partie supérieure en même temps que l'eau froide viendra la remplacer à la partie inférieure, produisant ainsi une circulation. L'eau froide s'échauffera à son tour et le même effet continuera. Le courant s'arrêterait si, par ce mouvement qui en amène toutes les parties à subir l'action du foyer, l'eau parvenait à avoir partout la même température. Mais, en réalité, il n'en est pas ainsi : dans la partie descendante du courant, les tuyaux, qu'on dispose de manière à ce qu'ils aient une grande surface, sont en contact avec l'air des salles qu'il s'agit de chauffer; ils communiquent en effet une partie de leur chaleur à cet air dont ils élèvent la température; mais par là même l'eau se refroidit et, par suite, la circulation continue d'autant plus rapidement que ce refroidissement étant plus considérable, il existe une plus grande différence de température entre la partie chauffée et l'eau qui se trouve dans la partie descendante.

En réalité, on ne chauffe pas directement la partie ascendante des tuyaux, mais l'extrémité inférieure de ceux-ci part d'une chaudière où aboutit d'autre part aussi l'extrémité inférieure de la partie contenant l'eau refroidie.

255. — Lorsqu'on vient à refroidir par sa partie supérieure une

masse d'eau qui est à la température de 10 ou 15° par exemple, il se produit des courants descendants qui sont froids, de telle sorte que ce sont les couches inférieures qui sont à la température la plus basse, au début de l'expérience. Mais cette action ne continue pas indéfiniment; en effet, lorsque ces couches ont atteint la température de 4° pour laquelle a lieu le maximum de poids spécifique, le mouvement descendant ne peut continuer, puisque les couches plus froides sont plus légères, et la température s'abaisse dans les parties supérieures, restant de 4° au fond. C'est ce que montrent des expériences directes (Hope, Tralles), c'est ce qui se passe dans les glaces et les mers où, lors même que la surface est congelée, les couches profondes restent à 4°.

En réalité, si l'action se prolonge, malgré l'équilibre, malgré qu'il n'y ait plus de convection, le refroidissement gagne lentement les couches profondes (F.-A. Forel) par conduction : les liquides sont très peu conducteurs, ils le sont cependant un peu.

256. **Poids des gaz.** — La connaissance du poids spécifique d'un gaz dans des conditions déterminées de température et de pression permet de calculer le poids d'un volume donné. Soient en effet v le volume, p le poids, π_0 et π les poids spécifiques respectivement aux températures 0° et t° et aux pressions 76cm et h, on a :

$$p = v\pi;$$

ou, à cause de la valeur trouvée pour π (229) :

$$p = v\pi_0 \frac{h}{76\,(1 + \alpha t)}.$$

S'il s'agit d'un gaz éloigné de la liquéfaction dont d soit la densité, on a d'autre part, a_0 étant le poids spécifique de l'air dans les conditions normales, 0° et 76 centimètres :

$$\frac{\pi_0}{a_0} = d.$$

Il vient donc la formule généralement employée :

$$p = va_0 d \frac{h}{76\,(1 + \alpha t)},$$

dans laquelle on a $a_0 = 1^{gr},293$, les volumes étant exprimés en litres.

Si l'on a un mélange de gaz, il faut calculer séparément le poids de chacun d'eux par une formule analogue dans laquelle on donnera à h pour chaque gaz la valeur de sa pression individuelle (162). Il suffira alors de faire la somme des poids obtenus.

La question présente un intérêt particulier pour l'air atmosphérique dont le poids varie avec l'humidité qu'il contient. Voici comment il faut alors opérer :

Les conditions étant les mêmes que précédemment, soit en outre $\mathbf{f}$ la tension de la vapeur d'eau et δ sa densité. En appelant p_1 le poids de cette vapeur et appliquant la formule précédente, on a :

$$p_1 = va_0\delta \frac{\mathbf{f}}{76(1+\alpha t)}.$$

Si p_2 est le poids de l'air *sec* qui existe dans le mélange considéré, en remarquant que sa densité est 1 et que sa pression individuelle est $h - \mathbf{f}$, puisque h est la pression totale, on aura :

$$p_2 = va_0 \frac{h - \mathbf{f}}{76(1+\alpha t)},$$

et, par suite, p étant le poids total, il vient :

$$p = p_1 + p_2 = \frac{va_0}{76(1+\alpha t)}(\delta\mathbf{f} + h - \mathbf{f}).$$

En général on ne donne pas directement $\mathbf{f}$, mais l'état hygrométrique de l'air $\varepsilon = \frac{\mathbf{f}}{\mathbf{F}_t}$ (72), $\mathbf{F}_t$ étant la tension maxima de la vapeur à la température t (quantité fournie par des tables, comme nous le dirons plus loin). On remplacera donc dans la formule $\mathbf{f}$ par $\varepsilon\mathbf{F}_t$; si de plus on introduit la valeur numérique de δ qui est 0,622 ou très sensiblement $\frac{5}{8}$, on a enfin la formule :

$$p = \frac{va_0}{76(1+\alpha t)}\left(h - \frac{3}{8}\varepsilon\mathbf{F}_t\right),$$

p étant toujours donné en grammes si v est évalué en litres.

257. — La connaissance de la valeur du poids de 1 litre d'air dans les conditions où l'on opère est nécessaire dans un certain nombre de cas, et notamment dans celui où on veut déterminer avec précision le poids d'un corps. On sait en effet que l'action exercée par un corps sur une balance n'est pas égale à son poids, à celui qu'il aurait dans le vide, mais à son poids apparent (74), c'est-à-dire à son poids diminué de la poussée de l'air, poussée qui est le poids du volume d'air déplacé; c'est le poids apparent seul qui intervient dans les pesées tant pour le corps que pour la tare ou pour les poids marqués. Il y a donc lieu de faire des corrections pour déduire d'une pesée le véritable poids d'un corps, et il est nécessaire d'employer la formule précédente pour faire ces corrections sur le détail desquelles nous n'insisterons pas.

Dans la mesure des densités et poids spécifiques pour lesquelles on emploie des pesées, ces corrections sont nécessaires. Il faut, en outre, en faire d'autres pour tenir compte de la dilatation subie par le corps sur lequel on opère, car on ne peut pas en général effectuer les mesures à 0°. S'il s'agit d'un corps gazeux, il y aura en outre à tenir compte également de la pression, car celle-ci n'est pas toujours égale à 76 centimètres.

Ces opérations, importantes d'ailleurs, ne se rattachent qu'indirectement aux applications médicales ou physiologiques de la physique ; nous n'avons pas à nous y arrêter.

258. — Nous devons dire quelques mots cependant des résultats obtenus pour la densité des corps gazeux.

L'expérience montre que tant qu'il s'agit de corps éloignés de la liquéfaction, de gaz parfaits, la densité est bien un nombre constant, comme nous avons dit que cela doit être (230).

Il n'en est plus de même si on considère des gaz voisins de la liquéfaction : la densité varie. Si on effectue des mesures à partir de la température d'ébullition on reconnaît que la valeur de la densité décroît à mesure que la température s'élève jusqu'à un certain point où elle devient constante. Ainsi pour l'eau on a les valeurs suivantes :

Température...	107°	110°	120°	130°	150°
Densité........	0,645	0,640	0,625	0,621	0,620

Donc, au début, les vapeurs ne suivent pas les lois de Mariotte et de Gay-Lussac et ne commencent à suivre ces lois qu'à une certaine distance de l'ébullition : elles sont alors des gaz parfaits.

La distance qui sépare le point d'ébullition de la température à laquelle la vapeur devient un gaz parfait varie avec la nature des corps. Pour l'eau, elle est de 30°, pour l'acide acétique de 120°, pour la benzine de 13°.

La densité dans le voisinage du point d'ébullition étant plus grande que la densité définitive, on en peut conclure que tout se passe comme si la vapeur se comprimait alors plus que ne l'indique la loi de Mariotte ou se dilatait moins que ne l'indique la loi de Gay-Lussac.

La densité de certains corps gazeux subit en outre, à une température éloignée de la liquéfaction, des variations quelquefois considérables. Cela peut être dû, dans le cas de corps composés, à des phénomènes de dissociation, dans le cas de corps simples, comme le soufre, probablement à des modifications de constitution des molécules. Mais ces questions sont plutôt du domaine de la chimie que de celui de la physique.

CHAPITRE IV

ACTIONS MÉCANIQUES

259. **Actions mécaniques statiques produites par la chaleur.** — La chaleur communiquée à un corps est capable de produire des effets mécaniques; deux cas très différents sont à considérer suivant qu'il s'agit d'effets statiques ou d'effets dynamiques. Les premiers correspondent à la production ou à l'augmentation de pressions, sans déplacements; les seconds correspondent à la production de travail mécanique. Nous nous occuperons d'abord des pressions.

Considérons un corps qui soit placé dans des conditions telles que ses dimensions ne puissent changer, une barre solide placée entre des points d'appui dont la distance est invariable, un liquide ou un gaz renfermé dans un vase dont la capacité ne puisse absolument pas changer ou tout au moins, car cette condition est pratiquement irréalisable, dont la variation de capacité soit négligeable. Si l'on vient à élever la température de ce corps, qui ne peut se dilater, il exercera une pression sur les obstacles qui s'opposent à sa dilatation, pression qui croîtra avec l'élévation de température. La valeur de cette pression est considérable : les variations de longueur ou de volume qui sont ainsi empêchées sont faibles cependant, mais on sait que de faibles variations de ce genre correspondent à l'action de forces très puissantes. Or l'action est la même que si, après qu'on a laissé le corps se dilater librement par l'action de la chaleur, on venait à exercer sur lui des pressions capables de la ramener à ses dimensions primitives.

Bien que, pour les gaz, la dilatation par l'action de la chaleur soit considérable, les actions mécaniques sont moindres que pour les solides et les liquides, parce que les changements de volume sont produits facilement par des variations de pression relativement faibles.

Si l'on soumet un corps à un refroidissement ses dimensions tendent à diminuer : s'il s'agit d'un solide dont les extrémités sont invariablement fixées, le refroidissement donne naissance à une traction énergique entre ses extrémités. S'il s'agit d'un gaz, il y a une diminution de la pression en tous les points. Dans le cas d'un liquide, comme il n'y a pas de liaison entre le corps et la paroi, il se produit un vide qui se remplit de vapeur à la tension maxima qui correspond à la température de l'expérience.

Il y a lieu de tenir compte de ces effets toutes les fois qu'un corps doit être soumis à des variations de température notables : des précautions minutieuses doivent être prises notamment dans les constructions où l'on emploie des pièces métalliques de grandes dimensions. Mais nous n'avons rien de particulier à dire au sujet d'applications qui pourraient intéresser le physiologiste ou le médecin, pour les corps solides ou liquides. Il n'en est pas de même pour les corps gazeux : il y a là des actions et des résultats dont la connaissance est indispensable.

260. **Pressions des gaz aux diverses températures.** — Comment varie la pression dans un corps gazeux dont la température change sans que le volume soit modifié? Différents cas sont à considérer suivant que le corps gazeux est ou non un gaz parfait.

Occupons-nous d'abord du cas des gaz parfaits, c'est-à-dire des gaz qui suivent les lois de Mariotte et de Gay-Lussac.

La formule générale (229) que nous avons trouvée :

$$\frac{h\,v}{1+\alpha t} = h_0\,v_0,$$

permet de résoudre immédiatement la question, il nous suffit d'y introduire la condition $v = v_0$ qui exprime que le volume n'a pas changé. On a alors :

$$h = h_0\,(1 + \alpha t).$$

C'est-à-dire que la relation qui existe entre les pressions à volume constant et à des température différentes est la même que celle qui existe entre les volumes à pression constante et à des températures différentes.

Dans cette formule α est appelé *coefficient d'élasticité* (on dit quelquefois *coefficient de dilatation à volume constant*; mais, outre que cette dénomination est plus longue, elle doit être rejetée à cause de la contradiction qui existe entre l'idée de *dilatation* et celle de *volume constant*).

Par la manière même dont cette formule a été trouvée, on voit que le coefficient d'élasticité est égal au coefficient de dilatation.

Sans insister sur les détails, on comprend comment on peut vérifier cette formule : il suffit de relier à un manomètre un vase contenant le gaz à étudier. Ce gaz est porté à des températures différentes, et dans chaque cas, en enlevant ou ajoutant du mercure dans le manomètre, on ramène le volume du gaz à sa valeur primitive. Les indications du manomètre donnent la valeur de la pression pour chaque température à laquelle le gaz est soumis et l'on reconnaît que les nombres trouvés satisfont bien à la formule.

261. **Pressions dans les vapeurs.** — Lorsque le gaz est voisin de la liquéfaction, il faut distinguer deux cas, suivant qu'il est ou non saturant.

S'il n'est pas saturant, et quoiqu'il ne soit pas en présence d'un excès de liquide, il ne suit pas les lois de Mariotte et de Gay-Lussac; la formule précédente ne lui est donc pas applicable. Des expériences faites d'une façon analogue à celles que nous venons d'indiquer montrent qu'il n'y a pas alors de relation simple entre la température et la pression; celle-ci croît plus vite que ne l'indiquerait la formule, mais les différences sont d'autant moindres que le gaz est plus éloigné de la liquéfaction.

Tout autre est la question dans le cas où la vapeur est saturante, où elle est en présence d'un excès de liquide ; dans ce cas la pression mesurée est ce que nous avons appelé la *tension maxima*, qui est indépendante et de la quantité de liquide et de l'espace rempli par la vapeur. Cette tension maxima varie avec la température, croissant quand celle-ci s'élève et inversement. Mais, même en maintenant le volume constant, les variations observées sont d'un autre ordre que celles étudiées plus haut : elles ne se rapportent pas à une masse constante de vapeurs, mais à des masses variables avec la température, comme il est facile de s'en assurer en mesurant la quantité de liquide en excès qui varie aussi avec la température, diminuant quand celle-ci s'élève.

La variation de la tension maxima avec la température est donc d'un autre ordre que la variation de pression des gaz et des vapeurs non saturantes; elle ne dépend pas seulement d'une propriété de ceux-ci, mais elle dépend des conditions du changement d'état : elle n'est pas moins intéressante à connaître.

Il y a des considérations entièrement analogues aux précédentes à signaler, pour le cas où une vapeur est en contact avec le même corps à l'état solide : il y a là encore une tension maxima dépendant des conditions du changement d'état, du passage de l'état solide à l'état de vapeurs.

262. — Nous ne donnons pas les diverses méthodes (Dalton, Regnault, Gay-Lussac) qui ont été employées pour mesurer les tensions maxima aux diverses températures. Nous dirons seulement que, pour aucun corps, il n'existe de relation simple entre la température et la tension maxima, cette dernière croissant beaucoup plus rapidement que celle-là. Aussi les résultats ne peuvent-ils être représentés par une formule ; ils sont donnés dans des tables où dans deux colonnes sont placées en regard la température et la tension maxima correspondante. Nous donnons cette table résumée pour l'eau.

On peut, bien entendu, remplacer cette table par une courbe tracée de la façon que nous avons indiquée d'une manière générale (VIII).

Température.	Tension.	Température.	Tension.	Température.	Tension.
— 30°	0mm,4	20°	17mm,4	99,5	746mm,5
— 20	0, 9	22	19, 7	100	760 = 1atm.
— 10	2, 1	24	22, 7	120	2
0	4, 6	26	25, 0	134	3
2	5, 3	28	28, 1	144	4
4	6, 1	30	31, 6	152	5
6	7, 0	40	54, 9	159	6
8	8, 0	50	92, 0	171	8
10	9, 1	60	148, 8	180	10
12	10, 4	70	232, 0	199	15
14	11, 9	80	354, 0	213	20
16	13, 5	90	525, 4	225	25
18	15, 3	99	732, 2		

263. **Actions dynamiques produites par la chaleur.** — On sait depuis longtemps qu'il existe des relations entre la chaleur et le mouvement; mais ces relations n'ont pu se préciser que lorsqu'on a introduit la mesure du travail mécanique d'une part, et d'autre part celle, non de la température, mais des quantités de chaleur : c'est il y a un demi-siècle à peine que la question s'est présentée sous sa vraie forme par la découverte de l'équivalent mécanique de la chaleur (1843, Mayer, Joule, Colding).

Pendant longtemps, tant qu'on a considéré la chaleur comme un fluide, on a admis que cet agent ne pouvait absolument pas varier de quantité et que, seulement, sa répartition pouvait changer. Les faits que nous allons citer montrent que cette notion n'est pas exacte, et que si on peut l'admettre tant que la chaleur ne produit aucun effet autre que des effets thermiques, il n'en est plus de même si, concurremment, il se produit des actions différentes, du travail mécanique, des changements d'état, des actions chimiques, par exemple. Nous nous occuperons seulement maintenant des actions mécaniques, et nous étudierons d'abord un cas simple.

Considérons un corps de pompe dans lequel se meut un piston; nous supposerons la dilatation du cylindre nulle ou au moins assez petite pour pouvoir être négligée; le fond de ce corps de pompe fermant absolument celui-ci, introduisons le piston de manière à ce qu'il emprisonne une certaine masse d'air, et soumettons cet appareil à une source de chaleur qui amène l'air de la température t à la température t', par exemple. Ce résultat peut être atteint dans deux conditions différentes, soit en maintenant le piston à une position invariable par un arrêt quelconque, en empêchant l'air de se dilater, soit au contraire en laissant le piston se mouvoir, ce piston pouvant d'ailleurs être chargé d'un poids ou non. Nous n'observerons aucune différence entre les deux actions si nous nous bornons à observer avec un thermomètre les variations de température; mais il n'en sera plus de même si nous avons pu, par un procédé quelconque, évaluer les quantités de chaleur fournies à l'air. On reconnaît en effet alors, que pour faire varier la température entre les mêmes limites de t à t'°, il faut fournir plus de chaleur dans le deuxième cas que dans le premier; si la quantité de chaleur q fournie dans le premier cas est suffisante pour produire la variation thermique, et si dans le second cas il a fallu fournir une quantité $q' > q$, il est naturel de se demander ce qu'est devenue la quantité $q' - q$ qui n'a pas été utilisée pour produire la variation thermique. Si nous analysons le phénomène nous reconnaissons que, en plus de la variation thermique qui est commune aux deux cas, il y a, dans celui où le piston se déplace, production de travail mécanique correspondant au déplacement du piston qui ne peut se produire qu'en surmontant les forces qui s'opposent à son mouvement, à savoir le poids qui charge le piston, le poids du piston lui-même et la pression atmosphérique qui existe dans tous les cas, même si le piston n'est pas chargé, même s'il est équilibré par un contrepoids. Dans le cas où le piston est invariablement fixé, il n'y a pas production de travail, puisqu'il n'y a pas de déplacement (XLV).

264. — Cette expérience, qu'il n'est pas aussi simple de réaliser que nous venons de l'indiquer, montre donc une circonstance dans laquelle, d'une part, il disparaît une certaine quantité de chaleur sans produire d'effet thermique, d'autre part, il apparaît une certaine quantité de travail mécanique dont nous ne voyons pas l'origine dynamique. On conçoit aisément qu'il doive y avoir une relation entre ces deux éléments; mais ce qui est capital, ce qui fait l'importance extrême de l'explication qui a été donnée, c'est qu'on a admis qu'ils sont la transformation l'un de l'autre; le travail mécanique apparu n'est autre que la chaleur disparue qui se manifeste sous une autre forme : le travail mécanique et la chaleur sont deux *modalités de l'énergie*.

Pour que cette idée puisse être acceptée, il faut évidemment renoncer à l'idée que la chaleur est un fluide d'une nature quelconque; on ne saurait comprendre qu'un fluide puisse se transformer en travail mécanique, en mouvement. La transformation se comprend aisément, au contraire, si l'on admet que la température soit liée au mouvement des molécules des corps, que la quantité de chaleur soit représentée par la force vive de ces molécules en mouvement. La transformation de la chaleur en travail revient en somme à la transformation d'un mouvement moléculaire en un mouvement de totalité, transformation que l'on peut concevoir sans difficulté.

265. — L'exemple que nous avons cité n'est pas le seul dans lequel on trouve des résultats qui conduisent aux mêmes conclusions; on peut citer encore le cas de la machine à vapeur qui a été étudié avec beaucoup de soins par divers observateurs, notamment par Hirn. On a pu mesurer, avec une approximation suffisante, la quantité de chaleur apportée par la vapeur pénétrant dans le corps de pompe d'une part, et d'autre part la quantité de chaleur possédée par la vapeur sortant de la machine, ainsi que celle perdue par refroidissement. Lorsque la machine ne fonctionne pas ces deux quantités sont égales; lorsqu'elle fonctionne, et quoique les conditions thermiques restent les mêmes, la première somme est plus grande que la seconde : donc, dans ce cas encore il y a eu disparition d'une certaine quantité de chaleur, en même temps que production de travail mécanique. On est donc conduit à la même conclusion que précédemment.

266. — Mais si cette conclusion est exacte, si la chaleur et le travail mécanique sont, au fond, de même nature, puisque la chaleur peut se transformer en travail mécanique, la transformation inverse doit être possible.

Elle l'est en effet, et les exemples qu'on en peut citer sont nombreux; nous en citerons quelques-uns seulement :

Lorsqu'un corps est placé sur un plan horizontal et qu'on lui imprime une certaine vitesse, il devrait continuer à se mouvoir uniformément, la seule force, son poids, perpendiculaire à la direction du mouvement, ne pouvant influer sur la valeur de la vitesse. L'expérience montre cependant qu'il n'en est rien et que pour que le corps continue son mouvement avec la même vitesse, il faut lui communiquer constamment du travail mécanique. Que devient ce travail qui n'est pas utilisé à vaincre une résistance, qui ne modifie pas la force vive du système puisque la vitesse ne change pas? il est disparu, perdu au point de vue mécanique. Mais si l'on étudie avec soin les conditions physiques de l'expérience, on reconnaît que la température des corps s'est élevée, qu'il y a eu par suite production de chaleur. D'où vient celle-ci? On comprend que la réponse est la même que dans le cas précédent : la chaleur apparue n'est autre que le résultat de la transformation du travail mécanique disparu [1].

Dans le choc on constate également une perte de force vive et une production de chaleur qui se manifeste par une élévation de température. Une balle de plomb placée sur une enclume s'échauffe notablement par l'action de coups de marteau, une tige de fer énergiquement forgée à froid peut être amenée au rouge. On a vu des boulets, arrêtés par des murailles d'acier, devenir incandescents au moment du choc. Tous ces faits et d'autres analogues conduisent aux mêmes conclusions que les exemples précédents.

Il va sans dire que cette conclusion n'est et ne saurait être qu'une hypothèse, tant que nous ne pourrons voir, apprécier, mesurer les mouvements moléculaires dont nous parlons. Mais cette hypothèse donne raison de tant de faits, les conséquences qu'on en a déduites sont si complètement d'accord avec l'expérience qu'elle a des probabilités de certitude.

Nous dirons donc que :

La chaleur peut se transformer en travail mécanique et réciproquement;

ou avec Tyndall :

1. En mécanique, de parti pris, on néglige les effets physiques, on dit que, dans ce cas, le mouvement donne naissance à une force qu'on appelle le *frottement*, et le travail disparu est employé à vaincre cette force. Mais qu'est-ce que cette force? comment prend-elle naissance?

D'autre part, en physique, admettant l'existence du frottement, on était conduit à dire que le frottement produit de la chaleur. On voit alors que le frottement est un intermédiaire que l'on a introduit en mécanique pour tenir compte de l'effet physique à l'aide de l'un des éléments employés dans cette science, une force; mais la commodité que peut présenter l'emploi de cet intermédiaire ne doit pas masquer son véritable caractère d'un auxiliaire qui peut être avantageux, mais qui n'a pas d'existence propre, indépendante.

La chaleur est un mode de mouvement;

ou encore d'une manière plus générale :

La chaleur est, comme le travail mécanique, une des modalités de l'énergie.

267. **Équivalent mécanique de la chaleur.** — Si l'on admet l'hypothèse que nous venons d'indiquer, on conçoit qu'il doive exister une relation entre les quantités de chaleur et de travail mécanique qui peuvent se transformer l'une dans l'autre; et cette relation ne peut être autre que la proportionnalité. Si donc l'expérience conduit à cette loi, ce sera une probabilité de plus en faveur de l'hypothèse.

Il semblerait au premier abord que les expériences à faire pour déterminer cette loi doivent être simples : il s'agit de mesurer d'une part une quantité de chaleur apparue ou disparue, d'autre part une quantité de travail mécanique disparue ou apparue, et de comparer les nombres obtenus.

En réalité, la question est plus complexe : l'action mécanique ne produit pas seulement de la chaleur, elle produit aussi des changements dans les conditions du mouvement (on peut en tenir compte exactement) et des déformations du corps dans lequel se fait la transformation. Or on n'a pas de moyens de connaître la partie du travail qui est utilisée pour cette déformation, et par suite on ne sait quelle est la quantité de travail qui a été transformée. Il est donc nécessaire d'employer des corps pour lesquels la déformation se fasse sans exiger de travail mécanique, c'est-à-dire des gaz ou des liquides.

Même dans ces conditions, l'expérience est encore délicate, car elle comporte de nombreux éléments dont il faut tenir compte et qui exigent des mesures multipliées et des corrections.

Les expériences ont vérifié la loi de proportionnalité que l'on pouvait supposer comme nous l'avons dit. On peut donc dire :

Lorsque dans une expérience il n'existe à considérer que des phénomènes thermiques et des phénomènes mécaniques, les quantités de chaleur apparue ou disparue sont proportionnelles aux quantités de travail mécanique disparu ou apparu.

On énonce quelquefois cette loi en l'abrégeant sous la forme suivante :

Les transformations de chaleur en travail mécanique ou réciproquement se font par voie d'équivalence.

Si nous désignons par q et q' deux quantités de chaleur, par $\mathcal{C}$ et $\mathcal{C}'$ les quantités de travail mécanique correspondant, on aura donc :

$$\frac{q}{q'} = \frac{\mathcal{C}}{\mathcal{C}'},$$

ou encore :

$$\frac{\mathcal{C}}{q} = \frac{\mathcal{C}'}{q'}.$$

La valeur de ce rapport a été trouvée la même sensiblement pour les différents corps sur lesquels on a opéré. En se basant sur un raisonnement déduit de théorèmes de mécanique dont, il faut le reconnaître, on étend un peu le champ d'action, on est conduit à admettre qu'il doit être le même pour tous les corps. Nous dirons donc :

Quel que soit le corps à l'aide duquel se fait la transformation du travail mécanique en chaleur ou réciproquement, il y a un rapport constant entre le travail mécanique et la quantité de chaleur qui se correspondent.

Cet énoncé constitue ce qu'on appelle le 1er principe de la *théorie mécanique de la chaleur* ou *thermodynamique*.

Soit E la valeur du rapport constant qui existe entre une quantité de travail $\mathcal{T}$ et la quantité de chaleur correspondante q. On a :

$$E = \frac{\mathcal{T}}{q}.$$

En général, dans cette formule $\mathcal{T}$ est exprimé en kilogrammètres, q en calories. En y faisant $q = 1$, on voit que E est le nombre de kilogrammètres qui correspond à la transformation de 1 calorie : ce nombre a reçu le nom d'*équivalent mécanique de la chaleur*.

On fait quelquefois usage du rapport inverse qui est également constant. Soit A la valeur de ce rapport, on a :

$$A = \frac{q}{\mathcal{T}}.$$

Si dans cette formule on fait $\mathcal{T} = 1$, on voit que A est le nombre de calories qui correspond à la transformation de 1 kilogrammètre : ce nombre a reçu le nom d'*équivalent calorifique du travail mécanique*.

D'après l'ensemble des recherches faites la valeur de E diffère peu de 425 kilogrammètres ; par suite, celle de A diffère peu de $\frac{1}{425}$ de calorie.

268. **Rendement. Principe de Carnot.** — La connaissance des relations intimes qui existent entre le travail mécanique et la chaleur et celle de l'équivalent mécanique de la chaleur a été le point de départ d'une série de recherches très importantes, constituant ce qu'on appelle la thermodynamique, qui a déjà fourni d'intéressantes relations entre divers phénomènes physiques ; nous ne pouvons insister cependant à cause du caractère mathématique de cette partie de la science.

Il est toutefois un énoncé que nous devons donner, sans démonstration, parce que nous aurons ultérieurement à l'utiliser.

Considérons un appareil quelconque, une machine à vapeur, par exemple, dans lequel de la chaleur est transformée en travail mécanique. Soit Q_0 la quantité de chaleur fournie dans un temps donné, soit Q la quantité de chaleur recueillie à la sortie, il y a donc eu une quantité de chaleur $Q_0 - Q$ qui, transformée en travail mécanique, a fourni $E(Q_0 - Q)$ kilogrammètres. S'il avait été possible de transformer toute la chaleur fournie, la quantité de travail obtenue serait $E Q_0$; on appelle *rendement* de la machine R, le rapport entre la quantité de travail qui a été réellement fournie et la quantité totale qu'il y a, en puissance, dans l'appareil. On a donc :

$$R = \frac{E(Q_0 - Q)}{E Q_0} = \frac{Q_0 - Q}{Q_0}.$$

269. — Considérons un corps ou un système de corps qui subisse des modifications de forme, de volume, de pression, un changement physique, en un mot, ou même un changement chimique : c'est ce qu'on appelle une *transformation*. En général, pendant cette transformation, le corps aura reçu ou fourni une certaine quantité de chaleur; en même temps, généralement aussi, le corps aura produit ou absorbé une certaine quantité de travail mécanique.

Si le corps ou le système considéré partant d'un état déterminé par des conditions physiques, y revient après avoir subi des transformations, on dit qu'il a parcouru un *cycle*.

Un corps, passant d'un état à un autre, subit une transformation d'*une manière reversible*, lorsqu'il peut revenir du second état au premier en repassant en sens contraire par les mêmes conditions, températures et pressions notamment et en absorbant ou fournissant, aux divers instants de la transformation, des quantités de chaleur égales à celles qu'il avait fournies ou absorbées aux phases correspondantes de la première transformation.

Un liquide, à une température déterminée passant à l'état de vapeur à la température et sous une pression donnée, absorbe de la chaleur; cette transformation de l'état liquide à l'état de vapeur se produit d'une manière reversible, car la vapeur peut repasser à l'état liquide à la même température en abandonnant la quantité de chaleur qu'elle avait absorbée.

Mais la transformation d'un corps qui subit un frottement et dégage par suite une certaine quantité de chaleur ne se fait pas d'une manière reversible, parce que, en revenant à l'état primitif, le frottement éprouvé n'absorbe pas de chaleur, action inverse de celle qui s'était manifestée d'abord.

Il importe de remarquer que, quoique l'expression soit souvent employée, qu'une transformation n'est pas, en soi, reversible ou non reversible, elle a l'un ou l'autre de ces caractères par les conditions extérieures qui l'ont accompagnée et non par elle-même.

Un cycle qui ramène un corps à ses conditions initiales peut être considéré comme formé par une succession de transformations : il est *reversible* si les diverses transformations qui le composent possèdent ce même caractère.

On dit qu'une transformation est *isotherme* lorsqu'elle a lieu à une température constante; elle est *adiabatique* si, pendant qu'elle a lieu, le corps considéré ne reçoit ni ne fournit aucune quantité de chaleur.

On appelle *cycle de Carnot*, un cycle formé de deux transformations adiabatiques comprises entre deux transformations isothermes de température différente :

Carnot a énoncé une loi générale, qui, dans ses conséquences, s'est trouvée d'accord avec les résultats expérimentaux et qui constitue le *deuxième principe* de la thermodynamique :

Lorsqu'un corps subit des transformations qui ont lieu d'une manière reversible suivant un cycle de Carnot, le rendement est indépendant de la nature du corps et ne dépend que de la température correspondant aux isothermes qui figurent dans ce cycle.

270. — Soit t la température d'un corps, Q le coefficient de dilatation des gaz qui est $0{,}00365 = \frac{1}{273}$. On est conduit par diverses considérations que nous ne pouvons développer à introduire la quantité $273 + t$. Cette quantité qui déterminerait la température si le zéro était abaissé de 273° est ce qu'on appelle la *température absolue* du corps.

Soient T^{o} et T les températures absolues du corps considéré correspondant aux deux isothermes du cycle de Carnot reversible que nous supposons. La valeur R du rendement est donnée par la relation :

$$R = \frac{T_0 - T}{T_0}.$$

En se reportant à la définition que nous avons donnée de R, on a donc :

$$\frac{Q_0 - Q}{Q} = \frac{T_0 - T}{T_0};$$

ou :

$$1 - \frac{Q}{Q_0} = 1 - \frac{T}{T_0};$$

ou bien encore :

$$\frac{Q_0}{T_0} - \frac{Q}{T} = 0.$$

Cette dernière relation peut se généraliser et s'étendre alors à un cycle reversible quelconque, elle permet de déduire des conséquences très importantes au point de vue de diverses propriétés physiques des corps.

Nous ne pouvons insister sur ces recherches de thermodynamique qui sont plutôt du domaine de la physique mathématique : nous nous bornerons actuellement à citer une des conséquences générales auxquelles on est conduit et qui est connue sous le nom de loi de Clausius :

Il est impossible de faire passer de la chaleur d'un corps froid sur un autre plus chaud sans dépenser du travail mécanique, ou sans qu'une certaine quantité de chaleur passe d'un corps chaud à un autre plus froid.

Nous aurons l'occasion de signaler quelques autres conséquences indirectes du deuxième principe général de la thermodynamique.

CHAPITRE V

CHANGEMENTS D'ÉTATS

271. **Changements dans les propriétés des corps par la chaleur.** — La chaleur agit sur les corps pour modifier leurs propriétés et les actions moléculaires diverses qu'ils peuvent produire. Nous avons déjà indiqué, en parlant de ces propriétés et de ces actions dans le livre précédent, quelle est l'influence des variations de température, quelle est par conséquent l'influence des quantités de chaleur fournie ou soustraite aux corps, puisque nous savons que les variations de température sont liées aux variations de quantité de chaleur.

Sans revenir sur le détail de ce que nous avons dit, nous voyons, par exemple, que lorsqu'on élève la température de divers corps solides, en leur fournissant une certaine quantité de chaleur, ils se ramollissent, deviennent pâteux, ce qui revient à dire que leurs molécules sont moins invariablement liées entre elles, que les liaisons qui existaient entre elles ont diminué de valeur.

Nous avons dit aussi que l'élévation de température, c'est-à-dire l'action d'une plus grande quantité de chaleur, facilite la solubilité des solides, c'est-à-dire encore concourt à détruire les liaisons qui existaient entre les molécules lorsque le corps était à l'état solide.

L'élévation de température diminue la solubilité des gaz, c'est-à-dire qu'elle concourt à faire passer à l'état gazeux un corps qui, en dissolution, était à l'état liquide ; la quantité de chaleur fournie a donc également eu pour effet de rendre des molécules plus libres.

Sans qu'il soit nécessaire d'insister, on voit que cette action de la chaleur qui se manifeste, au point de vue thermique, par une élévation de température a, d'autre part, comme résultat, de modifier les conditions des molécules les unes par rapport aux autres.

On peut donc comprendre aisément que, lorsque les effets dont nous venons de parler se produisent sans qu'on fournisse de la chaleur, il doive se produire un refroidissement; ou que, inversement, la température doive s'élever si l'action se produisant ordinairement avec soustraction de chaleur, cette soustraction ne se produit pas.

On peut comprendre aisément aussi, que l'action de la chaleur qui rend moins invariables les liaisons des molécules d'un solide, puisse arriver, seule, à les rendre absolument libres, c'est-à-dire puisse faire passer le solide à l'état liquide; — que, de même, elle peut, seule, amener à l'état gazeux un liquide isolé, comme elle le fait pour un gaz en dissolution. En un mot, on comprend que la chaleur puisse produire des changements d'état.

Le mode d'action de la chaleur dans les cas de ce genre s'explique par la considération de la possibilité de la transformation réciproque du travail mécanique et de la chaleur. Nous allons étudier à ce point de vue quelques-unes des modifications déjà indiquées et principalement les changements d'états dont nous aurons, en outre, à faire connaître les conditions et les lois.

272. — Nous avons dit que lorsqu'on chauffe un corps, un solide par exemple, sa chaleur spécifique est constante, c'est-à-dire qu'il faut lui fournir la même quantité de chaleur pour produire le même effet thermique, l'élévation de température de 1° par exemple : Il y a proportionnalité entre l'effet thermique et la cause chaleur. Cette proportionnalité subsiste, sensiblement au moins, tant que le corps reste solide; pour certains corps tels que la glace, par exemple, elle subsiste donc jusqu'au moment où, comme nous allons le dire, l'eau passe brusquement à l'état liquide. Mais il n'en est pas ainsi pour les corps qui se ramollissent, qui deviennent pâteux avant d'atteindre l'état liquide. Etudions un de ces corps et mesurons sa chaleur spécifique aux diverses températures, on voit qu'elle varie à partir de l'instant où il se manifeste une variation dans la consistance, variation qui doit être considérée comme reliée aux variations de position et d'action des molécules les unes par rapport aux autres. Autrement dit, tant que le corps conserve sa consistance primitive, tant qu'il est franchement solide, il faut des quantités de chaleur égales pour produire d'égales variations thermiques, par exemple pour élever la température de 1°. Mais pour ce même effet thermique, il faut fournir une plus grande quantité de chaleur lorsque le corps commence à devenir mou. Si l'on admet que pour produire l'effet thermique seul la quantité de chaleur ne varie pas ou du moins très peu, on est conduit à supposer que l'excès de chaleur fournie est utilisé à produire le changement moléculaire; cette chaleur serait transformée en travail mécanique et servirait à déplacer les molécules ou à changer les conditions de leur mouvement : l'absorption de chaleur serait la cause du changement de propriétés considérées.

273. **Changements d'états.** — En nous bornant aux trois états principaux, les changements d'états sont au nombre de six, deux à deux inverses l'un de l'autre :

1° Le passage de l'état solide à l'état liquide ou *fusion* ; — 2° le passage de l'état liquide à l'état solide ou *solidification* ;

3° Le passage de l'état solide à l'état gazeux ou *volatilisation* ; — 4° le passage de l'état gazeux à l'état solide ou *sublimation*.

5° Le passage de l'état liquide à l'état gazeux ou *vaporisation* ; — 6° le passage de l'état gazeux à l'état liquide ou *liquéfaction*.

Nous les étudierons successivement, groupés comme nous venons de l'indiquer.

274. **Volume d'un corps à l'état solide et à l'état liquide.** — Lorsqu'on considère une même masse d'un corps à l'état solide, on reconnaît par des mesures convenables que, indépendamment des changements de propriétés mécaniques, il existe une différence de volume. Mais cette variation n'est pas la même pour tous les corps; pour certains corps comme l'eau, la fonte, le volume est plus grand à l'état solide qu'à l'état liquide. Pour d'autres, la cire, le blanc de baleine, c'est l'inverse, le corps occupe un moindre volume à l'état solide qu'à l'état liquide.

Ces changements de volumes sont faciles à mettre en évidence, car ils entraînent des changements inverses des poids spécifiques ; si dans une expérience un corps se trouve dans un vase en même temps à l'état liquide et à l'état solide, on voit que tantôt, comme il arrive pour la glace, les fragments solides flottent à la surface du liquide, et tantôt ils tombent au fond.

Ces changements peuvent être assez notables ; le poids spécifique de la glace est 0,930, celui de l'eau à 0° est presque égal à 1 (0,99988) ; on en conclut aisément que 1000 parties d'eau à 0° occupent après congélation 1075 parties.

275. — Si l'on enferme de l'eau dans un vase qu'elle remplit entièrement, il se développe des pressions énormes au moment où l'eau se congèle, car ce changement d'état devrait être accompagné d'un accroissement de volume qui est empêché par la résistance des parois ; il en résulte une augmentation des pressions : aussi le plus souvent le vase est-il brisé par l'action de ces pressions. Des précautions doivent donc être prises pour éviter des accidents toutes les fois que des vases ou des tuyaux contenant de l'eau sont exposés aux froids de l'hiver. Il n'est même pas toujours nécessaire que le vase soit fermé, et la rupture peut se produire dans le cas d'une carafe ou d'une bouteille non bouchée, remplie d'eau et soumise à l'action de l'air froid pendant les journées fraîches d'hiver. Dans ces conditions, la congélation commence par les couches superficielles qui sont le plus exposées au refroidissement ; il se forme alors là une sorte de bouchon, conique comme le goulot, qui obture complète-

ment le vase; on se retrouve donc dans le cas précédent, et quand la masse vient à se congeler, le vase se brise.

L'augmentation de volume que subit l'eau lors de la congélation explique les effets observés dans les pierres gélives : ce sont des pierres poreuses qui se laissent facilement imbiber par l'eau, par la pluie, par exemple. Pendant l'hiver, au moment des grands froids, cette eau se congèle, et par son augmentation de volume divise la pierre en fragments sans cohésion qui tombent sous la moindre action.

Des effets du même genre se produisent et on observe une véritable désorganisation des tissus des végétaux ou des animaux qu'on a soumis à l'action d'un froid intense. Si cette action ne se produit pas toujours pour les plantes qui pendant l'hiver restent exposées à l'air, cela tient d'abord à ce que, à cette époque, les tissus contiennent moins de liquide qu'en été, puis à ce que ces liquides sont, non de l'eau pure, mais des dissolutions diverses dont le point de solidification est plus bas. On a invoqué aussi la surfusion (279) qui pourrait se produire à cause de l'étroitesse des vaisseaux qui contiennent les liquides ; nous ne pensons pas que cet effet se produise.

Bien entendu, dans le cas des corps qui se dilatent en devenant liquides, c'est lors de la liquéfaction que les pressions se développent et que les ruptures des vases sont à craindre.

Le changement d'état paraît lié nécessairement au changement de volume; si on empêche celui-ci, le changement d'état n'aura pas lieu dans les conditions où il devrait se produire : c'est ce qui se produit pour l'eau, lorsqu'elle est renfermée dans un vase assez solide pour résister aux pressions qui se développent; tandis que de l'eau placée dans le voisinage, dans un vase ouvert, se congèle, l'eau renfermée reste liquide, comme il est facile de s'en assurer en ayant introduit à l'avance une petite bille métallique dans le vase, et en reconnaissant par le bruit qu'elle produit quand on agite le vase qu'elle est libre, que, par suite, la masse est liquide.

De même, dans les conditions où le blanc de baleine solide devrait devenir liquide, il restera à l'état solide s'il est placé dans un vase très résistant qui empêche l'augmentation de volume qui devrait accompagner le changement d'état.

276. **Fusion, solidification.** — Dans ce qui suit nous ne nous occuperons que des corps qui changent brusquement d'état, et non de ceux qui passent par l'état pâteux.

L'étude des conditions dans lesquelles se produit la fusion conduit aux lois suivantes :

1re loi. — *Pour une pression donnée, un corps solide commence toujours à fondre à la même température; cette température est appelée* le point de fusion.

2e loi. — *Pendant toute la durée de la fusion, la température reste constante.*

La solidification est de même régie par les lois suivantes :

1re loi. — *Pour une pression donnée, un corps liquide commence à se solidifier toujours à la même température, cette température est appelée* le point de solidification.

2e loi. — *Pendant toute la durée de la solidification la température reste constante.*

Ajoutons que ces deux phénomènes sont reliés l'un à l'autre pour un même corps par la loi suivante :

Pour une même pression, le point de fusion d'un corps est le même que son point de solidification.

Au lieu d'étudier séparément les deux changements d'état, il est préférable de les réunir.

Parlant donc indifféremment de la fusion et de la solidification, nous énoncerons les lois suivantes plus générales :

1re loi. — *Pour une pression donnée, un corps commence à changer d'état toujours à la même température qui est dite* point de fusion *ou* point de solidification.

2e loi. — *Pendant toute la durée du changement d'état, la température reste constante.*

277. — La première loi ne présente aucune particularité sur laquelle il faille s'arrêter, tant que la pression reste constante ; l'énoncé est en effet très simple.

Mais qu'arrive-t-il lorsque la pression change ? le point de fusion change également, seulement il change tellement lentement que tant qu'il ne s'agit, par exemple, que des variations de la pression atmosphérique il est inutile de tenir compte de ces variations : il n'en est plus de même lorsqu'on fait intervenir des pressions de plusieurs atmosphères. Dans ce cas, la variation du point de fusion peut atteindre un ou même plusieurs degrés : pour l'eau, il suffit de 33 atmosphères de pression pour produire une variation de 1°.

Mais il est à remarquer que cette variation n'a pas lieu dans le même sens pour tous les corps ; tantôt il y a abaissement et tantôt élévation. Le sens de la variation n'est pas quelconque d'ailleurs : il est déterminé par le sens de la variation de volume par la fusion :

Pour une augmentation de pression, le point de fusion est abaissé par les corps qui diminuent de volume par la fusion (eau) ; il est élevé pour les corps qui augmentent de volume par la fusion (blanc de baleine).

Il est facile de voir que ces résultats sont en concordance avec les faits que nous avons cités relativement à la conservation d'un état pour des corps placés dans des vases entièrement clos.

Le point de fusion (ou de solification) variant avec la pression, il faut toujours indiquer celle-ci lorsqu'on donne le point de fusion obtenu par une expérience ; conventionnellement, il est entendu que lorsqu'on n'indique pas la pression, c'est que celle-ci a la valeur normale de 76^{cm}.

278. — La constance du point de fusion a été utilisée pour caractériser le 1er point fixe des échelles centigrade et Réaumur. On s'appuie quelquefois aussi sur cette constance en chimie pour s'assurer si un corps a bien une composition définie, si c'est une combinaison ou seulement un mélange.

Il n'existe d'ailleurs aucune relation entre le point de fusion d'un composé et les points de fusion des corps composants : tantôt il est plus élevé que chacun de ceux-ci (eau ; oxygène, hydrogène) ; tantôt il est intermédiaire (acide carbonique ; oxygène, carbone) ; tantôt enfin il est plus bas (sulfure de carbone ; soufre, carbone). Cette dernière propriété se présente pour certains alliages métalliques qui sont utilisés quelquefois pour prendre des moulages ; voici les résultats pour divers alliages de bismuth, d'étain et de plomb dont les points de fusion sont respectivement 247°, 228° et 330°.

	Proportions de			Point de
	Bismuth,	Etain,	Plomb.	fusion.
Alliage de Newton..........	8	3	5	94,35
— de Darcet...........	2	1	1	93,75
— pour clicher........	3	2	5	91,66

279. **Surfusion.** — Dans certaines conditions, il peut arriver qu'un liquide soit amené à une température inférieure à son point de solidification sans cependant passer à l'état solide. On dit alors qu'il y a surfusion. En général, ce phénomène se produit lorsque le liquide n'a été soumis pendant le refroidissement à aucun choc, aucun mouvement ; il est facilité si le liquide est placé dans un petit espace, un tube capillaire ; s'il est à l'état de petites gouttelettes nageant dans un liquide de même poids spécifique ; s'il s'agit d'eau, il est bon qu'elle soit privée d'air. Dans ces conditions, l'eau a pu être conservée à l'état liquide jusqu'à — 20° ; le phosphore jusqu'à 15° quoique son point de fusion normal soit 44°, etc.

En général, lorsqu'on vient à agiter, à remuer un liquide surfondu, la surfusion cesse, et le corps se prend brusquement à l'état solide ; quelquefois cependant ce procédé ne suffit pas ; mais dans tous les cas, on assure la solidification immédiate en projetant dans le liquide surfondu un petit fragment du même corps à l'état solide.

Au moment de la solidification, la température du corps surfondu remonte.

280. **Chaleur de fusion.** — Il importe de remarquer que la condition pour un corps solide d'être amené à la température de fusion ne suffit pas pour produire le phénomène ; le corps pourra être maintenu indéfi-

niment à cette température sans changer d'état si on ne lui fournit pas directement de la chaleur ou s'il n'en reçoit des corps voisins et de l'atmosphère dans laquelle il se trouve. Si on fournit de la chaleur, par un procédé quelconque, la fusion commencera et la quantité de corps amené à l'état liquide sera proportionnelle à cette quantité de chaleur. L'expérience montre que si, dans ce cas, on agite le liquide de manière à obtenir l'égalité de température, cette température reste invariablement celle du point de fusion tant que tout n'est pas l'état liquide. Seulement alors, si l'on continue à fournir de la chaleur, la température commence à s'élever.

Cette expérience précise bien la 2e loi de la fusion qui serait mieux énoncée ainsi :

Pendant toute la durée de la fusion, la température reste constante malgré qu'on continue à fournir de la chaleur au corps qui fond.

Une remarque entièrement analogue est à faire pour la solidification : un liquide qu'on a refroidi jusqu'à la température de solidification ne se solidifie pas par là même ; il peut y être maintenu en restant liquide. Cette température est une condition nécessaire du changement d'état, elle n'est pas suffisante. Pour refroidir le liquide, il avait fallu lui enlever, lui soustraire de la chaleur par un procédé quelconque ; si on continue cette action alors que le liquide est à la température de solidification, le changement d'état commence et la quantité de solide produit est proportionnelle à la quantité de chaleur soustraite. Mais pendant ce changement, et tant que tout le liquide n'est pas solidifié, la température reste invariable, pour recommencer à baisser lorsque la solidification est complète.

La 2e loi de la solidification pour être claire doit donc être énoncée ainsi :

Pendant toute la durée de la solidification la température reste constante malgré que l'on continue à soustraire de la chaleur au corps qui se solidifie.

281. — De cette loi on tire une conséquence importante que nous allons développer.

Considérons un solide auquel on fournit continuellement de la chaleur ; celle-ci produit un effet thermique, la température s'élève et il y a sensiblement proportionnalité entre les quantités de chaleur et les variations de température. Le corps atteint ainsi le point de fusion, il fond progressivement au fur et à mesure qu'il reçoit de la chaleur, mais sa température ne s'élève pas. Puis, lorsque tout le corps est à l'état liquide, la température s'élève de nouveau, la chaleur produit un effet thermique.

Mais pendant tout le temps de la fusion, la chaleur n'a pas produit d'effet thermique ; comment peut-on concevoir qu'il en soit ainsi ? Qu'est devenue cette chaleur ?

On peut se rendre compte de ces faits en admettant que, à partir de l'instant où la température de fusion a été atteinte, la chaleur a été transformée tout entière en travail mécanique qui a servi à détruire les liaisons des molécules du solide pour les rendre libres, pour produire le changement d'état.

Cette hypothèse n'est que l'extension de celle que nous avons faite dans le cas des corps qui passent par l'état pâteux; pour ceux-ci, la transformation de la chaleur en travail mécanique commence à la température pour laquelle le corps commence à se ramollir, et se continue jusqu'à ce qu'il soit complètement liquide; mais cette transformation n'est alors que partielle.

Dans le cas de la fusion, à partir de la température à laquelle elle commence, la transformation de la chaleur est complète et cesse à la même température.

Les faits seraient donc de même nature, quoique différents.

Il va sans dire que tout ce que nous venons de dire pour la fusion doit être appliqué, *mutatis mutandis*, à la solidification.

Il résulte de ce qui précède que si, comme nous le disions, le point de fusion représente une condition qui doit être remplie, c'est la quantité de chaleur fournie et transformée qui est la cause de la fusion.

Pour caractériser cette quantité de chaleur, on est convenu de mesurer celle qui est nécessaire pour amener la fusion de 1 kilogramme du corps considéré. C'est une donnée spécifique qu'on a appelée la *chaleur de fusion* du corps considéré [1]. On dira donc :

La chaleur de fusion d'un corps solide est la quantité de chaleur qu'il faut fournir à l'unité de poids de ce corps amené à la température de fusion pour faire passer ce corps à l'état liquide sans changer sa température.

Sans insister, nous donnerons cette autre définition qui se déduit de la précédente.

La chaleur de solidification d'un corps liquide est la quantité de chaleur qu'il faut soustraire à l'unité de poids de ce corps amené à la température de solidification pour le faire passer à l'état solide sans changer de température.

Numériquement la chaleur de fusion et la chaleur de solidification sont égales. Il suffit donc de déterminer l'une d'elles.

La détermination des chaleurs de fusion et de solidification est une mesure de quantité de chaleur; c'est donc une opération de calorimétrie pour laquelle il y aura lieu d'employer un des appareils que nous avons décrits, de prendre les précautions et de faire les corrections dont nous

1. On disait autrefois *chaleur latente de fusion*, mais cette dénomination doit être abandonnée : elle répondait à l'idée que la chaleur fournie pendant la fusion continuait d'exister, mais ne produisait pas d'effet.

avons signalé l'utilité. Mais il est sans intérêt de nous y arrêter davantage : il nous suffira de faire connaître parmi les résultats obtenus la chaleur de fusion de la glace ou chaleur de solidification de l'eau : 79c,25 ; c'est un nombre qui est assez fréquemment employé.

282. **Volatilisation. Sublimation.** — La volatilisation et la sublimation sont des changements d'état bien moins fréquents que la fusion et la solidification ; aussi nous suffira-t-il d'en dire quelques mots.

Il y a peu de corps sur lesquels on puisse étudier la volatilisation : pour les uns, elle n'existe pas ou est très limitée pour des températures inférieures à celle qui amène la fusion ; pour les autres, elle n'existe pas pour des températures inférieures à celle qui produit la décomposition des corps. Parmi les corps qui se volatilisent nous citerons : la glace (eau congelée) ; on sait en effet que, dans certaines conditions convenables, par certains vents, sur des montagnes, des blocs de glace ont totalement disparu sans fusion, sans cesser d'être absolument secs ; — l'iode ainsi qu'on le reconnaît en chauffant une paillette de ce corps ; — les parfums solides dont l'odeur nous fait connaître l'existence à distance, etc.

Considérons un corps solide porté à une température inférieure à son point de fusion et à laquelle il puisse émettre des vapeurs : il y a pour cette température une tension maxima de la vapeur (70) ; l'équilibre ne peut exister, en présence du corps générateur de la vapeur, solide dans ce cas, tant que cette tension maxima n'est pas atteinte. Si donc le corps est placé dans une enceinte limitée, il émettra des vapeurs, mais la volatilisation s'arrêtera lorsque la tension maxima correspondante à la température de l'expérience sera atteinte.

Mais ce phénomène, la production de vapeurs, la volatilisation diffère de la fusion, en ce que le changement d'état doit avoir nécessairement lieu. Le changement absorbe de la chaleur, le fait est certain quoique l'on n'ait pas fait d'expériences précises à ce sujet. Si donc on chauffe le corps, si on lui fournit de la chaleur, en proportion convenable, les vapeurs se formeront sans changement de température du corps ; si on lui en fournit davantage, en même temps qu'il y aura production des vapeurs, il y aura élévation de température ; si la proportion de chaleur fournie est insuffisante, si on ne lui en fournit pas, les vapeurs se formeront cependant, mais il y aura abaissement de température et l'action cessera quand les vapeurs formées auront atteint la tension maxima correspondant à la température à laquelle est parvenu le solide.

On voit par cette analyse du phénomène combien il diffère au fond, par ses conditions, de celles dans lesquelles se produit la fusion.

Si le solide est placé dans un espace indéfini, les vapeurs se formeront d'une manière analogue, mais comme elles se diffusent continûment, la tension maxima ne peut être atteinte et l'action se prolonge indéfiniment.

Dans ce cas également, si on ne fournit pas de chaleur au solide, il doit se refroidir puisqu'il a à fournir la chaleur nécessaire au changement d'état. Mais l'action est lente, le refroidissement aussi; le corps, même non chauffé, reçoit de la chaleur de l'air ambiant et des corps voisins; il en résulte que sa température s'abaisse d'une très faible quantité, d'une quantité qui, en général, est à peine appréciable.

283. — Les faits se passent d'une manière analogue, mais inverse pour la sublimation. Si, à un moment donné, dans une enceinte, il existe une quantité de vapeur telle que sa tension soit supérieure à la tension maxima pour la température de l'enceinte, l'équilibre ne peut exister, et une partie de la vapeur passe à l'état solide (en admettant comme nous l'avons dit que, à la température considérée, le corps ne puisse pas exister à l'état liquide). L'action cessera lorsque la tension maxima sera atteinte.

On peut réaliser la condition d'un excès de vapeur de diverses manières, soit, par exemple, en en refoulant dans l'enceinte à l'aide d'une pompe, soit en diminuant la capacité de l'enceinte, soit encore en refroidissant suffisamment cette enceinte.

Ces phénomènes n'ont pas été étudiés très complètement, ils ne présentent d'ailleurs qu'un petit nombre d'applications : il est donc inutile de nous y arrêter davantage.

284. **Corps à l'état liquide et à l'état gazeux.** — Lorsqu'un corps liquide passe à l'état gazeux on observe, en même temps que des changements dans les propriétés générales, une variation dans le volume, celui-ci augmentant le plus souvent d'une manière considérable. C'est ainsi que l'eau à l'état de vapeur à 100° et à la pression normale de 76 centimètres de mercure occupe un volume environ 1600 fois plus considérable qu'à l'état liquide; pour les autres corps, les variations de volume sont du même ordre de grandeur.

Bien entendu si l'on amène la vapeur à des pressions différentes, le volume du corps gazeux varie, diminuant quand la pression augmente. Lorsque l'on fait croître la pression, il arrive souvent que, à un moment donné, une partie du corps gazeux passe à l'état liquide, comme nous le dirons plus loin; on a recherché jusqu'à quelle réduction de volume le corps pouvait conserver son état. Cagniard-Latour et Drion ont montré par des expériences directes que l'eau peut se réduire en vapeur dans un espace qui est seulement égal à 3 ou 4 fois celui du liquide générateur; la pression correspondante était alors très considérable. Il ne semblait pas que le volume de vapeur produite pût être moindre.

On était porté à conclure qu'il y avait là une loi générale, de telle sorte que toujours dans des conditions données de température la vapeur devait occuper un espace plus considérable que le liquide qui lui avait donné naissance.

En réalité, il n'en est pas ainsi, et Andrews a montré que, dans des conditions convenables que nous indiquerons, un liquide peut se transformer en gaz sans changement de volume. C'est ce que l'on met aisément en évidence à l'aide de tubes en verre fort, fermés à la lampe, et remplis d'acide carbonique liquéfié; à la température de 33° le changement d'état se produit et le liquide se transforme entièrement à l'état gazeux, le gaz apparu ayant ainsi le même volume que le liquide qui lui a donné naissance.

Nous devons dire que quelques auteurs se sont élevés contre l'interprétation des résultats de l'expérience. On ne voit plus, il est vrai, de séparation, de différence entre un liquide et un gaz, mais ils pensent que cet effet n'est pas dû au passage de tout le liquide à l'état gazeux, mais bien à ce que le liquide et le gaz se mélangent complètement formant une masse ayant partout la même constitution : une partie du corps existe à l'état liquide, mais l'homogénéité du mélange ne permet pas de reconnaître son existence.

285. **Vaporisation. Évaporation.** — Étudions maintenant le passage d'un corps de l'état liquide à l'état gazeux ou *vaporisation*, principalement au point de vue des conditions calorifiques qui l'accompagnent.

La vaporisation d'un liquide peut s'effectuer de deux manières différentes : tantôt les vapeurs se produisent seulement à la surface du liquide, le phénomène étant une sorte de diffusion du liquide dans l'atmosphère : c'est l'*évaporation*; tantôt, au contraire, les vapeurs se produisent en outre au sein du liquide sous forme de *bulles* qui viennent crever à la surface, la production de vapeurs est tumultueuse, c'est l'*ébullition*.

L'ébullition n'est pour ainsi dire qu'une forme particulière de l'évaporation se produisant dans des conditions déterminées; aussi devons-nous commencer par l'étude de l'évaporation.

On sait que lorsqu'un corps gazeux se trouve en présence du liquide correspondant, liquide générateur, l'équilibre ne peut exister que lorsque la tension du corps gazeux est égale à la tension maxima pour la température considérée. Si donc cette valeur n'est pas atteinte, le liquide émettra *nécessairement* des vapeurs, et cette production de vapeurs qui, comme nous le dirons, absorbe de la chaleur, n'est pas liée à la condition qu'on fournisse de la chaleur au corps, comme cela arrive pour la fusion, elle a lieu même si le liquide ne reçoit point de chaleur d'un corps étranger; nous verrons plus loin quelles sont les conséquences de ce fait.

Si le liquide est placé dans un vase clos, l'accumulation des vapeurs produites fera croître la tension et quand celle-ci sera égale à la tension maxima correspondante à la température que possède alors le liquide, l'équilibre sera atteint, l'évaporation cessera.

Si le liquide est à l'air libre, la vapeur se diffusera dans l'atmosphère, la tension maxima ne pourra donc jamais être atteinte et, par suite, l'équilibre ne pouvant exister, l'évaporation continuera jusqu'à épuisement du liquide.

286. — On a étudié les lois qui président à l'évaporation, c'est-à-dire qui lient le poids de vapeur produite dans un temps donné, 1 seconde par exemple, aux conditions de l'opération. Il suffit pour faire cette étude de peser avant et après chaque expérience le vase contenant le liquide, en ayant soin de maintenir les conditions constantes ; on répète alors l'opération en faisant varier successivement les diverses données qui interviennent.

Les lois de l'évaporation sont comprises dans la formule approximative :

$$p = \frac{kS\,(\mathbf{F}_t - \mathbf{f})}{H} = \frac{kS\,\mathbf{F}_t\,(1-\varepsilon)}{H},$$

dans laquelle p est le poids du liquide évaporé en 1 seconde, k une constante qui dépend du liquide, S la surface libre du liquide, surface d'évaporation, $\mathbf{F}_t$ tension maxima à la température t de l'expérience, $\mathbf{f}$ tension actuelle, ε état hygrométrique, H pression de l'atmosphère qui surmonte le liquide.

Il convient de faire quelques observations relativement à cette formule.

Il n'est pas vrai rigoureusement que p soit proportionnel à S ; la forme du vase intervient par l'influence de la paroi, mais on peut la négliger, en général.

La température n'entre pas directement dans la formule, mais elle intervient par la valeur de $\mathbf{F}_t$; comme cette tension croît avec la température, il en est de même de p.

Toutes les actions qui ont pour effet de diminuer $\mathbf{f}$ ou ε, augmentant p, augmentent la rapidité de l'évaporation ; telle est, par exemple, l'action d'un courant d'air qui entraîne mécaniquement les vapeurs au fur et à mesure de leur formation.

Enfin la rapidité de l'évaporation est inversement proportionnelle à H ; en particulier si l'action se produit dans le vide, si $H = 0$, p est infini, ce qui veut dire que l'évaporation est instantanée ; c'est bien, en effet, ce que montre l'expérience : si, à l'aide d'une pipette, on introduit une goutte d'un liquide dans un baromètre, elle disparaît au moment où elle arrive à la chambre barométrique (68).

On a fréquemment l'occasion d'évaporer des liquides ; la formule montre que pour faire rapidement l'opération, il faut étaler le liquide de manière qu'il présente une large surface libre ; — élever la température du liquide ; — entraîner les vapeurs produites par un courant d'air, au fur et à mesure de leur formation ; — s'il se peut, opérer dans une atmosphère raréfiée. Il n'est pas toujours possible de satisfaire à ces diverses conditions : la dernière, par exemple, exige une installation spéciale ; on ne peut quelquefois pas élever la température, si le liquide est facilement altérable; mais enfin ces indications peuvent généralement être réalisées en partie.

287. **Refroidissement dû à l'évaporation.** — Lorsqu'on abandonne librement un liquide à l'évaporation, on observe qu'il se refroidit et d'autant plus vite que l'évaporation est plus rapide : par un raisonnement analogue à celui que nous avons fait pour la fusion (281) nous sommes portés à conclure que la quantité de chaleur qui a disparu a été transformée en travail mécanique dont l'effet a été de produire le changement d'état.

On peut même mesurer la quantité de chaleur qui a été employée pour vaporiser un poids connu d'eau. Il suffit pour cela de fournir au liquide de la chaleur de manière à pouvoir mesurer celle-ci, et en réglant l'expérience de manière que le liquide conserve la même température t malgré l'évaporation. Comme, d'autre part, la perte de poids du vase donne la quantité de liquide évaporé, on en peut déduire aisément la quantité qui aurait été nécessaire pour vaporiser 1 kilogramme d'eau dans ces conditions : cette quantité est appelée la *chaleur de vaporisation* à la température t.

On peut donc dire :

La chaleur de vaporisation d'un liquide à la température t *est la quantité de chaleur qu'il faut fournir à l'unité de poids de ce liquide amené à la température* t *pour le faire passer à l'état de vapeur sans changer sa température.*

En réalité, ce n'est pas ainsi qu'on a fait les expériences, car on a mesuré la chaleur de condensation, chaleur que rend un corps gazeux en se liquéfiant. Il suffit évidemment, pour faire cette détermination, de faire arriver dans un calorimètre une certaine quantité de vapeur, de manière qu'elle s'y liquéfie. On a ainsi le poids de la vapeur et la quantité de chaleur; mais il faut tenir compte des variations de température que subit le corps lorsqu'il est arrivé à l'état liquide.

La chaleur de condensation est égale à la chaleur de vaporisation.

En opérant dans des conditions variées, Regnault a trouvé que q_t, chaleur de vaporisation à la température t, est donnée en calories par la formule :

$$q_t = 606,5 - 0,695\ t.$$

Cette valeur varie ainsi de $606^c,5$ pour la vaporisation à 0°, à $537^c,5$ pour la vaporisation à 100°.

288. — Lorsqu'on abandonne un liquide dans des conditions où l'évaporation se produit, c'est le liquide même qui fournit la chaleur nécessaire au changement d'état; le liquide se refroidit. L'évaporation continuant, et avec elle la dépense de chaleur, le refroidissement devrait donc aussi continuer indéfiniment; mais en réalité il n'en est rien, parce que,

par suite même de l'abaissement de température du liquide, celui-ci reçoit de la chaleur de l'air ambiant et des corps voisins (205). Le gain de chaleur croît avec la différence de température; quand il aura une valeur égale à celle de la perte de chaleur du liquide qui s'évapore, la température de celui-ci deviendra constante.

Il résulte de là que l'abaissement de température du liquide sera d'autant plus grande que l'évaporation sera plus rapide, la perte de chaleur par unité de temps plus considérable.

Sans qu'il soit nécessaire de recourir à des expériences de précision, il est facile de se rendre compte de l'exactitude de ces conclusions. On sait, en effet, que si l'on vient à verser sur la peau un liquide qui s'évapore, on éprouve une sensation de froid notable; que cette sensation augmente d'intensité si on projette un liquide pulvérisé qui, présentant une plus grande surface, s'évapore plus rapidement; qu'elle augmente aussi si la partie mouillée est placée dans un courant d'air.

289. — Le refroidissement obtenu dans ces conditions est quelquefois utilisé; c'est ainsi qu'on peut obtenir une anesthésie locale en pulvérisant de l'éther sur la partie que l'on doit opérer. L'emploi de pulvérisations de chlorure de méthyle produit un effet analogue mais plus énergique, qui est maintenant fréquemment employé en médecine. D'après des expériences que nous avons faites, la température peut être abaissée à — 30°, — 40° et même davantage.

Par contre, les refroidissements de ce genre peuvent avoir un effet fâcheux sur l'organisme, non pas que l'abaissement de température soit certainement la véritable origine des maladies qu'on lui attribue, mais bien plutôt probablement parce qu'il met l'organisme dans des conditions défavorables où il est moins apte à résister aux influences perturbatrices. Ces refroidissements peuvent se produire au sortir d'un bain, si l'on est exposé à un courant d'air; mais le plus souvent, ils sont dus à l'évaporation rapide de la sueur.

Ajoutons que l'évaporation de l'eau à la surface interne des poumons et même quelquefois celle de la sueur joue un rôle important dans la régulation de la température de l'homme et des animaux; mais nous reviendrons sur ce point.

Le refroidissement produit par l'évaporation est utilisé dans quelques cas; c'est lui qui explique l'usage d'un linge mouillé avec lequel on recouvre quelquefois des corps que l'on veut maintenir frais, sinon froids, des bouteilles, par exemple. C'est lui également qui explique l'emploi des alcarazas, carafes en poterie poreuse qui laisse suinter lentement à l'extérieur l'eau qu'on y a introduite; cette eau s'évapore et rafraîchit le vase et son contenu.

Quand on provoque une très rapide évaporation de l'eau, on peut produire un rafraîchissement suffisant pour congeler cette eau. C'est ce que

Leslie a montré en faisant évaporer de l'eau dans l'air raréfié par une machine pneumatique (fig. 106); dans ce cas, c'est la raréfaction de l'air qui assure la très rapide évaporation.

Au Bengale, paraît-il, on obtient de la glace par un procédé analogue: l'eau placée en couche mince dans des plats en poterie est exposée le soir en plein air à l'action d'un courant d'air: au matin, une partie de l'eau est congelée. Ici l'abaissement de température est dû, d'une part, à la rapidité de l'évaporation, large surface, courant d'air, air sec, et, d'autre part, au refroidissement par radiation qui est considérable dans ces climats à cause de la pureté de l'atmosphère.

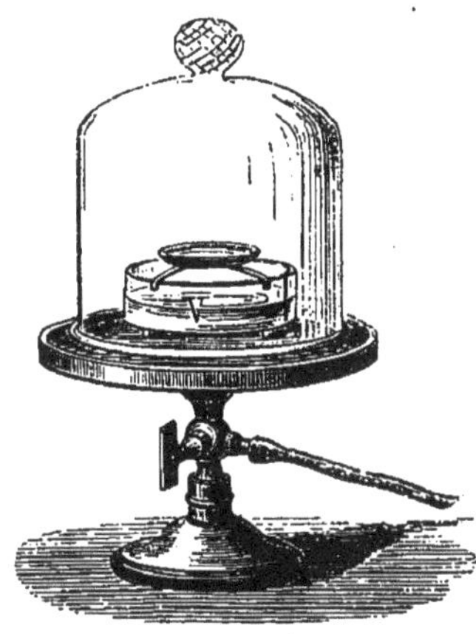

Fig. 106.

290. — Le refroidissement produit par l'évaporation des liquides a été utilisé industriellement; tel est, par exemple, le principe sur lequel repose la production de la glace par le système Carré.

L'appareil employé est formé d'une chaudière en fer forgé A (fig. 107) renfermant une dissolution concentrée de gaz ammoniac et qui com-

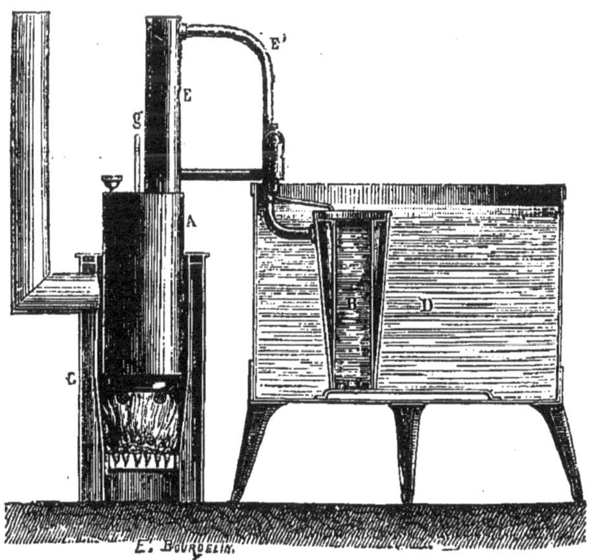

Fig. 107.

munique avec un récipient métallique B présentant une cavité centrale. On chauffe la chaudière, jusque vers 130°; le gaz ammoniac se dégage de sa dissolution et se rend dans le vase B qui a été placé dans un bac

D rempli d'eau froide; il s'y liquéfie sous sa propre pression. On enlève alors l'appareil; la chaudière A est placée dans l'eau froide (fig. 108) et on introduit dans l'espace central de B un vase cylindrique *d* en tenant l'eau à congeler. L'ammoniaque liquide passe à l'état gazeux sans interruption, parce que, au fur et à mesure de sa production, le gaz se dissout dans l'eau de la chaudière A; mais cette vaporisation exige une grande quantité de chaleur qui est fournie notamment par l'eau de *d* qui ne tarde pas à se solidifier. Quand l'opération est terminée, on retire

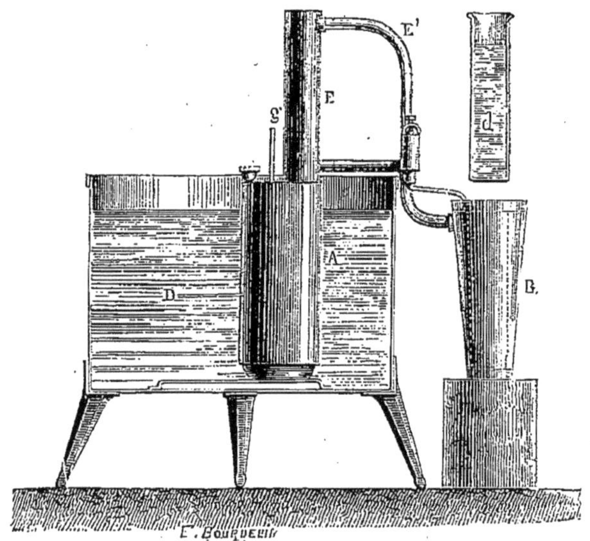

Fig. 108.

le bloc de glace formé en *d*, et l'appareil est prêt pour une nouvelle opération analogue.

Dans la fabrication en grand, la dissolution dans l'eau froide est supprimée et l'action est continue. Une pompe aspirante et foulante diminue d'une part la pression et assure la vaporisation de l'ammoniaque liquide, et, d'autre part, par le refoulement, ramène le gaz à l'état liquide et le renvoie à cet état au réservoir.

Une disposition absolument analogue en principe a été appliquée par M. Pictet; seulement l'ammoniaque est remplacée par le gaz sulfureux.

291. **Des hygromètres.** — Parmi les applications du refroidissement dû à l'évaporation, il faut signaler la plupart des appareils destinés à évaluer l'état hygrométrique de l'air, nous voulons parler des hygromètres à condensation et du psychromètre.

Le principe des hygromètres à condensation a été indiqué par Leroy, de Montpellier; Daniell construisit un appareil pratique qui présentait quelques inconvénients que Regnault a fait disparaître dans son hygromètre à dés d'argent, auquel Alluard et Sire notamment ont apporté des perfectionnements de détail.

Comme pour la température, nous croyons qu'il serait intéressant pour les médecins de connaître le régime de l'état hygrométrique des stations où l'on envoie des malades; comme ces données ne sont connues que pour un petit nombre de villes, il serait utile que les médecins fissent quelques observations à cet égard. On ne saurait leur recommander, pour faire ces observations, l'emploi des hygromètres à condensation qui exigent une manipulation attentive. A plus forte raison ne faut-il pas songer à la méthode dite chimique (absorption de la vapeur d'eau par l'acide sulfurique). L'hygromètre à cheveu de Saussure est d'observation facile, mais ses indications ne sont pas exactes.

Le psychromètre d'August répond, au contraire, aux besoins que nous indiquons. Cet appareil est composé de deux thermomètres t,t' (fig. 109) montés parallèlement sur un même support : le réservoir de l'un d'eux est recouvert d'un linge léger ou d'une mèche de coton maintenue constamment humide. L'évaporation de l'eau produit un refroidissement : le thermomètre à réservoir mouillé indique donc toujours une température plus basse que le thermomètre sec. La différence de température dépend de la rapidité de l'évaporation qui, comme nous l'avons dit, est liée à l'état hygrométrique. La connaissance de l'un de ces deux éléments permet de trouver l'autre à l'aide d'une formule simple. Dans le cas du psychromètre, on lit la différence de température et l'on en peut déduire l'état hygrométrique : on ne fait pas usage généralement de la formule, mais on se sert, soit d'une table numérique qu'on en a déduite, soit d'un tableau graphique, qui n'est qu'une traduction de la table numérique.

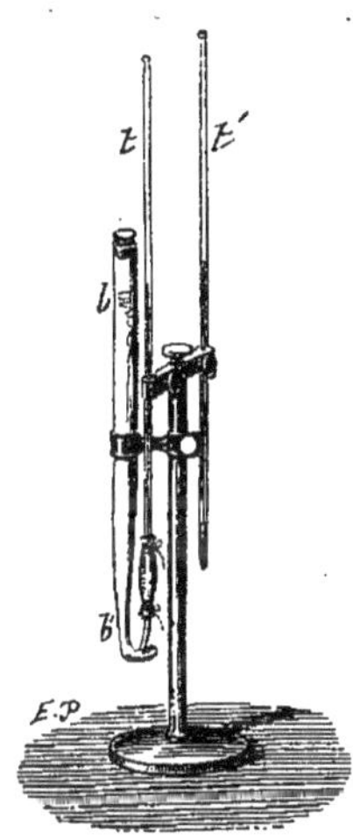

Fig. 109.

L'observation à faire consiste donc seulement à lire sur les thermomètres les deux températures, à l'instant pour lequel on veut déterminer l'état hygrométrique et à inscrire les deux nombres lus. Le reste de l'opération qui se fait en se reportant à la table numérique peut être renvoyé à un autre instant, si le temps fait défaut.

Nous avons dit d'une manière générale l'intérêt qui s'attache aux observations continues : elles s'appliquent absolument à l'état hygrométrique. On peut faire usage d'instruments enregistreurs : l'un d'eux n'est autre qu'un psychromètre enregistreur; il comprend deux thermomètres enregistreurs Richard disposés comme nous l'avons indiqué (252) et réunis de manière à inscrire leurs indications sur un même cylindre. Un des réservoirs est entouré d'un linge mouillé; on aura donc sur le cylindre deux courbes donnant à un instant quelconque l'une la température d'un thermomètre sec, l'autre la température d'un thermomètre mouillé. La valeur de l'état hygrométrique s'en déduira comme nous l'avons indiqué.

MM. Richard ont également construit un appareil enregistreur basé sur les variations de longueurs que subissent certaines substances organisées sous l'influence de l'air humide. L'appareil qui consiste à enregistrer des variations de longueur est trop simple pour qu'il soit nécessaire de s'y arrêter.

292. **Liquéfaction des corps gazeux.** — Les conditions de la liquéfaction des corps gazeux résultent de ce que nous avons rappelé précédemment : si dans un espace porté à une certaine température, il existe une vapeur à une tension supérieure à la tension maxima correspondante à cette température, l'équilibre ne peut pas exister. Une partie de la vapeur passe à l'état liquide, il y a liquéfaction, et celle-ci continue jusqu'à ce que la vapeur qui subsiste ait précisément la tension maxima correspondant à la température du liquide générateur.

Dans ce changement d'état, il n'est pas nécessaire, comme dans la solidification, d'enlever de la chaleur au liquide déjà amené au point de fusion pour produire le passage à l'état solide. La liquéfaction de la vapeur se produit forcément ; si on enlève la chaleur qui résulte de cette liquéfaction, on pourra maintenir la température constante ; dans le cas contraire, cette chaleur mise en liberté aura pour effet d'élever la température des corps voisins et notamment du liquide générateur.

293. **Point critique.** — Nous avons dit (69) que la tension maxima d'une vapeur varie avec la température, croissant lorsque celle-ci s'élève et inversement. Il résulte de là que la pression à laquelle il faut soumettre une vapeur pour la liquéfier est d'autant plus considérable que la température est plus élevée. On pensait autrefois que, quelle que fût celle-ci, on pouvait toujours trouver une pression qui amenât la liquéfaction. Les expériences d'Andrews dont nous avons parlé déjà tendraient à montrer qu'il n'en est pas ainsi : il semble en résulter qu'un gaz porté à une température supérieure à une valeur déterminée ne peut être liquéfié, quelque grande que soit la pression employée, ce qui revient à dire que, à partir de cette température, le corps ne peut exister qu'à l'état gazeux. Cette température, qui est une constante spécifique du corps considéré, a reçu le nom de *point critique*.

Le fait que nous signalons paraît certain pour quelques gaz, comme l'acide carbonique dont le point critique est 32°,55 environ ; on ne saurait affirmer encore qu'il s'agit là d'une loi absolument générale.

294. **Procédés de liquéfaction.** — Tous les procédés de liquéfaction d'un gaz ou d'une vapeur consistent à amener ce corps à avoir une tension supérieure à la tension maxima correspondant à sa température.

L'un des procédés consiste à refouler du gaz dans un espace clos, de manière à augmenter sa tension, soit qu'on le refoule à l'aide d'une pompe (ammoniaque), soit qu'on le produise par une action chimique (acide carbonique, appareil de Thilorier), soit qu'on le dégage d'un corps l'ayant absorbé (tube de Faraday) ; dans ce cas on agit en augmentant la tension.

On peut, au contraire, abaisser la température, par un procédé quelconque, glace, mélange réfrigérant (liquéfaction du gaz sulfureux) ou en profitant de la détente d'une partie du gaz pour refroidir l'autre partie qui se liquéfie (hydrogène, procédé Cailletet).

Enfin, on peut réunir les deux procédés, augmentation de pression et refroidissement (appareil de Bianchi pour le protoxyde d'azote) ; l'influence du refroidissement qui maintient une basse température est d'autant plus avantageuse que, par suite de la liquéfaction même, il y a dégagement de chaleur et par suite élévation de température, ce qui rend la liquéfaction plus difficile.

295. — Il va sans dire que les indications que nous venons de donner se rapportent seulement aux cas dans lesquels le gaz est à une température inférieure au point critique, puisque nous avons dit que pour des températures supérieures le gaz ne peut être liquéfié par une simple augmentation de pression; si on veut liquéfier un gaz qui est donné à une température supérieure au point critique, il faut d'abord commencer par le refroidir au-dessous de ce point, c'est alors seulement qu'une augmentation de pression pourra amener le changement d'état.

C'est l'ignorance de cette condition qui a pendant longtemps empêché d'obtenir la liquéfaction des gaz dits alors *permanents*, malgré les fortes pressions auxquelles on les soumettait et malgré le refroidissement qu'on faisait également intervenir et qui ne suffisait pas à abaisser la température au-dessous du point critique. Il a fallu l'emploi des procédés très énergiques de refroidissement de M. Cailletet et de M. Pictet pour faire descendre la température au-dessous de ce point et permettre que l'augmentation de pression pût amener la liquéfaction.

296. **Ébullition.** — Lorsqu'on chauffe un liquide, lorsqu'on lui fournit de la chaleur en quantité suffisante, on observe deux effets : une évaporation plus ou moins rapide, et une élévation de température. Si celle-ci parvient à un degré assez élevé, il se produit, en général, un phénomène nouveau, l'*ébullition* : des bulles de vapeur prennent naissance, au sein du liquide, principalement au point où la source de chaleur agit le plus vivement; ces bulles, à cause de leur faible poids spécifique, s'élèvent dans le liquide et viennent crever à la surface, en produisant une agitation du liquide, et versent dans l'air la vapeur qu'elles contiennent et qui s'ajoute à celle produite par l'évaporation. La vaporisation devient plus rapide.

L'ébullition est soumise aux lois suivantes :

1re loi. — *Pour un liquide donné, l'ébullition commence à la tem-*

pérature pour laquelle la tension maxima est égale à la pression qui surmonte le liquide. Cette température est appelée point d'ébullition pour la pression considérée.

2e loi. — *Pendant toute la durée de l'ébullition, la température est constante.*

Étudions successivement les conséquences de ces lois.

Il résulte de la 1re loi que, pour une pression donnée, l'ébullition commence toujours à la même température : notamment, sous la pression normale de 76cm le point d'ébullition sera donc pour chaque liquide un caractère spécifique. C'est ce point qu'on désigne par convention par l'expression abrégée de *point d'ébullition.*

Comme nous avons dit que la tension maxima d'une vapeur croît avec la température, on en conclut que lorsque la pression varie la température d'ébullition varie dans le même sens, s'élevant quand la pression augmente et inversement.

Il résulte de là que l'ébullition à l'air libre n'a pas lieu à la même température, aux différents points du globe, ni aux différents instants en un même point du globe, puisque la pression atmosphérique varie.

En un point du globe, la pression atmosphérique variant peu, il en sera de même du point d'ébullition. Toutefois ces variations ne sont pas négligeables : à Paris où la pression peut varier à peu près de 73,5 à 77cm,1, on voit en se reportant à la table des tensions que la température d'ébullition varie de 99°,1 à 100°,4. Ces différences sont petites, en somme, et négligeables en général. Elles ne le sont pas toujours cependant et, par exemple, il convient d'en tenir compte pour la fixation du point 100 du thermomètre. Le point où s'arrête le mercure du thermomètre dans l'eau bouillante ne représente la température de 100° que si la pression est de 76cm ; s'il n'en est pas ainsi, il faut marquer au point d'arrêt la température qui, dans la table des tensions, correspond à la pression observée, et faire la division de l'échelle en conséquence. On peut opérer plus simplement et avec une exactitude suffisante en notant que la variation de tension est de 2cm,7 pour 1° à la température de 100° et admettant que pour de petites variations il y a proportionnalité.

297. — Les variations du point d'ébullition entre les différents points du globe sont bien plus considérables, parce que, par suite des différences d'altitude notamment, la pression atmosphérique y prend des valeurs très diverses. Au fur et à mesure qu'on s'élève dans l'atmosphère, la pression diminue et le point d'ébullition s'abaisse, ainsi que le montre le tableau suivant :

	Altitude.	Pression.	Point d'ébullition.
Briançon,.................. ..	1330m	64cm,5	95°,5
Puy de Dôme................	1465	62cm,9	94°,8
Pic du Midi................	2877	54	90°,7
Mont Blanc.................	4800	43	84°,5

Ces résultats ne sont pas sans importance. Dans un certain nombre de cas où l'on fait agir l'eau bouillante sur des corps, notamment pour la cuisson des aliments, les actions cessent de se produire efficacement lorsque la température est trop abaissée.

Il va sans dire que, dans les mines où la pression atmosphérique est supérieure à 76 centimètres, le point d'ébullition est élevé au-dessus de 100°; mais les différences ne sont jamais bien considérables, car la variation de pression n'est pas très grande.

Le fait que la température d'ébullition varie avec l'altitude a permis d'employer la détermination de cette température en un point pour évaluer son altitude. On peut, en effet, connaissant le point d'ébullition, trouver par la table des tensions la pression correspondante; la formule barométrique (76) permet alors de calculer l'altitude. Mais il est plus simple d'avoir fait ces calculs à l'avance et d'avoir dressé une table donnant l'altitude directement en regard de la température d'ébullition. Une courbe peut, bien entendu, remplacer cette table. Disons enfin que l'étude de la table montre que, tant qu'il ne s'agit que d'altitudes qui ne sont pas trop considérables, en appelant z l'altitude du point considéré au-dessus du niveau de la mer et t le point d'ébullition observé, on a sensiblement :

$$z = 294^{m}\,(100 - t).$$

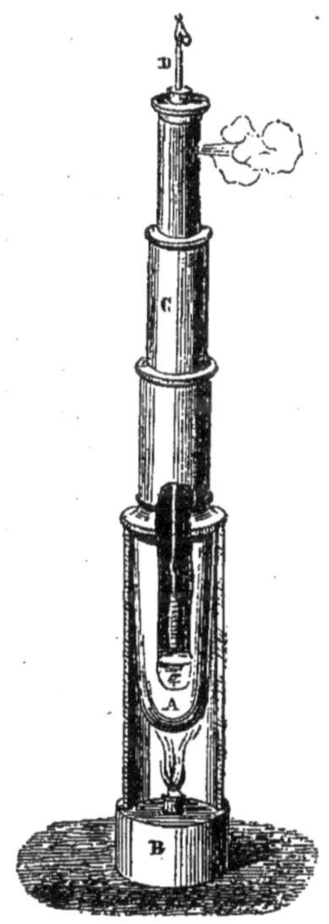

Fig. 110.

Pour faire ces observations on se sert d'un thermomètre dit *hypsométrique* qui contient l'échelle seulement de 80 à 110° par exemple, mais qui est divisé en fractions de degré, de manière à permettre les lectures avec précision. L'observation est d'ailleurs commode puisqu'il suffit de placer le thermomètre D (fig. 110) dans un vase A contenant de l'eau qu'on fait bouillir à l'air libre, et notant le point où s'arrête le mercure. La température restant constante lorsque l'ébullition a commencé, on peut réitérer la lecture comme vérification.

298. — On peut produire l'ébullition d'un liquide en vase clos, à telle température que l'on veut, pourvu que celle-ci soit supérieure à leur point de solidification et inférieure à la température qui amènerait la décomposition chimique, en produisant et maintenant dans le vase une pression convenable déterminée d'après la table des tensions. Bien entendu, pour que l'action puisse continuer, il faut enlever les vapeurs au fur et à

mesure de leur formation, car sans cela la pression irait en croissant.

C'est ainsi que, en mettant de l'eau sous une cloche dans laquelle on raréfie l'air à l'aide de la machine pneumatique, on peut faire bouillir l'eau à la température ordinaire.

C'est d'une manière analogue que l'on opère lorsqu'on veut faire bouillir un liquide qui se décompose facilement par l'action de la chaleur : on produit alors l'ébullition à basse température, c'est-à-dire sous une faible pression.

Lorsqu'on veut produire l'ébullition d'un liquide au-dessus de la température normale d'ébullition, il n'est pas nécessaire d'augmenter artificiellement la pression; il suffit de chauffer le liquide en vase clos : les vapeurs qui se produisent alors, par l'évaporation puis par l'ébullition, élèvent progressivement la pression qui surmonte le liquide et, par suite, le point d'ébullition. Il n'est pas nécessaire, non plus, d'adapter un appareil pour enlever les vapeurs en excès au fur et à mesure de leur formation; il suffit de les laisser échapper dans l'atmosphère en vertu même de leur excès de pression, et pour que cet échappement ne se produise que lorsque la pression a atteint la valeur qui détermine le point d'ébullition que l'on veut obtenir, il suffit d'adapter à l'ouverture d'évacuation une soupape munie d'un ressort ou d'un levier chargé de poids qui ne puisse s'ouvrir que quand la pression désignée est atteinte ou dépassée.

Tel est le principe de toutes les chaudières à vapeur, dans lesquelles on a pour but soit d'atteindre une pression déterminée, comme il arrive pour alimenter les moteurs à vapeur, soit d'amener un espace clos à une température déterminée supérieure à 100°, comme dans les étuves à désinfection sous pression qui sont maintenant en usage pour assainir les vêtements et les objets de literie ayant appartenu à des personnes atteintes de maladies contagieuses, une haute température étant nécessaire pour tuer certains microbes ou certains spores.

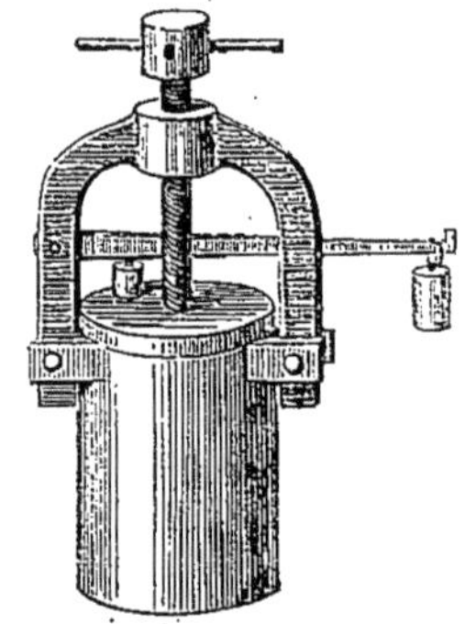

Fig. 111.

Tel est aussi le principe des autoclaves (fig. 111) qui sont usités dans les laboratoires de chimie et dans l'industrie pour produire certaines réactions qui n'ont lieu au contact de l'eau qu'à une température supérieure à 100°.

Ce sont aussi des appareils du même genre qui sont employés pour désinfecter et aseptiser les instruments de chirurgie en détruisant d'une manière certaine tous les germes de contamination.

299. — L'ébullition ne se produit pas toujours régulièrement, et à la pression ordinaire il peut arriver qu'un liquide puisse être amené à une température supérieure à la température normale d'ébullition. M. Donny

et divers autres observateurs ont montré, en effet, que pour que l'ébullition se produise régulièrement, il faut qu'il y ait des gaz dans le liquide, soit que ces gaz s'y trouvent en dissolution, soit qu'ils soient condensés sur la paroi du vase en contact avec le liquide ou sur des solides plongés dans celui-ci.

Si dans un vase dont les parois ont été soigneusement lavées, débarrassées par des lavages de toute couche d'air et de toute matière étrangère pouvant renfermer des gaz, on verse de l'eau privée d'air par une ébullition récente, on peut élever la température jusqu'à 115° sans que l'ébullition se produise. Elle se produit immédiatement si par un procédé quelconque on amène quelques bulles de gaz au sein du liquide, et la température redescend aussitôt à 100°.

En opérant sur une petite goutte d'eau privée d'air et suspendue au sein d'un liquide de même poids spécifique, de manière à éviter tout contact avec la paroi, M. Dufour, de Lausanne, a pu élever la température jusqu'à 178° sans produire l'ébullition.

Ces faits se présentent assez rarement dans la pratique; il est bon cependant d'être informé de leur existence.

300. **Caléfaction.** — Il est un autre cas qui paraît, au premier abord, faire exception à la loi de l'ébullition; mais comme nous le verrons, ici l'exception n'est qu'apparente.

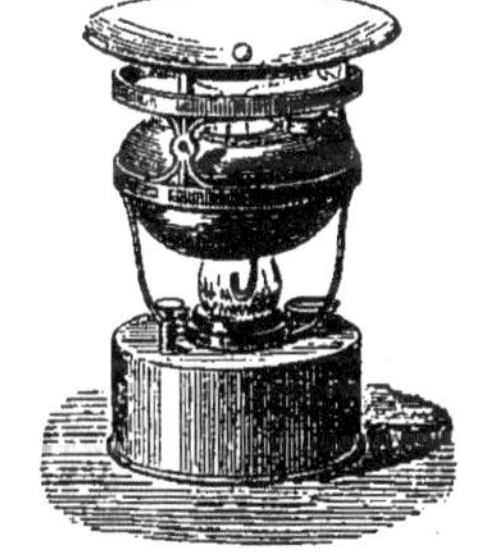

Fig. 112.

Si, sur une plaque chauffée vers 100 ou 120°, on vient à projeter une goutte d'eau (fig. 112), elle entre en ébullition dès qu'elle touche le métal, s'agite violemment en produisant un sifflement et disparaît rapidement.

Si on recommence l'expérience avec une plaque chauffée au-dessus de 140°, on voit que, contrairement à ce qu'on aurait pu penser, l'ébullition ne se produit pas, la bulle se déplace en tournoyant et disparaît lentement. C'est là un phénomène de *caléfaction*; Boutigny qui l'a étudié (1826) pensait que le liquide jouissait alors de propriétés particulières, qu'il était dans un *état* spécial auquel il donna le nom d'*état sphéroïdal*; nous allons voir qu'il n'est pas nécessaire de faire une hypothèse de ce genre.

L'ébullition ne se produit pas dans ce cas, simplement parce que l'eau n'est pas à la température d'ébullition; on l'a vérifié en introduisant dans une goutte en caléfaction le réservoir d'un petit thermomètre qui a indiqué seulement une température de 96°. Il n'y a donc pas exception à la loi de l'ébullition.

Il faut dès lors se rendre compte de la raison pour laquelle le liquide n'atteint pas la température de 100° alors que, dans l'expérience précédente, où le support était moins chaud, cette température se produisait et amenait nécessairement l'ébullition. La différence est que, dans ce dernier cas, le liquide est en contact avec le solide et qu'il y a propagation de la chaleur par conduction, tandis que dans le cas de la caléfaction la chaleur se propage seulement par radiation : le liquide, en effet, ne touche pas le solide, comme il est facile de s'en assurer par diverses expériences et notamment en vérifiant qu'en mettant l'œil au niveau du support on voit entre celui-ci et la goutte, une flamme qu'on a placée à l'opposé. Il y a alors moins de chaleur transmise et les vapeurs se forment par évaporation, non par ébullition.

Il est moins facile d'expliquer pourquoi la goutte ne touche pas le support et nous n'insisterons pas ; mais le fait existe et il rend compte du reste de l'expérience.

La caléfaction se produit non seulement pour l'eau, mais pour d'autres liquides ; pour chacun d'eux, l'effet se produit à une température particulière.

Il n'est pas non plus nécessaire que le support soit solide et, avec quelques précautions, on parvient à obtenir la caléfaction de l'éther sur de l'eau chauffée à 80°.

301. — C'est par la caléfaction que s'explique la curieuse expérience suivante : dans un creuset rougi au feu, on verse avec une pipette de l'eau et du gaz sulfureux liquide. En retournant le creuset au bout de quelques instants, on fait tomber un glaçon : l'eau s'est congelée.

Voici ce qui se passe dans ce cas : le gaz sulfureux liquide passe à l'état de caléfaction et sa température est inférieure à son point d'ébullition, — 15° ; mais il s'évapore rapidement : les parois du creuset lui fournissent par radiation une partie de la chaleur nécessaire, et l'eau lui fournit le reste par conduction. L'eau se refroidit donc rapidement, car l'évaporation est active, et elle arrive bientôt à 0°, puis se congèle.

C'est par suite d'un phénomène de caléfaction que, dans les fonderies, les ouvriers plongent le doigt dans la fonte en fusion sans éprouver de brûlure : il n'y a pas contact entre le métal fondu et la peau par suite de la présence d'une couche de liquide qui recouvre le doigt.

C'est aussi la caléfaction qui donne l'explication d'un fait intéressant que nous croyons devoir rapporter. Ferrier (1883) dit que, par suite d'un accident, du plomb fondu fut projeté à la figure d'une personne : on craignait que les yeux ne fussent atteints, on n'observa cependant que de l'hyperhémie de la conjonctive et un point de celle-ci dépoli à la partie inférieure de la conjonctive. En réalité le plomb avait bien atteint les yeux, car en explorant ceux-ci quelques jours plus tard, on trouva d'un côté au fond du sinus conjonctival inférieur et près de la caroncule lacrymale deux fragments pesant l'un 12 milligrammes, l'autre 45 milligrammes. Dans l'autre œil qui n'avait rien présenté de particulier, on trouva aussi un morceau de 40 milligrammes.

Les accidents qui auraient pu se produire avaient été évités parce que, en présence du liquide qui humecte toujours les yeux, le phénomène de caléfaction s'était produit et il n'y avait pas eu contact du plomb.

302. **Chaleur de vaporisation.** — La 2e loi de l'ébullition conduit à des considérations analogues à celles que nous avons développées pour la fusion. Pour que l'ébullition ait lieu, il ne suffit pas que le corps soit porté à la température d'ébullition — à cette température comme à toute autre il y aura évaporation; — mais il faut encore fournir de la chaleur et la quantité de vapeur produite par ébullition est proportionnelle à la quantité de chaleur fournie, la température reste constante. La loi devrait donc être énoncée ainsi plus complètement :

Pendant toute la durée de l'ébullition d'un liquide, la température de celui-ci ne change pas quoiqu'on continue à fournir de la chaleur.

Comme pour la fusion, et comme d'ailleurs nous l'avons déjà dit pour l'évaporation, la chaleur ainsi fournie, qui ne produit pas d'effet thermique, pas d'élévation de température, est transformée en travail mécanique et sert à produire le changement d'état : c'est la chaleur de vaporisation (287) sur laquelle nous n'avons pas à insister après ce que nous avons dit.

303. — Comme nous l'avons dit, lorsqu'une vapeur passe à l'état liquide elle rend la chaleur qui avait servi à produire le changement d'état; cette chaleur est souvent en quantité considérable. Un kilogramme de vapeur d'eau à 100° rend 537 calories pour passer à l'état d'eau à 100°; si on abaisse sa température à 0°, elle aura rendu en tout :

$$537 + 100 = 637 \text{ calories.}$$

Cette propriété de la vapeur de fournir de la chaleur par sa condensation est fréquemment employée pour produire des élévations de température en évitant l'action du feu nu. Pour chauffer un liquide dans un vase, il suffit de faire traverser celui-ci par un serpentin qu'on met en communication avec une chaudière produisant de la vapeur; la vapeur vient se condenser dans le serpentin en élevant la température de celui-ci et du liquide qui est en contact avec lui; on règle la température obtenue en faisant varier la quantité de vapeur admise dans le serpentin.

Cette même propriété est utilisée pour le chauffage des maisons, des grands bâtiments : la vapeur produite par une chaudière est envoyée par un réseau de tuyaux dans les pièces à chauffer : ces tuyaux sont entourés de matière isolante pour éviter le refroidissement et la condensation qui en serait la conséquence; au contraire ils sont mis à nu et disposés de manière à présenter une large surface de contact avec l'air dans les pièces à chauffer : la vapeur se condense alors en cédant la chaleur de vaporisation qui élève la température des tuyaux et par suite celle de l'air ambiant. L'eau provenant de la condensation retourne en général à la chaudière, par l'action de la pesanteur.

Dans quelques cas, les tuyaux au lieu d'être mis directement en contact avec l'air passent dans des réservoirs contenant de l'eau. Cette eau s'échauffe par la condensation de la vapeur et c'est elle qui élève la température de l'air ambiant.

304. **Distillation des liquides.** — La distillation des liquides repose sur les différents principes que nous avons donnés et sur le suivant qu'on appelle *principe de Watt* ou de la *paroi froide*.

Il consiste en ce que, si dans une enceinte contenant un liquide, il y a des parties maintenues à des températures différentes, l'équilibre ne peut exister que si dans toute l'enceinte la vapeur est à la tension maxima qui correspond à la température la plus basse. On sait déjà que l'équilibre dans une masse gazeuse ne peut avoir lieu que si la pression est partout la même ; il faut d'autre part que cette pression de la vapeur soit la tension maxima pour la température la plus basse, car si, au point où cette température existe, elle avait une valeur plus élevée, elle ne pourrait subsister et une partie de la vapeur se condenserait : l'équilibre alors ne subsisterait plus.

Il résulte de là que si, dans une enceinte, il y a deux points qui sont maintenus à des températures différentes t et t', et qu'un liquide se trouve au point où la température est la plus élevée, t par exemple, la vapeur se formera en ce point, se répandra dans l'espace et ira se condenser au point où la température est t', et cela continuera évidemment jusqu'à ce que tout le liquide ait quitté la partie chaude pour venir à la partie froide : on dit alors qu'il y a eu *distillation*.

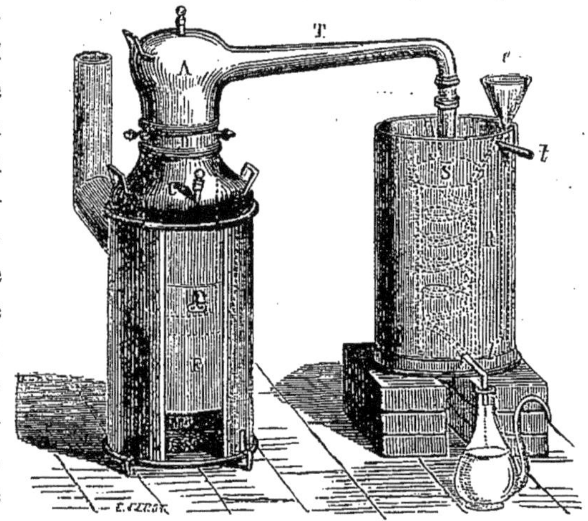

Fig. 113.

On sait que cette opération est fréquemment employée pour obtenir un liquide débarrassé des matières solides qu'il tenait en suspension ou même en dissolution. Le liquide est placé dans un vase C, A (fig. 113) nommé *alambic* que l'on chauffe et qui est relié à un *serpentin* S où la vapeur se condense, le liquide condensé s'écoulant par l'extrémité opposée du serpentin. Mais il faut remarquer que, par l'effet de la condensation, le serpentin s'échauffe, si bien qu'après un certain temps sa température ne serait plus assez basse pour produire la condensation. Aussi faut-il placer le serpentin dans un réfrigérant R, vase dans lequel on fait constamment arriver de l'eau froide par la partie inférieure; cette eau s'échauffe par son contact avec le serpentin, s'élève et vient s'écouler par la partie supérieure en *t*. On arrive ainsi à maintenir le serpentin à une température qui assure la condensation de la vapeur.

305. — Il importe de remarquer que si, parmi les corps solides qui sont dans le liquide, il y en a qui soient volatils, ils pourront être entraînés au moins partiellement avec la vapeur si l'opération est conduite trop rapidement.

La distillation d'un mélange de deux liquides dont les points d'ébullition sont différents ne permet pas de séparer ces liquides, même en maintenant la température au point d'ébullition le plus bas; à cette température, l'un des liquides pourra fournir des vapeurs par ébullition, mais l'autre en fournira par évaporation. C'est donc un mélange des deux liquides qu'on recueillera dans le serpentin, mais dans ce mélange la proportion du liquide le moins volatil sera plus faible que dans le mélange primitif. En reprenant le liquide distillé et le soumettant à une nouvelle distillation, on diminuera encore la proportion du liquide le moins volatil, et on pourra recommencer plusieurs fois de la même façon.

Les proportions des deux liquides qui passent sont très variables : elles dépendent des points d'ébullition des deux liquides mélangés, de leur proportion dans le mélange et de la température à laquelle a été faite la distillation.

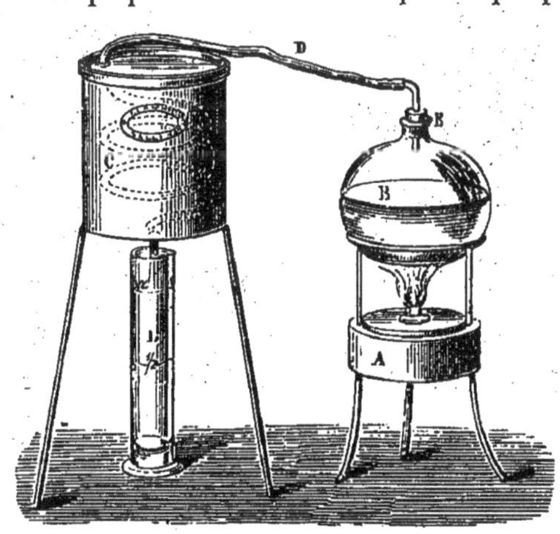

Fig. 114.

Quand il y a une différence un peu notable entre les points d'ébullition des deux liquides, le liquide le plus volatil passe tout entier avant la fin de l'opération.

Telle est la remarque qui sert de base au procédé de Gay-Lussac pour le titrage alcoolique des vins. Il s'agit de savoir quel est le volume d'alcool pur contenu dans un vin qui est un mélange d'alcool, d'eau et de diverses substances en dissolution. On soumet le vin à la distillation dans un petit alambic spécial (fig. 114) et on arrête la distillation quand le tiers du liquide a passé. On ajoute alors de l'eau distillée de manière à reproduire le volume primitif et on détermine la proportion d'alcool dans ce mélange (le titre) à l'aide de l'alcoomètre centésimal, ce qu'on ne pouvait faire avant, parce que les substances dissoutes dans le vin modifiaient son poids spécifique.

CHAPITRE VI

SOURCES DE CHALEUR ET DE FROID. CHALEUR ANIMALE.

306. **Sources de chaleur et de froid.** — Nous avons étudié dans les chapitres précédents les effets physiques produits par l'action des variations de quantités de chaleur, laissant à part les effets chimiques qui ressortissent plus naturellement au cours de chimie. Il importe maintenant de chercher quelles sont les conditions qui sont capables de produire ces variations : c'est là ce qu'on appelle l'étude des sources de chaleur et de froid.

Cette étude comprend, en réalité, la recherche des conditions qui amènent une variation en plus ou en moins des quantités de chaleur ; c'est la variation en moins qui correspond à la notion de source de froid, notion qui n'a pas de sens réel, puisque le froid n'est pas un agent particulier et n'a pas une cause spéciale.

Les causes qui, sur notre globe, produisent des variations de chaleur, en plus ou en moins, peuvent se diviser en deux groupes : les unes sont extra-terrestres, c'est l'action du soleil pour les accroissements de chaleur, le rayonnement céleste pour les pertes de chaleur ; nous ne nous en occuperons pas maintenant et leur étude est renvoyée au chapitre des radiations ; les autres sont terrestres : ce sont les seules que nous ayons à étudier actuellement.

Les sources de chaleur de ce dernier groupe, c'est-à-dire les conditions qui amènent un dégagement de chaleur sont : les actions chimiques, les actions moléculaires, les actions mécaniques, les actions électriques et les actions dues à la présence des êtres vivants. Nous traiterons à part à la fin de ce chapitre les questions qui se rapportent à cette dernière cause et nous nous occuperons d'abord des autres en commençant par l'étude des sources de chaleur.

307. **Sources de chaleur.** — Il importe de remarquer que pour qu'un corps A soit une source de chaleur pour un corps B, il ne suffit pas que A subisse une action qui dégage de la chaleur, il faut encore que ce dégagement se produise dans des conditions où la chaleur de A puisse être transmise à B ; un kilogramme d'eau en se congelant dégage

80 calories, mais on ne pourrait utiliser cette action pour élever la température d'un corps qui serait à 10° par exemple : au contact de ce corps, l'eau ne se congèlerait pas et, par suite, n'abandonnerait pas de chaleur. Pour que la chaleur puisse être transmise à B, il faut que ce corps soit à une température inférieure à celle de A, ou bien il faut que l'action subie par A se produise *nécessairement* à toute température : s'il se dégage de la chaleur, elle aura d'abord pour effet d'élever la température de A, et lorsque celle-ci sera égale à celle de B, l'action continuant, la chaleur produite pourra, au moins en partie, être transmise à B. On refoule, par exemple, de la vapeur à 50° dans un vase contenant un corps à 60°; dès que la vapeur aura dépassé le degré de saturation, elle se condensera en abandonnant de la chaleur, mais cette chaleur élèvera d'abord la température du liquide formé, et ce n'est que lorsque celui-ci sera à 60° que la chaleur de condensation échauffera B.

Un corps chaud placé dans le voisinage ou au contact d'un autre corps à une température moins élevée peut fournir de la chaleur à ce dernier par radiation ou par conduction. Nous ne considérerons pas cependant ce corps chaud comme étant une source de chaleur, la cause des phénomènes observés, c'est l'action qui, antérieurement, a amené ce corps à la température qu'il présente.

308. **Actions chimiques.** — Les actions chimiques sont une des sources directes de chaleur qu'on rencontre le plus fréquemment; c'est à elles que se rattachent les effets dus à l'emploi des corps combustibles.

Un corps combustible est, à proprement parler, un corps qui peut se combiner à l'oxygène de l'air. A ce point de vue général, le soufre, le phosphore seraient des combustibles; mais nous ne nous occuperons que des corps qui peuvent être utilisés dans la pratique, et tel n'est pas le cas pour le soufre et le phosphore.

Les corps combustibles dont nous avons à parler sont dès lors en petit nombre : les combustibles végétaux, tels que le bois, les combustibles minéraux comme la houille, l'anthracite, le pétrole, les combustibles gazeux, presque toujours artificiels, comme l'hydrogène et le gaz d'éclairage.

Tous ces corps possèdent une propriété commune, c'est que par leur combinaison avec l'oxygène, ils mettent en liberté de la chaleur; ce sont, suivant l'expression introduite par M. Berthelot, des combinaisons exothermiques. Mais si ces combinaisons dégagent de la chaleur lorsqu'elles ont lieu, il faut des conditions spéciales pour qu'elles se manifestent, et parmi celles-ci on peut indiquer comme la plus importante, la température. Ces combustions, en effet, n'ont pas lieu en réalité à la température ordinaire; elles se produisent au contraire lorsque la température des corps en présence a atteint une valeur déterminée, supérieure à la température ordinaire. Cette remarque est évidente, car s'il n'en était pas ainsi, ces combustions se feraient spontanément, et les combustibles seraient brûlés depuis longtemps.

Cependant on sait qu'on peut provoquer l'inflammation d'un corps combustible par l'approche d'un corps enflammé de petites dimensions dont l'action ne peut être telle qu'elle amène la masse du combustible à la température nécessaire. Aussi bien, n'est-ce pas ainsi que l'action se produit : considérons par exemple un mélange d'oxygène et d'hydrogène dont on approche une allumette enflammée. Cette allumette portera à une température suffisante pour provoquer la combinaison, la petite masse de gaz avec laquelle elle est immédiatement en contact; la combinaison se produit et dégage une certaine quantité de chaleur qui échauffe les parties avoisinantes et les amène à leur tour à une température suffisante pour la combinaison; celles-ci, se combinant, produisent un effet analogue pour les parties voisines et l'inflammation se propage de proche en proche.

Aussi une partie de la chaleur produite par la combustion, par la combinaison, ne sera pas mise en liberté directement, mais sera utilisée pour produire l'élévation nécessaire de température des corps qui se combinent : il est vrai que, le composé formé se trouvant à cette température, rendra ultérieurement cette chaleur en revenant à la température ordinaire.

309. — Si au lieu de considérer les corps combustibles tels qu'ils se présentent à nous dans la pratique, nous cherchons leur origine; si nous cherchons à quoi est due leur combustibilité, nous arrivons à une constatation intéressante. On sait, par exemple, que si les végétaux tirent du sol et, partiellement, de l'atmosphère, les éléments qui les constituent, ils ne peuvent croître normalement que sous l'action des radiations solaires qu'ils emmagasinent, qu'ils absorbent, de telle sorte que la chaleur qu'ils dégagent par la combustion a pour origine ces radiations solaires; que ces végétaux ont accumulé, à l'état d'énergie potentielle, l'énergie émanée du soleil sous forme de radiation et que la combustion a pour effet de faire apparaître celle-ci sous forme d'énergie actuelle.

Il ne paraît pas douteux que la houille ne soit due à la transformation, dans des conditions encore mal définies, de végétaux ayant vécu à des époques anciennes. Sans que nous puissions absolument l'affirmer, il est au moins très vraisemblable que ces végétaux, comme les végétaux actuels, n'ont pu se développer que sous l'influence des radiations solaires, de telle sorte que, par la combustion de la houille, nous ne ferions qu'utiliser l'énergie de ces radiations accumulées sous forme potentielle depuis de longs siècles.

Il en est naturellement de même du coke et du gaz d'éclairage qui sont extraits de la houille. Sans doute, il en est aussi ainsi des carbures d'hydrogène comme les pétroles : quoique leur origine géologique ne soit pas bien connue, il est probable qu'elle dépend de réactions produites au sein du globe sur des matières végétales.

Quoiqu'il s'agisse là de sources artificielles de chaleur dans leur emploi actuel, on voit que la véritable origine de cette chaleur est encore extra-terrestre.

Quant à la chaleur due à la combustion de l'hydrogène, elle est due directement à l'action chimique; si nous recherchons l'origine indirecte en examinant les conditions dans lesquelles est produit ce gaz, on voit qu'elle est variée. Tantôt, l'hydrogène est dû à la décomposition de la vapeur d'eau par l'action du fer ou du charbon portés au rouge et c'est alors au combustible utilisé pour amener cet état calorifique que nous sommes obligés de remonter, c'est-à-dire indirectement aussi, à l'action solaire; tantôt la production de l'hydrogène est due à l'action d'un acide sur un métal, tel que le fer et le zinc; mais le fer et le zinc n'existent pas à l'état de liberté, et c'est encore à l'action de la chaleur qu'il faut avoir recours pour les obtenir à cet état et l'origine indirecte de la chaleur dégagée est encore l'action solaire; tantôt enfin la production de l'hydrogène est due à l'électrolyse; mais, comme nous le dirons tout à l'heure, les courants qui donnent naissance à cet effet ont aussi comme origine indirecte l'action solaire.

310. — La détermination de la quantité de chaleur due aux actions chimiques a fait l'objet de nombreuses études et notamment elle est la base, sinon d'une science nouvelle, au moins d'une importante partie de la chimie, la thermo-chimie que M. Berthelot a créée et sur laquelle nous n'avons pas à insister. Il nous suffit ici de donner quelques indications sur le dégagement de chaleur produit par la combustion des corps qui sont pratiquement utilisés.

La mesure des quantités de chaleur mise en liberté par la combustion des corps combustibles, qui a été faite par divers physiciens depuis Rumford, dépend de la calorimétrie.

Si au point de vue des opérations propres à donner un résultat précis, cette mesure est délicate, son principe est fort simple : il suffit, en effet, de placer dans un calorimètre quelconque un poids p du combustible considéré et de déterminer la quantité q de chaleur dégagée; le quotient de q par p donne la quantité de chaleur dégagée par unité de poids du combustible, nombre qui caractérise la valeur pratique de ce corps. On a obtenu ainsi notamment les nombres suivants qui représentent, évaluées en calories, les quantités de chaleur dégagée par la combustion de 1 kilogramme du corps considéré.

Hydrogène	34 400°	Bois	2 500 à 2 900
Charbon de bois	8 080	Tourbe	3 000 à 3 700
Graphite	7796	Houille	7 300 à 8 600
Diamant	7 770	Coke	7 000 à 7 500
Soufre	2 220	Pétrole	8 900
Oxyde de carbone	2 403	Gaz d'éclairage	11 180
Alcool	7 183	Huile	9 000 (?)
Hydrogène protocarboné	13 063	Suif	8 350 (?)
Hydrogène bicarboné	11 857	Cire blanche	9 480 (?)

311. **Changements d'état.** — Les actions moléculaires peuvent dégager de la chaleur ainsi que nous l'avons déjà dit, soit qu'il s'agisse d'un changement d'état, soit qu'il s'agisse d'actions moléculaires.

Le passage d'un corps liquide à l'état solide, le passage d'un corps gazeux à l'état liquide mettent de la chaleur en liberté : nous avons indiqué sommairement comment, dans la pratique, cette propriété a été utilisée pour le chauffage à la vapeur. On pourrait utiliser d'autres vapeurs que celle de l'eau, mais jusqu'à présent la vapeur d'eau seule a servi effectivement.

La quantité de chaleur dégagée dans ces conditions a été déterminée, c'est la chaleur de vaporisation.

Il importe de remarquer que, à une température déterminée, l'eau, par exemple, n'existe à l'état de vapeur que dans des proportions telles qu'elle ne tend pas à passer à l'état liquide, et qu'il faut qu'elle ait été amenée à une température supérieure, de telle sorte que, par sa condensation, elle ne fait que rendre la chaleur qui lui a été fournie par un autre procédé. Elle sert pour ainsi dire d'accumulateur rendant à un autre instant ou dans un autre lieu la chaleur qu'elle a reçue.

Le passage de l'état liquide à l'état solide par solidification n'a pas été utilisé : la solidification de l'eau pourrait être employée, mais ce changement, ayant lieu à 0°, ne serait intéressant que dans le cas où le corps sur lequel on voudrait agir serait à une température inférieure, et ce cas ne se présente pas pratiquement.

312. — Nous ne croyons pas qu'on ait utilisé le dégagement de chaleur produit par la solidification d'un autre corps, c'est-à-dire que par le passage de ce corps de l'état liquide proprement dit à l'état solide. Mais on a employé une action analogue, le passage d'un solide de l'état de dissolution à l'état solide. Nous avons dit que, en général, un solide en se dissolvant absorbe de la chaleur, et que la quantité de solide dissous augmente quand la température s'élève. Lorsque, par contre, la température s'abaisse, une partie du solide cesse d'être dissous et son retour à l'état solide est accompagné d'un dégagement de chaleur : pour une cause constante de refroidissement, l'abaissement de température est donc ralenti par la chaleur ainsi mise en liberté. Si même le solide avait été amené à l'état de sursaturation (127) à une température déterminée, il pourrait arriver

que cette température fût maintenue constante malgré les causes de refroidissement.

C'est sur ce fait du dégagement de chaleur dû à la précipitation d'un solide dissous dans un liquide qu'est basé l'emploi des bouillottes à l'acétate de sodium. Les bouillottes consistent en un récipient métallique entièrement clos contenant de l'eau et de l'acétate de sodium; on le plonge dans un bain d'eau à l'ébullition ou au moins à une température voisine de 100° : le sel se dissout, et après un temps qui dépend des dimensions de l'appareil, la dissolution est complète; on retire la bouillotte qui, abandonnée à l'air, se refroidit lentement et conserve pendant un long temps une température constante. Le refroidissement est beaucoup plus lent que celui d'un vase de mêmes dimensions et contenant de l'eau pure qui aurait été porté à la même température; c'est que, en effet, outre le dégagement de chaleur dû au refroidissement de l'eau et qui est le même dans les deux cas, il y a le dégagement de chaleur mise en liberté par le changement d'état du sel.

On voit d'ailleurs qu'il n'y a pas, à proprement parler, production de chaleur, mais restitution de la chaleur qui avait été fournie antérieurement : l'appareil fonctionne comme un accumulateur.

Bien que d'autres actions moléculaires soient également susceptibles de dégager de la chaleur, elles ne sont pas utilisées.

313. **Actions mécaniques.** — Les actions mécaniques peuvent dégager de la chaleur par la transformation du travail mécanique : les exemples sont nombreux et nous en avons cités, mais il y a peu d'applications pratiques qui doivent être signalées. Nous indiquerons cependant le procédé employé par certaines peuplades sauvages pour se procurer du feu par le frottement rapide de morceaux de bois sec; c'est d'ailleurs par la même action que nous parvenons à enflammer une allumette. De même aussi l'inflammation des matières explosives dans les armes à feu est le résultat d'un choc, d'une action mécanique.

Mais si les actions mécaniques sont directement la cause du dégagement de chaleur, elles n'en sont pas toujours la véritable origine, et il importe de rechercher ce qui a donné naissance à ces actions mécaniques. Dans certains cas, elles résultent, en réalité, d'une action chimique, d'une combustion, ainsi qu'il arrive dans toutes les machines à vapeur et les machines à gaz; on est alors ramené à un cas précédent.

Dans d'autres cas, l'action mécanique qui produit le dégagement de chaleur est due à la pesanteur : c'est un corps qui tombe d'une certaine hauteur, c'est un courant, une chute d'eau qui agissent sur une roue hydraulique. Ici nous trouvons une cause différente de celles que nous avons indiquées, la pesanteur, l'attraction universelle qui produit la chute des corps. Mais, si c'est la pesanteur qui agit, son action ne peut se manifester que dans des conditions déterminées; il faut que le corps sur lequel elle agit ait été élevé au-dessus de la position qui correspond à son équilibre de manière que, retombant, il acquière une certaine vitesse et possède une certaine force vive : un corps en équilibre, soumis à l'action de la pesanteur, ne transmet pas de chaleur au corps sur lequel il s'appuie. Or l'élévation d'un corps, condition essentielle, est due soit à l'action d'un moteur mécanique, ce qui nous ramène au cas précédent, soit à l'action directe de la chaleur solaire s'il s'agit de l'eau des rivières qui est amenée à l'état de vapeur, par cette action, des points bas où elle se réunit aux points hauts, soit à l'action d'êtres vivants dont nous parlerons plus loin.

Enfin, les actions mécaniques qui produisent un dégagement de chaleur peuvent être encore l'action du vent agissant par sa vitesse; mais les courants d'air qui prennent naissance reconnaissent pour cause, d'une part, la dilatation par l'action de la chaleur solaire, d'autre part la pesanteur; nous retrouvons donc encore les mêmes causes.

314. **Actions électriques.** — Enfin, les phénomènes électriques, étincelles ou courants sont aussi susceptibles de dégager de la chaleur; mais ces phénomènes, comme nous le verrons plus loin, ne sont point des actions primitives; ils résultent soit d'actions calorifiques directes (actions thermo-électriques), soit d'actions mécaniques (machines d'induction), ce qui nous ramène au cas précédent, soit d'actions chimiques (piles hydro-électriques). Cette action chimique est presque toujours absolument l'attaque d'un métal, du zinc, et comme nous l'avons dit déjà, ce métal n'existe pas à l'état de liberté et sa préparation exige l'emploi de combustible.

On voit donc que, laissant à part les êtres vivants, si nous cherchons l'origine première des phénomènes qui produisent un dégagement de chaleur, nous voyons qu'elle se réduit à trois causes distinctes : l'action solaire, les actions moléculaires, l'action de la pesanteur. D'ailleurs ces deux dernières causes, qui ont une analogie réelle, puisque la pesanteur est le résultat des actions attractives des molécules de la terre sur les molécules des corps, ne peuvent produire de la chaleur, en dégager, que si elles rencontrent des conditions dont la réalisation est due, le plus souvent, directement ou indirectement à l'action des radiations solaires.

315. **Sources de froid.** — Étudions maintenant les sources de froid, c'est-à-dire les causes qui appliquées à un corps amènent un refroidissement; il ne suffit pas d'avoir un phénomène qui absorbe de la chaleur, en général, il faut qu'il en absorbe *nécessairement* dans les conditions où se trouve le corps considéré. La fusion d'un kilogramme de glace absorbe 80 calories, quand elle a lieu; mais on ne peut utiliser cette action pour refroidir un corps dont la température serait de — 5° par exemple, parce que, à cette température, la glace ne fond pas.

Le contact d'un corps avec un corps plus froid amène par transmission directe de la chaleur le refroidissement du premier : il y a conduction ou convection suivant les cas et nous n'avons rien à ajouter à ce que nous avons dit. S'il y a seulement voisinage le refroidissement se produit par convection. Mais ce n'est pas là, en réalité, une source de froid, car celle-ci est la cause qui a refroidi le corps qui agit par sa basse température.

Les causes du refroidissement des corps qui agissent en dehors des actions extra-terrestres sont d'ordre chimique, physique ou mécanique.

Certaines réactions chimiques ne peuvent se produire que si on fournit de la chaleur aux corps entre lesquels elles ont lieu : ce sont les réactions endothermiques; elles ne peuvent être utilisées pour le refroidissement parce qu'elles ne sont pas *nécessaires* ; si on leur fournit la chaleur elles ont lieu en absorbant cette chaleur sans élévation de température, mais elles ne se produisent pas spontanément.

Elles ne sont pas utilisées pratiquement.

316. — Les changements d'état peuvent être accompagnés d'absorption de chaleur et produire le refroidissement; mais suivant les cas ce refroidissement peut avoir toujours lieu ou au contraire n'avoir lieu que dans des conditions déterminées, à partir d'une certaine température.

Ainsi le passage de l'état solide à l'état liquide par fusion absorbe de la chaleur; mais il ne peut servir à refroidir un corps que si celui-ci est à une température supérieure au point de fusion : la glace, par exemple, ne peut être utilisée que pour refroidir les corps dont la température est supérieure à 0°.

Au contraire, lorsqu'on met un solide en présence d'un liquide qui peut le dissoudre, la dissolution, qui absorbe de la chaleur, a lieu nécessairement, quelle que soit la température, au moins dans les limites où l'on a fait des expériences. Donc la dissolution peut servir à refroidir un corps à une température quelconque; malheureusement, en général, la quantité de chaleur absorbée est faible et, par suite, le refroidissement obtenu n'est pas très considérable.

Si, par un procédé quelconque, on provoque la fusion d'un solide à une température inférieure à son point normal de fusion, l'action pourra être utilisée à refroidir un corps jusqu'à cette température de fusion accidentelle. C'est là ce qui se produit dans le cas des mélanges réfrigérants où l'on emploie de la glace, par exemple dans le mélange de sel marin et de glace ; à cause de la présence de la solution de ce sel dans l'eau de fusion, et pour des raisons que nous ne pouvons développer, la glace ne peut rester à l'état solide que pour des températures inférieures à — 15° environ; elle entrera donc en fusion, en absorbant de la chaleur, 80 calories par unité de poids, l'eau de fusion dissoudra le sel, nouvelle cause d'absorption de chaleur et pour ces deux raisons la température des corps mis en contact avec ce mélange s'abaissera, sans pouvoir naturellement descendre au-dessous de — 15°.

317. — Le passage de l'état liquide à l'état gazeux absorbe de la chaleur (chaleur de vaporisation); mais de plus, il est nécessaire, il a lieu à toute température tant que l'espace qui surmonte le liquide n'est pas saturé. Ce changement d'état est donc susceptible de toujours produire le refroidissement et l'action se continuera, la température s'abaissera constamment si l'on a soin d'empêcher que l'espace surmontant le liquide ne se sature pas. Seulement l'action refroidissante diminue quand la température s'abaisse parce que l'évaporation est moins rapide dans ces conditions (287).

Nous avons déjà signalé des exemples de refroidissement dû à l'évaporation; nous n'insisterons pas.

Il faut remarquer que, dans quelques cas, les conditions qui amènent l'évaporation et par suite le refroidissement sont obtenues artificiellement. C'est ce qui arrive dans le cas de l'appareil Carré à faire la glace et des appareils réfrigérants Pictet (290). Dans le premier, l'ammoniaque est amenée à l'état liquide après avoir été dégagée de sa dissolution par l'action de la chaleur; dans les appareils Pictet, l'acide sulfureux est liquéfié par l'action de pompes foulantes mues généralement par une machine à vapeur, de telle sorte que la condition du fonctionnement de ces appareils qui amènent le refroidissement, c'est la production de chaleur.

Il importe de remarquer que quoique, pendant l'ébullition, le liquide doive absorber de la chaleur, ce phénomène ne peut être par lui-même une source de refroidissement, puisqu'il n'est pas nécessaire à une température déterminée et ne se produit que si on fournit une quantité suffisante de chaleur au liquide.

318. — Enfin la production de travail mécanique peut être une cause non seulement d'absorption de chaleur, mais aussi de refroidissement : c'est notamment dans la détente des gaz que ce genre d'action se manifeste le plus nettement et c'est sur ce phénomène que sont basées les principales applications.

Si l'on chauffe de l'eau sous pression dans un autoclave, la température est supérieure à 100° et on peut vérifier qu'il en est ainsi en mettant le réservoir d'un thermomètre à la sortie du jet de vapeur; mais à quelque distance la température est notablement abaissée, et l'on peut mettre la main dans le jet de vapeur sans se brûler et en éprouvant seulement une légère sensation de chaleur.

Dans cette expérience, la vapeur en s'échappant et en se dilatant dans l'air, en se détendant suivant l'expression consacrée, a dû produire un travail mécanique pour vaincre la pression atmosphérique et la production de ce travail correspond à la transformation d'une certaine quantité de chaleur, d'où le refroidissement.

Cette action de refroidissement dû à la détente des gaz est très marquée dans les moteurs mus à l'air comprimé; nous signalerons seulement, sans insister, le fait que les tuyaux qui sont parcourus par l'air se recouvrent rapidement de givre par suite de la condensation de la vapeur d'eau contenue dans l'atmosphère et de sa solidification.

C'est sur ce principe que sont basés maintenant un grand nombre de machines réfrigérantes destinées soit à produire de la glace, soit à assurer le maintien, à une basse température, d'étuves frigorifiques dans lesquelles on place les aliments que l'on veut conserver.

Enfin c'est également en appliquant ce même principe que M. Cailletet a construit l'appareil qu'il a appelé le *cryogène*; cet appareil se compose essentiellement d'un vase à double paroi dans lequel on a introduit un serpentin dont l'extrémité supérieure est en dehors et peut être reliée à un réservoir en fer forgé contenant de l'acide carbonique liquide. L'espace compris entre les deux parois qui n'est pas occupé par le serpentin est rempli d'alcool. Lorsqu'on établit la communication entre le réservoir et le serpentin, un jet de liquide s'échappe, se vaporise et se détend en produisant un refroidissement considérable qui fait passer l'acide carbonique à l'état de neige et abaisse la température de l'alcool et par suite celle de l'espace compris dans la partie centrale du vase qui peut être amené ainsi à — 70°.

L'appareil tout entier est placé dans une caisse et entouré d'ouate ou d'étoupe pour empêcher l'action réchauffante de l'air.

319. **Chaleur animale.** — Les êtres inorganisés, roches et minéraux, tendent à se mettre à chaque instant en équilibre de température avec l'air ambiant : ils s'y mettraient effectivement si l'air conservait pendant un certain temps une température invariable. Mais ces corps sont en général assez mauvais conducteurs de la chaleur, de telle sorte que les effets ne sont pas instantanés et que leurs variations de température suivent avec un certain retard les variations de la température de l'air et sans atteindre jamais les valeurs extrêmes, maximum ou minimum, à moins que ces variations ne soient très lentes. A chaque instant, d'ailleurs, la différence est d'autant moindre que le corps considéré a une plus faible masse et une meilleure conductibité.

Les effets sont à peu près analogues pour les végétaux qui le plus souvent suivent, avec un certain retard, les variations de température de l'air ambiant. Cependant dans des circonstances particulières, à l'époque de la floraison par exemple, on peut observer une température supérieure à celle de l'atmosphère; on a signalé également une élévation de température lors de la germination des graines.

Dans un grand nombre d'animaux qui vivent soit dans l'air, soit dans l'eau, on a observé des effets analogues; c'est-à-dire que ces animaux ont en général une température égale à celle de l'air ambiant ou tout au moins en différant très peu, tout en lui étant supérieure. Ainsi on a trouvé pour divers animaux les excès de température suivants sur le milieu dans lequel ils vivent : Grenouille, de 0°,32 à 4°,44 ; Lézard, de 0°,21 à 8°,12 ; Tortue, de 0°,90 à 3°,90 ; Carpe, de 0°,86 à 3° ; Truite, de 0°,55 à 1°,10 ; Hanneton, de 0°,25 à 1°,77 ; Escargot, 0°,90 ; Holothurie 0°,50 ; Ascidie, 0°,25.

Mais l'observation montre immédiatement que les oiseaux et les mammifères sont dans de tout autres conditions et que, dès que l'air se rafraîchit, la température de ces êtres est supérieure à celle de l'atmosphère. C'est d'ailleurs ce que montrent des mesures précises, comme nous le dirons tout à l'heure.

Cette différence entre les oiseaux et les mammifères d'une part, et les autres êtres vivants d'autre part, a conduit à établir une distinction et à diviser les animaux en animaux à sang chaud et animaux à sang froid, reportant ainsi, comme cela est en réalité, à l'action du sang la cause des différences observées.

Tout en conservant la même division, on reconnut bientôt que la dénomination adoptée ne représentait pas la différence réelle, qui consiste en ce que les uns se mettent en équilibre de température avec le milieu ambiant, tandis que les autres, au point de vue de l'état calorifique, ne sont pas dépendants de cette température. Aussi divise-t-on maintenant, à ce point de vue, les animaux en animaux à température variable et animaux à température invariable. Nous nous occuperons spécialement de ces derniers.

320. **Température de l'homme.** — L'étude des questions relatives aux animaux considérés au point de vue des phénomènes calorifiques se divise essentiellement en trois parties : d'une part, la constatation de la température et des modifications qu'elle peut présenter suivant les conditions extérieures, suivant l'état de l'animal ; d'autre part, l'étude des quantités de chaleur mises en jeu et de leurs variations ; enfin la recherche des causes auxquelles on peut attribuer les effets observés.

La constatation de la température n'exige que l'emploi d'un thermomètre sensible, thermomètre ordinaire s'il s'agit de déterminer la température d'une cavité, bouche, rectum, vagin ou d'un espace constituant une partie close comme le creux de l'aisselle ; s'il s'agit de déterminer la température d'une partie superficielle, il faut faire usage d'un thermomètre de contact.

Des mesures effectuées dans diverses circonstances montrent que les températures déterminées en différents points du corps ne sont pas égales : des différences de plus de 2° ont été signalées. Aussi ne peut-on pas baser une étude sérieuse sur ces températures.

La température des cavités présente de moindres différences : ainsi chez l'homme, la température du rectum ne varie guère que de 37°,7 à 38° dans l'état de santé ; celle du vagin de 37°,3 à 37°,8 ; celle de l'aisselle est en moyenne de 37°. Lorsqu'on veut avoir des données précises, il faut donc prendre la température rectale, surtout s'il s'agit de faire des comparaisons avec des températures prises chez les animaux. La température de la cavité buccale, qui est de 37°,3 en moyenne chez l'homme, est difficile à prendre, comme nous l'avons dit; on ne saurait l'obtenir avec quelque exactitude chez les animaux.

La température varie d'une espèce animale à l'autre, sans toutefois s'écarter beaucoup d'une moyenne de 38°; une des températures les plus basses qui aient été signalées chez des mammifères est de 36°,80 chez le cheval (Prévost et Dumas); les mêmes observateurs indiquent la température de 38° pour le cochon d'Inde; Davy a donné 39° pour la température du chien.

Chez les oiseaux, la température est plus élevée, d'une manière générale; elle atteint 41° et même 42°; Davy a donné l'observation d'une température de 43°,90 pour une poule.

Toutes ces valeurs correspondent à des températures rectales pour des animaux en état d'activité normale; nous dirons, en effet, que les animaux hibernants fournissent des résultats complètement différents.

Chez l'homme la température moyenne prise dans le rectum peut être considérée comme égale à 37°,5; mais le plus souvent on prend la température dans le creux de l'aisselle. La moyenne d'un grand nombre d'observations à l'état normal est de 37°. Il y a, bien entendu, des différences individuelles, mais il ne semble pas qu'elles puissent dépasser un demi-degré en plus ou en moins, de telle sorte que toute température axillaire comprise entre 36°,5 et 37°,5 peut être considérée comme correspondant à l'état de santé. Par contre une température inférieure à 36°,5 ou supérieure à 37°,5 doit être regardée comme correspondant à un trouble survenu dans l'organisme et probablement à un état de maladie.

321. — Pour que cette dernière conclusion doive être acceptée, il faut être assuré que des différences de température s'écartant de la moyenne de 1° ne peuvent être la conséquence d'influences extérieures.

C'est bien ce qui résulte en effet des mesures faites dans des circonstances variées. J. Davy a reconnu que la température des matelots qu'il observait ne variait que de 1° lorsque ceux-ci passaient des régions polaires aux pays intertropicaux; des faits du même genre ont été signalés tant dans les voyages faits dans les pays chauds que dans les expéditions faites dans les parties les plus froides de notre globe. Sans remonter à des observations anciennes qui n'ont peut-être pas toute la précision désirable, nous signalerons quelques données récentes.

M. Jousset a donné, pour la température moyenne d'individus vivant dans les régions chaudes, des valeurs comprises entre 37°,6 et 38°,2, tandis que dans les régions tempérées la moyenne reste entre 36°,6 et

37°,4. M. Löw, en Californie, par une température extérieure très élevée (47°,5), a trouvé une valeur de 0°,5 environ supérieure à la moyenne normalement admise. Ajoutons que la valeur indiquée par les médecins norvégiens est de 36°,4, tandis que celle donnée par les médecins italiens est de 37°,3.

Il semble bien résulter de ces données, et de beaucoup d'autres que nous ne pouvons reproduire, que si les conditions extérieures ordinaires ont une influence réelle sur la valeur de la température moyenne de l'homme, celle-ci ne varie cependant pas de 1°.

Il n'en est pas ainsi lorsqu'on se place dans des conditions exceptionnelles, lorsqu'on se soumet à des températures très élevées, surtout dans une atmosphère humide ou dans un bain chaud. Delaroche, dans un bain dont la température varia de 37°,50 à 38°,75 vit en 17 minutes sa température s'élever de 3°,12. M. Jürgensen cite l'observation d'un individu dont, après un bain chaud, la température s'éleva à 40°,7.

Des résultats analogues ont été observés chez les animaux.

On voit donc qu'il n'est pas rigoureusement vrai que les hommes et les mammifères aient des températures invariables; mais leur température ne subit en somme que de faibles variations, malgré les variations considérables que peut présenter le milieu dans lequel ils vivent.

La température ne peut d'ailleurs s'écarter beaucoup de la moyenne sans que la vie de l'animal soit gravement compromise. On a signalé, pour l'homme très exceptionnellement, des températures de 44° ou même de 45° dans des cas d'insolation ou après de violents accès de contractures musculaires causées par le tétanos, mais la mort est survenue dans ces conditions; il semble qu'une température de 42°, peut-être même une température supérieure à 41° ne soit pas compatible avec la survie.

On n'a pas de données aussi précises pour les limites inférieures de température qui amènent nécessairement la mort. Chez des lapins et des cochons d'Inde refroidis artificiellement, on a pu relever la température et les ramener à la vie tant qu'ils n'étaient pas arrivés à 25°; à 22° ils mouraient quelquefois, mais ils mouraient toujours à 20° et au-dessous.

Le fait que les conditions normales de l'existence ne sont pas compatibles avec une élévation notable de la température donnent un réel intérêt à quelques observations pour lesquelles manquent cependant des indications précises. C'est ainsi que Blagden, Dobson, Park ont pu supporter des températures qui dépassaient 95° et dans un cas 125° et cela pendant un temps de 10 minutes et plus, que Duhamel s'est soumis à une température de 128° et que du Tillet a signalé le cas de trois jeunes filles qui, pendant 10 minutes, ont supporté la température de 132°. Quoiqu'on n'ait pas observé, dans ces différents cas, la température des individus en expérience, on peut assurer, puisqu'aucun accident n'a été signalé, que leur température n'a pu s'élever de plus de 3°.

A un autre point de vue la connaissance des limites de température compatibles avec l'existence présente un intérêt considérable dans l'étude des maladies, au point de vue du pronostic, mais c'est là un sujet qu'il nous suffit d'indiquer ici.

322. **Production et perte de chaleur chez les animaux.** — Nous connaissons maintenant l'état calorifique des animaux supérieurs et principalement de l'homme ; cet état peut être considéré comme sensiblement invariable ; à moins de variations extraordinaires, expérimentales seulement, peut-on dire, la température de l'homme est constante ; l'homme est à l'état permanent, à l'état de régime, au point de vue calorifique.

Ce résultat peut s'expliquer soit parce qu'il n'y a aucun échange de chaleur avec le milieu ambiant, soit parce que l'homme, à chaque instant, produit ou absorbe de la chaleur pour compenser les pertes ou les gains qu'il fait. Le premier cas ne pourrait se présenter que si l'homme et le milieu étaient à la même température et ce cas ne se présente que d'une manière absolument exceptionnelle : aussi faut-il admettre que l'homme (et il en est de même des animaux, bien entendu) peut produire de la chaleur pour parer aux pertes que lui fait subir le milieu ambiant en général, et qu'il peut également en dépenser pour le cas où le milieu lui en fournit. En réalité, il y a à la fois une cause de production et une cause de dépense, et c'est la différence des deux actions qui compense l'effet extérieur, cette différence pouvant avoir lieu tantôt dans un sens, tantôt dans l'autre.

En résumant ce que nous venons de dire, on voit que l'homme se trouve dans les conditions d'un calorimètre à température stationnaire, pour lequel à chaque instant la quantité de chaleur qu'il reçoit ou qu'il fournit est égale à celle que le milieu et les corps voisins fournissent ou absorbent.

Si l'on connaissait complètement les conditions de l'échange, il serait possible de calculer la quantité de chaleur que l'homme fournit au milieu ambiant (c'est là le cas le plus général). Mais comme ces conditions ne sont pas bien connues, on a cherché à déterminer par l'expérience cette quantité de chaleur ; cette quantité varie avec les circonstances, et il a fallu préciser leur influence ; elle varie notamment avec l'état de repos ou de production d'un travail mécanique ; nous étudierons ces deux cas d'une manière tout à fait distincte et, de plus, nous laisserons complètement de côté l'influence que peuvent avoir les actions psychiques.

Lorsque ces éléments seront connus, il y aura à rechercher comment l'organisme produit la quantité de chaleur qu'il fournit, et comment inversement il peut dépenser de la chaleur lorsqu'il est nécessaire ; d'ailleurs, ainsi que nous le dirons, ces deux actions ont toujours lieu simultanément.

Cette recherche expérimentale est entièrement du domaine de la calorimétrie.

323. **Mesure des pertes de chaleur.** — Lavoisier, dès 1783, a posé nettement le problème et a cherché à en déterminer expérimentalement la solution : il plaçait un cochon d'Inde dans une caisse entourée de glace et évaluait la quantité de chaleur dégagée, d'après le poids de glace fondue. Sans insister sur les détails, nous dirons que l'animal placé dans une atmosphère glacée, était dans des conditions anormales et ne pouvait fournir des données applicables à l'animal vivant normalement.

Plus tard, en 1822, Dulong, puis Despretz entreprirent des recherches du même genre en plaçant l'animal dans un calorimètre à eau ; des expériences analogues faites avec plus de précision furent exécutées par Regnault et Reiset. Mais dans ces divers travaux, l'animal, maintenu immobile à la température du calorimètre, était dans des conditions défavorables, parce que cette température s'élevait constamment.

Nous avons indiqué, et nous n'avons pas besoin d'y revenir, comment M. d'Arsonval a évité cet inconvénient par l'emploi de son calorimètre à température constante ; comment, dans la méthode des températures stationnaires, le calorimètre conserve également une température invariable.

Sans entrer dans le détail des expériences, nous donnerons, d'après M. le professeur Bergonié, l'indication de la moyenne des quantités de chaleur perdue par heure et par kilogramme d'animal pour diverses espèces ; les quantités de chaleur sont exprimées en calories-gramme-degré.

Espèces.	Quantités de chaleur.	Observateurs.
Cobaye	12 000	Lavoisier.
—	9 500	D'Arsonval.
—	9 000	Ch. Richet.
Chien très jeune	6 440	Dulong.
Chien	5 800	Ch. Richet.
—	5 000	D'Arsonval.
Chien adulte	2 530	Senator.
Chat	3 300	Ch. Richet.
—	2 800	D'Arsonval.
Lapin	4 200	D'Arsonval.
Poule	5 700	Ch. Richet.
—	4 270	D'Arsonval.
Canard	5 500	Ch. Richet.
Oie	3 500	Ch. Richet.
Enfant	4 000	Ch. Richet.
Homme adulte	1 500 à 2 000	Scharling et Vogel.
Moineau	36 000	Ch. Richet.

324. — On voit que pour le même animal les valeurs données sont différentes pour les divers auteurs. Ces différences ne sont pas dues nécessairement à des erreurs d'observation : la quantité de chaleur perdue, par kilogramme d'animal, n'est pas une quantité invariable, caractéristique pour chaque espèce ; elle dépend des conditions de l'expérience. Elle dépend notamment du poids, comme l'a montré M. Richet qui a

trouvé que ce nombre variait de 4730 à 2690 calories pour des lapins dont le poids variait de 2000 à 3800 grammes, la variation étant régulière pour les valeurs intermédiaires, ce qui montre qu'il y a une loi qu'il fallait déterminer. M. Ch. Richet y est arrivé en remarquant que la surface de l'animal varie en même temps que le poids et dans le même sens, mais non dans les mêmes proportions, car la surface varie proportionnellement au carré d'une dimension, tandis que le volume et le poids varient proportionnellement au cube de la même dimension. Il eut la pensée de rechercher s'il existait une relation entre la perte de chaleur et la surface et il trouva que, pour des animaux d'une même espèce, placés dans les mêmes conditions, et dont le poids variait de 500 à 3100 grammes, la quantité de chaleur perdue en une heure par unité de surface était comprise entre 11c,8 et 10c,1, c'est-à-dire qu'elle peut être considérée comme pratiquement constante.

Ce résultat expérimental est intéressant, car il est d'accord avec ce que la théorie permettait de prévoir. En effet, la température de l'animal étant constante ainsi que celle du milieu, c'est-à-dire la différence de température étant constante, les pertes doivent être proportionnelles à la surface s'il s'agit de corps ayant la même conductibilité extérieure et le même pouvoir émissif. Dans le cas d'animaux de même espèce, ces conditions sont bien les mêmes, et les pertes totales doivent être proportionnelles aux surfaces, c'est-à-dire que le quotient de la perte totale par la surface, ou perte par unité de surface, doit être constant.

325. — Pour un même corps, la perte de chaleur dépend de la différence de température avec le milieu ambiant, variant dans le même sens, et même proportionnellement si la différence est faible. Pour un animal déterminé, dont la température est constante, la perte de chaleur par unité de temps devrait être d'autant plus grande que la température extérieure est plus basse, si cet animal ne subit pas de modifications par suite du refroidissement même.

L'expérience seule peut répondre si les choses se passent bien ainsi. Or si M. Ch. Richet, opérant sur un enfant, la température de l'air variant entre 18 et 25°, a trouvé que les quantités de chaleur perdue variaient de 4532 calories à 2622, ce qui est d'accord avec les prévisions, il a observé sur des lapins, que de 0 à 15°, la quantité de chaleur perdue croissait, ce qui est contraire aux prévisions de la théorie; il est vrai que de 15° à 28, cette quantité décroît, ce qui paraît devoir être en effet. M. d'Arsonval a cité des faits analogues.

La cause probable de cette différence tient à ce que dans ces expériences, l'animal ne reste pas identique à lui-même, pour ainsi dire, et que notamment si la température centrale ne varie pas, il n'en est pas de même de la température périphérique; celle-ci, par suite d'une action réflexe, s'abaisse, par la diminution d'afflux du sang. Or c'est la température périphérique, non la température centrale, qui règle les pertes de chaleur; si elle s'abaisse, se rapprochant ainsi de la température extérieure, les pertes doivent diminuer. Ce n'est qu'à partir d'une certaine température, qui serait ainsi de 15° chez les lapins, que la température périphérique redevient constante étant alors égale à la température centrale constante ou peu différente.

326. — L'influence de la surface, des téguments des animaux sur la perte de la chaleur doit se manifester, puisque certainement elle modifie le rayonnement et la conductibilité. Les recherches de M. Ch. Richet et de M. d'Arsonval ont donné des résultats conformes à ce qu'on pouvait prévoir. M. Ch. Richet a trouvé que des enfants nus perdaient plus de chaleur qu'un chien et celui-ci plus que des animaux à fourrures épaisses, chats, cobayes, lapins; il n'a donné aucune valeur numérique déduites de ces expériences.

M. d'Arsonval a trouvé que tandis qu'un lapin et un cobaye à l'état naturel perdaient respectivement 1800 calories et 5500 en une heure, ils en perdaient, le lapin 3500 lorsqu'il était frotté d'huile, le cobaye 11500 quand il était frotté de glycérine.

M. Richet a observé des faits analogues sur des lapins enduits d'huile complètement ou d'une manière incomplète, ce qui est préférable, car l'animal meurt promptement lorsque le poil est tout entier recouvert d'huile.

Les observations précédentes montrent l'importance des téguments chez les animaux, pour modifier les pertes de chaleur. Chez l'homme les variations d'état de la peau doivent également amener des changements dans ces pertes, mais la question n'a pas encore été bien étudiée. Elle serait intéressante cependant, car cet état se modifie grandement dans les maladies. Cet état doit influer sur le pouvoir émissif (voir Radiations) duquel dépend la quantité de chaleur perdue par rayonnement, et sur le coefficient de conductibilité extérieure duquel dépend le passage dans un même temps d'une quantité plus ou moins considérable de chaleur entre deux corps en contact. C'est certainement à une variation de ce genre qu'il faut attribuer la différence des impressions que l'on éprouve en touchant la peau d'individus sains ou malades, alors même que la température est la même. L'état de sécheresse plus ou moins grande doit d'ailleurs intervenir dans ce cas, très probablement.

M. d'Arsonval, dans une expérience directe, a mis en évidence la grandeur de ces changements et il a constaté que le pouvoir émissif peut varier du simple au double.

327. **Causes des pertes de chaleur.** — Les expériences dont nous venons de résumer les principaux résultats montrent que les animaux perdent constamment de la chaleur : il y a évidemment à se demander dès lors par quels moyens se font ces pertes; il y aura ensuite à rechercher comment les animaux peuvent y subvenir.

Sans parler des actions psychiques, on reconnaît rapidement que trois causes extérieures concourent à amener ces pertes de chaleur : l'action directe de l'air et des corps voisins, plus froids, agissant par radiation, par conduction, par convection; — l'évaporation des liquides qui sont à la surface de la peau et des muqueuses; — les actions dans lesquelles l'animal développe du travail mécanique. Cette dernière cause ne pouvait être considérée autrefois comme susceptible d'amener une diminution de la quantité de chaleur; elle s'impose actuellement, puisque nous savons que le travail mécanique peut être la conséquence d'une transformation de la chaleur.

Nous étudierons d'abord seulement les deux premières causes qui agissent seules dans le cas d'un homme ou d'un animal au repos, et nous examinerons à part les conditions qui résultent de la production de travail mécanique.

Dans les conditions ordinaires de la température ambiante, température inférieure à 37°, l'homme étant à une température plus élevée perd de la chaleur à cause même de la différence de température. Il en perd par radiation, il en perd par son contact avec l'air, par conduction et surtout par convection; il en perd par conduction également, par les corps solides, ou exceptionnellement liquides avec lesquels il est en contact, par le sol sur lequel il repose, par les objets qu'il touche, par les meubles sur lesquels il s'appuie, etc.

Les mêmes considérations s'appliquent naturellement aux animaux.

Indiquons sans insister, car on n'a pas de données précises à ce sujet, que, dans le cas où les animaux seraient à une température inférieure à celle du milieu ambiant et des corps voisins, toutes ces conditions auraient pour effet de fournir de la chaleur au corps, non de lui en enlever. Laissant à part les actions mécaniques, l'évaporation seule alors pourrait être une cause de perte de chaleur.

328. — Les pertes par radiation, par conduction de l'air, par convection, dépendent de la différence de température de la peau et de l'air, toutes choses égales d'ailleurs : les observations journalières vérifient ce fait sur lequel il n'est pas nécessaire d'insister.

Ces pertes diminuent si, par l'interposition de corps convenablement choisis, on peut diminuer aussi les trois actions dont nous venons de parler. Tout corps mauvais conducteur de la chaleur agira dans ce sens pour les trois effets. La surface extérieure de ce corps, du vêtement dont nous nous recouvrons, pourra arriver par contact à une température égale ou peu supérieure à celle de l'air qui l'entoure; dans ce cas les pertes seront nulles ou très faibles; seulement, par conduction, de la chaleur passera de la partie du vêtement qui est en contact avec notre peau à la surface extérieure qui est en contact avec l'air. Mais pour une même différence de température, la quantité de chaleur qui passe est proportionnelle au coefficient de conductibilité : il y a donc intérêt à prendre pour vêtement des corps mauvais conducteurs. Comme nous avons dit que les gaz peuvent être rangés au premier rang parmi ceux-ci et qu'ils s'opposent efficacement au passage de la chaleur lorsqu'il ne se produit pas de convection, on comprend l'utilité des vêtements superposés, l'utilité des étoffes duveteuses, des fourrures, qui emprisonnent entre leurs filaments et leurs poils des masses d'air qui ne peuvent se déplacer.

329. — Pour une même différence de température, d'autre part, la quantité de chaleur qui passe à travers un corps varie en raison inverse de l'épaisseur, ce qui explique l'intérêt qu'il y a à employer des étoffes épaisses.

Ces résultats correspondent bien à ce qu'apprend l'observation journalière à laquelle nous sommes tellement habitués qu'il pouvait sembler inutile d'étudier le rôle joué effectivement par les vêtements; il est bon cependant d'analyser ces actions, quelque simples qu'elles paraissent.

La fourrure des animaux, les poils des mammifères, les plumes des oiseaux, ont un rôle analogue : d'une manière générale, les fourrures des animaux sont d'autant plus épaisses que ceux-ci habitent des régions plus froides, ce qui explique que leur température puisse être indépendante de celle de l'atmosphère. On a signalé dans les régions polaires des renards, des loups, qui avaient près de 40° alors que l'atmosphère extérieure était à — 35° environ : ces animaux avaient donc une température supérieure de 75° à celle de l'air ambiant.

Des expériences directes ont été faites pour mettre en évidence cette influence de la fourrure. M. Ch. Richet observa comparativement deux lapins placés dans une atmosphère dont la température était de 12 à 15° : l'un des lapins fut rasé et on eut soin de le raser à nouveau tous les deux ou trois jours, car le poil repoussait assez vite. La moyenne des températures prises pendant onze jours fut de 39°,64 pour le lapin non rasé et de 39°,16 seulement pour le lapin rasé, soit une différence d'environ un demi-degré; des résultats concordants furent obtenus sur d'autres animaux.

L'expérience sur les deux lapins fut continuée et ceux-ci furent soumis à l'action d'une température plus basse, dit M. Ch. Richet qui n'en fait pas connaître la valeur. Or, tandis que la température du lapin non rasé se maintint en moyenne à 39°,7, celle du lapin rasé tomba à 37°, puis à 26° et l'animal succomba.

Cette expérience intéressante montre bien le rôle protecteur important des vêtements pour s'opposer au refroidissement.

330. — L'évaporation qui se produit tant à la surface de la peau que dans les poumons est une cause de refroidissement importante et dont la grandeur dépend de la quantité de liquide évaporé. C'est une des causes les

plus importantes du maintien de la température à une valeur invariable, la quantité de liquide sécrété et évaporé étant, dans les conditions normales, d'autant plus considérable que la température ambiante est plus élevée : dès que celle-ci est voisine de 37° les pertes par l'air deviennent très faibles, sinon nulles, et la production de chaleur intérieure continuant, la température s'élèverait nécessairement si l'excès de chaleur n'était utilisé à produire l'évaporation de la sueur. A plus forte raison en serait-il ainsi, si la température devenait supérieure à 37° ; le corps tendrait à se mettre en équilibre avec l'air ambiant. C'est l'évaporation qui sert ainsi, dans ces conditions, de régulateur à la température ; c'est elle qui explique que l'homme puisse se maintenir à moins de 38°, alors que l'air ambiant atteint et dépasse 40° d'une manière continue ; c'est par la même cause que, comme nous l'avons dit, des individus ont pu se maintenir sans accident dans des milieux portés à des températures très élevées.

Mais cette régulation de la température due à l'évaporation ne peut se produire complètement que si ce phénomène peut avoir lieu librement : la quantité de liquide évaporé dépendant de l'état hygrométrique de l'atmosphère, la perte de chaleur subie de ce fait par l'organisme sera d'autant moindre que l'air ambiant sera plus voisin de la saturation. De là le sentiment désagréable, fatigant, accablant même quelquefois, qui se produit dans les temps humides, particulièrement si la température étant quelque peu élevée les pertes par l'air sont faibles ; de là certainement l'action nuisible de certains climats intertropicaux dans lesquels se trouvent réunis d'une manière presque continue une température élevée e un état hygrométrique voisin de la saturation.

331. — Nous avons dit que les mammifères ont, d'une manière générale, une température sensiblement invariable : une exception intéressante se présente pour ceux d'entre eux qui sont *hibernants*. Pendant la durée de l'hibernation, en effet, la température de ces animaux s'abaisse, en même temps qu'ils restent endormis, engourdis. Tant que dure l'hibernation, la respiration et la circulation sont ralenties, diminuées considérablement. Les actions chimiques sont donc moindres : elles ne sont plus suffisantes pour conserver à l'animal une température constante ; l'animal se comporte par rapport au milieu ambiant comme un corps inorganisé ; plus exactement il se comporte comme un animal inférieur, un animal à température variable

332. **Origine de la chaleur chez les animaux.** — Quelle est la cause de la production de chaleur chez les animaux, production de chaleur que l'on a pu évaluer ainsi que nous venons de le dire? La réponse n'est pas douteuse actuellement, et il est certain que l'origine de cette chaleur doit être cherchée dans les combinaisons chimiques qui se passent au sein de l'organisme.

Pour donner la démonstration que ces combinaisons produisent et produisent seules toute la chaleur que les animaux perdent à chaque instant, il faudrait connaître exactement la nature des actions chimiques qui ont lieu, et connaître également les quantités de substance entre lesquelles ces réactions se passent.

Lavoisier et les expérimentateurs qui, après lui, se sont d'abord occupés de la question de la chaleur animale, pensaient que la chaleur produite par les animaux provenait de la combustion, par l'oxygène de l'air introduit dans l'organisme par la respiration, du carbone et de l'hydrogène contenus dans les tissus. Il suffit, si l'on admet cette hypothèse, de déterminer le poids d'acide carbonique et le poids de vapeur d'eau formés, ce qui permet de calculer la quantité de chaleur mise en liberté par les combustions correspondantes.

Pour arriver à cette détermination, on fait passer dans le calorimètre où l'animal est placé un courant d'air dont on mesure le volume à l'entrée et qu'on analyse à la sortie en prenant, pour effectuer ces mesures, les précautions nécessaires, dans le détail desquelles il est sans intérêt d'insister. La quantité d'acide carbonique recueillie dans les gaz expirés permet de conclure la quantité de chaleur produite à raison de 8000 calories par gramme de carbone brûlé, soit pour 3gr,67 d'acide carbonique recueilli. La quantité d'oxygène compris dans cet acide carbonique peut être aisément déduite (1 vol. d'oxygène pour 1 vol. d'acide carbonique); en la retranchant du volume d'oxygène introduit on a le volume de l'oxygène qui, dans l'hypothèse faite, a servi à la combustion de l'hydrogène. On peut donc calculer le poids d'eau formée et la quantité de chaleur produite, à raison de 1910 calories par gramme d'eau.

Lavoisier, en opérant sur des cochons d'Inde, est arrivé à conclure que la chaleur produite par les animaux est due à ces combustions; il énonce ainsi ses conclusions :

« En rapprochant ces réflexions des résultats qui les ont précédées, on voit que la machine animale est principalement gouvernée par trois régulateurs principaux : la respiration, qui consomme de l'hydrogène et du carbone, et qui fournit du calorique; la transpiration, qui augmente ou diminue suivant qu'il est nécessaire d'emporter plus ou moins de calorique; enfin la digestion, qui rend au sang ce qu'il perd par la respiration et la transpiration. »

333. — Ces idées de Lavoisier qui furent admises après lui par les savants qui s'occupèrent de la question jusqu'à ces dernières années ne peuvent être acceptées entièrement; le carbone et l'hydrogène n'existent pas dans l'organisme à l'état de liberté, et le passage de ces corps à l'état d'acide carbonique et d'eau ne dégage pas autant de chaleur lorsque l'oxygène brûle ces corps libres ou existant à l'état de combinaison.

En réalité, la question est moins simple, et de nombreuses réactions se produisent dans l'organisme entre les matières diverses qui s'y trouvent et entre celles-ci et l'oxygène qui, introduit dans le sang par la respiration et porté dans tous les points du corps par la circulation, va exercer partout son action. Sans qu'il soit nécessaire de donner l'indication des réactions qui ont lieu certainement ou probablement, nous nous bornerons à dire qu'elles peuvent donner lieu, soit à un dégagement, soit à une absorption de chaleur. Mais la somme des quantités de chaleur dégagée est supérieure à la somme des quantités de chaleur absorbée et la différence représente la quantité de chaleur rendue libre et qui sert à maintenir la température de l'animal constante, malgré les pertes qu'il éprouve.

Non seulement le rôle de comburant attribué à l'oxygène dissous dans le sang est nécessaire dans cette théorie, mais il a été vérifié directement : des mesures prises à l'aide de sondes thermo-électriques fonctionnant comme thermomètre différentiel ont montré que le sang veineux est plus chaud que le sang artériel, la différence pouvant atteindre un demi-degré; le sang, en passant dans les capillaires, y a apporté de l'oxygène, des combustions se sont produites dans les tissus voisins et ont dégagé de la chaleur qui a élevé la température du liquide sanguin.

Telles sont les grandes lignes de la solution; mais le problème n'est pas complètement résolu en réalité, car on ne sait pas exactement quelles sont les substances entre lesquelles se passent ces réactions ni quelles sont ces réactions et, par suite, on ne peut vérifier si, à l'état de repos, la quantité de chaleur produite dans l'organisme d'un être vivant par les réactions chimiques qui s'y passent est égale à la quantité de chaleur perdue par cet être.

Cette vérification rigoureuse ne présente pas d'ailleurs un intérêt capital; la question n'est plus de savoir si, comme Lavoisier l'a démontré, la chaleur animale est due à des actions chimiques : le fait est admis certainement sans restriction, et c'est là le point important; si les détails nous échappent encore en partie, nous voyons nettement l'ensemble de la question.

334. **Origine du travail mécanique chez les animaux.** — Dans les recherches que nous venons de résumer sommairement, les animaux restaient à l'état de repos, au moins sensiblement, pendant la durée de l'expérience, tout au moins ne produisaient-ils pas de travail mécanique. Telles ne sont pas les conditions normales : les animaux se déplacent, développent des efforts, produisent du travail mécanique : quelle est l'origine de ce travail, de cette énergie sous forme mécanique, énergie qui ne peut être créée plus qu'elle ne peut être détruite et qui ne peut que passer d'un corps à un autre directement ou en changeant de forme?

Le travail mécanique produit doit avoir nécessairement son origine dans les actions chimiques qui se passent dans l'organisme, car là seulement se produisent des modifications susceptibles de faire apparaître de l'énergie actuelle. La question paraît d'ailleurs résolue, d'après un certain nombre d'observations dont nous signalerons les principales, et le point sur lequel il reste une réelle indétermination consiste à savoir si ces actions chimiques produisent directement de la chaleur qui se transforme ultérieurement en travail mécanique ou si, sans passer par la forme chaleur, l'énergie qu'elles mettent en liberté, fournissent immédiatement du travail mécanique. Enfin, on peut également admettre que le passage de l'action chimique au travail mécanique se fait par une action spéciale d'une autre nature.

335. — Nous venons de dire que le travail mécanique produit par les êtres vivants doit résulter des actions chimiques, c'est-à-dire que l'animal, l'homme, qui travaille doit être le théâtre de réactions plus vives, plus énergiques que l'animal qui est au repos. Ce premier fait est mis hors de doute par des expériences de Hirn. Dans une caisse en bois, fonctionnant comme un calorimètre à température stationnaire, se trouve un homme qui peut y rester pendant un temps assez long, soit immobile, au repos, soit produisant un travail mécanique, l'ascension de son corps sur une roue à palettes qui tourne sous l'action de son poids. Les mesures des quantités de chaleur perdue sont faites comme nous l'avons indiqué, et, d'autre part, la quantité d'oxygène introduite dans l'organisme et utilisée à y produire des combustions est déterminée par la mesure et l'analyse des gaz qui pénètrent dans l'appareil et par celle des gaz qui en sortent. Sans donner le détail des expériences, nous dirons seulement que Hirn a reconnu que pour une même quantité de chaleur recueillie dans l'appareil, produite par l'homme par conséquent, le poids de l'oxygène introduit et fixé dans l'organisme est plus grand quand l'homme travaille que lorsqu'il est au repos.

Sans nous arrêter aux diverses expériences qui ont été faites, nous signalerons seulement encore les mesures prises par M. Chauveau : cet habile expérimentateur a mesuré les quantités de sang qui traversaient le muscle masséter d'un cheval, lorsque ce muscle était au repos ou lorsqu'il travaillait pendant la mastication. Il trouva que pendant le travail, la quantité de sang qui traverse ce muscle est 2,5 ou 3 fois plus grand qu'à l'état de repos ; que les quantités d'oxygène absorbé et d'acide carbonique varient dans le rapport de 1 à 3,5 dans les mêmes conditions ; que la quantité de glycose disparue de la totalité du sang change également dans le même rapport. De même, l'analyse du muscle à l'état de repos, puis après une demi-heure de travail, montre que pour 1000 grammes de muscle, on trouve au repos 1^{gr},774 de glycogène, et seulement 1^{gr},396 après l'action : il a donc disparu 0^{gr},378 de glycogène en même temps que le muscle travaillait. Ces résultats, qui ont été confirmés par d'autres recherches sur le muscle releveur de la lèvre du cheval, sont probants : ils montrent que l'activité chimique augmente lors de la production d'un travail mécanique.

336. — Si nous pouvons admettre, d'après ce qui précède, que le travail mécanique produit chez l'animal a pour origine les actions chimiques qui se passent dans l'organisme, comment se fait la formation? estelle directe ou non?

Quelques expériences tendraient à prouver que le travail produit résulte de la transformation de chaleur en travail mécanique, c'est-à-dire que l'action chimique produirait de la chaleur et que celle-ci, au moins en partie, serait transformée en travail mécanique. C'est ce que tendent à prouver des expériences de J. Béclard qui a déterminé la température du biceps brachial : 1° à l'état de contraction statique; 2° dans le cas où il exécutait un travail mécanique, en soulevant un poids; 3° dans le cas où, au contraire, il recevait du travail mécanique en soutenant un poids qui descendait d'une certaine hauteur; 4° en élevant et soulevant alternativement le même poids. Sans entrer dans le détail, nous dirons qu'il a trouvé que dans le deuxième cas la température du muscle était moins élevée que dans le premier : il y avait production de travail mécanique et disparition de chaleur. Dans le troisième cas, la température du muscle était plus élevée que dans le premier; il y avait du travail mécanique fourni au muscle et apparition d'une certaine quantité de chaleur. Enfin dans le quatrième cas, il n'y avait pas de changement de température; le travail produit pendant la montée du poids étant égal au travail fourni pendant la descente, il devait, en effet, y avoir compensation.

Ces résultats sont intéressants, mais il convient de dire avec M. Chauveau qu'ils ne sont pas à l'abri de la critique.

D'autre part, Hirn dans les expériences que nous avons indiquées, a trouvé que lorsque l'homme abaisse son propre poids, il y a bénéfice de chaleur, c'est-à-dire que la quantité de chaleur recueillie est plus grande que celle qui, pour la même quantité d'oxygène consommé, aurait été produite à l'état de repos.

Cette expérience est d'accord avec l'élévation de température du muscle observée par Béclard lorsqu'il soutient un poids qui descend. Mais il faut remarquer que si ces faits montrent que lorsqu'on fournit du travail mécanique à un être vivant, ce travail est transformé en chaleur, on ne saurait en conclure que, nécessairement, lorsque cet être produit du travail mécanique, celui-ci provient de la transformation d'une certaine quantité de chaleur.

Des recherches ont été faites par Heidenhain et par Fick, sur les muscles isolés de la grenouille, et il semble résulter de leurs expériences qu'il y a absorption de chaleur lorsqu'il y a production de travail mécanique.

Enfin nous signalerons des recherches de M. Chauveau sur le muscle releveur de la lèvre du cheval; par l'emploi d'artifices ingénieux, il put mesurer la température de ce muscle pendant que l'animal mangeait, soit lorsque ce muscle se contractait *utilement*, en produisant du travail, soit lorsqu'il se contractait *à vide* sans production de travail. Les résultats qu'il a obtenus sont d'accord avec ceux que nous venons de citer rapidement : la température du muscle qui travaille est moins élevée que celle du muscle qui ne travaille pas.

337. — Nous pouvons donc admettre qu'un muscle qui travaille, c'est-à-dire qu'un muscle qui produit un travail mécanique par suite de contractions, est à une température moins élevée que si, tout en étant contracté ou se contractant, il ne produit pas de travail mécanique. Mais, d'autre part, des expériences nombreuses ont montré qu'un muscle contracté sans produire de travail, qu'un muscle qui subit une contraction statique, suivant une expression consacrée, s'échauffe, qu'il s'y développe de la chaleur. Si donc lorsqu'il travaille, la quantité de chaleur qui apparaît est moindre, il semble naturel de penser que cette chaleur qui fait défaut et qui aurait été produite s'il n'y avait pas eu de travail effectué, a été transformée et a, par sa transformation, donné naissance à ce travail.

Nous devons reconnaître que, en réalité, la démonstration n'a pas été faite; que, notamment, on n'a pu mettre en évidence que la transformation supposée avait lieu conformément au principe de l'équivalence. Mais les conditions sont très complexes, les expériences délicates, et cette démonstration sera certainement très difficile à faire si même on y parvient.

Ajoutons que des objections ont été faites à cette idée de la transformation de la chaleur en travail mécanique dans l'organisme. L'une d'elles a été présentée par M. Bergonié [1], puis par M. Gautier [2]; elle repose sur l'application du principe de Carnot (269). Appliquant à l'homme l'équation du rendement que nous avons indiquée, équation dans laquelle on connaît la valeur du rendement chez l'homme et la température la plus élevée, on peut calculer quelle devrait être la température la plus basse pour que l'équation fût satisfaite. Le rendement a été évalué par divers observateurs et paraît compris entre $\frac{1}{2}$ (Heidenhain) et $\frac{1}{5}$ (Helmholtz et Fick); la valeur $\frac{1}{3}$, intermédiaire entre ces extrêmes, a été indiquée par Fick également, et plus récemment par M. Gautier. L'une des températures entre lesquelles fonctionnerait l'organisme considéré comme machine thermique est connue, l'équation du rendement permettrait de calculer l'autre.

On arrive ainsi à des valeurs incompatibles avec les conditions de la vie, et M. Bergonié, ainsi que M. Gautier, conclut que l'organisme ne peut fonctionner en obéissant au principe de Carnot, et que par conséquent le travail mécanique qui y est produit ne saurait être la conséquence de la transformation de la chaleur.

1. *Leçons sur la chaleur et la thermodynamique animales*, Bordeaux, 1888.
2. *Traité de chimie biologique* et *Rev. scientif.*, 30 oct. 1891.

Nous ne sommes pas convaincu par ce raisonnement, car l'équation du rendement n'est pas applicable à ce cas où, comme le montre une analyse même sommaire, on ne trouve pas les conditions pour lesquelles elle a été établie.

338. — Pour M. Chauveau, qui s'est beaucoup occupé de la question, l'énergie produite dans l'organisme par les actions chimiques n'est pas transformée en chaleur, elle est utilisée à la *création de l'élasticité de contraction*, ce que nous exprimerons autrement en disant qu'elle passe à l'état d'énergie potentielle d'une nature particulière; ce serait cette énergie potentielle qui, lors de la production d'un travail mécanique, se transformerait en énergie actuelle. « La production de la chaleur, dit ce savant, n'intervient pas dans le mécanisme intime de la contraction musculaire, comme un *commencement*, mais comme une *fin*. La chaleur sensible qui apparaît est un résidu, une sorte d'*excretum*, résultat de la transformation thermique du travail physiologique représenté par la création de l'élasticité de contraction. »

Nous ne pouvons discuter les conclusions que M. Chauveau tire de ses expériences, conclusions qui ne nous semblent pas cependant à l'abri de toute objection; mais nous ne pouvions pas ne pas les indiquer, car elles présentent la question sous une nouvelle face et s'appuient sur des expériences multipliées.

En résumé, il n'est pas douteux que les combustions qui se passent dans l'organisme ne soient, par l'énergie qu'elles abandonnent, la source de la chaleur dégagée par les êtres vivants et qu'elles ne soient également l'origine de l'énergie que ces êtres peuvent manifester sous forme de travail mécanique. Mais on ne saurait affirmer actuellement si l'énergie dégagée par les actions chimiques peut fournir du travail mécanique par une transformation directe ou si la transformation ne peut se faire que d'une manière indirecte, l'énergie dégagée par les actions chimiques devant passer, soit par la forme chaleur, soit par une autre (création de l'élasticité de contraction?) avant de produire du travail mécanique.

339. — Les actions chimiques qui se passent dans l'organisme des êtres vivants ont donc à subvenir, d'une part, aux pertes de chaleur variables dont nous avons parlé et aussi, directement ou indirectement, au travail mécanique produit par ces êtres; elles doivent donc être incessamment variables et doivent se proportionner, au moins sensiblement, aux dépenses d'énergie effectuées : il faut donc qu'il y ait un moyen de régulation. Sans insister, car la question sort du domaine de la physique, nous dirons que la grandeur des actions chimiques est liée à la quantité de sang qui circule dans les organes, quantité qui varie suivant les circonstances et se trouve ainsi sous la dépendance du système nerveux par l'intermédiaire duquel se fait la régulation de la production d'énergie dans l'organisme.

LIVRE III

OPTIQUE. — RADIATIONS

CHAPITRE PREMIER

OPTIQUE GÉOMÉTRIQUE

Art. I. — NOTIONS PRÉLIMINAIRES. — PROPAGATION. — DIFFUSION

340. **De la sensation lumineuse ou lumière.** — On désigne sous le nom de *lumière* la sensation spéciale qui résulte de la mise en activité de l'organe de la vision, de l'œil ; on la nomme également souvent sensation lumineuse.

On ne peut pas définir cette sensation qui est, comme toutes les sensations, un phénomène subjectif, et l'on peut seulement, pour la faire connaître à ceux qui l'ont déjà éprouvée, rappeler dans quelles circonstances ils l'ont ressentie. Diverses actions peuvent nous procurer cette sensation : ce sont, par exemple, l'influence de certains états cérébraux, non définis matériellement, l'ingestion de quelques substances médicamenteuses ou toxiques, les actions mécaniques ou électriques auxquelles on soumet directement le nerf optique. Mais ce sont là des effets exceptionnels qui ne représentent pas les conditions normales de la mise en activité de l'organe de la vision.

Dans les conditions ordinaires de la vision, la cause des sensations lumineuses que nous éprouvons est extérieure à nous, elle est objective, elle réside dans les corps que nous *voyons*, c'est-à-dire dont nous avons connaissance grâce à elle. Au début, dans l'enfance, les indications fournies par l'organe de la vision doivent être corroborées, vérifiées, corrigées par le sens du toucher ; mais, à partir d'un certain âge, l'éducation de l'œil est faite à ce point de vue et les notions que cet organe fournit suffisent par elles-mêmes, en général.

Nous nous occuperons seulement des sensations lumineuses qui ont des causes objectives.

341. — En cherchant à analyser les sensations lumineuses produites

dans des conditions différentes, on trouve que les sensations de cet ordre peuvent différer les unes des autres, et que l'on peut ramener à trois, véritablement différents, les caractères qui permettent de distinguer une sensation lumineuse d'une autre. On a donné à ces caractères les noms d'*intensité*, de *couleur* et de *forme*.

Nous ne pouvons pas définir les caractères de la sensation lumineuse plus complètement que la sensation même; ils sont, d'ailleurs, trop généralement connus pour qu'il soit nécessaire d'insister, et nous savons tous à quoi correspondent les noms des caractères de la sensation.

342. — Les corps qui produisent en nous la sensation lumineuse ne sont pas tous dans les mêmes conditions; les uns sont visibles par eux-mêmes, indépendamment de l'existence de tout autre corps, comme le soleil, les flammes, les corps amenés à l'incandescence, les animaux luisants, etc.; ils sont appelés *corps lumineux*; d'autres, au contraire, n'agissent pas par eux-mêmes sur l'organe de la vision et ne font naître la sensation lumineuse que s'ils subissent l'action, l'influence de corps lumineux; ce sont les planètes et tous les corps qui nous entourent et qui sont à la température ordinaire : ils sont dits *corps éclairés*.

Lorsqu'on interpose entre un corps lumineux et notre œil une lame d'une substance quelconque, différents cas peuvent se présenter :

L'interposition de cette lame peut empêcher de voir le corps, d'être averti de l'existence d'une source de lumière : on dit alors que la lame est *opaque*;

Il peut arriver, au contraire, que l'interposition de la lame n'éteigne pas la sensation lumineuse et qu'elle permette de distinguer non seulement l'existence, mais encore la forme du corps lumineux (nous laissons de côté la couleur) : la lame est *transparente*;

Enfin, la lame interposée empêche de voir le corps lumineux, de distinguer sa forme; mais elle n'éteint pas la sensation lumineuse, cette lame agissant alors comme corps éclairé : la lame est dite *translucide*.

343. **Hypothèses sur la cause de la lumière. Émission.** — Nous ne connaissons pas d'une manière absolument certaine la manière dont les corps agissent à distance sur l'œil pour produire la sensation lumineuse : de nombreuses hypothèses ont été imaginées à cet égard, une seule subsiste qui paraît donner l'explication de tous les phénomènes observés, c'est la *théorie des ondulations*.

Cette théorie qui se présente certainement avec des caractères de grande probabilité a l'inconvénient de mal se prêter à l'explication des phénomènes les plus simples et les plus fréquents de l'optique : elle les explique absolument, mais d'une façon qui n'est pas élémentaire, pour ainsi dire. Aussi pour ces premiers phénomènes a-t-on pris l'habitude de faire usage d'une hypothèse qui est insuffisante pour un grand nombre de cas et qui ne convient que lorsqu'il s'agit de faits qui ne sont pas étudiés avec précision, de faits qui sont observés un peu sommairement comme le sont ceux qui appellent notre attention chaque jour, à chaque heure : cette hypothèse est celle de l'*émission* que nous emploierons d'abord, nous réservant de revenir sur la théorie des ondulations dans un autre chapitre. (Voir RADIATIONS.)

344. — Dans la théorie de l'émission, on admet que les corps lumineux envoient, émettent, à chaque instant et dans toutes les directions, une infinité de particules infiniment petites d'une substance spéciale, d'un agent de nature inconnue : on a donné à cet agent le nom de *lumière*. Ces particules se meuvent dans le vide, elles peuvent pénétrer dans certains corps qu'elles traversent, elles sont arrêtées par d'autres, sur lesquelles elles rebondissent, pour ainsi dire; lorsque ces particules arrivent à l'œil, elles vont choquer, au fond de cet organe, une membrane sensible, la *rétine* : c'est ce choc, qui amène dans la rétine une modification de nature inconnue qui, transmise au cerveau par l'intermédiaire du nerf optique, est la cause de la sensation lumineuse.

Considérons une molécule émise à un instant par un point A d'un corps lumineux : cette molécule parcourra une trajectoire dont la forme sera déterminée par les milieux qu'elle traverse; mais ce point A émettra un instant après et dans une série d'instants successifs des molécules qui, pendant un certain temps, seront dans les mêmes conditions, ces conditions pouvant changer ultérieurement par suite de modifications quelconques subies par le corps. Mais toutes les molécules, émises dans les mêmes conditions, devront nécessairement parcourir la même trajectoire; cette trajectoire d'une molécule lumineuse, jalonnée pour ainsi dire sur tout son parcours par une série d'autres molécules lumineuses, constitue ce qu'on appelle un *rayon lumineux*.

Il importe de remarquer que nous ne *voyons* pas les rayons lumineux, qu'ils ne nous apparaissent pas sous forme de lignes brillantes sillonnant l'espace, ils produisent la sensation lumineuse lorsque notre œil se trouve sur leur direction et qu'ils y pénètrent : dans toute autre condition, les particules lumineuses ne peuvent agir sur la rétine, et la sensation ne se produit pas. Nous donnerons plus loin l'explication des faits qui peuvent sembler en contradiction avec cette indication formelle.

345. **Optique géométrique.** — La recherche des causes et conditions qui donnent naissance à la sensation lumineuse même n'est pas du domaine de la physique. Au point de vue où nous avons à nous placer, la question s'arrête à l'impression que subit la rétine : les changements que cette membrane peut éprouver, les modifications qui peuvent en résulter dans le nerf optique et dans le cerveau sont absolument en dehors de notre programme. Mais, par contre, nous devons chercher à expliquer comment les impressions que subit la rétine présentent des

différences susceptibles d'expliquer les différences de sensations éprouvées; nous devons notamment chercher à quelles particularités optiques se rattachent les caractères particuliers de la sensation lumineuse. Nous dirons que l'intensité est liée à la quantité de lumière, la couleur aux différences de composition qu'elle peut présenter; la forme, enfin, ne dépend que de la marche des rayons lumineux, de la direction qu'ils ont en entrant dans l'œil et de celle qu'ils prennent dans cet organe. Nous étudierons successivement ces trois ordres de questions, et nous nous occuperons d'abord des lois qui régissent la marche des rayons lumineux : l'ensemble de ces lois et des faits qui s'y rattachent directement constitue l'optique géométrique.

346. **Propagation rectiligne de la lumière.** — On admet, dans l'hypothèse de l'émission, que les particules lumineuses obéissent aux lois de la mécanique, se comportant comme des corps élastiques, et que, en passant dans divers milieux, elles y éprouvent des résistances différentes.

On conclut de là, en vertu de l'inertie (XXXIII), que dans un milieu homogène, les particules lumineuses doivent se mouvoir en ligne droite : les rayons lumineux sont rectilignes. D'autre part, à la surface des corps qu'elles rencontrent, ces particules doivent changer de direction, soit qu'elles rebondissent par suite du choc, soit qu'elles pénètrent dans le corps. Ces considérations sont en concordance générale avec les principaux faits que nous allons étudier, relativement à la propagation rectiligne de la lumière, à la réflexion et à la réfraction.

On ne connaît pas les particules lumineuses dont nous venons de supposer l'existence : il n'est donc pas possible de vérifier directement l'hypothèse que nous admettons. Mais de cette hypothèse on peut déduire, par le raisonnement, certaines conséquences accessibles à l'observation ou à l'expérience; nous aurons à rechercher si l'accord existe entre les prévisions de la théorie et les résultats de l'expérience. Si cette concordance n'existe pas, on peut conclure à la fausseté de l'hypothèse; mais si la concordance existait pour un certain nombre de faits, on ne pourrait être assuré de son exactitude, car il suffirait d'un fait nouveau, non encore étudié, pour lequel il y aurait désaccord, pour rendre l'hypothèse inacceptable.

347. **Faisceaux lumineux.** — Examinons les conséquences premières de l'hypothèse de l'émission, celles qui se rapportent à la propagation de la lumière dans un milieu physiquement homogène, d'un milieu *isotrope*, c'est-à-dire d'un milieu dans lequel non seulement la constitution chimique est partout la même, mais encore dans lequel, autour de chaque point, la constitution physique, le groupement moléculaire soit le même dans toutes les directions.

Comme nous l'avons dit, en appliquant à ce cas le principe de l'inertie, on conclut que les trajectoires des molécules lumineuses, que les rayons lumineux doivent être rectilignes. On ne peut étudier ces rayons qu'il est impossible d'obtenir expérimentalement, mais on peut obtenir des *faisceaux* lumineux formés par la réunion de rayons lumineux. Les formes de ces faisceaux peuvent être absolument quelconques, mais nous nous occuperons plus spécialement d'un cas particulier, celui dans lequel les rayons constituant le faisceau ont des directions qui, toutes, vont passer par un même point : le faisceau est dit alors *homocentrique*.

Les rayons qui constituent un faisceau homocentrique peuvent avoir plusieurs dispositions les uns par rapport aux autres :

1° A partir d'une section déterminée HI (fig. 115), les rayons vont en s'écartant les uns des autres de manière qu'une section JK du faisceau prise au delà de la précédente dans le sens de la propagation soit plus étendue que la section primitive HI : le faisceau est alors *divergent*. Ce cas est celui qui se présente lorsque la lumière part d'un point lumineux A qui est le *sommet* du cône constituant le faisceau homocentrique. Mais on peut observer de semblables faisceaux (fig. 116) qui ne viennent pas directement d'un point lumineux, mais qui, à l'endroit considéré, ont cependant cette même forme.

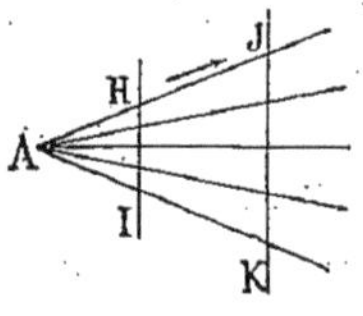

Fig. 115.

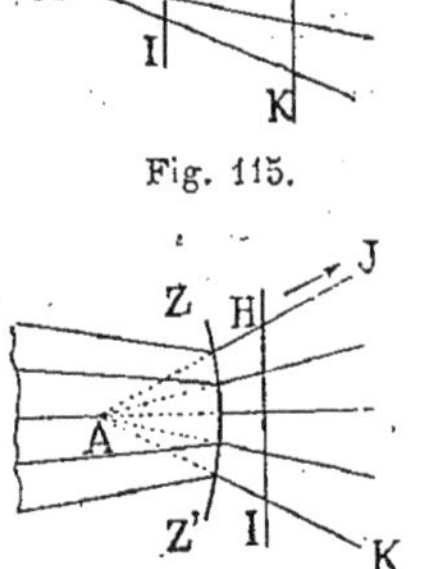

Fig. 116.

Dans un semblable faisceau l'angle JAK que font entre eux les rayons extrêmes mesure le *degré de divergence* du faisceau.

Si, pour une section déterminée HI, le sommet du cône s'éloigne indéfiniment, le degré de divergence diminue et tend vers 0. A la limite, lorsque le sommet est infiniment éloigné, le faisceau est dit *parallèle* ou *cylindrique* (fig. 117). Dans ce cas, deux sections HI, JK quelconques ont les mêmes dimensions.

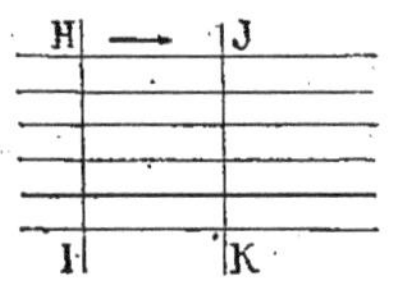

Fig. 117.

2° A partir d'une section déterminée HI (fig. 118), les rayons constituant le faisceau considéré vont en se rapprochant les uns des autres, de sorte qu'une section JK prise après la première dans le sens de la propagation soit moins étendue que la section primitive HI : le faisceau est dit alors *convergent* et le *degré de convergence* est mesuré par l'angle des rayons extrêmes.

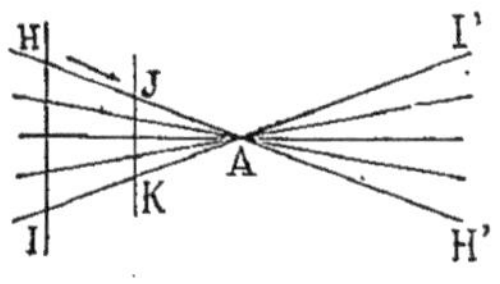

Fig. 118.

Un semblable faisceau ne résulte pas de l'action directe d'un point lumineux et provient nécessairement de modifications antérieures subies par un faisceau émané d'un point lumineux.

Il peut arriver que les rayons lumineux continuent jusqu'à leur rencontre, jusqu'au sommet du cône ; il peut arriver, au contraire (fig. 119), que ces rayons soient interceptés auparavant et que les *directions* des rayons seules passent par ce sommet. Dans l'un et l'autre cas, le faisceau est convergent.

Si le sommet du faisceau s'éloigne dans le sens de la propagation de la lumière, la convergence diminue et devient nulle quand le sommet est à l'infini. Le faisceau est alors cylindrique ou parallèle. Cette forme de faisceau peut donc être considérée, à volonté, comme la limite d'un faisceau convergent ou comme celle d'un faisceau divergent dont le sommet s'éloigne à l'infini.

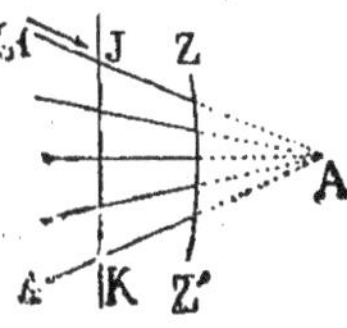

Fig. 119.

Il est important de remarquer qu'un faisceau divergent reste divergent quelque loin qu'on le prolonge (fig. 115 et 116); qu'un faisceau parallèle conserve son parallélisme également quelle que soit sa longueur (fig. 117). Mais les rayons qui forment un faisceau convergent se croisent au sommet A, s'ils ne sont pas interceptés auparavant, et le faisceau devient alors divergent (fig. 118).

Il semblerait qu'en considérant un faisceau parallèle dont on restreindrait de plus en plus la section, on devrait obtenir, à la limite, un rayon lumineux. Mais il n'en est pas ainsi, et c'est là un premier résultat en contradiction avec l'hypothèse de l'émission : l'expérience montre que dans les conditions qui se rapprochent de celles qui devraient donner un rayon, le faisceau, loin de devenir un rayon lumineux, s'étale de plus en plus : les phénomènes de ce genre se rapportent à la diffraction dont nous parlerons ultérieurement. (Voir Optique physique.)

348. **Des ombres.** — Parmi les conséquences que l'on peut déduire de la propagation rectiligne de la lumière, il convient de signaler la production des ombres.

Soit, par exemple, un point lumineux A (fig. 120) qui envoie de la lumière dans toutes les directions : plaçons à quelque distance un écran opaque MM'. Joignons AM que nous prolongerons en MX : il est clair que dans toute la partie de l'espace située au-dessous de MX, la lumière se propagera sans obstacle, comme si l'écran n'existait pas; mais dans la partie de l'espace située derrière l'écran, au-dessus de MX la lumière ne peut absolument pas pénétrer : on dit que cette partie est dans l'ombre, et la ligne MX est dite la *ligne de séparation d'ombre et de lumière*, ligne déterminée géométriquement.

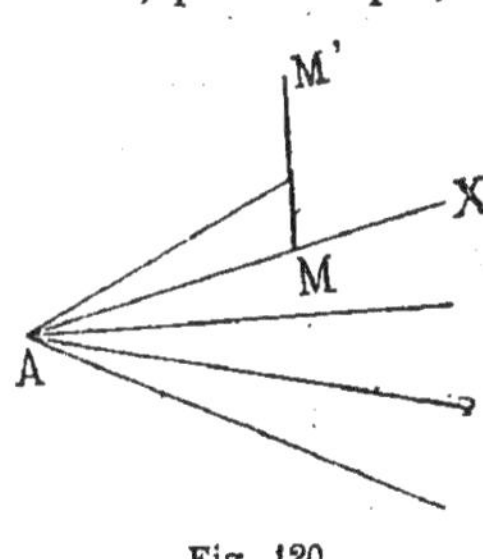

Fig. 120.

Il est facile de réaliser cette expérience et l'observation montre que les résultats sont bien, dans leur ensemble, d'accord avec les conclusions auxquelles nous sommes arrivé.

Il importe toutefois de remarquer que, lorsqu'on répète l'expérience en se plaçant dans les conditions les plus voisines de celles supposées par la théorie et qu'on examine avec des procédés précis les effets qui se manifestent dans la région où devrait se trouver la ligne de séparation d'ombre et de lumière, on reconnaît que ces effets diffèrent complètement de ceux auxquels conduit nécessairement l'hypothèse de l'émission. Nous donnerons plus tard quelques indications sur les phénomènes qu'on observe et qui constituent ce qu'on appelle la diffraction.

349. — La propagation rectiligne de la lumière explique la formation des ombres des corps éclairés par des sources de lumière. Soit, par exemple, une sphère *n* (fig. 121) éclairée par le point lumineux A; menons par ce point un cône tangent à la sphère, qu'il touche suivant le petit cercle *mp*. On voit évidemment que toute la partie du cône qui est derrière *mp* ne peut recevoir de lumière du point A : c'est le *cône d'ombre*. La portion de la surface située dans ce cône est *dans l'ombre*, elle constitue *l'ombre propre* de la sphère. Enfin, si à quelque distance on place un écran, la surface de celui-ci reçoit de la lumière du point A dans toute son étendue, sauf dans la partie MNP; cette partie constitue *l'ombre portée* de la sphère sur le plan.

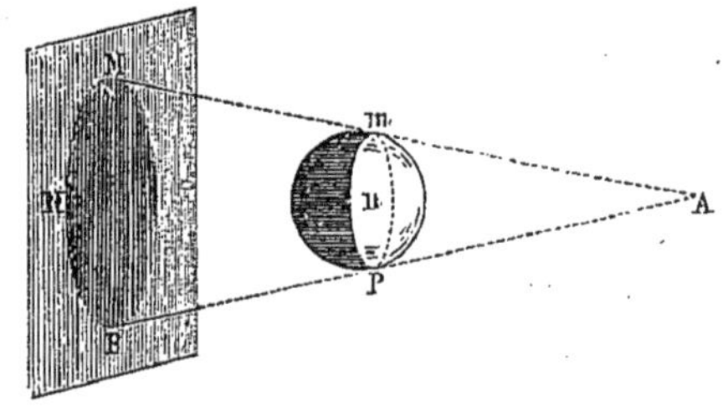

Fig. 121.

Si la source de lumière est une sphère lumineuse MN (fig. 122), le corps opaque étant la sphère M′N′, nous pouvons tracer deux cônes tangents communs aux deux sphères, le cône extérieur MM′NN′, le cône intérieur RR′TT′, ces cônes coupent un écran placé à quelque distance suivant deux courbes *mn*, *rt*. On voit, sans qu'il soit nécessaire d'insister, que tous les points de l'espace qui, après M′N′, sont en dehors du cone R′T′, sont éclairés par la source MN comme si le corps opaque n'existait pas;—que, au contraire, tous les points qui, après M′N′, sont à l'intérieur du cône M′N′*mn*, ne peuvent recevoir aucune lumière de la source, ils sont dans l'ombre, et en particulier la partie de l'écran *mn* comprise dans ce cône est l'ombre portée du corps. Enfin les points situés entre ces deux cônes ne reçoivent qu'une partie de la lumière que leur enverrait la source lumineuse si le corps opaque M′N′ n'existait

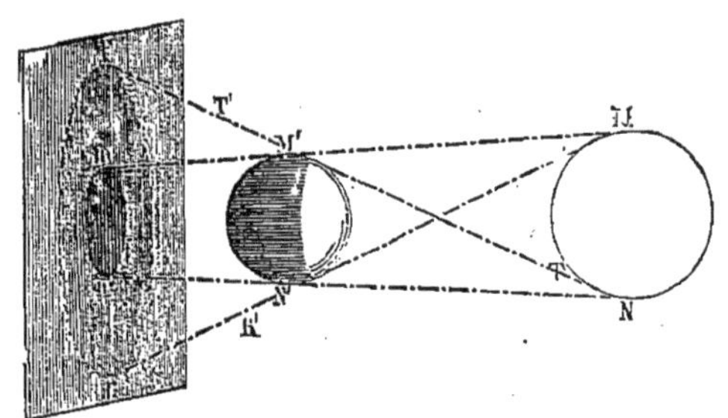

Fig. 122.

pas : cette partie constitue la *pénombre*; la discussion de la question montre que cette pénombre reçoit de moins en moins de lumière à mesure qu'on s'éloigne de la surface du cône R'r T't pour se rapprocher de la surface du cône M' m M' n; l'effet est très visible sur l'écran.

Si l'écran est translucide, un observateur placé derrière distinguera l'ombre et la pénombre de la partie éclairée et l'existence de l'ombre lui fera connaître la présence d'un corps opaque derrière l'écran.

La forme des cônes d'ombre et de pénombre change, comme cela est facile à comprendre, avec celles du corps lumineux et du corps opaque; mais, même dans le cas où l'un et l'autre sont des sphères, le cône d'ombre a des dispositions différentes suivant les dimensions relatives de ces corps.

Dans tous les cas, le cône de pénombre est divergent et présente des sections d'autant plus grandes qu'on s'écarte davantage de la source de lumière. Il n'en est ainsi, pour le cône d'ombre, que si le corps opaque a des dimensions supérieures à celles du corps lumineux : si les dimensions sont les mêmes, le cône d'ombre est transformé en un cylindre. Enfin, si le corps lumineux a des dimensions supérieures à celles du corps opaque (fig. 123), le cône d'ombre est convergent, l'ombre sur un écran va en diminuant à mesure qu'on éloigne celui-ci du corps lumineux; et si l'écran est placé au delà du sommet, il n'y a plus d'ombre, la pénombre seule subsiste.

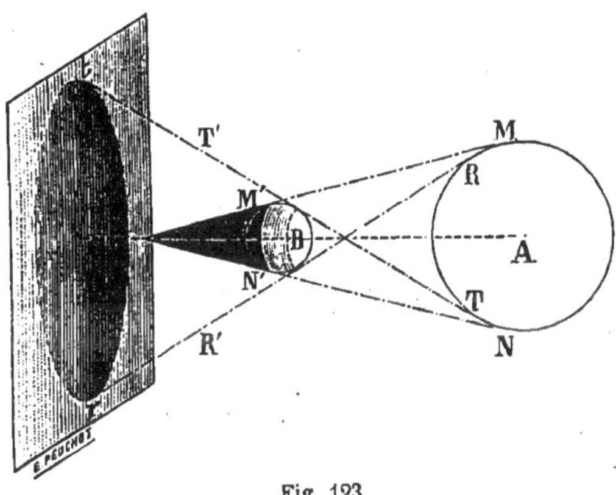

Fig. 123.

On conçoit que si l'écran est translucide et regardé par un observateur du côté opposé à la lumière, celui-ci ne peut soupçonner l'existence du corps opaque entre la source de lumière et l'écran, puisqu'il n'y a pas d'ombre portée et que la pénombre, très étendue, est peu distincte et même inappréciable si elle recouvre complètement l'écran.

350. **Vision d'un point lumineux.** — Lorsqu'un faisceau lumineux pénètre dans un œil sain, il fait naître une sensation qui se manifeste toujours avec ses qualités d'intensité et de coloration; mais pour que la sensation soit complète, pour qu'elle soit nette, il faut de plus que le faisceau ait une forme déterminée. C'est ainsi que, dans les conditions ordinaires, celles qui se rapportent à l'œil que l'on considère comme normal, la sensation de netteté de la vision n'existe que si les faisceaux sont parallèles ou présentent un certain degré de divergence [1].

1. Nous verrons plus loin que pour certains yeux (*myopes*) la vision nette

Lorsqu'un faisceau divergent émanant d'un point A (fig. 124, I) situé à une distance qui n'est pas trop petite arrive sur un œil normal, nous *voyons* le point, c'est-à-dire que nous sommes avertis, par la sensation lumineuse que nous éprouvons, de l'existence du point lumineux. Il y a plus, nous avons la notion de la distance à laquelle il se trouve. La netteté de ces indications que nous déduisons de la sensation que nous éprouvons ne paraît pas être le résultat d'une connaissance qui soit innée en nous ; elle semble la conséquence de l'éducation de nos sens, de la comparaison des sensations fournies par l'organe de la vision avec celles du toucher : c'est au moins ce qui paraît prouvé par les observations faites chez les jeunes animaux et les jeunes enfants et sur les aveugles-nés auxquels il a été possible de rendre l'usage de la vue. Il importe peu d'ailleurs au point de vue physique : le fait intéressant, c'est que dans les conditions normales, lorsque notre œil reçoit un faisceau divergent émané d'un point lumineux, nous en reportons la cause en ce point, nous sommes avertis de l'existence de ce point.

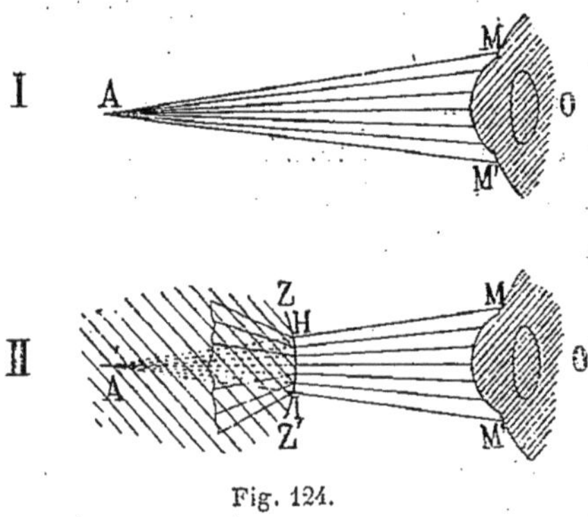

Fig. 124.

Comme cas particulier, lorsque le point s'éloigne à une distance assez grande pour que le faisceau tende à devenir parallèle, nous nous rendons compte que la cause de la sensation s'éloigne, et passe à l'infini lorsque le faisceau est devenu parallèle.

Nous examinerons plus tard en détail les modifications subies par le faisceau lorsqu'il pénètre dans l'œil jusqu'au point où il vient rencontrer la membrane sensible qui tapisse celui-ci au fond, la rétine. Sans qu'il soit nécessaire de les connaître actuellement, on comprend aisément que ces modifications et, par suite, l'impression produite ne dépendent que de la forme du faisceau à sa rencontre avec le globe oculaire, et non de celle qu'il a pu avoir antérieurement. Un faisceau qui est parallèle entre la face de sortie d'un appareil quelconque et l'œil, produit pour la vision le même effet que s'il venait sans modification d'un point très éloigné et

ne peut être produite que par des faisceaux divergents et non par des faisceaux parallèles, tandis que pour d'autres (yeux *hypermétropes*) la vision nette est possible même avec des faisceaux présentant un certain degré de convergence ; mais jusqu'à l'étude détaillée de la vision, nous admettrons que l'on considère seulement les yeux *emmétropes*, regardés comme correspondant à l'état normal et pour lesquels, comme nous l'avons dit, la vision nette ne peut être produite que par des faisceaux arrivant à l'œil parallèles ou présentant un degré convenable de divergence.

donne la sensation de l'existence d'une source lumineuse à l'infini ; — un faisceau HIMM′ (fig. 124, II) qui est divergent depuis son passage sur une surface quelconque ZZ′ jusqu'à l'œil, quelles que soient sa forme et sa direction antérieures, produit, pour la vision, le même effet que s'il venait sans changement du sommet géométrique A du cône auquel il appartient et donne l'impression d'un point lumineux qui serait situé à ce sommet ; l'observateur voit un point lumineux à ce sommet quoique, en réalité, il n'y ait rien du tout.

351. **Forme des faisceaux incidents.** — Les instruments d'optique dont nous aurons à nous occuper ont pour effet, sinon pour but, de modifier la forme des faisceaux qui les traversent ; un observateur qui utilise un de ces instruments ne voit donc pas la source lumineuse comme elle est en réalité, comme il la verrait par l'action des faisceaux qu'elle émet directement.

Le faisceau qui arrive sur un instrument d'optique est appelé *faisceau incident* : une remarque analogue à celle que nous venons de faire pour l'œil nous permet de conclure que les modifications que subira ce faisceau dans l'instrument ne dépendent que de la forme et la position du faisceau à l'incidence même et non de la forme et de la direction qu'il avait à quelque distance, forme qui a pu être modifiée par le passage à travers un autre instrument placé avant celui que nous considérons.

Plusieurs cas sont à considérer suivant que le faisceau incident est parallèle, divergent ou convergent.

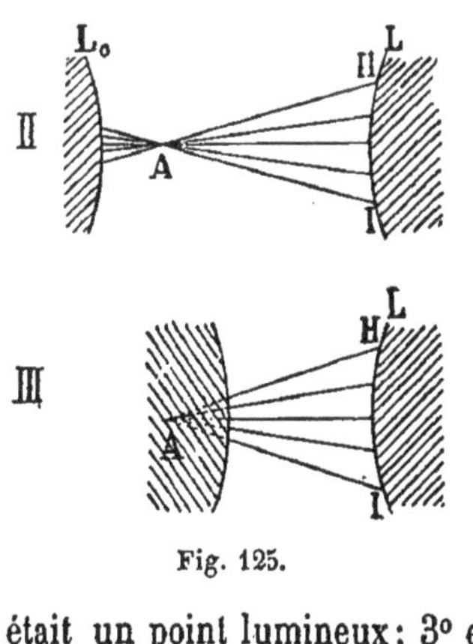

Fig. 125.

Le faisceau incident est parallèle : 1° si le point lumineux est à l'infini ; 2° s'il sort parallèle d'un autre instrument ; l'effet est dans ce cas le même que dans le premier cas, le même que si la lumière venait effectivement de l'infini.

Le faisceau incident est divergent : 1° s'il émane d'un point lumineux A (fig. 125, I) situé à une distance finie ; 2° si l'instrument considéré L (fig. 125, II) rencontre après son sommet A, dans sa partie divergente, par conséquent, un faisceau sortant en convergeant d'un autre appareil L_0 : la partie convergente est sans intérêt à considérer et l'effet est le même que si la lumière partait seulement du sommet A qui se comporte donc, à ce point de vue, comme s'il était un point lumineux ; 3° enfin, si le faisceau sort en divergeant d'un autre appareil (fig. 125, III) : d'après ce que nous avons dit, l'effet est le même que si cet autre appareil n'existait pas et que la lumière vînt directement d'un point lumineux A situé au sommet du cône qui constitue le faisceau divergent considéré. Donc, dans les trois cas, l'effet est le même que si la lumière partait directement du sommet du cône; considéré à ce point de vue, le sommet d'un cône divergent arrivant sur un instrument est appelé *point lumineux réel*, parce que tout se passe comme s'il existait réellement, effectivement, un point lumineux à ce sommet.

Le faisceau incident est convergent seulement dans le cas où l'instrument considéré L (fig. 126) rencontre avant son sommet, dans sa partie convergente, par conséquent, un faisceau qui sort en convergeant d'un autre appareil. Le faisceau incident est caractérisé, déterminé par la position de son sommet A, qui se trouve être seulement une donnée géométrique puisque le faisceau considéré est intercepté avant ce point. Considéré à ce point de vue, par analogie avec ce que nous avons dit dans le cas du faisceau divergent, mais en tenant compte de la différence capitale entre ces deux cas, ce sommet est appelé *point lumineux virtuel.*

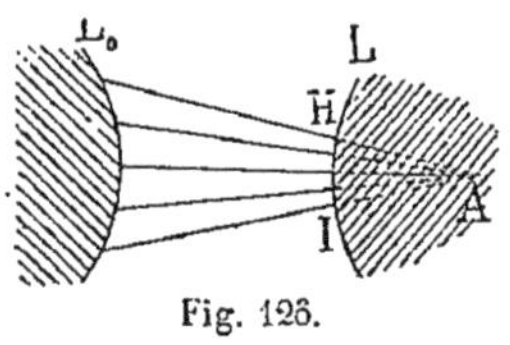

Fig. 126.

352. **Forme des faisceaux émergents.** — Le faisceau qui sort d'un instrument d'optique et qui, presque toujours, doit pénétrer dans l'œil d'un observateur, est dit faisceau *émergent* : il émane primitivement d'un point lumineux A (fig. 127) situé à une distance finie ou infinie. A son émergence, il peut être divergent, parallèle ou convergent.

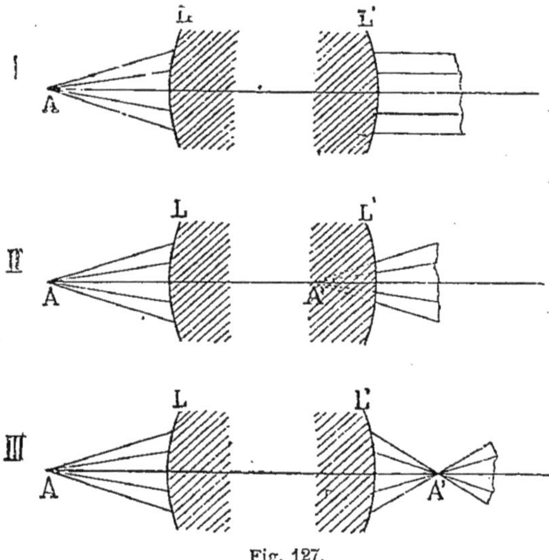

Fig. 127.

Si le faisceau émergent sort en divergeant (II) et arrive à l'œil d'un observateur, celui-ci croira voir un point lumineux au sommet A′ du cône; ce point est dit l'*image* fournie par l'instrument du point A d'où émane effectivement la lumière.

Si le faisceau émergent est parallèle (I), l'observateur sera impressionné comme si la lumière venait de l'infini; on dira alors encore qu'il y a une image, mais qu'elle est située à l'infini.

Si le faisceau émergent est convergent (III), l'observateur devra, dans le cas d'un œil normal (350), se placer au delà du sommet A' : il sera impressionné comme si la lumière venait de ce point qui sera dit également l'image fournie par l'instrument du point d'où émane la lumière.

Il existe une différence entre le premier et le troisième cas, différence qui consiste en ce que, dans le premier, le faisceau émergent est divergent, et qu'il est convergent dans le troisième. Pour caractériser cette différence, on dit que l'image est *virtuelle* dans le premier cas (II), qu'elle est *réelle* dans le troisième (III).

353. — Il importe de remarquer que la nature (réalité ou virtualité) du sommet d'un faisceau n'est pas nécessairement absolue, mais dépend du rôle attribué à ce faisceau. Le sommet d'un cône divergent, qui commence seulement à quelque distance de ce point, est une image virtuelle si le faisceau considéré est un faisceau émergent; il joue le rôle d'un point lumineux réel si le faisceau considéré est incident par rapport à une surface sur laquelle il va tomber.

On peut résumer les indications et les définitions précédentes de la façon suivante :

Par rapport à une surface d'incidence tout sommet d'un faisceau est un point lumineux réel s'il est situé avant cette surface dans le sens de la propagation de cette lumière; il est un point lumineux virtuel s'il est placé après la surface.

Par rapport à une surface d'émergence tout sommet d'un faisceau est une image réelle s'il est situé après la surface dans le sens de la propagation de la lumière; il est une image virtuelle s'il est placé avant la surface.

Ces définitions, que nous aurons constamment à appliquer, sont très importantes.

354. **Lumière à la surface de séparation de deux milieux.** — Considérons un faisceau qui se meut dans un milieu homogène et qui vient à rencontrer un autre milieu que nous supposerons aussi physiquement homogène, isotrope. Quels seront les effets produits sur la lumière par sa rencontre avec le second milieu? Que se passera-t-il à la surface suivant laquelle ces deux milieux sont en contact, surface qu'on appelle la *surface de séparation* des deux milieux? L'expérience seule peut renseigner à cet égard, et voici ce que l'on observe dans le cas le plus général :

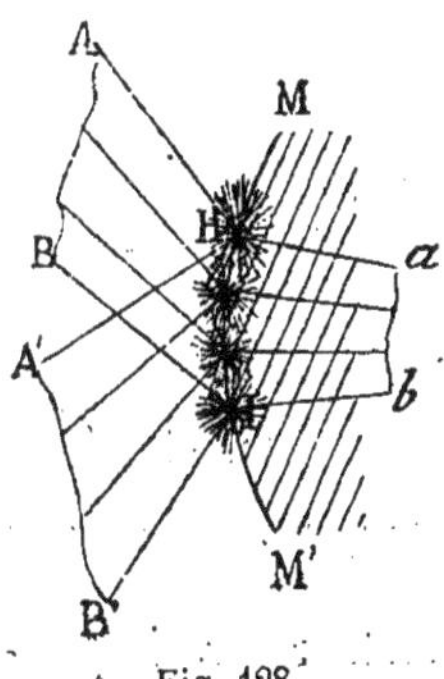

Fig. 128.

Soit AHBI (fig. 128) un faisceau incident, de forme quelconque d'ailleurs, qui coupe en HI la surface de séparation MM' des deux milieux considérés. Au delà de cette surface, dans le second milieu, il existe un faisceau HIab ayant pour base la section HI et dont, en général, la forme et la direction sont différentes de ce qu'elles étaient dans le faisceau incident : c'est le *faisceau réfracté*.

Il y a, d'autre part, dans le premier milieu, un faisceau HIA'B' ayant même base HI, et dans lequel la lumière s'éloigne de cette base tandis qu'elle s'en rapprochait dans le faisceau incident : ce faisceau est dit *faisceau réfléchi*.

Enfin, de plus, tous les points de HI envoient dans toutes les directions, de la lumière, comme le feraient des points lumineux; cette lumière, qui ne peut être considérée comme constituant des faisceaux, est dite *lumière diffusée*.

Les actions qui produisent ainsi le partage de la lumière incidente en trois sont appelées respectivement : *réfraction, réflexion, diffusion*. Nous aurons à les étudier successivement.

Ces actions n'existent pas toujours toutes : c'est ainsi que la réfraction et la réflexion exigent pour se produire que la surface de séparation soit polie, tandis que la diffusion ne se manifeste pas alors, et qu'elle est d'autant plus nette que la surface est plus rugueuse; si la surface est dans un état intermédiaire au poli et au dépoli, les trois actions se manifestent, inégalement en général.

D'autre part, si le second milieu ne se laisse pas traverser par la lumière, s'il est opaque, le faisceau réfracté ne peut exister : le faisceau réfléchi se manifeste, si la surface de séparation est suffisamment polie; si celle-ci présente, au contraire, un certain dépoli, il y aura de la lumière diffusée, mais bien entendu seulement dans le premier milieu, puisque la lumière ne peut pénétrer dans le second milieu.

Si le second milieu n'est pas isotrope, si c'est un cristal non régulier, le phénomène est moins simple. Un faisceau incident donné provoque dans le deuxième milieu la production de deux faisceaux réfractés différents; c'est là le phénomène de la double réfraction que nous étudierons seulement d'une manière sommaire.

Les modifications subies par un faisceau lumineux à la surface de séparation de deux milieux sont indépendantes les unes des autres : nous commencerons leur étude par celle de la diffusion.

355. **Diffusion de la lumière.** — Lorsqu'un faisceau lumineux vient rencontrer une surface qui n'est pas absolument polie, chaque point de cette surface envoie de la lumière comme s'il était un point lumineux, dans toutes les directions si le second milieu est transparent, dans un sens seulement, dans le premier milieu seulement si le second milieu est opaque; c'est cet éparpillement des rayons lumineux, pour ainsi dire, qui constitue la diffusion.

Au point de vue de l'optique géométrique qui ne considère que la direction, il ne saurait être question des lois relatives à la diffusion, car le caractère même de ce phénomène, c'est que quelles que soient la forme et la direction du faisceau incident, *tous* les points de la surface de séparation rencontrés par ce faisceau envoient de la lumière dans *toutes* les directions. Il n'y aurait donc pas à s'arrêter à ce phénomène si son existence ne donnait l'explication d'effets très importants et qu'on observe fréquemment : nous en signalerons quelques-uns.

Considérons une lame transparente à faces très polies, une lame de glace bien propre MM′ (fig. 129) placée sur le trajet d'un faisceau lumineux AA′BB′ dans une pièce dans laquelle il n'existe aucune source de lumière et soit un observateur placé en O. Conformément à ce que nous avons dit (344), cet observateur ne sera pas impressionné par le faisceau lumineux ; il ne le verra pas ; rien non plus ne l'avertira de l'existence de la lame de glace. Recouvrons maintenant cette lame d'une feuille de papier, aussitôt l'observateur verra se dessiner une tache lumineuse qui correspondra à l'intersection de cette feuille avec le faisceau : le papier est un corps diffusif, recevant de la lumière dans une direction déterminée ; il la renvoie, il la diffuse dans *toutes* les directions : il y aura donc de la lumière qui arrivera à l'observateur O et qui fera naître en lui la sensation lumineuse.

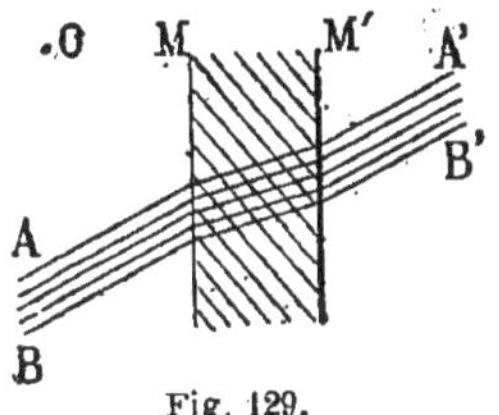

Fig. 129.

Soit un point lumineux, un corps lumineux, que regarde un observateur placé à quelque distance : interposons un corps transparent, une lame de glace polie et propre. L'existence de cette lame, si elle est mince, modifiera très peu, comme nous le dirons (404), la marche de la lumière, et le faisceau arrivant à l'œil de l'observateur n'étant pas changé, la sensation restera la même : l'observateur ne se rendra pas compte de la présence de cette lame. Remplaçons la lame de glace par une lame de verre dépolie, ou simplement recouvrons-la par une feuille de papier : la lumière alors n'est plus transmise directement, le faisceau incident ne peut traverser le corps qu'il rencontre, il n'arrive pas à l'œil en tant que faisceau ; mais la surface de séparation est diffusive, et chacun de ses points envoie de la lumière dans toutes les directions ; l'observateur recevra donc de la lumière de chacun des points de la lame qu'il verra ainsi dans toute son étendue, tandis qu'il ne verra plus la source lumineuse. On sera donc averti de l'existence de cette source par l'éclairement de la lame, mais on ne sera pas renseigné sur sa forme et sa position.

Les corps qui sont ainsi diffusifs du côté opposé à celui où vient la lumière sont dits corps *translucides*.

Si la lame de glace n'était pas absolument polie, sans cependant être dépolie, les deux phénomènes se produiraient à la fois : on verrait la source lumineuse par la partie de lumière transmise ; mais en même temps on verrait la lame elle-même par la lumière diffusée.

356. — L'emploi de lames translucides est nécessaire pour montrer à un auditoire l'existence de faisceaux lumineux et les modifications de forme qu'ils présentent. Un faisceau ne produit la sensation lumineuse que pour les observateurs dans les yeux de qui il peut pénétrer, et ils sont nécessairement en petit nombre. Mais si on les coupe par un écran translucide, ils donnent des taches lumineuses visibles dans toutes les directions. L'écran peut d'ailleurs avoir une position quelconque par rapport au faisceau : souvent on le place perpendiculairement à celui-ci et on a alors la forme de la section : nous trouvons quelquefois avantage à le placer longitudinalement, ce qui renseigne mieux sur la nature du faisceau et donne de la marche des rayons ou des faisceaux lumineux un dessin lumineux conforme aux figures explicatives que l'on trace au tableau ou sur le papier.

Lorsqu'un instrument d'optique donne une image réelle (352) d'un point lumineux, en plaçant au sommet du cône convergent un écran diffusif, on obtient une tache lumineuse très petite qui peut être vue par un observateur, quelle que soit la position de celui-ci. Si l'écran n'est pas exactement au sommet, la tache lumineuse, au lieu d'être réduite à un point, a des dimensions d'autant plus grandes que l'écran est plus éloigné du sommet : ces taches, qui ordinairement sont circulaires, sont appelées *cercles de diffusion.*

On considère les objets lumineux comme formés par la réunion de points lumineux. Si à chacun des points lumineux correspond sur un écran une image réelle réduite à un point, l'ensemble de ces points donnera une image *nette* de l'objet; mais, si à chaque point de l'objet correspond un cercle de diffusion, l'image cessera d'être nette par suite de l'empiétement réciproque de ces taches lumineuses, et l'image sera d'autant moins nette que les cercles de diffusion seront plus grands, d'autant moins nette, par conséquent, que l'écran sera plus éloigné des sommets des cônes.

357. — Nous avons dit qu'un observateur n'éprouve aucune sensation lorsqu'il est placé latéralement par rapport à un faisceau lumineux qui passe devant lui. Si, cependant, on fait l'expérience, on voit dans l'air une trace lumineuse qui fait connaître l'existence et la forme du faisceau, ce qui semble en contradiction avec ce que nous avons indiqué. En réalité la contradiction n'existe pas ; l'atmosphère dans laquelle nous vivons n'est pas seulement, en effet, le mélange gazeux étudié en chimie : elle contient en suspension de nombreuses particules solides, particules qui sont diffusives et envoient de la lumière dans toutes les directions. Ce n'est donc pas le faisceau que nous voyons, mais les particules solides qui sont sur son trajet, les particules solides éclairées par lui. On reconnaît aisément qu'il en est bien ainsi, car si, par un procédé quelconque, on augmente le nombre de ces particules, soit en projetant directement

des poussières légères sur le trajet du faisceau, soit en y amenant de la fumée, le faisceau devient beaucoup plus visible.

L'existence de la diffusion soit sur les particules de l'atmosphère, soit sur les parois d'une chambre, soit sur les corps qui s'y trouvent, explique que lors même que cette chambre est éclairée par une seule fenêtre ou par une seule lumière, il n'y a aucune partie qui soit absolument dans l'ombre, qui soit absolument obscure : quelle que soit la position d'un point, celui-ci reçoit toujours de la lumière, soit directement, soit après diffusion sur les particules de l'atmosphère. C'est ce qui explique qu'une sphère opaque éclairée par de la lumière arrivant suivant S présente à la partie opposée en A (fig. 130) une région qui n'est pas absolument dans l'ombre : la lumière diffusée dans l'atmosphère produit le même effet que s'il y avait une source lumineuse envoyant de la lumière suivant R.

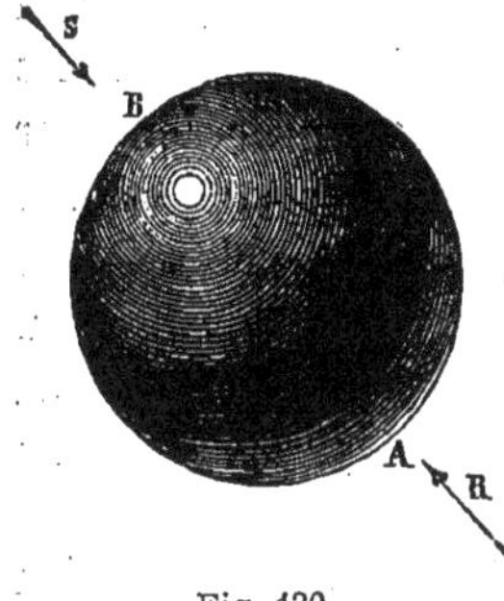

Fig. 130.

358. — L'effet produit par les particules solides en suspension dans l'atmosphère a été utilisé pour reconnaître l'absence ou la présence de poussières et de germes dans l'air. Tyndall, voulant, dans une série d'expériences, opérer sur des gaz ne contenant aucun corps en suspension, renfermait ces gaz dans un récipient rectangulaire (fig. 131) dont les parois étaient enduites de glycérine : peu à peu, des particules se déposaient sur ces parois et y restaient adhérentes. Pour savoir à quel moment le gaz serait absolument purifié, trois ouvertures munies de glaces, M,N,P, étaient pratiquées sur les parois de la caisse; un faisceau de lumière était envoyé par l'ouverture M et sortait en N pendant qu'un observateur placé en O regardait par l'ouverture latérale P. Tant que cet observateur voyait le faisceau, c'est qu'il y avait diffusion et, par suite, qu'il existait des particules en suspension; mais on pouvait être assuré que celles-ci avaient complètement disparu lorsque, malgré le passage de la lumière de M en N, l'observateur ne voyait rien, n'éprouvait aucune sensation lumineuse. Un procédé entièrement analogue et sur lequel il n'est pas nécessaire d'insister a été employé pour étudier et comparer les divers procédés de filtration de l'eau, et reconnaître si une eau filtrée contient ou non des particules solides en suspension.

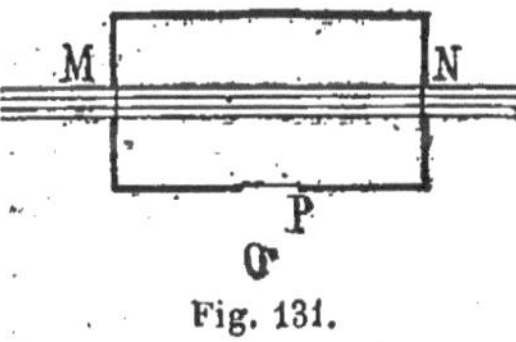

Fig. 131.

359. — Lorsqu'un corps translucide est éclairé par une masse lumineuse, il diffuse de la lumière de l'autre côté et se comporte par rapport aux autres corps comme le ferait une source lumineuse : il peut donner naissance à des cônes d'ombre et de pénombre.

Les remarques que nous avons faites relativement aux modifications de forme que subit le cône d'ombre suivant les dimensions relatives du corps éclairant et du corps opaque sont entièrement applicables ici.

Cette observation est intéressante en ce qu'elle donne l'explication de faits qui sont observés en chirurgie; par exemple dans les cas d'hydrocèle, tumeur constituée par une collection de sérosité dans les bourses, on a noté quelquefois que, en éclairant la tumeur par transparence, on n'était point averti de la présence du testicule, corps opaque placé dans la sérosité, alors que la constatation de sa présence était utile pour le traitement à instituer; dans d'autres circonstances, la formation d'une ombre sur la paroi regardée par l'observateur ne laissait aucun doute sur la présence du testicule.

L'explication est simple : par rapport au testicule TT′ (fig. 132) et à la paroi CD regardée par l'observateur, la source lumineuse n'est

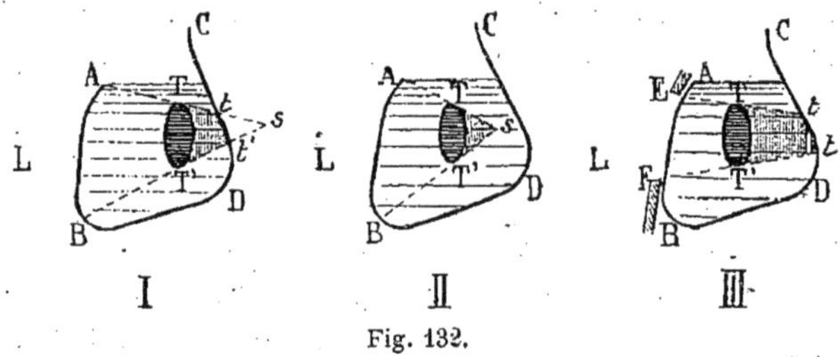

Fig. 132.

pas la lumière L placée derrière les bourses, mais la paroi postérieure AB de la tumeur, paroi translucide et diffusive; c'est cette surface éclairée, plus grande que le corps opaque, qui donne naissance aux cônes d'ombre et de pénombre : le cône d'ombre est alors convergent, et suivant que la paroi antérieure, regardée par l'observateur, coupe ce cône avant son sommet (I) ou est placée après (II), il y a ou il n'y a pas d'ombre portée; dans ce dernier cas, il n'y a qu'une pénombre répandue sur toute la paroi antérieure et qui ne permet de rien conclure.

L'explication précédente donne le moyen de lever le doute lorsque ce cas se présente : en effet, en restreignant l'étendue de la source lumineuse, ici la paroi postérieure, on allonge le cône d'ombre et on peut l'amener à rencontrer la paroi antérieure et à y projeter une ombre. Pour réaliser cette condition, il suffit de placer entre la source de lumière et la paroi postérieure un écran opaque EF (III) percé d'une ouverture de 2 centimètres de diamètre qui limite la partie éclairée de la paroi postérieure.

Il est vrai que, par là même, on diminue la quantité de lumière, ce qui peut être un inconvénient. On évite cet inconvénient en interposant entre la source de lumière et la paroi postérieure de la tumeur une lentille convergente (420) qui donne un faisceau limité produisant sur cette paroi une partie lumineuse dont on restreint à volonté l'étendue.

Art. II. — RÉFLEXION

360. **Lois élémentaires de la réflexion.** — Les faisceaux lumineux étant considérés comme formés par la réunion de rayons lumineux, il serait facile de déterminer les modifications que subissent ces faisceaux lors de la réflexion et de la réfraction, si on connaissait les changements subis par un rayon dans ces phénomènes, si on connaissait ce qu'on appelle les *lois élémentaires* de la réflexion et de la réfraction. Mais ces lois ne peuvent être déterminées par l'expérience, car par suite d'effets de diffraction, analogues à ceux dont nous avons parlé en traitant de la production des ombres, effets sur lesquels nous reviendrons ultérieurement, si l'on cherche à réduire de plus en plus la section d'un faisceau à l'aide d'écrans percés d'ouvertures décroissantes, on reconnaît que lorsque ces ouvertures deviennent très petites les faisceaux qui les traversent loin de tendre vers la forme d'un rayon changent complètement et cessent de rester des faisceaux définis.

Il est donc nécessaire d'opérer sur des faisceaux, qu'on ne peut cependant comparer à des rayons; des effets observés on cherchera à déduire comment il est possible de concevoir que se comportent les rayons. Les faisceaux qu'il est alors le plus commode d'employer sont les faisceaux parallèles. Nous appliquerons d'abord à la réflexion ces indications qui devront être utilisées ultérieurement pour la réfraction.

361. — Soit un faisceau parallèle RIR_1I_1 (fig. 133) qui rencontre une surface plane réfléchissante MM′; si cette surface n'existait pas, le faisceau se prolongerait avec les mêmes caractères en $IR'I_1R'_1$. L'expérience montre que, après la réflexion, on obtient un faisceau ISI_1S_1, qui, naturellement, a, avec le faisceau incident, la section II_1, qui est commune. En cherchant à caractériser le faisceau réfléchi, on reconnaît qu'il est symétrique du prolongement $IR'I_1R'_1$, du faisceau incident[1] par rapport à la surface réfléchissante plane MM′.

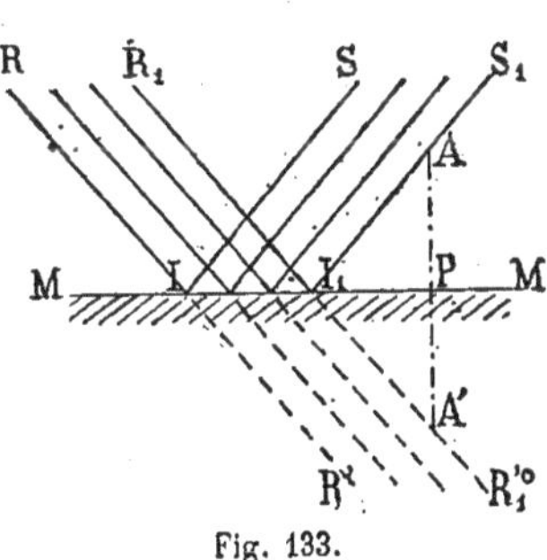

Fig. 133.

On peut vérifier ce résultat, au moins approximativement, en coupant longitudinalement un faisceau parallèle par un écran diffusif et le faisant

1. On dit que deux figures tracées sur un plan sont symétriques par rapport à une ligne MM′ de ce plan, lorsque, pliant le plan suivant cette ligne, les deux figures peuvent se superposer.

On sait que pour que cette condition soit remplie, il faut que les points appartenant à ces figures soient deux à deux sur une même droite AA′ perpendiculaire à l'axe de symétrie MM′ et que les distances AP, A′P de ces points au pied de la perpendiculaire soient égales.

réfléchir sur une surface plane, polie, perpendiculaire à l'écran : le faisceau réfléchi se dessine nettement et on peut reconnaître qu'il satisfait bien à la condition que nous venons d'indiquer.

En admettant comme nous le faisons qu'un faisceau parallèle est constitué par l'assemblage de rayons parallèles entre eux, on est naturellement conduit à penser que chacun de ces rayons, s'il pouvait être isolé, se comporterait de la même façon ; que si, par suite, on avait un rayon incident RI (fig. 134), rencontrant en I la surface réfléchissante MM', le rayon réfléchi IS serait symétrique par rapport à MM' du prolongement IS' du rayon incident.

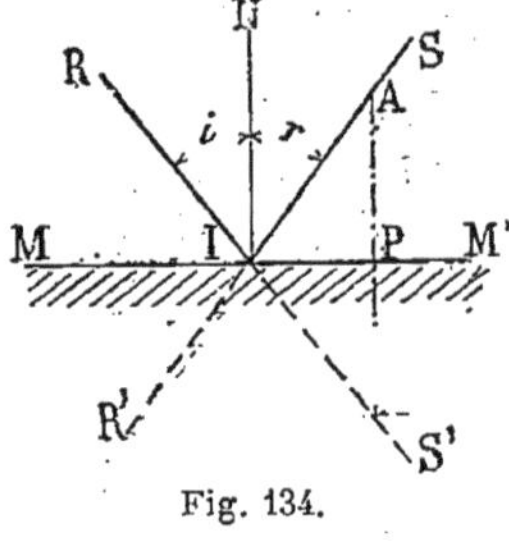

Fig. 134.

Ce résultat peut évidemment s'énoncer autrement, car si IS est le symétrique de IS', prolongement du rayon incident, ce dernier RI est nécessairement symétrique du prolongement R'I du rayon réfléchi. On peut donc donner comme loi élémentaire de la réflexion, loi de la réflexion d'un rayon, l'un des deux énoncés suivants :

Le rayon réfléchi sur une surface plane est le symétrique du prolongement du rayon incident.

Le rayon réfléchi sur une surface plane est le prolongement du symétrique du rayon incident.

Ces énoncés qui, au fond, sont identiques, conduisent à diverses autres formes qu'il est facile d'en déduire ; sans en donner la démonstration géométrique, d'ailleurs très simple, nous dirons que de la règle que nous venons d'indiquer on passe aisément aux lois suivantes qui sont celles qui sont énoncées dans les cours classiques et dans lesquelles on désigne sous le nom d'angle d'incidence i et d'angle de réflexion r les angles RIN et NIS que font avec la normale au point I d'incidence le rayon incident et le rayon réfléchi.

1re Loi. *Le rayon incident, le rayon réfléchi et la normale à la surface réfléchissante sont dans un même plan.*

2e Loi. *L'angle d'incidence est égal à l'angle de réflexion.*

Comme nous l'avons rappelé, il est toujours facile de trouver le symétrique d'une droite IS' (fig. 134), par exemple : d'un point quelconque A' de IS', on abaisse A'P perpendiculaire à MM' et on prolonge cette droite d'une quantité PA égale à A'P ; le point A est symétrique de A', le rayon réfléchi doit donc passer en A, mais comme il doit aussi passer en I, il est déterminé et s'obtient en joignant IA.

Nous avons considéré une surface plane pour la réflexion d'un *faisceau* parallèle et nous en avons déduit la loi élémentaire pour la réflexion d'un *rayon* sur une surface plane ; mais on voit, d'après l'énoncé, que dans ce dernier cas, la détermination du rayon réfléchi ne dépend que des angles faits avec la normale. On comprend donc aisément que si le rayon incident AB rencontre une surface courbe MM′ (fig. 135), celle-ci pourra être considérée comme remplacée au point d'incidence par une petite facette plane appartenant à son plan tangent PP′, car la réflexion ne peut dépendre que de la direction de la partie réfléchissante au point même d'incidence. La perpendiculaire au plan tangent en B est la normale à la surface courbe : les lois seront donc les mêmes que dans les cas précédents.

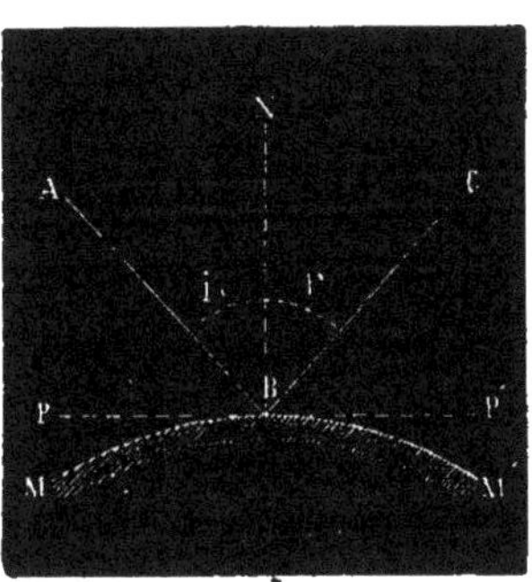

Fig. 135.

362. **Reversibilité.** — L'égalité des angles d'incidence et de réflexion conduit à un résultat très important :

Soient RI et IS (fig. 134) un rayon incident et le rayon réfléchi correspondant sur une surface plane ou courbe : nous supposons que la lumière marche de R vers I, puis vers S. Considérons maintenant, sur la même surface réfléchissante, un rayon incident qui arriverait suivant SI : le nouvel angle d'incidence est le même que l'ancien angle de réflexion. Il en résulte, en vertu de la deuxième loi, que le nouvel angle de réflexion doit être égal à l'ancien angle d'incidence, que, par suite, IR est le nouveau rayon réfléchi.

Ainsi la figure ne change pas, quel que soit le sens dans lequel se propage la lumière : si RI est le rayon incident, IS est le rayon réfléchi; si SI est le rayon incident, le rayon réfléchi est IR.

Cette propriété, que nous retrouverons dans la réfraction, constitue ce qu'on appelle la *reversibilité* dans la réflexion. Elle peut se traduire matériellement en disant qu'une figure, représentant la marche de rayons dans la réflexion, ne change pas, quel que soit le sens qu'on attribue à la propagation de la lumière.

363. **Réflexion des faisceaux.** — La connaissance des lois élémentaires est sans intérêt direct, puisqu'on ne peut observer de rayons lumineux; mais ces lois doivent servir à prévoir ou à expliquer les phénomènes qui se produisent pour des faisceaux de formes diverses.

Nous n'avons pas à revenir sur le cas des faisceaux parallèles, puisque c'est l'observation de ces faisceaux qui conduit à énoncer les lois élémentaires. Examinons ce qui se passe dans le cas de faisceaux homocentriques divergents et convergents.

Soit d'abord un point lumineux A (fig. 136) qui envoie sur un miroir plan MM′ un faisceau divergent ABC; en nous appuyant sur la deuxième règle que nous avons donnée, nous pouvons aisément construire le rayon réfléchi correspondant à un rayon incident quelconque, à AB par exemple. Nous déterminerons le point A′, symétrique de A, nous le joindrons à B et le prolongement BD de cette droite sera le rayon réfléchi. La construction serait la même pour un autre rayon quelconque ; on voit donc que les directions de tous les rayons iront passer au point A′, que ces rayons constitueront donc un faisceau qui sera homocentrique comme le faisceau incident ; il sera de plus divergent comme celui-ci ; et de plus, si on convient de définir, de mesurer la divergence par l'angle des rayons extrêmes, on voit que cet angle est le même pour le faisceau réfléchi et le faisceau incident, c'est-à-dire que la divergence est la même.

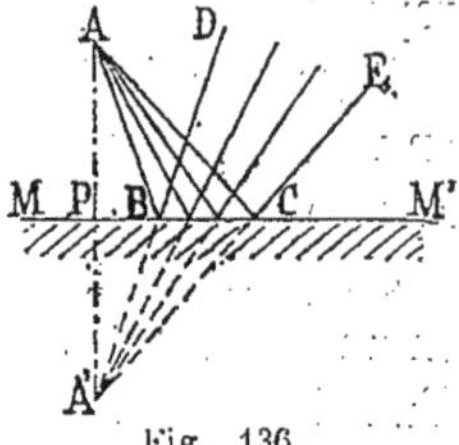

Fig. 136.

Ainsi un faisceau homocentrique, divergent, donne après réflexion sur une surface plane un faisceau homocentrique, divergent et de même divergence que le faisceau incident : la direction seule a changé, il semble que c'est le même faisceau qui continue après s'être coudé, pour ainsi dire, sur le miroir. Quant à la nouvelle direction, elle est déterminée par ce que le sommet du nouveau faisceau est le symétrique de l'ancien sommet par rapport à la surface réfléchissante.

Si le faisceau réfléchi arrive à l'œil O (fig. 137) d'un observateur, celui-ci sera impressionné comme si la lumière venait du point A′ : le point A′ est l'image par réflexion sur le miroir plan du point A, et d'après ce que nous avons dit (352), c'est une image virtuelle.

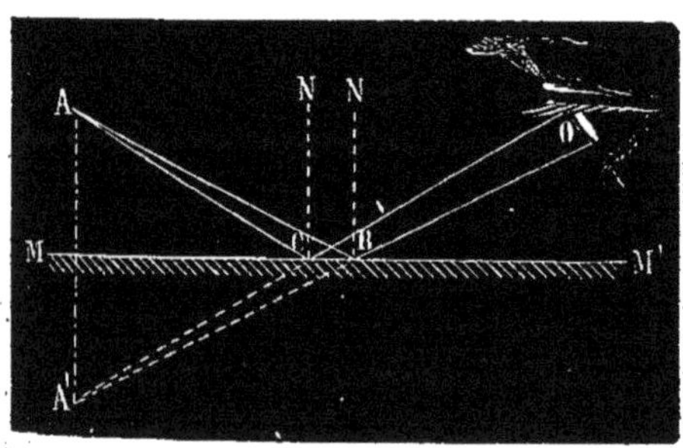

Fig. 137.

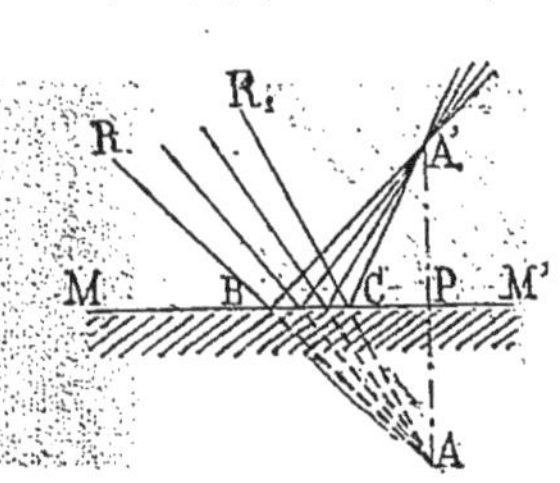

Fig. 138.

Si le faisceau incident est convergent RBR₁C (fig. 138), son sommet étant en A, point lumineux virtuel (351), on obtiendra un rayon réfléchi quelconque, celui par exemple qui correspond au rayon incident RB ; en appliquant la première règle : BA est le prolongement du rayon incident, soit A′ symétrique du point A, la droite BA′, symétrique du prolongement BA, est le rayon réfléchi. La même construction s'appliquerait aux autres rayons : on voit donc que tous ils passent en A′. On conclut immédiatement que le faisceau réfléchi est homocentrique et convergent comme le faisceau incident et que le degré de convergence (mesuré par l'angle des rayons extrêmes) n'a pas changé. Tout se passe comme si le faisceau incident s'était coudé par la réflexion, comme s'il avait seulement changé de direction en conservant ses caractères. La direction est déterminée par ce que le sommet du faisceau réfléchi est symétrique par rapport à la surface réfléchissante du sommet du faisceau incident.

Nous reportant aux définitions que nous avons données (351, 352), on voit que dans ce cas le point lumineux A est virtuel et que A′, qui est l'image de A, est réelle.

On peut réunir les résultats concernant les images dans les deux cas en un seul énoncé, étant entendu que la *nature* d'un point lumineux et d'une image se rapporte à la réalité ou à la virtualité.

Dans le cas de la réflexion sur un miroir plan, le point lumineux et son image, symétriques par rapport à la surface réfléchissante, sont de nature opposée.

En s'appuyant sur la reversibilité des faisceaux, il eût été possible de supprimer la deuxième démonstration : il eût suffi, en effet, de reprendre la figure 136, et de supposer que la lumière, au lieu de se propager de gauche à droite, se propageait de droite à gauche. Les conclusions étaient immédiates, sans nouvelle construction.

364. — Bien que quelquefois on ait à considérer des points lumineux isolés, en général ce sont des objets que l'on observe : mais, comme nous l'avons indiqué, on passe aisément du premier cas au second, en remarquant qu'on peut considérer un objet lumineux comme formé de points lumineux juxtaposés.

Soit donc un objet lumineux AB (fig. 139) placé devant une surface plane réfléchissante MM′. Pour chacun des points de cet objet, nous aurions à répéter ce que nous avons dit précédemment, et nous serions conduit à conclure qu'il arrive à l'œil de l'observateur une série de faisceaux divergents qui donnent la même impression que s'ils venaient respectivement des divers points de A′B′, cette figure A′B′ étant symétrique de l'objet AB par rapport à MM′, puisqu'elle est formée par la réunion des symétriques des divers points de AB.

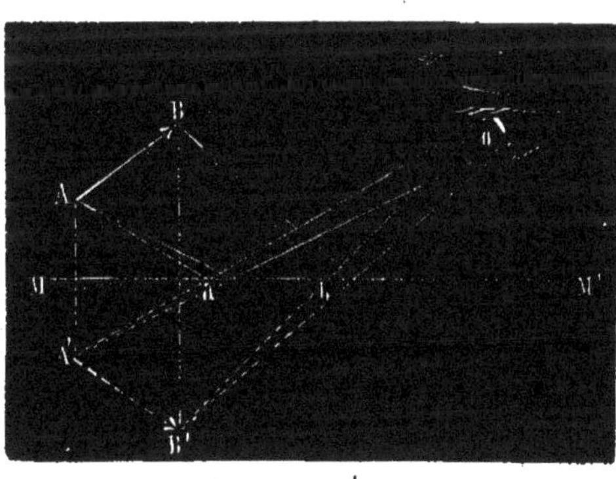

Fig. 139.

L'image A′B′ est égale à l'objet AB comme symétrique ; — elle est virtuelle, comme formée par la réunion d'images virtuelles de différents points. Il reste à indiquer un caractère, le *sens* de l'image, caractère qui est déterminé ici par le fait même de la symétrie, mais pour lequel il convient de donner une définition générale.

En supposant un observateur placé de manière à voir simultanément l'objet et l'image, on dit que :

L'image est droite, ou de même sens que l'objet, si les points se correspondant dans l'objet et dans l'image sont d'un même côté par rapport à l'observateur.

L'image est renversée, ou de sens contraire à l'objet, si les points se correspondant dans l'objet et dans l'image sont de part et d'autre par rapport à l'observateur.

Dans le cas qui nous occupe, l'image est donc *droite*.

On pourrait directement ou par reversibilité examiner le cas où on a un objet *virtuel*, c'est-à-dire où on a un certain nombre de faisceaux convergents tombant sur la surface plane réfléchissante. On reconnaîtrait aisément que les résultats sont les mêmes, si ce n'est que l'image obtenue est réelle.

On peut alors réunir les deux cas en un seul énoncé général :

L'image d'un objet fournie par une surface réfléchissante plane est symétrique de l'objet par rapport à cette surface, et par suite de même grandeur; elle est de nature opposée et de même sens.

365. **Champ d'un miroir.** — Si un point lumineux A (fig. 136) est placé en face d'une surface plane réfléchissante indéfinie, il est aisé de reconnaître que tous les points de l'espace situés du même côté de la surface réfléchissante que A peuvent être éclairés par A après réflexion, c'est-à-dire peuvent recevoir un rayon de lumière émané de A, puis réfléchi sur cette surface.

Mais il n'en est plus ainsi si la surface réfléchissante plane est un miroir limité MM′ (fig. 140) : la seule lumière qui puisse être réfléchie est celle qui correspond à des rayons émanés de A et rencontrant le miroir, à des rayons compris à l'intérieur du cône incident AMM′. Si nous déterminons le point A′ symétrique de A, le cône réfléchi est MSM′S′ ayant A′ pour sommet et partant de MM′. Tous les points compris dans ce cône (ou plutôt dans ce tronc de cône) pourront recevoir de la lumière émanée de A et réfléchie sur le miroir; les points en dehors ne pourront en recevoir. L'espace compris dans le tronc de cône MSM′S′ est dit le *champ* du miroir correspondant au point lumineux A.

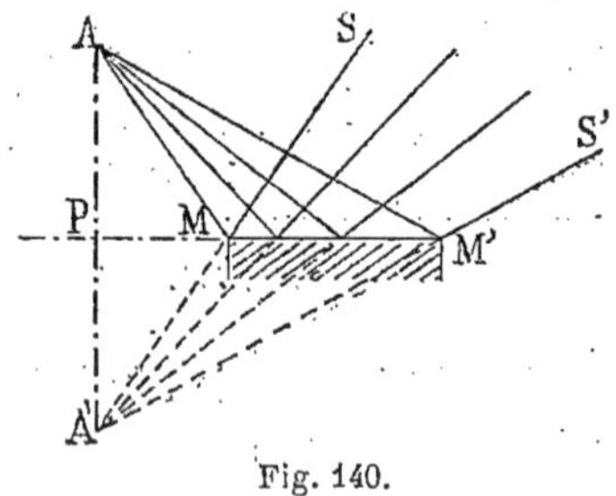

Fig. 140.

Il importe de remarquer que c'est aussi dans cet espace que doit être placé l'œil d'un observateur pour voir l'image A′ ou, comme on dit encore, pour voir le point A par réflexion. La condition pour qu'un point soit éclairé par une source lumineuse ou pour qu'un observateur ayant son œil en ce point puisse voir la source est la même : il faut que la lumière puisse venir de la source à ce point sans être interceptée sur son parcours par un obstacle opaque quelconque.

Soit, d'autre part, un observateur placé devant une surface réfléchissante; si celle-ci est indéfinie, l'observateur pourra voir par réflexion sur cette surface un point quelconque de l'espace situé au-dessus, c'est-à-dire qu'il y a toujours un rayon qui partant du point arrive à l'œil après s'être réfléchi. Mais il n'en est plus nécessairement ainsi lorsque la surface réfléchissante est limitée et l'on peut se demander comment est déterminé le champ du miroir, c'est-à-dire la partie de l'espace qui comprend les points que l'observateur peut voir par réflexion.

La solution de la question se déduit immédiatement du cas précédent, par reversibilité. Tous les rayons compris à l'intérieur du tronc de cône SS'MM' (fig. 140) et dont les directions vont passer par son sommet A' se réfléchissent de manière à passer en A. Donc tous les points compris à l'intérieur de ce tronc de cône peuvent être vus par un observateur dont l'œil est en A.

366. **Miroir tournant.** — L'effet de la rotation d'un miroir mérite d'être étudié au moins sommairement, à cause des applications dans lesquelles cet effet est utilisé.

Considérons un rayon incident arrivant dans une direction invariable SI (fig. 141) et qui se réfléchit sur le miroir MM_1, dans la direction IR. Supposons que le miroir tourne autour du point d'incidence I d'un angle α et prenne la position $M'M'_1$: la normale qui était IN viendra en IN' en tournant également d'un angle α; enfin le rayon réfléchi viendra en IR'; il est facile de démontrer que l'angle RIR' dont a tourné ce rayon est double de l'angle α dont a tourné le miroir.

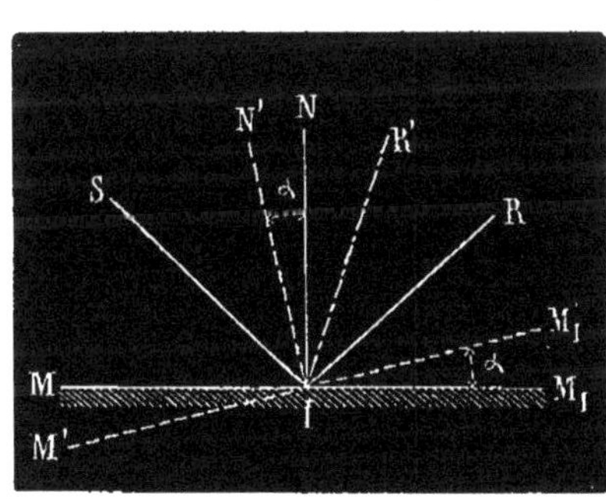

Fig. 141.

En effet à cause de l'égalité des angles d'incidence et de réflexion, on a immédiatement :

$$\text{SIR} = 2\,\text{SIN}$$
$$\text{SIR}' = 2\,\text{SIN}',$$

et, en retranchant,

$$\text{SIR} - \text{SIR}' = 2\,(\text{SIN} - \text{SIN}'),$$

ou

$$\text{RIR}' = 2\text{NIN}' = 2\alpha.$$

Inversement, on voit par reversibilité que pour que deux rayons incidents RI et R'I, tombant sur un miroir dans deux positions différentes MM et M'M', se réfléchissent suivant la même ligne IS, il faut que l'angle de ces rayons soit le double de l'angle dont a tourné le miroir.

Ces propriétés sont utilisées pour la mesure de la rotation de pièces quelconques auxquelles on peut adapter un miroir, par exemple dans les galvanomètres. Un miroir léger est attaché verticalement au système des deux aiguilles qui est suspendu à un fil fin de cocon. A quelque distance en face du miroir et presque à la même hauteur on place une source de lumière, une lampe L (fig. 142), derrière un écran F muni d'une fente r qui laisse passer un mince faisceau de lumière. Ce faisceau se réfléchit sur le miroir et vient donner une tache lumineuse sur une échelle graduée ST placée au-dessous de la fente; quand les aiguilles du galvanomètre tourneront, entraînant le miroir, le rayon incident étant invariable, le rayon réfléchi changera de direction et la tache lumineuse se déplacera sur l'échelle. La mesure de ce déplacement permet de calculer l'angle dont a tourné le rayon réfléchi et en en prenant la moitié, on a l'angle dont a tourné le miroir et par suite l'aiguille du galvanomètre.

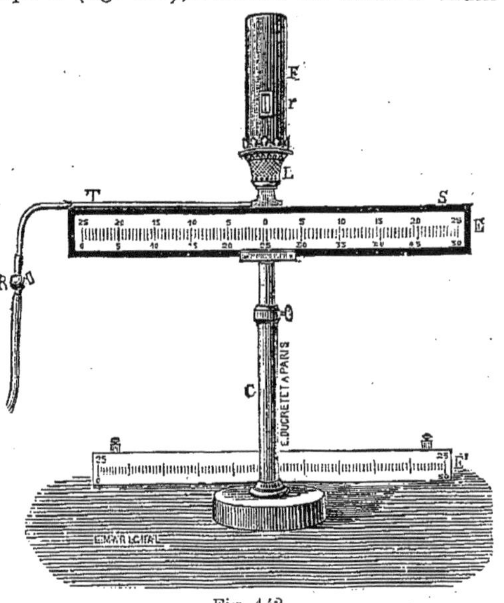

Fig. 142.

Dans d'autres cas, c'est la proposition inverse qui est utilisée : le galvanomètre à miroir est placé de même devant une échelle graduée (fig. 143); mais la lampe est supprimée et est remplacée par une lunette de position fixe. Un observateur regardant dans cette lunette voit, par réflexion, une division déterminée de l'échelle; si le miroir tourne, le rayon réfléchi devant conserver la même direction, celle de la lunette, c'est une autre division de l'échelle qui sera vue, correspondant à un autre rayon incident. La détermination de l'angle de rotation se fera d'ailleurs comme dans le cas précédent, puisque la relation géométrique est la même.

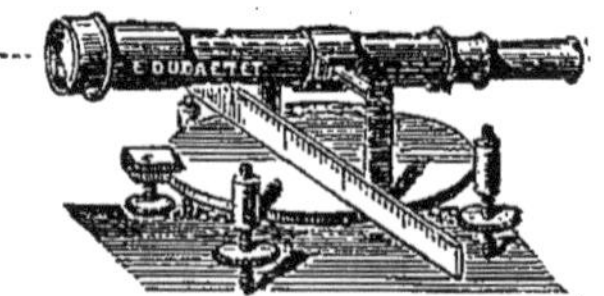
Fig. 143.

Considérons maintenant un point lumineux A devant un miroir MM' (fig. 144) : un observateur, convenablement placé, voit son image en A' symétrique de A par rapport à MM'; si le miroir tourne et vient en M_1, M'_1, l'observateur verra l'image de A en A', symétrique de A par rapport à M_1, M'. La symétrie des images entraîne l'égalité des droites AI, A'I, A'_1I, c'est-à-dire que l'image se déplace sur une circonférence ayant le point I pour centre et passant par le point A ; de plus, comme dans le cas précédent, l'angle dont tourne l'image de A' à A'_1 est double de l'angle dont tourne le miroir.

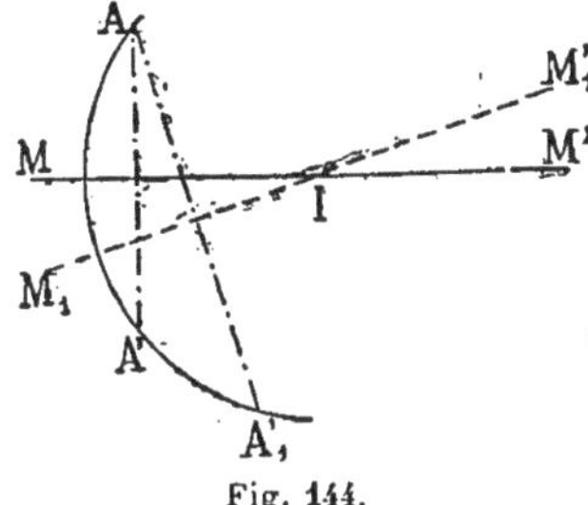

Fig. 144.

367. **Miroirs courbes.** — Comme nous l'avons indiqué, les lois élémentaires de la réflexion sont les mêmes quelle que soit la forme de la surface sur laquelle se produit le phénomène, mais les résultats qu'on en déduit sont différents suivant que la surface est plane ou courbe : on comprend aisément qu'il doive en être ainsi, car dans les surfaces planes les normales aux différents points sont toutes parallèles, tandis qu'il n'en est pas ainsi dans le cas des surfaces courbes. Aussi, tandis que par la réflexion sur une surface plane un faisceau homocentrique conserve son homocentricité ainsi que son degré de convergence ou de divergence, il n'en est jamais totalement ainsi dans le cas de surfaces réfléchissantes courbes : le degré de convergence ou de divergence est toujours modifié. De plus, il arrive même, en général, que l'homocentricité n'est pas conservée ; nous n'étudierons pas d'ailleurs tous les cas qui peuvent se présenter et nous nous bornerons à examiner ceux pour lesquels le faisceau réfléchi est homocentrique, sinon exactement, du moins approximativement, c'est-à-dire les cas dans lesquels les rayons réfléchis se coupent en des points très voisins les uns des autres.

Une surface courbe peut, au point de vue de la réflexion, être utilisée de deux manières différentes, suivant que la lumière la rencontre dans sa concavité ou sur sa convexité. On peut aisément se rendre compte de la différence en examinant, même sans construction rigoureuse, ce que devient un faisceau parallèle qui rencontre une surface courbe MM' dans l'un ou l'autre cas. Dans le cas de la surface concave (fig. 145), on voit que les normales se rapprochent les unes des autres et qu'il en est de même des rayons réfléchis qui constituent ainsi un faisceau convergent. L'effet inverse se produit dans le cas de la surface convexe (fig. 146), le faisceau réfléchi est formé de rayons qui s'éloignent les uns des autres, il est divergent.

A cause de cette action sur les faisceaux parallèles, on dit que les surfaces réfléchissantes concaves sont *convergentes* et que les surfaces convexes sont *divergentes*.

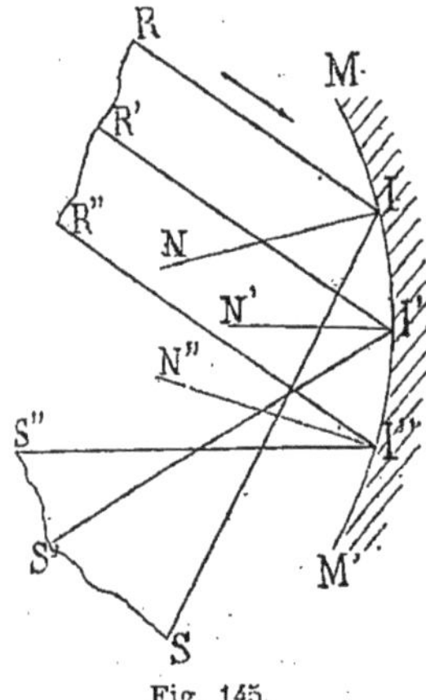

Fig. 145.

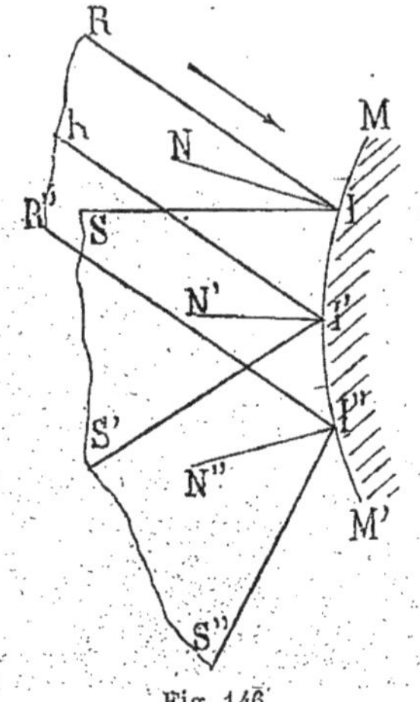

Fig. 146.

368. — En général, lorsqu'un faisceau homocentrique se réfléchit sur une surface courbe, le faisceau réfléchi qui lui succède n'est pas homocentrique. Cependant cette condition se trouve quelquefois réalisée exactement : c'est par exemple le cas des miroirs elliptiques (fig. 147); lorsqu'un point lumineux est placé à l'un des foyers F et envoie sur le miroir un faisceau divergent, après réflexion tous les rayons vont concourir en F′ [1]. Le faisceau réfléchi est donc homocentrique et a son sommet en F′; conformément à ce que nous avons dit, le point F′ est l'image du point F.

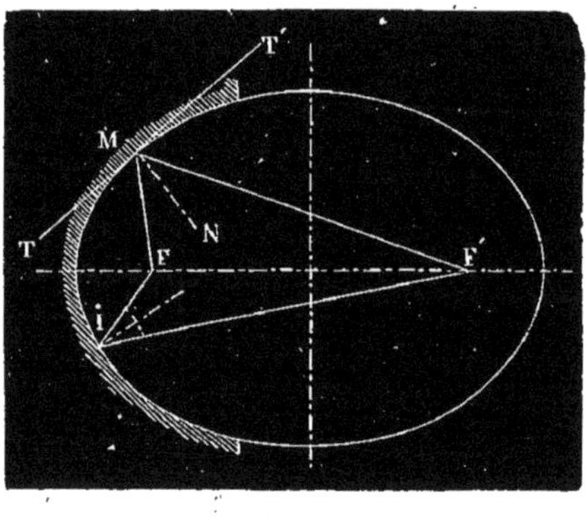

Fig. 147.

Cette propriété a été ingénieusement utilisée dans le *speculum auris* de Ratel pour éclairer la membrane du tympan; nous y reviendrons.

De même dans le cas d'un miroir parabolique (fig. 148), si un point lumineux est placé au foyer F, le faisceau divergent qu'il envoie sur la surface réfléchissante est transformé par la réflexion en un faisceau parallèle à l'axe. Cette disposition est fréquemment employée pour éclairer à distance un objet à l'aide d'une source lumineuse.

1. Ce résultat est dû à la propriété connue de l'ellipse que les rayons vecteurs FM, F′M, aboutissant à un point M de la courbe, font des angles égaux avec la tangente TT′ au point M et, par suite, aussi avec la normale MN au même point.

Dans ce dernier cas, comme dans le précédent, il y a donc conservation de l'homocentricité pour les circonstances que nous avons indiquées; mais il n'en est plus ainsi pour toute autre position occupée par le point lumineux. Il en est de même pour toutes les surfaces courbes : aussi se contente-t-on d'obtenir des faisceaux réfléchis qui soient *sensiblement* homocentriques, c'est-à-dire qui, dans une région déterminée, donnent comme section, sinon un point, du moins un cercle de diffusion de très petit diamètre.

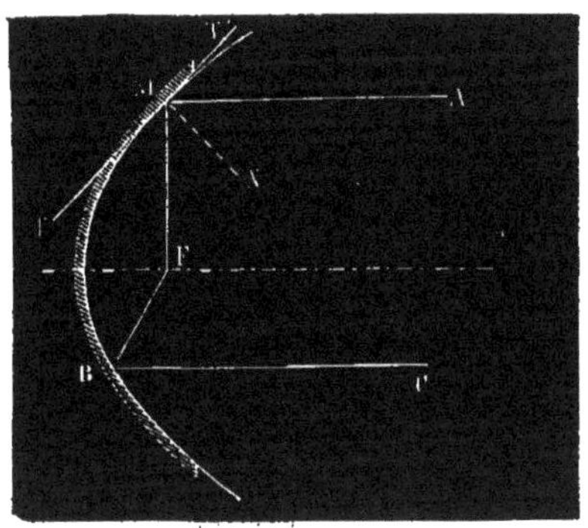

Fig. 148.

369. — On peut atteindre ce résultat par l'emploi de surfaces sphériques convenablement choisies; comme, d'autre part, ces surfaces sont les plus faciles à tailler, ce sont d'elles qu'on se sert presque exclusivement. Il en est de même d'ailleurs, comme nous le dirons, pour la réfraction.

Il est quelques dénominations, se rapportant à l'emploi de ces surfaces sphériques, qui sont fréquemment employées; nous allons les indiquer.

Les surfaces sphériques en usage sont des calottes sphériques détachées d'une sphère par un plan MBM′ (fig. 149) qui est dit la *base* du miroir : le centre C de la sphère est désigné sous le nom de *centre de courbure* ou simplement *centre* du miroir; la droite XX′ abaissée du centre C sur le plan de la base est l'*axe principal*, et le point P où cet axe rencontre la surface de la sphère est le *pôle* ou *sommet* du miroir. Toute autre droite YY′ passant par le centre C est un *axe secondaire*; il est très important de remarquer que, au point de vue géométrique, l'axe principal et les axes secondaires étant des diamètres de la sphère ont exactement les mêmes propriétés et que, par suite, tout résultat obtenu pour l'axe principal peut être immédiatement étendu à un axe secondaire quelconque.

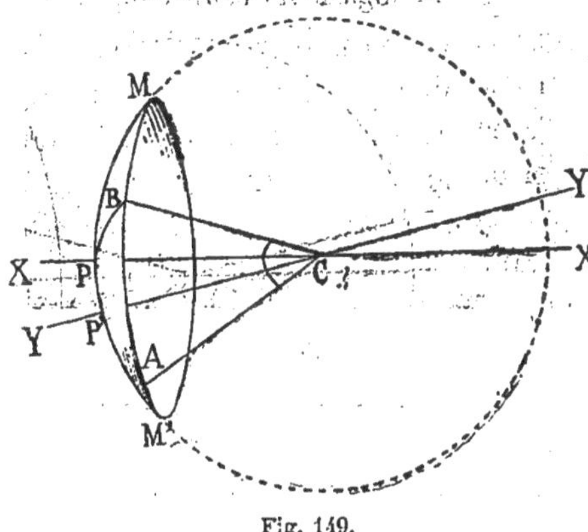

Fig. 149.

Si l'on joint le centre C à un point quelconque A de la base du miroir, la droite CA fait avec l'axe principal un angle PCA qui est le même pour tout autre point de la base; cet angle est appelé *amplitude* du miroir : en optique, pour des raisons que nous indiquerons, cet angle doit être toujours petit, ne pas dépasser 5 à 6°.

Tout plan passant par l'axe principal est un *plan méridien* qui coupe le miroir suivant un arc de grand cercle. La sphère, pouvant être considérée comme une surface de révolution autour d'un diamètre quelconque, autour de XX′ par exemple, tous les méridiens sont identiques. Il suffit donc, pour étudier l'effet d'un miroir, d'examiner les effets produits dans un méridien quelconque. Ainsi les figures que nous aurons à utiliser seront-elles la représentation seulement de ce qui se passe dans un méridien : on en déduira aisément ce qui se passe pour l'ensemble du miroir.

370. **Foyer principal.** — On démontre, dans les cours élémentaires, que lorsqu'un rayon SI (fig. 150), parallèle à l'axe principal d'un miroir

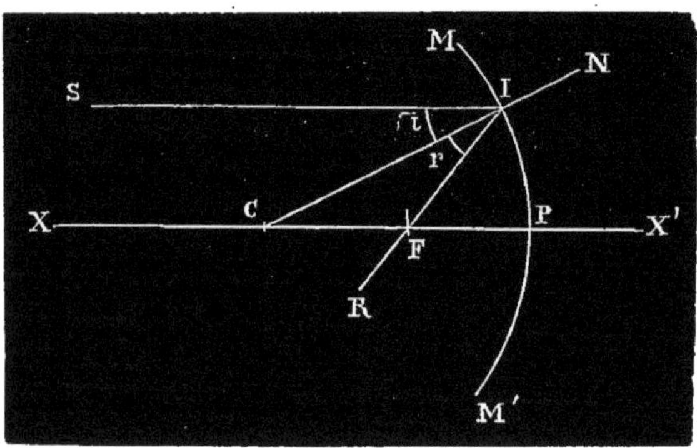

Fig. 150.

sphérique, se réfléchit, en IR, le rayon réfléchi rencontre l'axe en un point F qui est peu éloigné du milieu de la distance CP qui sépare le centre du pôle du miroir. Le point d'intersection est d'autant plus près de ce milieu que le rayon considéré est plus voisin de l'axe.

Si donc on considère un faisceau parallèle à l'axe, les divers rayons qui le composent étant à des distances différentes de l'axe, les rayons réfléchis correspondants ne coupent pas l'axe au même point, le faisceau réfléchi n'est pas homocentrique. Mais, si le miroir a peu d'amplitude, les points d'intersection seront peu distants, et on pourra considérer le faisceau comme sensiblement homocentrique : une étude complète montre que, pour que l'erreur ainsi commise soit négligeable, il faut que l'amplitude du miroir ne dépasse pas 5 à 6°. Le point F, sommet du faisceau réfléchi, est appelé *foyer principal* du miroir.

La distance qui sépare du milieu de CP le point d'intersection le plus éloigné des rayons réfléchis et de l'axe est appelée l'*aberration longitudinale*; on appelle *aberration* du miroir le défaut de ne pas donner un faisceau réfléchi rigoureusement homocentrique. Dans les miroirs que l'on emploie, l'aberration longitudinale doit être très petite, négligeable.

Un miroir dans lequel il n'y a pas d'aberration est dit *aplanétique* : le miroir parabolique (fig. 148) est aplanétique, car de la propriété que nous avons indiquée, on déduit par reversibilité que si le faisceau incident AMCB est parallèle après réflexion tous les rayons passent rigoureusement au point F.

371. — Nous venons d'indiquer les conséquences géométriques de la propriété que nous avons rappelée au commencement du paragraphe précédent : pour se rendre compte de ce qu'on en peut conclure au point de vue physique, il faut étudier séparément le cas du miroir concave et celui du miroir convexe.

1° *Miroir concave.* — Le faisceau incident (fig. 151) est parallèle à

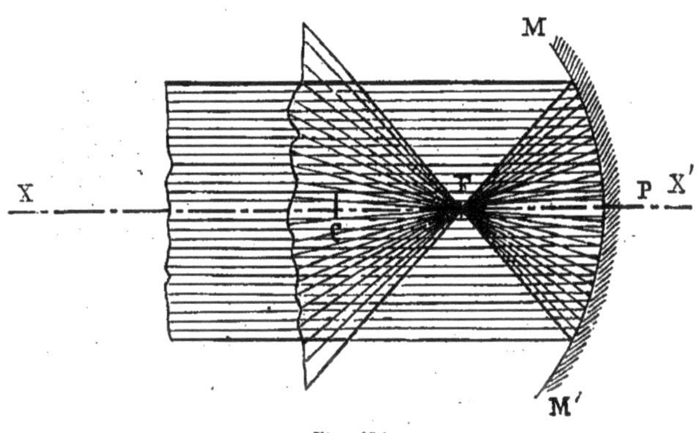

Fig. 151.

l'axe ; le faisceau réfléchi a son sommet au foyer principal F situé au milieu de la distance CP, ce faisceau est donc convergent (naturellement il devient divergent au delà de ce point F). D'après ce que nous avons dit, ce cas correspondrait à un point lumineux qui serait situé à l'infini, et le foyer principal est donc ainsi l'image d'un point à l'infini sur l'axe principal : ce foyer est réel (352).

Si nous appliquons la loi de la reversibilité à ce cas, nous pourrons dire que si, inversement, on place en F un point lumineux qui envoie sur le miroir un faisceau divergent, le faisceau réfléchi sera un faisceau cylindrique et parallèle à l'axe.

2° *Miroir convexe.* — Le faisceau incident est cylindrique, parallèle à l'axe (fig. 152) et correspond par suite à un point qui serait situé à l'infini sur l'axe principal ; le faisceau réfléchi est un faisceau conique dont le sommet est au foyer principal F ; mais ce point étant derrière le miroir, le faisceau réfléchi est divergent, et ce sont, non les rayons réfléchis, mais seulement leurs prolongements qui passent en F : le point F qui, comme dans le cas précédent, est l'image de l'infini, est virtuel (352).

Appliquons la reversibilité à cette figure : il faut que le faisceau incident ait son sommet en F, c'est donc un faisceau convergent, et nous pouvons dire : si sur un miroir sphérique convexe tombe un faisceau

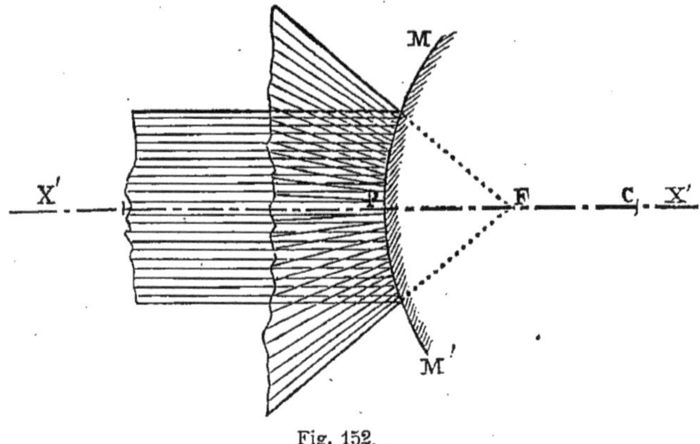

Fig. 152.

convergent dont le sommet est au foyer principal (virtuel), le faisceau réfléchi est cylindrique et parallèle à l'axe.

372. **Foyers secondaires. Surface focale, plan focal.** — Considérons un faisceau incident cylindrique parallèle, non plus à l'axe principal, mais à un axe secondaire faisant un petit angle avec l'axe principal.

En nous appuyant sur la remarque que nous avons faite sur l'identité de propriétés de l'axe principal et des axes secondaires, nous pouvons étendre au cas actuel le résultat que nous venons de trouver, et conclure que :

Après réflexion, un faisceau cylindrique parallèle à un axe secondaire $X'X'_1$ (fig. 153 et 154) est transformé en un faisceau homocentrique

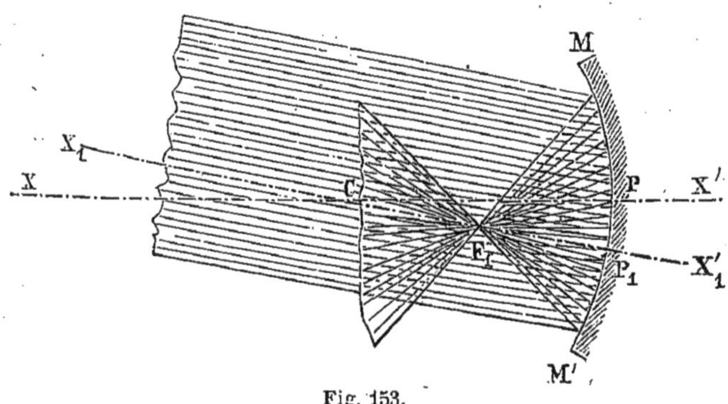

Fig. 153.

dont le sommet est sur cet axe secondaire en F_1, à moitié distance entre le centre et le miroir.

Le point F_1 ainsi déterminé, est un foyer secondaire, il en existe un sur chaque axe secondaire.

Comme précédemment, ce résultat n'est qu'approximatif, et c'est pour que l'aberration puisse être négligée qu'il faut que l'axe secondaire fasse seulement un petit angle avec l'axe principal.

Il est évident, sans qu'il soit nécessaire d'insister, que les foyers secondaires sont réels dans les miroirs concaves (fig. 153) et virtuels dans les miroirs convexes (fig. 154). Les propriétés déduites de la reversibilité sont également applicables à ces foyers secondaires.

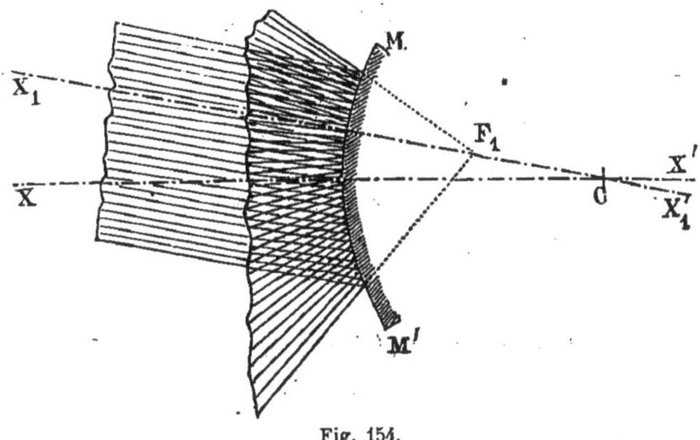

Fig. 154.

A chaque direction d'axe secondaire correspond un foyer secondaire; pour un miroir déterminé, tous les foyers secondaires sont sur une surface sphérique ayant pour centre le centre C du miroir, et pour rayon la moitié du rayon du miroir. Cette portion de sphère, lieu des foyers secondaires, est appelé une *surface focale.*

La surface focale n'a que peu d'amplitude puisque les axes secondaires considérés doivent faire de petits angles avec l'axe principal. A cause de cette petite amplitude, cette portion de sphère peut être remplacée, sans erreur sensible au point de vue pratique, par le plan tangent au point F, plan perpendiculaire à l'axe principal. Ce plan est appelé le *plan focal.*

373. **Points conjugués.** — On démontre dans les cours élémentaires, et nous admettrons, que lorsqu'un faisceau incident conique a son sommet sur l'axe principal, il donne, après réflexion, un faisceau qui est également homocentrique et dont le sommet est aussi sur l'axe : on arrive même à trouver une formule qui permet de déterminer ce second point.

Soit par exemple A (fig. 155) le point lumineux envoyant un faisceau divergent sur le miroir MM', le faisceau réfléchi sera dans ce cas MA'M'; le point A' est donc l'image du point A.

Mais, dans cette figure, si nous appliquons la reversibilité, nous voyons que, si A' était un point lumineux, la lumière marcherait en sens contraire et que A serait le sommet du faisceau réfléchi : le point A peut donc être considéré comme l'image de A'.

Les deux points A et A′, tels que chacun d'eux peut être regardé comme l'image de l'autre, sont dits des *points conjugués* [1].

374. **Forme des faisceaux réfléchis.** — L'emploi de la formule des points conjugués permet d'étudier les différents cas qui peuvent se présenter; mais cette étude, cette discussion des miroirs, peut se faire presque intuitivement en s'appuyant sur les propriétés connues du plan focal.

1° *Miroirs concaves.* — Nous savons que si le faisceau incident est cylindrique, parallèle à l'axe, le faisceau réfléchi est convergent et a son sommet réel au foyer principal.

Il est clair que si le faisceau incident (fig. 156) est convergent (correspondant à un point lumineux virtuel A derrière le miroir), le faisceau réfléchi sera plus convergent que dans le cas précédent, l'image A′, réelle, se fera entre le foyer principal et le miroir. Plus le point A se rapproche du miroir, plus, par conséquent, le faisceau incident est convergent, plus le faisceau réfléchi doit aussi être convergent, plus le point A′ s'approche du miroir : le point A et son image se déplacent donc en sens contraire.

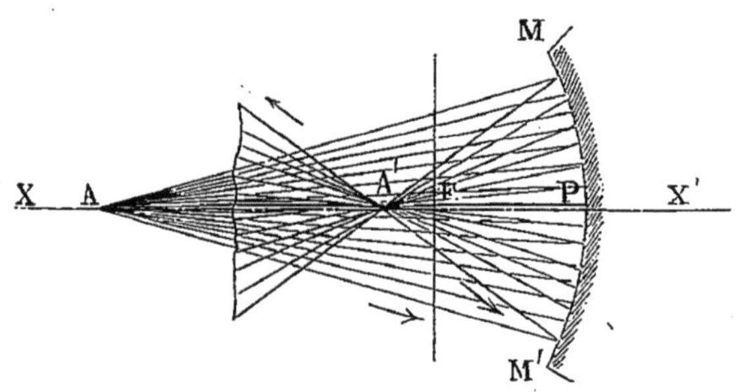

Fig. 155.

Si le faisceau incident part du foyer F, le faisceau réfléchi est parallèle; si le faisceau part d'un point A (fig. 157) compris entre F et le miroir, le faisceau incident devient plus divergent, il doit donc en être de même du faisceau réfléchi qui devient divergent, son sommet étant en A′ derrière le miroir.

On aurait pu, d'ailleurs, trouver par une autre voie les résultats que nous venons d'obtenir.

En effet la figure 156 étant reversible, on voit que si A′ est le point lumineux entre le foyer F et le miroir, le faisceau réfléchi est divergent, l'image est en A derrière le miroir, virtuelle; elle est d'autant plus

1. On dit quelquefois aussi des *foyers conjugués* : mais le mot *foyer* ayant un autre sens déterminé lorsqu'il est seul, son emploi dans ce cas peut amener des confusions.

éloignée que le point A′ est plus près du foyer, et les deux points conjugués se déplacent en sens contraire.

Mais si le point lumineux, partant de F (fig. 155), s'éloigne du miroir, le faisceau incident devient moins divergent : le faisceau réfléchi devra

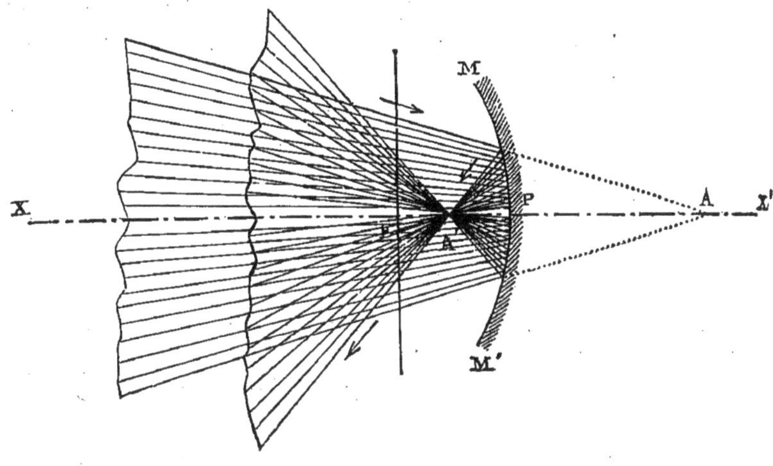

Fig. 156.

varier dans le même sens et, puisqu'il était parallèle, il devient convergent, son sommet étant en A′ et l'image est réelle. Plus le point lumineux s'éloigne de F, moins le faisceau incident est divergent, plus le faisceau réfléchi doit être convergent, plus l'image A′ se rapproche du

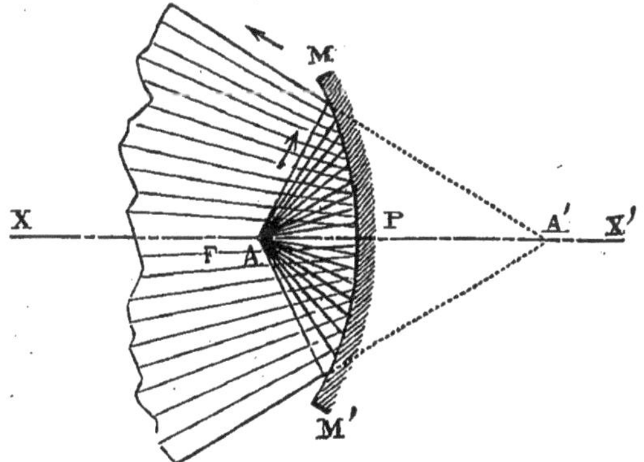

Fig. 157.

foyer : le point lumineux et son image se déplacent donc en sens contraire.

Miroirs convexes. — Par des raisonnements aussi simples que les précédents, et partant des propriétés du foyer principal, on arrive aux conclusions suivantes.

Quand le point lumineux A (fig. 158) est situé en avant du miroir, il envoie un faisceau divergent : le faisceau réfléchi doit être plus divergent que s'il partait du foyer, son sommet A', image virtuelle dans ce cas, doit donc se trouver entre le foyer et le miroir, d'autant plus rap-

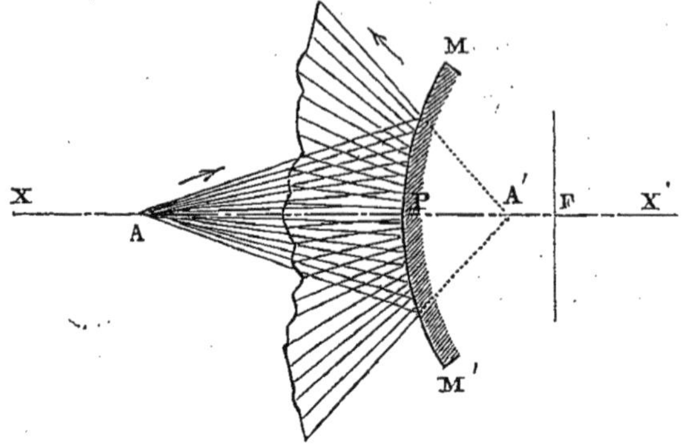

Fig. 158.

proché du miroir que le point A s'en rapproche davantage : le point et son image se déplacent en sens contraire.

Par voie de reversibilité, si un faisceau convergent (fig. 159) a son

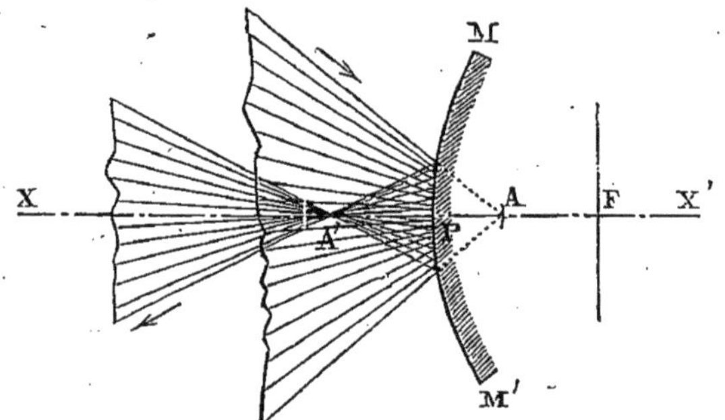

Fig. 159.

sommet (virtuel) A entre le miroir P et le foyer F, le faisceau réfléchi est convergent, son sommet A', image du point A, est réel.

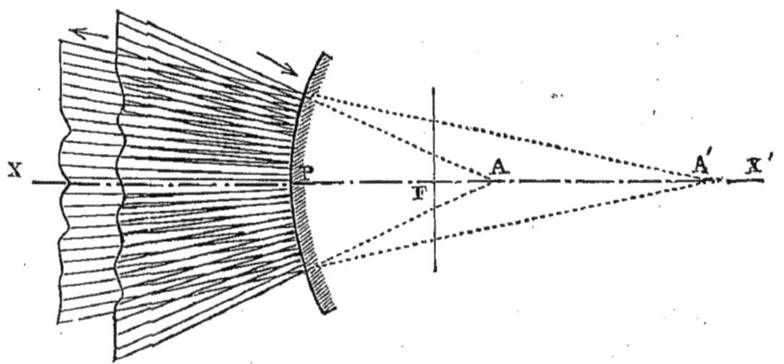

Fig. 160.

Si un faisceau incident a son sommet virtuel A (fig. 160) au delà du foyer F, la convergence de ce faisceau est moindre que s'il aboutissait en F : le faisceau réfléchi, au lieu d'être parallèle, est divergent, il a donc son sommet A', image du point A, à droite du foyer F ; ce sommet est virtuel. L'image et l'objet se déplacent en sens contraire.

375. — Tous les résultats que nous venons d'indiquer peuvent s'appliquer aux cas de points situés sur un axe secondaire : les modifications de forme des faisceaux, les variations de position de l'objet et de l'image sont les mêmes, d'après ce que nous avons dit ; seulement, naturellement le point F, foyer principal, doit être remplacé par le foyer secondaire F' qui existe sur l'axe secondaire.

Il résulte de là qu'un faisceau homocentrique dont le sommet A (fig. 161) est sur un axe secondaire, donne, par réflexion, un faisceau homocentrique dont le sommet A' est sur ce même axe. La conservation, approximative de l'homocentricité existe donc également pour les points qui ne sont pas situés sur l'axe (à la condition, bien entendu, que l'axe secondaire sur lequel ils se trouvent fassent un petit angle avec l'axe principal).

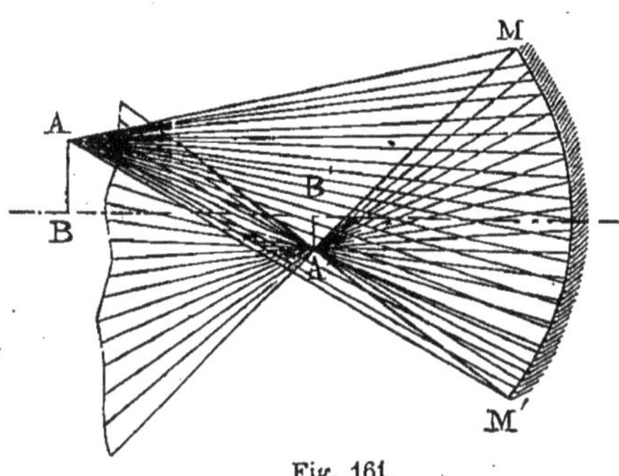

Fig. 161.

376. **Image d'une droite.** — Si on a un objet lumineux placé devant un miroir, on peut le regarder comme constitué par un certain nombre de points lumineux ; si on cherche les images de chacun de ceux-ci, leur ensemble constituera ce qu'on appelle, comme nous l'avons déjà dit, l'image de l'objet.

On démontre dans les cours élémentaires, et nous admettrons par conséquent, que si l'objet est une petite droite AB (fig. 161) perpendiculaire à l'axe principal l'image est aussi une droite perpendiculaire A'B' à cet axe.

L'expression de *petite droite* signifie que cette droite doit être telle que l'axe secondaire qui passe par son extrémité A fasse un petit angle avec l'axe principal.

Nous avons dit que cette condition est nécessaire pour éviter l'aberration ou mieux pour la rendre négligeable.

Il est facile de trouver, dans tous les cas, l'image d'une petite droite AB perpendiculaire à l'axe ; il suffit en effet de chercher l'image A' de A et par cette image A' d'abaisser une droite A'B' jusqu'à l'axe principal ; cette perpendiculaire est l'image cherchée.

L'image A' du point A est le sommet du cône homocentrique réfléchi correspondant au cône incident dont A est le sommet. Tous les rayons réfléchis passant en A', ce point est complètement déterminé si on connaît deux rayons réfléchis : on peut en s'appuyant sur les propriétés du foyer principal construire facilement ces deux rayons (fig. 162 et 163).

Considérons le rayon AI passant par le point A parallèlement à l'axe;

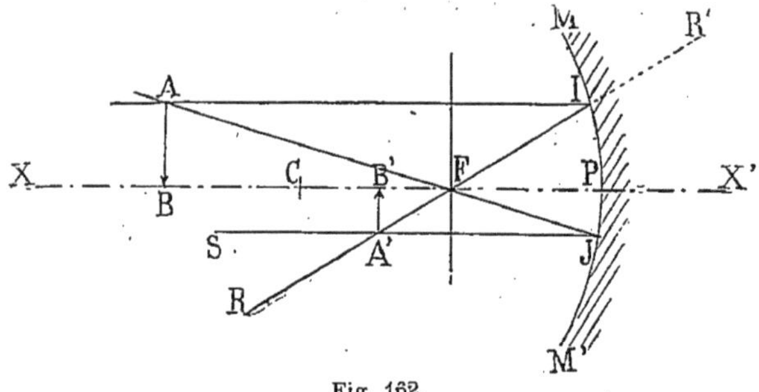

Fig. 162.

comme après la réflexion il doit passer par le foyer F, on l'obtient en joignant IF.

Prenons, d'autre part, le rayon qui, partant de A, passe par le foyer F

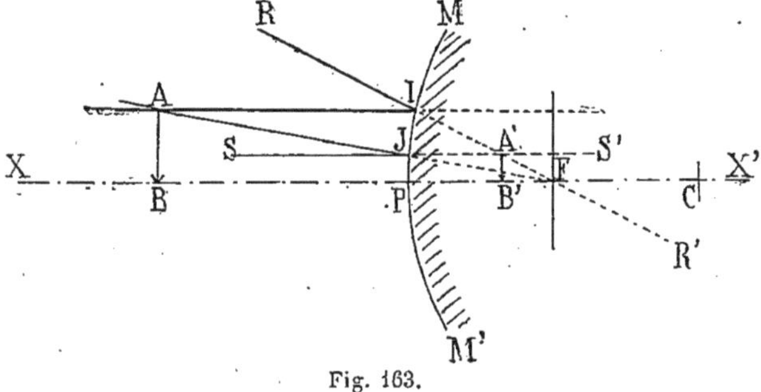

Fig. 163.

et vient rencontrer en J la surface du miroir. Après la réflexion, le rayon réfléchi correspondant est devenu parallèle à l'axe principal, on peut donc le tracer immédiatement en JS.

Le sommet du cône réfléchi doit se trouver à la fois sur les deux droites IR et JS, il se trouve donc en A′ à leur intersection : A′ est l'image, réelle ou virtuelle suivant les cas comme nous le dirons, du point lumineux A. La perpendiculaire A′B′ abaissée de ce point sur l'axe est l'image de l'objet considéré AB.

Lorsque l'objet AB se déplace, le rayon AFJ change de direction; le point J et par suite le rayon JS se déplacent également, ainsi que l'image qui se trouve sur JS. Mais, dans le déplacement de l'objet, le point A reste toujours à la même distance de l'axe, car l'objet AB ne change pas de grandeur; le rayon AI sera donc le même pour toutes les positions de l'objet et il en sera de même du rayon réfléchi IR. L'image A′ doit toujours être sur le rayon immobile : ce rayon est donc le *lieu géométrique* de cette image A′.

Comme, d'autre part, le point B étant sur l'axe, son image est également sur l'axe qui est le lieu géométrique de B', l'image A'B' est toujours nécessairement comprise entre les deux droites XX' et RR'.

La droite RR', lieu de l'image du point A, joue un rôle important dans la discussion des différents cas qui peuvent se présenter et la simplifie. nous désignerons cette droite sous le nom de *caractéristique* de l'image de l'objet AB par rapport au miroir.

Il est important de remarquer que les rayons que nous avons employ pour la construction de l'image du point A ne présentent au point de vue physique aucune propriété particulière ; ils ne se distinguent en rien des autres et pourraient même ne pas exister dans un faisceau sans que rie fût changé dans la position du sommet du faisceau réfracté, dans la position de l'image. Les rayons ne sont même pas nécessaires au point de vue géométrique ; leur emploi simplifie seulement les constructions et les démonstrations, mais ils pourraient être remplacés par deux autres rayons quelconques pour lesquels il faudrait effectuer une construction spéciale, simple d'ailleurs.

377. **Plan principal, plan antiprincipal.** — Lorsque l'objet se déplace, il en est de même du rayon AF, du point J et de la droite JS ; le point A' et, par suite, l'image A'B', se déplacent également. Mais, l'image A'B' est toujours comprise entre les côtés de l'angle XFR ou X'FR'.

Les déplacements de l'image sont d'ailleurs liés, comme sens, à ceux de l'objet, par une relation très simple.

Supposons en effet que l'objet AB se déplace vers la droite : la droite AF s'inclinera davantage sur l'axe principal et le point J s'éloignera du point P, le rayon réfléchi s'éloignera de l'axe principal ; l'image A'B' devra donc grandir et par suite, devant rester comprise dans l'angle XFR, elle devra s'éloigner du sommet F de cet angle, elle se déplacera donc de la droite vers la gauche, c'est-à-dire en sens contraire de l'objet.

En examinant les divers cas particuliers qui peuvent se présenter, on reconnaît qu'il en est toujours ainsi et que l'on peut énoncer la règle générale suivante :

Un objet et son image donnée par un miroir sphérique se déplacent toujours en sens contraire.

Il est intéressant de remarquer que, à cause de la faible amplitude de la surface réfléchissant qui permet de confondre sensiblement les arcs de cercle avec des lignes droites, la ligne PI peut être regardée comme égale à l'objet AB, et la ligne PJ comme égale à l'image A'B'.

Si l'objet AB est appliqué contre la surface réfléchissante en PI, par exemple, il n'y a pas réflexion à proprement parler, et les faisceaux arrivant à l'œil d'un observateur placé devant le miroir sont les mêmes, que ce miroir existe ou qu'il n'existe pas : l'image fournie par le miroir coïncide donc avec l'objet lui-même et est, par conséquent, de même sens et de même grandeur que celui-ci.

Considéré à ce point de vue le plan dans lequel est alors l'objet (plan tel que, l'image étant dans le même plan, il soit à lui-même son conjugué et que l'image soit de même sens et de même grandeur que l'objet) est dit le *plan principal* du miroir.

On peut chercher s'il existe une position de l'objet pour laquelle l'image soit de même grandeur, mais de sens contraire. D'après la remarque que nous avons faite, il faut alors que PJ (fig. 162) soit égale à AB, le point J étant, par rapport à P, du côté opposé à I. Dans ce cas, les triangles ABF et FPJ, qui sont toujours semblables, deviennent égaux, et on en conclut qu'il faut que FB soit égal à FP, c'est-à-dire que le point B soit en C, que l'objet soit dans le plan perpendiculaire à l'axe passant par le centre du miroir.

Il est aisé de déterminer la position qu'occupe alors l'image : celle-ci étant égale à l'objet, il faut que les longueurs A'B' et PI aient la même grandeur. Les deux triangles A'B'F et FPI, qui sont toujours semblables, deviennent égaux et, par suite, les longueurs FBR' et PF sont égales : le point B' doit donc coïncider aussi avec le point C, et l'image est, comme l'objet, dans le plan perpendiculaire à l'axe passant par le centre du miroir [1].

Considéré à ce point de vue, le plan mené par le centre du miroir perpendiculairement à l'axe principal (plan tel qu'il contient à la fois l'objet et l'image et qu'il soit à lui-mêne son conjugué, et tel que l'image soit égale à l'objet, mais de sens contraire) est dit le *plan antiprincipal* du miroir ; on dit quelquefois aussi *plan principal inverse*.

Les plans focal, principal et antiprincipal considérés ensemble sont dits les plans cardinaux du miroir.

378. **Discussion des miroirs.** — Nous avons maintenant les éléments suffisants pour faire sans difficulté la *discussion* des miroirs, c'est-à-dire pour examiner les différents cas possibles qui peuvent se présenter lorsque l'objet occupe successivement toutes les positions possibles par rapport au miroir.

Le plan focal, le plan principal, le plan antiprincipal, divisent l'espace en quatre régions que peut parcourir successivement l'objet : nous les désignerons par leur rang à partir de la gauche.

Il y aura à rechercher, lorsque l'objet occupera chacune de ces régions, quelle est la région occupée par son image, quelle est sa nature, réelle ou virtuelle, son sens, droite ou renversée, et sa grandeur, agrandie ou diminuée.

1. La démonstration, faite dans le cas d'une figure représentant un miroir concave, s'appliquerait sans modification aucune au cas du miroir convexe et les conclusions seraient les mêmes.

Occupons-nous d'abord de la nature de l'objet et de l'image : les résultats que nous indiquerons sont applicables aussi bien aux miroirs concaves qu'aux miroirs convexes.

Avec la disposition que nous avons adoptée pour les figures, la lumière venant de la gauche, un objet, à proprement parler, ne peut être situé qu'à gauche de la surface réfléchissante : dans ce cas, il enverra, sur le miroir, de la lumière parallèle s'il est à une très grande distance, à gauche, de la lumière divergente dans tous les autres cas. Mais il peut également arriver sur le miroir de la lumière convergente, correspondant à des faisceaux dont le sommet serait à droite du miroir : il est nécessaire d'examiner également ces cas; nous avons dit que les sommets de ces faisceaux sont des points lumineux virtuels (351); la réunion de sommets de ce genre est un objet lumineux virtuel. C'est donc la surface du miroir qui limite les régions de l'espace où les objets lumineux sont réels ou virtuels.

D'autre part, dans tous les cas, les faisceaux réfléchis convergents, qui correspondent à des images réelles, ont leur sommet à gauche du miroir; les faisceaux réfléchis divergents, qui correspondent à des images virtuelles, ont leur sommet à droite du miroir. C'est donc aussi la surface du miroir qui limite dans l'espace les régions où l'image est réelle ou virtuelle.

379. — On peut arriver également à des résultats simples et généraux relativement au sens et à la grandeur.

En supposant, comme nous l'avons fait, l'objet constitué par une droite placée au-dessus de l'axe, et remarquant que l'image est toujours comprise entre cet axe et la caractéristique, on voit que l'image sera droite lorsqu'elle se fera sur la partie de la caractéristique qui est au-dessus de l'axe, soit à droite du plan focal pour le miroir concave, à gauche de ce plan pour le miroir convexe; — l'image sera renversée lorsqu'elle se fera sur la partie de la caractéristique qui est au-dessous de l'axe, soit à gauche du plan focal pour le miroir concave, à droite de ce plan pour le miroir convexe. Le plan focal sépare donc dans tous les cas les régions de l'espace où l'image est droite de celles où elle est renversée.

La détermination générale de la grandeur peut être obtenue également par des considérations applicables à tous les cas.

L'image est égale à l'objet lorsqu'elle est dans le plan principal et lorsqu'elle est dans le plan antiprincipal; comme, d'autre part, elle doit toujours rester comprise dans l'angle formé par la caractéristique avec l'axe, elle sera plus petite que l'objet si elle est située plus près que ces plans du sommet de cet angle. Ce sommet qui est le foyer est toujours situé entre le plan principal et le plan antiprincipal; c'est donc lorsque l'image sera formée entre ces plans qu'elle sera diminuée.

Inversement, par suite, elle sera agrandie lorsqu'elle sera formée en dehors de l'espace limité par ces plans.

380. — Il reste enfin, pour terminer la discussion, à indiquer à quelle position se trouve l'image lorsque l'objet a une position déterminée. Cette position se trouverait exactement, bien entendu, par la construction que nous avons donnée : mais le plus souvent, pour les applications, cette détermination exacte n'est pas nécessaire, et il suffit de connaître la région où se fait cette image, ces régions étant, comme pour les objets, limitées aux plans cardinaux.

On arrive aisément à cette détermination en se rappelant que le plan principal est à lui-même son propre conjugué ; qu'il en est de même du plan antiprincipal ; que le plan focal est conjugué de l'infini ; et enfin que l'image et l'objet se déplacent toujours en sens contraire.

Dès lors si nous supposons un objet placé dans le plan principal P, l'image est dans le même plan : si l'objet se déplace dans un sens vers le foyer, parcourant la région P-F, l'image se déplacera en sens contraire jusqu'à l'infini, parcourant par conséquent la région P-∞.

Ramenant l'objet et l'image dans le plan principal P et déplaçant l'objet de manière qu'il parcoure la région allant de ce plan à l'infini, l'image se déplacera en sens contraire parcourant la région P-F et atteignant ce dernier point lorsque l'objet arrivera à l'infini.

Supposons l'objet dans le plan antiprincipal C où se trouvera aussi l'image ; si l'objet se déplace vers le foyer, parcourant la région C-F, l'image se déplacera en sens contraire jusqu'à l'infini, parcourant la région C-∞. Ramenant l'objet et l'image au plan antiprincipal C et déplaçant l'objet de C vers l'infini, l'image se déplacera de C en F, atteignant ce point lorsque l'objet sera à l'infini, parcourant, par conséquent, la région C-F.

381. — Nous avons maintenant tous les éléments de la discussion ; mais si les résultats précédents sont généraux, les plans cardinaux ne sont pas disposés dans le même ordre suivant qu'il s'agit d'un miroir concave ou d'un miroir convexe, et de même la caractéristique présente des directions différentes. Mais il suffit d'appliquer les indications trouvées pour chaque partie de la discussion pour terminer celle-ci.

La discussion est alors résumée par les deux tableaux suivants dans lesquels les régions qui se correspondent pour les images et les objets ont le même numéro (fig. 164 et 165).

On voit immédiatement comment étant donnée la position d'un objet dans une région, on voit d'abord s'il est réel ou s'il est virtuel ; en se reportant aux indications relatives aux images, on voit immédiatement, par la concordance des chiffres, dans quelle région cette image se trouve, et on en déduit les autres caractères qui sont indiqués au-dessous du chiffre de la région.

Quelques remarques utiles peuvent être faites d'après les tableaux :

On voit ainsi que, si on veut ne considérer que des objets réels, effectifs, le miroir concave peut donner, suivant les circonstances, des images réelles (régions I et II) ou virtuelles agrandies (région III), mais

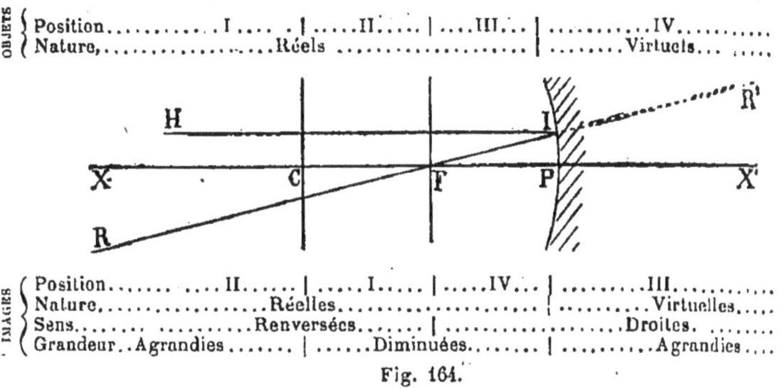

Fig. 164.

que le miroir convexe ne donne que des images virtuelles (région I) diminuées.

D'autre part, on peut donner une règle absolument générale pour le sens de l'image : l'image est droite si elle est de nature opposée à l'objet,

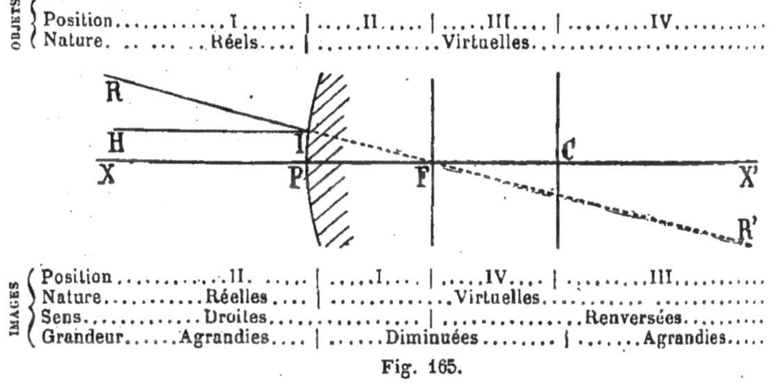

Fig. 165.

elle est renversée si elle est de même nature que l'objet (la nature s'entendant comme nous l'avons dit de la réalité ou de la virtualité).

Art. III. — RÉFRACTION

382. **Réfraction simple. Double réfraction.** — La réfraction est, comme nous l'avons dit, le phénomène qui se produit lorsqu'un faisceau lumineux passe d'un milieu dans un autre, phénomène qui consiste ordinairement dans un changement de forme et de direction que subit le faisceau.

Le phénomène de la réfraction ne se manifeste pas toujours de cette manière et quelquefois il est moins simple en ce que, à un faisceau incident, correspondent, non pas seulement un, mais deux faisceaux réfractés : c'est le phénomène de la *double réfraction*. Il se produit dans le cas où le second milieu n'est pas isotrope (28), c'est-à-dire principalement dans le cas où ce milieu appartient à un système cristallin autre que le système cubique. Nous examinerons ultérieurement ce cas, et nous nous occuperons d'abord de la réfraction simple qui se produit quand le second milieu est isotrope, lorsqu'il est amorphe ou qu'il est constitué par une substance cristallisée dans le système cubique.

D'autre part, nous étudierons d'abord seulement le cas où les faisceaux considérés sont constitués par de la lumière simple, monochromatique : nous préciserons plus tard ce que signifie cette restriction et nous nous bornerons à dire actuellement qu'on peut obtenir de semblable lumière, soit en prenant comme source lumineuse la flamme de l'alcool salé, soit en plaçant sur le trajet d'un faisceau de lumière blanche un verre coloré en rouge par l'oxyde de cuivre, verre fréquemment employé dans un grand nombre de cas.

383. **Lois élémentaires de la réfraction.** — On ne peut pas déterminer par l'expérience les lois élémentaires de la réfraction pour les raisons que nous avons indiquées en parlant de la réflexion; mais de la même façon, on peut déduire ces lois de l'étude de la réfraction d'un faisceau parallèle sur une surface plane. On reconnaît que, dans ce cas, le faisceau réfracté est aussi parallèle : tous les rayons subissent donc la même modification de direction, modification qui est celle que subit le faisceau lui-même.

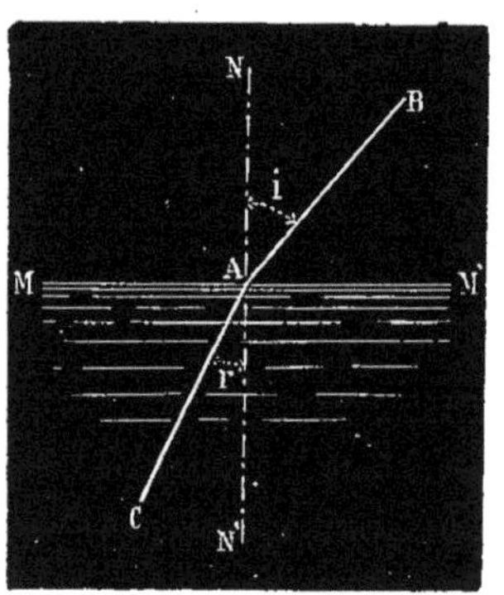

Fig. 166.

Le rayon incident BA (fig. 166) est défini par l'angle d'incidence i comme nous l'avons dit pour la réflexion; le rayon réfracté AC est défini, d'une manière analogue, par l'angle r qu'il fait avec la normale, *angle de réfraction*.

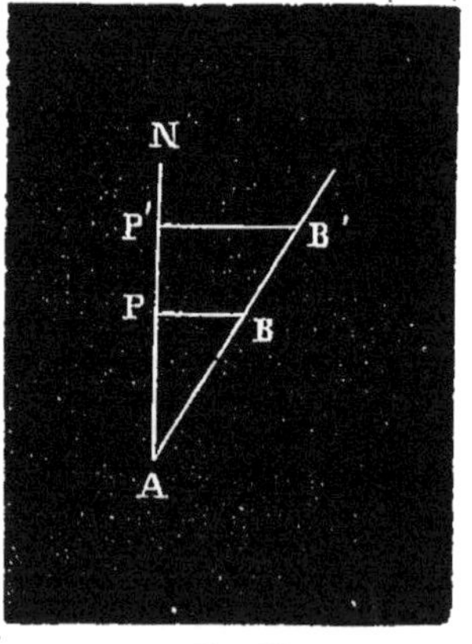

Fig. 167.

Les lois élémentaires de la réfraction sont au nombre de trois :

1re Loi : *Le rayon réfracté est dans le plan qui contient le rayon incident et la normale (plan d'incidence)* ;

2e Loi : *Pour deux milieux déterminés, le rapport du sinus de l'angle d'incidence au sinus de l'angle de réfraction est indépendant de l'angle d'incidence*[1] ;

1. Rappelons qu'on appelle sinus de l'angle NAB' (fig. 167) le rapport $\frac{BP}{AB}$

3e Loi : *Si l'on change le sens de propagation de la lumière, prenant comme nouveau rayon incident un rayon réfracté, le nouveau rayon réfracté coïncide avec l'ancien rayon incident.*

Si la 1re loi n'exige aucun développement à cause de sa simplicité, il y a lieu, au contraire, de donner quelques indications complémentaires sur les deux autres lois.

Pour deux milieux déterminés, le rapport $\frac{\sin.i}{\sin.r}$ du sinus de l'angle d'incidence i au sinus de l'angle de réfraction r étant, d'après la 2e loi, indépendant de l'angle d'incidence, a une valeur constante et caractérise par suite la réfraction dans les deux milieux : ce rapport a reçu le nom d'*indice de réfraction* du 2e milieu par rapport au 1er : si on le désigne par m, on a donc :

$$\frac{\sin.i}{\sin.r} = m, \quad \text{d'où l'on déduit} \quad \sin.r = \frac{\sin.i}{m}.$$

Lorsque l'indice de réfraction est donné, on peut donc à l'aide de cette formule calculer l'angle r quand on connaît l'angle i d'incidence. Ce calcul, quoique simple, exige l'emploi des logarithmes ; aussi est-il souvent commode, pour déterminer le rayon réfracté correspondant à un rayon incident donné, d'employer une construction géométrique que nous indiquerons.

La 3e loi peut être exprimée plus rapidement que nous ne l'avons indiquée en disant que, comme pour la réflexion, il y a reversibilité dans la réfraction, ce qui revient à dire, sous une autre forme, que lorsqu'une figure concernant la réfraction a été tracée en supposant que la lumière se propage dans un certain sens, elle peut servir, sans modification aucune, pour le cas où on considère que la lumière se propage dans le sens inverse.

Lorsqu'un rayon passe d'un milieu à un autre, il change de direction, l'angle de réfraction n'est pas égal à l'angle d'incidence (sauf un cas particulier que nous examinerons plus loin) : le rayon incident et le rayon réfracté sont donc inégalement éloignés de la normale : le milieu dans lequel le rayon est le plus rapproché de la normale est dit le *plus réfringent*, l'autre est le *moins réfringent*. Dans les applications que nous aurons à considérer, les divers milieux transparents que nous rencontrerons, l'eau, le verre, le cristal, sont plus réfringents que l'air.

de la longueur de la perpendiculaire BP, abaissée d'un point B d'un côté de l'angle sur l'autre côté, à la distance du sommet A de l'angle au même point B.

La position du point choisi pour abaisser la perpendiculaire est indifférente : la considération des triangles semblables BAP, B'A'P', par exemple, montre en effet que les rapports $\frac{BP}{AB}$ et $\frac{B'P'}{AB'}$ sont égaux.

384. **Construction géométrique d'un rayon réfracté.** — Considérons un rayon lumineux SI (fig. 168) qui se meut dans l'air et vient rencontrer en I la surface MM′ qui limite un milieu plus réfringent que l'air : voici une construction géométrique qui donne la direction du rayon réfracté.

Du point I comme centre décrivons deux circonférences dont les rayons, dont la valeur absolue est quelconque, sont tels que l'on ait $\frac{I\alpha}{I\beta} = m$, m étant l'indice de réfraction du milieu considéré par rapport à l'air.

Prolongeons le rayon incident SI jusqu'au point B où il rencontre la circonférence de rayon Iβ ; par B menons BP perpendiculaire à MM′, parallèle, par conséquent, à la normale en I ; cette perpendiculaire rencontre en A′ la circonférence de rayon Iα : le point A′ est un point du rayon réfracté que l'on obtient, par conséquent, en joignant IA′.

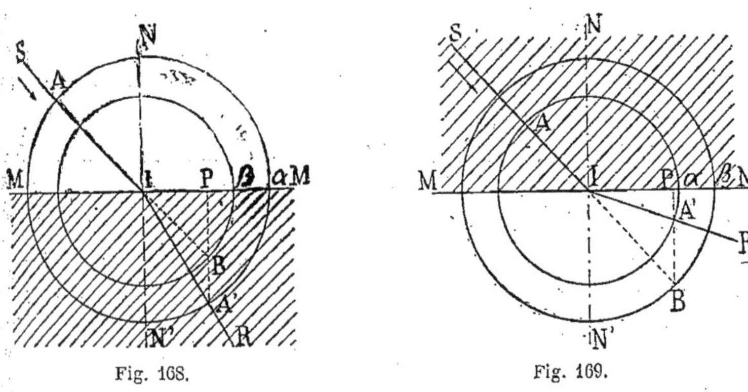

Fig. 168.

Fig. 169.

Pour démontrer qu'il en est ainsi, il faut prouver qu'il existe bien entre l'angle SIN, qui est l'angle d'incidence, et l'angle RIN′ la relation qui est donnée par la 2ᵉ loi.

En remarquant que les angles SIN et IBP sont égaux d'une part, et qu'il en est de même d'autre part des angles RIN′ et IA′P, on a, d'après la définition du sinus :

$$\sin.\ \mathrm{SIN} = \sin.\ \mathrm{IBP} = \frac{\mathrm{IP}}{\mathrm{IB}} \qquad \text{et } \sin.\ \mathrm{RIN'} = \sin.\ \mathrm{IA'P} = \frac{\mathrm{IP}}{\mathrm{IA'}}.$$

D'où en divisant

$$\frac{\sin.\ \mathrm{SIN}}{\sin.\ \mathrm{RIN'}} = \frac{\mathrm{IP}}{\mathrm{IB}} : \frac{\mathrm{IP}}{\mathrm{IA'}},$$

ou, en simplifiant, et remarquant que l'on a IA′ = Iα et IB = Iβ,

$$\frac{\sin.\ \mathrm{SIN}}{\sin.\ \mathrm{RIN'}} = \frac{I\alpha}{I\beta};$$

et enfin, à cause de la relation établie entre $I\alpha$ et $I\beta$,

$$\frac{\sin.\ SIN}{\sin.\ RIN'} = m.$$

Il existe donc bien entre les angles SIN et RIN′ la relation qui doit exister entre les angles d'incidence et de réfraction qui se correspondent: le rayon IR est donc bien le rayon réfracté correspondant au rayon incident SI.

Lorsque le second milieu est plus réfringent que le premier, on a $i > r$ et aussi $\sin. i > \sin. r$, ce qui entraîne $m > 1$. Dans la construction géométrique que nous venons d'indiquer le cercle β jusqu'auquel on doit prolonger en B le rayon incident SI est intérieur à l'autre, puisque l'on doit avoir $\frac{I\alpha}{I\beta} = m$. La figure prend alors la disposition ci-dessus (fig. 168).

Si, au contraire, le second milieu est moins réfringent que le premier, on a $i < r$ et aussi $\sin. i < \sin. r$, ce qui entraîne $m < 1$. Dans la construction géométrique, la circonférence β jusqu'à laquelle on doit prolonger le rayon incident est au contraire extérieure à l'autre, ce qui conduit à la disposition indiquée par la figure 169.

On pourrait, d'ailleurs, faire toujours usage de la même figure, la première par exemple; car, par reversibilité, elle correspondrait au passage du rayon d'un milieu plus réfringent au milieu moins réfringent. On voit aisément quelle modification devrait être apportée à la règle indiquée.

385. **Cas divers de la réfraction.** — Examinons maintenant les divers cas qui peuvent se présenter pour la réfraction d'un rayon lumineux.

1° Supposons d'abord que le premier milieu soit le moins réfringent, nous aurons à appliquer la première construction successivement aux diverses directions que peut prendre le rayon incident. On voit immédiatement (fig. 170) que :

Si le rayon arrive suivant la normale (1), il passera dans le second milieu suivant la normale (1) : il n'y a donc pas changement de direction, pas de réfraction à proprement parler.

Si le rayon s'écarte progressivement de la normale il en sera de même du rayon réfracté (2,3) qui, toutefois, s'éloigne moins rapidement de la normale.

Enfin si le rayon arrive en 4, perpendiculairement à la normale, ce qui est la dernière position qu'il puisse occuper, il sera réfracté en 4 suivant une direction que ne peut dépasser aucun rayon réfracté. L'angle que le rayon réfracté fait avec la normale pour cette position extrême est le plus grand angle de réfraction possible : il est désigné sous le nom d'*angle limite de réfraction*.

2° Supposons maintenant le second milieu moins réfringent que le premier, nous avons à appliquer la deuxième construction. On trouve alors (fig. 171) que :

Si le rayon incident est normal, il en est de même du rayon réfracté (1,1); il n'y a pas réfraction à proprement parler.

Si le rayon incident s'écarte de la normale (2,3), il en sera de même du rayon réfracté qui, toutefois, s'en éloigne plus rapidement.

On reconnaît que la construction n'est pas toujours possible, et que, pour un angle d'incidence suffisamment grand, on ne peut trouver de rayon réfracté; la parallèle à la normale menée par le point B (fig. 170)

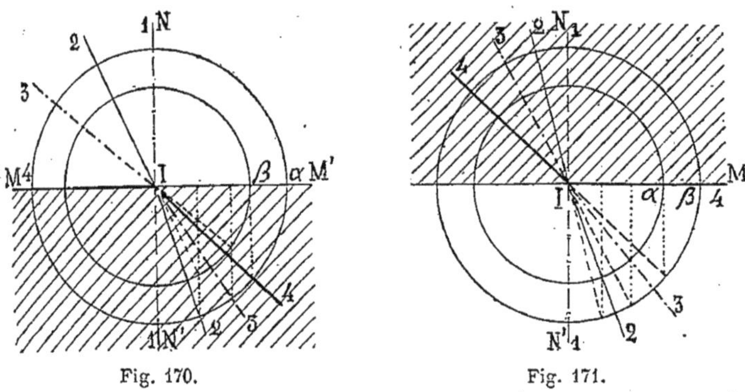

Fig. 170. Fig. 171.

ne rencontre pas la circonférence intérieure α. Le dernier rayon 4 pour lequel la construction est possible donne un rayon réfracté qui est perpendiculaire à la normale : il ne peut, en effet, y avoir, dans le deuxième milieu, un rayon plus écarté de la normale.

L'angle d'incidence correspondant à celui du rayon 4 avec la normale est donc le plus grand de ceux que peut faire un rayon incident qui donne un rayon réfracté : on l'appelle *angle limite d'incidence.*

On aurait pu déduire ces conséquences de la figure précédente, en supposant que la lumière vienne de bas en haut, par reversibilité; on voit qu'on serait arrivé aux mêmes résultats. On voit, en outre, que la valeur des angles limites est la même dans les deux cas : il est donc inutile de les nommer différemment; nous désignerons cette valeur par le nom d'*angle limite.*

386. **Réflexion totale.** — Dans le cas où le second milieu est moins réfringent que le premier, il ne peut y avoir réfraction que si le rayon incident fait avec la normale un angle plus petit que l'angle limite; mais qu'arrive-t-il, si on fait arriver sur la surface de séparation un rayon plus écarté, ce qui est toujours possible?

La loi montre seulement qu'il ne peut y avoir réfraction; l'expérience seule peut faire connaître l'effet qui se produit. Elle indique alors que le rayon qui ne peut passer dans le second milieu se réfléchit dans le premier, conformément aux lois ordinaires de la réflexion.

On pouvait prévoir qu'il en était ainsi. Dans tous les cas où on observe le rayon réfracté, il y a toujours en même temps un rayon réfléchi; seulement son intensité est moindre que celle du rayon réfracté : cette intensité augmente cependant quand l'angle d'incidence croît, c'est-à-dire que la partie de la lumière incidente qui constitue ce rayon réfléchi croît. Quand le rayon incident a dépassé l'angle limite, comme il n'y a plus de rayon réfracté, *toute* la lumière incidente se trouve dans le rayon réfléchi. Aussi a-t-on donné à l'effet qui se produit alors le nom de *réflexion totale*.

On voit qu'il n'y a pas là, apparition d'un nouvel effet, mais continuation d'un phénomène déjà observé.

387. **Réfraction des faisceaux.** — D'après ce que nous avons indiqué, un faisceau parallèle qui passe d'un milieu à un autre à travers une surface plane conserve son parallélisme : sa direction est changée en général, et on reconnaît aisément qu'il en est de même de la largeur du faisceau. Cependant, conformément à ce que nous avons trouvé, si le faisceau arrive normalement à la surface, il passe sans déviation et sa largeur n'est pas modifiée.

Si le faisceau incident est conique, homocentrique, on démontre qu'il cesse d'être homocentrique après la réfraction sur une surface plane : mais si on se borne à examiner l'action produite sur un pinceau lumineux, faisceau étroit, ce qui correspond aux cas qui se présentent ordinairement dans la pratique, on peut démontrer, et l'expérience vérifie, que le faisceau s'écarte peu d'être homocentrique et que, au point de vue des applications, on peut le considérer comme tel.

On reconnaît également que le pinceau réfracté dans ces conditions est de même nature que le pinceau incident, convergent ou divergent suivant que celui-ci est convergent ou divergent.

Si le pinceau incident a son axe normal à la surface de réfraction, il en est nécessairement de même, par symétrie, du pinceau réfléchi et les sommets des deux faisceaux sont ainsi sur une même perpendiculaire à la surface. Il n'en est plus ainsi si l'axe du pinceau incident est oblique.

Sans même qu'il soit nécessaire de faire de démonstration, la connaissance du sens dans lequel se fait le changement de direction d'un rayon conduit aux conclusions suivantes qui sont évidentes sur les figures.

I. Lorsque la lumière passe d'un milieu moins réfringent à un milieu plus réfringent, ce qui est le cas des figures en supposant que la lumière se propage de gauche à droite, le faisceau incident de sommet A est remplacé par un faisceau réfracté de sommet A′, et l'on voit que :

1° Un faisceau divergent est rendu moins divergent (fig. 172);

2° Un faisceau convergent est rendu moins convergent (fig. 173).

II. Si la lumière passe, au contraire, du milieu le plus réfringent au milieu le moins réfringent, ce qui correspond dans les figures au cas où la lumière se propagerait de droite à gauche, le faisceau incident de sommet A′ est remplacé par un faisceau réfracté de sommet A, et l'on voit que :

3° Un faisceau convergent est rendu plus convergent (fig. 172);

4° Un faisceau divergent est rendu plus divergent (fig. 173).

Examinons, comme conséquence, le cas où on a un point lumineux A envoyant un faisceau divergent.

Soit d'abord le point lumineux A placé dans le milieu le moins réfringent (fig. 172, la lumière se meut de gauche à droite); le faisceau, réfracté dans le second milieu, a son sommet en A'; c'est ce point que croit voir

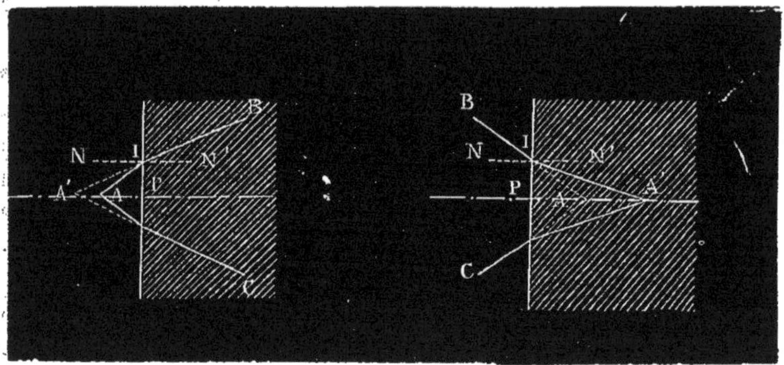

Fig. 172. Fig. 173.

un observateur qui serait placé dans le second milieu, ce point A' est l'image virtuelle de A, on voit qu'elle est plus éloignée de la surface de réparation que le point lumineux.

Si le point lumineux est placé dans le milieu le plus réfringent en A' (fig. 173, la lumière marche de droite à gauche), on a en A l'image virtuelle du point A', de la même façon; mais cette image est plus rapprochée de la surface de séparation.

388. — Ces remarques expliquent un certain nombre d'effets qu'il est facile d'observer : c'est ainsi par exemple que l'on ne peut juger exactement la profondeur à laquelle des objets sont situés dans l'eau. Soit en effet un objet AB (fig. 174) placé au fond d'un vase rempli d'eau; d'après ce que nous venons de dire, l'objet étant situé dans le milieu le plus réfringent les images de chacun de ses points seront situées en *ab* plus près de la surface libre, et c'est à cette profondeur qu'un observateur croira que se trouve l'objet.

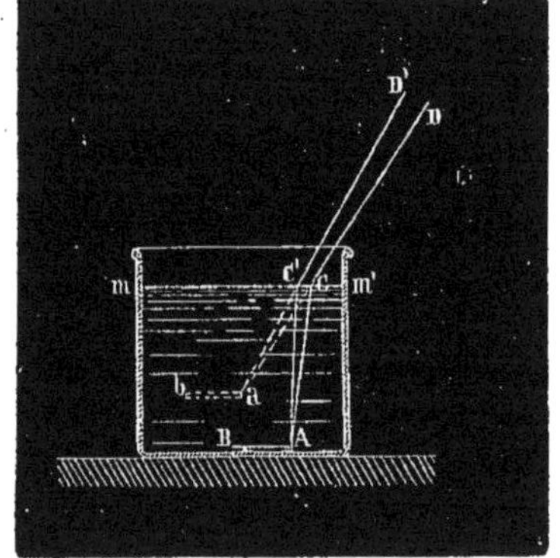

Fig. 174.

Le fait que l'image est ainsi relevée explique aussi pourquoi un observateur dont l'œil serait en DD' verrait le point A (ou plutôt son image), alors qu'il ne pourrait voir ce point si le vase était vide, car alors la lumière se propageant en ligne droite ne pourrait arriver à l'œil, elle serait interceptée par la paroi.

Une explication analogue fait comprendre pourquoi une tige rectiligne qu'on introduit obliquement dans un liquide paraît brisée, coudée au point où elle rencontre la surface.

Le déplacement de l'image par l'action de la réfraction sur une surface plane rend compte également de l'effet que produit, dans les observations microscopiques, l'introduction d'un couvre-objet ; nous reviendrons sur cette question.

389. **Réfraction sur des surfaces courbes. Dioptres.** — Sauf dans quelques cas exceptionnels, lorsqu'un faisceau homocentrique passe d'un milieu à un autre à travers une surface courbe, il donne naissance à un faisceau réfracté qui n'est pas homocentrique. Mais lorsqu'il s'agit d'un faisceau de peu d'étendue, d'un pinceau et d'une surface sphérique de faible amplitude (369), le pinceau réfracté s'écarte peu d'être homocentrique et, dans la pratique, on peut le regarder comme tel.

Nous désignerons, avec M. Monoyer, sous le nom de *dioptre*, l'ensemble de deux milieux réfringents séparés par une surface courbe : nous étudierons d'abord les effets des dioptres sphériques de peu d'amplitude. La connaissance de ces effets est très importante, parce que, comme nous le dirons, l'action optique de l'œil peut être assimilée à celle d'un dioptre.

Les dioptres sphériques étant de révolution autour de l'axe principal, il nous suffira d'examiner ce qui se passe dans une section méridienne.

Nous aurons ensuite à examiner rapidement les effets des dioptres cylindriques, et à signaler également les effets généraux d'un dioptre quelconque.

390. **Dioptres sphériques. Foyers.** — Il y a quatre formes de dioptres spériques.

Le premier milieu étant moins réfringent que le second, il peut arriver que :

I. La surface soit convexe du côté d'où vient la lumière (fig. 175).

II. La surface soit concave du côté d'où vient la lumière (fig. 176).

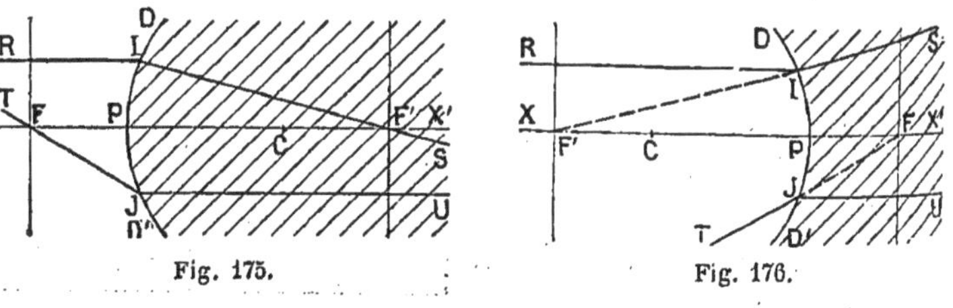

Fig. 175. Fig. 176.

Le premier milieu étant plus réfringent que le second, il peut arriver que :

III. La surface soit convexe du côté d'où vient la lumière (fig. 177).

IV. La surface soit concave du côté d'où vient la lumière (fig. 178).

Soit un rayon RI parallèle à l'axe arrivant à la surface de séparation en I; en traçant la normale CI et nous appuyant sur les caractères des milieux diversement réfringents, on voit immédiatement que :

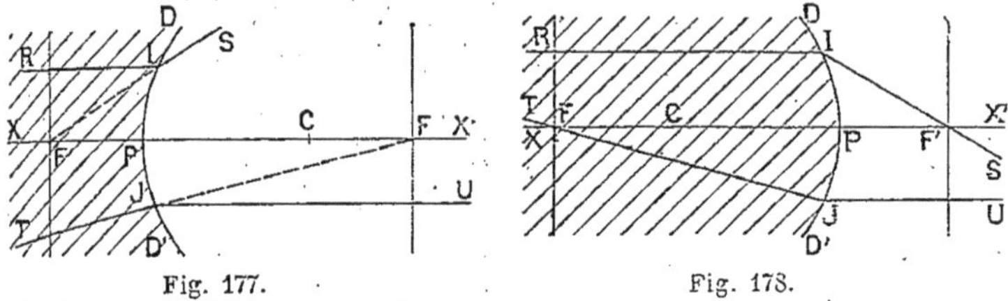

Fig. 177. Fig. 178.

Dans les dioptres I et IV, le rayon réfracté IS se rapproche de l'axe principal qu'il vient couper en F';

Dans les dioptres II et III, le rayon réfracté IS s'éloigne de l'axe principal que son prolongement coupe en F'.

Puisque nous admettons [1] qu'un pinceau homocentrique conserve son homocentricité, nous pouvons dire que, si nous considérons un faisceau parallèle dont tous les rayons se comportent comme celui que nous venons d'étudier, le faisceau réfracté sera convergent pour les dioptres I et IV, divergent pour les dioptres II et III et que son sommet sera en F' qu'on appelle un *foyer principal.*

Le faisceau parallèle peut être considéré comme venant d'un point situé à l'infini à gauche; d'après les définitions données (353), le point F' est dans tous les cas l'image de ce point à l'infini; mais cette image est réelle pour les dioptres I et IV, virtuelle pour les dioptres II et III.

A cause de la reversibilité qui permet d'utiliser une figure en supposant que la lumière vienne soit dans un sens, soit dans le sens opposé, on voit aisément que nous pouvons n'étudier que deux dioptres, par exemple I et II, car, au sens près, le dioptre IV ne diffère pas du dioptre I, ni le dioptre III du dioptre II.

391. — On voit alors que le dioptre I produit la convergence d'un faisceau parallèle, quel que soit le sens dans lequel celui-ci arrive; par cette raison il est dit *dioptre convergent.* Dans ce dioptre (fig. 179) le point F'

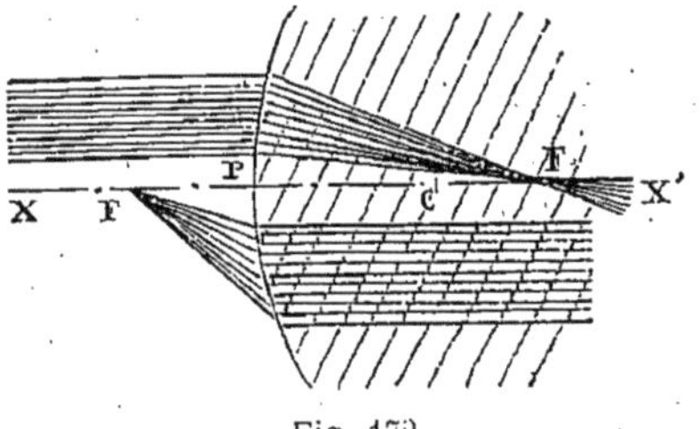

Fig. 179.

est l'image d'un point situé à l'infini à gauche, et le point F (qui n'est autre que le point F' du dioptre IV après retournement) est l'image d'un point situé à l'infini à droite; nous appellerons F' le premier foyer principal, F le deuxième foyer principal.

Le point F a, d'ailleurs, une signification lorsque la lumière vient de

1. Voir la démonstration dans un cours élémentaire.

la gauche; car, on voit que, par reversibilité, si on met un point lumineux en F, le faisceau réfracté correspondant est parallèle à l'axe.

De même on voit que le dioptre II (fig. 180) produit la divergence d'un faisceau parallèle, quel que soit le sens dans lequel arrive celui-ci; il est dit *dioptre divergent.* Nous aurions à faire pour ce dioptre les mêmes observations relativement aux points F′ et F qui sont dits respectivement le premier et le deuxième foyer principal : seulement, dans ce cas, les foyers sont placés dans un ordre inverse. Considérés comme images de points situés à l'infini respectivement à gauche pour F′ et à droite pour F, on voit que ces foyers sont virtuels. La reversibilité montre que le point F a également une signification pour le cas où la lumière vient de la gauche : si, en effet, un faisceau arrive en convergeant de manière que son sommet soit en F, qui est alors un point lumineux virtuel, le faisceau réfracté correspondant est parallèle.

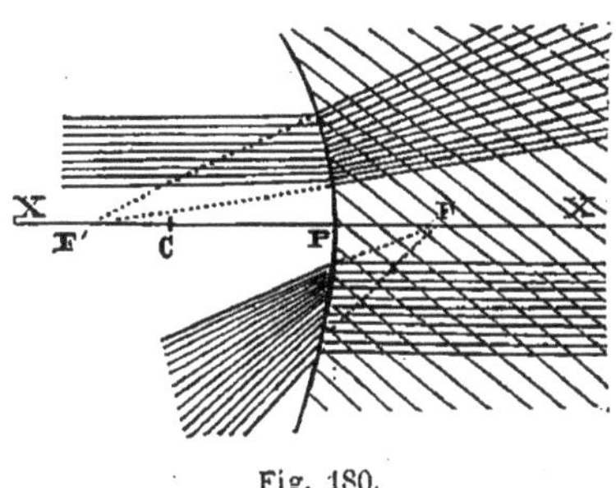

Fig. 180.

On démontre que les points C et P sont toujours compris entre les foyers principaux F et F′, le point F′ étant le plus rapproché de C; et, d'autre part, que les distances CF′ et PF sont égales; il en est de même aussi, par conséquent, de CF′ + CP et PF′ + CP, c'est-à-dire de CF et de PF′, longueurs qui sont égales entre elles.

Les distances PF′ et PF du pôle P du dioptre aux deux foyers sont appelées la première et la deuxième distance focale. On démontre que le rapport $\frac{PF'}{PF}$ est précisément égale à l'indice de réfraction du deuxième milieu par rapport au premier.

392. **Foyers secondaires. Plans focaux.** — Si l'on considère des faisceaux cylindriques arrivant sur un dioptre, parallèlement à un axe secondaire, on peut prévoir ce qui arrivera : à cause de l'identité de propriétés de l'axe principal et des axes secondaires, qui sont des diamètres d'une même sphère, on peut dire que les faisceaux réfractés se réuniront en des points F'_1 et F_1 (suivant le sens dans lequel vient la lumière), points situés sur l'axe secondaire considéré et tels que l'on doit avoir $CF_1 = CF$ et $CF'_1 = CF'$. Ces points sont dits le premier et le second foyers secondaires correspondant à la direction considérée.

Il y aura ainsi deux foyers secondaires sur chaque axe secondaire; tous les premiers foyers secondaires seront situés sur une portion de sphère décrite de C comme centre avec CF′ par rayon, et, de même, tous les deuxièmes foyers secondaires seront situés sur une portion de surface sphérique décrite de C comme centre avec CF pour rayon. Ce sont les *surfaces focales.*

Comme nous ne considérons que des surfaces sphériques de peu d'amplitude, nous pouvons remplacer, avec une exactitude suffisante dans la pratique, ces surfaces focales par leurs plans tangents en F′ et F. Ces plans sont dits le premier et le deuxième plan focal : ils sont respectivement le lieu des premiers et le lieu des seconds foyers.

393. **Image d'un point, d'une droite.** — Nous admettons que l'homocentricité est conservée pour les pinceaux réfractés : si donc on considère un point lumineux A sur l'axe principal, point lumineux auquel correspond un faisceau incident, celui-ci sera transformé par la réfraction en un faisceau homocentrique dont, par raison de symétrie, le sommet A′ doit être sur l'axe. Ce point est l'image (353) du point A, image réelle ou virtuelle suivant les cas, comme nous le dirons.

A cause de la reversibilité, on peut dire également que le point A est l'image du point A′, en supposant que la propagation de la lumière se fasse en sens contraire. Ces deux points A et A′, tels que, suivant la direction de propagation de la lumière, chacun peut être considéré comme l'image de l'autre, sont ce qu'on appelle des *points conjugués.*

A cause de l'identité de propriétés des axes secondaires et de l'axe principal, nous concluons immédiatement que :

Lorsqu'un point lumineux est sur un axe secondaire son image A′ est sur cet axe; que, de même, A peut être considéré comme l'image de A′ : les deux points A et A′ sont des points conjugués.

Nous admettrons enfin que lorsqu'on a un objet AB constitué par une petite droite perpendiculaire à l'axe, l'image est également une droite perpendiculaire à l'axe. L'image et l'objet sont nécessairement compris entre les mêmes axes, principal et secondaire.

394. — Soit un objet lumineux AB (fig. 181 et 182), cherchons à

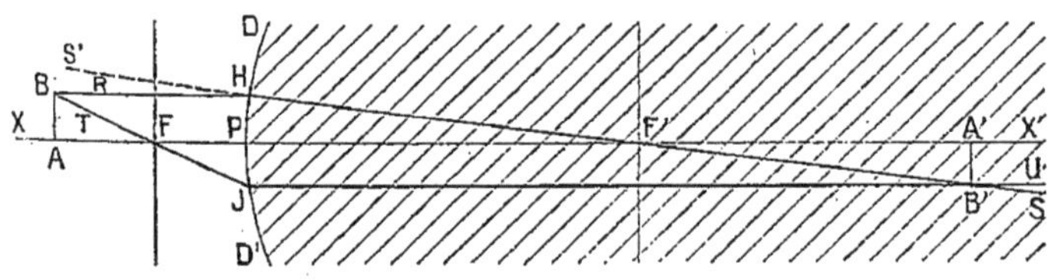

Fig. 181.

déterminer son image, ce qui, d'après ce que nous venons de dire, revient à déterminer l'image B′ du point B.

Le point B′ est le sommet du faisceau réfracté correspondant au faisceau incident dont le sommet est B : tous les rayons qui partent de B vont passer en B′. Pour trouver ce point, il suffit donc de prendre deux rayons passant en B et de chercher ce qu'ils deviennent après la réfraction : leur point d'intersection sera le sommet B′ cherché du faisceau réfracté.

Nous choisirons les deux rayons de manière à pouvoir obtenir facilement les rayons réfractés correspondants. L'un de ces rayons sera BH, parallèle à l'axe principal; nous savons que, après la réfraction, il passe par le premier foyer principal F'; il sera donc déterminé en HF'. L'autre rayon BJ sera celui qui passe par le deuxième foyer principal F (ou dont la direction passe par ce foyer); nous savons que, après la réfraction, il doit être parallèle à l'axe principal : ce sera donc JU. Ces deux rayons HS et JU, ou leurs prolongements, se couperont en un point B' qui est l'image, réelle ou virtuelle, du point B.

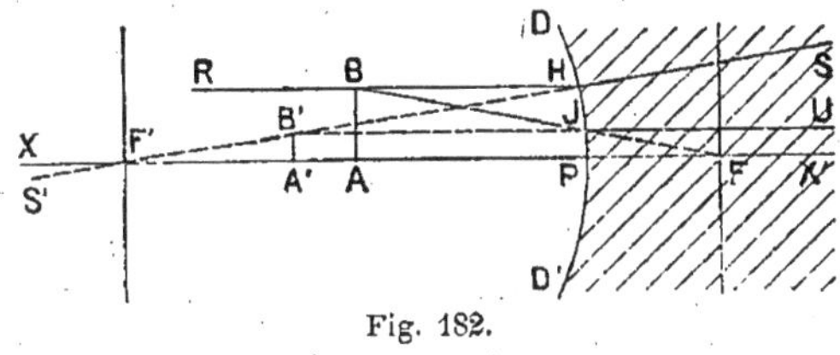

Fig. 182.

En abaissant B'A' perpendiculairement à l'axe principal, on a l'image de BA.

Il est à remarquer que, comme vérification, le point B' doit être sur l'axe secondaire qui passe par B; cette remarque ne présente d'intérêt que si le point C est donné.

Il est utile de remarquer que, à cause du peu d'amplitude du dioptre qui permet d'assimiler approximativement les petits arcs de cercle à des droites, on peut dire que PH est égal à l'objet AB et PJ à l'image A'B'.

395. — Lorsque l'objet se déplace, il en est de même de l'image : on voit en effet immédiatement que quand l'objet change de position, l'inclinaison de la droite BF varie, que le point J se déplace et qu'il en est par suite de même de la droite JU sur laquelle se trouve le point B'.

Mais si un objet, de grandeur déterminée, se déplace, le rayon incident BH reste invariable : il en est donc de même du rayon réfracté correspondant HS. Cette droite HS, invariable, sur laquelle doit toujours se trouver l'image B', est le lieu géométrique de ce point B'. L'image, quelle que soit sa position, doit donc se trouver comprise entre l'axe principal, lieu du point A', et la droite HS, lieu du point B'. Cette dernière droite sert à caractériser les variations de l'image de AB; nous la désignerons sous le nom de *caractéristique* de AB par rapport au dioptre.

On voit que pour un objet, placé de la même façon par rapport à l'axe principal, au-dessus dans les cas que nous considérons, la caractéristique est inclinée diversement pour le dioptre convergent et pour le dioptre divergent; cette inversion dans la direction de la caractéristique rend aisément compte de certaines différences dans les images fournies par les dioptres de l'une ou de l'autre espèce.

La considération de la caractéristique fait connaître immédiatement le sens dans lequel se déplace l'image pour un déplacement donné de l'objet. Considérons, par exemple, l'objet AB donnant dans le dioptre convergent (fig. 181) l'image A'B'; si l'objet se déplace vers la droite, la droite BF s'inclinera davantage, et le point J s'éloignera du point P ; l'image, qui est toujours égale à JP, grandira donc aussi, elle devra donc être plus grande que A'B', et comme elle doit toujours rester comprise dans l'angle X'F'S, il faudra qu'elle s'éloigne du sommet F' de celui-ci, c'est-à-dire qu'elle se forme à la droite de A'B' : elle se sera donc déplacée dans le même sens que AB.

En examinant les divers cas qui peuvent se présenter tant pour ce dioptre, que pour le dioptre divergent (fig. 182), on voit qu'il en est toujours de même. On peut donc énoncer la règle générale :

Un objet et son image dans un dioptre se déplacent toujours dans le même sens.

396. **Plan principal; plans antiprincipaux.** — Si on considère un objet appliqué en PH (fig. 183) contre la surface de séparation des deux milieux, les rayons émanés de ses divers points se propagent dans le second milieu, sans passer dans l'air; il n'y a donc pas réfraction et les faisceaux ont la même forme que si le second milieu était l'air : les images des divers points de l'objet coïncident donc avec ces points mêmes et l'image de l'objet est superposée à l'objet, égale et de même sens par conséquent. Par analogie avec ce que nous avons dit pour le miroir, nous dirons que le plan qui contient l'objet et l'image dans ces conditions est un *plan principal*.

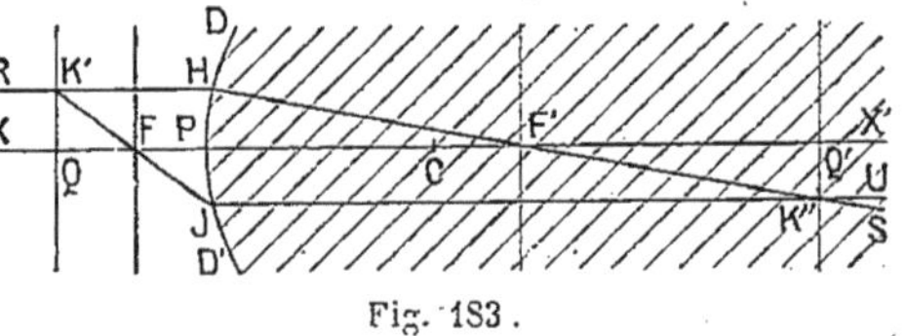

Fig. 183.

Il y a une position de l'objet pour laquelle l'image est égale à l'objet et de sens contraire : pour que cette condition soit réalisée, il faut que le point J (fig. 181 et 182) étant au-dessous de l'axe, la longueur PJ soit égale à AB. Dans ce cas les deux triangles ABF et JPF, qui sont toujours semblables, deviennent égaux, et l'on a AF = FP. Pour que la condition soit remplie, l'objet doit donc être dans un plan qui coupe l'axe principal en un point symétrique du pôle P du dioptre par rapport au deuxième foyer.

On détermine aisément la position correspondante de l'image ; en effet, les deux triangles HPF' et A'B'F' qui sont toujours semblables, deviennent égaux, puisque HP est toujours égal à AB et que A'B' est, par hypothèse, aussi égal à AB. Il faut donc que l'on ait A'F' = PF'. Dans le cas considéré, l'image est donc dans un plan qui coupe l'axe principal en un point symétrique du pôle P du dioptre par rapport au premier foyer.

Les deux plans Q et Q' (fig. 183) ainsi obtenus, tels que lorsque l'objet est dans le premier l'image qui est dans le second est égale à l'objet et de sens contraire, sont appelés *plans principaux inverses* ou *plans antiprincipaux*.

Les plans antiprincipaux sont des plans conjugués.

397. **Discussion des dioptres.** — Nous pouvons faire maintenant la discussion des dioptres, c'est-à-dire examiner les différents cas qui peuvent se présenter lorsque l'objet occupe successivement toutes les positions possibles. Nous pouvons indiquer la discussion d'une manière générale, mais nous devrons étudier séparément les deux espèces de dioptres pour l'interprétation des résultats.

Dans toute cette discussion, nous supposerons que la lumière vient de la gauche.

La construction de l'image peut se faire, par le procédé que nous avons indiqué, quelle que soit la position que nous avons donnée à l'objet AB. Mais elle ne se rapporte à un objet effectif réellement existant que si cette position est à gauche du dioptre envoyant sur celui-ci des faisceaux divergents. Si AB est à droite du dioptre, c'est que ses divers points sont des sommets de faisceaux convergents arrêtés par la surface réfringente avant leur sommet; les différents points de AB sont des *points lumineux virtuels* (353), AB est un *objet virtuel.*

Quelle que soit l'espèce du dioptre, convergent ou divergent, AB correspond donc à un objet réel s'il est à gauche de P, à un objet virtuel s'il est à droite de ce point.

D'autre part aussi, quelle que soit l'espèce du dioptre, l'image sera réelle si elle correspond à des faisceaux réfractés convergents, c'est-à-dire à des sommets qui sont à droite du dioptre.

Les images sont virtuelles, au contraire, si elles correspondent à des faisceaux réfractés divergents, à des faisceaux dont les sommets sont à gauche du dioptre. C'est donc la surface du dioptre qui établit la séparation entre les images réelles qui sont à droite et les images virtuelles qui sont à gauche.

On peut donner également des indications générales sur le sens et sur la grandeur de l'image, en se basant sur ce que, comme nous l'avons déjà fait remarquer, l'image est toujours comprise entre l'axe principal et la caractéristique : l'objet étant placé de telle sorte que le point B soit au-dessus de l'axe, l'image est droite pour la partie de la caractéristique qui est au-dessus de l'axe principal; l'image est renversée, c'est-à-dire de sens contraire à l'objet, pour la partie de la caractéristique qui est au-dessous de l'axe.

D'autre part, lorsque l'image est dans le plan principal, elle est égale à l'objet; elle sera donc plus petite si elle se forme entre ce plan et le sommet F′ de l'angle de la caractéristique et de l'axe principal; elle sera plus grande, au contraire, si elle se forme plus loin de ce sommet que le plan principal P.

De même, lorsque l'image est dans le plan antiprincipal Q′, elle est aussi égale à l'objet (mais renversée); elle est donc plus petite que celui-ci si elle se forme entre ce plan et le sommet F; elle est plus grande que l'objet si elle se forme plus loin de ce sommet que le plan Q'.

En réunissant ces deux remarques, on voit que l'image est plus petite que l'objet si elle se ferme entre les points P et Q'; elle est plus grande si elle se forme en dehors de l'espace P Q'.

398. — Il reste à déterminer la position de l'image quand la position de l'objet est donnée : la construction générale permet toujours de faire cette détermination, mais le plus souvent cela n'est pas nécessaire, et il suffit de connaître la région de l'espace dans laquelle se trouve l'image. Les considérations simples suivantes permettent de résoudre cette question :

On sait que quand l'objet est dans le plan principal P, l'image y est également; qu'elle se déplace dans le même sens que lui. Quand l'objet ira du plan P au foyer F, l'image ira dans le même sens du plan P à l'infini (puisque les plans focaux sont conjugués de l'infini); et quand l'objet ira, en sens contraire, du plan P à l'infini, l'image ira, pour la même raison et dans le même sens, du plan P au foyer F'.

Nous savons d'autre part que quand l'objet est dans le plan Q, l'image est dans le plan Q'. Si l'objet se déplace de ce plan au foyer F, l'image va, comme précédemment, dans le même sens, de Q' à l'infini; et si l'objet se déplaçant en sens contraire va de Q à l'infini, l'image va de Q' au foyer F'.

On voit donc que les plans Q, F, P délimitent dans l'espace quatre régions auxquelles correspondent pour les images quatre régions délimitées par les plans Q', F', P.

Appliquons maintenant ces résultats généraux à chacun des dioptres, nous pourrons aisément résumer la discussion.

399. **Dioptre convergent.** — 1° L'objet étant à l'infini à gauche a son image dans le plan focal F', image réelle (fig. 184).

I. L'objet se déplace de gauche à droite dans la région I jusqu'au plan antiprincipal Q : l'image se déplace du plan focal F' au plan antiprincipal Q', elle est réelle, renversée, plus petite que l'objet, d'autant plus petite qu'elle se fait plus près de F'.

2° L'objet est dans le plan antiprincipal Q : l'image est dans l'autre plan antiprincipal Q', réelle, renversée et égale à l'objet.

II. L'objet se déplace dans la région II, du plan Q au plan focal F : l'image se déplace de Q' à l'infini à droite; elle est réelle, renversée, plus grande que l'objet, d'autant plus grande qu'elle s'éloigne davantage vers la droite.

3° L'objet est dans le plan focal : les faisceaux réfractés sont parallèles; à proprement parler il n'y a pas d'image, on dit qu'elle est à l'infini.

III. L'objet se déplace dans la région III, du plan F au plan principal P; l'image se déplace de l'infini à gauche au plan P; elle est virtuelle, droite, plus grande que l'objet, d'autant plus grande qu'elle est située plus loin vers la gauche.

4° L'objet est dans le plan principal P : l'image coïncide avec l'objet, égale et de même sens.

IV. L'objet (virtuel) se déplace dans la région IV, du plan P à l'infini à droite : l'image se déplace du plan P au plan F', conjugué de l'infini;

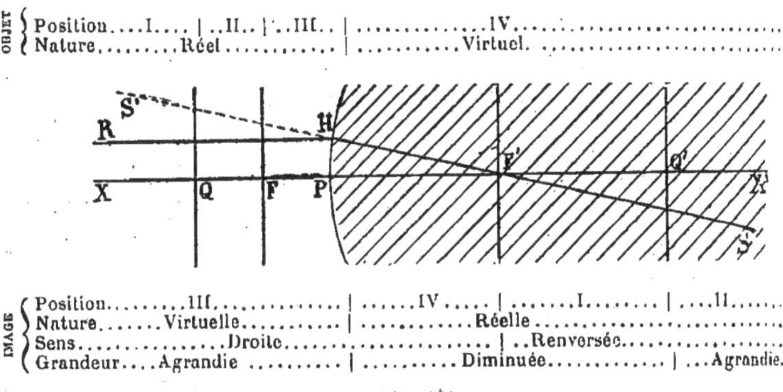

Fig. 184.

elle est réelle, renversée, plus petite que l'objet, d'autant plus petite qu'elle est plus près du foyer F'.

5° L'objet est à l'infini à droite, l'image est dans le plan focal F'. Ce dernier cas ne diffère pas de 1° comme résultat parce que, en effet, les faisceaux incidents sont alors parallèles et qu'ils correspondent aussi bien à un objet réel situé à l'infini à gauche qu'à un objet virtuel situé à l'infini à droite.

400. **Dioptre divergent.** — 1° L'objet est placé à l'infini à gauche, les faisceaux arrivant parallèlement; l'image est dans le plan F', image virtuelle (fig. 185).

I. L'objet se déplace de gauche à droite, de l'infini au plan principal P : l'image se déplace dans le même sens de F' à P; elle est virtuelle, droite, plus petite que l'objet, d'autant plus petite qu'elle est plus rapprochée de F'.

2° L'objet est dans le plan principal P : l'image coïncide avec l'objet, elle est égale et de même sens.

II. L'objet se déplace du plan P au plan F; il est alors virtuel et restera tel pour toutes les positions ultérieures : l'image se déplace du plan P à l'infini à droite, réelle, droite, agrandie, d'autant plus grande qu'elle est plus éloignée vers la droite.

3° L'objet (virtuel) est dans le plan F; les faisceaux réfractés sont parallèles : il n'y a plus d'image; on dit que celle-ci est à l'infini.

III. L'objet (virtuel) se déplace du plan F au plan antiprincipal Q : l'image se déplace de l'infini à gauche au plan antiprincipal Q', elle est virtuelle, renversée, agrandie, d'autant plus grande qu'elle est située plus loin vers la gauche.

4° L'objet (virtuel) est dans le plan Q : l'image est dans le plan Q', virtuelle, renversée, égale à l'objet.

IV. L'objet (virtuel) se déplace de Q à l'infini à droite : l'image se déplace de Q' au plan focal F' ; elle est virtuelle, renversée, diminuée, d'autant plus petite qu'elle est plus près de F'.

5° Enfin, l'objet est à l'infini à droite : l'image est alors dans le plan

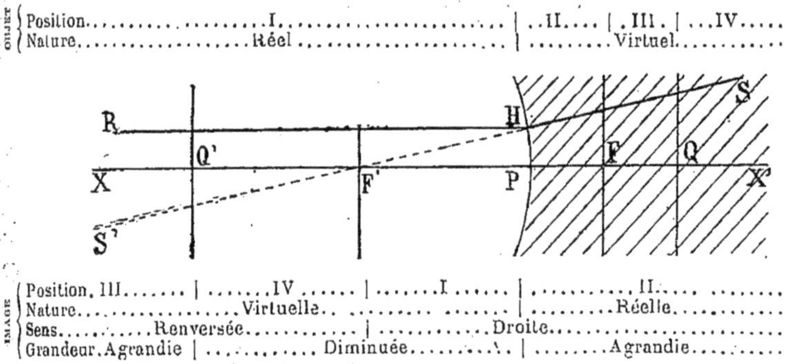

OBJET	I	II	III	IV
Position	I	II	III	IV
Nature	Réel	Virtuel		

IMAGE				
Position	III	IV	I	II
Nature	Virtuelle			Réelle
Sens	Renversée		Droite	
Grandeur	Agrandie	Diminuée		Agrandie

Fig. 185.

focal F', virtuelle. Comme nous l'avons indiqué pour le dioptre convergent, et pour la même raison, ce cas ne diffère pas de 1°.

401. **Dioptres cylindriques.** — Les figures planes que nous avons construites conduisent comme nous l'avons dit à l'indication de ce qui se passe dans les dioptres sphériques, en supposant que la figure tourne autour de l'axe principal. Les mêmes figures différemment employées permettent de se rendre compte de ce qui se passe lorsque la surface de séparation de deux milieux est cylindrique, lorsqu'on étudie les dioptres cylindriques.

Nous traiterons plus spécialement le cas du dioptre convergent, mais des considérations tout analogues s'appliqueraient aux dioptres divergents.

Soit M M' (fig. 186) la ligne qui dans une section sépare les milieux diversement réfringents, le 2° milieu étant, par exemple, supposé plus réfringent que le premier. Soit un faisceau parallèle à l'axe RMTM', il est remplacé par un faisceau convergent dont le sommet est en F' et limité aux rayons MS et M'U.

Supposons que cette figure glisse parallèlement à elle-même, de telle façon que les points M et M' décrivent des droites parallèles MM_2, $M'M'_2$: la courbe engendrera une surface cylindrique. En même temps, le faisceau parallèle plan RMTM' engendrera un faisceau prismatique parallèle $RR_2TT_2MM_2M'M'_2$, et après la réfraction, le point F' décrivant la droite $F'F'_2$, le faisceau réfracté prendra une forme conoïdale, telle que tous les rayons parallèles à un même plan, celui de la première figure plane considérée, rencontrent une même droite parallèle aux génératrices de la surface cylindrique du dioptre. La droite $F'F'_2$ est appelée *droite focale*.

Il y aurait nécessairement une deuxième droite focale située à gauche de la surface des dioptres et correspondant au foyer F de la section.

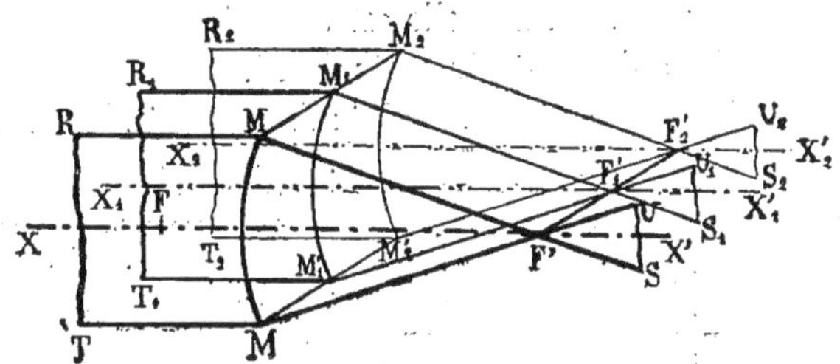

Fig. 186.

On conçoit, sans qu'il soit utile d'insister, que ces modifications amènent pour l'image d'un point à des résultats très différents de ceux que nous avons signalés pour les dioptres sphériques.

402. **Dioptres astigmates.** — Les surfaces employées dans les instruments d'optique sont, seulement, d'une manière presque générale, des surfaces sphériques ou des surfaces cylindriques ; très exceptionnellement on a proposé l'emploi de surfaces toriques, mais leur usage est resté trop restreint jusqu'à présent pour qu'il soit utile de nous y arrêter.

Mais les surfaces sur lesquelles se font les réfractions dans l'œil ne présentent pas toujours ces formes simples : il est indispensable dès lors d'examiner le cas de surfaces réfringentes d'autre nature.

Deux circonstances différentes peuvent se présenter qu'il faut étudier séparément.

La surface réfringente est une surface de révolution (fig. 187), c'est-à-dire que, en coupant cette surface par des plans passant par une droite fixe XX', axe du système, on obtient des sections méridiennes MM_1, $M'M'_1$, qui sont toutes identiques. Il est évident qu'il suffit alors d'étudier les effets qui se passent dans l'une des sections, parce que ces effets se reproduiront identiquement les mêmes dans les autres méridiens.

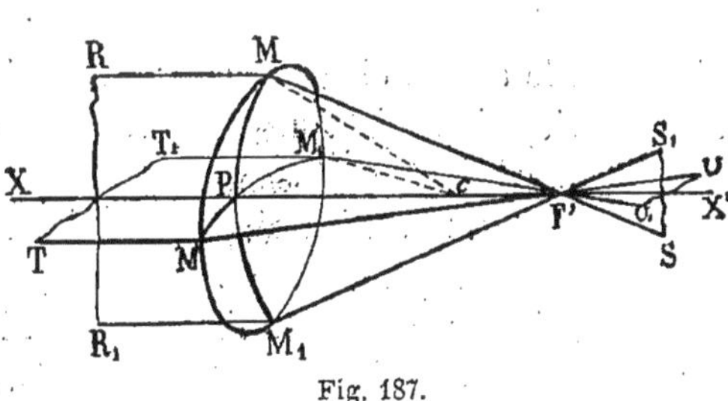

Fig. 187.

S'il ne s'agit dans une section que d'une courbe ayant une faible amplitude (dans laquelle les normales aux points extrêmes font un petit angle) on peut, sans erreur au point de vue des applications, les assimiler à des arcs de cercle et, par suite, on devra leur appliquer tout ce qui a été dit pour les dioptres sphériques. Dans une section méridienne, un faisceau incident homocentrique donnera, après réfraction, un faisceau homocentrique; notamment à un faisceau parallèle RMR_1M_1 correspondra dans la section MM_1 un faisceau dont le sommet sera au foyer F'.

Mais pour une autre section $M'M'_1$, le résultat serait le même et cette section, assimilée également à un arc de cercle, ayant le même centre c, aura aussi le même foyer, et il en serait de même de toutes les autres sections; donc, après la réfraction, le faisceau sera un faisceau conique ayant pour base la surface réfringente $MM'M_1M'_1$ et pour sommet le point F'.

Tout ce que nous avons dit pour le dioptre sphérique s'appliquerait de même à un dioptre de révolution de petite amplitude et les dioptres qu'on rencontre dans l'œil normal satisfont à cette condition.

403. — La surface réfringente peut ne pas être de révolution, c'est-à-dire que les diverses sections faites par des plans passant par l'axe XX' ne sont pas égales. Dans ce cas le dioptre est dit *astigmate*.

Il peut arriver que les diverses sections méridiennes n'aient entre elles aucune relation, qu'elles soient disposées d'une façon quelconque : le dioptre est dit alors irrégulièrement astigmate et on ne peut rien indiquer de général sur la forme des faisceaux réfractés.

Mais la surface, tout en n'étant pas de révolution, peut présenter une certaine régularité : en assimilant les sections méridiennes à des arcs de cercle (ce qui est sans inconvénient au point de vue pratique), on trouve alors que les rayons de ces arcs varient avec régularité. Dans ce cas, si l'on détermine la position des centres de courbure des divers méridiens, on les trouve compris sur l'axe entre deux points C et c (fig. 188). On démontre, et l'expérience vérifie que ces méridiens MM, *mm*, qui ont ainsi le plus grand et le plus petit rayon de courbure sont perpendiculaires entre eux : on les appelle *méridiens principaux*. Leurs plans sont des plans de symétrie, c'est-à-dire que les variations sont les mêmes de part et d'autre de chacun d'eux : le centre γ d'un méridien intermédiaire $\mu\mu_1$ étant d'autant plus près de C que la section $\mu\mu_1$ est plus rapprochée de MM_1.

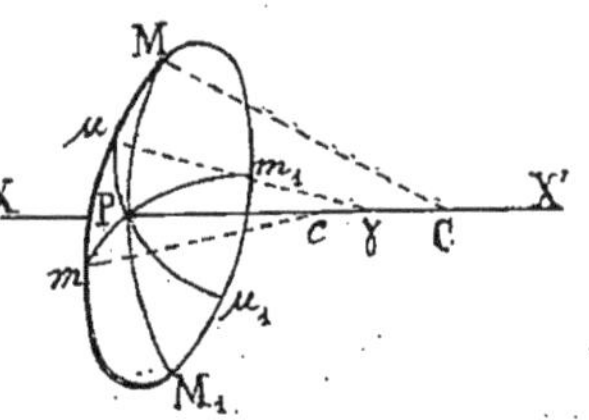

Fig. 188.

Mais comme nous savons que dans une section circulaire la position du 1er foyer est liée à celle du centre de courbure, il en résulte que la position des foyers des diverses sections méridiennes varie et est comprise entre F' (fig. 189) foyer de la section MM_1 du plus grand rayon de courbure et *f'* foyer de la section mm_1 du plus petit rayon de courbure, le foyer d'une section étant d'autant plus rapproché de F' que la section sera plus près de MM_1.

Si donc on fait arriver sur une surface de ce genre un faisceau parallèle, le faisceau réfracté correspondant ne sera pas homocentrique, les rayons qui le composent allant couper l'axe aux divers points compris entre F' et f'.

Mais la forme de ce faisceau présente une particularité remarquable indiquée par le calcul et vérifiée par l'expérience : tous les rayons réfractés, qui déjà rencontrent l'axe XX', vont, en outre, rencontrer deux droites perpendiculaires à l'axe, l'une $\varphi'\varphi'_1$ située dans le méridien qui correspond au plus grand rayon de courbure et passant par le foyer principal f' de l'autre méridien principal mm_1, l'autre $\Phi'\Phi'_1$ située dans le méridien qui correspond au plus petit rayon de courbure et passe par le foyer principal F' de l'autre méridien principal.

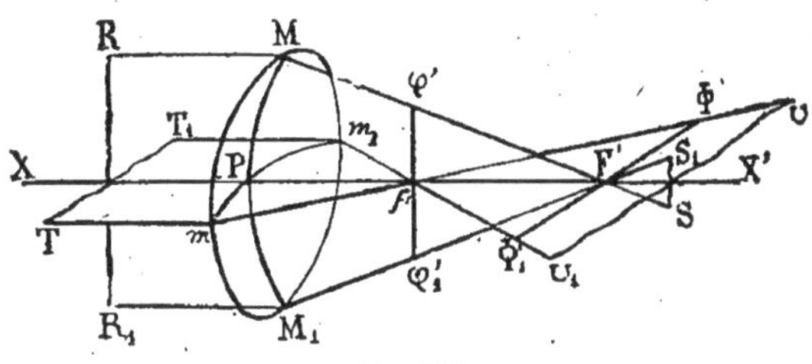

Fig. 189.

Ces deux droites qui sont nécessairement perpendiculaires entre elles, comme les méridiens qui les contiennent, sont dites des *droites focales*.

Le faisceau ainsi défini (fig. 190) a des sections de forme ovale,

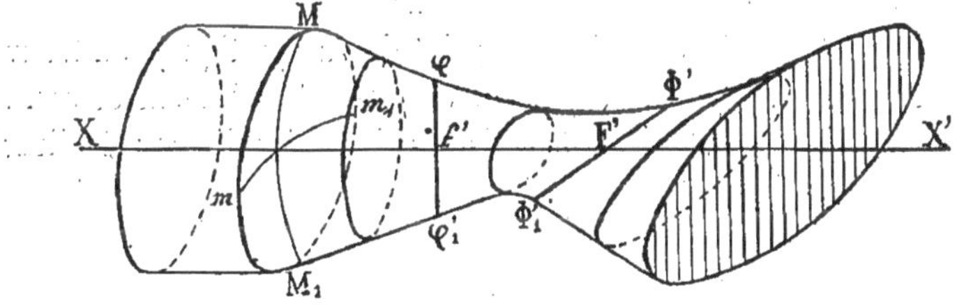

Fig. 190.

variables de grandeur et d'allongement, mais il n'est pas homocentrique, et nulle part la section ne se réduit à un point : c'est aux droites focales que cette section a la plus petite surface.

Il va sans dire que des conclusions toutes semblables seraient obtenues si l'on examinait la lumière parallèle venant de la droite, et qu'il y aurait de même, à gauche du dioptre, deux droites focales correspondant aux foyers F et f des méridiens principaux.

Si un point lumineux A était placé devant le dioptre, envoyant sur celui-ci un faisceau conique, le faisceau réfracté ne serait pas homocentrique et sa forme serait analogue à celle que nous venons d'indiquer : tous les rayons qui le composent iraient passer par deux droites perpendiculaires à l'axe et situées chacune dans un des méridiens principaux. Le point A n'aurait pas d'image, à proprement parler; c'est de cette propriété que vient le nom d'astigmates donné à ces dioptres.

404. **Lame à faces parallèles.** — Après avoir étudié les modifications que subissent les faisceaux en se réfractant par leur passage d'un milieu à un autre en passant à travers une seule surface, il faut étudier le cas où ces faisceaux rencontrent successivement plusieurs surfaces; nous nous occuperons d'abord du cas où il y a seulement deux surfaces, séparant par conséquent, en général, trois milieux différents : mais nous supposerons d'abord que le troisième milieu est le même que le premier, l'air, de telle sorte que les faisceaux ont en somme à traverser une masse réfringente limitée par deux surfaces. Les résultats diffèrent suivant que ces surfaces sont planes ou non; nous considérerons, en premier lieu, le cas où les deux surfaces sont planes.

Dans ce cas, une subdivision est encore à établir, suivant que les surfaces sont parallèles ou non; si elles le sont, on a une *lame à faces parallèles*, sinon on a un *prisme*. Nous étudierons ces deux cas successivement.

Soit AA'BB' (fig. 191) une lame à faces parallèles constituée par un milieu plus réfringent que l'air, et soit un rayon incident CD : ce rayon, en pénétrant dans le second milieu, se rapproche de la normale MM' et vient, par exemple, en DE en faisant avec la normale DM' un angle plus petit que l'angle limite (385). Que devient ce rayon à la deuxième incidence en E? Sort-il de la lame? subit-il la réflexion totale? Et s'il sort, quelle est sa direction?

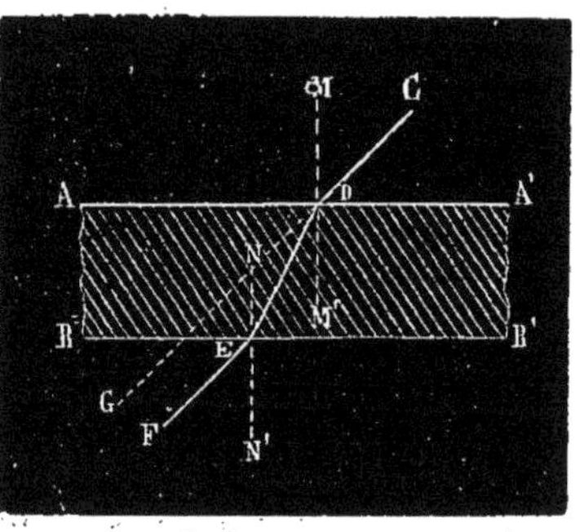

Fig. 191.

Je dis d'abord que le rayon émergera toujours; en effet, à cause des propriétés des parallèles, l'angle d'incidence DEN sur la deuxième surface est égale à l'angle de réfraction M'DE sur la première et est, par suite, plus petit que l'angle limite; par conséquent, il n'y a pas réflexion totale (386) et le rayon émerge.

Pour nous rendre compte de la direction du rayon émergent, remarquons que, à cause de la réversibilité, si la lumière marchait dans la lame de E en D, elle sortirait précisément suivant DC; mais, dans son véritable sens, elle a un angle d'incidence DEN égal à celui qu'elle aurait par réversibilité EDM'; l'angle de réfraction à la sortie FEN' doit donc être égal à l'angle de réfraction CDM que le rayon aurait par réversibilité. Comme les deux normales MM' et NN' sont parallèles, il faut qu'il en soit de même des rayons CD et EF.

Donc un rayon, qui traverse une lame à faces parallèles, émerge parallèlement à la direction qu'il avait à l'incidence : le rayon n'est pas dévié, il est seulement déplacé.

Le déplacement serait mesuré par la distance du rayon EF au prolongement DG du rayon incident, par exemple par la perpendiculaire abaissée du point E d'émergence sur DG.

On reconnaît aisément que ce déplacement varie avec l'angle d'incidence et dans le même sens que cette quantité, jusqu'à devenir nul quand le rayon arrive normalement à la surface.

Il est également très facile de voir que le déplacement diminue quand l'épaisseur devient plus petite : dans ce cas, en effet, le point E se rapproche du point D et, par suite aussi, de la droite DG. On démontre qu'il y a proportionnalité.

Si donc l'épaisseur de la lame diminue constamment, le déplacement du rayon décroît et peut devenir assez petit pour pouvoir être négligé, au point de vue des applications pratiques. On peut donc dire approximativement :

Un rayon traverse sans modification une lame à faces parallèles infiniment minces.

405. — Nous pouvons maintenant nous rendre compte des modifications subies par des faisceaux ou des pinceaux lors de leur passage à travers une lame à faces parallèles.

Si le faisceau incident est parallèle (fig. 192), tous les rayons rencontrent la lame dans les mêmes conditions, c'est-à-dire sous le même angle; ils doivent donc subir les mêmes effets, c'est-à-dire qu'ils sont tous *déplacés* de la même quantité : le faisceau émergent est donc parallèle au faisceau incident. Celui-ci a donc seulement subi un déplacement égal à celui qu'a subi chacun de ces rayons : comme dans le cas d'un rayon SI_1I_2R, on reconnaît que le déplacement serait moindre si la surface d'émergence était M' au lieu de M_2, c'est-à-dire si l'épaisseur de la lame était diminuée. De même aussi, si la lame était infiniment mince, le déplacement pourrait être négligé et le faisceau parallèle traverserait cette lame sans modification.

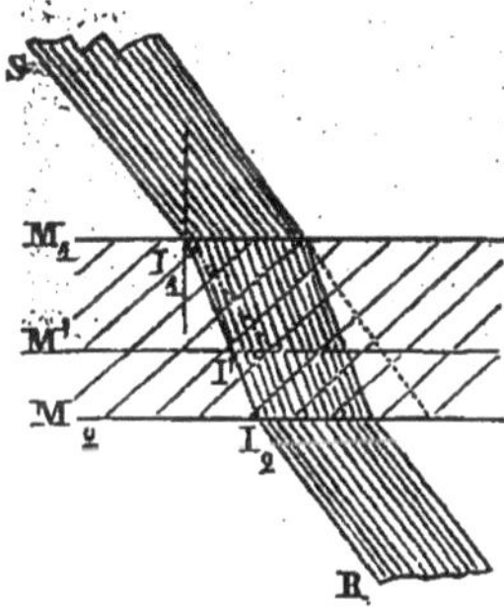

Fig. 192.

La question n'est pas aussi simple, en réalité, dans le cas d'un faisceau conique; nous avons déjà dit que la réfraction sur une surface plane détruit l'homocentricité (387). On pourrait penser, il est vrai, que le faisceau non homocentrique ainsi produit redevient homocentrique par son passage à travers la surface d'émergence, du milieu réfringent à l'air. Mais on démontre qu'il n'en est pas ainsi, et que le faisceau émergent n'est pas homocentrique.

Mais si, comme nous l'avons indiqué, on ne considère que des pinceaux, faisceaux lumineux peu étendus, nous avons dit que, par le passage à travers une surface réfringente plane, l'homocentricité est sensiblement conservée; il en est donc aussi de même pour le passage à travers la deuxième surface : un pinceau homocentrique incident de sommet A (fig. 193) donne par son passage à travers une lame à faces parallèles un pinceau réfracté sensiblement homocentrique de sommet A′, et, au point de vue des applications pratiques, nous pouvons le considérer comme tel.

Puisque chaque rayon subit seulement un déplacement, sans déviation, il en sera nécessairement de même de tous les rayons du pinceau, et le pinceau émergent, formé de rayons tous parallèles à ceux du pinceau incident, s'obtiendra en déplaçant celui-ci parallèlement à lui-même d'une certaine quantité; par la réfraction à travers la lame à faces parallèles, le pinceau aura donc conservé sa nature (convergent ou divergent), il aura même conservé le degré de convergence ou de divergence; seulement le sommet du pinceau se sera rapproché de la lame, si le pinceau est divergent; il s'en sera éloigné, s'il est convergent.

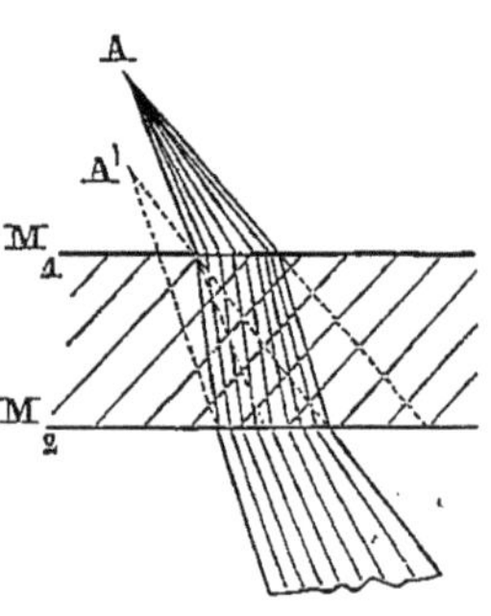

Fig. 193.

Le déplacement du sommet du pinceau dépend de l'épaisseur de la lame, ainsi qu'il est facile de s'en rendre compte, comme nous l'avons dit pour les faisceaux parallèles; ce déplacement devient très petit lorsque la lame est mince. Cette remarque explique pourquoi l'interposition d'une vitre ne semble modifier en rien la position des objets que nous regardons : les déplacements sont pratiquement négligeables par rapport aux distances auxquelles se trouvent les objets. Il n'en serait pas de même si l'épaisseur de la lame interposée était grande et peu inférieure à la distance de ces objets.

406. **Réfraction par les prismes.** — Le système formé par une substance réfringente limitée entre deux surfaces planes obliques l'une par rapport à l'autre constitue ce qu'on appelle un *prisme* en optique. Un prisme est, à proprement parler, un angle dièdre solide; ce mot n'a donc pas le même sens qu'en géométrie.

On désigne sous le nom de sommet l'arête du dièdre et sous le nom de base la partie opposée en sommet. Nous examinerons seulement le cas où le plan d'incidence est une section droite, section perpendiculaire à l'arête : on reconnaît aisément que le rayon réfracté dans le prisme et le rayon émergent qui en sort alors sont dans ce même plan.

En général, pour étudier l'action des angles dièdres solides, en optique, on emploie des corps transparents taillés sous la forme géométrique de prismes triangulaires. Dans un semblable corps, au point de vue optique, il y a en réalité trois prismes différents, chaque arête du prisme étant le sommet d'un angle dièdre, d'un prisme optique; dans ce cas aussi, pour chacun de ceux-ci, la base est taillée et constitue une surface plane; mais cette condition est sans intérêt pour l'étude que nous avons à faire d'abord.

Soit un prisme B_1AB_2 (fig. 194) sur la première face duquel arrive un rayon incident RI_1; la substance constituant le prisme étant supposée plus réfringente que le milieu extérieur, il y aura toujours un rayon réfracté; ce rayon I_1I_2 sera plus rapproché de la normale que le rayon incident. Il rencontrera la deuxième face AB_2 en I_2, point d'émergence. On ne peut savoir, dans tous les cas, ce que deviendra ce rayon; le deuxième angle d'incidence diffère en effet du premier angle de réfraction, et quoique ce dernier soit toujours plus petit que l'angle limite, il peut n'en être pas de même en I_2. Si ce dernier est plus grand que l'angle limite, il y a réflexion totale, et le rayon ne sort pas par la face AB_2, il continue son chemin dans le prisme pour sortir par la base, s'il y a lieu. Si, au contraire, l'angle de I_1I_2 avec la normale est plus petit que l'angle limite le rayon arrivé en I_2 sortira du prisme en I_2S en s'écartant de la normale.

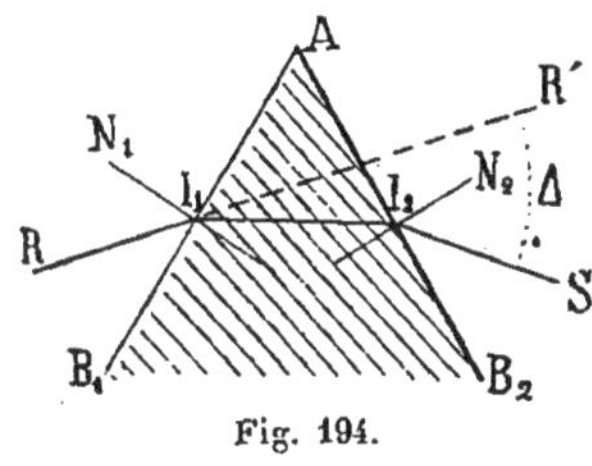

Fig. 194.

Nous nous occuperons d'abord de ce dernier cas.

On voit que le rayon émergent I_2S a une direction différente de celle qu'avait le rayon incident. On appelle *déviation* l'angle Δ que fait le rayon émergent avec le prolongement du rayon incident.

La figure 194 montre que le rayon, en passant à travers le prisme, est dévié du côté de la base : on reconnaîtrait qu'il en est de même pour tous les cas que l'on pourrait considérer. Une construction géométrique simple déduite de celle que nous avons indiquée pour la réfraction d'un rayon permet de trouver exactement la direction du rayon réfracté et la valeur de la déviation.

La discussion de la question peut se faire en se servant de la construction géométrique; on en déduit les résultats suivants que l'on peut vérifier par l'expérience (notamment à l'aide du polyprisme et du prisme à angle variable) :

Toutes choses égales d'ailleurs, la déviation varie avec l'indice de réfraction de la substance qui constitue le prisme et avec l'angle de celui-ci.

Si, d'autre part, pour un prisme donné, on fait varier l'angle d'incidence d'une manière continue et toujours dans le même sens, on reconnaît que la déviation, partant d'une valeur déterminée, décroît d'abord pour croître ensuite : elle passe donc par une valeur plus petite que toutes les autres; cette valeur a reçu le nom de *déviation minima*. L'expérience et le raisonnement montrent que lorsque cette valeur est atteinte, la marche du rayon est symétrique par rapport à la bissectrice du prisme et que, notamment, le rayon réfracté dans le prisme I_1I_2 est perpendiculaire à cette bissectrice.

407. — Étudions maintenant le cas où un faisceau rencontre un prisme.

Si le faisceau incident est parallèle (fig. 195), il restera parallèle dans le prisme, et parallèle aussi à l'émergence, d'après ce que nous avons dit pour les réfractions sur une surface plane (387); la direction du faisceau dans le prisme et à l'émergence sera conforme à ce que nous avons dit pour le cas d'un rayon, car les différents rayons du faisceau se comportent tous de la même manière : il n'y a donc pas lieu d'insister.

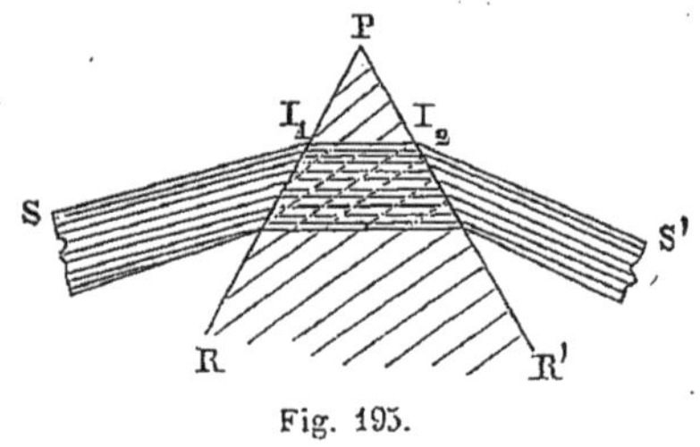

Fig. 195.

La question est moins simple dans le cas d'un faisceau conique; car l'homocentricité n'est conservée, ni dans le prisme, ni à la sortie. Mais, si l'on considère un faisceau de peu d'amplitude, un pinceau lumineux, on peut admettre, sans erreur sensible, qu'il sera homocentrique à l'émergence. On reconnaît aisément, d'après ce que nous avons dit pour une surface plane (387), que, la même action se répétant deux fois, la nature du pinceau (convergence ou divergence) est conservée; mais, non seulement la direction est changée, mais aussi le degré de convergence ou de divergence est modifié, étant tantôt augmenté et tantôt diminué.

Soit un point lumineux C (fig. 196) envoyant un pinceau lumineux divergent sur un prisme B_1AB_2 ; ce pinceau à l'émergence est également divergent $I_2I'_2SS'$, et son sommet C′ est l'image virtuelle du point lumineux C. On voit que, par rapport au point C, l'image est déplacée du côté du sommet du prisme.

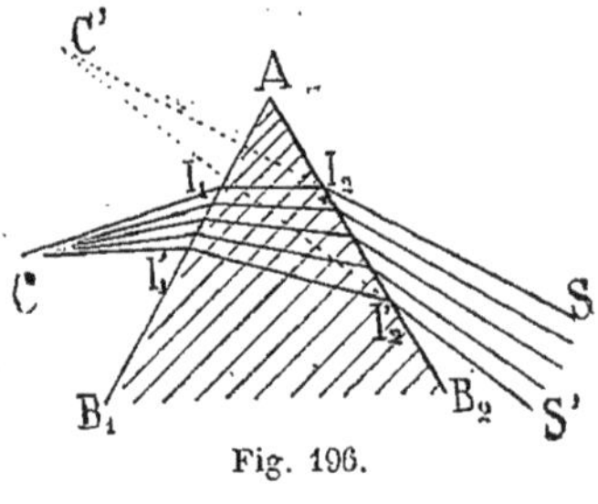

Fig. 196.

Quant à la distance de cette image au prisme, elle est tantôt plus grande et tantôt plus petite que la distance du point lumineux au prisme. Dans le cas particulier où le faisceau traverse le prisme dans la position du minimum de déviation, ces deux distances sont égales.

408. **Réflexion totale dans les prismes.** — Considérons maintenant le cas où le rayon réfracté dans le prisme vient rencontrer la 2e face en faisant un angle plus grand que l'angle limite. Dans ce cas, il ne peut sortir par cette face et subit la réflexion totale; dans cette nouvelle direction, il est possible qu'il vienne rencontrer la face d'incidence, mais ce cas est rare et nous ne l'examinerons pas; il arrive plus souvent qu'il vient rencontrer la base du prisme. Si l'on a employé un prisme

géométrique, cette base est taillée, c'est une face plane et, en général, le rayon sortira par cette face, conformément aux lois de la réfraction.

Si l'on considère un pinceau homocentrique pénétrant dans le prisme par la première face, de manière à subir cette réflexion totale, il sortira par la troisième face, parallèle, convergent ou divergent, suivant la forme qu'il avait à l'incidence et qu'il a conservée. Il peut arriver, pour un angle convenable, que la direction à l'émergence (fig. 197) soit la même qu'à l'incidence, le faisceau paraît n'avoir pas subi de modification; mais il est facile de se rendre compte qu'il a subi un retournement. Si de même on considérait deux faisceaux distincts, leur position relative serait intervertie après l'action du prisme.

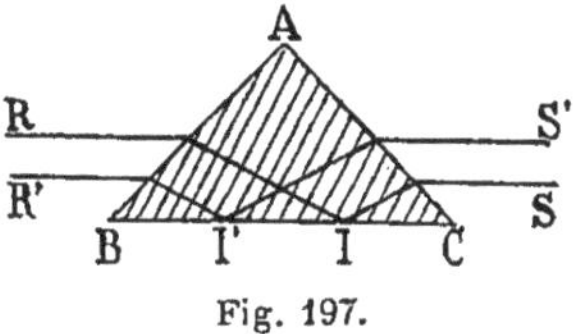

Fig. 197.

C'est sur ce principe qu'est basé le prisme redresseur de Duboscq qui, intercalé sur le trajet de faisceaux destinés à produire une image réelle sur un écran, produit le changement de sens de cette image: les images réelles obtenues en projection étant renversées, cet appareil les redresse.

La réflexion totale dans le prisme est utilisée dans un assez grand nombre de cas pour changer la direction d'un faisceau, principalement pour le faire tourner de 90°. On fait usage alors d'un prisme rectangulaire isocèle ABC (fig. 198) : le faisceau SS', par exemple, est amené normalement à la surface AB et pénètre sans déviation : l'angle d'incidence sur la face BC est donc de 45°, supérieur à l'angle limite du verre : il y a réflexion totale, et le faisceau, prenant une direction perpendiculaire à sa direction primitive, arrive normalement sur la face AC qu'il traverse aussi sans déviation.

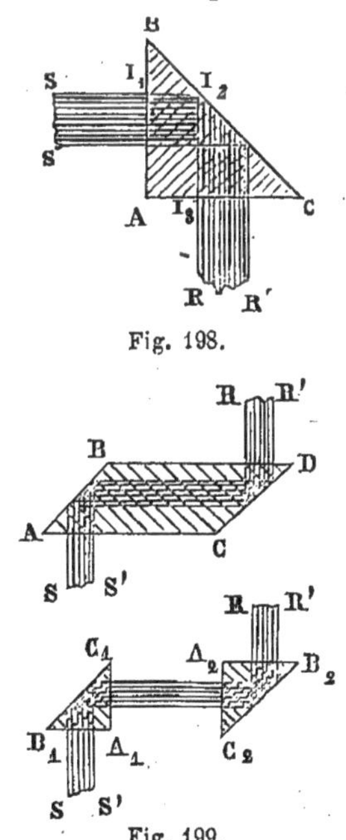

Fig. 198.

Fig. 199.

En somme, l'effet est le même que si le faisceau s'était réfléchi sur un miroir BC; mais l'emploi du prisme à réflexion totale est préférable, parce qu'il y a moins de perte de lumière et parce que la surface réfléchissante est moins sujette aux détériorations.

Par l'emploi de deux prismes à réflexion totale $A_1B_1C_1$, $A_2B_2C_2$ (fig. 199) placés parallèlement mais inversement, on comprend qu'on puisse amener en RR' un faisceau incident SS', l'ayant ainsi déplacé parallèlement à lui-même d'une quantité égale à la distance des deux prismes.

Il est clair qu'on peut obtenir le même résultat, également par deux réflexions totales, en remplaçant les deux prismes triangulaires par un prisme ayant pour section un parallélogramme tel que ABCD.

Des dispositions de ce genre sont appliquées dans les chambres claires.

409. **Lentilles.** — Nous avons examiné le cas où la lumière subit deux réfractions successives sur des surfaces planes; il faut considérer maintenant le cas où les surfaces de séparation sont courbes, ou au moins où l'une de ces surfaces est courbe; nous admettrons comme précédemment que le dernier milieu est le même que le premier, l'air dans les conditions ordinaires. Un semblable système est appelé une *lentille*; on peut donc donner la définition suivante :

Une lentille est un bloc de matière réfringente limité par deux surfaces géométriquement définies dont l'une au moins est courbe.

Les seules surfaces courbes qui soient employées dans la pratique jusqu'à présent sont les surfaces sphériques et les surfaces cylindriques, unies quelquefois à des surfaces planes. Nous nous occuperons d'abord des lentilles sphériques, dans lesquelles il n'entre que des surfaces sphériques et des surfaces planes; les surfaces sphériques sont toujours d'une faible amplitude, elles se comportent donc comme les dioptres que nous avons étudiés.

Les surfaces planes pouvant être considérées comme appartenant à des sphères de rayon infini, il n'est pas nécessaire d'en tenir compte spécialement, et nous pouvons dire que, dans tous les cas, une lentille est constituée par la réunion de deux dioptres.

On appelle *axe* d'une lentille la droite qui passe par les centres de ses deux faces, ou, si l'une des deux est plane, la droite menée par le centre de la face courbe perpendiculairement à la face plane.

410. — On peut aisément reconnaître qu'une lentille dont les faces ont peu d'amplitude conserve l'homocentricité des faisceaux ou plutôt des pinceaux qui la traversent. En effet, le pinceau incident étant homocentrique, il en sera de même du pinceau réfracté après la première surface qui est un dioptre (389); ce pinceau homocentrique est incident par rapport à la 2e surface, et après la réfraction que lui fait subir ce dioptre conserve l'homocentricité en devenant le faisceau émergent.

Il résulte de là qu'un point lumineux a pour image un point, par l'action d'une lentille.

De la même façon, si on a un objet qui soit une petite droite perpendiculaire à l'axe, elle donnera pour image également une droite perpendiculaire à l'axe par l'action de la première face; mais cette droite, image dans le premier dioptre, devient l'objet par rapport au deuxième dioptre qui donne aussi comme image une droite perpendiculaire à l'axe et cette dernière droite est l'image de l'objet, fournie par la lentille. Donc :

Par l'action d'une lentille, l'image d'une petite droite perpendiculaire à l'axe est une droite perpendiculaire à l'axe.

Si le point lumineux s'éloigne jusqu'à l'infini, c'est-à-dire si le faisceau incident est parallèle, la même conclusion subsiste. Le sommet du faisceau émergent homocentrique est appelé le premier foyer principal, par analogie avec les dioptres. Il y a de même un deuxième foyer principal correspondant au cas où la lumière parallèle arriverait sur la lentille en sens contraire.

Comme pour un dioptre et par une remarque analogue, on verrait à cause de la réversibilité qu'un point lumineux et son image sont conjugués. En particulier, les foyers sont les points conjugués de l'infini, l'un de l'infini à droite, l'autre de l'infini à gauche.

Dans le premier dioptre, constitué par la face d'incidence de la lentille, le lieu des foyers secondaires est un plan perpendiculaire à l'axe. Ce plan aura pour image dans le second dioptre un plan perpendiculaire à l'axe qui sera également le lieu des foyers secondaires de la lentille : ce sera le *plan focal* de la lentille. Il y a nécessairement deux plans focaux correspondant aux deux sens dans lesquels peut arriver la lumière sur la lentille.

Ces conclusions qui se déduisent d'une manière intuitive et presque sans démonstration des résultats trouvés pour les dioptres sont très importantes. Il serait d'ailleurs facile de les retrouver directement et sans passer par l'intermédiaire des dioptres; mais cela est inutile lorsqu'on a fait l'étude complète des dioptres.

411. — Les surfaces sphériques étant de révolution autour de chacun de leurs diamètres, une lentille sera un corps de révolution autour de son axe qui est un diamètre commun. Pour déterminer la forme d'une lentille, il suffira donc de donner la forme d'une section méridienne, c'est-à-dire d'une section faite par un plan passant par l'axe : ces sections sont des arcs de cercle ou des droites.

Dans les lentilles, on a l'habitude de déterminer le sens de la courbure, non par rapport à la direction dans laquelle arrive la lumière, comme on le fait pour les dioptres, mais par rapport au milieu dans lequel est placée la lentille.

On reconnaît aisément qu'il ne peut y avoir que six espèces différentes de lentilles.

Les deux faces peuvent être de même nature, toutes les deux convexes (lentille biconvexe, fig. 200, I), ou toutes les deux concaves (lentille biconcave, fig. 201, I).

L'une des faces étant plane, l'autre peut être convexe (lentille plan convexe, fig. 200, II); elle peut être concave (lentille plan concave, fig. 201, II).

Enfin les deux faces peuvent être de nature opposée, l'une concave et l'autre convexe; mais une distinction s'établit suivant que le plus grand rayon de courbure appartient à la face concave (ménisque convergent, fig. 200, III) ou à la face convexe (ménisque divergent, fig. 201, III).

Au point de vue géométrique, ces six espèces de lentilles se divisent en deux groupes : dans l'un d'eux, les lignes qui limitent la section se coupent, de telle sorte que par la rotation les lentilles correspondantes ont un bord tranchant (fig. 201, I, II, III); dans l'autre groupe, les lignes qui définissent la section ne se rencontrent pas; on limite celle-ci par une droite parallèle à l'axe qui, par la rotation, donnera un bord mousse fig. (201, I, II, III).

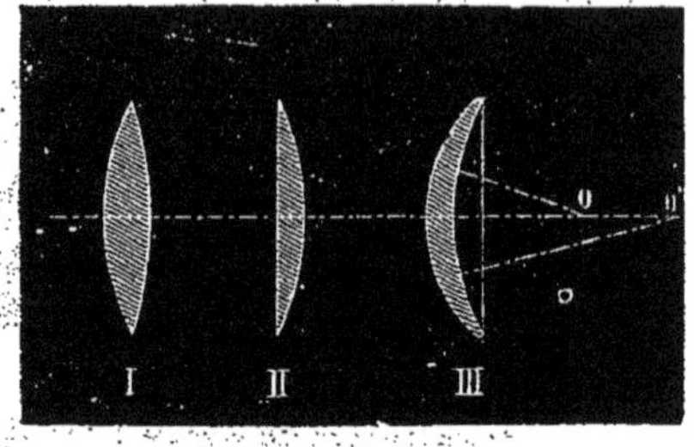

Fig. 200.

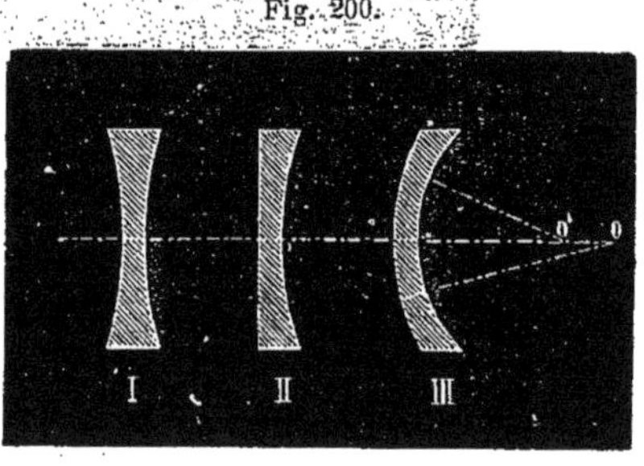

Fig. 201.

Cette distinction est bonne si les lentilles sont complètes, mais il peut arriver que dans le premier groupe la lentille ne soit pas conservée entière et qu'elle présente aussi un bord mousse. Pour éviter les erreurs, il est préférable d'établir la division de la façon suivante :

Dans les lentilles du 1er groupe, le centre est plus épais que les bords; — dans les lentilles du 2e groupe, le centre est moins épais que les bords.

412. — Il est important de remarquer que la division géométrique que nous venons d'indiquer correspond à une division au point de vue optique : les lentilles du 1er groupe sont convergentes; les lentilles du 2e groupe sont divergentes.

Il suffit évidemment de montrer qu'il en est ainsi pour la section plane de ces lentilles :

Soit une lentille (fig. 202, I et II) sur laquelle on fait arriver un rayon SI, parallèle à l'axe XX'; ce rayon pénètre dans la lentille comme s'il passait à travers une surface plane qui serait le plan tangent à la surface en I_1, puisque la surface et le plan tangent ont la même normale. Soit I_1I_2 le rayon réfracté dans la lentille, qui émergera en I_2R, sortant de la lentille comme s'il passait à travers le plan tangent à la surface en I_2, pour la même raison que précédemment. Le rayon traversera donc la lentille comme s'il passait à travers un prisme constitué par les deux plans tangents. Nous savons que dans ce cas (406) le rayon est dévié du côté de la base du prisme. On voit donc que dans la lentille I appartenant au premier groupe, le prisme ayant sa base dirigée vers l'axe, c'est de ce côté que sera dévié le rayon I_2R, et qu'il en sera de même pour tous les prismes que l'on peut concevoir comme constitués par des plans tangents. Les rayons émergents se rapprocheront tous de l'axe, formant ainsi un faisceau convergent.

Au contraire, pour la lentille II appartenant au 2e groupe, le prisme

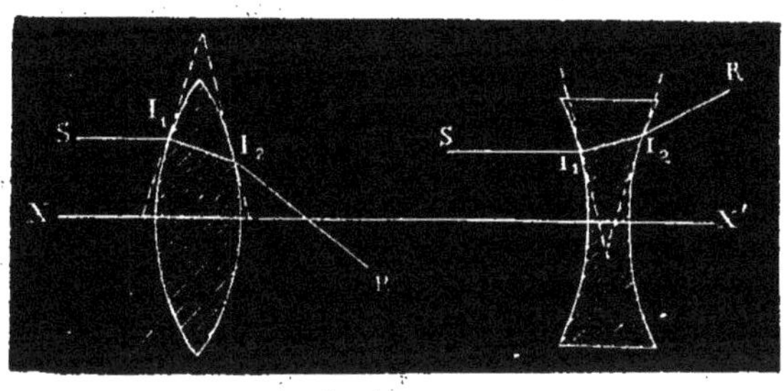

I Fig. 202. II

formé par les plans tangents a son sommet dirigé vers l'axe, le rayon s'écartera donc de cette ligne, et il en serait de même pour tous les autres prismes qu'on pourrait considérer : les rayons émergents formeront donc un faisceau divergent.

Quoique nous ayons fait la démonstration pour deux lentilles seulement, on reconnaîtrait aisément qu'elle s'applique à toutes les autres formes et que les résultats obtenus sont généraux.

413. **Centre optique. Points nodaux.** — Il existe dans une lentille des points qui jouissent de propriétés particulières et dont la connaissance est utile pour l'étude des effets produits : ce sont le centre optique et les points nodaux.

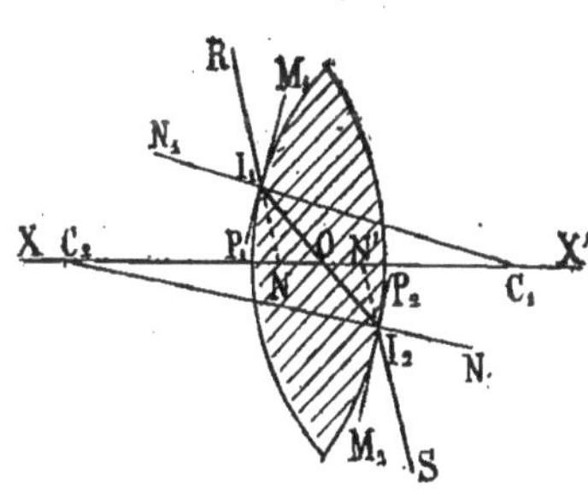

Fig. 203.

Soit une lentille (fig. 203); par les centres C_1 et C_2 des deux faces menons des droites parallèles quelconques C_1I_1 et C_2I_2 et joignons les points I_1 et I_2 par une droite qui rencontre en O l'axe principal C_1C_2 de la lentille. Nous pouvons considérer cette droite comme un rayon lumineux qui traverse la lentille; à ce rayon réfracté dans la lentille correspondent un rayon incident RI_1 et un rayon émergent I_2S : ces deux rayons jouissent de la propriété d'être parallèles. En effet, le rayon qui pénètre en I_1 se trouve dans les mêmes conditions que s'il passait dans le milieu réfringent à travers le plan tangent en I_1, puisque la normale serait la même dans les deux cas et que les angles d'incidence et de réfraction auraient alors les mêmes valeurs; de même le rayon qui sort de la lentille en I_2 est dans les mêmes conditions que s'il passait à travers le plan tangent, pour les mêmes raisons. Mais ces deux plans tangents sont parallèles, comme perpendiculaires aux rayons C_1I_1 et C_2I_2 qui ont été menés parallèlement : le rayon RI_1I_2S qui traverse la lentille est donc dans les mêmes conditions que s'il traversait une lame à faces parallèles $I_1M_1I_2M_2$ et par conséquent (404) le rayon émergent est parallèle au rayon incident RI_1 : par son passage à travers la lentille le rayon est déplacé, il n'est pas dévié.

Déterminons la position du point C : les triangles semblables C_1OI_1 et C_2OI_2 donnent immédiatement :

$$\frac{C_1O}{C_2O} = \frac{C_1I_1}{C_2I_2} \quad \text{ou} \quad \frac{C_1O}{C_2O} = \frac{C_1P_1}{C_2P_2},$$

car C_1I_1 et C_1P_1 sont égaux, ainsi que C_2I_2 et C_2P_2, comme rayons d'une même sphère. Le point O divise donc la ligne C_1C_2 en deux parties qui sont dans un rapport constant, indépendant de la direction particulière que nous avons prise pour C_1I_1 et C_2I_2 ; c'est-à-dire que ce point est le même quelle que soit la direction choisie ; que toutes les fois que le rayon incident et le rayon émergent sont parallèles, le rayon réfracté dans la lentille passe au point O, et réciproquement. Ce point est le *centre optique* de la lentille.

Supposons un point lumineux placé en O (fig. 204) et envoyant un faisceau $OI_2I'_2$ sur la face P_2 qui, avec l'air, constitue un dioptre ; le faisceau homocentrique donnera dans l'air un faisceau homocentrique dont le sommet sera l'image de O ; nous savons de plus que cette image N′ sera sur l'axe OC_2 du dioptre, passant par le point O, c'est-à-dire que tous les rayons qui, dans la lentille, passent au centre optique, donnent à l'émergence des rayons dont la direction passe en un point fixe N′ de l'axe.

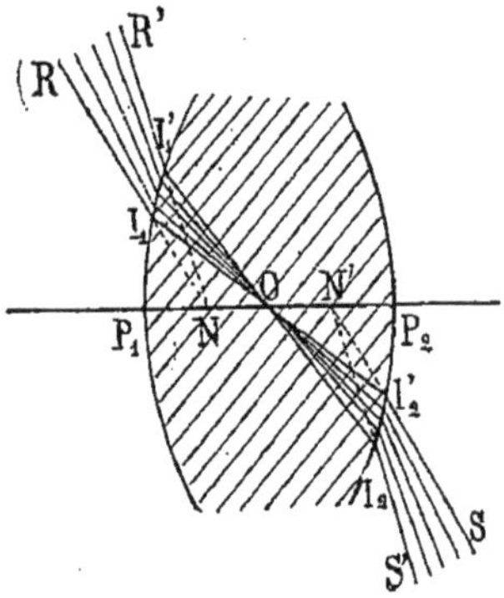

Fig. 204.

Pour la même raison, nous verrions que tous les rayons qui dans la lentille passent en O, correspondent à des rayons incidents qui, avant la face P_1, ont des directions passant par un point fixe N de l'axe.

En réunissant les propriétés que nous venons d'indiquer, on voit que : tout rayon qui, à l'incidence, passe en N, traverse la lentille en passant par le point O et sort parallèlement à la direction d'incidence en passant en N′. Deux rayons qui se correspondent ainsi sont dits des *droites de direction* : les points N et N′ par lesquels passent les droites de direction sont les *points nodaux* de la lentille.

Nous avons fait la démonstration pour la lentille convergente, mais elle s'applique presque sans modification à la lentille divergente. Il en sera de même d'ailleurs pour la plupart des indications que nous aurons à donner et pour lesquelles nous raisonnerons généralement sur les lentilles convergentes, plus employées.

On démontre, en calculant exactement la position des points nodaux, que les distances NF et N'F' de chacun d'eux au plan focal correspondant sont égales. La valeur de ces distances est appelée *distance focale* de la lentille.

414. — La considération des points nodaux permet de trouver aisément, dans certains cas, le rayon émergent correspondant à un rayon incident donné.

Soit par exemple le rayon incident RH (fig. 205) parallèle à l'axe : nous savons, d'après la définition du foyer F', que le rayon émergent doit passer en ce point, et si nous avions le point d'émergence sur la face P_2, ce rayon serait déterminé. Mais on peut se passer du point d'émergence qui n'est pas facilement connu : en effet, nous pouvons considérer le rayon donné RH comme appartenant à un faisceau homocentrique issu du point E placé dans le plan focal et qui, par conséquent, donnera à l'émergence des rayons tous parallèles entre eux ; le rayon EN est un des rayons de ce faisceau et, comme il passe en N, il est une droite de direction et donne à l'émergence un rayon N'V', droite de direction parallèle à la précédente. Le faisceau émergent devant être parallèle, le rayon correspondant à RH devra avoir cette même direction, et comme il doit déjà passer en F', il est complètement déterminé et s'obtient en menant par F' une parallèle FS à N'V'.

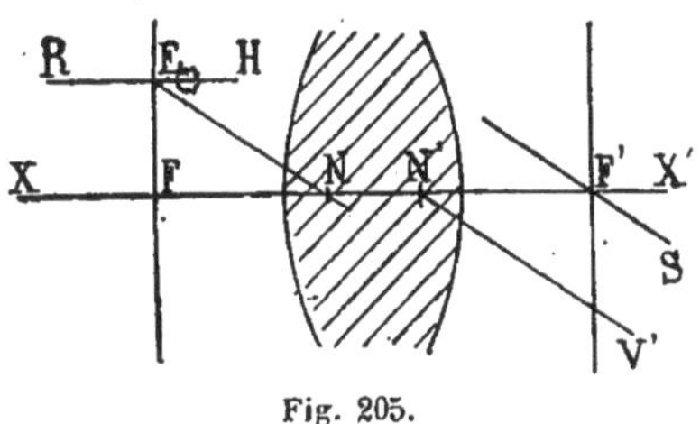

Fig. 205.

Il est à remarquer qu'il est dossible de simplifier la construction graphique : on peut, en effet, supprimer la ligne N'V' et mener directement par F' une parallèle à EN.

Soit, d'autre part, à trouver le rayon émergent qui correspond au rayon incident TF (fig. 206) qui passe par le foyer F : nous savons déjà que, par cette condition même, il doit, à l'émergence, être parallèle à l'axe principal : il s'agit de déterminer à quelle distance.

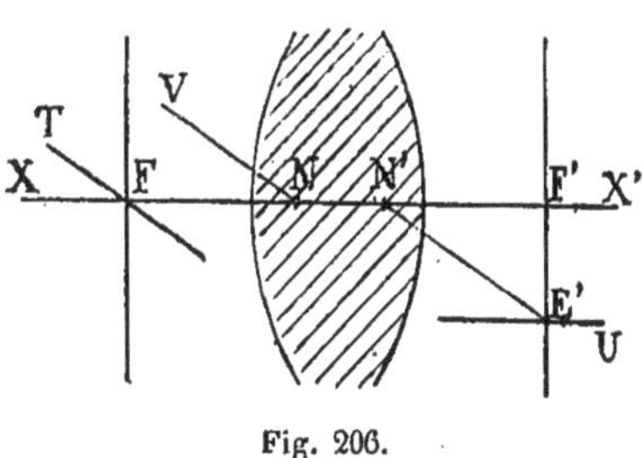

Fig. 206.

Nous pouvons considérer ce rayon TF comme appartenant à un faisceau parallèle et nous savons que, à l'émergence, il sera transformé en un faisceau homocentrique dont tous les rayons se couperont en un même point du plan focal F'. Or, parmi les rayons de ce faisceau incident, nous pouvons considérer celui NV qui passe par le point nodal N, c'est une droite de direction qui, à l'émergence, sort suivant la droite de direction parallèle, en N'E' : le point d'intersection E' avec le plan focal F' est le sommet du faisceau émergent. Le rayon correspondant à TF doit donc y passer, et comme il doit être parallèle à l'axe, il est complètement déterminé en E'U.

Remarquons que, comme dans le cas précédent, la détermination graphique de la direction de la droite N'E' peut se simplifier par la suppression de NV.

415. **Image d'une droite.** — Sachant que l'image d'une droite AB perpendiculaire à l'axe fournie par une lentille est une droite perpendiculaire à l'axe, il est facile de trouver cette image : il suffit évidemment de trouver l'image du point A (fig. 207).

Tous les rayons émanés de A vont à l'émergence passer en un même

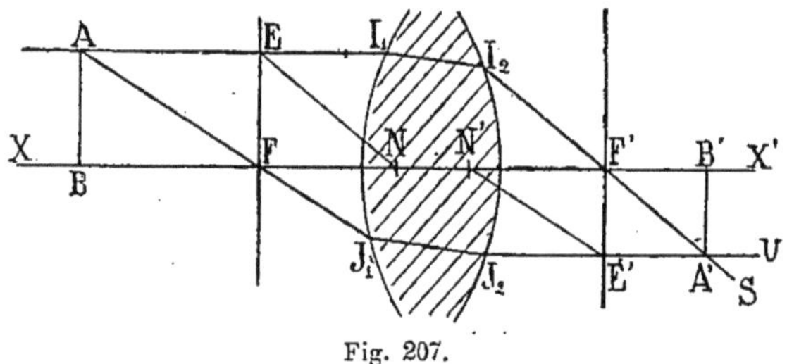

Fig. 207.

point A' qui est l'image cherchée, il suffira donc de considérer deux de ces rayons, et l'intersection des rayons réfractés correspondants donnera le point A'. Nous prendrons les rayons incidents de telle sorte qu'il soit facile de déterminer les rayons réfractés correspondants : ces rayons seront le rayon AH parallèle à l'axe principal et le rayon AF qui passe (ou dont la direction passe) par le foyer F.

Appliquons les règles données plus haut (414) : soit E l'intersection de AH avec le plan focal F, joignons EN, la droite F'S menée par F' parallèlement à EN est le rayon émergent correspondant à AH.

D'autre part, joignons A à F et menons la droite N'E' parallèle à AF; soit E' son intersection avec le plan focal F' : la droite E'U, menée par E' parallèlement à l'axe principal, est le rayon émergent correspondant au rayon incident AF.

Les deux rayons émergents se coupent en un point A' qui est l'image de A : la perpendiculaire A'B' est donc l'image de AB.

Il est intéressant de remarquer que, en général, le rayon émergent est seul intéressant et non le rayon réfracté à l'intérieur de la lentille; aussi ne le détermine-t-on pas d'ordinaire; il serait toutefois facile de l'obtenir; si nous prolongeons le rayon incident AH et le rayon émergent F'R respectivement jusqu'aux faces P_1 et P_2 de la lentille, les points d'intersection I_1 et I_2 sont respectivement le point d'incidence et le point d'émergence : le rayon réfracté dans la lentille est donc I_1I_2.

416. — Lorsqu'un objet AB (fig. 207) se déplace par rapport à la lentille, de manière que l'extrémité B reste sur l'axe principal, l'image se déplace, l'extrémité B′ restant également sur l'axe principal. En effet, le rayon AF change avec la position de AB et par suite aussi la direction de N′E′ : l'horizontale E′U est donc déplacée ainsi que le point A′ qui doit se trouver sur cette horizontale.

Mais, pendant le déplacement de AB, le rayon horizontal, par contre, reste invariable; il en est donc de même du rayon réfracté correspondant S′F′S : l'image A′ de A devant se trouver à l'intersection de E′U et de F′S, cette dernière droite fixe est donc le lieu géométrique de l'image A′ du point A. Nous l'appellerons la *caractéristique* de l'objet par rapport à la lentille.

L'image A′B′ d'un objet donné AB doit donc toujours se trouver limitée entre deux droites fixes : l'axe principal XX′ et la caractéristique I_2S.

Cette remarque que nous aurons à utiliser à divers points de vue permet de déterminer d'abord le sens dans lequel se déplace l'image lorsque l'objet change.

Soit AB un objet et A′B′ son image; supposons que l'objet se déplace vers la droite : la ligne AF s'éloigne de l'horizontalité et il en sera de même de la parallèle N′E′, le point E′ s'abaissera donc, s'éloignera de l'axe principal et du point F′. Mais l'image A′B′ est toujours égale à la distance E′F′; cette image grandira donc. Comme elle est dans l'angle X′F′S elle devra s'éloigner du sommet F′, c'est-à-dire se déplacer vers la droite, dans le même sens que l'objet.

En étudiant les divers cas qui peuvent se présenter, on reconnaît qu'il en est ainsi dans toutes les circonstances ; on peut donc énoncer la règle générale :

Un objet et son image produite par une lentille se déplacent toujours dans le même sens.

417. **Plans principaux et plans antiprincipaux.** — On déduit aisément de la construction précédente la valeur du rapport de grandeur de l'image et de l'objet.

A cause des parallèles qui ont servi à la construction des rayons, les triangles E′F′N′ et ABF sont semblables et il en est de même de A′B′F′ et EFN. On a donc immédiatement :

$$\frac{E'F'}{AB} = \frac{F'N'}{BF} \quad \text{et} \quad \frac{A'B'}{EF} = \frac{B'F'}{FN},$$

ou encore :

$$\frac{A'B'}{AB}=\frac{F'N'}{BF} \quad \text{et} \quad \frac{A'B'}{AB}=\frac{B'F'}{FN},$$

à cause des égalités $E'F'=A'B'$ et $EF=AB$.

On emploiera l'une ou l'autre des égalités ci-dessus suivant qu'on connaîtra BF ou B'F', c'est-à-dire la position de l'image ou celle de l'objet.

En particulier, on peut rechercher la position pour laquelle l'image est de même grandeur que l'objet, c'est-à-dire pour laquelle on a $A'B'=AB$. On voit immédiatement que cette égalité entraîne $BF=F'N'$ et $B'F'=FN$, ce qui exige que BF et B'F' soient égales entre elles, car il en est de même de F'N' et FN, qui sont les distances focales.

Ainsi pour que l'image et l'objet soient égaux, il faut et il suffit que les distances respectives de l'une et de l'autre aux foyers F' et F soient égales à la distance focale; rien d'ailleurs n'indique dans quel sens ces longueurs doivent être portées : mais la construction permet d'étudier aisément les deux cas possibles.

Si, en effet, on place l'objet à une distance du foyer F égale à la distance focale du côté du point nodal, cet objet se trouve passer par le point nodal N; son image devra passer par le point nodal N' qui est conjugué de N (413); elle est bien, d'ailleurs, à une distance de F' égale à la distance focale : cette image est droite.

Donc les plans perpendiculaires à l'axe et passant par les points nodaux N, N' sont tels que lorsque l'objet se trouve dans le premier, l'image se trouve dans le second, de même sens et de même grandeur.

Par analogie avec ce que nous avons déjà vu, ces plans, qui sont conjugués, sont appelés les *plans principaux*.

Si, d'autre part, on place l'objet en Q à une distance du foyer F égale à la distance focale, mais du côté opposé au point nodal, la construction montre que l'image se fera, par rapport au foyer F', du côté opposé au point nodal, la distance F'Q' étant égale à la distance focale. On voit que l'image qui est de même grandeur est de sens opposé à l'objet.

Les plans perpendiculaires à l'axe passant en Q et Q', qui sont symétriques des plans principaux par rapport aux plans focaux, sont donc tels que lorsque l'objet est dans le premier, l'image est dans le second, qu'elle a même grandeur que l'objet et qu'elle est de sens contraire.

Ces plans Q' et Q, qui sont conjugués, sont appelés *plans antiprincipaux* par analogie avec ce qui se présente dans les dioptres.

Le fait qui sert à définir les plans principaux conduit à une autre propriété qui est utilisée dans un certain nombre de cas et qui consiste en ce qu'un rayon incident et le rayon émergent correspondant coupent respectivement les plans principaux N et N' à la même distance de l'axe et d'un même côté. Si, en effet, nous considérons un objet AB situé dans le plan principal N, de telle sorte que le point B soit sur l'axe, l'image A'B' sera dans le plan principal N', le point B' étant également sur l'axe. Les images étant égales, les points A et A' sont à la même distance de l'axe; donc tous les rayons incidents qui passent au point A de l'objet correspondent à des rayons émergents qui passent au point A', c'est-à-dire à la même distance de l'axe. Ces points A et A' étant dans les plans principaux, la proposition se trouve ainsi démontrée.

418. **Discussion des lentilles.** — Nous avons maintenant tous les éléments pour faire la discussion des lentilles, c'est-à-dire pour étudier les différents cas qui peuvent se présenter lorsque l'objet occupe successivement toutes les positions possibles. Cette discussion conduit à des résultats différents suivant qu'il s'agit de lentilles convergentes ou divergentes; mais il est quelques remarques générales qui s'appliquent aux deux espèces et dont la connaissance simplifie la discussion détaillée. C'est par elles que nous commencerons :

La construction s'applique de la même façon quelle que soit la position de la ligne AB par rapport à la lentille; mais physiquement les conditions sont différentes suivant que, la lumière venant toujours de la gauche, par exemple, la ligne AB est à gauche ou à droite de la lentille, ou en précisant à gauche ou à droite de la première face P_1.

Si l'objet est à gauche, la lumière émanée des divers points de cet objet et se propageant vers la gauche forme des faisceaux divergents : c'est le cas d'un objet effectif, réel.

Mais si la ligne AB est à droite de P_1 avec le même sens de propagation de la lumière, ce ne peut être un objet qui occupe cette position, et cela revient à considérer des faisceaux qui venant de la gauche ont leurs sommets aux divers points de AB, des faisceaux convergents, par conséquent, qui sont arrêtés avant leurs sommets par la face P_1; AB est alors ce que nous avons appelé un objet virtuel.

La première face P_1 de la lentille divise donc l'espace en deux parties correspondant : celle située à gauche, aux objets effectifs, réels; celle située à droite, aux objets virtuels.

D'une manière analogue, avec le sens que nous admettons pour la propagation de la lumière, les images réelles correspondent à des faisceaux qui sortent en convergeant de la lentille, à des faisceaux dont les sommets sont à droite de la deuxième face P_2 de la lentille. Les images virtuelles, au contraire, correspondent à des faisceaux qui sortent en divergeant de la lentille, à des faisceaux dont les sommets sont à gauche de cette même face P_2.

La deuxième face P_2 de la lentille divise donc l'espace en deux parties correspondant : celle située à droite, aux images réelles; celle située à gauche, aux images virtuelles.

L'image de AB devant toujours se trouver limitée aux lignes XX' et SS′ (fig. 208 et 213), comme nous l'avons dit, l'image sera droite toutes les fois qu'elle se fera dans l'angle formé par la partie de la caractéristique qui est au-dessus de l'axe XX′; l'image sera renversée, au contraire, toutes les fois qu'elle se fera dans l'angle formé avec l'axe par la partie de la caractéristique qui est au-dessous de cet axe. On voit donc que :

Le plan focal F′ divise l'espace en deux parties telles que dans l'une les images sont droites et dans l'autre elles sont renversées.

Lorsque, d'autre part, l'image est dans le plan principal P′ ou dans le plan antiprincipal Q′, elle est égale à l'objet (droite ou renversée); devant être limitée toujours par l'axe XX′ et par la caractéristique, elle sera plus petite que l'objet lorsqu'elle sera comprise entre chacun de ces plans et le sommet F′ des angles, c'est-à-dire lorsqu'elle sera comprise entre les plans P′ et Q′, puisque le point F′ est toujours situé entre ces mêmes plans; l'image au contraire sera plus grande que l'objet si elle est située plus loin du foyer que chacun des plans P′ et Q′, c'est-à-dire si elle n'est pas comprise entre ces plans. Il résulte de ces remarques que :

Le plan principal P′ et le plan antiprincipal Q′ divisent l'espace en trois parties; dans la partie médiane comprise entre ces plans l'image est diminuée, plus petite que l'objet; dans les parties situées en dehors de ces plans elle est agrandie, plus grande que l'objet.

419. — Nous connaissons les diverses propriétés de l'image, suivant la position qu'elle occupe. Il faut maintenant indiquer comment est déterminée cette position suivant les diverses conditions dans lesquelles se trouve l'objet. On arrive aisément à des indications générales, par les remarques suivantes.

Les plans principaux N et N′ sont conjugués : considérons que l'objet se trouve en N, l'image est en N′. Si l'objet se déplace de N vers le foyer correspondant F, l'image se déplace dans le même sens de N′ vers l'infini; si, au contraire, l'objet se déplace de N vers l'infini, l'image se déplace dans le même sens de N′ jusqu'au foyer F′, puisque le plan focal F′ est conjugué de l'infini.

Si l'objet est dans le plan antiprincipal Q, son image est dans le plan antiprincipal Q′, conjugué de Q. Lorsque, partant de cette position, l'objet se dirige vers le plan focal F, l'image se déplace dans le même sens, jusqu'à l'infini. Enfin si, ramené en Q, l'objet se déplace vers l'infini, l'image se déplace dans le même sens jusqu'au plan F′, qui est conjugué de l'infini.

On voit ainsi que trois plans Q, F et N limitent dans l'espace quatre régions dans lesquelles on est conduit à considérer successivement l'objet et que, à ces quatre régions en correspondent également quatre pour les images, ces dernières régions étant limitées par les plans Q′, F′ et N′. Ces régions se correspondent deux à deux, ainsi qu'il suit :

Objet.........	∞ à Q′	Q à F′	F à N	N à ∞
Image........	F′ à Q′	Q′ à ∞	∞ à N′	N′ à F′

Il y a une indétermination dans ce résumé, provenant de ce qu'il n'y a pas d'indication faisant connaître si l'infini (∞) doit être compté à droite ou à gauche. En réalité dans chaque ligne l'∞ doit être compté une fois à droite et une fois à gauche : mais suivant qu'il s'agit d'une lentille convergente ou d'une lentille divergente, c'est, par exemple, la région ∞ à Q ou N à ∞ qui doit être comptée vers la gauche.

Dans la discussion dont nous venons d'indiquer les éléments, il est à remarquer que la distinction entre les objets réels et les objets virtuels se produit au point P_1 et celle entre les images réelles et virtuelles se fait au point P_2, tandis que c'est dans les plans N et N′ que sont placés l'objet et l'image alors qu'ils ont même grandeur. Il y aurait donc lieu de faire une étude spéciale pour le cas où l'objet est entre P_1 et N et une étude analogue pour le cas où l'image est entre N′ et P_2; mais, en pratique, dans les lentilles dont on fait usage, les valeurs de ces distances sont assez petites pour pouvoir être négligées, de telle sorte que nous admettrons pour la discussion, que c'est au point N qu'un objet cesse d'être réel pour devenir virtuel, et que c'est en N′ que se fait la même distinction pour les images.

Nous pouvons maintenant appliquer les résultats généraux à chacun des groupes de lentille et faire la discussion séparément pour les lentilles de chaque groupe.

420. **Lentilles convergentes.** — Nous supposerons, comme nous

OBJET { Position....I..... | ....II.... | ...III... | .... .IV...................
{ Nature...............Réel.......... | ....Virtuel......................

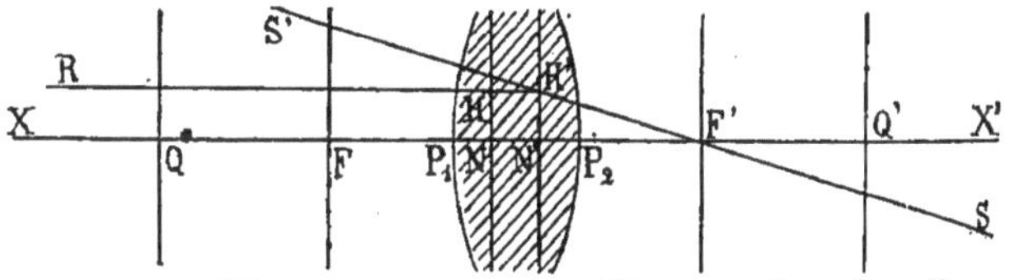

IMAGE { Position..............III.................. | ...IV... | ....I.... | ....II......
{ Nature..............Virtuelle.................. | ....Réelle...............
{ Sens ....Droite............................. | ......Renversée.........
{ Grandeur ....Agrandie................ | ..... Diminuée...... | ...Agrandie.

Fig. 208.

l'avons fait précédemment, que l'objet se déplace, d'une manière continue, de l'infini à gauche à l'infini à droite et nous examinerons successivement les effets produits lorsque l'objet se trouvera dans une position particulière, position correspondant à un plan cardinal, et ceux qui se manifestent pour les régions limitées par ces plans (fig. 208).

1° L'objet est à l'infini à gauche : l'image est dans le plan focal F′, réelle, renversée. C'est-à-dire que chacun des points A,B (fig. 209) de l'objet à l'infini envoie sur la lentille un faisceau parallèle qui donne à l'émergence des faisceaux convergents dont les sommets A',B' sont dans le plan focal F'.

I. L'objet se déplace dans la région I, de l'infini à gauche au plan antiprincipal Q ; l'image se déplace dans le même sens du plan focal F' au plan antiprincipal Q', elle est réelle, renversée, diminuée.

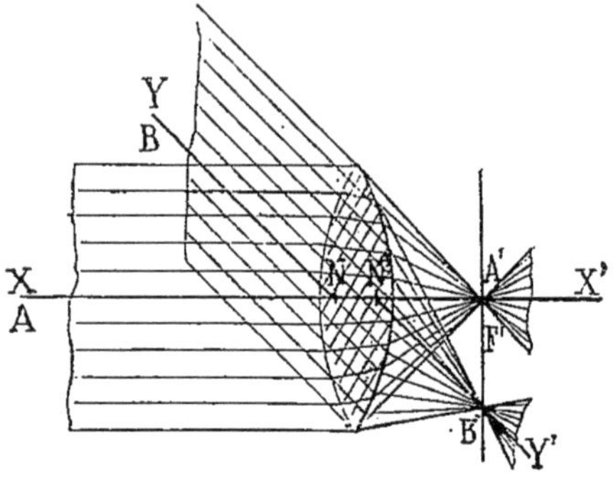

Fig. 209.

2° L'objet est dans le plan antiprincipal Q : l'image est dans l'autre plan antiprincipal Q', réelle, renversée, égale à l'objet.

II. L'objet se déplace dans la région II, du plan Q au plan focal F : l'image se déplace dans le même sens du plan antiprincipal Q' à l'infini à droite, elle est réelle, renversée et plus grande que l'objet.

Dans ces deux régions I et II, les faisceaux émanés d'un point tel que A sont divergents en arrivant sur la lentille (fig. 210) ; à l'émergence, ils sont remplacés par des faisceaux convergents donnant des images réelles comme A'.

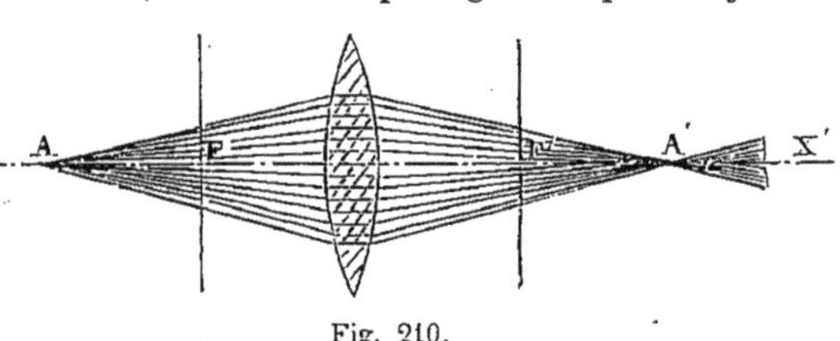

Fig. 210.

3° L'objet est dans le plan focal F, l'image est à l'infini à droite. En réalité, dans ce cas, il n'y a pas d'image, la lumière sort de la lentille sous forme de faisceaux parallèles.

III. L'objet se déplace dans la région III, du plan focal F au plan principal N : l'image est virtuelle, droite et agrandie ; elle se déplace de l'infini à gauche au plan N'.

Dans ce cas, le faisceau partant d'un point tel que A (fig. 211) arrive très divergent sur la lentille ; à l'émergence, il est transformé en un faisceau également divergent, dont toutefois la divergence est moindre, c'est-à-dire dont le sommet A' est situé à gauche de la lentille, mais plus loin que le point A.

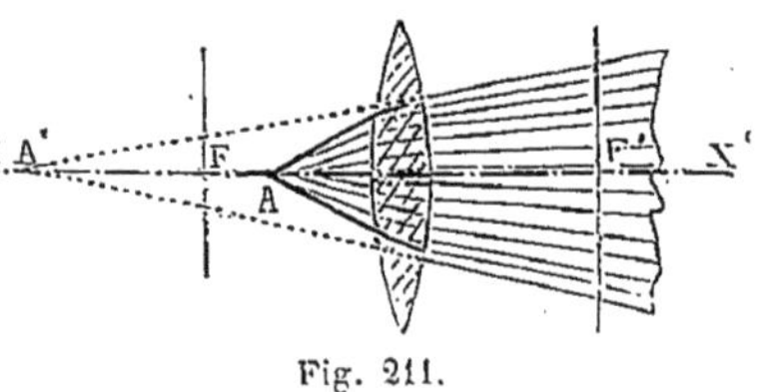

Fig. 211.

4° L'objet est dans le plan principal N : il est virtuel ; l'image est alors située dans le plan principal N' : elle est aussi virtuelle, droite et égale à l'objet.

IV. L'objet se déplace dans la région IV du plan N à l'infini à droite : il est virtuel. L'image est dans la région qui s'étend du plan principal N' au plan focal F' : elle est réelle, droite et diminuée.

Dans ce cas, les faisceaux (fig. 212) arrivent en convergeant en un point tel que A situé à droite de la lentille, mais ils sont interceptés par celle-ci avant leur sommet ; ils sont alors transformés en faisceaux convergents, plus convergents même que les faisceaux incidents, c'est-à-dire que leurs sommets, tels que A', sont situés à droite de la lentille, mais plus près de celle-ci que le point A.

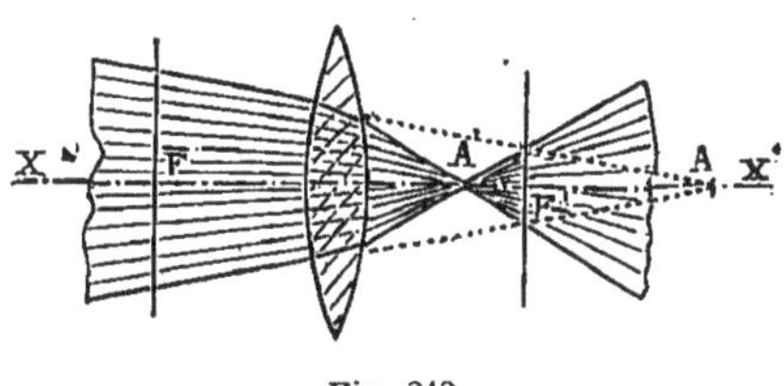

Fig. 212.

5° Enfin, si l'objet est à l'infini à droite, l'image se fait dans le plan focal F'. Ce cas est, en réalité, le même que 1° : dans l'un et l'autre, en effet, les faisceaux sont parallèles, condition qui correspond aussi bien à un objet situé à l'infini à gauche, qu'à un objet situé à l'infini à droite.

421. **Lentilles divergentes.** — Quoique les conditions générales de la discussion soient les mêmes que pour la lentille convergente, les résultats

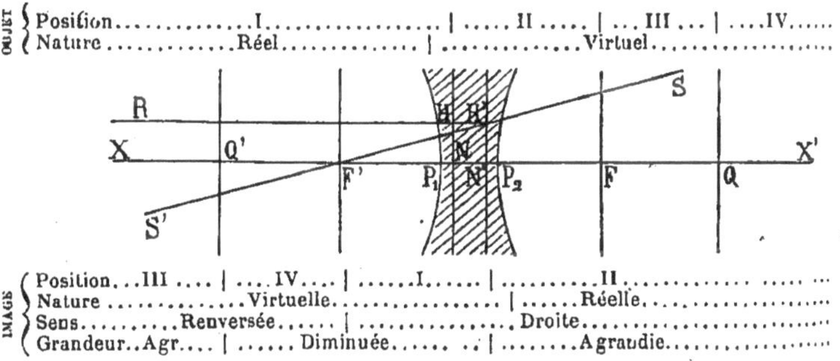

Fig. 213.

sont différents, ce qui tient, ainsi que le montre aisément la construction, à ce que, par suite de la position inverse du foyer F' (fig. 213), la caractéristique est inclinée inversement par rapport à l'axe.

Examinons comme précédemment les divers cas qui peuvent se présenter.

1° L'objet est à l'infini à gauche, l'image est dans le plan focal F' : elle est virtuelle et droite. Les faisceaux qui arrivent sur la lentille sont parallèles : ils sortent en divergeant, les sommets (sommets définissant géométriquement le faisceau, mais où il n'y a pas de lumière) sont dans le plan focal F', à gauche de la lentille.

I. Lorsque l'objet se déplace de gauche à droite dans la région I de l'infini au plan principal N, l'image se déplace dans le même sens, de F' au plan principal N' : l'image est alors virtuelle, droite et diminuée.

Ce cas correspond à des points lumineux A (fig. 214) situés à gauche de la lentille, envoyant sur celle-ci des faisceaux divergents qui, à l'émergence, sont divergents et dont même le degré de divergence a augmenté, c'est-à-dire que le sommet A' de ces faisceaux, sommets géométriques, sont plus rapprochés de la lentille que le point A.

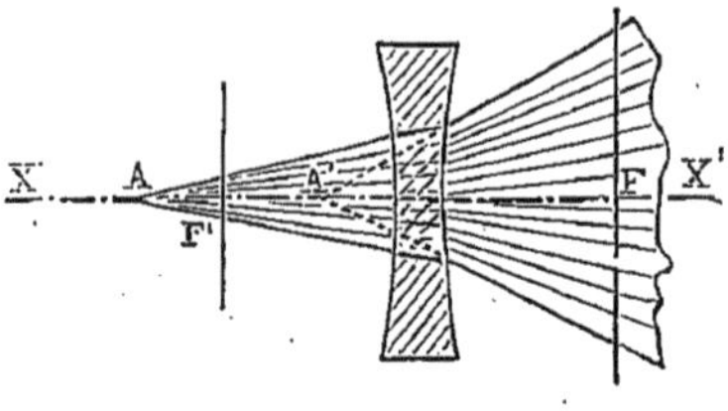

Fig. 214.

2° L'objet virtuel est dans le plan principal N, l'image virtuelle, droite et de même grandeur, est dans le plan principal N'.

II. L'objet se déplace dans la région II du plan N au point focal F; l'image se déplace dans le même sens du plan N' à l'infini à droite, elle est réelle, droite et agrandie.

Dans ce cas, l'objet est virtuel, c'est-à-dire que les faisceaux arrivent en convergeant; ils sont même très convergents, car le sommet A (fig. 215) est placé très près de la lentille, ils sont remplacés à l'émergence par des faisceaux qui sont aussi convergents, quoique à un moindre degré, c'est-à-dire que le point A' est plus éloigné de la lentille que A.

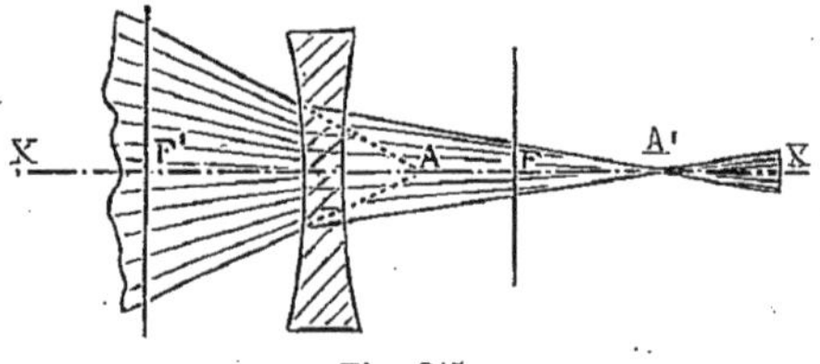

Fig. 215.

3° L'objet est dans le plan focal F, l'image est à l'infini à droite. En réalité, il n'y a pas d'image, les faisceaux arrivent en convergeant, sont interceptés par la lentille avant leur sommet et transformés en faisceaux parallèles.

III. L'objet se déplace dans la région III de F à Q, l'image se déplace de l'infini à gauche au plan Q', elle est virtuelle, droite et agrandie.

4° L'objet est dans le plan Q, l'image est dans le plan Q', elle est virtuelle, droite et égale à l'objet.

IV. L'objet se déplace dans la région IV de Q à l'infini à droite, l'image se déplace de Q' à F', elle est virtuelle, droite et diminuée.

Dans les cas III et IV (fig. 216), l'objet est virtuel, les faisceaux incidents, convergents, sont interceptés avant leur sommet; ils sont peu convergents, car le sommet est placé assez loin de la lentille; les faisceaux émergents correspondants sont divergents, leurs sommets sont à gauche de la lentille, ce qui donne des images virtuelles.

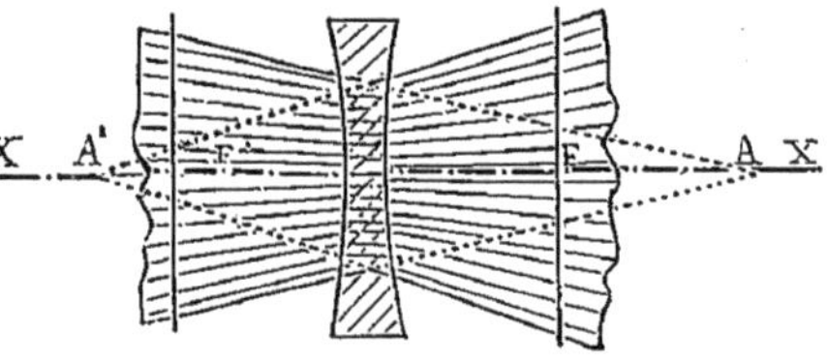

Fig. 216.

5° L'objet est à l'infini à droite, l'image est dans le plan focal F', virtuelle et droite.

Le résultat pour 5° est le même que pour 1°, parce que, en effet, les faisceaux incidents sont les mêmes, parallèles, soit qu'ils viennent de l'infini à gauche, soit qu'ils aillent à l'infini à droite.

422. — Si l'on convient de ne s'occuper que des objets réels, effectifs, on voit que la lentille convergente peut donner des images réelles ou des images virtuelles, tandis que la lentille divergente ne donne que des images virtuelles.

Mais il importe de remarquer que les lentilles divergentes peuvent donner des images réelles, si les faisceaux incidents convergents ont un certain degré de convergence, c'est-à-dire si l'on considère des points ou objets lumineux virtuels assez rapprochés de la lentille.

De même, si on ne considère que des objets effectifs, réels, on peut dire que, dans tous les cas, les images sont droites si elles sont virtuelles, renversées si elles sont réelles.

Mais on peut donner une règle plus générale, dont celle-ci n'est qu'un cas particulier, si l'on admet qu'on considérera également les objets virtuels :

L'image est droite, si elle est de nature opposée à l'objet; elle est renversée, si elle est de même nature que l'objet.

423. **Puissance d'une lentille. Dioptrie.** — Les effets produits par une lentille sont définis, ainsi qu'il résulte de tout ce qui précède, lorsque sa distance focale est donnée; une lentille sera donc déterminée au point de vue de la construction des images quand cette distance focale sera donnée. Cette quantité est une *longueur*, elle sera donc évaluée à l'aide de l'unité de longueur adoptée, en centimètres généralement.

Il importe de remarquer que, géométriquement, la forme de la lentille n'est pas déterminée par la valeur de sa distance focale; il y a une infinité de courbures différentes qui permettent d'obtenir une distance focale donnée.

On peut caractériser une lentille par une donnée autre que sa distance focale; on arrive à ce résultat par les considérations suivantes :

Le grandissement fourni par une lentille est le rapport de grandeur de l'image à l'objet, quel que soit le sens de cette image.

La construction (fig. 207) montre immédiatement que pour une même position de l'objet par rapport à la lentille le grandissement varie inversement à la distance focale. Si en effet AB est invariable et que la distance focale N'F' diminue, le point F' se rapprochant de N' la droite E'N' s'écartera de l'axe et il en est de même de la parallèle NE, le point E descend et l'image A'B' qui est égale à FE grandit.

On dit d'une lentille qu'elle est d'autant plus *puissante* que, pour une même distance de l'objet, elle donne un plus fort grandissement, c'est-à-dire que sa distance focale est plus petite. On peut dire aussi, ce qui revient au même, qu'une lentille est d'autant plus puissante que l'inverse de sa distance focale est plus grande. Il est donc assez naturel de prendre l'inverse de la distance focale pour caractériser, pour mesurer la puissance. Si donc nous désignons par f la distance focale et par π la puissance, nous pourrons écrire :

$$\pi = \frac{1}{f}$$

La puissance dioptrique est une grandeur d'une nouvelle nature : il faut une nouvelle unité pour la mesurer. On aura la définition de cette unité en cherchant quelle valeur de f donne pour π la valeur de l'unité : si l'on fait $\pi = 1$, on a $f = 1$: la distance focale qui correspond à l'unité de puissance est l'unité de longueur : à la suite d'une entente au Congrès international d'ophtalmologie de Bruxelles, on a convenu de prendre le mètre pour unité de longueur et de donner à l'unité de puissance le nom de *dioptrie*.

On a donc la définition suivante :

La dioptrie est la puissance d'une lentille dont la distance focale est de 1^{m}.

On voit immédiatement que des lentilles de 2,3,4... dioptries ont des distances focales de $\frac{1}{2}, \frac{1}{3}, \frac{1}{4}\dots$ de mètre, soit $0^{m},50$ — $0^{m},33$ — $0^{m},25$...

et que des lentilles de $\frac{1}{2}, \frac{1}{3}$ de dioptrie ont des distances focales de 2, 3... mètres.

Ces mesures universellement adoptées en ophtalmologie sont les seules dont il faille se servir pour caractériser les lentilles [1].

424. **Lentille à foyer variable.** — Lorsqu'on étudie la formule qui donne la valeur de la distance focale d'une lentille en fonction des rayons de courbure, on reconnaît que cette distance focale diminue, que la puissance augmente, pour une forme donnée de lentille, au fur et à mesure que les rayons de courbure diminuent.

Le fait est important à vérifier expérimentalement parce que, comme nous le dirons, on rencontre dans l'œil une lentille, le cristallin, dont les rayons de courbure des faces peuvent varier entre certaines limites. La démonstration peut se faire à l'aide de la lentille variable du Dr Cusco.

Cet appareil consiste en une garniture cylindrique en métal dans

1. On trouve encore des verres de lunettes qui sont définis suivant un autre mode de numérotage. Le numéro ancien exprime le rayon, évalué en pouces, des faces de la lentille, cette lentille étant supposée avoir ses deux faces de même courbure. En s'appuyant sur la formule qui lie la distance focale aux rayons de courbure d'une part et, d'autre part, sur la valeur de l'indice de réfraction du verre et sur celle du pouce, on trouve que si on désigne par n le numéro du verre d'après l'ancien système et par Π sa puissance évaluée en dioptries, on a la relation simple $n\Pi = 40$.

laquelle sont enchâssées deux lames de verre mince à faces parallèles; de l'eau est introduite dans le vase ainsi formé qui porte un ajutage latéral auquel on adapte un tube de caoutchouc aboutissant d'autre part à un réservoir qu'on peut élever ou abaisser, ce qui fait varier la pression à l'intérieur.

Pour une hauteur déterminée les lames sont planes et parallèles entre elles : l'appareil ne modifie pas la convergence des faisceaux qui le traversent. On s'en assure par exemple en produisant sur un écran l'image réelle d'un objet; on intercale l'appareil sur le trajet des faisceaux et l'on trouve que l'image ne change pas de grandeur.

Mais si on élève le réservoir la pression croît à l'intérieur, les lames minces se laissent déformer, deviennent convexes vers l'extérieur et d'autant plus que la pression est plus grande, que le réservoir est plus élevé. Si, au contraire, on abaisse le réservoir, la pression décroît, les faces se déforment, devenant concaves vers l'extérieur et d'autant plus que le réservoir est plus abaissé.

Dans le premier cas, cet appareil est devenu une lentille convergente; dans le second, une lentille divergente et, dans chaque cas, la puissance est d'autant plus grande que la position du réservoir aura varié davantage.

Il est facile de vérifier ces résultats en reconnaissant que l'appareil joue effectivement le rôle d'une lentille et forme des images conformément aux résultats de la discussion que nous avons faite. On voit aussi de la même façon comment varie la puissance.

425. **Action des diaphragmes.** — Si nous considérons une image réelle formée par une lentille convergente, l'image d'un point, par exemple, nous avons dit que cette image est le sommet du faisceau émergent correspondant au faisceau incident qui est arrivé sur la lentille. En général, dans ce cas, la lumière couvrira toute la lentille qui sera la base commune du faisceau incident et du faisceau émergent.

Il importe de remarquer que l'image se ferait de la même façon, serait également nette, si, par un procédé quelconque, on interceptait une partie de la lumière de manière qu'elle ne couvrît pas toute la lentille, si l'on n'avait qu'un pinceau lumineux de peu d'étendue. Le sommet du pinceau émergent serait également bien déterminé et donnerait, par suite, une image nette sur un écran. Il y aurait bien dans ce cas une différence, c'est qu'il parviendrait moins de lumière sur l'écran, que l'image serait moins éclairée, mais c'est là un point dont nous nous occuperons plus tard seulement.

Ces remarques rendent compte du fait suivant : la netteté de l'image réelle produite par une lentille n'est pas altérée si l'on place sur celle-ci un écran opaque percé d'ouvertures de forme quelconque. En réalité, on substitue au faisceau total unique, des pinceaux en nombre égal à celui des ouvertures du diaphragme et ayant précisément ces ouvertures pour bases. Mais ces pinceaux se comportent lorsqu'ils sont isolés comme lorsqu'ils appartenaient au faisceau total et vont concourir en un point unique, sommet du faisceau total : le point de concours sera donc une image nette qui ne présentera aucune particularité, sauf le plus faible éclairement, qui indique comment elle a été formée, qui permette de soupçonner l'existence de pinceaux distincts, d'un diaphragme par conséquent.

Il n'en serait pas de même bien entendu si on coupait les pinceaux lumineux en tout autre point qu'en leur sommet commun; chacun d'eux donnerait en effet une tache lumineuse distincte. Aussi dans le cas où il existe ainsi de semblables pinceaux, ce caractère permet-il de déterminer exactement la position du foyer.

Une remarque importante qui est en relation avec ce que nous venons de dire, c'est que si, au point de vue de la construction géométrique, les rayons AH et AF (fig. 207) dont nous nous sommes servi pour construire l'image du point A sont utiles, nécessaires, ils n'ont au point de vue optique, au point de vue physique, aucun caractère particulier, ils ne jouent aucun rôle différent de ceux de tous les autres rayons. Aussi peuvent-ils manquer effectivement dans les faisceaux qui servent à produire une image sans que celle-ci soit modifiée en rien.

426. **Aberration de sphéricité : lentilles aplanétiques.** — En réalité, il n'est pas vrai pour les lentilles dont on fait usage dans la pratique, que l'homocentricité soit conservée rigoureusement (410). Notamment, si l'on fait arriver sur une lentille convergente un faisceau parallèle, tous les rayons ne vont pas, à l'émergence, couper l'axe en un même point. La théorie complète montre que les rayons *marginaux*, qui rencontrent la lentille près des bords, coupent l'axe plus près de la lentille que les rayons *centraux* qui rencontrent la lentille dans le voisinage de l'axe.

On peut vérifier le fait expérimentalement en recouvrant une lentille d'un écran opaque percé de quatre ouvertures, deux près du centre et deux près des bords. En bouchant les deux premières, on peut trouver à l'aide d'un écran le foyer des rayons marginaux, puisque, d'après ce que nous venons de dire (425), ce point se trouvera à l'endroit où on a une image nette sur l'écran. De la même façon on obtiendra le foyer des rayons centraux, en débouchant les ouvertures qui étaient fermées et démasquant les deux autres.

On reconnaît ainsi que ces foyers ne coïncident pas : ce défaut qui revient, en somme, à constater que le faisceau émergent n'est pas homocentrique, a reçu le nom d'*aberration de sphéricité*. On désigne spécialement sous le nom d'*aberration longitudinale* la distance qui sépare le foyer des rayons marginaux extrêmes du foyer des rayons centraux.

Une lentille qui n'aurait pas d'aberration de sphéricité serait dite *aplanétique* : il n'en existe pas de semblables ne contenant que des surfaces planes ou des surfaces sphériques.

L'aberration de sphéricité dépend de l'amplitude des faces de la lentille, croissant avec celle-ci. Pour une même distance focale et les mêmes rayons de courbure elle augmente si l'ouverture des faces croît.

D'autre part, pour une même distance focale et une même ouverture, l'aberration varie avec les rayons de courbure des faces ; parmi toutes les combinaisons satisfaisant à ces conditions, il y en a une meilleure que les autres à ce point de vue : on peut la déterminer par le calcul.

Ajoutons que pour une même lentille, si les faces ne sont pas symétriques, l'aberration de sphéricité varie suivant que la lumière arrive sur l'une ou l'autre face.

L'aberration provenant d'un point donné de la lentille ne dépend pas absolument de ce qu'il est éloigné de l'axe, mais bien de ce que, à cause de cela, les angles d'incidence sont grands en général. Si donc il est possible de ne laisser arriver en ce point que des rayons faisant un petit angle d'incidence l'aberration sera diminuée.

Cette remarque a été utilisée dans la construction de certaines loupes.

427. **Lentilles cylindriques.** — Une lentille cylindrique est rarement limitée par deux surfaces cylindriques : le plus souvent, l'une des surfaces seulement est cylindrique ; l'autre est plane généralement ou, quelquefois, sphérique.

L'étude que nous avons faite du dioptre cylindrique et du dioptre astigmate nous permettra de passer rapidement. Il est facile de reconnaître en effet que les résultats obtenus par de semblables lentilles ne diffèrent pas comme nature de ceux indiqués pour les dioptres cylindriques.

Supposons en effet que nous fassions arriver la lumière sur la face de la lentille qui n'est pas cylindrique. Le faisceau incident est homocentrique, parallèle ou conique, il entre dans la lentille à travers une face qui est plane ou sphérique ; il reste donc homocentrique et c'est sous cette forme qu'il traverse la deuxième face de la lentille, c'est-à-dire un dioptre cylindrique. Nous avons donc seulement à appliquer les résultats trouvés pour cette nature de dioptre.

Si la lentille cylindrique a une face plane, il n'y a pour la lumière venant dans un sens déterminé qu'une seule droite focale, parallèle aux génératrices du cylindre comme pour le dioptre (il y a une seconde droite focale de même direction pour la lumière venant en sens contraire) ; mais si la deuxième face est sphérique, il y a pour chaque sens de propagation de la lumière deux droites focales perpendiculaires à l'axe, l'une parallèle aux génératrices du cylindre, l'autre perpendiculaire à ces mêmes droites.

Dans ces conditions, on conçoit qu'on puisse appliquer d'une manière générale aux lentilles cylindriques les résultats déjà indiqués pour les dioptres de même nature.

On peut se rendre compte directement aussi, de la manière dont agit une lentille cylindrique, plan convexe par exemple, en étudiant la forme des sections qu'elle présente par les divers plans méridiens. On voit en effet qu'une section parallèle aux génératrices du cylindre coupe la lentille suivant deux droites parallèles ; que, dans ce plan, la lentille agit comme une lame à faces parallèles, ne modifiant rien à la nature du faisceau (parallèle, convergent ou divergent) ; mais que, dans des sections ayant une autre direction, elle agit comme une lentille convergente. La section est circulaire si le plan est perpendiculaire aux arêtes; elle est elliptique pour toute autre direction, mais on peut, sans erreur au point de vue pratique, l'assimiler à un arc de cercle ; on reconnaît aisément que le rayon de courbure de cet arc est d'autant plus petit et par suite que l'action convergente est d'autant plus grande que la section se rapproche plus d'être perpendiculaire aux génératrices. L'action convergente de cette lentille cylindrique sera maxima dans le plan perpendiculaire aux génératrices ; elle décroîtra jusqu'à devenir nulle lorsque la section s'inclinera de plus en plus jusqu'à contenir la direction des génératrices.

428. **Systèmes centrés.** — On désigne sous le nom de *système centré* un ensemble de milieux diversement réfringents limités par des portions peu étendues de surfaces sphériques dont les centres sont situés sur une même droite qui est appelée l'*axe* du système.

En répétant à propos de ces systèmes le même genre de raisonnement employé pour les lentilles (410), qui sont en réalité une forme simple de systèmes centrés, et l'appliquant de proche en proche à chacune des surfaces jusqu'à la dernière, on arrive aisément aux résultats suivants qu'il nous suffit d'énoncer sans insister sur la démonstration :

Si, dans un système centré, le faisceau incident est homocentrique, il en est de même du faisceau émergent.

L'image d'une petite droite perpendiculaire à l'axe est une petite droite perpendiculaire à l'axe.

Si l'on considère une série de faisceaux parallèles arrivant dans diverses directions, mais dans le même sens, les sommets des faisceaux émergents sont dans un même plan perpendiculaire à l'axe, *plan focal* du système. Il y a deux plans focaux, un pour chaque sens dans lequel peut se propager la lumière incidente.

Les systèmes centrés diffèrent les uns des autres par le nombre et la nature des milieux qui les composent et par la forme des surfaces qui limitent ces milieux ; mais on peut établir une division importante, et considérer successivement :

1° Les systèmes centrés où le dernier milieu, celui dans lequel a lieu l'émergence, est de même nature que le premier ;

2° Les systèmes centrés dans lesquels le dernier milieu diffère du premier.

En général, et sauf des cas très exceptionnels, le premier milieu est l'air; les systèmes du premier genre ont alors l'air pour dernier milieu.

Nous examinerons successivement les propriétés les plus importantes de ces deux genres. Comme exemple du premier genre nous étudierons un système formé par la réunion de deux lentilles; comme exemple du second genre un système à trois milieux différents.

429. **Système de deux lentilles.** — Soient deux lentilles caractéris' chacune par ses foyers et ses plans principaux, f_1, f'_1, n_1, n'_1 (fig. 217)

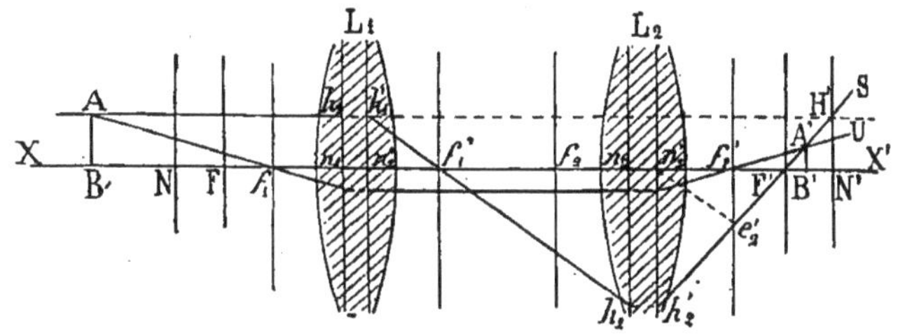

Fig. 217.

pour la première, f_2, f'_2, n_2, n'_2 pour la seconde. Nous allons cherch l'image d'un objet AB, et pour cela nous déterminerons l'image de A, cherchant les rayons émergents correspondant à deux rayons incidents qui pourraient être quelconques, mais que nous choisirons de manière à simplifier les constructions.

Menons par le point A un rayon parallèle à l'axe XX'; après son passage dans la lentille L, il passe par f'_1, et comme il doit passer au po h'_1, qui dans le plan principal n_1' est à la même distance de l'axe que point h_1, où le rayon incident rencontre l'autre plan principal, le ra réfracté est $h'_1 f'_1$. Il rencontre le plan principal de L_2 au point h_2 et d sortir en passant par h'_2 qui est à la même distance de l'axe; d'aut part, la droite de direction $n'_2 e'_2$, parallèle à ce rayon incident, cou le plan focal en e'_2 où doit passer le rayon émergent qui est dès l déterminé en h'_2S.

D'autre part, menons le rayon qui partant de A passe par le foyer f_1 de la lentille L_1; il est rendu horizontal entre les deux lentilles et l'émergence passe par le foyer f'_2 de la lentille L'_2, il sort donc en k'_2U. Les deux rayons émergents se rencontrent en A' qui est l'image de A et, par suite, A'B' est l'image de AB.

Cette construction donnerait lieu à une discussion analogue à celle de la lentille, car on retrouve évidemment les mêmes éléments. Sans traiter la question complètement, nous déduirons quelques propriétés importantes.

Nous savons déjà d'une manière générale que les rayons parallèles à l'axe à l'incidence donnent à l'émergence un faisceau homocentrique dont le sommet est le foyer principal. Par raison de symétrie ce foyer est sur l'axe principal ; mais le rayon Ah_1 est un des rayons de ce faisceau incident et le rayon h'_2S le rayon émergent correspondant, le point F′ où il rencontre l'axe principal est donc le foyer principal du système lorsque la lumière vient de la gauche.

D'autre part, si l'objet se déplace, l'image se déplace, car le rayon Af_1 prend une autre direction; on reconnaîtrait même, comme pour les lentilles, que l'image et l'objet se déplacent dans le même sens. Mais, par contre, quelle que soit la position de l'objet, le rayon Ah_1 ne change pas; il en est donc de même du rayon émergent h'_2S qui est ainsi le lieu géométrique du point A′, image de A; cette droite est donc la *caractéristique* de l'objet par rapport au système, pour employer la dénomination dont nous avons déjà fait usage plusieurs fois.

Il résulte de là que l'image, en variant de position, reste toujours comprise entre l'axe et la caractéristique. On peut donc facilement trouver la position que doit occuper l'image pour être égale à l'objet et de même sens : il suffit de prolonger la parallèle à l'axe Ah_1 jusqu'à son point H′ d'intersection avec la caractéristique; lorsque l'image sera dans le plan N′H′ perpendiculaire à l'axe qui passe par ce point, elle sera égale à l'objet. En reprenant la détermination déjà usitée, nous dirons que ce plan est un plan principal.

Comme précédemment, nous appellerons distance focale du système la distance F′N′ du foyer au plan principal.

En supposant que la lumière vienne de la droite on trouverait de la même façon un foyer F et un plan principal N.

On démontre aisément, et nous admettrons que :

Les deux distances focales FN et F′N′ sont égales;

Les plans principaux N et N′ sont conjugués.

En faisant varier la position respective, l'espèce et la distance focale des deux lentilles L_1 et L_2 on obtient des valeurs différentes des distances focales des systèmes et des positions variées des points F,F′,N,N′; mais on reconnaît par une discussion complète que, quelles que soient les dispositions obtenues, les points N et N′ sont toujours ensemble entre les points F et F′, ou ensemble en dehors de l'espace limité par ces points, les distances NF et N′F′ étant toujours égales.

430. — Lorsqu'on connaît les plans focaux et les plans principaux d'un système, on peut aisément trouver l'image d'un objet sans avoir besoin de connaître les lentilles composant le système.

Soient F et F′ (fig. 218 et 219) les plans focaux, N et N′ les plans principaux et AB un objet. Pour trouver l'image du point A, menons d'abord le rayon passant par ce point parallèlement à l'axe : d'une part il doit passer par F′, mais d'autre part le rayon incident rencontrant le plan principal N en H, le rayon émergent doit couper le plan principal N′ à la même distance de l'axe, soit en H′. Le rayon émergent est donc H′F′S.

Menons ensuite le rayon AF qui à l'émergence doit être parallèle à l'axe; mais, de même que précédemment, il doit passer en K′, point situé dans le plan principal N′ à une distance égale à celle qui sépare de l'axe le point K où le rayon incident rencontre le plan principal N; le rayon émergent est donc déterminé en K′U. Les deux rayons se rencontrent en A′ image de A, et A′B′ est l'image de AB.

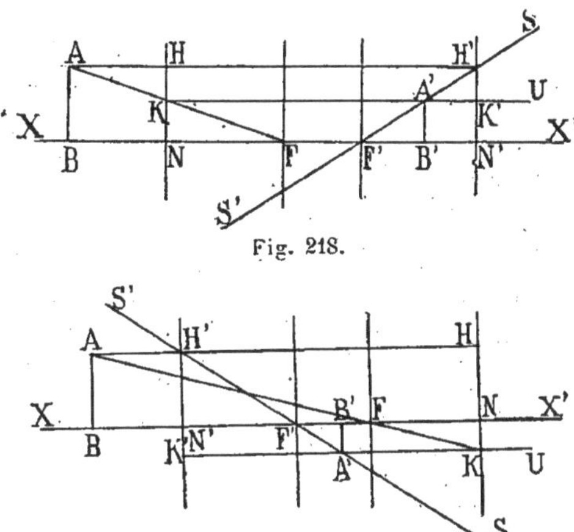

Fig. 218.

Fig. 219.

On voit, par l'existence de la caractéristique, comment il serait possible de faire la discussion d'un système centré lorsqu'on connaît les plans cardinaux FF′NN′, c'est-à-dire comment on pourrait étudier pour les diverses positions de l'objet, la position de l'image, son sens et sa grandeur : la marche serait entièrement analogue à celle que nous avons déjà suivie.

Il manque cependant un élément, dans ce cas, c'est la nature de l'objet et celle de l'image : l'objet est réel jusqu'à la première face de la première lentille et virtuel après: l'image est réelle après la deuxième face de la deuxième lentille et virtuelle avant. Mais la position des plans cardinaux ne fournit aucune indication sur la place occupée par ces faces : cette question ne peut donc être résolue que si on donne celles-ci en même temps que les plans cardinaux.

Dans tous les cas les images situées assez loin vers la gauche sont certainement virtuelles, elles sont en même temps très grandes. Les figures montrent immédiatement que ces images situées entre XF′ et S′F′ sont renversées (fig. 218) ou droites (fig. 219) suivant que, dans le sens où se propage la lumière, le plan F′ est avant le plan N′ ou inversement.

431. **Systèmes afocaux.** — Les systèmes de deux lentilles présentent quelques cas particuliers intéressants; nous en signalerons deux.

Considérons d'abord le cas où il y a coïncidence entre les plans focaux f'_1 et f_2 des deux lentilles, cas qui peut se présenter seulement pour deux lentilles convergentes ou pour une lentille convergente et une lentille divergente de moindre distance focale, comme il est facile de s'en assurer (fig. 220 et 221).

En appliquant à ces systèmes la construction précédemment indiquée, on reconnaît que la droite h'_2S, la caractéristique, est parallèle à l'axe et par suite à la droite Ah'_1 : elle ne coupe donc ni l'une, ni l'autre de ces lignes, et, par conséquent, le système n'a ni foyer, ni plan principal. On reconnaît qu'il en est de même si la lumière arrive en sens contraire ; ce système n'a donc ni foyers, ni plans principaux. Pour cette raison un semblable système est dit *système afocal.*

Dans un système afocal on ne peut déterminer l'image d'un objet par la méthode précédemment indiquée puisque les plans cardinaux n'existent pas et il faut suivre la marche des rayons successivement dans les deux lentilles, ce qui donne d'ailleurs une construction très simple.

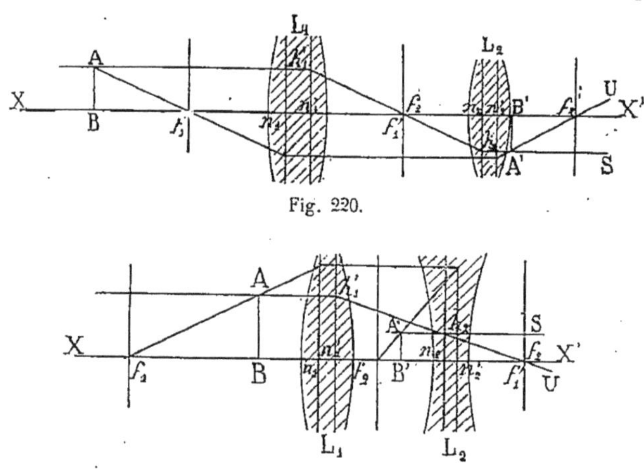

Fig. 220.

Fig. 221.

La position particulière de la caractéristique montre que, quelle que soit la position de l'image, elle conserve toujours le même sens et la même grandeur : cette propriété intéressante a été utilisée comme nous le dirons plus loin.

Le sens varie suivant le système afocal considéré : les figures 220 et 221 montrent immédiatement que l'image est renversée pour les systèmes de la première espèce et droite pour celles de la deuxième.

432. **Lentilles accolées.** — Considérons le cas où l'on a deux lentilles amenées au contact, ce que l'on appelle des lentilles accolées, pour lesquelles, d'une manière générale, les constructions et les conséquences sont les mêmes que pour un système quelconque, mais qui présentent en outre approximativement une propriété intéressante.

Soient deux lentilles L_1 et L_2 définies comme précédemment ; cherchons ce que devient un rayon parallèle à l'axe Ah_1. Nous avons à faire la même construction qu'on peut suivre aisément, car les lettres sont les mêmes que dans le cas précédent. On obtient ainsi le foyer F′ et le plan N′.

Déterminons la position de ce point : les triangles semblables $h'_2n'_2F'$ et $F'e'_2f'_2$ donnent :

$$\frac{f'_2e'_2}{h'_2n'_2} = \frac{F'f'_2}{n'_2F'}.$$

D'autre part, les lignes $h'_1f'_1$ et $n'_2e'_2$ étant parallèles, les triangles $h_2n_2f'_1$ et $n'_2f'_2e'_2$ sont aussi semblables et l'on a :

$$\frac{f'_2e'_2}{h_2n_2} = \frac{n'_2f'_2}{n_2f'_1}.$$

Comme on a $h'_2n'_2 = h_2n_2$ il vient donc :

$$\frac{F'f'_2}{n'_2F'} = \frac{n'_2f'_2}{n_2f'_1} \quad \text{ou} \quad \frac{n_2f'_2 - n'_2F'}{n'_2F'} = \frac{n'_2f'_2}{n_2f'_1};$$

soit :

$$\frac{n_2f'_2}{n'_2F'} - 1 = \frac{n'_2f'_2}{n_2f'_1}.$$

Si l'on suppose que l'épaisseur des lentilles soit assez petite pour être négligeable, on peut admettre sans erreur sensible dans la pratique que les quatre points n_1, n'_1, n_2, n'_2 coïncident. Il en est de même, comme le montre la figure du point N'. Si nous désignons par N le point où se confondraient ces cinq points, l'équation devient :

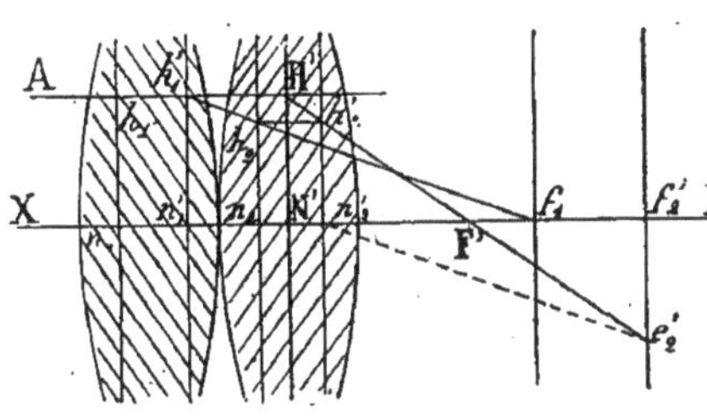

Fig. 222.

$$\frac{Nf'_2}{NF'} - 1 = \frac{Nf'_2}{Nf'_1}; \quad \text{ou encore :} \quad \frac{1}{NF'} = \frac{1}{Nf'_1} + \frac{1}{Nf'_2}.$$

Mais les quantités $\frac{1}{NF'}$, $\frac{1}{Nf'_1}$, $\frac{1}{Nf'_2}$, inverses des distances focales, sont ce que nous avons appelé les puissances de ces lentilles; si nous les désignons respectivement par Π, π_1 et π_2, il vient donc :

$$\Pi = \pi_1 + \pi_2.$$

Si la deuxième lentille avait été divergente, nous serions arrivés à la relation :

$$\Pi = \pi_1 - \pi_2.$$

On peut d'ailleurs réunir ces deux formules en une seule en convenant de considérer comme positive la puissance d'une lentille convergente et comme négative celle d'une lentille divergente. On arrive alors à la règle générale suivante :

La puissance d'un système formé de deux lentilles infiniment minces accolées est égale à la somme algébrique des puissances de chaque lentille.

En particulier si l'on a un système de puissance nulle, on a $\Pi = 0$ et par suite $\pi_1 = -\pi_2$: les deux lentilles composant le système sont d'espèces différentes, l'une convergente et l'autre divergente, mais de même puissance, c'est-à-dire de même distance focale.

433. **Systèmes centrés en général.** — Considérons maintenant le cas où le premier et le dernier milieu sont différents et, par exemple, où l'on a trois milieux distincts séparés par deux surfaces. Soient p_1 la première surface, c_1 son centre, f_1 f'_1 ses foyers; soient de même p_2 la deuxième surface, c_2 son centre, f_2 f'_2 ses foyers.

Considérons un rayon parallèle à l'axe A h_1, il sera réfracté dans le deuxième milieu en passant par f'_1, et rencontrera la 2e surface en h_2. Si par c_2 on mène c_2 e_2 parallèle à f_1' h_2, c'est l'axe secondaire et son point d'intersection e_2 avec le plan f'_2 appartient au rayon réfracté qui est h_1 e_2.

Ce rayon $h_2 e_2$S coupe l'axe principal en F'; pour la même raison que dans le cas des systèmes centrés précédents, ce point est le foyer principal du système. Si on prolonge cette droite, qui est la *caractéristique*, jusqu'à la rencontre de Ah_1 en H', ce point appartient aussi pour les mêmes raisons au plan principal qui est H' P' et la longueur P' F' est la distance focale (429).

En faisant la construction en sens inverse, on trouverait de même l'autre foyer F, l'autre plan principal P. Mais ici la distance focale PF n'est pas égale à P'F'; en évaluant ces distances on trouve que le rapport $\frac{P'F'}{PF}$ est égal à l'indice de réfraction du dernier milieu par rapport au premier, et cela quel que soit le nombre des milieux. Il est remarquable que ce rapport ne dépende pas des milieux interposés, qui influent sur la valeur absolue des distances focales et sur la position des foyers.

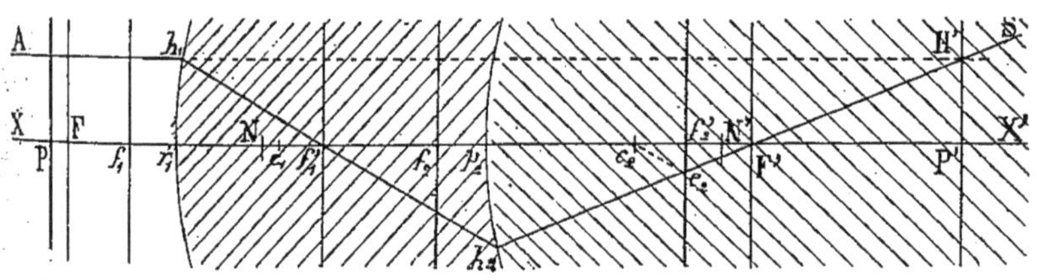

Fig. 223.

On démontre également que si on porte F'N' = F P et FN = F'P', les points N et N' ainsi obtenus sont les *points nodaux*.

Sans qu'il soit nécessaire d'insister on voit que, d'une manière tout analogue à ce que nous avons dit précédemment (430), la connaissance des plans cardinaux d'un semblable système permet de trouver l'image d'un objet sans avoir besoin d'utiliser les dioptres constituant le système.

De même la droite h_2 S qui est la caractéristique permet de discuter les différents cas du système, c'est-à-dire de déterminer la position, le sens et la grandeur de l'image.

Mais, comme dans le cas précédent, la connaissance des plans cardinaux du système ne permet pas de préciser la nature, réelle ou virtuelle, de l'objet et de l'image, nature qui dépend de la position de l'objet par rapport à la première surface, et de celle de l'image par rapport à la dernière surface.

434. **Systèmes équivalents.** — On dit que deux systèmes sont équivalents lorsque, pour une même position quelconque d'un objet, ils donnent au même endroit des images de même grandeur et de même sens.

Puisque dans un système, simple ou composé, la construction de l'image qui donne la position de celle-ci, sa grandeur et son sens, ne dépend absolument que des foyers et des plans principaux, il est évident que pour que deux systèmes soient équivalents, il faut et il suffit qu'ils aient mêmes foyers et mêmes plans principaux.

On reconnaît, par une discussion complète, qu'il y a en général une infinité de systèmes qui sont équivalents entre eux ; mais certaines conditions sont nécessaires et on peut immédiatement reconnaître certaines impossibilités.

C'est ainsi qu'un système centré du 1er genre ne peut jamais être équivalent à un dioptre, puisque, dans le premier cas, les distances focales sont égales et qu'elles sont inégales dans le second cas ; pour la même raison une lentille ne peut être équivalente à un système centré du 2e genre.

D'autre part un système centré du 1er genre dans lequel les foyers sont compris entre les plans principaux, présentant, par exemple, la disposition :

$$N - F - F' - N',$$

ne peut être remplacé par une lentille dans laquelle, toujours, les plans focaux sont en dehors des plans principaux. (Nous ne nous occupons que des lentilles analogues à celles usitées dans la pratique, dans lesquelles l'épaisseur est petite par rapport aux rayons des faces.)

Si un système du premier genre présente la disposition inverse :

$$F - N - N' - F',$$

analogue à celle qu'on rencontre dans les lentilles, mais si la distance N N' est grande, ce système ne peut être remplacé par une lentille dans laquelle la distance des plans principaux est toujours petite. Mais il peut y avoir équivalence si dans le système centré la distance N N' est petite et du même ordre de grandeur que celle qu'on rencontre dans les lentilles, en pratique.

Pour une raison analogue, en général, un système centré du 2e genre qui a deux points nodaux distincts, ne peut être équivalent à un dioptre dans lequel les deux points nodaux sont confondus en un seul point, le centre.

Mais l'équivalence peut avoir lieu si, par hasard, dans le système centré, les deux points nodaux étaient confondus.

Il peut arriver que, sans être confondus absolument, les deux points nodaux du système centré soient très rapprochés. Dans ce cas, on pourra approximativement remplacer le système centré par un dioptre unique qui aurait pour centre un point situé entre les points nodaux et à égale distance de l'un et de l'autre.

Ce dernier cas est très intéressant à signaler parce que, comme nous le dirons, il se rencontre dans l'œil, ce qui permet d'appliquer à cet organe, système centré complexe, les résultats trouvés pour les dioptres.

435. **Détermination de la puissance d'une lentille, d'un système.** — Il y a diverses méthodes que l'on peut employer pour déterminer la puissance d'un système dioptrique; mais les unes sont plus spécialement applicables aux lentilles, d'autres sont plus générales et peuvent servir dans tous les cas. Nous commencerons par les premières.

On peut déterminer la puissance d'une lentille par une comparaison directe, en se servant de la *boîte d'optique* : on appelle ainsi une collection de verres convergents et divergents de diverses puissances et portant l'indication de leur puissance en dioptries. La collection comprend, en général, les verres de $0^D,25$; $0^D,50$; $0^D,75$; 1^D; $1^D,5$, puis les verres de dioptrie en dioptrie jusqu'à 20^D.

On utilise la propriété que nous avons démontrée pour les lentilles accolées : lorsque deux lentilles d'espèces différentes, étant accolées, forment un système de puissance nulle, les deux lentilles ont la même valeur de la puissance (432).

Pour appliquer cette propriété à la recherche de la puissance d'une lentille, on prendra dans la boîte une lentille d'espèce différente qu'on mettra au contact avec la lentille donnée, et on s'assurera si le système ainsi constitué a une puissance nulle ou non; si la puissance n'est pas nulle, on changera le verre numéroté jusqu'à satisfaire à cette condition. Quand on aura atteint ce résultat, le numéro du verre employé donnera immédiatement la puissance de la lentille.

Comment peut-on être assuré qu'un système ainsi constitué a une puissance nulle? Théoriquement on pourrait le reconnaître en ce que l'interposition d'un système qui n'a pas une puissance nulle change la grandeur des images, et cette condition peut être appliquée pratiquement lorsque la puissance n'est pas petite; elle est insuffisante lorsque le système n'a qu'une faible valeur, ce qui arrive dans l'expérience en question lorsque les verres accolés sont près de se compenser; aussi faut-il avoir recours à un autre caractère.

Lorsqu'un système est interposé entre un point et l'œil, l'observateur voit non plus ce point mais son image; cette image se fait sur la droite de direction parallèle à celle qui passe par le point. Si, le point restant fixe, on déplace le système, les droites de direction changent et il en est de même de l'image observée. Il n'y a rien de semblable, si le système n'a pas de puissance; il se comporte alors comme une lame à faces parallèles et son interposition ou ses déplacements ne modifient en rien les faisceaux qui arrivent à l'œil.

Il suffira donc de placer les deux verres accolés devant l'œil et de regarder un objet, puis de déplacer latéralement les lentilles : tant qu'on verra l'image se mouvoir, le système aura une certaine puissance. La puissance sera nulle si l'image est immobile, malgré les mouvements communiqués aux verres.

On peut même aisément déterminer si le système est convergent ou divergent. Dans le premier cas, l'image virtuelle qu'on regarde en A′ (fig. 224) est plus éloignée de la lentille que le point A; si on déplace la lentille de manière à amener en $n_1 n'_1$ les points nodaux qui étaient en nn', l'image se produira en A'_1, c'est-à-dire qu'elle se sera déplacée en sens contraire du mouvement donné au système.

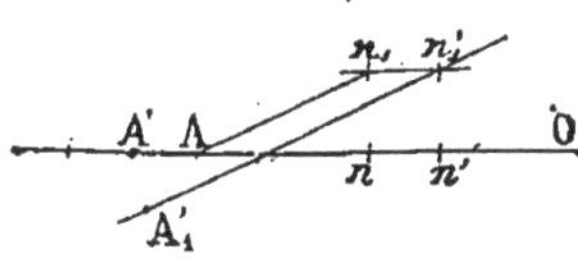

Fig. 224.

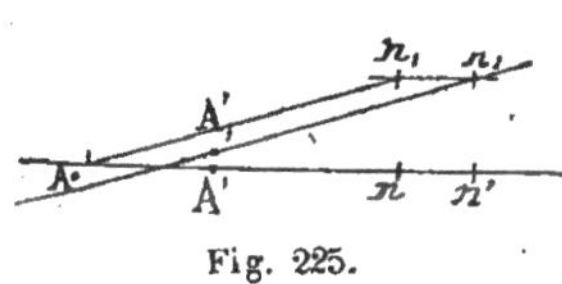

Fig. 225.

Si, au contraire, le système est divergent, l'image A′ (fig. 225) est plus rapprochée que le foyer; le même déplacement du système amène l'image en A'_1; elle s'est mue dans le même sens que le système.

Lors donc qu'en examinant un système formé de la lentille à essayer et d'un verre numéroté, on aura un déplacement de l'image en déplaçant la lentille, non seulement on saura qu'il n'y a pas compensation; mais on saura même quelle lentille est la plus puissante et, s'il faut essayer, dès lors, un verre d'un numéro plus faible ou plus fort.

436. — Cette méthode s'applique aux verres convergents ainsi qu'aux verres divergents; elle est même la plus pratique pour ces derniers. Pour les lentilles convergentes, on peut opérer autrement en utilisant les images réelles qu'elles donnent.

Si on dispose d'un faisceau de lumière parallèle, de la lumière solaire, par exemple, on placera la lentille sur le trajet du faisceau et on cherchera, à l'aide d'un écran, l'endroit où l'on obtient l'image la plus nette. Par cette position, l'écran sera en coïncidence avec le plan focal : on aurait la distance focale en mesurant la distance de ce plan au plan principal, si celui-ci était connu. Il est vrai qu'il n'en est pas ainsi; mais, dans la pratique, le plan principal d'une lentille est assez rapproché de la face correspondante pour que l'on puisse prendre pour distance focale la distance du plan focal à la face la plus voisine de la lentille. La distance focale étant déterminée, on aura immédiatement la puissance en en prenant l'inverse (423).

On peut également utiliser la propriété des plans antiprincipaux de donner une image égale à l'objet : on prend pour objet une lame translucide sur laquelle sont tracées des divisions égales et qu'on éclaire fortement par derrière. De l'autre côté de la lentille on reçoit l'image réelle sur un écran présentant des divisions égales aux précédentes et l'on cherche par tâtonnement des positions de l'objet et de l'écran, telles que les images des divisions de l'objet coïncident exactement avec les divisions de l'écran. Lorsque cette condition est remplie on est assuré que l'écran et l'objet sont dans les plans antiprincipaux : la distance de ceux-ci est égale à quatre fois la distance focale, plus la distance des plans principaux; mais celle-ci est petite et peut être négligée dans la pratique. Donc, en divisant par 4 la distance mesurée de l'objet à l'écran, on aura très sensiblement la distance focale.

On a construit sous le nom de *focomètres* ou mieux de *phakomètres* des appareils qui permettent d'effectuer commodément la recherche que nous venons d'indiquer. Ils diffèrent les uns des autres par divers détails, notamment par la manière de produire le mouvement simultané de l'objet et de l'écran et d'observer à l'aide d'une loupe ou d'un microscope l'image réelle obtenue pour la comparer aux divisions tracées sur l'écran.

437. — Ces méthodes ne sont pas applicables aux systèmes centrés dans lesquels, au moins en général, la distance des plans principaux n'est pas négligeable. Si dans un pareil système on peut déterminer la position du plan focal par l'emploi d'un faisceau incident parallèle, puis la position du plan antiprincipal comme nous venons de l'indiquer, la distance de ces deux plans donnera la distance focale.

Mais il peut arriver que l'un de ces plans soit virtuel ou qu'ils le soient même tous les deux. On peut trouver encore la distance focale, si le système est susceptible de donner des images réelles d'objets réels, en employant une méthode basée sur une propriété facile à démontrer.

Soit un objet AB (fig. 226) et soit un système centré défini par ses plans cardinaux parmi lesquels il nous suffit de considérer le plan focal F' et le plan principal correspondant P'. Ces éléments permettent de tracer la caractéristique de l'objet SF'S' et nous savons que l'image de l'objet est toujours comprise entre cette caractéristique et l'axe XX'. Soient deux images A'B' et $A'_1B'_1$ correspondant à deux positions différentes de l'objet, positions qu'il est inutile de connaître. Menons A'D parallèle à l'axe : les deux triangles H'P'F' et A'_1DA' sont semblables; on a donc :

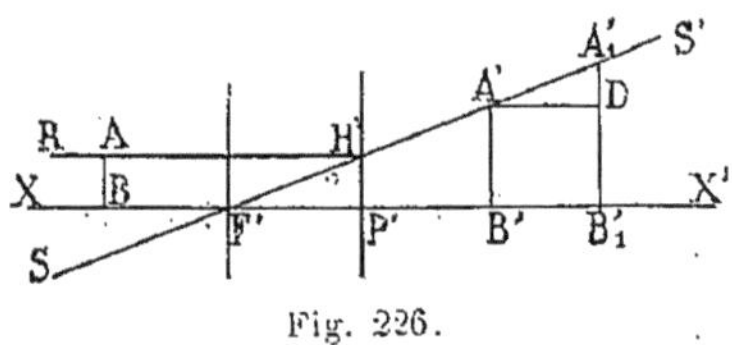

Fig. 226.

$$\frac{F'P'}{A'D} = \frac{H'P'}{A'_1D},$$

ou en remarquant que $H'P'$ est égal à l'objet AB et que A'_1D est égal à la différence des deux images :

$$\frac{F'P'}{B'B'_1} = \frac{AB}{A'_1B'_1 - A'B'}.$$

L'expérience permet de déterminer $A'B'$ et $A'_1B'_1$, grandeur des deux images réelles que l'on peut recueillir sur un écran et $B'B'_1$ déplacement de l'écran pour passer de l'une de ces images à l'autre. Si donc on connaît AB, on pourra calculer immédiatement $F'P'$, c'est-à-dire la distance focale.

Si celle-ci n'est pas très petite, il sera commode de choisir les images telles que la différence de leur grandeur soit justement égale à l'objet, c'est-à-dire $A'_1B'_1 - A'B' = AB$, car alors on a $B'B'_1 = F'P'$, le déplacement de l'écran est égal à la distance focale cherchée.

Si la distance focale est petite, il y aura intérêt à choisir deux images telles que l'on ait par exemple $A'_1B'_1 - A'B' = 10\ AB$, il viendra alors $B'B'_1 = 10\ F'P'$: la distance focale sera égale à $\frac{1}{10}$ du déplacement de l'écran.

Dans le cas où le système considéré ne donnerait que des images virtuelles des objets réels, on peut employer une méthode analogue, mais elle exige l'emploi de la chambre claire : nous y reviendrons en parlant de cet appareil.

Art. IV. — DOUBLE RÉFRACTION

438. **Action sur la lumière des corps biréfringents.** — Nous avons étudié dans l'article qui précède la réfraction qui se manifeste dans les corps amorphes et nous avons indiqué que les phénomènes obéissaient à d'autres lois dans le cas des corps cristallisés autres que dans les cristaux appartenant au système cubique. En effet lorsqu'un rayon pénètre de l'air dans un milieu non isotrope, il donne naissance à deux rayons réfractés et c'est en cela que consiste la double réfraction. Quelques appareils employés notamment dans l'étude de l'œil et dans les analyses de liquides de l'organisme reposant sur ces phénomènes, il est indispensable de s'en rendre compte en les étudiant au moins sommairement dans ce qu'ils ont d'essentiel.

Pour bien indiquer les caractères de ce phénomène spécial, examinons l'action produite par la réfraction simple dans un cas particulier. Supposons qu'une masse de verre, amorphe, ait été taillée en forme de sphère dont O (fig.227) soit le centre : considérons un rayon lumineux MA arrivant en A : la normale en ce point sera le rayon OAL ; le rayon réfracté sera dans le plan d'incidence qui contient le rayon MA et la normale AL, et sa position sera déterminée par la loi de Descartes ou loi des sinus (383). En particulier, si le rayon arrive suivant la normale LA, il pénètre dans la sphère en AB sans déviation. Quelle que soit, d'ailleurs, la direction du rayon incident que nous maintiendrons constante, si nous faisons tourner la sphère autour de son centre de manière que le point d'incidence change à sa surface, le rayon réfracté conserve la même direction, le phénomène est complètement indépendant de la partie de la surface par laquelle pénètre la lumière. On conçoit d'ailleurs qu'il en soit ainsi puisque, la substance réfringente étant isotrope, la lumière trouve les mêmes conditions dans tous les cas.

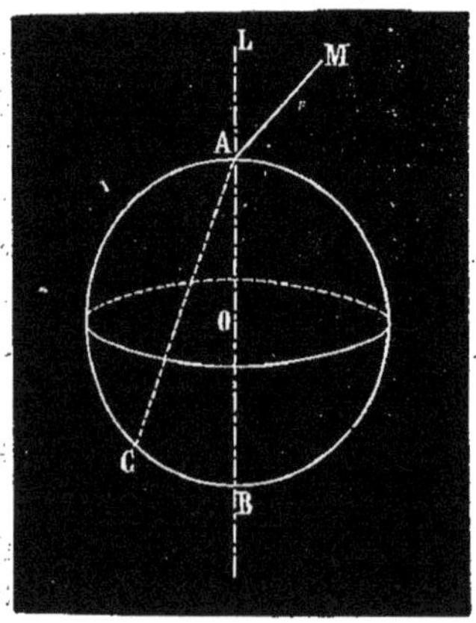

Fig. 227.

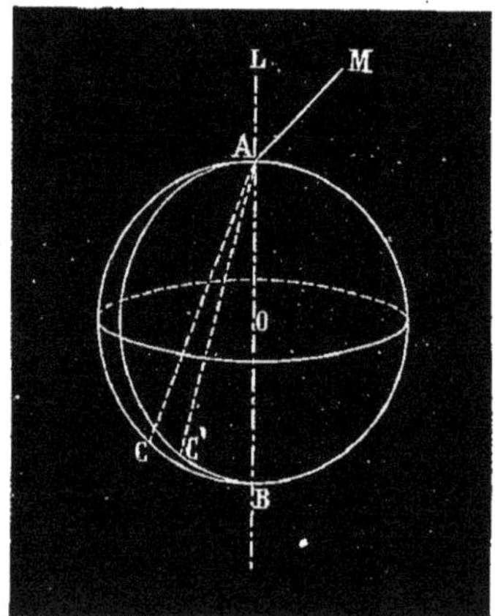

Fig. 228.

Mais il n'en doit pas être de même pour les substances cristallisées et on ne peut prévoir les effets qui se produiront. Nous supposons dans tout ce qui suit que la substance réfringente employée est le spath d'Irlande, carbonate de chaux transparent qui cristallise en forme de rhomboèdre, ce cristal servant presque exclusivement dans les applications pratiques. Si, de même, nous taillons une sphère dans un bloc de spath d'Islande et que, en un point A (fig. 228) de sa surface, nous fassions arriver un rayon lumineux MA dans une direction quelconque, nous observons qu'il donne naissance dans la sphère à deux rayons distincts [1]. L'un de ces rayons AC obéit aux lois de réfraction que nous avons indiquées (383) : il est dans le plan d'incidence, plan qui contient déjà le rayon incident MA et la normale AL et, de plus, si on fait varier l'angle d'incidence MAL, l'angle de réfraction CAB est déterminé par la loi des sinus. Quant à l'autre rayon AC′, en général il est dans un plan AC′B différent du plan d'inci-

1. On ne peut, bien entendu, opérer réellement sur des *rayons*, mais seulement sur des *pinceaux* lumineux qu'on prend de petite amplitude.

dence; de plus, si on fait varier l'angle d'incidence MAL, le plan qu'il détermine avec la normale AB change et l'angle C'AB qu'il fait avec la normale n'est pas lié par une loi simple avec l'angle d'incidence.

En particulier, si le rayon incident arrive suivant la normale LA, l'un des rayons passe en AB sans déviation; en général, le second rayon prend une direction différente.

Le premier rayon se comporte donc comme s'il traversait une substance isotrope; pour cette raison on l'appelle *rayon ordinaire*; le second rayon est appelé *rayon extraordinaire*.

D'autre part, si, maintenant fixe le rayon incident, on fait tourner la sphère autour de son centre C de manière à ce que l'incidence se fasse successivement en des points différents, on reconnaît que, comme dans le cas des substances isotropes, le rayon ordinaire conserve sa direction, mais que le rayon extraordinaire est modifié d'une manière continue. Il en est ainsi, même dans le cas simple où le rayon incident est normal à la surface, arrivant dans la direction LA.

439. — Mais dans ce cas, on trouve une position de la sphère pour laquelle le rayon extraordinaire se confond avec le rayon ordinaire, pénétrant avec lui normalement dans le milieu réfringent. Dans ce cas, il n'y a pas double réfraction à proprement parler.

La direction suivant laquelle cette condition est satisfaite dans un morceau de spath d'Islande ou d'une autre substance biréfringente, est ce qu'on appelle l'*axe optique* du cristal.

Si, sur une lame à faces parallèles, on fait tomber un rayon lumineux dans une direction quelconque, on observe que, à l'émergence par la seconde face, chacun des rayons réfractés donne un rayon émergent. De plus, ces deux rayons sortent l'un et l'autre parallèles à la direction du rayon incident. On en conclut (404) que chacun d'eux obéit à la loi de réversibilité.

Lorsqu'on étudie un cristal de spath d'Islande dans sa forme naturelle, rhomboèdre (fig. 229), on reconnaît que la direction de l'axe optique coïncide avec l'une des diagonales OO' de ce solide. Mais cette substance est employée sous forme de lames à faces parallèles ou de prismes dont les faces ont des directions quelconques par rapport à cet axe. Souvent, par exemple, les faces parallèles d'une lame sont perpendiculaires à l'axe optique ou les arêtes d'un prisme sont parallèles à cette droite (lame taillée perpendiculairement à l'axe, prisme taillé parallèlement à l'axe).

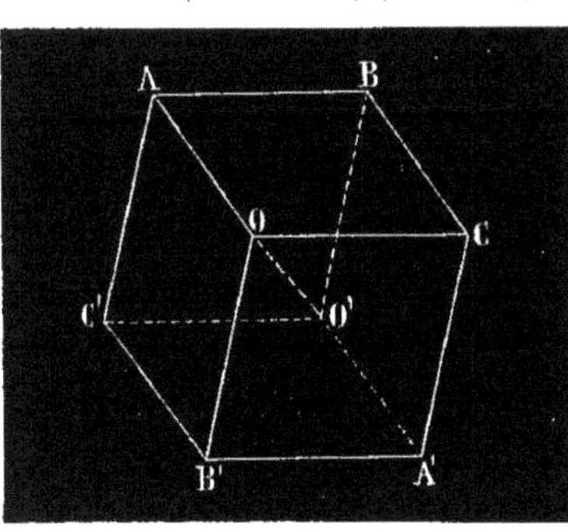

Fig. 229.

440. Action d'une lame biréfringente à faces parallèles. — Considérons le cas d'une lame à faces parallèles $A_1A_2B_1B_2$ (fig. 230) ayant une direction quelconque par rapport à l'axe optique, sur laquelle on fait arriver normalement un faisceau parallèle RT. En pénétrant dans la lame biréfringente à travers la face A_1B_1 ce faisceau se divise : le faisceau ordinaire continue sans déviation et, rencontrant aussi normalement la face A_2B_2, sort sans déviation, allant donner sur un écran MM' une tache lumineuse S_0U_0, comme si la lame n'avait pas été interposée (à l'intensité près, comme nous le dirons plus loin). Le faisceau extraordinaire est dévié dans la lame, mais à l'émergence reprend la direction primitive et sort, par conséquent, parallèle au faisceau ordinaire, il est déplacé et non dévié : il donne alors sur l'écran MM' une tache lumineuse S_eU_e.

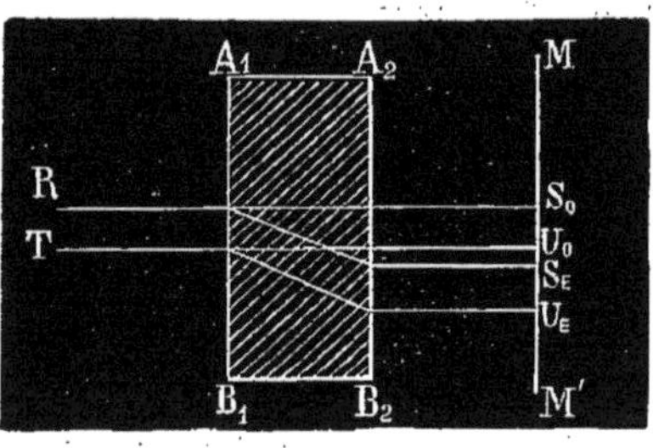

Fig. 230.

Si l'on vient à faire tourner la lame autour de la direction du faisceau incident, autour d'une normale à ses faces par conséquent, le faisceau ordinaire ne subit aucune modification et donnera toujours au même endroit la tache lumineuse S_0U_0. Il n'en est pas de même du faisceau extraordinaire dont la position est liée à celle de l'axe optique du cristal et qui sera entraîné, comme celui-ci, dans le mouvement de rotation de la lame. La tache produite par ce faisceau tourne donc autour de la tache fixe que donne le faisceau ordinaire.

On voit immédiatement sur la figure que le déplacement du faisceau extraordinaire par rapport au faisceau incident, et par conséquent par

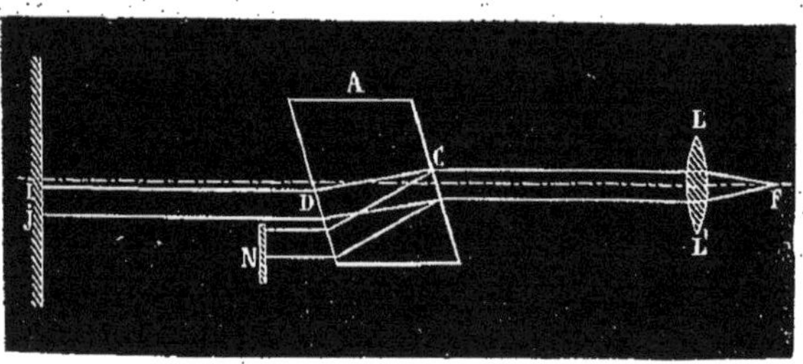

Fig. 231.

rapport au faisceau ordinaire émergent, est proportionnel à l'épaisseur de la lame. Si cette épaisseur n'est pas assez grande par rapport à la largeur du faisceau incident, les deux faisceaux émergents sont confondus en partie et les deux taches lumineuses sont en partie superposées : la partie commune est alors plus éclairée que le reste des taches. Mais si la lame est assez épaisse ou le faisceau incident assez mince, les deux faisceaux émergents sont complètement séparés et les deux taches lumineuses sur l'écran sont entièrement distinctes.

Dans les expériences sur la polarisation (voir OPTIQUE PHYSIQUE) il est souvent nécessaire d'avoir seulement un des deux faisceaux : on comprend que dans ce dernier cas, il soit possible (fig. 231), à l'aide d'un écran opaque N, d'arrêter l'un de ces faisceaux et de conserver celui sur lequel on veut expérimenter. Mais cette disposition présente l'inconvénient d'exiger une lame assez épaisse dès que le faisceau est un peu large : nous verrons plus loin le moyen d'obtenir le même résultat par d'autres procédés.

Ajoutons que des effets du même genre se produiraient si la lumière incidente était convergente comme il arrive dans le cas où on veut faire des projections, ou divergente comme dans le cas où la lame serait placée après un appareil donnant une image virtuelle.

441. **Action des prismes biréfringents.** — Chacun des faisceaux qui a été ainsi séparé par la double réfraction se comporte au point de vue de sa marche, dans toutes les circonstances, comme la lumière incidente qui lui a donné naissance (toujours à l'intensité près). Chacun de ces faisceaux peut se diffuser, se réfléchir, se réfracter, et même subir la double réfraction, et par conséquent on peut appliquer à chacun d'eux tout ce que nous avons indiqué dans les articles précédents et dans celui-ci : nous insisterons seulement sur quelques particularités intéressantes.

Si l'on fait tomber sur un prisme biréfringent B_1AB_2 (fig. 232) un faisceau de lumière il se divisera en pénétrant dans le prisme ; à la face d'émergence les deux faisceaux pourront tous les deux sortir et seront alors déviés inégalement, les angles de déviation étant Δ_0 et Δ_e, de telle sorte qu'ils feront entre eux un certain angle.

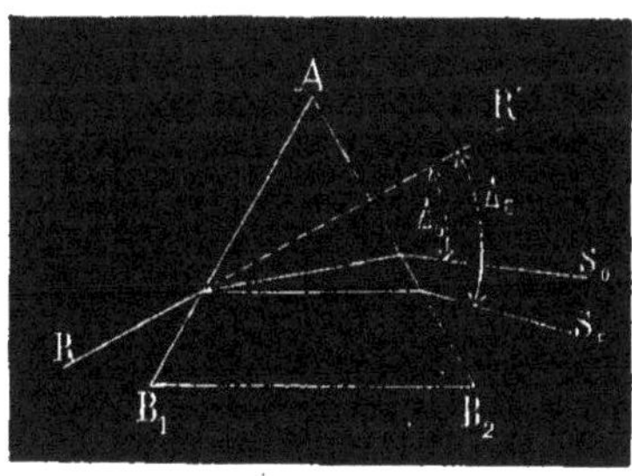

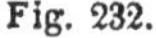
Fig. 232.

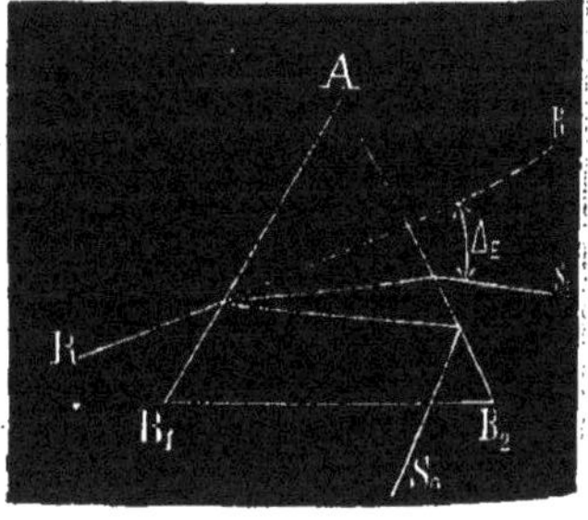

Fig. 233.

Il peut arriver aussi que, pour ces deux faisceaux, les angles d'incidence sur la 2e face AC soient supérieurs aux angles limites correspondants : ils subiront alors l'un et l'autre la réflexion totale et ne sortiront pas par la face AC.

Enfin, il peut arriver que les angles d'incidence sur la 2e face AC fig. 233) soient tels que l'un d'eux seulement soit supérieur à l'angle limite. Celui pour lequel cette condition est réalisée subira la réflexion totale et ne sortira pas par la face AC; mais l'autre émergera en présentant une certaine déviation.

Grâce à cette disposition, on peut également séparer les deux faisceaux : dans le spath d'Islande c'est le faisceau ordinaire S_0 qui subit la réflexion totale et le faisceau extraordinaire S_e qui sort. Mais ce moyen d'obtenir un seul des deux faisceaux est peu commode dans les expériences, parce que la direction du faisceau émergent n'est pas la même que celle du faisceau incident.

442. — Une disposition indiquée par Nicol et dans laquelle le même principe est appliqué permet d'éviter cet inconvénient. Un cristal de spath ABCD (fig. 234) est scié suivant un plan diagonal AC et les deux morceaux sont rapprochés et collés avec du baume du Canada. Le rayon incident RI se divise à l'entrée et donne deux rayons réfractés qui rencontrent la face diagonale AC sous des angles différents : l'inclinaison de la section a été déterminée, eu égard aux indices de réfraction dans le spath et dans le baume, de telle sorte que le rayon ordinaire R_0 est réfléchi totalement et se perd dans la monture de l'appareil; le rayon extraordinaire traverse la couche de baume sans modification appréciable de direction, car cette couche constitue une lame mince à faces parallèles, et rencontre en H la face CD d'où il émerge en HR_e parallèlement à la direction d'incidence RI.

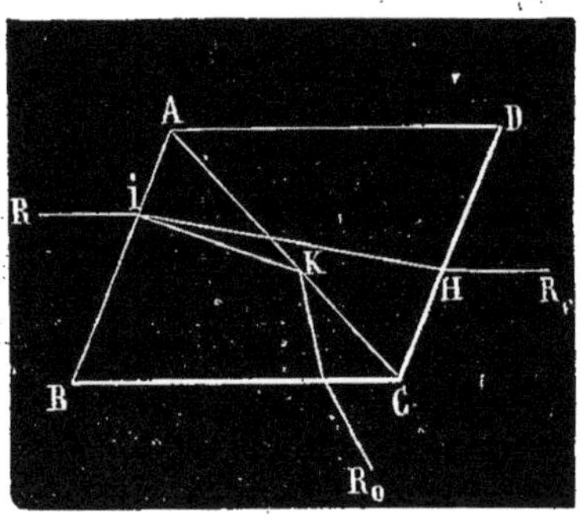

Fig. 234.

Foucault a modifié cet appareil en supprimant le baume et laissant une mince couche d'air entre les deux prismes ACB, ACD. L'effet est le même, mais l'obliquité de la section AD peut être moindre et le morceau de spath employé est par suite de dimensions plus petites.

Ces appareils qui sont fréquemment utilisés dans l'étude de la polarisation sont connus sous les noms de prisme de Nicol et prisme de Foucault et, plus généralement, de Nicol et de Foucault.

443. — Enfin, pour arriver au même résultat, on peut encore accoler à un prisme de spath B (fig. 235) convenablement taillé un prisme de flint A de même angle. Le faisceau incident R, limité par une ouverture C pratiquée dans la monture, arrive normalement sur la première face du prisme A et pénètre sans déviation. A la surface de séparation des prismes A et B le faisceau se divise : le rayon extraordinaire passe sans déviation dans le prisme B qui a le même indice que le flint pour la lumière extraordinaire, et, rencontrant normalement la face d'émer-

gence, sort sans déviation en R_e. Le rayon ordinaire est dévié, au contraire, et, sortant parallèlement à la direction d'incidence, est assez dévié en R_o pour être arrêté par la monture qui de ce côté présente seulement une ouverture D pour le passage de R_e. Le résultat est donc le même que dans les cas précédents et n'exige qu'un morceau de spath de petites dimensions.

444. — Lorsqu'un faisceau traverse un spath d'Islande, il est divisé à la sortie ; si on fait tomber ces faisceaux émergents sur un autre spath, chacun de ces faisceaux subit, en général au moins, et sauf les cas particuliers que nous avons indiqués, la double réfraction. Le faisceau ordinaire R_0 se divise en deux dans le second spath, dont l'un R_{oo} traverse sans déviation tandis que l'autre, rayon extraordinaire R_{oe}, sort avec un certain déplacement.

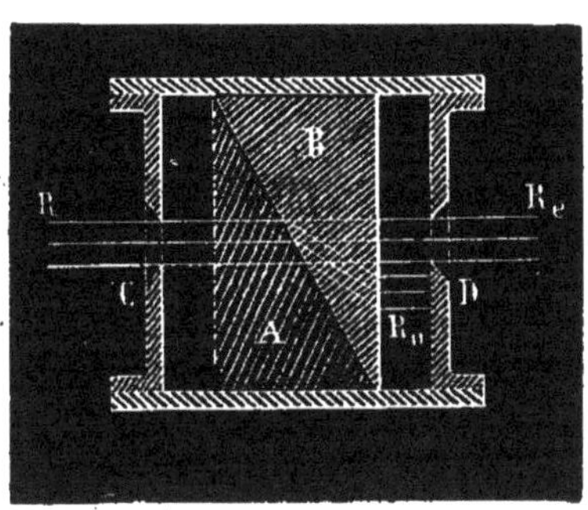

Fig. 235.

Le rayon extraordinaire R_e émergent du premier spath se divise en deux autres dont l'un, ordinaire R_{eo}, ne subit pas un nouveau déplacement, tandis que l'autre, extraordinaire R_{ee}, est déplacé à nouveau.

Il y a donc à l'émergence du second spath quatre faisceaux dont un seul R_{oo} a conservé la position primitive. Si donc on fait tourner le système des deux spaths autour de la direction du rayon incident, parmi les quatre images qu'on obtient sur un écran, une seule restera immobile, et les trois autres tourneront autour de celle-ci.

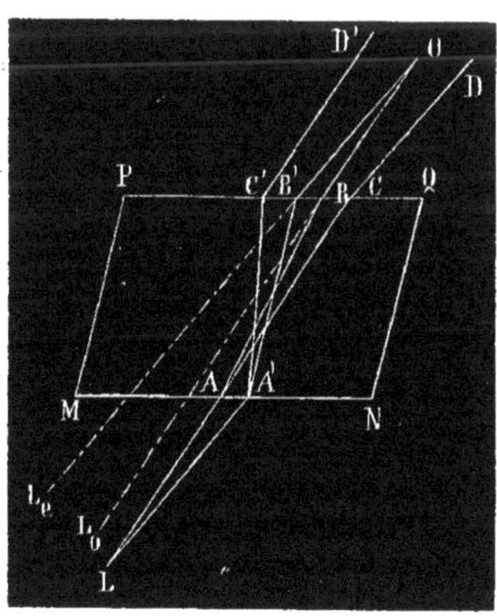

Fig. 236.

Dans cette expérience, les images présentent le plus souvent des différences notables d'intensité ; nous reviendrons plus tard sur ce point (voir Polarisation).

445. **Vision à travers une lame biréfringente.** — Examinons l'effet produit lorsqu'un observateur O regarde un point lumineux L à travers une lame biréfringente MNPQ (fig. 236) à faces parallèles. Soit LA un rayon émané de ce point, il pénétrera dans le cristal en se divisant en deux AB et AC qui, à l'émergence, donneront deux rayons parallèles, tous les deux à la direction LA du rayon incident. De même un autre rayon

LA′ se divisera en deux A′B′ et A′C′ qui, à l'émergence, donneront également deux rayons parallèles à LA′. Soit l'œil d'un observateur placé en O : il recevra de la lumière arrivant dans la direction OB comme si elle venait d'un point situé en L_o; mais en même temps il recevra de la lumière arrivant en B′O qui donnera la sensation d'un point situé en L_e; les autres rayons seront perdus, ne pénétrant pas dans l'œil. On voit donc que l'observateur verra deux images du point L : celui-ci paraîtra dédoublé. Il en serait naturellement de même d'un objet dont tous les points donneraient ainsi deux images.

L'effet ne peut évidemment se produire que si les rayons utiles se croisent dans l'intérieur du cristal : on reconnaît qu'il en est bien ainsi, en glissant sous la face MN un écran opaque de M vers N, par exemple. C'est le rayon de gauche arrivant en A qui est intercepté le premier. C'est donc le rayon en ABO qui n'arrive plus à l'œil et par suite c'est l'image de droite qui cesse d'être vue d'abord.

446. **Mesure des longueurs par les prismes biréfringents.** — Soit AB (fig. 237) un objet qui, placé devant une lentille L, donne une image

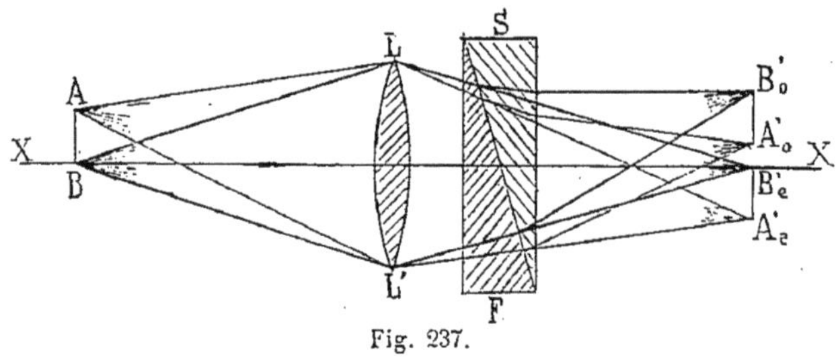

Fig. 237.

réelle en $A'_eB'_e$, le faisceau incident BLL′ donnant naissance au faisceau émergent $LL'B'_e$ et le faisceau incident ALL′ se transformant par son passage dans la lentille dans le faisceau $LL'A'_e$. Sur le trajet de ces faisceaux et avant la formation de l'image réelle, intercalons un parallélépipède flint-spath analogue à celui (443) que nous avons étudié précédemment; ainsi que nous l'avons dit, les faisceaux se diviseront en pénétrant dans le spath : les faisceaux extraordinaires ne seront pas modifiés et leurs sommets seront toujours en $A'_eB'_e$ où se fera par suite une image. Mais les faisceaux ordinaires seront déviés dans le spath et à l'émergence et auront leurs sommets en A'_o et B'_o, de telle sorte qu'il se produira une seconde image réelle $A'_oB'_o$.

Dans le cas de la figure les images sont séparées par la distance $A'_oB'_e$; mais on voit aisément que si l'objet AB était plus grand, le point A plus éloigné de l'axe, ce qui ne changerait rien aux points B'_o et B'_e, les images seraient aussi plus grandes, le point A'_o serait rapproché de B'_e. On peut même trouver une certaine grandeur de AB pour laquelle le point A'_o viendra coïncider avec B'_e, les deux images de l'objet seront placées exactement à la suite l'une de l'autre. Il est évident que, pour une même position de l'objet AB, de la lentille LL' et du prisme PP', il faut pour que cette condition se réalise que l'objet AB ait une grandeur déterminée (que les lois de la réfraction permettent même de calculer); et réciproquement, pour des positions invariables de AB, de LL' de PP' toutes les fois que cette condition se réalisera on sera assuré que l'objet AB aura toujours cette même grandeur.

Supposons que l'objet observé soit une bande lumineuse; à l'aide de l'appareil dans les conditions que nous venons d'indiquer, on verra l'image dédoublée dans la disposition I de la figure 238. Si l'objet grandit (II), les points A'_0 et B' coïncideront, les images seront amenées au contact; si l'objet grandit encore, l'image ordinaire empiétera sur l'image extraordinaire et on aura l'apparence $B'_0A'_0$,$B'_eA'_0$ (fig. 238, III). Il est clair que la grandeur de la partie commune comprise entre B'_0 et A'_0 dépendra de la grandeur de l'objet même. Si donc on a un moyen de mesurer la grandeur de la partie commune, on pourra en déduire la grandeur de l'objet.

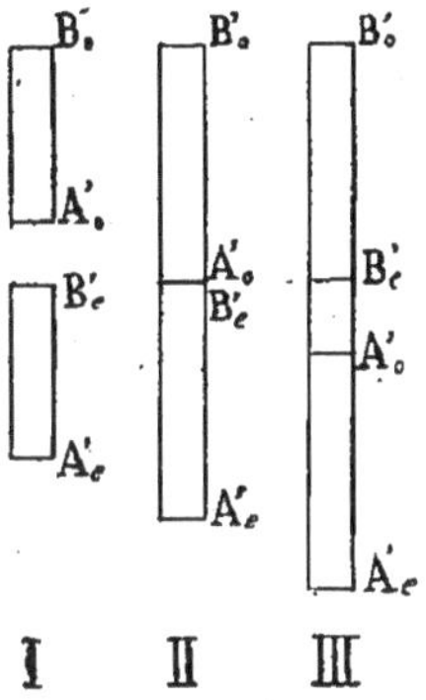

B'_0 A'_0 B'_e A'_e — I II III

Fig. 238.

Il est inutile d'insister davantage, et il suffit de comprendre ce principe pour saisir qu'il y a là un moyen de mesurer, dans des conditions bien déterminées, la grandeur d'un objet AB. Cette remarque est importante et elle a été appliquée dans un intéressant appareil que nous décrirons plus loin, l'ophtalmomètre de MM. Javal et Schiötz.

Les prismes de Rochon et de Wollaston donnent des résultats analogues à ceux que nous venons d'indiquer, seulement le prisme de flint est remplacé par un prisme de spath. Grâce à une orientation convenable, il n'y a que deux images et non pas quatre.

CHAPITRE II

RADIATIONS

447. **Hypothèse des ondulations.** — Nous avons dit que si l'hypothèse de l'émission permettait de donner des explications simples relativement à l'optique géométrique, elle ne pouvait cependant être considérée comme représentant la réalité : nous avons déjà indiqué (348) comment l'observation précise de l'effet produit par le bord d'un écran sur la lumière émanée d'un point lumineux donne des résultats en contra-

diction formelle avec cette hypothèse. Nous aurons à signaler ultérieurement d'autres faits du même genre (voir Optique physique) : l'hypothèse de l'émission doit donc être abandonnée.

Une autre hypothèse, celle des *ondulations*, a résisté jusqu'à présent au contrôle de l'expérience, donnant l'explication des phénomènes observés, permettant même d'en prévoir. Indiquons sommairement en quoi elle consiste.

On admet que, indépendamment de la matière qui manifeste son existence par les propriétés que nous avons signalées, par les phénomènes divers dont elle est le siège, l'espace contient une autre substance à laquelle on a donné le nom d'*éther* ou quelquefois *éther lumineux*. Cette substance, qui serait parfaitement élastique, existerait non seulement dans les espaces vides de matière, comme les espaces interplanétaires ou interstellaires, mais pénétrerait également les corps, les molécules dont elle est composée s'intercalant pour ainsi dire entre les molécules matérielles.

On admet que lorsque l'éther, en un de ses points, est dérangé de sa position d'équilibre, il exécute une série de vibrations qui s'éteignent plus ou moins rapidement; mais ces vibrations se communiquent aux molécules voisines qui vibrent à leur tour et transmettent le mouvement vibratoire à d'autres molécules. Ce serait ce mouvement vibratoire, modifié dans ses conditions par la présence des corps matériels, qui, arrivant à l'œil, pénètre jusqu'à la rétine sur laquelle il produirait une action sur la nature de laquelle on n'est pas encore fixé, mais qui aurait pour résultat de faire naître en nous la sensation lumineuse.

Ces vibrations de l'éther se propageant ainsi dans l'espace vide et dans les corps sont désignées sous le nom de *radiations*. Nous verrons ultérieurement les raisons qu'on peut invoquer en faveur de cette hypothèse et nous nous occuperons maintenant des effets observés qu'on peut leur attribuer.

448. — Nous avons cherché, au point de vue lumineux, les conditions dans lesquelles se modifient les faisceaux; nous n'avons pas étudié les conditions qui peuvent expliquer les divers caractères de la sensation lumineuse : l'intensité, la coloration, la forme. L'étude de cette dernière est liée intimement au fonctionnement de l'œil comme appareil d'optique, comme système centré; nous y consacrerons un chapitre spécial, mais nous pouvons dès à présent étudier les particularités relatives à la coloration et à l'intensité.

D'autre part, il est des effets divers dont nous sommes conduits à considérer la cause comme étant la même que celle qui fait naître en nous la sensation lumineuse; nous considérerons donc les radiations comme la cause de ces effets.

Comment pouvons-nous être conduits à cette hypothèse?

Supposons que nous soyons placés dans une chambre obscure, présentant sur l'une de ses parois une ouverture exposée à l'action d'une source lumineuse, à l'action du soleil, par exemple. Nous savons que pour une position convenable de l'œil nous éprouverons une sensation lumineuse; si, dans cette même position, nous plaçons la main, nous éprouverons la sensation de chaleur et, d'ailleurs, un thermomètre placé en cet endroit indiquera une élévation de température : il y avait donc là une action calorifique. Cette action se manifeste partout où l'œil nous fait éprouver la sensation lumineuse, et là seulement; elle cesse quand, la source lumineuse ayant cessé d'agir, nous n'avons plus la sensation lumineuse.

Nous sommes évidemment conduits à admettre ou qu'il y a une seule et même cause pour les effets lumineux et pour les effets calorifiques, ou qu'il y a deux causes distinctes qui agissent ensemble et disparaissent au même instant.

Dans les mêmes conditions, un autre effet peut se produire : à l'endroit où, ayant placé l'œil, nous avions éprouvé une sensation lumineuse, disposons une feuille de papier imbibé de certains sels d'argent, une feuille de papier photographique : les sels d'argent seront décomposés et une teinte plus ou moins foncée apparaîtra. Dans ce cas, encore, l'action chimique ainsi manifestée apparaît seulement dans les conditions où nous aurions éprouvé la sensation lumineuse.

Il faut donc aussi supposer ou que cette action chimique a la même cause que l'action lumineuse, ou que les deux causes apparaissent et disparaissent en même temps.

Reprenons à nouveau l'expérience, et à l'endroit où les actions lumineuses, calorifiques et chimiques se sont manifestées, plaçons certains corps comme le sulfure de calcium convenablement préparé. Après une exposition suffisamment prolongée, ce corps sera devenu phosphorescent, c'est-à-dire que, tout en étant à la température ordinaire, il est devenu lumineux, visible dans l'obscurité. De même que précédemment cette action est limitée aux points où se produisaient les autres actions indiquées.

La conclusion est donc encore la même : cette action spéciale a la même cause que les actions lumineuse, calorifique et chimique; ou si la cause est différente, elle agit et cesse d'agir en même temps.

Il est possible d'observer encore d'autres effets; mais, jusqu'à présent, ils ne paraissent pas assez importants pour qu'il soit nécessaire de nous y arrêter.

449. — Quelles sont les raisons que l'on peut invoquer pour ou contre l'idée de l'unité de cause?

L'objection principale, la seule même que l'on puisse faire à l'hypothèse d'une cause unique, c'est la diversité des effets observés : il n'y a aucune ressemblance, aucune analogie entre une sensation lumineuse et une sensation calorifique, pas plus qu'entre la décomposition d'un sel d'argent et la production de la phosphorescence.

Le fait est incontestable, mais il ne constitue pas un obstacle à l'adoption de l'hypothèse d'une cause unique : la nature d'un effet dépend bien plus de la nature de l'organe, du corps, de l'appareil dans lequel cet effet se manifeste que de la nature de la cause. La chaleur agissant sur nos organes nous donne la sensation calorifique qui n'a aucune ressemblance avec la dilatation qu'elle produit sur un corps quelconque, et cependant nous admettons que c'est bien à la même cause que sont dus ces deux effets. On pourrait citer d'autres exemples ; nous pensons que celui-là suffit.

Une autre objection que l'on peut faire à l'hypothèse d'une cause unique, c'est que les divers effets n'existent pas ensemble nécessairement. Une étoile nous procure la sensation lumineuse et produit des actions chimiques, mais elle ne produit pas d'effet calorifique appréciable ; — un vase rempli d'eau bouillante produit, à distance, la sensation calorifique et agit sur un thermomètre, mais ne donne pas naissance à la sensation lumineuse, et n'agit pas sur le papier photographique ; — un faisceau solaire qui a traversé un verre rouge donne la sensation lumineuse, mais n'agit pas sur le papier photographique, etc.

Cette objection, au fond, ne diffère pas de la précédente : le fait qu'un organe ou un corps est modifié ou non dépend de la nature, de la constitution de l'organe et du corps, plus que de la nature de la cause. Ne pas réagir, ou réagir sous l'influence d'une cause déterminée, c'est répondre d'une façon différente à l'action de cette cause, tout aussi bien que réagir diversement. Ce n'est donc là qu'une forme de l'objection précédente et il n'y a pas lieu de s'y arrêter davantage.

Les raisons qui militent en faveur de l'existence d'une cause unique pour produire les divers effets que nous avons signalés sont multiples : elles se déduisent précisément de l'étude que nous allons faire des effets que nous attribuons, dès à présent, aux radiations, et la démonstration de cette hypothèse sera la conclusion de ce chapitre. Quant aux raisons qui militent en faveur de la nature vibratoire de cette cause, elles seront indiquées dans le chapitre de l'Optique physique.

450. **Étude géométrique des radiations.** — Nous avons vu, dans le chapitre précédent, à quelles lois obéissent dans leur propagation les radiations au point de vue optique. On peut faire une étude analogue en observant les radiations, soit au point de vue des effets calorifiques, soit au point de vue des effets actiniques (en réunissant sous ce nom les effets chimiques et les effets capables de produire la phosphorescence, effets qui semblent toujours exister ensemble). Il est facile de comprendre comment à l'aide de thermomètres ou de feuilles de papier

photographique il serait possible de suivre un faisceau, d'en étudier la forme et les dimensions, en un mot, le mode de propagation.

L'expérience montre que, quelle que soit la nature de l'effet considéré, les lois qui régissent cette propagation sont les mêmes que pour la lumière, qu'il s'agisse de propagation, de réflexion, de réfraction ou de double réfraction. Nous n'avons donc rien à ajouter à ce qui a été indiqué dans le chapitre précédent. Mais il convient de remarquer que cette identité des lois de propagation peut être invoquée en faveur de l'unité de cause des effets divers que nous attribuons aux radiations.

451. **Qualités des effets attribués aux radiations.** — Les sensations lumineuses que nous éprouvons présentant des différences entre elles, il est nécessaire d'admettre que les radiations qui leur donnent naissance ne sont pas toutes identiques; nous verrons, en effet, qu'elles peuvent être caractérisées par des données numériques qui dépendent des éléments mêmes des mouvements vibratoires de la forme la plus simple, à savoir leur durée et leur amplitude (XXVIII); nous dirons que l'un de ces caractères, la durée, est lié à l'indice de réfraction. Mais avant d'étudier ces questions avec quelques détails, nous devons nous demander si les effets calorifiques et actiniques présentent des qualités, des caractères tels que des effets d'une même nature se différencient les uns des autres, comme les effets lumineux se différencient par l'intensité et la couleur.

En ce qui concerne d'abord les effets calorifiques, l'observation de nos sensations montre qu'ils peuvent présenter des intensités différentes, comme on s'en aperçoit aisément en s'éloignant ou se rapprochant d'un foyer de chaleur : la différence n'est pas seulement subjective, car on observe que dans les mêmes conditions, par un changement de distance, un thermomètre marque des températures différentes.

Mais ni par la nature de la sensation, ni par l'action du thermomètre, on ne peut observer d'autre différence : nous pourrons ultérieurement mettre en évidence des différences par la manière dont se comportent les radiations dans diverses circonstances; mais ces différences ne sont pas appréciables par les moyens directs d'observation que nous utilisons, nos sensations et les indications du thermomètre. Nous n'aurons donc à étudier les effets calorifiques qu'au point de vue de l'intensité.

Si on expose à l'action d'un faisceau solaire, par exemple, un papier photographique pendant un temps déterminé, on reconnaît que la tache produite n'est pas toujours également foncée, c'est-à-dire que la décomposition chimique n'est pas toujours également intense. Nous dirons donc que, au point de vue chimique, les radiations présentent des intensités différentes.

Mais, de plus, si l'on répète l'expérience avec des faisceaux différents, alors même que ces faisceaux présentent la même intensité lumineuse, l'action chimique peut ne pas être la même. D'autre part, le même faisceau, agissant sur des papiers différemment préparés, produit des effets très variables : il y a donc des actions particulières, électives, que l'on peut assimiler aux différences de coloration et, par suite, les actions chimiques doivent être étudiées à ce point de vue, aussi bien qu'au point de vue de l'intensité ; mais cette étude n'est pas très avancée et, jusqu'à présent, nous aurons peu d'applications à signaler ; aussi passerons-nous assez rapidement sur ce sujet.

Avant d'examiner les résultats obtenus, il est nécessaire d'indiquer quels sont les moyens d'étude et de mesure des effets observés.

452. **Mesure des intensités calorifiques.** — Nous nous occuperons d'abord des actions calorifiques.

La mesure des actions calorifiques consiste essentiellement dans la détermination des quantités de chaleur fournie dans un temps donné. Mais, dans les conditions d'étude des faisceaux, on ne peut employer un calorimètre quelconque, et la seule méthode pratique est celle des températures stationnaires (218). On fait arriver le faisceau sur le réservoir d'un thermomètre : la température s'élève et devient invariable lorsque la quantité de chaleur abandonnée est égale aux pertes par rayonnement ; on sait que, tant que l'excès de température sur la température de l'air ambiant est peu considérable, les quantités de chaleur sont proportionnelles à ces excès. On peut donc prendre ces excès comme mesure des quantités de chaleur ; cette indication suffit lorsqu'il arrive, comme cela se présente dans la plupart des cas, qu'il s'agisse seulement de faire des déterminations comparatives et non des déterminations de valeurs absolues.

Pour ces comparaisons on n'emploie pas un thermomètre à mercure ; outre qu'il est trop peu rapide, c'est-à-dire qu'il ne manifeste pas immédiatement l'action de la chaleur qu'il reçoit, il est nécessaire de faire en même temps la mesure de la température ambiante, puisque c'est la différence de ces températures qui intervient seule. Aussi emploie-t-on toujours les thermomètres différentiels.

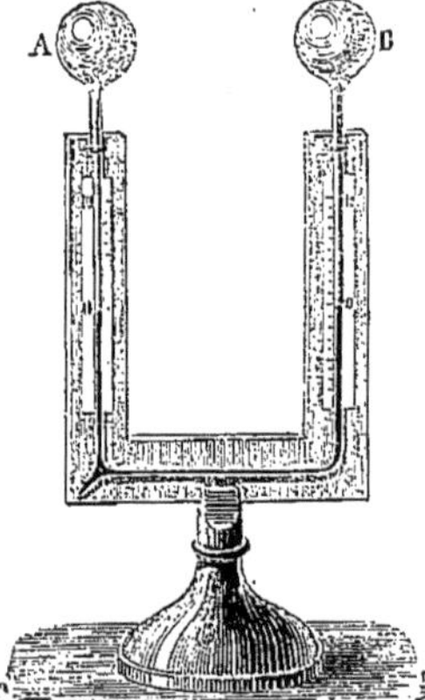

Fig. 239.

Les premières recherches dans cet ordre d'idées ont été faites à l'aide des thermomètres différentiels à air. Ces thermomètres, thermomètres de Leslie et de Rumford, sont constitués par un tube en verre doublement recourbé, terminé à ses deux extrémités par deux boules fermées. Dans le thermomètre de Leslie (fig. 239), ce tube contient un liquide coloré qui s'élève dans les branches verticales ; quand les deux boules sont à la même température, les surfaces du liquide doivent être à la même hauteur dans les deux branches; lorsque l'une des boules est portée à une température plus élevée que l'autre, il se produit une dénivellation, et l'appareil présente sur ses branches une graduation qui donne immédiatement par une simple lecture la différence de température des deux boules.

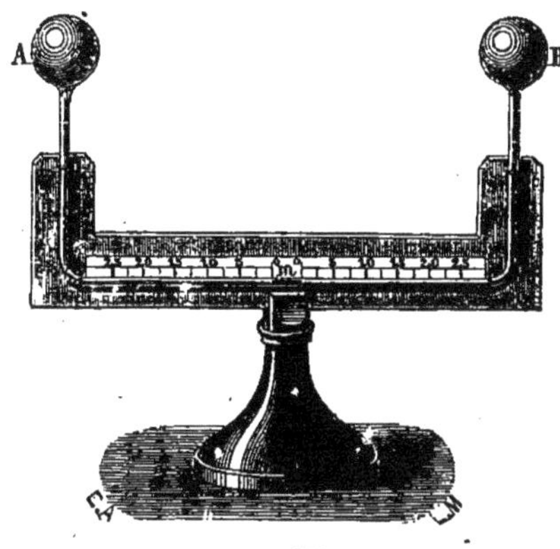

Fig. 240.

Dans le thermomètre de Rumford (fig. 240), il y a seulement un court index de liquide, dans la branche horizontale. Cet index doit occuper le milieu de cette branche quand les deux boules sont à la même température; quand les deux boules sont à des températures différentes, l'index est déplacé et la lecture de la division à laquelle il s'arrête sur une graduation tracée à l'avance fait connaître directement la différence de température.

Mais ces appareils sont actuellement remplacés avantageusement par la pile thermo-électrique dont le mode de fonctionnement sera expliqué plus tard; il nous suffira de dire que cet appareil présente deux faces opposées qui sont les parties actives. Lorsque ces deux faces sont à la même température, il ne se produit aucun courant électrique; un courant prend naissance, au contraire, dès qu'il existe une différence de température entre les deux faces. Cette pile est reliée à un galvanomètre dont l'aiguille se déplace sur un cadran gradué, et ce sont les déplacements de cette aiguille qui font connaître l'existence du courant et permettent de le mesurer; on peut alors en déduire la différence de température.

Cet appareil est beaucoup plus rapide dans ses indications que les thermomètres de Leslie et de Rumford; il est également beaucoup plus sensible, c'est-à-dire qu'il permet d'apprécier de plus petites différences de température.

453. **Mesure des intensités chimiques.** — L'étude des actions chimiques au point de vue de l'intensité peut être faite en appréciant la teinte plus ou moins foncée produite sur un papier photographique pendant un temps déterminé. Mais, outre qu'il faut une disposition spéciale pour que l'action ait toujours exactement la même durée, l'appréciation des teintes permet bien de juger si une action est plus ou moins intense qu'une autre, mais ne permet pas d'obtenir une comparaison numérique. Ajoutons en outre qu'il est difficile d'obtenir des papiers sensibles toujours identiques.

On a utilisé pour la mesure des actions chimiques la décomposition de l'oxalate de fer sous l'influence des radiations; dans ce cas, la réaction met en liberté de l'acide carbonique dont on détermine le volume, et la quantité de gaz dégagé peut servir de mesure à l'intensité de l'action chimique.

M. Becquerel a employé dans le même but un appareil, l'*actinomètre chimique*, basé sur la production des courants électriques qui accompagnent certaines réactions chimiques : cet appareil est peu usité.

Comme nous le dirons, on opère rarement sur des radiations simples et presque toujours on étudie l'action de mélanges de radiations. Les effets chimiques observés sont la somme, la résultante des actions individuelles des radiations simples qui composent le mélange : cette action totale est évidemment la seule qui soit utile au point de vue des applications. Mais il est également intéressant de pouvoir déterminer l'effet de chacune des parties du mélange; nous indiquerons comment on peut y arriver.

454. **De la couleur. Daltonisme.** — Nous apprécions des couleurs, des nuances, c'est-à-dire que, dans des conditions déterminées, nous différencions deux sensations lumineuses par un caractère d'une nature particulière qu'il est impossible de définir. Le nombre des nuances diverses que nous pouvons ainsi distinguer est considérable : en réalité, ce nombre pourrait être illimité, car il semble bien qu'il n'y a pas de limite tranchée entre deux nuances déterminées et qu'il y a entre elles une variation continue; deux nuances qui sont nettement distinguées par certaines personnes paraissent identiques à d'autres : il y a là une différence de sensibilité qui dépend, à la fois sans doute, et de l'organisation même et de l'éducation du sens de la vue. Le nombre des laines différentes nécessaires pour reproduire un tableau en tapisserie des Gobelins est considérable : il s'élève, dit-on, à 40 000 environ, et les ouvriers ne font pas de confusion entre elles; un fait analogue se produirait pour la mosaïque.

Comment peut-on caractériser une couleur, puisqu'il est impossible de la définir, comme nous l'avons déjà fait remarquer, ainsi qu'il arrive pour toutes les sensations? En réalité, on ne la caractérise pas, mais on définit le corps qui produit en nous cette sensation : par exemple, nous désignons sous le nom de *bleu* la nature de la sensation que nous éprouvons lorsque nous regardons le ciel par un beau jour d'été; par abréviation, on dit que le ciel est bleu, et on dit aussi de tout corps qui fait naître en nous cette sensation qu'il est *bleu*.

Il va sans dire que nous ignorons si deux personnes regardant le ciel au même instant éprouvent la même sensation : mais cela importe peu et il ne saurait y avoir confusion puisque ces deux observateurs désigneront l'un et l'autre sous le nom de *bleu* la sensation que leur fait éprouver la vue d'un certain corps si cette sensation est la même que chacun d'eux éprouve en regardant le ciel en été.

Pour caractériser les couleurs, il faut donc avoir des étalons, c'est-à-dire des corps ne pouvant changer et dont chacun donne une sensation particulière qui, pour une personne déterminée, reste toujours la même. Pour que ces étalons puissent être employés aisément, il convient qu'ils soient classés méthodiquement et même qu'ils puissent être caractérisés à l'aide d'une nomenclature déterminée; car il n'existe de noms sur lesquels tout le monde s'entende que pour un petit nombre de couleurs.

Chevreul se basant sur des principes rationnels, mais artificiels, il faut bien le reconnaître, a établi une semblable classification qui permet de caractériser et de dénommer environ 15 000 teintes différentes; de plus, il a fait établir des étalons de ces teintes en reproduisant à l'aide de la lithographie des cercles dits *chromatiques* comprenant chacun un certain nombre de teintes déterminées. De plus, il a fait reproduire ces teintes en laine et quelques-uns de ces cercles en émail : il est fâcheux qu'ils n'aient pas été reproduits tous de cette façon, car il est à craindre que les cercles imprimés et les laines ne changent avec le temps.

455. — Il existe, comme nous l'avons dit, des différences notables de sensibilité à l'égard des couleurs entre les différentes personnes : cependant, en général, l'impossibilité de distinguer deux nuances ne se manifeste que lorsque celles-ci présentent pour tout le monde une ressemblance plus ou moins grande. Mais il n'en est pas toujours ainsi, et certaines personnes sont dans l'impossibilité de distinguer deux couleurs qui paraissent très différentes pour la très grande majorité des observateurs, c'est-à-dire que, lorsque deux corps produisent chez ceux-ci des sensations visuelles très différentes au point de vue de la couleur, ils donnent naissance chez les premiers à des sensations identiques. Ce défaut qui est plus fréquent qu'on ne l'imaginerait, car il se rencontre à des degrés divers 4 à 5 fois sur 100, est connu sous le nom de *daltonisme* (du nom du physicien Dalton qui en était affecté) ou de *dyschromatopsie* [1].

Par exemple, pour certains daltoniens, le rouge et le vert ne peuvent être distingués, une cerise mûre est confondue avec les feuilles de l'arbre; pour d'autres, c'est le jaune et le bleu; d'autres encore ne jugent absolument pas le caractère couleur, et les sensations lumineuses ne se distinguent pour eux que par l'intensité.

Ce défaut peut avoir des conséquences graves dans certains cas (employés de chemins de fer, marins, etc.), et il doit alors être recherché avec soin; mais la question n'est pas d'ordre physique et il nous suffit de l'avoir indiquée.

456. **Éclairement d'une surface; éclat apparent.** — Les recherches relatives à l'intensité lumineuse présentent un grand intérêt, non seule-

1. On dit quelquefois aussi *chromatopseudopsie*.

ment parce que les radiations ont été étudiées à ce point de vue, mais aussi à cause des applications importantes qu'il y a à en faire dans la pratique; aussi devons-nous nous y arrêter quelque peu.

Avant d'aborder l'examen de ces questions, disons que la comparaison des intensités lumineuses n'est réellement possible que lorsqu'il s'agit de couleurs identiques : on ne peut comparer à ce point de vue, par exemple, une lumière rouge et une lumière verte; nous supposerons donc dans ce qui suit, à moins d'indication contraire, que dans tous les cas la lumière est la même.

Occupons-nous d'abord de l'étude des sensations produites par la vision de surfaces éclairées, nous étudierons ultérieurement la question pour les corps lumineux.

Lorsque nous regardons successivement, ou mieux simultanément deux surfaces éclairées de même couleur, nous éprouvons des sensations que nous reconnaissons être égales ou inégales en intensité, c'est ce que l'on exprime en disant que ces surfaces ont des éclairements égaux ou inégaux. L'observation montre que la comparaison est plus facile si la vision est simultanée que si elle est successive, d'une part, et, d'autre part, dans le cas de la vision simultanée, que la comparaison est d'autant plus facile que les surfaces sont plus rapprochées; qu'elle est la meilleure par conséquent si ces surfaces sont ou paraissent être au contact.

Lorsque toutes les parties d'une même surface paraissent également éclairées, on dit que l'éclairement de cette surface est *uniforme*.

L'observation montre également que l'éclairement d'une surface que l'on regarde normalement est indépendant de la distance à laquelle cette surface est placée : pour qu'il en soit réellement ainsi, il faut que, entre la surface et l'œil, il n'existe aucun corps qui fasse obstacle à la propagation de la lumière, condition très difficilement réalisable et qui, à proprement parler, ne serait obtenue que dans un espace où l'on aurait fait le vide, car l'air, la vapeur, comme tous les gaz, produisent une certaine absorption; les particules liquides et solides en suspension se comportent de la même façon, plus fortement.

Supposons que deux surfaces A et B soient éclairées respectivement par deux sources lumineuses a et b; si ces deux surfaces présentent le même éclairement, on dit que les deux sources ont le même *éclat apparent* : les éclats apparents sont inégaux si les surfaces présentent des éclairements différents.

L'éclat apparent d'une source lumineuse est donc ainsi défini par l'éclairement que cette source produit sur une surface : on pourrait arriver directement à cette notion, mais dans la pratique, au point de vue où nous avons à nous placer, l'éclairement étant vraiment la donnée intéressante, il est préférable de passer par cet intermédiaire.

457. Des photomètres. Comparaison des éclats apparents. — Les *photomètres* sont des appareils qui permettent de reconnaître l'égalité d'éclat apparent de deux sources et d'arriver à réaliser cette égalité dans le cas où elle n'existerait pas d'abord. Nous en décrirons un seulement maintenant, réservant à une étude ultérieure l'indication des appareils qui sont pratiquement utilisés.

Le photomètre de Bouguer est constitué essentiellement par une lame translucide verticale *abcd* (fig. 241) derrière laquelle est placé en son milieu un écran opaque P peint en noir sur ses deux faces. Lorsqu'on

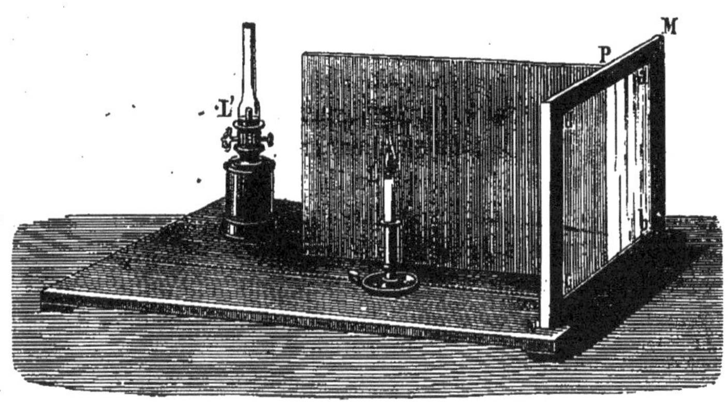

Fig. 241.

place une source de lumière L dans l'un des dièdres ainsi constitué, une moitié seulement de l'écran est éclairée, celle qui est située du même côté; si dans l'autre dièdre on place une autre source lumineuse L', l'autre moitié de la plaque translucide est éclairée et l'observateur placé du côté opposé de l'écran verra deux surfaces ou, suivant l'expression consacrée, deux *plages* éclairées dont il pourra comparer les éclairements et juger s'ils sont égaux ou inégaux. Disons seulement que l'observateur devra se mettre bien en face de l'écran opaque, médian, P, de manière à voir les deux plages sous la même inclinaison, car l'effet produit peut dépendre de l'angle sous lequel on regarde une surface.

458. — Nous avons la sensation d'éclairements différents et, entre deux éclairements inégaux, nous pouvons juger quel est le plus fort; mais nous ne sommes pas capables d'établir directement une comparaison numérique. On peut arriver à une évaluation numérique qui est nécessaire pour établir les lois qui régissent les phénomènes observés à l'aide des conventions suivantes :

Choisissons, à l'aide du photomètre, deux ou plusieurs sources lumineuses qui produisent le même éclairement, qui, par suite, ont le même éclat apparent. Si nous éclairons une surface par l'action simultanée de deux de ces sources (dans les mêmes conditions où elles ont été étudiées, c'est-à-dire à la même distance et dans la même direction), nous obtiendrons un éclairement plus fort que ceux précédemment observés et nous le caractériserons, nous le définirons en disant qu'il est double de chacun des premiers.

De même, si nous produisons un éclairement à l'aide de trois sources égales entre elles, nous disons qu'il est triple de l'éclairement produit par chacune d'elles agissant seule, et ainsi de suite.

Au point de vue des applications pratiques, il est indispensable de faire choix d'une unité d'éclairement ou, ce qui revient au même, d'une unité d'éclat apparent, ainsi que nous l'indiquerons ultérieurement; mais pour l'étude générale des radiations, il suffit de pouvoir comparer entre eux deux éclairements ou deux éclats apparents, ce que permettent les indications que nous venons de donner.

L'observation directe des sources lumineuses permet bien de juger si les sensations qu'elles font éprouver sont égales ou inégales; mais outre que la comparaison est moins facile parce qu'il est peu aisé de faire des observations simultanées, on ne peut pas réellement arriver à obtenir une sensation unique par l'action de plusieurs sources agissant en même temps et que, par suite, on n'a pas le moyen de comparer numériquement les effets observés.

Nous reviendrons d'ailleurs plus loin sur l'étude des sources lumineuses, au point de vue de l'intensité des sensations auxquelles elles donnent naissance.

459. **Dispersion des radiations spectres.** — Comme nous l'avons déjà indiqué, si nous admettons que les divers effets lumineux, calorifiques et lumineux sont dus à un agent unique, les radiations, c'est-à-dire le mouvement vibratoire de l'éther, il n'en résulte pas qu'il ne puisse y avoir de différences entre les radiations agissant dans des conditions déterminées. L'expérience met nettement ces différences en évidence, comme nous allons le dire.

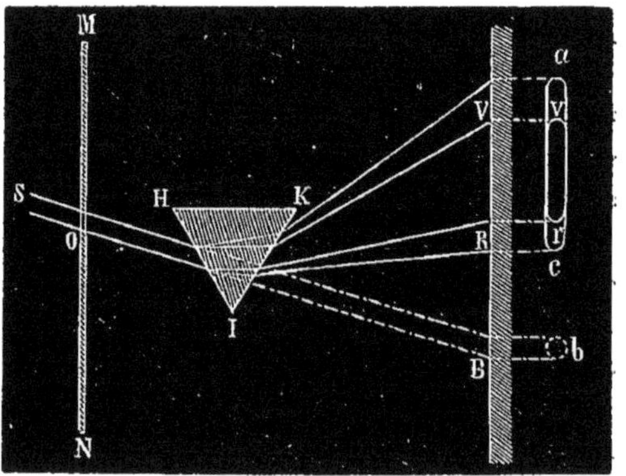

Fig. 242.

Supposons que, à travers une ouverture O (fig. 242) pratiquée dans la paroi MN d'une chambre obscure, on fasse pénétrer un faisceau solaire SB, faisceau parallèle par exemple, qui rencontre un écran. Au point B de rencontre nous *verrons* une tache lumineuse qui, de face, par exemple, serait *b* ; cette tache sera blanche : si de plus en ce point B nous plaçons un thermomètre, il marquera une élévation de température; en ce point aussi, un papier photographique se teinterait et deviendrait plus ou moins brun, un morceau de sulfure de calcium deviendrait phosphorescent. Le faisceau solaire est donc susceptible de produire les divers effets dont nous avons parlé.

Sur le trajet de ce faisceau interposons un prisme HIK : nous savons déjà qu'il subira une déviation, c'est-à-dire qu'il prendra une nouvelle direction; que, dans le cas actuel, il sera relevé. On ne devra donc plus observer aucun effet en B, et c'est bien ce que donne l'expérience : c'est plus haut que l'on trouve la manifestation des divers effets précédemment indiqués. Seulement ces effets au lieu d'être limités à un espace restreint s'étendent sur une bande de même largeur *vr*, mais d'une assez grande hauteur et, de plus, ils ne sont pas identiques dans toute l'étendue de cette bande. Examinons quels ils sont :

D'abord l'examen direct montre une bande lumineuse *vr* qui n'est pas blanche, mais présente des colorations variées d'une extrémité à l'autre, ces colorations changeant par degrés insensibles. Cette figure lumineuse que nous étudierons ultérieurement avec quelques détails est appelée *spectre lumineux*.

En explorant l'espace à l'aide d'un thermomètre, on reconnaît que dans une partie *rc* située au-dessous du bord le moins dévié du spectre lumineux, où l'on n'observe aucun effet lumineux par conséquent, il y a élévation de température, c'est-à-dire qu'il s'y produit des effets calorifiques : ces effets se continuent dans la partie occupée par le spectre lumineux, à peu près dans toute son étendue. L'ensemble des points où se manifestent des actions calorifiques a reçu le nom de *spectre calorifique*.

En plaçant un papier photographique sur l'écran sur lequel vient s'arrêter le faisceau, on reconnaît qu'il se manifeste des actions chimiques, non seulement sur la presque totalité de l'espace occupé par le spectre lumineux, mais que ces effets se produisent également en des points situés en *va* au-dessus du bord le plus dévié *v* du spectre lumineux, dans une partie où, par conséquent, l'œil ne perçoit rien. La bande sur laquelle se manifestent ces actions sur le papier photographique est appelée le *spectre chimique*.

460. — Attribuant, comme nous l'avons dit, ces différents effets aux radiations, nous conclurons de cette expérience que des radiations qui arrivaient ensemble dans le faisceau incident SO ont été séparées, écartées, *dispersées* suivant l'expression consacrée, et forment ensuite un faisceau divergent, mais un faisceau dont la constitution n'est pas partout la même, puisque les effets produits ne sont pas les mêmes en tous les points, entre C et A.

Cette dispersion correspond à une inégale déviation des divers rayons qui constituent le faisceau et, comme à l'incidence le faisceau est parallèle et que l'angle d'incidence est le même pour tous les rayons, cette différence de déviation ne peut être due qu'à des différences dans la valeur de l'indice de réfraction.

On est donc conduit à supposer ou que c'est le prisme qui produit ces différences d'indice de réfraction ou qu'elles existaient dans le faisceau incident et que le passage à travers le prisme a eu seulement pour effet de les mettre en évidence en provoquant la dispersion.

La deuxième supposition est rendue au moins vraisemblable par l'expérience suivante :

On fait passer à travers le prisme HIK (fig. 243) un faisceau SA qui est dispersé et on reçoit le faisceau divergent qu'il forme alors sur un miroir sphérique qui le transforme en un faisceau convergent au sommet C duquel viennent alors passer tous les rayons qui constituent le faisceau. Or si on place au point C un écran, on voit une tache blanche ; si en ce point on met un thermomètre, on note une élévation de température ; si on y met un papier photographique, il s'y produit une tache colorée. Donc par le fait qu'on a réuni tous les rayons qui étaient séparés on a reproduit les mêmes effets que donne directement le faisceau incident; on est donc conduit à conclure que celui-ci a la même composition que possède le faisceau arrivant en C, c'est-à-dire qu'il est formé de radiations diverses susceptibles de produire isolément des effets différents dont l'action en S ou en C ne fait connaître que la somme ou pour mieux dire que la résultante. Ces radiations diffèrent par leurs effets, puisque les unes produisent seulement des actions calorifiques, d'autres seulement des actions chimiques et d'autres enfin des actions lumineuses diverses jointes à des actions calorifiques et à des actions chimiques. Ces radiations sont caractérisées, d'autre part, par leurs indices de réfractions qui sont différents.

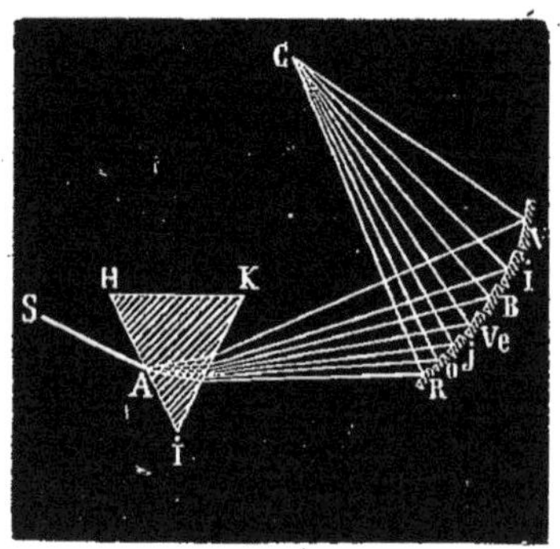

Fig. 243.

Nous aurons à indiquer ultérieurement quelles sont les différences dans les caractères des vibrations qui se rapportent aux différences que nous venons de signaler.

461. **Spectre complet.** — La réunion des spectres calorifique, lumineux et chimique constitue ce qu'on appelle un *spectre complet* : c'est l'ensemble des points où l'existence de radiations a été manifestée par un ou plusieurs effets. On ne saurait affirmer qu'il n'existe pas de radiations

en d'autres points, mais alors leur action se manifesterait par des effets encore ignorés ou passés inaperçus.

Toutes les radiations ainsi séparées par le prisme obéissent aux lois de l'optique géométrique; mais, indépendamment des effets divers qu'elles produisent, elles se différencient les unes des autres parce que les variations d'intensité qu'elles subissent ne sont pas les mêmes pour toutes. Aussi pour étudier les variations d'intensité d'un faisceau, faut-il connaître la nature des diverses radiations qui le composent, et étudier chacune d'elles séparément.

Cependant, dans un assez grand nombre de cas, des radiations dont les réfrangibilités diffèrent peu se comportent à peu près de la même façon, de telle sorte qu'il suffit alors de considérer des groupes de radiations voisines. On peut, à ce point de vue, établir une grande division basée sur la nature des effets produits et considérer trois groupes différents :

1° Les radiations *infrà-rouges* ou *calorifiques obscures* qui sont celles qui dans le spectre complet se trouvent depuis l'extrémité c (fig. 242) du spectre calorifique jusqu'au bord le moins dévié r du spectre lumineux.

2° Les radiations *moyennes* ou *lumineuses* qui, en général, produisent, en même temps que des actions lumineuses, des actions calorifiques et des actions chimiques.

3° Les radiations *ultrà-violettes* ou *chimiques obscures* qui sont celles qui, dans le spectre complet, se trouvent depuis l'extrémité a du spectre chimique jusqu'au bord le plus dévié v du spectre lumineux.

On établit des subdivisions dans les radiations moyennes; nous les indiquerons plus loin.

462. — Les radiations les moins déviées, les moins réfrangibles ne produisent que des effets calorifiques et notamment n'agissent pas sur l'œil pour donner naissance à des effets lumineux, comme le font les radiations plus réfrangibles. Comme nous l'avons dit déjà, cette différence d'action ne permet pas de conclure à l'existence de deux agents différents, et il suffit de supposer que les mouvements vibratoires correspondant à ces deux sortes de radiations étant différents par quelque caractère, les uns sont susceptibles de mettre la rétine en action, tandis que les autres ne peuvent pas le faire, soit, par exemple, parce que ce mouvement vibratoire est intercepté dans l'œil avant d'arriver à la rétine, soit parce que cette membrane ne peut entrer en action que sous l'influence de certains mouvements vibratoires, et non de tous.

Des remarques et des hypothèses analogues doivent être faites sur les radiations ultrà-violettes qui ne produisent que des actions chimiques et n'agissent pas sur l'œil pour produire des effets lumineux.

463. **Spectre lumineux.** — Bien que l'étude de la dispersion puisse se faire en considérant, soit l'un quelconque des effets, soit leur ensem-

ble, il est plus commode de la faire séparément au point de vue des effets lumineux, et au point de vue des effets calorifiques, car on n'a en général que des données incomplètes sur les effets chimiques.

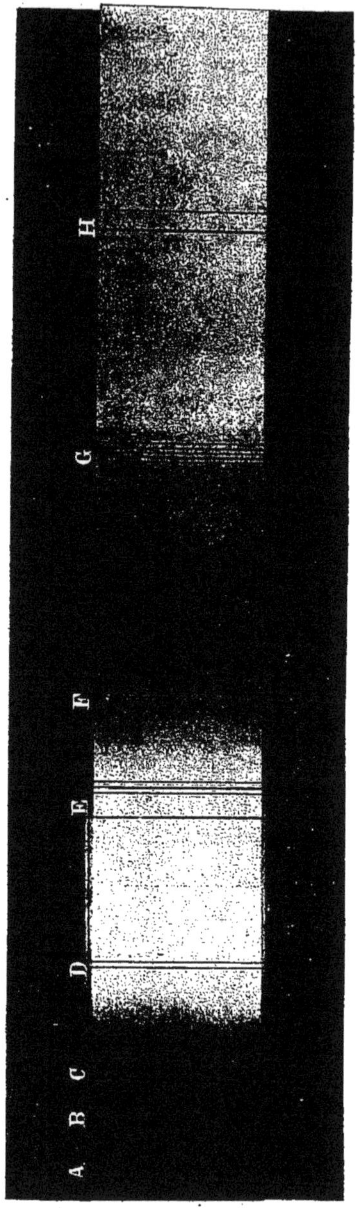

Fig. 244.

Examinons d'abord avec quelques détails le spectre lumineux fourni par un faisceau solaire : comme nous l'avons dit, il se présente sous l'aspect d'une bande allongée dans une direction perpendiculaire à celle du prisme qui a servi à le produire. La coloration de cette bande varie d'une extrémité à l'autre, l'extrémité la moins déviée étant rouge et l'extrémité la plus déviée violette (fig. 244). Entre ces deux extrémités la coloration change constamment, mais d'une manière insensible, sans qu'il soit possible d'observer de limites entre les colorations successives. Arbitrairement, après Newton, on admet que le spectre comprend sept colorations distinctes, savoir : *Rouge*, *orangé*, *jaune*, *vert*, *bleu*, *indigo*, *violet*; dans un certain nombre de cas, principalement au point de vue des recherches physiologiques, il est plus commode de réduire ce nombre à six, savoir : *Rouge*, *orangé*, *jaune*, *vert*, *bleu*, *violet*, en supprimant l'indigo dont une partie est ainsi rattachée au bleu et l'autre au violet.

Dans le cas du spectre solaire, on peut distinguer un certain nombre de raies noires, perpendiculaires à la longueur du spectre, parallèles par conséquent aux arêtes du prisme qui a donné naissance à celui-ci. Ces raies sont connues sous le nom de *raies de Frauenhofer*, du nom du physicien qui, le premier, les a étudiées avec soin. Nous aurons ultérieurement à nous occuper de ces raies; actuellement, sans rechercher leur origine, elles nous serviront seulement de points de repère pour caractériser des parties déterminées du spectre, car elles y occupent une position invariable. Les raies les plus nettes ont été désignées par les premières lettres de l'alphabet de A à H.

464. — L'expérience fondamentale indiquée plus haut a conduit à admettre que les faisceaux lumineux étaient, en général, formés par la réunion de radiations de réfrangibilités différentes; ce sont là des conditions générales dont il y aura à vérifier l'exactitude.

Au point de vue des effets lumineux l'hypothèse que nous avons admise exige, en outre de ces conditions générales, que l'œil éprouve une sensation colorée unique quoiqu'il reçoive un mélange de radiations différentes dont chacune est susceptible de donner la sensation d'une couleur spéciale; il faut de plus que le mélange de toutes les radiations que le spectre met en évidence donne précisément la sensation du blanc.

Nous passerons rapidement sur les conditions générales, pour la démonstration détaillée desquelles nous renverrons aux ouvrages classiques.

Chaque radiation du spectre est simple et est caractérisée par un indice de réfraction déterminé. Pour le démontrer, on produit un spectre VR (fig. 245) sur un écran dans lequel est pratiquée une ouverture qu'on peut

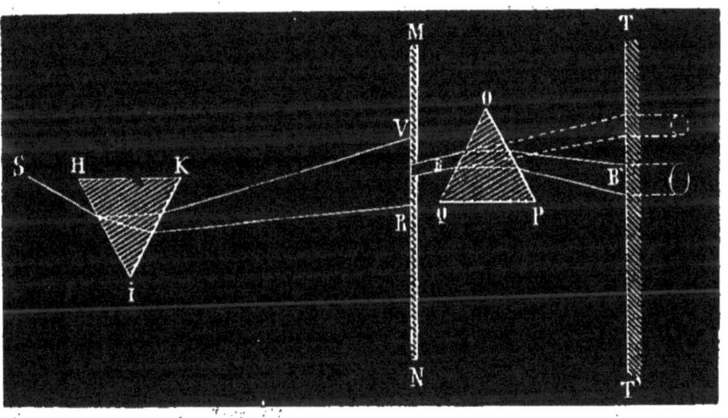

Fig. 245.

déplacer de manière à ne laisser passer qu'une partie limitée du faisceau. Cette partie est reçue par un autre prisme OPQ et est déviée en B' : on reconnaît d'abord que l'image ainsi obtenue a presque les mêmes dimensions que celle qu'aurait donnée directement le faisceau ayant traversé l'écran MN, et que la variation de grandeur est d'autant moindre que, l'ouverture étant plus étroite, le faisceau comprend un moins grand nombre de radiations différentes. D'autre part, si on évalue la déviation produite par le second prisme OPQ, on reconnaît qu'elle varie avec la partie du premier spectre qui a traversé l'écran MN et qu'elle est précisément celle que l'on aurait pu calculer en se servant de l'indice de réfraction qu'il faut attribuer à la radiation considérée d'après la place qu'elle occupe dans le premier spectre.

La différence de réfrangibilité peut encore être mise en évidence en regardant à travers un prisme à arêtes horizontales une bande *mn* (fig. 246) présentant des parties de couleur différente, les couleurs du spectre VIBVJOR. Conformément à ce que nous avons dit (407), chacune de ces parties paraît déplacée du côté du sommet du prisme; mais ce déplacement dépend de l'indice de réfraction et est d'autant plus grand

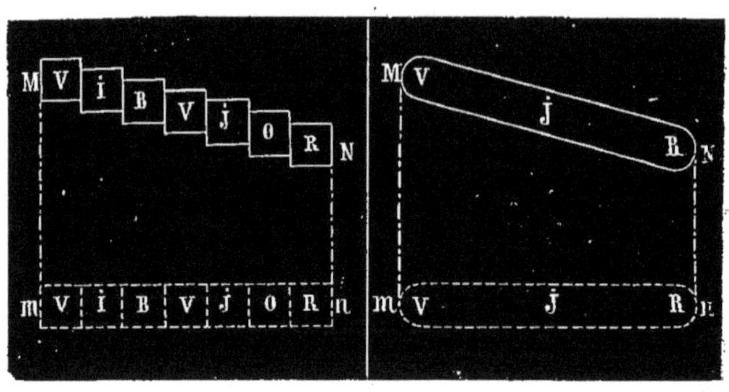

Fig. 246. Fig. 247.

que l'indice est plus fort : aussi voit-on les diverses surfaces colorées disposées en gradins, en MN. La même expérience peut se faire en regardant, de la même façon, un spectre *mn* (fig. 247) obtenu par un premier prisme : le déplacement varie alors continûment pour les diverses couleurs et l'image apparaît déviée obliquement en MN.

Enfin, dans le prisme HIK (fig. 248) qui produit le spectre, les divers rayons rencontrent la face d'émergence IK sous des angles différents; en faisant varier l'angle d'incidence, on doit donc trouver une position pour laquelle l'angle limite sera atteint seulement pour un rayon V : ce rayon subira la réflexion totale et sortira par l'autre face HK; il manquera donc dans le spectre que l'on recevra en RB : c'est, en effet, ce que montre l'expérience. De plus, si on continue à faire tourner le prisme, c'est-à-dire à faire varier l'angle d'incidence, les parties suivantes subiront successivement la réflexion totale et c'est le rayon rouge R qui est le dernier pour lequel se produit cet effet.

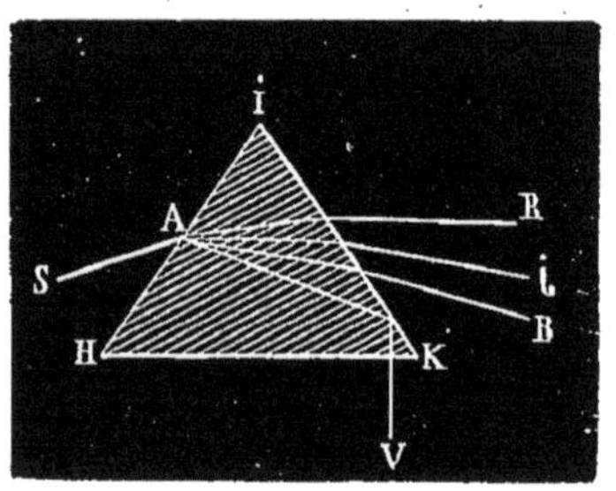

Fig. 248.

465. — Examinons maintenant avec quelque détail les faits qui se rattachent à la nature de la sensation. Il faut, avons-nous dit, pour pouvoir admettre l'hypothèse que nous avons indiquée que l'œil ne puisse analyser la sensation fournie par un mélange de radiations différentes. On peut démontrer le fait en opérant d'abord sur deux rayons

donnant chacun une sensation colorée distincte : ces rayons peuvent être pris dans un spectre à l'aide d'un écran analogue à MN (fig. 245), mais dans lequel on aura pratiqué deux ouvertures, ou bien ils peuvent être obtenus en interposant des verres colorés différents sur le trajet de deux faisceaux de lumière blanche, ou de toute autre façon quelconque. On fait arriver ces faisceaux sur deux miroirs que l'on déplace de manière à ce que les faisceaux réfléchis se coupent en un même point de l'écran : en interceptant successivement un des faisceaux, puis l'autre, on obtient une tache qui donne deux sensations colorées différentes; on laisse alors les deux faisceaux arriver librement et la tache obtenue donne la sensation d'une coloration déterminée, distincte de chacune des précédentes, et dans laquelle on ne peut reconnaître les couleurs vues précédemment. L'expérience réussit également et donne les mêmes résultats si l'on emploie trois faisceaux dont chacun, pris isolément, donne la sensation d'une couleur distincte.

D'autre part, si, comme nous l'avons indiqué précédemment (460), on réunit en un même point l'ensemble de toutes les radiations du spectre, on obtient bien une tache blanche.

466. — On peut démontrer que cet effet d'une sensation unique due à une cause complexe provient, non de modifications que les radiations subiraient par le fait de leur mélange, mais d'une propriété physiologique de l'organe de la vision : c'est le mélange, la coexistence de deux sensations distinctes qui donne naissance à une sensation résultante unique, différente des deux sensations composantes.

Nous nous appuierons pour cette démonstration sur la propriété de la *persistance des impressions sur la rétine.* Cette propriété consiste en ce que la sensation lumineuse se prolonge un temps appréciable après que la cause qui l'a produite a cessé d'agir; on la met nettement en évidence à l'aide de l'expérience suivante :

Si l'on prend un point lumineux, un charbon allumé, par exemple, et qu'on le déplace lentement, on le voit aisément dans chacune des positions qu'il occupe; mais, si on lui communique un mouvement assez rapide on voit un trait lumineux, c'est-à-dire que, à un instant donné, on voit le point lumineux non seulement à la position qu'il occupe réellement, mais, en même temps, dans la série des positions qu'il occupait auparavant : l'impression qu'il a produite à ces différentes positions, la sensation qui en est résultée se sont donc prolongées après que le point lumineux n'y était plus. Si, par exemple, le point lumineux décrit une circonférence, on peut lui communiquer une vitesse telle que la circonférence paraisse tout entière lumineuse : la plus petite vitesse pour laquelle cet effet se produit permet de déterminer la durée de la prolongation de l'impression. Dans ces conditions, la sensation produite par le point à une certaine position persiste jusqu'au moment où le point revient à cette position, après avoir parcouru la circonférence entière : si donc on connaît la vitesse de rotation communiquée au point, le nombre de tours qu'il effectue par seconde, on peut aisément calculer la durée d'une révolution, durée qui est celle même de la persistance de l'impression. Cette durée varie suivant les observateurs; elle est, en moyenne, à peu près de 1/20 de seconde (variant de 1/10 à 1/30).

Ceci posé, si on fait tourner autour d un axe perpendiculaire à son plan et passant par son centre, un disque circulaire blanc, sur lequel on a peint un secteur d'une couleur quelconque, et si la vitesse est assez grande, l'effet que nous venons d'indiquer se produira et l'observateur verra un disque présentant sur toute son étendue une coloration uniforme. Si le disque est divisé en deux secteurs, peints de couleurs différentes, le même effet se produira pour chacun d'eux et l'observateur recevra à la fois l'impression de ces deux couleurs : l'expérience montre que, dans ce cas, il perçoit une sensation d'une couleur unique différente de chacune des couleurs peintes sur le disque, sans qu'il lui soit possible de reconnaître dans la sensation unique les éléments qui la constituent.

Dans ce cas, à aucun instant, les radiations ne sont effectivement mélangées, elles arrivent l'une après l'autre, rapidement, mais successivement; ce sont seulement les impressions, les sensations qui sont simultanées. La fusion des effets observés n'est donc pas dû à une modification physique des radiations par suite de leur mélange, mais à une propriété physiologique ou psychologique.

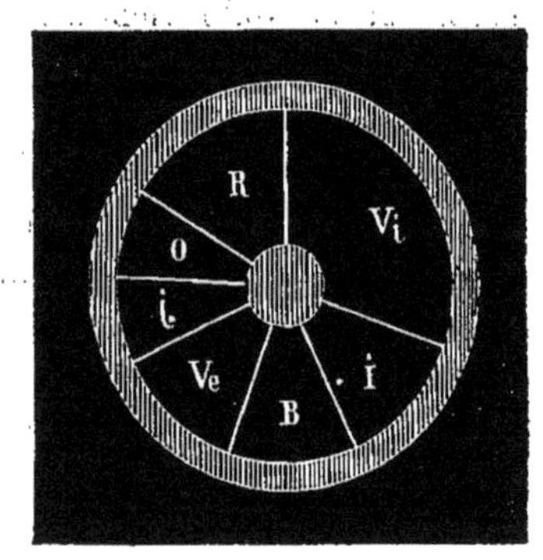

Fig. 249.

La même expérience réussit également quel que soit le nombre des couleurs dont on a peint le disque : enfin, si, sur ce disque, on a reproduit les couleurs du spectre (fig. 249), la rotation rapide donne du blanc ou plus généralement du gris qui n'est que du blanc moins lumineux : c'est l'expérience connue sous le nom de *disque de Newton*.

On peut obtenir un résultat plus satisfaisant au point de vue de la coloration et plus démonstratif, en répétant l'expérience, à l'aide d'un dispositif particulier qu'il est inutile de décrire, de manière à obtenir la rotation d'un spectre solaire réel dans des conditions telles que, comme dans le cas précédent, l'impression de ses diverses parties se produit successivement sur la rétine de manière à se superposer.

Ces diverses expériences que l'on pourrait varier montrent que, au point de vue des effets lumineux, il n'y a aucune difficulté à admettre que la lumière solaire ou, plus généralement, la lumière blanche est formée par la réunion, par le mélange de radiations diversement réfrangibles dont chacune est susceptible de donner naissance à une sensation présentant une coloration caractéristique.

467. **Variations de la dispersion.** — Lorsqu'un faisceau de lumière blanche traverse un prisme, chaque radiation simple subit une déviation différente, et c'est là ce qui produit la dispersion; on ne peut donc parler absolument de la déviation du faisceau émergent, et pour définir celui-ci il faut donner au moins la déviation des rayons extrêmes, violet et rouge. La différence entre ces deux déviations mesure l'angle que font entre eux les deux rayons extrêmes; on l'appelle *angle de dispersion*. Enfin on appelle *déviation moyenne* du faisceau émergent, la déviation du rayon qui est à égale distance du rouge et du violet; ordinairement ce rayon est dans le jaune, à peu près.

Si on répète l'expérience avec deux prismes de même angle, mais de nature différente, on reconnaît, comme on pouvait s'y attendre, que les déviations extrêmes ne sont pas les mêmes, car une même radiation a des indices de réfraction différents pour les diverses substances; mais, de plus, la dispersion n'a pas la même valeur et même les déviations des diverses couleurs ne varient pas suivant la même loi dans les spectres ainsi obtenus, ce qui revient à dire que les diverses couleurs n'y occupent pas la même étendue relative.

Cependant on peut dire que pour les substances employées dans la pratique l'ordre de réfrangibilité ne change pas, c'est-à-dire que les couleurs se présentent dans le même ordre dans les différents spectres. On a signalé toutefois que, pour quelques corps, la vapeur d'iode par exemple, le rouge est plus réfrangible même que le violet; mais ce sont là des faits exceptionnels.

468. **Étude des variations des radiations.** — L'étude des radiations comporte un certain nombre de questions que nous examinerons successivement, savoir :

Dans quelles conditions les radiations prennent-elles naissance? Quelles relations existe-t-il entre le corps qui émet les radiations, les circonstances qui accompagnent cette émission, d'une part, et la nature et l'intensité des radiations émises, d'autre part?

Quelles modifications les radiations subissent-elles en se propageant à travers l'espace vide? à travers les corps matériels?

Quelles modifications (autres que celles de direction déjà étudiées) les radiations subissent-elles à la surface de séparation de deux milieux?

Nous aurons à rechercher également quels effets présentent les corps qui émettent des radiations? quels effets se manifestent dans les corps qui arrêtent, absorbent des radiations?

La difficulté de cette étude, comme nous l'avons déjà indiqué en passant, consiste en ce que les lois simples qui pourraient s'appliquer à une radiation déterminée sont masquées dans le cas où, comme cela se présente presque toujours, on opère sur des faisceaux complexes, sur des mélanges de radiations.

Les lois trouvées dans l'étude des radiations donnent l'explication d'un grand nombre de faits fréquemment observés et servent de base à d'utiles applications. Nous aurons à signaler les uns et les autres, en tant au moins qu'ils se rapportent à la nature des questions traitées dans ce cours.

469. **Émission.** — Avant d'étudier les lois qui régissent l'émission des radiations, il est utile de chercher quelle est la nature du phénomène qui peut donner naissance à des radiations.

Nous avons dit (199) que l'on admet actuellement que les molécules matérielles des corps sont constamment en mouvement, l'intensité de ce mouvement étant en rapport avec la quantité de chaleur que possède le corps, avec sa température, par conséquent. Nous avons admis, d'autre part, que les molécules d'éther entourent de toutes parts les molécules matérielles des corps : on peut aisément concevoir que ces dernières communiquent une partie de leur mouvement aux molécules d'éther voisines. Celles-ci prennent alors un mouvement vibratoire qui se propage de proche en proche, il y a production de radiations.

La production, l'émission de radiations par un corps consisterait donc, en somme, en la transmission aux molécules d'éther d'une partie de la force vive dont sont animées les molécules de ce corps.

Quelques conséquences découlent immédiatement de cette manière, hypothétique d'ailleurs, de concevoir la production des radiations :

D'abord le corps considéré perd une certaine quantité de force vive; s'il n'en regagne d'un autre côté, la quantité de chaleur qu'il possède diminue, sa température doit s'abaisser;

D'autre part, il est probable que, plus la température du corps sera élevée, plus la force vive qu'il communiquera aux molécules d'éther sera grande, plus l'énergie (XLVI) que celles-ci posséderont sera considérable, plus les effets qu'elles pourront produire seront énergiques, plus, en un mot, les radiations seront intenses.

Nous aurons à voir si l'expérience vient justifier plus ou moins complètement ces conséquences de l'hypothèse admise.

470. — Si nous considérons un corps que l'on puisse porter successivement à diverses températures, on reconnaît aisément que, pour un effet donné, l'action est d'autant plus énergique, toutes choses égales d'ailleurs, que la température est plus élevée.

Il est à peine besoin de signaler le fait pour la chaleur : à la même distance l'action calorifique manifestée par un corps soit directement par la sensation calorifique, soit par l'observation d'un thermomètre, augmente quand la température du corps s'élève.

Le fait est également évident pour la sensation lumineuse ; lorsqu'on regarde un métal chauffé, on reconnaît, même sans faire aucune mesure, que la sensation lumineuse augmente d'intensité quand la température s'élève.

Enfin, dans les mêmes conditions, l'action chimique croît aussi quand la température s'élève, comme on peut le reconnaître en plaçant un papier photographique à une distance déterminée de ce métal chauffé.

Mais, il y a plus : non seulement l'intensité de l'action varie, mais l'action varie elle-même dans ses manifestations quand la température change.

Plaçons, en effet, dans une chambre obscure, un fil de platine dont on fera varier la température à volonté, par exemple, par le passage d'un courant électrique. Supposons que ce courant ait été gradué de manière que la température s'élève progressivement : au début, une seule action se manifestera, l'action calorifique mise en évidence soit par la sensation, soit à l'aide d'un thermomètre ; mais ce fil ne sera pas vu, il ne sera pas susceptible d'agir à distance sur l'œil, il ne produira aucune action sur un papier sensible. Si on élève la température, on observera, outre l'accroissement de l'action calorifique, que, à partir d'un certain moment, le fil métallique sera *vu*, il sera devenu *lumineux* ; de nouvelles radiations, des radiations moyennes ont apparu, s'ajoutant à celles qui existaient auparavant. Si l'élévation de la température continue, le fil restera chaud et lumineux, mais sa couleur changera : il y a donc nécessairement modification dans la constitution du faisceau émis. Enfin, à partir d'une température déterminée, le fil, toujours chaud et lumineux, commencera à agir sur le papier sensible : des radiations chimiques ont apparu, il y a nécessairement modification dans la constitution du faisceau de radiations.

471. — Cette expérience simple met bien en évidence la variation de composition du faisceau émis par un corps ; mais elle ne renseigne pas sur la nature de cette variation. On la complète, en la modifiant de la façon suivante.

La source de radiations étant toujours le fil de platine précédemment considéré, plaçons dans le voisinage une lentille, de telle façon que le fil étant éclairé d'une façon quelconque donne une image réelle sur un écran ; ce sera au même endroit que se ferait l'image du fil devenu lumineux par lui-même. Entre le fil et l'écran interposons un prisme qui sera capable de produire la dispersion du faisceau émergeant de la lentille.

Amenons le fil à une température supérieure à celle du milieu ambiant, mais peu élevée, cependant. En explorant l'écran avec un thermomètre, mieux avec une pile thermo-électrique linéaire, on trouve alors en un point limité une élévation de température; des radiations calorifiques existent en ce point, radiations infrà-rouges, puisqu'il n'y a aucun effet lumineux : la position de ce point indique d'ailleurs que le faisceau a subi une déviation en traversant le prisme.

Élevons davantage la température : la pile thermo-électrique indiquera une augmentation d'intensité calorifique au point où elle est placée, mais, de plus, elle permet de reconnaître que la zone chaude s'est élargie, et la nouvelle partie correspond à une déviation plus considérable, les radiations qui s'y manifestent sont plus réfrangibles.

En continuant de la même façon, on constate à l'aide de la pile thermo-électrique que, pour toute nouvelle élévation de température, les radiations précédemment émises subsistent en augmentant d'intensité, mais que de plus de nouvelles radiations plus réfrangibles s'ajoutent à celles-ci.

Il résulte de là que, si on ne disperse pas les radiations et qu'on examine le faisceau total correspondant à des températures différentes, l'accroissement d'effet pour chaque élévation de température dépend et de l'augmentation d'intensité des radiations déjà existantes et de l'addition de nouvelles radiations plus réfrangibles.

Ces effets se continuent d'ailleurs pour la suite de l'expérience, nous ne les indiquerons pas spécialement.

Pour une certaine température du fil, celui-ci est devenu lumineux : on voit en même temps une ligne lumineuse sur l'écran : la position qu'elle occupe fait suite immédiatement aux parties obscures où on a observé des actions calorifiques; cette ligne est rouge, elle correspond à la moins réfrangible des radiations moyennes. Disons immédiatement que cette ligne rouge subsistera et que son éclat croîtra en même temps que s'élèvera la température du fil.

Mais, d'autre part, par cette élévation de température, on verra la bande lumineuse s'élargir, le rouge s'étendra, de l'orangé apparaîtra ensuite, puis du jaune, et ainsi de suite jusqu'à ce que le spectre lumineux soit complet. En un mot, l'action sera la même que pour les actions calorifiques : lorsque la température s'élève, les radiations existantes deviennent plus intenses et de nouvelles radiations, plus réfrangibles, s'ajoutent à celles-là.

Il résulte de là que, si on ne disperse pas les radiations à l'aide du prisme et qu'on observe l'effet produit par le faisceau total à des températures différentes, la couleur perçue variera constamment puisque la composition du faisceau varie; cette couleur sera le blanc pour la température pour laquelle toutes les radiations moyennes auront été émises, du rouge au violet.

On observera des effets entièrement analogues pour les actions chimiques; à partir d'une certaine température seulement, ces actions se produiront, elles se manifesteront d'abord sur un espace limité, mais celui-ci s'étendra de plus en plus par une déviation de plus en plus grande, au fur et à mesure que la température s'élèvera. Il est inutile d'insister davantage.

En résumé, nous pouvons donc dire que, pour une radiation caractérisée par un indice de réfraction donné, l'émission par un corps commence à une température déterminée, d'autant plus élevée qu'il s'agit d'une radiation plus réfrangible, qu'elle continue pour toutes les températures supérieures, son intensité augmentant au fur et à mesure que la température s'élève.

Il va sans dire que, dans le cas où le corps se refroidit, les effets que nous venons de signaler se manifestent en ordre inverse.

472. — La loi de variation de l'intensité d'une radiation avec la température a été étudiée par M. Violle qui s'est occupé spécialement des effets lumineux et qui a utilisé au point de vue calorifique des résultats qui avaient été obtenus par Dulong et Petit dans des expériences sur le refroidissement. Ces recherches ont montré que l'intensité d'une radiation croît avec la température, mais bien plus rapidement que celle-ci : la formule qui représente la relation entre ces deux éléments est trop compliquée pour qu'il y ait utilité à la reproduire.

Une donnée qui serait intéressante à connaître, c'est la température pour laquelle une radiation donnée commence à apparaître : la question n'a guère été étudiée que pour le cas de la première radiation lumineuse, la radiation rouge. On avait émis autrefois l'opinion que tous les corps commencent à émettre cette radiation à la même température, à une température voisine de 400°. Diverses recherches ont montré que la question n'est pas absolument aussi simple; mais cependant on peut admettre ce résultat comme suffisamment exact dans la pratique.

On ne sait rien de précis sur les températures auxquelles apparaissent les autres radiations.

473. — La constitution d'un faisceau de radiations variant avec la température, la couleur correspondante devra changer également tant par suite des différences dans la nature des radiations que par celles qui se présentent dans les proportions des couleurs qui subsistent. C'est en effet ce que montre l'observation d'un corps qu'on chauffe, qui commence par être franchement rouge et dont la coloration varie ensuite progressivement jusqu'au blanc. La couleur observée dépend ainsi de la température, et les différences sont assez nettes pour permettre de déterminer celle-ci, au moins approximativement. Voici l'indication des températures correspondant à des colorations assez nettement déterminées dans le cas du platine :

Couleurs du platine.	Températures.	Couleurs du platine.	Températures.
Rouge naissant.........	450°	Orangé foncé...........	1100°
Rouge sombre..........	700	Orangé clair............	1200
Cerise naissant........	800	Blanc....................	1300
Cerise..................	900	Blanc soudant..........	1400
Cerise clair............	1000	Blanc éblouissant.......	1500

474. — La composition du faisceau de radiations émises par un corps donné à une température donnée dépend également de l'état et même, dans certaines conditions, de sa nature. C'est ainsi que, à une température suffisamment élevée, à la température du blanc éblouissant par exemple, un corps solide ou un corps liquide, ainsi amené à l'incandescence, émet *toutes* les radiations depuis la moins réfrangible qu'on puisse observer jusqu'à la plus réfrangible qui corresponde à la température à laquelle on opère. Par suite, si, à l'aide d'un prisme, on obtient le spectre correspondant, ce spectre est absolument continu : dans la partie moyenne, tous les points sont lumineux, quoique différant par leur couleur, il n'y a aucune région qui ne donne la sensation lumineuse ; de même si, à l'aide de la pile thermo-électrique, on explore l'étendue du spectre calorifique, il n'y aura aucun point où ne se manifeste une élévation de température ; de même aussi, si on soumet un papier photographique à l'action du spectre chimique, la décomposition du sel d'argent, bien qu'avec des intensités différentes, se produira partout absolument.

475. — L'effet est complètement différent si la source de radiations est un gaz amené à l'incandescence ; dans ce cas, le spectre n'existe pas, à proprement parler ; à la place de la bande lumineuse que donnerait un solide incandescent, on voit des raies lumineuses se détachant sur un fond sombre : ces raies ont la coloration que présenterait la partie du spectre continu qui occuperait la même place, et en tout elles se comportent comme les radiations de même réfrangibilité de ce spectre. Il ne s'agit donc pas d'un phénomène nouveau : les radiations correspondantes à ces raies existaient dans le faisceau incident et ont seulement été séparées par le prisme. Seulement au lieu que chaque radiation soit accompagnée, comme dans le spectre continu de toutes les radiations voisines, elle est isolée : la série des radiations, au lieu d'exister sans interruption, présente des lacunes plus ou moins nombreuses, plus ou moins larges : le spectre est discontinu.

Ce caractère n'existe pas seulement pour la partie moyenne, visible ; mais on le rencontre également dans la partie infrà-rouge où on le met en évidence à l'aide de la pile thermo-électrique ; on le trouve aussi dans la partie ultrà-violette où on reconnaît son existence à l'aide du papier sensible.

Les raies actives (lumineuses, chaudes ou photographiques) sont d'ailleurs disposées très différemment suivant la nature de la source lumineuse : leur nombre est plus ou moins grand, elles sont plus ou moins fines, elles sont différemment écartées les unes des autres. Si nous nous bornons à parler du phénomène au point de vue lumineux, nous dirons donc que ces raies différemment situées ont des colorations différentes. Ajoutons que pour des conditions données de température et de pression, la vapeur incandescente d'un corps simple donne toujours le même spectre qui devient ainsi caractéristique : de plus, si la vapeur incandescente contient plusieurs corps simples vaporisés, on obtient un spectre qui est la superposition de celui qui correspond à chacun de ces corps.

Nous verrons plus tard les conséquences pratiques qu'on a déduites de ces remarques.

Le spectre solaire, avec ses raies noires fines qui le sillonnent, ne rentre ni dans l'une, ni dans l'autre des formes des *spectres d'émission* dont nous venons de parler. C'est que, comme nous le dirons par la suite, sa production n'est pas la conséquence d'un phénomène unique, mais dépend d'actions multiples.

476. — Examinons plus spécialement, à cause de la facilité des expériences et des explications, l'émission des radiations au point de vue calorifique.

Plaçons à distance d'un thermomètre différentiel ou d'une pile thermo-électrique une surface maintenue à température constante et, à l'aide de diaphragmes présentant des ouvertures différentes, limitons l'étendue qui

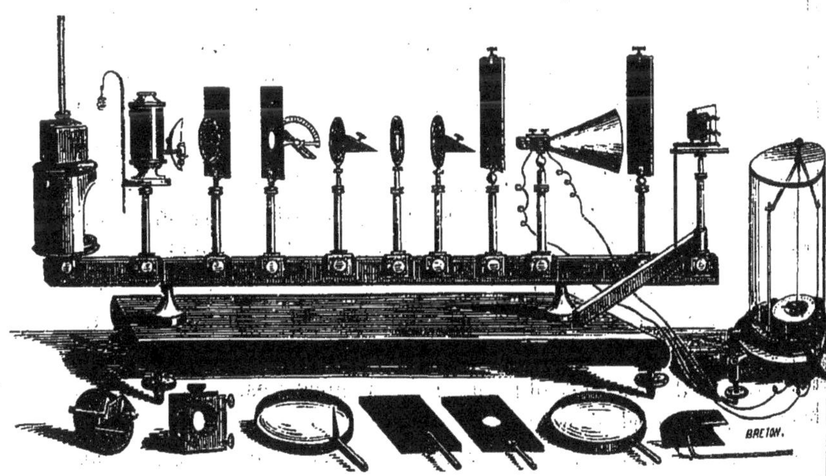

Fig. 250.

peut envoyer des radiations sur le thermomètre, la distance étant toujours très grande par rapport aux dimensions de l'ouverture : c'est ce que permet aisément de faire l'appareil de Melloni (fig. 250), où des pièces et des diaphragmes variés peuvent s'intercaler à l'aide de pieds mobiles qu'on fixe en divers points d'une règle métallique. L'expérience montre que, sensiblement au moins, les différences de température observées et par suite (218) les quantités de chaleur reçues par le thermomètre en un temps donné sont proportionnelles à l'étendue des surfaces qui émettent des radiations. D'autre part, si la distance restant invariable, on incline plus ou moins une surface chaude de dimensions invariables, on reconnaît que la quantité de chaleur reçue dépend de l'inclinaison : qu'elle est maxima quand la surface est normale à la ligne qui la joint au thermomètre, quand par conséquent les radiations qu'on étudie sont normales à la surface, qu'elle diminue au fur et à mesure que la direction considérée s'écarte de la normale. Lambert a donné à ce sujet une loi qui paraît au moins sensiblement vraie :

Toutes choses égales d'ailleurs, la quantité de chaleur émise est proportionnelle au sinus de l'angle que fait avec la surface la direction suivant laquelle sont émises les radiations.

Quant à l'influence de la température de la source de radiations, ainsi que nous l'avons dit (472), elle est caractérisée par une relation compliquée.

Enfin, il suffit de changer la nature de la surface qui émet les radiations pour modifier la quantité de chaleur reçue. C'est ce qu'on montre aisément en prenant comme source de chaleur dans l'appareil de Melloni le cube de Leslie, vase cubique contenant de l'eau à l'ébullition et dont les faces sont recouvertes de substances diverses ou peintes de couleurs différentes. En tournant ce cube, on prend successivement les diverses faces comme source de radiations sans changer aucune autre condition ; on observe alors une action différente sur le thermomètre par ce simple changement.

Il résulte de là que si q est la quantité de chaleur émise en 1 seconde par une surface s d'un corps, dans une direction faisant avec la surface un angle β, la température du corps étant t, et e étant une constante particulière au corps en expérience, on a :

$$q = es \sin \beta . f(t),$$

l'expression $f(t)$ indiquant que la température intervient par une relation non définie. La constante e dans cette relation est appelée *pouvoir émissif absolu* du corps considéré.

477. — Si on fait deux expériences dans lesquelles toutes les conditions soient les mêmes, sauf la nature de la surface qui émet, on aura deux quantités de chaleur différentes que l'on pourra comparer entre elles, comme l'a fait Leslie à l'aide de son cube : le rapport de ces quantités est ce qu'on appelle le *pouvoir émissif relatif*. Soient q et q' les quantités de chaleur émise par ces deux substances et ε le pouvoir émissif relatif, on a $\varepsilon = \frac{q}{q'}$.

Mais la valeur de q' est donnée par une équation analogue à la précédente :

$$q' = e' s \sin \beta f(t),$$

dans laquelle e' est le pouvoir émissif absolu de la deuxième substance, les autres lettres conservant la même signification et la même valeur puisque les conditions de l'expérience n'ont pas varié. Il vient donc :

$$\varepsilon = \frac{e}{e'}.$$

Le pouvoir émissif relatif est égal au rapport des pouvoirs émissifs absolus des deux substances considérées.

Leslie ayant remarqué que le noir de fumée est la substance pour laquelle l'émission est la plus considérable prit cette substance comme terme de comparaison : cette convention ayant été généralement adoptée, on peut donc dire que le pouvoir émissif relatif d'un corps est le rapport entre son pouvoir émissif absolu, et le pouvoir émissif absolu du noir de fumée.

Les expériences faites par Leslie à l'aide du cube que nous avons décrit et qui permet de changer la nature de la surface qui émet de la chaleur en conservant toutes les autres conditions sans modification ont été reprises ultérieurement par Melloni, puis par La Provostaye et Desains : voici quelques-unes des principales valeurs qui ont été obtenues[1] :

Noir de fumée	1,00	Acier poli	0,18
Blanc de céruse	1,00	Platine bruni	0,09
Colle de poisson	0,91	Argent précipité chimiquement	0,05
Verre	0,90	Or en feuille	0,04
Encre de Chine	0,85	Argent bruni	0,02
Gomme laque	0,72		

478. — En réalité, pour l'émission, comme d'ailleurs pour toute étude des radiations, il faudrait ne pas faire des observations sur des faisceaux complexes, mais seulement sur des faisceaux simples ne présentant que des radiations d'une réfrangibilité déterminée. Les recherches de Leslie ne s'éloignaient pas beaucoup de cette condition, parce que la source de chaleur qu'il employait, cube rempli d'eau bouillante, était à une basse température; il n'obtenait cependant ainsi qu'une valeur moyenne de l'émission pour l'ensemble des radiations émises dans cette condition. On ne pourrait étendre les résultats qu'il a fournis aux cas dans lesquels le faisceau de radiations aurait une autre composition, ainsi qu'il arriverait, par exemple, par une élévation de température. C'est

1. Ces nombres diffèrent de ceux de Leslie en ce que celui-ci représentait par 100 l'émission du noir de fumée, tandis qu'elle est prise égale à 1 dans ce tableau.

d'ailleurs ce qu'a montré l'expérience : en effet, tandis que, à 100°, le borate de plomb et l'oxyde de cuivre ont le même pouvoir émissif, à 600° le pouvoir émissif du borate est seulement les 0,75 de celui de l'oxyde de cuivre. Pour le platine, au contraire, dans les mêmes conditions, le pouvoir émissif varie de 0,10 à 0,14.

La valeur du pouvoir émissif est fort importante au point de vue de l'étude des conditions de refroidissement comme nous le dirons plus loin : l'influence de la direction sur les quantités de chaleur émise est, au contraire, à ce point de vue, sans intérêt.

479. — Au point de vue des effets lumineux, on ne sait que peu de chose sur les conditions de l'émission en dehors de ce que nous avons indiqué d'une manière générale, c'est-à-dire l'augmentation d'intensité de chaque radiation avec l'élévation de température.

Il paraît prouvé par l'observation que deux corps différents portés à la même température ne présentent pas le même éclat apparent ; ce qui revient à dire qu'ils n'ont pas le même pouvoir émissif au point de vue lumineux. Mais on ne sait rien de précis sur la valeur de ce pouvoir : on peut penser que, à ces températures élevées, les corps ont encore les mêmes pouvoirs émissifs qu'à des températures relativement basses ; mais, outre qu'on ne peut affirmer qu'il en est ainsi, faute de mesures faites dans ces conditions, il est essentiel de remarquer que la connaissance de la grandeur des effets calorifiques ne renseigne absolument pas sur l'intensité des sensations lumineuses correspondantes, car on ne saurait affirmer qu'il y a proportionnalité.

Les mêmes remarques peuvent être faites d'une manière générale au point de vue des actions chimiques.

Mais à ces deux points de vue, tant à cause des sensations directement éprouvées qu'à cause des images photographiques qui sont le résultat des actions chimiques, l'effet de la variation de l'émission avec la direction présente quelque intérêt.

Les corps qui émettent des radiations lumineuses sont les corps portés à une température assez élevée pour être incandescents, les flammes : les corps translucides éclairés du côté opposé à celui où se trouve l'observateur se comportent absolument comme des corps qui émettent des radiations lumineuses.

Il est d'abord un fait d'observation, c'est qu'une surface qui émet des radiations ne change pas sensiblement de couleur quelle que soit l'inclinaison sous laquelle on la regarde : il en résulte que le faisceau de radiations qui arrive à l'œil a toujours la même composition relative, que l'affaiblissement est le même pour toutes les radiations dans les diverses directions : par conséquent la loi de variation avec l'inclinaison est indépendante de la réfrangibilité de la radiation considérée.

480. — La loi de Lambert est applicable aux effets lumineux des

radiations, au moins très sensiblement, et explique les apparences que présentent les corps lumineux de forme diverse.

On sait, par exemple, que le soleil nous apparaît sous la forme d'un disque, lorsque son éclat affaibli par le brouillard permet de le regarder, quoique en réalité il ait la forme sphérique; de même dans l'obscurité un boulet chauffé au rouge ne donne pas la sensation d'une sphère, mais celle d'un corps circulaire plan; il en est de même des globes en verre émaillé (et non pas seulement dépoli) qui servent fréquemment à entourer les flammes de gaz.

L'aspect plan de ces corps est dû à ce que ses diverses parties envoient à l'œil la même quantité de lumière. L'objet étant supposé assez loin, on peut considérer les faisceaux qui en émanent comme parallèles : les faisceaux qui entrent dans l'œil ont même base, l'ouverture de la pupille en *ab* ou en *cd*. Mais ces faisceaux sont émis par des surfaces inégales AB et CD; seulement tandis que la surface CD émet normalement les radiations qui arrivent à la pupille en *ab*, AB les émet obliquement et en envoie moins par conséquent par unité de surface. Or, en vertu de la loi de Lambert, il y a précisément compensation [1] et la pupille reçoit autant de lumière de la partie AB que de la partie CD : celles-ci lui paraissent donc également éclairées, et l'observateur éprouvant la même impression juge ces éléments placés dans les mêmes conditions par rapport à lui, c'est-à-dire dans le même plan.

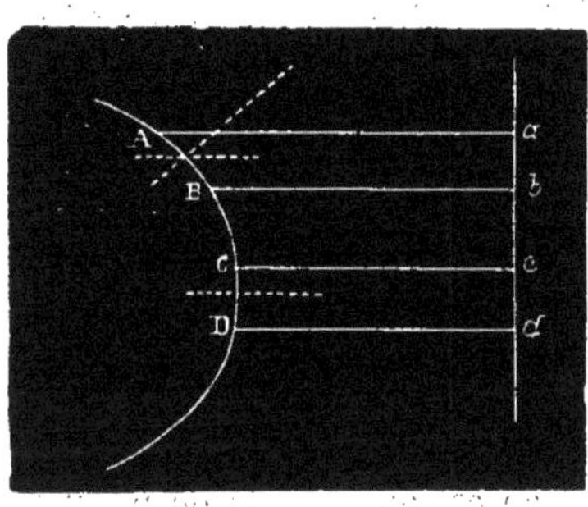

Fig. 251.

La loi de Lambert pour les mêmes raisons doit s'appliquer aux radiations chimiques, car les images photographiques ou daguerriennes du soleil et de la lune donnent sensiblement la même impression que donnerait l'image d'un disque plan.

481. — Étant donnée l'explication physique du phénomène de l'émission que nous avons indiquée, il y a lieu de se demander si, seules, les molécules matérielles qui sont à la surface du corps transmettent le mouvement vibratoire aux molécules voisines de l'éther, ou si, jusqu'à

1. En général la loi de Lambert est donnée en fonction de l'angle α que la direction des radiations considérées fait avec la normale à la surface d'émission. Dans ce cas, si q est la quantité de radiations émises normalement et q' la quantité de radiations émises dans la direction considérée, on a $q' = q \cos \alpha$, formule équivalente à celle que nous avons donnée, car les angles α et β sont complémentaires. Mais, d'autre part, les quantités de radiations qui arrivent respectivement en *ab* et en *cd* sont proportionnelles aux surfaces d'émission AB et CD, elles sont donc égales à $AB.q'$ et $CD.q$, quantités de même valeur, car on a précisément $CD = AB \cos \alpha$.

une certaine profondeur, les molécules du corps participent à cette communication de mouvement.

La question a été étudiée expérimentalement par Leslie, par Rumford et par Melloni à l'aide de procédés peu différents dont voici le principe. On détermine la quantité de chaleur émise par un corps dans certaines conditions qu'on maintient constantes, puis on recouvre la surface d'une substance différente, par exemple, d'une couche de vernis si la surface était métallique, ou d'une feuille d'or si la surface était en verre. Le pouvoir émissif, la quantité de chaleur émise sont changés, par suite de la modification de la surface. On ajoute alors une seconde couche de vernis ou une deuxième feuille d'or : si l'émission était due seulement à la surface, on devrait obtenir le même effet que dans le cas précédent; or l'expérience montre qu'il n'en est pas ainsi. L'émission dépend donc des molécules situées jusqu'à une certaine profondeur. On détermine celle-ci en continuant à ajouter de nouvelles couches de vernis ou de nouvelles feuilles d'or jusqu'à ce que l'addition d'une couche ne modifie pas la quantité de chaleur émise : l'épaisseur de la substance recouvrant la lame primitive est celle dans laquelle les molécules concourent à l'émission. Il résulte des nombres trouvés par divers expérimentateurs que cette épaisseur ne dépasse pas 50 μ.

482. **Propagation des radiations dans le vide.** — La propagation des radiations doit être étudiée dans deux conditions différentes : dans le vide et à travers la matière. Dans le vide, la transmission du mouvement vibratoire se fait par l'action directe des molécules d'éther, qui seules y existent, sans aucune autre intervention; dans les corps, la transmission par les molécules d'éther est modifiée plus ou moins profondément par l'existence des molécules matérielles. Nous nous occuperons d'abord de la propagation des radiations dans le vide, par l'éther seul, remettant d'ailleurs à un autre chapitre l'étude de la vitesse de propagation (voir Optique physique).

Le fait que les radiations se propagent dans le vide résulte d'abord de l'observation qui montre que l'action du soleil, quoique ne se faisant sentir qu'à travers les espaces planétaires, produit des actions calorifiques, lumineuses et chimiques ou mieux actiniques. Mais on peut faire une expérience également concluante à l'aide du ballon de Rumford (fig. 252) : un tube de baromètre se termine à sa partie supérieure par un ballon dans lequel a été soudé à travers la paroi un thermomètre dont le réservoir est au centre du ballon. L'appareil ayant été rempli de mercure, on le retourne sur une cuve à mercure de manière à constituer un baromètre dont la chambre barométrique est constituée par le ballon; on détache celui-ci à l'aide d'un jet de chalumeau qui produit une fermeture hermétique et l'on a ainsi une enceinte dans laquelle existe le vide le plus parfait que nous puissions obtenir, car il n'y a qu'une quantité excessivement petite de vapeurs de mercure.

Or à travers cet espace vide on voit le thermomètre, on peut même en obtenir une image photographique, ce qui prouve que cet espace a été traversé par des radiations capables de produire des actions lumineuses et des actions chimiques.

Il en est de même des radiations capables de produire des actions calorifiques, car si on approche du ballon une source de chaleur, on voit la colonne mercurielle s'élever dans le thermomètre. Cette transmission a lieu par radiation et non par conduction par la paroi du ballon et par celle du thermomètre, d'abord parce qu'elle se manifeste trop rapidement pour être due à la conduction, puis parce que l'action se produit alors même qu'on entoure de glace la soudure du thermomètre avec la paroi du ballon; cette soudure étant ainsi maintenue à 0°, la conduction ne pourrait avoir pour effet d'élever à une température supérieure le mercure du réservoir, comme on l'observe. La transmission des radiations a donc bien eu lieu par radiation.

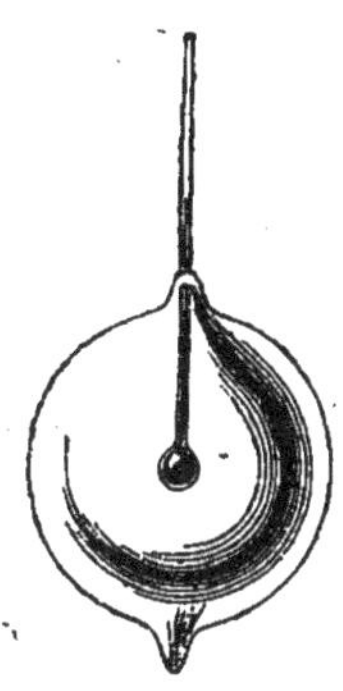

Fig. 252.

On ne peut guère étudier les modifications subies par les radiations se propageant dans le vide; nous remplacerons cette étude par celle de la propagation dans l'air; des expériences directes que nous signalerons plus loin montrent, en effet, que, tant que la distance n'est pas grande, l'action de l'air est négligeable.

483. — Il semble que la propagation dans le vide ne modifie pas la constitution des faisceaux de radiations et qu'elle agit en général seulement sur l'intensité. C'est au moins ce qui résulte de l'observation faite en regardant un objet coloré placé successivement à différentes distances; tant que celles-ci ne dépassent pas quelques mètres, on ne perçoit aucune différence dans la couleur observée; il faut donc que la lumière qui arrive à l'œil dans ces différents cas ait la même composition, soit qu'il y ait identité, soit que toutes les radiations aient été affaiblies dans le même rapport, ce qui prouve que l'action a été uniforme, identique pour toutes.

On le reconnaît encore en examinant à l'aide d'appareils spéciaux, les spectroscopes, les spectres d'un corps lumineux placé à des distances variables : on trouve que ces divers spectres ont la même apparence, la même composition.

On pourrait répéter cette même vérification pour le spectre calorifique et pour le spectre chimique. Quoique la question n'ait pas été étudiée ainsi directement d'une manière précise, on ne saurait douter que les choses ne se passent au point de vue calorifique et au point de vue chimique comme au point de vue des effets lumineux.

484. — Examinons les variations d'intensité avec la distance en considérant d'abord le cas où les radiations émanent d'un point ou d'un corps assez petit pour pouvoir être assimilé pratiquement à un point.

En remarquant que les radiations émises par le point lumineux se propagent également dans tous les sens, on conçoit que celles qui sont émises à un instant donné se trouvent répandues à un autre instant sur une surface sphérique dont le rayon est d'autant plus grand que l'on considère un temps plus considérable : or, les surfaces des sphères croissant comme le carré des rayons, il en résulte que la quantité de radiations qui existent en un point donné, variant en raison inverse de la surface sur laquelle la quantité totale est répartie, varie également en raison inverse du carré des rayons, c'est-à-dire de la distance du point considéré à la source des radiations.

Ce raisonnement montre comment doit varier en divers points la quantité de radiations qui y parviennent. L'expérience permet de déterminer comment varie l'effet produit quand la distance change : des résultats obtenus, nous pourrons déduire d'importantes conséquences que nous aurons à utiliser ultérieurement.

485. — Examinons d'abord la question au point de vue des effets lumineux.

Supposons que, à l'aide du photomètre Bouguer, par exemple, on ait obtenu un certain nombre de sources lumineuses égales, des bougies, par exemple. Plaçons une de ces bougies à une distance d de l'écran et à l'aide d'une source de lumière quelconque, mais invariable, obtenons un éclairement égal à celui produit à l'aide de la bougie ; cette dernière source de lumière devra rester invariable, de manière que l'éclairement qu'elle produit sur une moitié de l'écran soit un terme de comparaison constant.

De l'autre côté, éloignons alors la bougie de l'écran : l'éclairement diminue sur la plage correspondante, et d'autant plus, que la bougie est plus distante : l'éclat apparent d'une source de lumière diminue donc quand augmente la distance à laquelle se trouve l'objet éclairé. Il s'agit de déterminer la loi de variation : à cet effet, amenons cette bougie à une distance $2d$ et cherchons à reproduire l'égalité d'éclairement en plaçant ensemble, à cette même distance, plusieurs bougies égales à la première : l'expérience montre que, pour que cette condition soit réalisée, il faut faire agir ensemble 4 bougies. L'éclat apparent de ce groupe de 4 bougies à la distance $2d$ étant ainsi égal à l'éclat apparent de 1 bougie à la distance d, l'éclat apparent de 1 bougie à la distance $2d$ serait donc seulement le quart de l'éclat apparent de 1 bougie à la distance d.

Éloignons ensuite les bougies jusqu'à la distance $3d$; on trouve alors que pour rétablir l'égalité d'éclairement avec la plage invariablement éclairée, il faut employer à cette distance $3d$ un groupe de 9 bougies. On en conclut, comme précédemment, que, à cette distance, l'éclat apparent de 1 bougie est 1/9 seulement de l'éclat apparent de 1 bougie à la distance d.

Ainsi les éclats apparents de 1 bougie placée successivement aux distances d, $2d$, $3d$ sont entre eux dans les rapports $1, \frac{1}{4}, \frac{1}{9}$, c'est-à-dire $1, \frac{1}{2^2}, \frac{1}{3^2}$. On peut donc énoncer la loi suivante :

Les éclats apparents d'une source lumineuse varient en raison inverse du carré de la distance à laquelle elle se trouve de la surface qu'elle éclaire.

On peut encore énoncer cette loi de la façon suivante : *Les éclairements produits par une source lumineuse varient en raison inverse du carré de la distance.*

Si donc nous appelons e et e' les éclats apparents d'une lumière aux distances d et d', on peut écrire :

$$\frac{e}{e'} = \frac{d'^2}{d^2}.$$

D'où l'on déduit $ed^2 = e'd'^2$.

C'est-à-dire que, pour une lumière donnée, le produit de l'éclat apparent à une certaine distance par le carré de cette distance est constant. Ce produit est donc caractéristique de cette source au point de vue de l'éclairement; nous le désignerons sous le nom d'*éclat absolu*. En le désignant par la lettre E, on a :

$$E = ed^2.$$

Cette donnée a d'ailleurs une signification physique : on voit en effet que si l'on fait $d = 1$, il vient $E = e$, c'est-à-dire que l'éclat absolu d'une source lumineuse est égal à son éclat apparent à l'unité de distance, qu'il est caractérisé par l'éclairement qu'il produit à l'unité de distance, c'est-à-dire à 1 mètre.

On désigne aussi quelquefois l'éclat absolu sous le nom de *pouvoir éclairant* de la source considérée.

486. — On peut étudier également l'effet calorifique, c'est-à-dire la quantité de chaleur fournie en un temps donné, au point de vue de ses variations avec la distance.

On pourrait, avec l'appareil de Melloni, rechercher la loi de ses variations d'une manière analogue à celle que nous venons d'indiquer pour les effets lumineux, mais on peut également employer l'élégante méthode suivante indiquée par Tyndall.

Devant une paroi plane noircie d'un vase rectangulaire contenant de l'eau bouillante et entretenue ainsi à une température constante, on place la pile thermo-électrique munie d'un cône qui limite les radiations pouvant agir (fig. 253); cette pile étant en communication avec un galvanomètre, on note la déviation de l'aiguille de celui-ci. Or on remarque que celle-ci reste constante quelle que soit la distance à laquelle la pile est placée, c'est-à-dire que la quantité de chaleur reçue par la pile dans un temps donné est indépendante de la distance à laquelle celle-ci se trouve de la paroi chaude.

Cette paroi n'agit pas par toute son étendue, mais seulement par la partie qui est comprise à l'intérieur du prolongement du cône qui limite le trajet des radiations efficaces; cette surface croît quand la pile s'éloigne de la paroi chaude et, en vertu des propriétés des figures semblables, elle varie proportionnellement au carré de cette distance. Puisque la quantité de chaleur reçue reste constante, il faut que pour chaque unité de surface de la paroi chaude, la quantité de chaleur fournie à la pile thermo-électrique varie en raison inverse du carré de la distance.

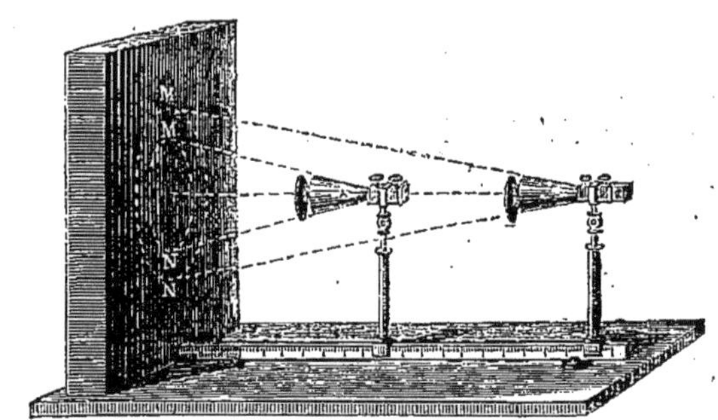

Fig. 253

Nous arrivons donc à cet énoncé :

La quantité de chaleur envoyée par un corps de petites dimensions varie en raison inverse du carré de la distance à laquelle ce corps se trouve de celui qui reçoit la chaleur.

Aucune observation précise n'a été faite relativement à l'influence de la distance sur l'intensité des actions chimiques.

487. — En nous bornant aux effets pour lesquels des résultats précis ont été obtenus, on voit que les intensités des actions produites varient en raison inverse du carré de la distance. Nous avons montré, d'autre part, que la quantité de radiations (pour préciser, la force vive correspondant à ces radiations), qui parvient en un point donné, varie en raison inverse du carré de la distance. On voit donc qu'il y a proportionnalité, en un point, entre la quantité de radiations qui y parviennent en un temps donné et l'intensité des effets lumineux et calorifiques (et probablement aussi chimiques), de telle sorte que l'on peut considérer ces derniers comme servant de mesure aux quantités de radiations.

Cette indication est importante au point de vue de l'étude que nous faisons, puisque de l'évaluation des effets, nous pouvons conclure à la grandeur de la cause.

488. — Les indications précédentes conduisent aussi à un résultat important sur la détermination de la grandeur de laquelle dépend la notion subjective de l'intensité lumineuse, de la sensation.

Nous venons de montrer que la quantité de lumière qu'un point lumineux ou éclairé envoie sur une surface donnée varie en raison inverse du carré de la distance : la quantité de lumière qui arrive à la rétine, étant celle qui a traversé la pupille dans tous les cas, varie donc suivant la même loi : ce ne peut donc être elle qui caractérise l'intensité de la sensation, puisque nous avons dit que cette intensité est indépendante de la distance (356). Mais, d'autre part, nous démontrerons que la grandeur de l'image rétinienne varie en raison inverse du carré de la distance de l'objet à l'œil. Si donc q est la quantité de lumière qui, émanée d'un point éclairé, arrive à l'œil placé à la distance d, si i est la grandeur de l'image rétinienne, on a :

$$q = \frac{\alpha}{d^2} \qquad \text{et} \qquad i = \frac{\beta}{d^2},$$

α et β étant, pour l'expérience en question, des constantes dont il serait d'ailleurs facile de déterminer la signification physique. On déduit de là :

$$\frac{q}{i} = \frac{\alpha}{\beta} \, . .$$

Le premier nombre représente la quantité de lumière qui arrive sur la rétine par unité de surface ; on voit que ce rapport est constant, indépendant de la distance. Comme il en est de même de l'éclairement, c'est-à-dire en somme de l'intensité de la sensation, on voit que celle-ci peut être considérée comme déterminée par la valeur du rapport $\frac{q}{i}$, c'est-à-dire par la quantité de lumière reçue par unité de surface de la rétine.

489. — Du fait que l'intensité d'une action produite par des radiations dépend de la force vive que possèdent ces radiations à l'instant où elles agissent, il résulte que si cette quantité pouvait rester constante malgré le chemin parcouru, l'action resterait la même à toutes les distances. Ce cas est précisément celui qui se présente lorsque le faisceau des radiations est parallèle et non divergent : dans ce cas, les sections ayant toutes la même section, et la quantité totale de force vive restant invariable, il en est de même de la quantité qui se manifeste en chaque point. Cette conséquence est bien d'accord avec le résultat des observations.

D'autre part, et par des considérations analogues, on est conduit à conclure que, dans le cas d'un faisceau convergent, l'intensité des actions doit croître à mesure que la section du faisceau diminue, à mesure, par conséquent, qu'on considère des sections plus éloignées dans le sens de la propagation, à mesure qu'on se rapproche du sommet. C'est aussi nécessairement, par suite, au sommet même du faisceau que doit se manifester le maximum d'action. Bien entendu, au delà du sommet, le faisceau devenant divergent, on retrouve les conditions précédemment étudiées. Ces résultats sont également en concordance avec les faits expérimentaux.

490. **Propagation des radiations à travers les corps.** — Étudions maintenant les effets de la propagation des radiations à travers les corps matériels et, d'abord, montrons que, au point de vue calorifique particulièrement, ce mode de transmission peut se produire.

Il est inutile, en effet, de démontrer que, au point de vue lumineux, les radiations peuvent se transmettre à travers les corps, à travers certains corps au moins, puisque nous voyons à travers les corps dits transparents, puisque non seulement nous distinguons la forme des corps, mais que, dans nombre de cas, nous distinguons aussi la couleur; nous ne connaissons pas d'autres moyens d'expliquer ce résultat que de supposer que l'agent, quel qu'il soit, qui donne naissance à la sensation lumineuse, peut traverser les corps.

Il en est de même pour les actions chimiques, pour celles qui donnent naissance aux effets photographiques.

Mais pour les effets calorifiques, s'il est possible d'admettre *a priori* la transmission directe de l'agent calorifique, on peut concevoir aussi que la propagation se fasse autrement, qu'elle ait lieu par conduction : le corps qui donne passage à cet agent s'échauffant de proche en proche (206), et agissant du côté opposé à celui où se trouve la source de chaleur, parce que la température de cette partie s'est progressivement élevée. Il est donc nécessaire de démontrer que la transmission directe par radiation peut avoir lieu, sans intervention des molécules du corps matériel.

Des expériences nombreuses peuvent mettre ce fait en évidence : nous signalerons d'abord la rapidité d'action que l'on observe lorsqu'un écran quelconque (susceptible toutefois d'être traversé par les radiations calorifiques) est interposé entre une source de chaleur et un thermomètre; cette rapidité est incompatible avec l'action toujours lente de la conduction.

D'autre part, si, entre une source de chaleur et un thermomètre, on fait tomber une nappe d'eau continue, le thermomètre ne cesse pas de manifester une élévation de température; d'autre part, on n'observe aucune variation appréciable de la température de l'eau, qu'elle ait ou qu'elle n'ait pas traversé le faisceau de radiations. Celles-ci ont donc pu se propager à travers le liquide sans agir sur les molécules matérielles de ce liquide.

Nous citerons encore une expérience, parmi toutes celles qu'on pourrait indiquer : on a fait avec de la glace, eau congelée, des lentilles biconvexes qui, exposées aux rayons du soleil, ont donné naissance au foyer, à des effets calorifiques intenses; c'est ainsi qu'on a pu enflammer de la poudre, du bois, fondre des métaux. Il est évident que la quantité de chaleur nécessaire pour produire ces actions énergiques n'a pu que passer, sans s'y arrêter, à travers la glace, car celle-ci eût été fondue si cette quantité de chaleur avait dû s'y propager par conduction.

491. — Il est impossible de se rendre compte des effets qui se produisent dans la propagation des faisceaux, si ceux-ci sont complexes, s'ils sont formés par le mélange de radiations de diverses réfrangibilités. Il faut d'abord étudier ce qui se passe pour un faisceau de lumière simple, on arrive ensuite aisément à expliquer les résultats obtenus au cas d'un mélange de radiations.

D'autre part, pour n'avoir pas à tenir compte de l'effet du chemin parcouru, nous admettrons que les radiations considérées constituent un faisceau parallèle ou un faisceau qui, étant assez éloigné de son origine, peut être considéré comme sensiblement parallèle.

Dans ces conditions bien déterminées, il résulte des observations prises dans des circonstances diverses que la loi de variation de l'intensité peut être énoncée ainsi qu'il suit :

Lorsque les épaisseurs des couches traversées croissent en progression arithmétique, les intensités des radiations décroissent en progression géométrique.

Cette loi peut se traduire par une formule simple : si q_0 est l'intensité d'un faisceau en un point donné, q son intensité après une distance x, e un nombre constant (base des logarithmes népériens $e = 2,1828...$) et k un coefficient qui dépend à la fois de la nature du corps traversé et de la réfrangibilité de la radiation considérée, la formule qui lie ces quantités [1] est :

$$q = \frac{q_0}{e^{kx}}.$$

Le coefficient k, qui est désigné sous le nom de *coefficient d'absorption* et qui détermine, en somme, les effets produits dans un cas donné, varie beaucoup suivant les conditions de l'expérience.

492. — La question a été surtout étudiée au point de vue des effets lumineux, c'est presque exclusivement à ce point de vue que nous nous en occuperons d'abord.

On comprend d'après la formule que pour une même valeur de x, une même épaisseur, la valeur de q sera d'autant plus petite que k sera plus grand ou inversement.

Si, en particulier, k est très grand, q sera très petit, même pour de faibles valeurs de x, pour de faibles épaisseurs ; la quantité de radiations qui passera pourra être assez petite pour ne pas impressionner notre rétine, pour ne pas donner naissance à la sensation lumineuse : le corps est alors dit *opaque* pour la radiation considérée. Il serait absolument opaque si k était infini, car alors q serait nul pour toutes les valeurs

1. On voit, en effet, que quand x croît en progression arithmétique, e^{kx} croît en progression géométrique et que par suite $\frac{q_0}{e^{kx}}$ varie inversement.

de x. Mais, en réalité, il n'en est jamais ainsi; k est très grand, mais n'est pas infini. Aussi, peut-on, en général, trouver une valeur de x assez petite pour que la quantité de radiations q suffise pour impressionner la rétine, pour qu'il y ait production d'une sensation lumineuse. Le corps, opaque sous des épaisseurs moyennes, devient transparent sous de très petites épaisseurs. Ce résultat est conforme à l'expérience : le bois, opaque en planches, est transparent ou au moins translucide quand il est réduit en lames minces; les métaux comme l'argent, le platine, l'or sont opaques sous des épaisseurs même petites, ils se laissent traverser par la lumière quand, soit par un dépôt chimique, soit par le battage, ils ont été réduits en couche d'une épaisseur de 1 μ environ; certaines roches également opaques dans les conditions ordinaires deviennent transparentes quand elles ont été réduites en lames très minces pour l'observation au microscope polarisant.

Inversement si le coefficient k était nul, on aurait toujours $q = q_0$ (car la quantité e^0 est égale à l'unité), la radiation ne serait pas affaiblie par son passage à travers le corps considéré qui serait alors parfaitement *transparent* pour la radiation considérée.

En réalité, ce cas ne se présente jamais absolument; mais le coefficient k peut être assez petit pour que la quantité q diffère toujours fort peu de q_0, au moins tant que x n'atteint pas de grandes valeurs; c'est le cas des corps qui sont dits transparents dans la pratique.

Mais, dans ce cas, si x prend de très grandes valeurs, si le corps est traversé sous une très grande épaisseur, la quantité e^{kx} peut devenir non seulement notablement supérieure à l'unité, mais même très grande, assez grande pour que l'intensité q ne soit plus suffisante pour donner naissance à la sensation lumineuse : le corps, transparent ordinairement, est devenu opaque dans ces conditions. Cette action peut être observée pour l'eau, qui est presque absolument opaque sous une épaisseur d'environ 100 mètres.

493. — Bien qu'il n'y ait pas eu de recherches suivies sur les actions chimiques des radiations au point de vue qui nous occupe, il semble que les observations que nous venons de résumer s'y rapportent et rendent compte des effets indiqués par l'expérience. Nous signalerons notamment le fait, vérifié par divers savants que, à partir d'une épaisseur de 60 mètres environ, les plaques photographiques plongées dans l'eau de manière que la partie sensible soit dirigée en haut ne sont plus impressionnées par la lumière solaire.

Au point de vue calorifique, Melloni a reconnu que les faits se passent d'une manière entièrement analogue. Il avait donné le nom d'*athermanes* et de *diathermanes* pour une radiation déterminée aux corps qui arrêtaient complètement cette radiation ou qui la laissaient passer sans variation sensible.

Il y a des radiations, les radiations infrà-rouges qui, comme nous l'avons dit, ne produisent que des actions calorifiques : en ce qui les concerne spécialement, on pourrait appliquer aux corps qu'elles traversent les épithètes d'athermanes et de diathermanes. Mais si l'on considère une radiation moyenne pouvant produire des actions calorifiques et des actions lumineuses, on observe qu'un corps déterminé agit de la même façon sur l'une et l'autre manifestation de la radiation; s'il ne s'oppose pas à l'action lumineuse, il n'arrête pas davantage l'action calorifique, il est donc à la fois transparent et diathermane; si, au contraire, il intercepte l'une des manifestations, il intercepte également l'autre, il est donc à la fois opaque et athermane.

Dans ces conditions, les mots *athermane* et *diathermane* n'ont pas de raison d'être conservés, puisqu'ils ne correspondent pas à un mode d'action propre à un agent spécial : ils sont inutiles et doivent être remplacés par les termes plus généraux : *opaque* et *transparent*, ces mots s'appliquant au mode d'action des corps sur les radiations et non à une manifestation déterminée.

494. — Non seulement, comme nous venons de le voir, un corps déterminé arrête ou laisse se produire intégralement à la fois les manifestations diverses des radiations; mais, dans le cas où il y a diminution dans l'intensité de cette radiation, il résulte des recherches, notamment de Masson, de Becquerel, de Jamin, que la proportion de cette diminution est sensiblement la même pour les effets calorifiques, lumineux ou chimiques, les différences observées étant dues vraisemblablement à un défaut de précision dans les mesures. Ainsi si l'interposition d'une lame d'une certaine substance réduit de moitié l'intensité lumineuse, dans le cas d'une radiation simple, elle réduit également de moitié l'intensité de l'action calorifique et celle de l'action chimique.

Nous devons faire observer que cette remarque s'applique à toutes les radiations qui ont été étudiées et non pas exceptionnellement à une seule, ce qui vient nettement à l'appui de l'hypothèse de l'unité de cause des divers effets; il est compréhensible, en effet, que la cause étant modifiée dans une certaine proportion, tous les effets qu'elle produit subissent la même réduction. Il serait extraordinaire, au contraire, que trois agents réellement distincts subissent par l'action d'un corps quelconque exactement la même réduction. La probabilité est, de ce chef, pour l'hypothèse d'un agent unique, hypothèse déjà rendue probable par le fait que l'identité d'action se manifeste au point de vue géométrique de la direction, comme nous l'avons indiqué.

495. — En somme, lorsqu'une radiation traverse, sous une épaisseur plus ou moins grande, un corps déterminé, elle subit une réduction, elle perd une certaine quantité de force vive : il y a absorption de cette force vive par le corps traversé. Le fait s'explique aisément dans l'hypothèse

que nous avons admise : une partie du mouvement vibratoire des molécules d'éther se communique aux molécules matérielles qui doivent ainsi subir des modifications; nous aurons à indiquer les effets qui peuvent résulter de cette absorption.

La quantité de radiations absorbées sur une épaisseur x peut d'ailleurs aisément s'évaluer, car elle est évidemment égale à $q_0 - q$ ou $q_0\left(1-\frac{1}{e^{kx}}\right)=q_0\,\frac{e^{kx}-1}{e^{kx}}$; pour un même corps et une même radiation, elle dépend de l'épaisseur x de la couche traversée.

496. — Nous avons supposé implicitement dans tout ce qui précède que la substance traversée par les radiations était isotrope, qu'elle possédait identiquement les mêmes propriétés dans toutes les directions. Si l'on répète les expériences avec les corps cristallisés, on reconnaît que l'absorption ne se produit pas de la même façon dans toutes les directions. D'autre part, lorsque le faisceau incident est décomposé en deux par la double réfraction, le faisceau ordinaire et le faisceau extraordinaire n'ont pas la même loi d'absorption : pour la tourmaline, par exemple, l'absorption est beaucoup plus rapide pour le faisceau ordinaire que pour le faisceau extraordinaire. Cette différence se manifeste même dans le cas où, le faisceau incident arrivant normalement sur un cristal taillé d'une manière convenable, les deux faisceaux réfractés restent normaux : ils existent séparément, quoique suivant le même chemin; aussi l'absorption s'exerce-t-elle inégalement, et si le cristal est assez épais, le faisceau extraordinaire se trouve isolé à l'émergence, le faisceau ordinaire ayant été éteint par absorption.

497. — La connaissance de l'action d'un corps sur une radiation déterminée ne permet pas en général de prévoir l'action qu'il exercera au point de vue de l'absorption sur une autre radiation. Souvent il arrive que l'action varie peu pour les radiations voisines et que l'opacité ou la transparence soient presque complètes pour un groupe assez étendu ; mais il n'en est pas toujours ainsi, et il peut arriver que l'absorption soit presque complète pour une radiation déterminée et presque nulle pour les radiations voisines, ou inversement.

Le moyen le plus simple d'étudier l'action d'un corps sur les diverses radiations consiste à produire un spectre continu et complet aussi étendu que possible, puis d'interposer sur le trajet du faisceau qui lui donne naissance une lame plus ou moins épaisse de la substance que l'on veut étudier : l'examen direct du spectre lumineux fera connaître, par le nombre, la position et l'étendue des bandes noires qu'on y observera, l'absorption des radiations moyennes. Il faudra l'emploi d'un thermomètre à fin réservoir ou mieux d'une pile thermo-électrique linéaire pour explorer le spectre calorifique où les bandes froides renseigneront sur l'absorption des radiations infrà-rouges que n'a pu déceler l'examen du spectre lumineux. Enfin l'action du spectre actinique sur un papier photographique renseignera de même sur l'absorption des radiations ultrà-violettes.

Sans insister, nous citerons seulement quelques exemples : les verres colorés laissent en général passer une assez grande partie du spectre, l'absorption se manifestant par la production dans celui-ci d'une ou de plusieurs larges bandes noires : cependant pour le verre coloré en rouge par l'oxyde de cuivre l'absorption est plus étendue et il n'y a guère que les radiations correspondantes au rouge qui passent.

Pour les dissolutions colorées, les effets observés sont du même genre : quelques-unes sont pratiquement monochromatiques, non qu'elles ne laissent passer qu'une seule radiation, mais parce qu'elles laissent passer les diverses radiations d'une même couleur ou à peu près. Nous citerons ainsi la dissolution de bichromate de potassium qui arrête les radiations autres que celles qui correspondent à l'orangé; la dissolution de bleu céleste qui se laisse traverser seulement par les radiations bleues et violettes.

Bien entendu, l'action ne se manifeste pas seulement pour les radiations moyennes et des effets analogues se produisent pour les radiations invisibles. C'est ainsi que l'alun, l'eau et le verre sous une certaine épaisseur arrêtent les radiations infrà-rouges, mais laissent passer les radiations moyennes et ultrà-violettes; — qu'une couche mince d'argent déposée chimiquement sur le verre n'est traversée que par la radiation ultrà-violette; — que le sel gemme enfumé, qu'une dissolution d'iode dans le sulfure de carbone arrêtent les radiations ultrà-violettes et moyennes et laissent passer les radiations infrà-rouges, etc.

498. — Les gaz, sous des épaisseurs suffisantes, donnent également lieu au phénomène de l'absorption; mais contrairement à ce qui se produit pour les liquides ou solides dont nous venons de parler, l'absorption au lieu de se manifester sur des groupes plus ou moins étendus de radiations voisines, se produit sur des radiations isolées ou sur des groupes très restreints de radiations différant très peu de réfrangibilité. Aussi, comme l'ont montré divers auteurs, notamment Brewster et M. Janssen, le spectre que l'on obtient est sillonné d'un nombre plus ou moins considérable de raies noires étroites et quelquefois même assez fines pour ne pouvoir être distinguées que grâce à des dispositions spéciales.

Nous reviendrons plus loin sur l'intérêt que présente l'étude de ces raies.

Les spectres incomplets que l'on obtient dans les diverses conditions que nous venons d'indiquer sont désignés sous le nom de *spectres d'absorption*; nous verrons qu'ils présentent un intérêt pratique incontestable.

499. — Nous pouvons maintenant nous rendre compte des effets qui se manifestent lors du passage d'un faisceau complexe; nous examinerons surtout la question au point de vue des effets lumineux; il ne serait pas difficile d'étendre les résultats que nous trouverons au cas des autres effets.

Supposons qu'une lame traversée par un faisceau soit constituée par une substance qui absorbe également les diverses radiations composant le faisceau, c'est-à-dire que pour ces radiations le coefficient d'absorption soit le même. Il en résultera que, quelle que soit l'épaisseur de la lame, la diminution d'intensité sera relativement la même pour toutes les radiations et que la composition du faisceau restera aussi proportionnellement la même. Par suite, le faisceau sera affaibli d'intensité, mais non modifié dans sa couleur. Un corps qui satisfait à cette condition pour toutes les radiations est dit *incolore*.

L'interposition d'un semblable corps sur le trajet d'un faisceau qui donne un spectre ne change pas l'apparence du spectre dont toutes les parties sont seulement affaiblies d'intensité, mais toutes également : le spectre qu'on obtient est pour ainsi dire *semblable* au spectre primitif.

500. — Un faisceau de composition quelconque n'est pas modifié par son passage à travers une substance incolore : il en résulte qu'on voit les corps que l'on regarde à travers une semblable substance avec leurs couleurs propres. Aussi si la lame employée n'est pas diffusive, on ne sera pas averti de sa présence (355).

Le verre en lames minces, l'eau et l'air sous de petites épaisseurs, sont incolores.

Mais, en réalité, il n'existe pas de corps tels que toutes les radiations aient *absolument* le même coefficient d'absorption : pour de petites différences de ces coefficients il y a entre l'absorption des diverses radiations des différences qui vont en augmentant avec l'épaisseur, différences qui peuvent être négligeables pour de petites épaisseurs, mais qui deviennent très appréciables pour des épaisseurs plus considérables. Dans ce cas, un faisceau complexe est modifié dans sa composition par son passage à travers le corps, et la couleur correspondante change notablement : tel est par exemple le cas qui se présente pour le verre qui absorbe le rouge en proportion plus grande que les autres couleurs : la différence est faible et le verre paraît incolore en lame mince, mais elle est notable sous de grandes épaisseurs et le verre présente une coloration verte très prononcée, comme on le voit en regardant une lame de verre par sa tranche.

Un fait analogue se présente pour l'eau qui est bleue ou verte sous des épaisseurs suffisantes, pour l'air qui modifie également les teintes en bleu ou en violet lorsque la lumière le traverse sous une très grande épaisseur, etc.

501. — Si une substance est opaque pour certaines radiations déter-

minées, tout faisceau contenant ces radiations sera modifié par son passage à travers cette substance et la couleur qu'il présentera ne sera pas la même avant et après. En particulier, la lumière blanche sera nécessairement modifiée, et le faisceau émergent aura une couleur déterminée : le corps est dit alors *transparent coloré* et la couleur sous laquelle on le dénomme est celle que prend le faisceau blanc qui l'a traversé.

Par contre, un faisceau complexe qui ne comprend pas les radiations absorbées par le corps n'est pas modifié par son passage à travers ce corps. Ainsi l'action d'une semblable substance sera différente suivant la nature de la lumière : la couleur des corps qu'on regarde à travers une lame de cette substance sera modifiée ou non suivant qu'elle comprendra ou non des radiations arrêtées par absorption.

Il peut, d'ailleurs, se présenter des effets très différents suivant les circonstances : considérons, par exemple, un faisceau comprenant seulement deux radiations A et B d'intensité différente ; si par exemple A est très intense, la couleur du faisceau complexe se rapprochera beaucoup de celle de A, étant seulement teintée légèrement par B. Si ce faisceau passe à travers une lame mince, l'absorption quelle qu'elle soit laissera subsister A en excès ; mais si l'épaisseur est grande et si l'absorption est considérable pour A et faible pour B, la radiation A sera presque totalement arrêtée, tandis que la radiation B sera peu modifiée ; dans le faisceau émergent, B sera donc en excès et donnera la couleur du faisceau qui sera seulement nuancée par la présence de A en petite quantité. Ainsi une simple différence dans l'épaisseur de la lame suffit pour chan[ger] totalement la couleur d'un faisceau.

On comprend que des faits analogues se manifestent lorsqu'il y a plus [de] deux radiations, et que les variations sont d'autant plus nombreuses qu'[il] y a un plus grand nombre de radiations différentes dans le faisceau incident.

502. — Les variations de composition des faisceaux sont mises facilement en évidence, au point de vue des effets lumineux par les variations de couleur, sans qu'il soit nécessaire de procéder à une analyse du faisceau. On peut, à l'aide de l'appareil de Melloni, étudier l'absorption au point de vue des effets calorifiques (fig. 254).

La disposition de l'expérience est facile à concevoir, la lame absorbante G pouvant s'interposer ou non entre la source de chaleur, le cube de Leslie ou toute autre source, et la pile thermo-électrique P reliée au galvanomètre G'.

Mais dans ces expériences, la pile thermo-électrique donne seulement la somme des quantités de chaleur correspondantes aux diverses radiations, elle fait connaître l'absorption totale, et si on veut être renseigné sur les variations subies par chaque radiation, il faut disperser le faisceau à l'aide d'un prisme et en explorer les diverses parties avant et après l'interposition de la lame G.

503. — Lorsqu'un même faisceau passe successivement à travers deux lames de même nature ou de nature différente, il est facile de se rendre compte de l'effet produit si on connaît la composition du faisceau et l'absorption subie par les radiations qu'il comprend dans la substance ou les substances considérées. On arrive alors aisément à expliquer, par l'analyse de ce qui se passe pour chaque radiation, des effets qui paraissent singuliers si on les considère dans leur ensemble.

Nous donnerons seulement deux exemples de faits de ce genre.

Le verre rouge est dit transparent dans le langage vulgaire, parce qu'on voit les corps à travers une lame de cette substance : en réalité

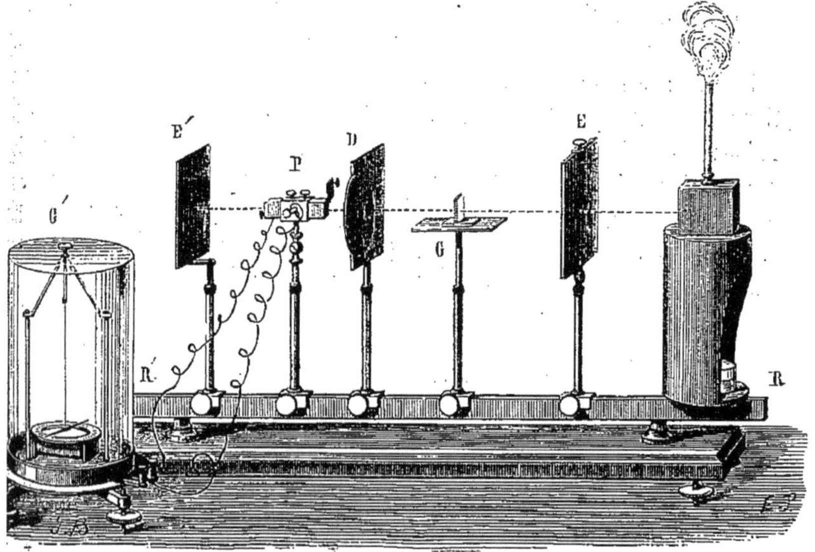

Fig. 254.

il est transparent seulement pour les radiations rouges. De même pour l'eau céleste qui est transparente seulement pour les radiations bleues. Si on met ces deux substances l'une à la suite de l'autre, on forme un ensemble qui est parfaitement opaque dans tous les cas. Il doit en être ainsi, en effet ; car si, par exemple, le verre rouge est placé en premier, deux cas peuvent se présenter suivant que le faisceau incident contient ou non des radiations rouges ; dans le cas où il n'en contient pas, le faisceau est arrêté tout entier par le verre rouge ; si le faisceau incident contient des radiations rouges, celles-ci passent seules à travers le verre rouge, mais elles sont arrêtées par l'eau céleste qui ne se laisse traverser que par les radiations bleues.

504. — Un second exemple sera fourni par une expérience de Melloni : un faisceau émané d'une lampe à huile était réduit à 0,39 de son intensité primitive par son passage à travers une lame de 2^{mm},6 d'épaisseur. En faisant passer le faisceau à travers une seconde lame identique à la

première, Melloni observa que la réduction de l'intensité était seulement de 0,85 de la valeur qu'elle avait avant cette lame.

Ce résultat paraît bizarre, car il semble que les conditions restant les mêmes, l'effet devrait rester proportionnellement le même, c'est-à-dire que l'intensité du faisceau émergent devrait toujours être la même fraction de l'intensité du faisceau incident. C'est d'ailleurs ce qu'on observe dans le cas où celui-ci est constitué par des radiations de même réfrangibilité, et s'il n'en est pas ainsi dans l'exemple que nous avons indiqué, c'est que, dans ce cas, le faisceau était composé, et que, bien que la même loi s'appliquât à chacune des radiations simples, la réduction n'étant pas la même pour celles-ci, il n'y avait pas de loi simple pour le total. On peut d'ailleurs se rendre compte de l'effet en supposant les conditions suivantes : le faisceau incident est composé de deux espèces de radiations, l'une A appartenant à la partie moyenne du spectre, l'autre B infrà-rouge. La première constitue les 0,60 du faisceau incident, la seconde les 0,40 par conséquent; par le passage à travers une des lames employées, la radiation A est réduite à 0,05 de sa valeur primitive et la radiation B à 0,9 de sa valeur primitive. On aura donc pour la valeur de chaque radiation et pour le total les nombres suivants :

	A	B	Total
A l'incidence............	0,60	0,40	1,00
Après la 1re lame.........	0,03	0,36	0,39
Après la 2e lame..........	0,0015	0,324	0,3255

On voit que, quoique la décroissance soit régulière pour chaque radiation, il n'en est plus de même pour l'ensemble des deux radiations : la réduction est de 0,39 par le passage à travers la première lame, elle est seulement de $\frac{0,3255}{0,39} = 0,85$ pour le passage à travers la deuxième lame.

505. **Relation entre l'absorption et l'émission.** — Il existe entre l'absorption des radiations et leur émission par un corps une importante relation qui a été découverte par Foucault en 1849. Elle consiste en ce que si un corps est susceptible d'émettre des radiations et qu'on le fasse traverser par un faisceau complexe, *le corps absorbe spécialement les radiations qu'il a la propriété d'émettre.*

L'indication de l'expérience qui permet de mettre en évidence cette propriété fera comprendre ce que cet énoncé présente d'incomplet.

La flamme de l'alcool salé, flamme peu éclairante d'ailleurs, fournit une lumière constituée par le mélange de deux radiations jaunes, distinctes quoique de réfrangibilités très voisines; elle donne, en effet, un spectre réduit à deux fines raies jaunes séparées par un intervalle noir. Plaçons derrière cette flamme une source de lumière puissante et donnant un spectre continu, comme l'arc électrique. Le spectre formé à l'aide du faisceau qui a traversé la flamme de l'alcool salé présente deux raies noires à l'endroit où existaient les raies lumineuses du spectre de la flamme de l'alcool salé; par une disposition convenable de l'expérience, on peut obtenir les deux spectres ensemble, et on reconnaît que la coïncidence est absolue : les raies noires du spectre complexe sont exactement à la place occupée par les raies jaunes du spectre de l'alcool salé, c'est-à-dire que, parmi toutes les radiations émises par le charbon rendu incandescent par l'arc voltaïque, la flamme de l'alcool salé a arrêté précisément les radiations qu'elle émet.

Ajoutons d'ailleurs que l'absorption n'est pas absolue et que les raies obscures du spectre complexe sont seulement moins intenses que les parties voisines sans être complètement obscures.

Le fait que nous signalons ne se manifesterait pas seulement pour les corps gazeux; il serait plus général, et, par exemple, Baur a montré qu'il se produisait également pour le sel gemme. Mais au point de vue des applications que nous aurons à indiquer, la question est surtout intéressante pour les corps à l'état gazeux.

506. **Réflexoin des radiations.** — Nous avons dit que les faisceaux se réfléchissent sur les surfaces polies, et que, quelle que soit la nature

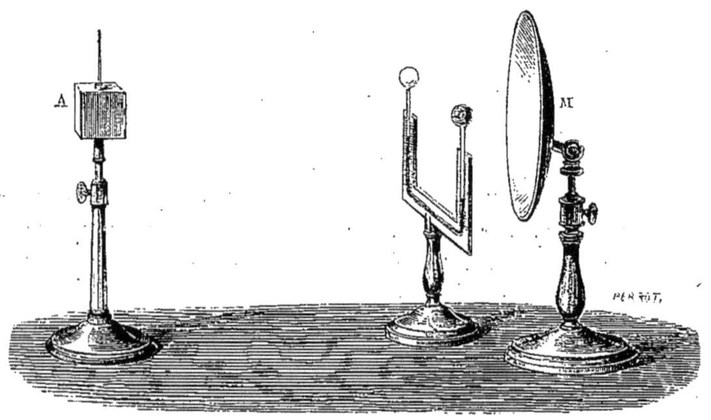

Fig. 255.

des effets étudiés, ils obéissent aux mêmes lois; les résultats doivent donc être les mêmes que ceux que nous avons indiqués pour l'optique géométrique. Il est facile de démontrer qu'il en est bien ainsi au point de vue des effets calorifiques; pour cela on prend une source de chaleur, le cube de Leslie A (fig. 255), que l'on place devant un miroir concave M en métal poli et à l'aide d'un thermomètre, d'un thermomètre différentiel, par exemple, on cherche l'endroit où l'action est maxima : on trouve que les positions occupées par le tube et par le thermomètre sont précisément celles qui correspondent à des points conjugués tels qu'ils auraient été déterminés pour les effets lumineux.

On peut également mettre en f, foyer principal d'un miroir M (fig. 256), une grille remplie de charbons incandescents; à distance on place parallèlement un autre miroir M' au foyer duquel f' est un morceau d'amadou. Aucune action ne se manifeste lorsque l'on place un écran entre la grille f et le miroir, quoique la chaleur puisse se transmettre directement à l'amadou; l'amadou s'enflamme au contraire dès qu'on enlève

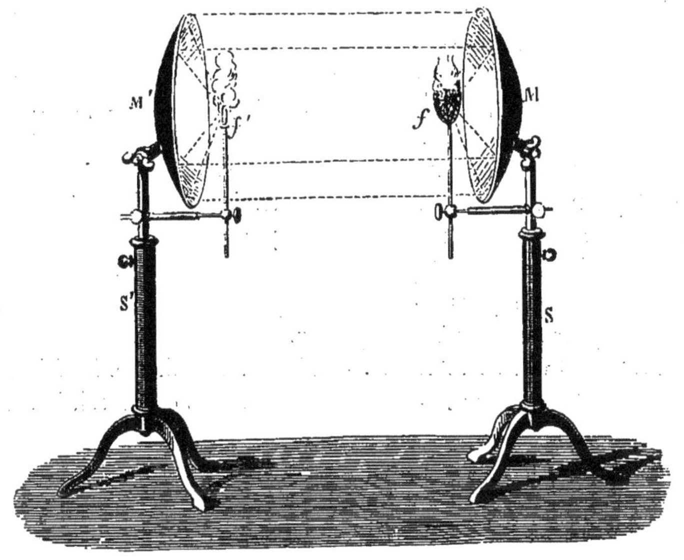

Fig. 256.

cet écran. Le faisceau divergent émané des charbons enflammés est transformé par le miroir en faisceau parallèle que le second miroir M' transforme en faisceau convergent dont le sommet, où a lieu le maximum d'action, est en f', à l'endroit où est l'amadou.

Tyndall a montré, par une modification de cette expérience, que la réflexion se produit également pour les radiations chimiques : il plaçait en f un arc voltaïque et en f' un ballon de collodion contenant un mélange de deux gaz susceptibles de se combiner. La combinaison se produisait et une détonation avait lieu; on était assuré qu'il y avait là une action chimique directe et non une action calorifique, car l'enveloppe de collodion était déchirée, mais non brûlée, quoique le collodion soit éminemment combustible.

507. — Examinons maintenant la réflexion au point de vue des variations d'intensité.

Pour se rendre compte de l'effet de la réflexion à ce point de vue, il suffit de mesurer l'intensité I_0 du faisceau incident, avant la réflexion, puis l'intensité I du faisceau après la réflexion : le rapport $\frac{I}{I_0}$ renseigne sur l'action de la réflexion au point de vue de l'intensité.

L'appareil de Melloni (fig. 257) permet d'effectuer commodément ces mesures pour les actions calorifiques : la pile thermo-électrique est placée sur une alidade mobile pouvant s'incliner à volonté. La surface réfléchissante K est placée sur la verticale de l'axe de rotation; le faisceau émane d'une source p que l'on fait varier à volonté; pour des directions convenables données à la surface K et à l'alidade, le faisceau réfléchi arrive sur la thermopile P et les indications du galvanomètre auquel elle est reliée

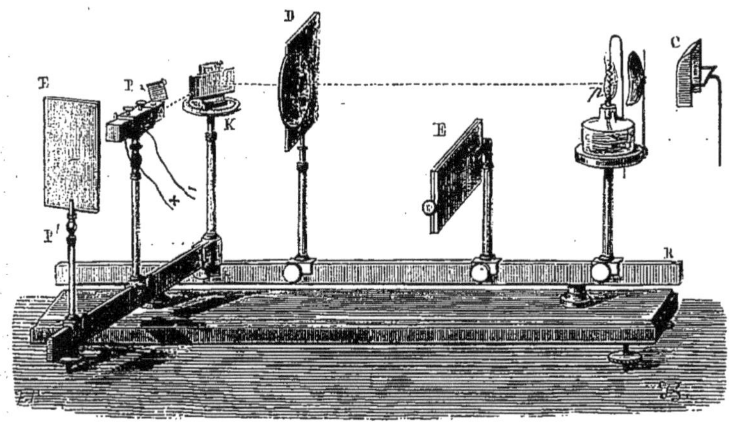

Fig. 257.

font connaître les quantités de chaleur I qu'elle reçoit en un temps donné quand sa température est devenue stationnaire. On enlève alors la lame K et on tourne l'alidade de manière à la mettre sur le prolongement de la règle RP' qui sert de base à l'appareil, le trajet parcouru par les radiations reste le même; on mesure alors l'intensité I_0 du faisceau incident : le rapport des deux nombres trouvés fait connaître la valeur de $\frac{I}{I_0}$.

L'expérience se fait d'une façon analogue au point de vue des effets lumineux, seulement la thermopile est remplacée par un photomètre. On pourrait agir de même au point de vue des actions chimiques.

508. — Le rapport $\frac{I}{I_0} = r$ est appelé *pouvoir réflecteur absolu*. Il varie avec toutes les conditions de l'expérience, c'est-à-dire avec la nature de la surface réfléchissante, avec la nature des radiations considérées et même avec l'angle d'incidence. Mais pour une réfrangibilité donnée, sous une même incidence, on trouve les mêmes valeurs, soit que l'on étudie les effets lumineux, soit que l'on étudie les effets calorifiques : comme nous l'avons dit plus haut (494), cette remarque a, au point de vue théorique, une grande importance.

La nature de la substance sur laquelle se fait la réflexion, son état de poli plus ou moins considérable, ont une grande influence sur le pouvoir réflecteur. Leslie, ayant trouvé que le laiton poli est le corps qui réfléchit le mieux la chaleur, lui compara les autres corps à ce point de vue et appela *pouvoir réflecteur relatif* d'un corps, ρ, le rapport qui existe, toutes choses égales d'ailleurs, entre l'intensité du faisceau réfléchi par ce corps et le faisceau réfléchi par le laiton poli. Si nous appelons I_0 l'intensité du rayon incident, I' l'intensité du rayon réfléchi par le laiton poli et r' le pouvoir réflecteur absolu du laiton poli, on a $r' = \frac{I'}{I_0}$; le pouvoir relatif du corps considéré pour lequel on a $r = \frac{I}{I_0}$ sera $\rho = \frac{I}{I'}$ valeur que l'on peut remplacer par la suivante $\rho = \frac{r}{r'}$: le pouvoir réflecteur relatif d'un corps est le rapport de son pouvoir réflecteur absolu au pouvoir réflecteur absolu du laiton poli. Voici quelques nombres donnés par Leslie.

Laiton	1,00	Plomb	0,60
Argent	0,90	Étain amalgamé	0,50
Étain	0,85	Verre	0,10
Étain plané	0,80	Verre huilé	0,05
Acier	0,70	Noir de fumée	0,00

Ajoutons que pour le cas d'un corps réfléchissant déposé en couche très mince sur un corps non réfléchissant, Leslie a montré que, jusqu'à une certaine limite, le pouvoir réflecteur augmente avec l'épaisseur. On en conclut, comme nous l'avons fait pour l'émission, que la réflexion ne se produit pas seulement à la surface, mais aussi sur les molécules situées à quelque distance au-dessous.

509. **Diffusion des radiations.** — La diffusion se produit pour les radiations, aussi bien pour les effets chimiques ou calorifiques que pour les effets lumineux. Nous avons indiqué déjà l'existence de ces derniers (355); pour les effets chimiques, l'existence de la diffusion est prouvée par ce qu'il est possible d'obtenir des images photographiques des corps éclairés par une source de radiations quelle que soit la position de la source. Pour les actions calorifiques, Melloni a mis le fait en évidence par l'expérience suivante : Une source calorifique L (fig. 258) envoie un faisceau sur une plaque K sous une incidence quelconque : la thermopile f est placée sur une alidade pouvant tourner autour de la verticale de K : on reconnaît que, quelle que soit la direction de cette alidade, le galvanomètre indique que la thermopile a reçu une certaine quantité de chaleur.

On pourrait penser qu'il n'y a pas diffusion dans ce cas, mais que la plaque K s'est échauffée par absorption, puis ensuite a émis des radiations en vertu de la température qu'elle a atteinte. Mais, à l'aide d'une disposition indiquée par Leslie, on peut montrer qu'il n'en est pas ainsi et qu'il y a réellement diffusion. Pour cela, on emploie une source à température élevée, par exemple on utilise un faisceau solaire; on le fait traverser une plaque de verre qui arrête les radiations infrà-rouges; il arrive donc seulement en K des radiations moyennes. S'il y a diffusion, ce seront ces radiations moyennes qui subsisteront; si, au contraire, il y a eu absorption, puis émission, comme la température de K s'est peu élevée et que ce corps est fort éloigné de l'incandescence, il émettra seulement des radiations peu réfrangibles, des radiations infrà-rouges. Pour reconnaître la nature des radiations entre la plaque K et la thermopile, il suffit

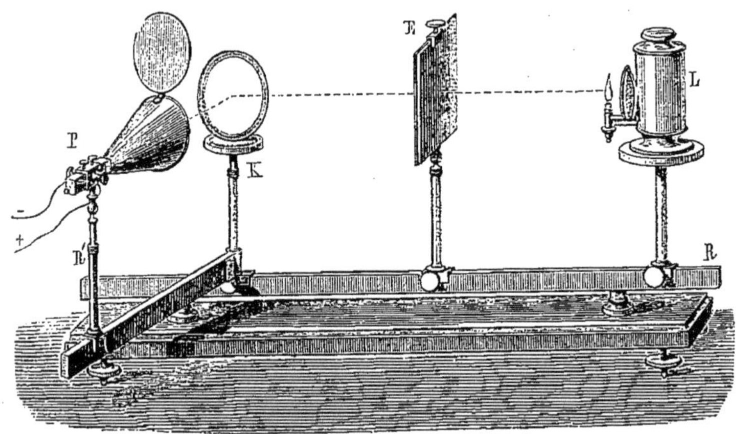

Fig. 258.

d'interposer une lame de verre : l'expérience montre que l'intensité du faisceau reçu en P est peu diminuée, ce faisceau est donc composé de radiations moyennes et, par suite, il y a réellement diffusion.

La quantité de radiations diffusées, pour une intensité donnée du faisceau incident, dépend de la nature de la substance, de la réfrangibilité de la radiation, de l'angle d'incidence du faisceau incident et de la direction dans laquelle on étudie les radiations diffusées.

Pour avoir une idée de la grandeur de la diffusion pour des radiations données tombant sous un angle donné sur une substance déterminée, il faudrait mesurer l'intensité des radiations diffusées dans toutes les directions et faire la somme de toutes les valeurs obtenues; soit I cette somme qui représente la diffusion totale; si I_0 est l'intensité du faisceau incident, le rapport $\frac{I}{I_0} = d$ est appelé *pouvoir diffusif total*. En réalité, on n'a aucune donnée précise sur la valeur de ce coefficient.

510. — Au point de vue des effets lumineux, la diffusion est très variable, pour chaque corps, avec la nature des radiations : il peut arriver qu'un corps diffuse à peu près également bien toutes les radiations moyennes, ou qu'il n'en diffuse aucune. Examinons successivement ces différents cas.

Si un corps diffuse également toutes les radiations, il envoie à l'œil d'un observateur de la lumière, ayant, à l'intensité près, la même composition que la lumière incidente, c'est-à-dire dans laquelle les diverses radiations ont les mêmes proportions relatives que dans celle-ci : la couleur presque sera donc la même. Un corps jouissant de cette propriété aura la même couleur que la source lumineuse qui l'éclaire, il sera rouge dans la lumière rouge, vert dans la lumière verte.... et blanc dans la lumière blanche.

Si un corps ne diffusait aucune radiation, il ne serait pas vu et nous ne serions avertis de son existence que s'il était placé devant un corps éclairé et diffusif dont il masquerait une partie : il serait vu par *vision négative*, suivant l'expression consacrée. Le résultat serait le même, nécessairement, quelle que fût la nature de la lumière : le corps serait *noir*. Ce cas ne se présente presque jamais pour ainsi dire, et la diffusion est seulement très faible, presque nulle, sans être jamais absolument nulle.

Supposons maintenant le cas d'un corps qui ne diffuse qu'une seule espèce de radiations A ; il donnera à un observateur la même sensation, soit lorsqu'il recevra de la lumière simple A de même nature, soit lorsqu'il recevra de la lumière composée, pourvu que celle-ci comprenne les radiations que la substance peut diffuser, car celles-là seules seront renvoyées à l'œil de l'observateur. Par contre, si la lumière incidente est simple, mais différente de A, ou si elle est composée mais ne contient pas la radiation A, cette substance ne diffusera rien et paraîtra noire pour l'observateur.

Si le corps considéré peut diffuser plusieurs radiations, il pourra, au point de vue de la couleur, se présenter sous divers aspects, suivant que la lumière incidente contiendra toutes ces radiations, comme cela se présentera pour la lumière blanche, ou que cette lumière ne contiendra qu'une de ces radiations, ou deux..., et dans le cas où elle en contient plusieurs, suivant leur intensité relative, car la lumière diffusée aura une composition différente dans chacun de ces cas, et, par suite, la sensation de couleur variera aussi.

En un mot, la sensation que nous fait éprouver un corps au point de vue de la couleur n'est pas invariable et dépend, dans une grande mesure, de la nature de la lumière qu'il reçoit. Absolument, on ne peut donc parler de la couleur d'un corps : par convention, quand on donne cette indication, il est entendu qu'il s'agit de la couleur du corps quand il est éclairé par de la lumière blanche.

511. — Les expériences qui se rapportent aux faits que nous venons d'indiquer et qu'il est facile de concevoir exigent quelques précautions pour donner des résultats nets. Il faut d'abord se rappeler que l'on obtient difficilement des lumières simples ou seulement des lumières dans lesquelles manquent absolument certaines radiations, par l'interposition de verres ou de liquides colorés : sauf quelques exceptions (497), ces

substances laissent passer toutes les radiations, en les affaiblissant seulement d'une manière inégale. D'autre part, il est peu de corps qui ne diffusent qu'une espèce ou un nombre restreint d'espèces de radiations : la plupart des corps colorés diffusent toutes les radiations, seulement en proportions inégales, leur coloration étant due aux radiations qui sont en excès; aussi ces corps ne paraissent-ils noirs dans aucune lumière incidente, car quelle que soit la composition de celle-ci, ils peuvent diffuser les radiations qu'elle contient. La coloration de ces corps est dite *lavée de blanc*. On peut cependant trouver des corps dont la coloration soit *saturée* (Chevreul), c'est-à-dire des corps qui ne diffusent des radiations que d'une ou de deux espèces.

Il est intéressant de remarquer que la couleur d'un corps éclairé par de la lumière blanche, par exemple, ne change pas d'une manière appréciable quelle que soit la direction de la lumière incidente et quelle que soit la position de l'observateur par rapport au corps. On peut conclure que, quelles que soient les lois, mal déterminées d'ailleurs, qui régissent la diffusion des radiations, ces lois sont les mêmes pour toutes les radiations, puisque, la coloration restant la même, on peut en conclure que la composition de la lumière diffusée est la même dans tous les cas.

512. **Absorption des radiations.** — Lorsqu'un faisceau traverse une substance transparente, nous avons dit qu'il y avait perte, absorption des radiations, cette perte étant égale à $I_0 \frac{e^{kx}-1}{e^{kx}}$.

Examinons ce qui se passe lorsqu'un faisceau d'intensité I_0 rencontre un corps opaque : dans ce cas, il y a une partie du faisceau qui est réfléchie, cette partie a une intensité rI_0; il y a de plus une partie diffusée qui, au total, a une intensité dI_0 ; ces deux parties, ensemble, ont une valeur moindre que I_0, il y a donc eu une perte I qui est égale à $I_0 - rI_0 - dI_0$, soit $I = I_0(1 - r - d)$. Cette quantité a été absorbée par le corps dont elle contribue à produire l'échauffement : Leslie a montré qu'il en est bien ainsi en faisant arriver un faisceau de radiations sur la boule d'un thermomètre différentiel recouverte d'une substance opaque, peinture ou feuille métallique. Il y avait élévation notable de température.

On peut établir entre la quantité de radiations absorbée I et la quantité incidente I_0, une relation analogue à celles que nous avons indiquées pour les autres effets, en posant :

$$I = aI_0.$$

La quantité a est ce qu'on appelle le *pouvoir absorbant absolu* du corps considéré; on voit que l'on a $a = 1 - r - d$.

Il importe de remarquer que le phénomène qui se produit dans ce cas ne diffère pas, au fond, de l'absorption dans les corps transparents; l'absorption dans un corps opaque se produit par le passage à travers la couche infiniment mince qui suffit à produire l'extinction, et elle est complète, et non partielle par suite de l'extinction même.

Dans les expériences qu'il a faites, Leslie a reconnu que, pour un même faisceau incident, la quantité de chaleur absorbée par le thermomètre varie avec la substance opaque dont la boule est recouverte. Il a trouvé que le noir de fumée est la substance pour laquelle l'absorption est la plus considérable et il a déterminé le *pouvoir absorbant relatif* des diverses autres substances : on appelle ainsi le rapport entre la quantité de chaleur absorbée par une substance et la quantité de chaleur absorbée dans les mêmes conditions par le noir de fumée.

Comme dans les autres cas, on reconnaît que le pouvoir absorbant relatif d'un corps, α, est le rapport entre le pouvoir absorbant absolu a de ce corps et le pouvoir absorbant absolu a' du noir de fumée : $\alpha = \frac{a}{a'}$.

Leslie a trouvé expérimentalement que le pouvoir absorbant relatif d'un corps est égal à son pouvoir émissif relatif (477). Le fait a été vérifié ultérieurement, notamment par Richtie.

513. **Effets calorifiques des radiations. Rayonnement.** — Un corps isolé dans un espace vide indéfini devrait rester sans modifications s'il était à la même température que cet espace, car alors il n'émettrait pas de radiations ; il n'en serait pas ainsi s'il était à une température supérieure à celle de l'espace, les radiations qu'il émettrait alors correspondraient à une perte de force vive moléculaire et, par suite, à un abaissement de température. Ces conditions que nous ne pouvons réaliser expérimentalement se présentent naturellement pour notre globe terrestre dont la partie opposée à celle qui est éclairée par le soleil rayonne vers les espaces célestes. Les corps placés à la surface de la terre, et non protégés par un corps arrêtant les radiations, rayonnent également dans les mêmes conditions ; ce rayonnement ne se produit pas directement, mais il se manifeste à travers l'atmosphère dont l'action est multiple comme nous allons l'indiquer.

L'atmosphère agit, d'une part, en s'opposant plus ou moins fortement au rayonnement : les corps, qui sont en somme à des températures peu élevées, n'émettent que des radiations peu réfrangibles (472), des radiations infrà-rouges qui sont absorbées facilement par la vapeur d'eau. La présence d'humidité dans l'air diminuera donc le rayonnement et, par suite, le refroidissement ; à plus forte raison en sera-t-il ainsi si des nuages existent au-dessus du corps, ces nuages agissant comme un écran opaque. Par contre, s'il n'y a pas de nuages, si l'air est sec, ce qui correspond à un ciel clair, le rayonnement est considérable, et il en est de même du refroidissement, s'il ne survient quelque autre cause qui le diminue ou le supprime.

L'atmosphère agit, d'autre part, par son contact avec les corps ; cette action qui tend à amener l'équilibre de température se manifeste soit par conduction (205), soit par convection. Si l'atmosphère est à une température inférieure à celle du corps considéré, l'air enlèvera de la chaleur au corps, et son action refroidissante s'ajoutera à celle produite par le rayonnement; si, au contraire, l'atmosphère est à une température supérieure ou seulement égale à celle du corps, l'air pourra fournir au corps à chaque instant une quantité de chaleur égale à celle qu'il perd par rayonnement, et la température du corps restera invariable.

Ces remarques expliquent les effets qui se manifestent pendant la nuit et rendent compte des différences qu'on observe suivant les circonstances. Parmi ces effets, nous signalerons le dépôt de rosée qui est dû à la condensation de l'humidité de l'atmosphère sur les corps ainsi refroidis pendant la nuit. L'observation des faits montre que le refroidissement nocturne, manifesté par le dépôt de rosée, a pour cause principale le rayonnement, car ce dépôt est d'autant plus grand que les corps sont dans des conditions où le rayonnement est plus considérable. C'est ainsi que les corps mats, ayant un grand pouvoir émissif, sont couverts de rosée, alors que cet effet ne se produit pas pour des corps polis, lisses, à faible pouvoir émissif. D'autre part, il suffit d'un abri placé au-dessus d'un corps, librement exposé au contact de l'air d'ailleurs, pour que la rosée ne se dépose pas, le rayonnement étant supprimé; à température égale, la rosée se dépose si le temps est clair, elle n'apparaît pas si le ciel est couvert de nuages, ceux-ci s'opposant au rayonnement.

On ne connaît pas la loi exacte de la perte de chaleur par rayonnement; tant que le corps est à une température peu supérieure à celle de l'espace vers lequel il rayonne, on admet que la perte de chaleur dans un temps donné est proportionnelle à la différence entre ces températures.

514. — Le cas du rayonnement simple que nous venons d'examiner se présente rarement : en général, le corps que l'on étudie est placé à une distance plus ou moins grande d'autres corps, il peut même être placé dans une enceinte qui l'entoure de toutes parts. Dans le cas où il y aurait seulement deux corps, pour simplifier, si ces corps sont à des températures différentes, on voit que ces températures varient de manière à tendre vers l'égalité et qu'elles deviennent invariables lorsqu'elles sont égales. On pourrait expliquer ce fait en admettant que le corps le plus chaud rayonne vers l'autre, tant qu'il y a différence de température : le corps qui rayonne se refroidit, tandis que l'autre s'échauffe; le rayonnement cesserait lorsque les températures sont égales. Mais il est plus naturel et plus conforme à l'hypothèse générale de supposer que dans tous les cas les deux corps rayonnent, de telle sorte que chacun d'eux perd de la chaleur et en gagne; au début, les actions sont inégales : le corps le plus chaud envoie plus de chaleur qu'il n'en reçoit, sa température s'abaisse, tandis que le corps le plus froid reçoit plus de chaleur

qu'il n'en émet; sa température s'abaisse. Mais la différence d'action s'affaiblit en même temps que la différence de température et quand les températures sont égales, chaque corps reçoit autant de chaleur qu'il en envoie, sa température devient donc invariable. Cette explication, due à Prévost (de Genève), est connue sous le nom d'*équilibre mobile des températures.*

Lorsque les deux corps ne sont pas à la même température, si la différence n'est pas considérable, on admet, sans connaître d'ailleurs la loi exacte, que les quantités de chaleurs perdues dans un temps donné sont proportionnelles aux différences de température.

En réalité, les effets ne sont pas aussi simples que nous venons de l'indiquer, car il y a à tenir compte de l'action de l'air ambiant qui agit par conduction et par convection et qui peut, suivant les circonstances, agir pour échauffer ou refroidir le corps qui s'y trouve.

515. — Les radiations qui traversent un corps sans s'y arrêter n'y produisent aucun effet; c'est ce qui résulte, au point de vue calorifique, des faits que nous avons cités précédemment (490). Les radiations arrêtées, absorbées par un corps, donnent naissance, au contraire, à des actions variées : ce résultat général pouvait être prévu, car si un faisceau de radiations diminue d'intensité, si des radiations sont absorbées, c'est une perte de force vive, d'énergie qu'il subit, et cette énergie appliquée aux molécules matérielles du corps traversé doit y amener des modifications.

Les actions produites par l'absorption peuvent se manifester par des phénomènes calorifiques tels que des variations de température : il est inutile d'insister longuement, les exemples sont trop simples et trop nombreux pour qu'il soit nécessaire de les détailler; nous rappellerons seulement d'abord que c'est précisément par des observations basées sur cette remarque que Leslie a étudié l'absorption des radiations (512).

Il n'est pas sans intérêt, d'autre part, de se rendre compte des effets de ce genre dus à l'action du soleil. Les radiations émanées du soleil, après avoir traversé les espaces interplanétaires, pénètrent dans l'atmosphère où l'absorption serait très faible si l'air était sec, où elle est appréciable si l'air est humide.

Considérons d'abord le cas où l'air est assez sec pour que l'absorption qu'il produit puisse être négligée : les radiations le traversent sans s'y arrêter et, par suite, sans en élever la température : elles arrivent ainsi jusqu'au sol où elles sont absorbées en majeure partie, le surplus étant diffusé. La température du sol s'élève, et les couches voisines s'échauffent à leur tour par leur contact avec le sol. C'est ce qui explique notamment les effets observés au sommet des montagnes : la masse de l'atmosphère y est froide, très froide, quoique traversée par les radiations solaires, et quoique celles-ci présentent une grande intensité comme le montrent, non seulement les mesures calorimétriques précises qui ont été prises, mais même les sensations de chaleur que l'on éprouve sur les parties du corps exposées directement à l'action des radiations.

Si l'air est humide, l'action est complexe; par suite de l'action de la vapeur d'eau, les radiations infrà-rouges, calorifiques obscures, sont absorbées et échauffent directement l'air, dans une certaine mesure, d'une part; d'autre part, les radiations moyennes et ultrà-violettes ne sont point arrêtées et arrivent jusqu'au sol où elles sont absorbées et qu'elles échauffent. Il arrive moins de radiations, et la température du sol s'élève moins; mais l'air est échauffé alors directement par les radiations et indirectement par l'action du sol.

Ajoutons que, même lorsque les radiations solaires parviennent en un point du globe, il n'y en a pas moins en ce point rayonnement vers les espaces interplanétaires, et que les effets observés résultent, au point de vue calorifique, de la différence entre la quantité de chaleur solaire reçue au point considéré et la quantité de chaleur perdue par rayonnement. Pour cette dernière, les effets sont ceux que nous avons étudiés précédemment.

Pour terminer cette question, nous dirons que divers savants ont évalué les quantités de chaleur solaire reçues en divers points du globe : il nous suffira d'indiquer que, d'après M. Crova, on peut estimer à 3 calories gramme-degré (203) la quantité de chaleur reçue en 1 minute par une surface de 1 centimètre carré placée à la limite de l'atmosphère et recevant normalement les radiations solaires. Une partie de cette chaleur est absorbée par l'atmosphère ; d'après des expériences directes de M. Crova, la quantité de chaleur reçue au niveau du sol à Montpellier serait, au maximum, de 2 calories gramme-degré dans les mêmes conditions, soit 1200 grandes calories par heure et par mètre carré.

516. **Effets chimiques produits par les radiations.** — Les radiations sont susceptibles de produire des effets chimiques variés : la question est d'ailleurs complexe, car un même corps ne se comporte pas toujours de la même façon sous l'influence des diverses radiations, et, d'autre part, une même radiation ne produit pas le même effet sur tous les corps; nous devrons donc nous borner à quelques généralités en citant seulement les faits les plus intéressants, ceux qui donnent lieu à des applications. On peut dire d'ailleurs que, le plus souvent, ce sont les radiations les plus réfrangibles qui produisent les actions les plus énergiques, radiations bleues, violettes et ultrà-violettes.

Les radiations peuvent provoquer des combinaisons : sous leur influence directe un mélange de chlore et d'hydrogène détone, alors qu'il reste inaltéré dans l'obscurité. Sous leur influence l'oxygène agit sur des matières organiques qu'il n'attaque pas en dehors de leur action : c'est ce qui explique qu'on étende sur l'herbe, afin de les soumettre à l'action simultanée de l'air et de la lumière, la toile écrue et la cire pour les blanchir. C'est une action analogue qui explique les changements qu'éprouvent la plupart des étoffes colorées soumises à l'action de la lumière. Dans les mêmes conditions, la résine de gaïac est modifiée dans sa composition et devient bleue, le bitume de Judée subit également des altérations et devient insoluble dans certaines essences, telles que l'essence de lavande. De même aussi, par son mélange avec le bichromate de potassium, la gélatine s'oxyde sous l'influence des radiations et perd la propriété de se gonfler à l'eau.

Mais, d'autre part, les radiations provoquent la décomposition de certains corps, de certains sels métalliques, tels que les sels de mercure, d'or et surtout les sels d'argent qui sont plus intéressants à cause de leur application à la photographie. Il semble que pour le chlorure d'argent, par exemple, il y ait dégagement d'une partie du chlore avec formation d'un sous-chlorure qui peut être facilement décomposé et ramené à l'état d'argent métallique par diverses actions, comme nous le dirons.

Lorsqu'au lieu de faire agir un faisceau directement sur une substance attaquable, un sel d'argent, par exemple, on produit d'abord la dispersion du faisceau, c'est-à-dire lorsqu'on produit un spectre sur une plaque recouverte de la substance impressionnable, on reconnaît, comme nous l'avons dit, que, pour une même substance, toutes les radiations n'agissent pas avec la même intensité, et l'on voit aussi que les actions ne se répartissent pas de la même façon dans le spectre lorsqu'on opère successivement avec diverses substances. Il serait sans intérêt d'entrer dans le détail de ces différences.

On ignore quel est exactement le mode d'action des radiations; on doit cependant penser que ces effets résultent de ce que ces radiations ont abandonné une certaine quantité d'énergie qui est utilisée à donner naissance à ces combinaisons et à ces décompositions. S'il en est ainsi, les radiations doivent disparaître, il doit y avoir absorption et les actions observées sont la conséquence même de cette absorption : ce seraient donc seulement les radiations absorbées par une substance qui seraient capables d'intervenir dans les actions chimiques auxquelles cette substance prend part. Cette conclusion paraît vérifiée par une intéressante expérience de Draper qui reconnut qu'un mélange de chlore et d'hydrogène n'est plus impressionné par un faisceau ayant traversé dans sa longueur un tube rempli de chlore : ce faisceau était ainsi privé des radiations absorbées par le chlore, et il était devenu incapable de provoquer une action chimique à laquelle participe ce corps.

Becquerel a découvert une curieuse propriété, non encore expliquée complètement : certaines radiations, les radiations rouges, qui ne sont pas capables d'agir sur les sels d'argent directement, peuvent continuer l'action une fois qu'elle a été commencée par d'autres radiations plus réfrangibles; de là le nom de *radiations continuatrices* qu'on leur donne par opposition aux *radiations excitatrices* qui sont celles qui provoquent directement la décomposition des sels d'argent.

517. **Phosphorescence et fluorescence.** — Comme nous l'avons dit, certaines substances, telles que le diamant et divers sulfures alcalins, deviennent phosphorescentes sous l'influence des radiations, c'est-à-dire que, sans élévation sensible de température, elles deviennent lumineuses, visibles dans l'obscurité. Cette propriété, qui se manifeste aussi quelquefois d'ailleurs à la suite d'une élévation de température, peut se conserver pendant plusieurs heures.

D'autres substances, auxquelles on a donné le nom de fluorescentes, prennent une coloration spéciale sous l'influence directe des radiations, et peuvent même être rendues visibles par l'action des radiations ultrà-violettes, actiniques obscures qui, par elles-mêmes, ne produisent pas la sensation lumineuse; parmi ces substances, nous citerons le verre d'urane, le bisulfate de quinine, la fluorescéine, l'esculine; ajoutons que le cristallin est également fluorescent : on peut reconnaître qu'il en est ainsi en amenant un œil vivant dans la partie ultrà-violette du spectre; le cristallin devient nettement visible.

D'après Becquerel, qui a fait à ce sujet des recherches variées à l'aide d'un appareil auquel il a donné le nom de *phosphoroscope*, il n'y aurait pas de différence essentielle entre la fluorescence et la phosphorescence qui se distingueraient seulement par la durée du phénomène.

Tandis que la phosphorescence peut se manifester pendant plusieurs heures pour le sulfure de calcium, elle serait réduite à $0^s,30$ pour le spath, à $0^s,01$ pour l'azotate d'urane et même à $0^s,0001$ pour les liquides fluorescents.

La phosphorescence est due aux radiations qui sont absorbées par le corps et résulte de l'énergie qu'elles abandonnent, quoique nous n'en connaissions pas le mode d'action; c'est en effet ce qui résulte d'expériences diverses indiquées notamment par Herschell, par exemple, de la suivante : un faisceau solaire tombe sur une cuve contenant une dissolution de bisulfate de quinine qu'il rend fluorescente; mais l'action ne se produit pas pour une autre cuve identique placée à la suite de la première : les radiations capables de produire la fluorescence ont été absorbées dans la première cuve, et le faisceau en étant privé ne peut plus donner naissance au même effet. On arrive d'ailleurs à une conclusion analogue avec une seule cuve, si elle est traversée sur une épaisseur suffisante en remarquant que la fluorescence ne se manifeste que dans les premières couches.

Comme cette dissolution est transparente et incolore, le faisceau qui la traverse donne à l'œil la même impression que le faisceau incident; on en conclut que les radiations actives n'appartiennent pas à la partie moyenne du spectre. D'ailleurs en opérant avec un faisceau dispersé, on reconnaît que le phénomène est dû presque exclusivement à la partie ultrà-violette.

Dans certains cas, il peut être utile d'arrêter les radiations ultrà-violettes; on conçoit que pour y arriver il suffit de placer sur le trajet du faisceau un corps fluorescent. Cette remarque explique l'avantage des verres d'urane que L. Foucault a proposé d'employer comme lunettes, lorsqu'on doit s'approcher des lampes électriques à arc : ces lampes émettent des radiations ultrà-violettes en grande quantité, et celles-ci peuvent amener une inflammation assez vive de l'œil, il y a donc un intérêt réel à en garantir cet organe.

518. **Transformation des radiations.** — Dans les phénomènes que nous venons de signaler, des radiations ont été absorbées par les corps phosphorescents ou fluorescents, mais des radiations ont été émises par ceux-ci, de telle sorte qu'on peut regarder ces dernières comme résultant de la transformation des premières. Les radiations absorbées, ultrà-violettes, sont très réfrangibles; les radiations émises sont des radiations moyennes, puisque les corps sont devenus lumineux, radiations moins réfrangibles que celles qui ont disparu.

Une action du même genre se manifeste dans les actions calorifiques que nous avons étudiées : un faisceau de radiations moyennes et ultrà-violettes tombe sur un corps, des radiations sont absorbées, la température du corps s'élève, le corps émet des radiations, mais des radiations infrà-rouges, car le corps n'a pas été porté à l'incandescence, radiations moins réfrangibles que celles dont elles peuvent être considérées comme la transformation.

Stokes avait pensé qu'il y avait là une loi générale, les radiations déterminées ne pouvant donner, par leur transformation, que des radiations moins réfrangibles. Il en est ainsi le plus souvent, en effet; mais il n'y a pas une loi générale, car Tyndall a montré qu'un faisceau puissant de radiations infrà-rouges, concentré par une lentille sur une lame de platine platiné, amène celle-ci à l'incandescence; cette lame, qui reçoit des radiations infrà-rouges, émet des radiations moyennes, plus réfrangibles que celles dont elles peuvent être regardées comme la transformation.

519. **Actions des radiations sur les êtres vivants.** — Les radiations agissent sur les êtres vivants; mais leur action peut être étudiée à deux points de vue; cette action se manifeste en effet par la production de la sensation lumineuse, et c'est alors une étude subjective que nous pouvons seulement faire; d'autre part, cette action se manifeste par l'influence qu'elle exerce sur le fonctionnement général des tissus et des organes des êtres vivants. Nous nous occuperons d'abord de ce dernier mode d'action.

Les radiations ont une influence considérable sur les végétaux, influence qui se manifeste diversement. C'est ainsi qu'il est démontré que la nutrition des végétaux est liée à l'action des radiations, surtout des radiations très réfrangibles, étant plus considérable lorsque celles-ci sont plus intenses. Ce phénomène de la nutrition correspond à l'absorption par la plante de l'acide carbonique de l'air, principalement, et au rejet de l'oxygène; il est donc intermittent : la respiration des végétaux, qui est continue, correspond à l'absorption d'oxygène et au rejet d'acide carbonique. C'est cette action qui seule se manifeste pendant la nuit; pendant le jour, et surtout sous l'influence des radiations solaires, la nutrition, qui produit l'effet inverse, est considérable et son action est prépondérante.

La production de la chlorophylle est aussi sous la dépendance des radiations : les plantes qui poussent dans l'obscurité ou dans des endroits très peu éclairés sont blanches, décolorées, propriété qui est utilisée pour la culture de certains légumes. Dans ce cas, ce seraient les radiations jaunes dont l'effet serait le plus marqué, puis viendraient l'orangé et le vert.

Ce n'est pas seulement la chlorophylle dont la production est liée à l'action des radiations, mais aussi celle des autres matières colorantes : nous citerons seulement comme exemple la matière colorante rouge des pêches.

Signalons sans insister, car le mode d'action est absolument inconnu, la flexion que subissent, vers les parties éclairées, les plantes cultivées dans un endroit sombre; les phénomènes qui constituent ce qu'on a appelé le sommeil des plantes et des fleurs, etc. Il est d'ailleurs bien prouvé que ces phénomènes sont dus, non à une action spéciale, inconnue, mystérieuse du soleil, mais aux effets physiques des radiations qu'il émet, car on a pu les reproduire avec des sources artificielles de lumière suffisamment puissantes.

520. — L'action des radiations n'est pas moins appréciable chez les animaux : nous citerons seulement quelques faits.

D'après Morren, l'eau dans laquelle on a fait macérer des matières animales dans l'obscurité ne contient des infusoires que d'une seule espèce, des *monas termo*, tandis que le nombre des espèces croît avec l'intensité des radiations.

M. Edwards observa que des œufs de grenouille placés dans l'eau exposée à la lumière se développèrent successivement, tandis que d'autres œufs placés dans l'obscurité ne purent arriver à l'éclosion. De même des têtards soumis à l'action de la lumière subirent leurs métamorphoses, tandis que d'autres maintenus dans l'obscurité se développèrent irrégulièrement.

Dans un autre ordre d'idées, en étudiant certaines fonctions particulières, on est arrivé à des résultats analogues. Moleschott a observé que la respiration cutanée des grenouilles est plus vive à la lumière que dans l'obscurité; Béclard a montré que les radiations vertes sont plus actives à ce point de vue que les radiations rouges.

La coloration des téguments des animaux paraît également liée à l'action des radiations. En général, les animaux ont une coloration plus foncée sur le dos que sous le ventre; les animaux des zones torrides ont des colorations plus vives que celle des animaux des régions tempérées ou froides. Certaines espèces de poissons, les soles, par exemple, prennent des colorations différentes suivant la couleur du fond des cours d'eau dans lesquels ils vivent.

Il est à peine nécessaire d'insister sur la différence de coloration des hommes de même race qui vivent sous des climats différents; sur l'effet spécial, qui se traduit par une décoloration, que l'on observe sur les hommes qui, comme les mineurs et les prisonniers, sont soustraits à peu près complètement à l'action directe des radiations solaires.

Il nous paraît inutile d'insister; mais il importe de remarquer que nous ne connaissons pas le mode d'action des radiations dans ces diverses circonstances : agissent-elles en favorisant certaines actions chimiques? ont-elles une action d'une nature spéciale, encore inconnue? c'est ce que nous ne pouvons dire.

Nous signalerons enfin l'influence des radiations sur les microbes qui paraissent mal résister à leur action. M. Duclaux reconnut que les spores du *tyrothrix scaber* (agent de destruction des matières azotées) qui conservent leurs propriétés germinatives pendant trois ans lorsqu'elles sont abandonnées à la lumière diffuse, perdent ces propriétés en un mois, en moyenne, par l'exposition aux radiations solaires. M. Janowski a reconnu que, par l'insolation, le bacille typhique est tué après six ou sept heures : ce seraient les radiations les plus réfrangibles qui seraient les plus actives.

521. — Il n'y a pas seulement à considérer ces actions qui exigent pour se manifester un temps qui peut être fort long : il y a aussi à citer des effets qui se produisent rapidement. Nous indiquerons les coups de soleil, par exemple, produits sur la peau par l'action des radiations solaires : il s'agit là, presque certainement, d'une influence spéciale de certaines radiations plutôt que d'une élévation de température. On a d'ailleurs observé des effets du même genre par l'action de l'arc électrique dans les ateliers où la soudure des métaux est produite par ce moyen. Il est possible que ces effets soient dus à des actions chimiques particulières provoquées par les radiations.

Dans des conditions analogues, des conjonctivites peuvent se manifester sous l'influence également de l'arc électrique, alors que l'on s'en rapproche beaucoup : il s'agit vraisemblablement d'une action de même nature, les différences des effets étant dues à la différence des tissus atteints.

Enfin signalons encore que des désordres graves peuvent se produire lorsque des radiations trop intenses pénétrant dans l'œil parviennent jusqu'à la rétine : nous croyons d'ailleurs que des faits de ce genre n'ont été observés qu'à la suite de l'action directe des radiations solaires.

522. **Action des radiations sur l'œil.** — Occupons-nous maintenant des sensations lumineuses provoquées par les radiations.

Une première question que nous avons déjà indiquée sommairement se pose au début de cette étude; à quelle cause peut-on attribuer l'absence de sensation correspondant à l'action des radiations infrà-rouges ou des radiations ultrà-violettes? doit-on invoquer une propriété spéciale de la rétine, ou peut-on donner une explication d'ordre physique? Il est évident, en effet, que si ces radiations ne parvenaient point à la rétine, il serait inutile de chercher une autre cause à l'absence de sensation.

Examinons d'abord le cas des radiations infrà-rouges. Comme nous l'avons déjà dit (497), l'eau absorbe ces radiations en grande proportion; on doit donc penser qu'un effet analogue se produit dans l'œil dont les milieux contiennent une grande proportion de ce liquide. Brücke et Knoblauch ont d'ailleurs vérifié directement le fait, en opérant sur un œil de bœuf. Cependant Cima d'une part, Janssen et Frantz d'autre part ont reconnu, en agissant également sur des yeux, qu'une certaine quantité de radiations infrà-rouges peut atteindre la rétine; on pourrait concevoir que cette quantité est insuffisante pour mettre cette membrane en action. Mais Tyndall fit une expérience dans laquelle il reçut dans l'œil un faisceau très intense de radiations infrà-rouges, faisceau suffisant pour amener au rouge une lame de platine platiné : il ne perçut aucune sensation. Cependant l'énergie correspondant à la quantité des radiations arrivant à la rétine dans ce cas était vraisemblablement, malgré l'absorption, supérieure à celle qui correspond à l'arrivée d'un faisceau de radiations moyennes, faisceau faible, mais cependant suffisant pour donner naissance à une sensation lumineuse. On en est donc conduit à conclure que la rétine est réellement insensible aux radiations infrà-rouges. Cette hypothèse est d'autant plus admissible qu'il se présente une condition analogue pour l'oreille qui ne peut donner naissance à la sensation sonore que si elle reçoit des vibrations de période comprise entre certaines limites, ni trop lentes, ni trop rapides.

Le cas n'est pas tout à fait le même pour les radiations ultrà-violettes : il n'est pas absolument vrai qu'elles ne donnent pas naissance à la sensation lumineuse. La partie correspondante à ces radiations dans un spectre paraît obscure, il est vrai, mais surtout par effet de contraste, car si on intercepte l'arrivée des radiations moyennes à l'aide d'un écran opaque, cette partie devient visible et donne la sensation d'une couleur d'un gris bleu, sensation peu intense, il est vrai.

Des expériences directes de Donders et Rees, puis de Brücke, ont montré que les milieux de l'œil absorbent les radiations ultrà-violettes, mais cette absorption est loin d'être totale. M. J. Regnauld a reconnu d'autre part, que la cornée devient fluorescente sous l'influence des radia tions ultrà-violettes et que cet effet est beaucoup plus marqué pour l cristallin : on conclut de là (517) que ces corps absorbent ces radiations le cristallin surtout, mais cette remarque ne fait pas connaître la propo tion qui passe. Nous devons admettre, d'après ces diverses recherch que si les radiations ultrà-violettes sont absorbées en partie par l milieux de l'œil, il en arrive toutefois une certaine proportion sur rétine, ce qui suffit pour expliquer la visibilité du spectre chimique da des conditions spéciales; cependant cette visibilité étant faible, on peu penser que la rétine est peu sensible à cette nature de radiations.

523. — L'intensité de la sensation lumineuse pour une radiati déterminée paraît nettement en relation avec la proportion de radiatio qui arrive à l'œil, avec la quantité d'énergie correspondante : on reco naît nettement le fait en interposant, entre une source de lumière, ém tant une radiation ou un groupe de radiations voisines, et l'œil, une su stance absorbant ces radiations, cette absorption étant reconnue l'action calorifique, et directement mesurable par conséquent : l'e rience montre qu'il y a affaiblissement de la sensation et que l'affaib sement est d'autant plus considérable que l'absorption est plus grande

Il n'est pas possible de trouver la loi exacte pour la variation de sensation, car, comme nous l'avons déjà dit, on ne peut pas évalu mesurer l'intensité de la sensation lumineuse. Sans insister, car question est plutôt du domaine de la physiologie, nous dirons cepend que Fechner a indiqué la loi suivante qui, généralisée, s'étendrait à d'aut sensations, et qui est connue sous le nom de *loi psychophysique* :

Lorsque les intensités des radiations varient en progression gé métrique, les sensations correspondantes varient en progressio arithmétique.

Un fait intéressant est en relation avec cette loi et détermine la sensi bilité de l'œil au point de vue de l'intensité de la sensation : deux écla rements inégaux peuvent différer assez peu pour que l'œil n'appr pas la différence; la plus grande différence qui ne soit pas percept n'est pas une quantité constante pour un même observateur, m elle est déterminée par une relation simple : elle est une fractio constante de l'éclairement total, croissant, par conséquent, lorsque cel ci augmente. Cette fraction est variable avec chaque observateur et pe être prise comme moyennement égale à $\frac{1}{100}$ (variant d'après dive recherches de $\frac{1}{64}$ à $\frac{1}{181}$).

Nous aurons ultérieurement à faire usage de cette propriété.

524. — L'étude de la couleur, en tant que caractère de la sensation lumineuse, n'appartient pas à la physique à proprement parler; nous n' dirons donc que quelques mots.

Nous avons dit que la couleur correspondant à une sensation provoquée par une radiation dépend de la place occupée par cette radiation dans le spectre, dépend de son indice de réfraction, sans qu'il y ait à rechercher aucune relation entre cette donnée et l'effet produit.

Mais, pour un spectre donné, les couleurs ne sont pas absolument invariables : elles semblent perdre quelque peu de leur caractère propre et se rapprocher du blanc lorsque les radiations augmentent d'intensité.

La question du mélange des couleurs est intéressante ; nous avons indiqué deux procédés différents pour l'étudier ; il en existe d'autres, mais nous ne nous y arrêterons pas et nous nous bornerons à citer les résultats les plus intéressants.

Dans le cas où on mélange seulement deux couleurs spectrales, on obtient des résultats différents suivant les conditions ; tantôt le mélange donne la même sensation qu'une autre couleur spectrale : l'orangé et le vert donne du jaune, par exemple ; tantôt le mélange donne du blanc, les couleurs sont dites alors *couleurs complémentaires* ; le mélange spécial de rouge et de bleu produit une coloration nouvelle, le *pourpre* ; enfin le mélange peut donner naissance à une des couleurs spectrales ou à la couleur pourpre, lavée de blanc : le jaune et le bleu donnent un vert blanchâtre, l'orangé et le violet donnent un rose, qui n'est qu'un pourpre blanchâtre.

Les indications précédentes se rapportent aux lumières avec les intensités relatives qu'elles possèdent dans le spectre ; si, par un procédé quelconque, une des intensités variait, la coloration du mélange changerait et tendrait à se rapprocher de celle de la couleur en excès.

Les couleurs complémentaires sont :

Rouge et vert ; — orangé et bleu ; — jaune et violet [1].

Dans le cas du mélange de trois couleurs ou plus, on n'obtient pas de nouvelles couleurs, mais généralement une des couleurs précédemment indiquées et plus ou moins lavée de blanc. La coloration change d'ailleurs si l'on change les proportions relatives des couleurs composantes.

Par contre, la coloration du mélange reste la même lorsque les quantités des couleurs composantes varient, tout en conservant les mêmes proportions relatives : il en est au moins sensiblement ainsi, tant que l'intensité lumineuse n'est pas trop grande.

On a indiqué des règles pour trouver à l'avance le résultat d'un mélange de couleurs ; elles ne sont ni assez sûres, ni assez simples pour qu'il soit nécessaire de nous y arrêter.

525. — Lorsqu'on étudie le mélange de deux couleurs, on obtient le

1. Helmholtz, qui divise autrement le spectre en couleurs, donne la liste suivante : rouge et bleu verdâtre ; — orangé et bleu cyanique ; — jaune et bleu indigo ; — jaune verdâtre et violet. Le vert pur n'aurait comme complémentaire qu'une couleur composée, le pourpre.

même résultat soit lorsqu'on fait arriver dans un même œil les deu faisceaux correspondant aux deux couleurs composantes, soit lorsqu chaque faisceau pénètre dans l'un des yeux d'un observateur. Ce fait, qu est à rapprocher de celui que nous avons déjà cité (466), est très inté ressant, parce qu'il confirme pleinement ce que nous avons dit alors : que la production d'une sensation spéciale remplaçant les deux sen tions composantes est un phénomène qui est d'ordre physiologique psychologique, mais non physique : il correspond, en effet, à une acti qui se produit dans le cerveau.

Il importe d'autre part de remarquer que les résultats obtenus par l mélange des *lumières* colorées ne donne pas les mêmes résultats que mélange des *matières* colorées ou colorantes : que, par exemple, mélange d'un faisceau bleu et d'un faisceau jaune donne du blanc, al que le mélange d'une couleur bleue et d'une couleur jaune, coule matérielles, pigments, donne du vert.

Cette différence tient à ce que ces couleurs matérielles ne correspo dent pas à des couleurs spectrales, que la lumière renvoyée par la co leur bleue, par exemple, comprend du bleu et du vert, et que, de mê la lumière envoyée par la couleur jaune contient du jaune et du ve Lorsque la lumière blanche traverse un semblable mélange, seule, radiation commune peut passer ; il en est de même lorsqu'on regarde corps par diffusion, car la lumière ne se diffuse pas seulement à la sur face, mais pénètre toujours à une certaine profondeur, et l'action alors la même.

526. **Étude des spectres.** — Étudions maintenant les spectres au po de vue des différents effets qu'on peut y observer, et occupons-no principalement des spectres de la lumière blanche, telle qu'elle fournie par un solide ou un liquide ou par le soleil (abstraction faite lignes noires qui existent dans le spectre solaire).

Les effets calorifiques, nous l'avons dit, ne se différencient que leur intensité : il suffira donc de placer aux divers points du spectre réservoir d'un fin thermomètre ou mieux une pile thermo-électri pour déterminer la grandeur de cet effet. On constate ainsi que l'ac calorifique, dont l'apparition fixe la limite la moins réfrangible de partie infrà-rouge du spectre calorifique, croît assez rapidement atteindre son maximum avant le rouge, en général, puis décroît ensui plus lentement et se prolonge jusque vers la limite la plus réfrangible spectre moyen.

On a déterminé, au moins approximativement, le rapport qui e entre la quantité de chaleur correspondant à la partie infrà-rouge et correspondant à la partie moyenne : voici quelques nombres, donnés Tyndall, qui se rapportent au cas où la quantité totale de chaleur représentée par 100 :

	Chaleur lumineuse.	Chaleur obscure.
Flamme d'huile........................	10	90
Platine incandescent..................	2	98
Flamme d'alcool.......................	1	99

Pour les actions chimiques, comme nous l'avons dit, les effets sont moins simples à étudier, parce qu'ils diffèrent avec la nature des substances sur lesquelles agissent les radiations; il en est de même pour les actions de fluorescence. Ainsi le chlorure d'argent est décomposé par les radiations plus réfrangibles que le vert (raie F du spectre solaire), l'action est maxima dans l'indigo et se continue bien au delà de la limite visible du spectre. Pour les sels de chrome, l'action commence vers la raie E, limite du jaune et du vert, le maximum est dans le vert, et l'action, quoique se prolongeant au delà du violet, ne s'étend pas aussi loin que pour le chlorure d'argent. La fluorescence de la résine de gaïac ne se manifeste que dans la partie ultrà-violette, etc.

Pour les actions lumineuses, indépendamment de la coloration qui se manifeste d'une extrémité à l'autre, on observe une différence dans la *clarté*, dans l'éclat des diverses parties du spectre. On ne peut mesurer cette différence par une évaluation d'intensité, car, comme nous l'avons dit, on ne peut faire d'évaluation de cette nature que pour des lumières de même couleur. Mais on reconnaît que la partie la plus lumineuse, pour ainsi dire, est dans le jaune, la partie la moins lumineuse étant le violet.

Cette indication ne se rapporte, naturellement, qu'aux effets des radiations constituant la lumière blanche, dans laquelle les diverses radiations sont entre elles, comme quantité, dans un rapport que nous ne pouvons évaluer, mais qui est déterminé. On ne saurait en conclure, d'une manière absolue, que le jaune est plus lumineux, plus éclairant que le rouge par exemple, et en effet il est possible artificiellement d'obtenir le résultat inverse.

527. — Nous devons maintenant revenir au spectre solaire et donner l'explication de sa constitution particulière, des raies qu'il présente.

L'étude de ces raies montre que les unes sont variables d'intensité, tandis que les autres conservent toujours la même apparence; les premières changent avec l'heure de l'observation, avec la saison, avec l'état de l'atmosphère. M. Janssen a prouvé par diverses expériences qu'elles sont dues à l'absorption de certaines radiations par la vapeur d'eau contenue dans notre atmosphère : on les appelle des *raies telluriques*.

Les autres, qui sont invariables, ne sauraient avoir la même explication; voici l'hypothèse qui permet de se rendre compte de leur existence. On admet que le soleil est constitué par un noyau liquide porté à une haute température et incandescent; il est entouré d'une sorte d'atmosphère formée par les vapeurs des corps qui entrent dans la constitution du noyau.

Si le noyau était seul, isolé, il émettrait des radiations donnant naissance à un spectre complet (474); mais les radiations traversent l'atmosphère solaire et sont en partie absorbées; celles qui sont absorbées, comme dans l'expérience de Foucault (505), sont celles qui auraient été émises par les vapeurs lumineuses constituant l'atmosphère si celles-ci avaient été seules.

L'expérience montre que, pour un très grand nombre, les raies noires du spectre solaire coïncident exactement avec les raies brillantes des spectres fournis par les vapeurs incandescentes de certains métaux. On peut donc en conclure que ces métaux existent à l'état de vapeur dans l'atmosphère qui entoure le soleil et par conséquent existent dans le noyau à l'état liquide.

Diverses hypothèses peuvent être faites pour expliquer l'existence des raies noires qui ne coïncident pas avec les raies brillantes de vapeur des métaux connus; elles ne reposent pas encore sur des bases suffisantes pour qu'il y ait lieu de s'y arrêter.

528. **Aberration de réfrangibilité. Achromatisme.** — Après avoir étudié dans son ensemble la question générale des radiations dans leurs manifestations diverses, nous pouvons aborder l'étude de quelques conséquences particulières et des principales applications qu'on en a faites.

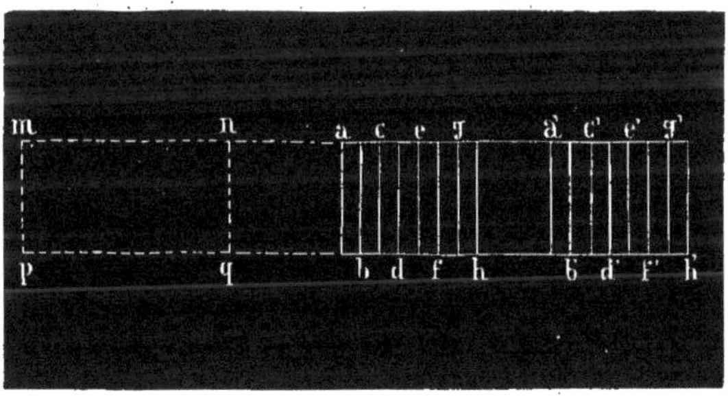

Fig. 259.

Examinons d'abord l'effet résultant de l'existence de la dispersion sur la formation des images dans quelques cas particuliers.

Supposons d'abord qu'à l'aide de lentilles on forme sur un écran en $mnpq$ (fig. 259) l'image d'une surface rectangulaire blanche; interposons un prisme sur le trajet des faisceaux qui concourent à former cette image; les divers faisceaux qui existent dans la lumière blanche sont déviés, mais inégalement : la lumière rouge sera déviée et donnera entre a et a' une image qui serait rouge si elle était seule; les autres lumières donneront de même des images rectangulaires de plus en plus déviées jusqu'à la lumière violette qui donnera entre h et h' une image qui serait violette si elle était seule. On voit donc que, sauf entre a et b où il n'y a que du rouge et entre g' et h' où il n'y a que du violet, il y a en chaque point plusieurs espèces de radiations : sauf entre a et b, et

g' et h', il n'y a nulle part de lumière simple, il y aura donc des colorations variées aux différents points. Dans la partie comprise entre le bord a' de l'image rouge et le bord h de l'image violette, toutes les radiations sont réunies et par suite il y a production de blanc.

Le résultat de l'action du prisme est donc de donner une figure rectangulaire blanche présentant sur les côtés parallèles aux arêtes du prisme des bandes de coloration variée, appelées *irisations* et dont les bords extrêmes sont des couleurs spectrales pures, du rouge du côté le moins dévié, du violet du côté le plus dévié.

Une action entièrement analogue se produit si les faisceaux arrivant sur le prisme sont divergents : ils donnent alors une image virtuelle qui est vue par l'observateur qui reçoit les faisceaux qui sortent du prisme en divergeant et l'observateur voit une image non seulement déviée, mais présentant en outre des irisations sur les bords parallèles aux arêtes du prisme.

529. — En s'appuyant sur le fait qu'un faisceau qui traverse une

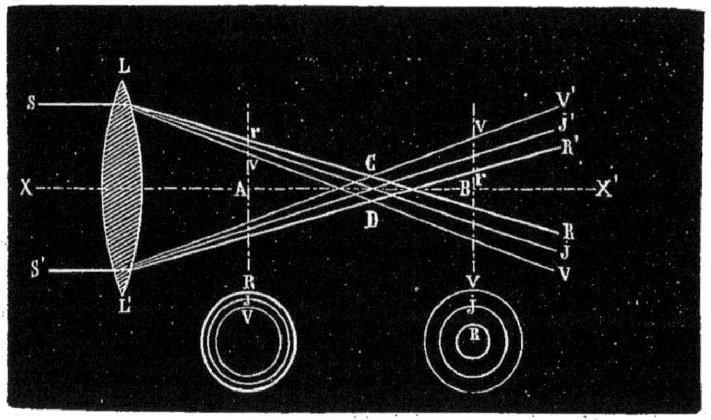

Fig. 260.

lentille peut être considéré comme traversant une série de prismes (412), on peut prévoir que la dispersion produira dans les effets des lentilles des modifications du même genre que celles que nous venons d'indiquer pour les prismes.

Il est facile de reconnaître quels doivent être ces effets. Considérons par exemple un faisceau blanc SS' (fig. 260) arrivant sur la lentille LL', et supposons, pour simplifier, que le blanc soit formé seulement de trois couleurs, Rouge, Jaune, Violet; chacune des lumières simples qui entrent dans la lumière blanche donne naissance à un faisceau homocentrique dont le sommet est sur l'axe; mais les sommets de ces divers faisceaux sont en des points différents : si nous considérons par exemple le rayon S, qui traverse la lentille comme s'il traversait un prisme dont la base serait du côté de l'axe, le rayon rouge qui doit être le moins dévié sortira en R coupant l'axe plus loin de la lentille que le rayon violet qui doit être le plus dévié et sort en V; on aura aux points d'intersection de ces rayons avec l'axe, respectivement, le foyer des rayons rouges et le foyer des rayons violets, le foyer des rayons jaunes étant placé intermédiairement (ainsi naturellement que les foyers des autres rayons que nous négligeons pour simplifier). Les cônes ne se superposeront donc pas dans toute leur étendue, mais seulement dans leur partie moyenne; cette partie où tous les rayons se superposent et donnent du blanc est limitée au cône des rayons violets avant le croisement des faisceaux, au cône des rayons rouges après ce croisement. Si donc on coupe le faisceau par un écran en A avant le croisement, on aura au centre un cercle blanc entouré sur toute sa périphérie d'une irisation présentant des colorations variées avec le rouge spectral pur au bord extérieur; si l'écran est placé en B après le croisement, on aura un résultat analogue, si ce n'est que le bord extérieur sera constitué par du violet spectral pur.

On comprend aisément, et la figure le montre, qu'il n'y a aucun point où les rayons se réunissent tous pour donner une image blanche réduite à un point, il n'y a pas de foyer de la lumière blanche : dans la partie la plus rétrécie, en CD, le centre de la section sur l'axe est blanc, mais il est entouré d'irisations qui présentent cette particularité que les bords ne sont pas formés par une couleur spectrale pure.

530. — On conçoit, sans qu'il soit nécessaire d'insister, que les mêmes effets se produiraient si le faisceau incident n'était pas parallèle : toutes les images produites présentent des irisations analogues à celles que nous venons de décrire. Ces images ne reproduisent donc pas absolument, à la dimension près, les objets, comme nous l'avons indiqué lorsqu'il s'agissait de lumière monochromatique. C'est là un défaut qui entraîne des inconvénients dans l'emploi des lentilles : ce défaut est désigné sous le nom d'*aberration de réfrangibilité*.

L'effet est le même dans le cas des lentilles divergentes; comme dans le cas précédent, le foyer (virtuel) des rayons violets est plus rapproché de la lentille que le foyer des rayons rouges. Mais il importe de remarquer que, si nous définissons la position de ces foyers par rapport au sens de propagation de la lumière, le foyer violet est avant le foyer rouge dans la lentille convergente; il est après, dans la lentille divergente.

531. — Il est facile de comprendre l'inconvénient qui résulte de l'existence de l'aberration de réfrangibilité : soit un objet AB placé au delà du foyer de la lentille L (fig. 261) de manière à donner des images réelles : il se fera autant d'images à des distances différentes qu'il y a de couleurs simples dans la lumière incidente, soit trois dans l'hypothèse que nous avons adoptée, l'image violette VV′ étant la plus rapprochée et l'image rouge RR′ la plus éloignée. Mais de plus ces images ne seront pas de même grandeur, car nous savons que, dans ce cas (415), l'image

d'autant plus grande qu'elle se fait plus loin de la lentille : on aura donc par exemple, pour ces trois images : VV', JJ', RR'. Si un observateur a l'œil placé en O, les trois images ne se projetteront pas l'une sur l'autre, et il verra une image à centre blanc, et présentant des irisations sur les bords.

Ajoutons que l'inconvénient est même encore plus considérable, car, même dans la partie centrale, ce ne seront pas les images diversement colorées d'un même point que l'observateur projettera l'une sur l'autre et il en résultera un manque de netteté pour la vision de l'image. Ce défaut est surtout important dans les instruments d'optique, mais on a pu y obvier dans une certaine mesure comme nous allons le dire : c'est ce qu'on appelle *achromatiser* la lentille, l'*achromatisme* d'un système étant la propriété de donner des images qui ne sont pas irisées sur les bords.

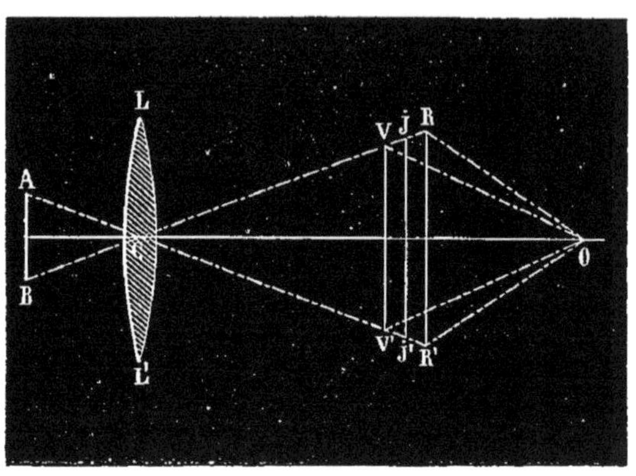

Fig. 261.

532. — On peut arriver à avoir un système achromatique par une combinaison de deux lentilles convergentes à l'aide de la disposition suivante :

Soit AB un objet dont les images rouges et violettes formées par la lentille L_1 (fig. 262) sont en V,R; avant la formation de ces images, plaçons une autre lentille convergente L_2 ; on sait, d'après la discussion des lentilles (420), que dans ce cas on a une image réelle, de même sens, et plus petite; d'ailleurs si on mène la droite de direction n_2 V,

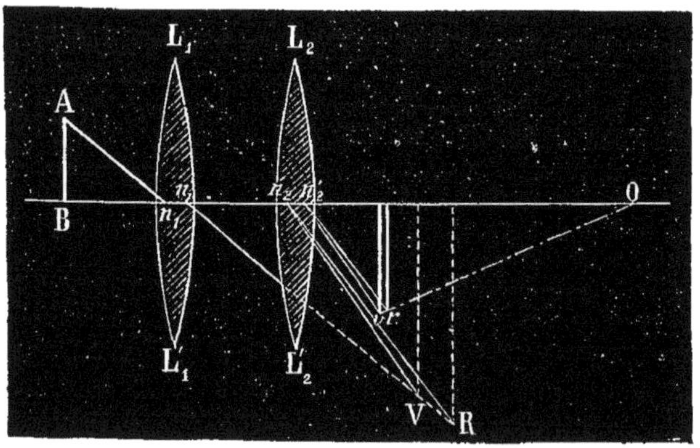

Fig. 262.

l'image devra être sur la droite de direction parallèle passant par n'_2; une condition analogue se produira pour R et l'on aura deux images v et r. Mais si la lentille a été convenablement choisie comme puissance et comme position, on peut obtenir des conditions telles que l'image la plus éloignée r soit plus petite que l'image la plus rapprochée v; soit O le point d'intersection de la ligne vr avec l'axe XX', il est clair que si l'observateur place l'œil en ce point il verra les deux images se projeter l'une sur l'autre, les couleurs se superposeront dans toute l'étendue de l'image qui ne présentera plus d'irisation sur les bords, il y aura achromatisme.

Remarquons qu'une semblable superposition se produira pour les deux images, rouge et violette, d'un même point quelconque et que par suite l'image gagnera en netteté dans toute son étendue.

Il faut reconnaître que l'achromatisme que nous avons ainsi obtenu pour deux couleurs n'existe pas absolument pour les autres couleurs; pour qu'il en fût ainsi, il faudrait que les extrémités des images comprises entre V et R, extrémités qui sont sur la droite VR, donnassent par l'action de la lentille L_2 de nouvelles images dont les extrémités fussent également sur la droite vr; or cette condition ne peut être remplie et ces images ne pourront se projeter exactement sur v et r; mais, en tout cas, le défaut sera diminué, les irisations seront moindres, on se rapprochera de l'achromatisme parfait.

On conçoit qu'on pourrait achromatiser le système pour deux couleurs quelconques; dans la pratique, on n'achromatise pas les couleurs extrêmes, rouge et violet, mais plus généralement le bleu et l'orangé.

533. — On peut obtenir l'achromatisme en employant deux lentilles accolées, l'une convergente ABDC (fig. 263), l'autre divergente AGCE; d'après ce que nous avons fait remarquer, la première seule produit l'image violette avant l'image rouge; la seconde, seule, donne l'image rouge avant l'image violette (530); on comprend que par leur réunion, les deux effets se compensent et que, pour des puissances convenablement calculées, la compensation puisse être absolue.

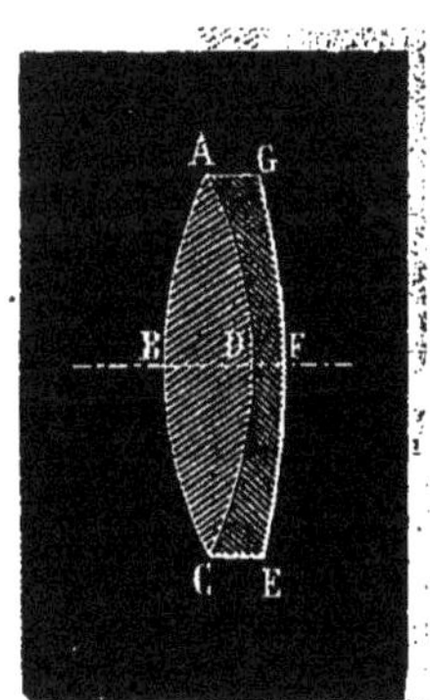

Fig. 263.

Mais si les deux lentilles étaient constituées de la même matière, la compensation totale ne pourrait exister que si les deux lentilles avaient la même puissance, parce que, alors, les deux aberrations seraient exactement égales et contraires; seulement, dans ce cas, le système aurait une puissance nulle (432), il ne produirait plus aucun effet.

Il n'en est pas ainsi si l'on prend deux lentilles constituées par des substances différentes, parce que la réfringence de ces substances n'étant pas la même, les dispersions sont différentes. Pour obtenir des aberrations de réfrangibilité égales et contraires qui se compensent, il faut que les lentilles aient des puissances inégales, de telle sorte que, en les accolant, le système a une puissance déterminée, égale à la différence des puissances des deux lentilles. C'est ce système, composé en général d'une lentille convergente en crown-glass et d'une lentille divergente en flint-glass, qui constitue ce qu'on appelle une *lentille achromatique*.

D'après le raisonnement que nous avons fait, il faut nécessairement que les deux lentilles soient de nature différente, l'une convergente, l'autre divergente ; mais ce résultat est applicable seulement au cas que nous avons examiné, lentilles accolées et supposées très minces : les résultats pourraient être très différents si ces conditions n'étaient pas réalisées.

Ajoutons que, comme précédemment, on ne parvient ainsi qu'à achromatiser deux couleurs. Mais on démontre, et l'expérience vérifie, que l'on peut arriver à obtenir l'achromatisme de trois, quatre... couleurs à la condition d'employer trois, quatre.... lentilles convenablement choisies.

534. — Il importe de remarquer que les résultats que nous avons indiqués spécialement pour les radiations moyennes ou lumineuses sont également applicables à celles qui sont plus ou moins réfrangibles que celles-ci ; que, par exemple, le foyer des radiations calorifiques qui apparaissent les premières, qui sont, par suite, les moins réfrangibles (471), est plus éloigné de la lentille que le foyer des rayons rouges ; et que, d'autre part, les foyers des rayons chimiques sont plus rapprochés de la lentille que celui des rayons violets.

Ce fait n'a pas d'importance, jusqu'à présent, pour les radiations calorifiques ; il peut être utile d'en tenir compte pour les radiations chimiques au point de vue de la photographie, comme nous le dirons.

Ajoutons d'ailleurs que l'achromatisme peut s'obtenir pour les radiations invisibles comme pour les radiations moyennes : le raisonnement que nous avons fait suppose seulement qu'il existe une différence de réfrangibilité et n'exige pas que les radiations soient susceptibles de donner naissance à la sensation lumineuse. Seulement, dans ce cas, l'achromatisme des rayons chimiques ne se manifeste pas par un effet visible directement.

535. **Achromatisme des prismes.** — Bien que moins importante au point de vue des applications, la question de l'achromatisme se pose pour les prismes comme pour les lentilles : nous nous bornerons à indiquer les résultats auxquels on est conduit sans traiter la question d'une manière complète.

Achromatiser un prisme pour deux rayons déterminés, c'est annuler pour ces rayons l'effet de la dispersion, c'est-à-dire donner à ces rayons la même direction à l'émergence, malgré la différence de réfrangibilité ; il faut d'ailleurs que la direction des rayons émergents fasse un certain angle avec celle des rayons incidents; il faut, en un mot, qu'il subsiste une déviation (406), ce qui est le but que l'on se propose par l'emploi des prismes. Pour atteindre ce résultat, il faut employer deux prismes de substance différente (pour lesquels, par conséquent, la loi de dispersion ne soit pas la même) et placés en sens inverse, l'arête de l'un étant dirigée du côté de la base de l'autre; si les angles de ces prismes ont été convenablement choisis, l'achromatisme sera obtenu et il subsistera une déviation qui, cependant, sera moindre que si l'on avait employé un seul prisme.

Si l'on veut achromatiser plus de deux couleurs, on peut y arriver, à la condition d'employer un nombre de prismes égal à celui des couleurs à achromatiser.

Il se présente, en quelques cas, une question dont la solution est analogue à celle que nous venons d'indiquer : il s'agit d'obtenir la dispersion d'un faisceau, sans déviation, c'est-à-dire qu'on veut un faisceau émergent dont la direction moyenne soit la même que celle du faisceau incident. On y arrive également en plaçant à la suite les uns des autres deux ou plusieurs prismes de substances différentes et ayant les sommets dirigés dans un sens et dans l'autre; la solution est donc la même que précédemment, d'une manière générale, seulement les valeurs des angles des prismes ne doivent pas être les mêmes dans les deux cas.

Il peut sembler extraordinaire que deux problèmes aussi différents reçoivent une solution analogue; mais il faut remarquer que, dans le passage d'un faisceau à travers deux prismes, il y a une relation entre la déviation, la dispersion et les éléments des prismes; on peut donc concevoir que, en faisant varier ces derniers, on puisse donner à la déviation ou à la dispersion telle valeur fixée à l'avance et notamment qu'on puisse rendre nulle l'une ou l'autre de ces quantités.

536. **Spectroscopes. Analyse spectrale.** — Les *spectroscopes* sont des appareils destinés à étudier les spectres; nous n'avons pas à les examiner à ce point de vue général, mais seulement pour indiquer comment cette étude peut conduire à des applications pratiques.

Il existe des formes diverses de spectroscopes suivant les usages auxquels on les destine; nous décrirons seulement les deux dispositions que l'on rencontre le plus souvent.

Un spectroscope comporte toujours : un collimateur, un appareil de dispersion, une lunette, un micromètre.

Le collimateur *ab* (fig. 264) est une pièce qui a pour effet d'obtenir un faisceau parallèle : il comprend une fente étroite dont on peut, en général, faire varier la largeur entre certaines limites; cette fente reçoit des radiations d'un corps lumineux, d'une flamme, située à quelque distance; elle est placée au foyer principal d'une lentille convergente, les rayons qui

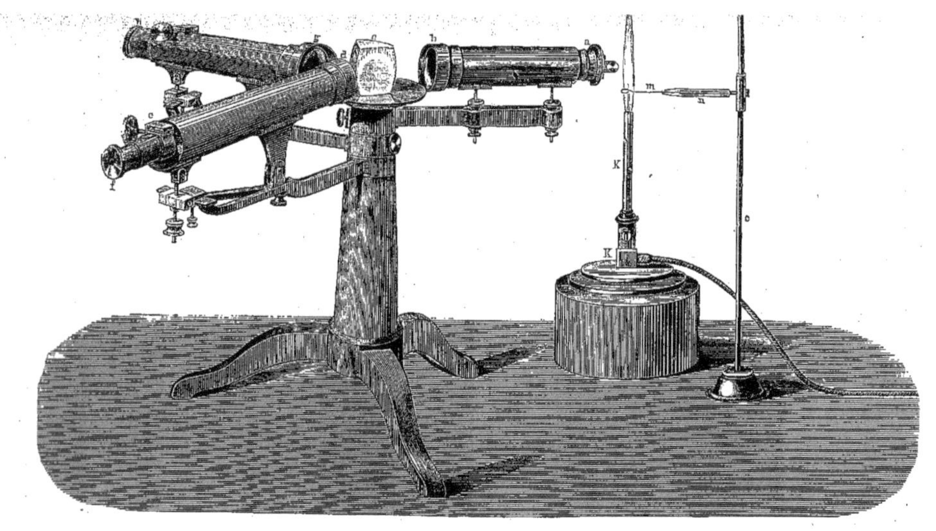

Fig. 264.

la traversent sont donc rendus parallèles après leur passage dans cette lentille; c'est ce faisceau parallèle qui traverse l'appareil de dispersion que nous décrirons plus loin.

Après cet appareil la lumière est dispersée et elle est reçue dans une lunette *d e* disposée de manière à donner, à l'observateur qui place son œil à l'extrémité *f*, la vision la plus nette possible; cette lunette doit être susceptible de se déplacer un peu, pour permettre d'explorer successivement les diverses parties du faisceau dispersé.

Le micromètre *g h* permet de rapporter à des points de repère fixes les diverses particularités qu'on observe dans le spectre, les raies ou les bandes qui peuvent s'y rencontrer et qui sont, suivant les cas, lumineuses ou obscures : il se compose essentiellement d'une lame de verre sur laquelle ont été tracées de très fines divisions; cette lame est éclairée par la flamme d'une bougie ou d'un brûleur à gaz situé à quelque distance; elle est dans le plan focal d'une lentille convergente; les rayons qui émanent des divisions et qui ont traversé la lentille, rendus parallèles par conséquent, arrivent sur la dernière face de l'appareil de dispersion; une partie de ces rayons entre dans le prisme, se dévie et va se perdre dans la monture de l'appareil, mais une autre partie est réfléchie (354), et l'on a donné au micromètre une direction telle que ces rayons réfléchis ont la même direction que les faisceaux dispersés qui sortent du prisme et arrivent avec ceux-ci dans la lunette. L'observateur regardant à travers celle-ci reçoit ensemble, dans la même direction, ces deux faisceaux et voit alors, se superposant entièrement, le spectre fourni par le faisceau dispersé, le micromètre par le faisceau réfléchi : il peut donc rapporter chaque raie du spectre à une division du micromètre qui est caractérisée par son numéro.

Ces pièces se retrouvent, en somme, dans tous les spectroscopes dont les divers modèles diffèrent surtout par l'appareil de dispersion dont le choix entraîne une disposition particulière de ces pièces. L'appareil peut être réduit à un simple prisme *c* qui est alors placé au centre d'un cercle horizontal autour duquel se fixent invariablement le collimateur et le micromètre; la lunette peut se déplacer et on peut mesurer ses déplacements à l'aide d'une graduation; dans ce cas le collimateur, le micromètre et la lunette ont des directions convergeant toutes vers le prisme placé au centre.

Lorsqu'on veut une dispersion plus grande, l'appareil de dispersion est constitué par deux ou plusieurs prismes disposés de manière que le faisceau les traverse successivement; les prismes sont alors placés sur une circonférence intérieure concentrique au bord d'un cercle gradué sur lequel reposent les autres pièces qui, alors, n'ont plus des directions convergentes : le collimateur est dirigé vers la face d'entrée du premier prisme, la lunette vers la face de sortie du dernier prisme vers laquelle est également dirigé le micromètre.

Enfin l'appareil de dispersion peut être constitué par un ensemble de prismes (fig. 265) produisant la dispersion sans déviation, ce qu'il est possible d'obtenir comme nous venons de le dire; dans ce cas la lunette,

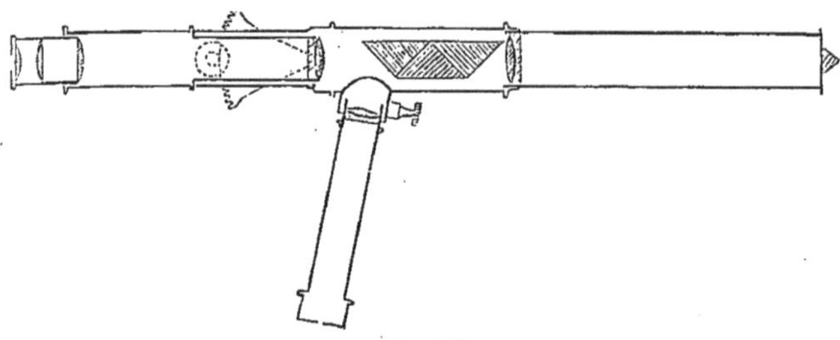

Fig. 265.

l'appareil de dispersion et le collimateur sont sur le prolongement l'un de l'autre (fig. 265 et 266) : seul, le micromètre est placé latéralement.

Cet appareil est désigné, sous cette forme, par le nom de *spectroscope à vision directe.*

537. — L'*analyse spectrale* est un moyen de reconnaître l'existence de certains corps, existant même en quantités très minimes, à l'aide de l'étude des spectres produits dans des conditions déterminées. Cette opération s'exécute à l'aide des spectroscopes.

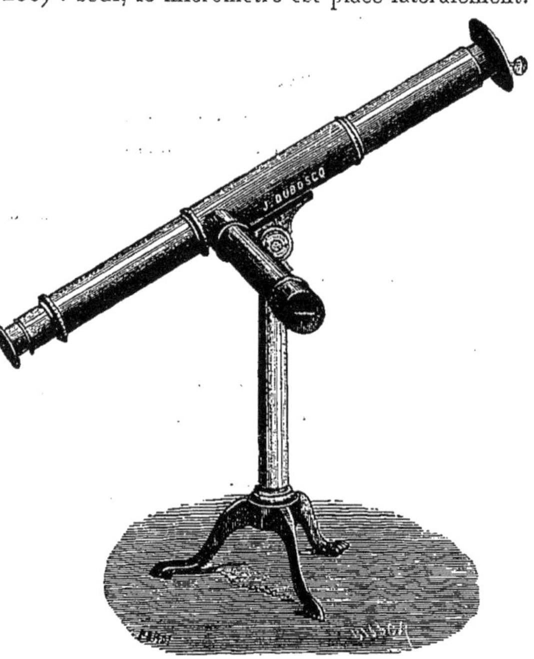

Fig. 266.

Il existe deux méthodes d'analyse spectrale entièrement différentes, celle qui résulte de l'étude des spectres d'émission (475), celle qui résulte de l'étude des spectres d'absorption (498); nous les étudierons successivement.

L'analyse spectrale par l'étude des spectres d'émission repose sur le fait que les gaz amenés à l'incandescence donnent un spectre discontinu, formé de raies fines, brillantes, peu nombreuses relativement, et que, de plus, ces raies par leur nombre et leur position sont caractéristiques des corps simples qui existent dans le gaz incandescent considéré. C'est principalement à la recherche des métaux qu'elle s'applique;

c'est seulement à ce point de vue que nous l'étudierons, à cause des applications auxquelles elle peut donner lieu.

Pour faire l'analyse d'une substance déterminée au point de vue de l'existence des métaux qu'elle renferme, on opère ainsi qu'il suit :

On règle d'abord l'appareil ; pour cela, on éclaire le micromètre comme nous l'avons dit et on s'assure que la lunette en donne une image nette. On place alors devant la fente du collimateur une flamme éclairante, celle d'une bougie ou d'un brûleur à gaz ordinaire, flamme donnant un spectre continu (c'est le spectre des particules de charbon solide amenées à l'incandescence et qui se brûlent seulement dans la partie supérieure de la flamme), et l'on vérifie si la lunette permet de le voir distinctement et si les déplacements de la lunette rendent possible l'étude de ce spectre dans toute son étendue. Si ces conditions sont réalisées, l'appareil est prêt pour les recherches. On supprime alors la flamme éclairante placée devant le collimateur et on la remplace par une flamme chaude, mais très peu éclairante (parce qu'elle ne contient pas de particules solides), la flamme d'une lampe à alcool ou celle d'un brûleur Bunsen K (fig. 264). En regardant alors à la lunette, on ne voit plus qu'une lueur faible, très peu perceptible sur laquelle se détache l'image du micromètre qui semble vivement éclairée.

La substance à étudier est alors introduite dans la flamme à l'aide d'un fil de platine *m* terminé par une petite boucle à l'extrémité ; cette boucle a été plongée dans le liquide si le corps est en dissolution ; si le corps est à l'état pulvérulent, le fil préalablement mouillé d'eau distillée est appliqué sur la poudre. Dans l'un et l'autre cas, ce fil emporte une petite quantité de la substance ; on l'introduit dans la flamme, au-dessous du niveau du collimateur : le corps est décomposé, dissocié et le métal volatilisé s'élève dans la flamme dont la haute température le porte à l'incandescence. Aussitôt, dans le champ de la lunette, apparaissent, pour l'observateur, des raies fines, brillantes, colorées. L'observateur note la position de ces raies, en les rapportant aux divisions du micromètre qui n'a pas cessé d'être visible. C'est le nombre et la position de ces raies qui permettent de reconnaître la nature du métal ou des métaux qui se sont volatilisés dans la flamme ; voici comment :

Par des expériences entièrement analogues, faites à l'aide de substances chimiquement connues, on a déterminé la position des raies des divers métaux, en les rapportant aux divisions du micromètre ; on a pu alors dresser un tableau dans lequel, en face du nom de métal, se trouve l'indication du spectre qu'il produit, c'est-à-dire du nombre, de la couleur et de la position des raies, chaque métal ayant, comme nous l'avons dit (475), un spectre caractéristique. Inversement, lorsqu'on connaît la disposition d'un spectre, ce tableau permet de trouver la nature du métal correspondant. Généralement, il n'est pas nécessaire de s'occuper de toutes les raies fournies par la vapeur d'un métal, mais seulement des plus vives, des plus brillantes.

La comparaison des résultats obtenus avec ce tableau permet donc de reconnaître quel métal s'est trouvé dans la flamme et, par conséquent, existait dans la substance à analyser. Il est possible que l'ensemble des raies obtenues ne corresponde pas au spectre d'un métal déterminé, mais représente la réunion des spectres de deux ou plusieurs métaux, que le même tableau permettra de reconnaître de la même façon; ces métaux existaient alors simultanément dans la substance analysée.

538. — Cette méthode, inventée par Bunsen et Kirchhoff, est d'une extrême sensibilité et permet de reconnaître des traces minimes des métaux. L'expérience suivante met cette sensibilité en évidence :

Dans un laboratoire dont la capacité était de 60 mètres cubes, on fit détoner à une extrémité un mélange de 3 milligrammes de chlorate de sodium avec du sucre de lait; à l'autre extrémité se trouvait un spectroscope disposé pour l'observation. Au bout de quelques minutes on observa le spectre caractéristique du sodium qui persista pendant plusieurs minutes. Un calcul approximatif montra qu'il n'arrivait à cette flamme que 1 trois-billionième de gramme par seconde ; c'est cette quantité extrêmement petite qui était cependant décelée par le spectroscope.

Cette sensibilité fait que, presque toujours, dans les observations au spectroscope, lors même qu'on n'introduit aucune substance dans la flamme, on voit le spectre du sodium : les poussières qui sont en suspension dans l'atmosphère contiennent des composés de ce métal, et malgré la très faible proportion qui en existe, elle est suffisante pour produire un effet appréciable au spectroscope.

Cette même méthode a permis de découvrir des métaux, existant en très petites quantités dans divers corps, et dont l'analyse chimique n'avait pas fait soupçonner l'existence. Sans entrer dans l'étude de cette question qui est du domaine de la chimie, nous dirons cependant que, lorsque dans une analyse spectrale, on voit apparaître une ou plusieurs raies qui ne correspondent au spectre d'aucun des métaux connus, on est conduit à admettre que ces raies sont produites par un métal nouveau; c'est par des observations de ce genre que Bunsen et Kirchhoff d'abord, puis M. Crookes, M. Lecoq de Boisbaudran, etc., ont découvert le rubidium, le cœsium, le thallium, l'indium, le gallium, etc. Ajoutons que certains de ces métaux ont pu, ultérieurement, être obtenus à l'état isolé par des réactions chimiques convenables, ce qui est venu justifier l'hypothèse sur laquelle repose cette méthode et ce qui doit faire admettre l'existence des corps ainsi reconnus, alors même qu'il n'a pas encore été possible de les isoler.

539. — Il existe, comme nous l'avons dit, un autre mode d'analyse spectrale qui repose sur l'étude des spectres d'absorption et qui peut être

utilisé avec avantage pour la recherche de diverses substances en dissolution, comme la chlorophylle, matière colorante verte des végétaux, et surtout l'hémoglobine, matière colorante du sang; nous nous occuperons spécialement de ce dernier cas, mais les conditions générales seraient analogues pour la recherche de la chlorophylle.

L'hémoglobine en dissolution dans l'eau jouit de la propriété d'absorber

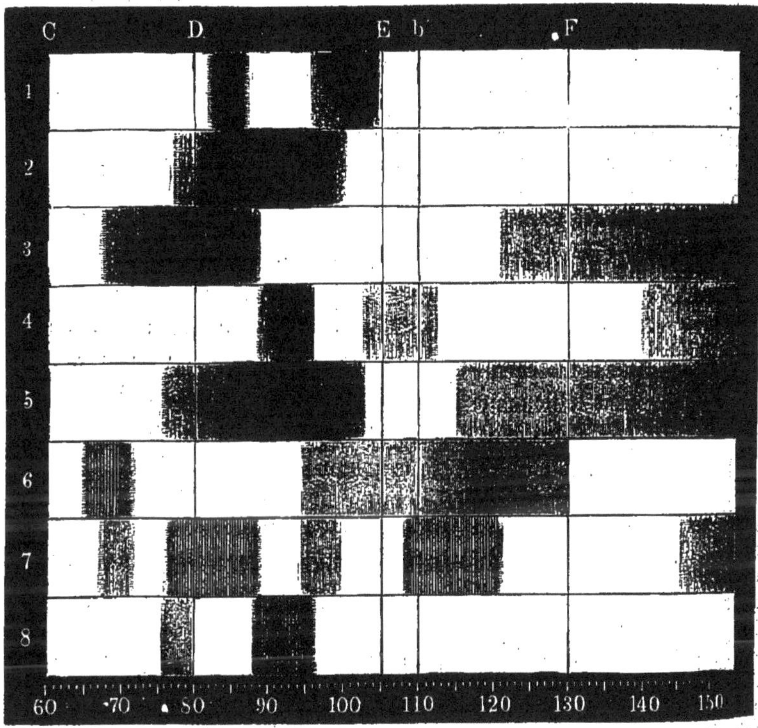

Fig. 267.

certaines radiations, même lorsqu'elle est en petite quantité; par suite, si l'on fait arriver un faisceau de lumière blanche complète sur une cuve contenant une semblable dissolution, et qu'on étudie le faisceau émergent à l'aide d'un spectroscope, on observera dans le spectre des bandes noires correspondant aux radiations qui ont été absorbées. Ces bandes sont larges et faciles à distinguer : elles diffèrent d'ailleurs suivant les conditions de l'expérience. S'il s'agit de l'oxyhémoglobine telle qu'elle existe dans le sang artériel [1], il se produit deux bandes noires situées entre les raies D et E (fig. 267, 1), dans le jaune et le vert : dans le cas

1. On sait qu'on passe aisément d'une des formes de l'hémoglobine à l'autre : en versant quelques gouttes de sulfure d'ammonium (sulfhydrate d'ammoniaque) dans l'oxyhémoglobine, on la fait passer à l'état d'hémoglobine réduite; en agitant cette dernière au contact de l'air, elle absorbe de l'oxygène et passe à l'état d'oxyhémoglobine.

de l'hémoglobine réduite, il n'y a qu'une bande noire (fig. 267, 2) comprise entre les deux précédentes [1].

En se basant sur ces remarques, il est facile de comprendre l'emploi

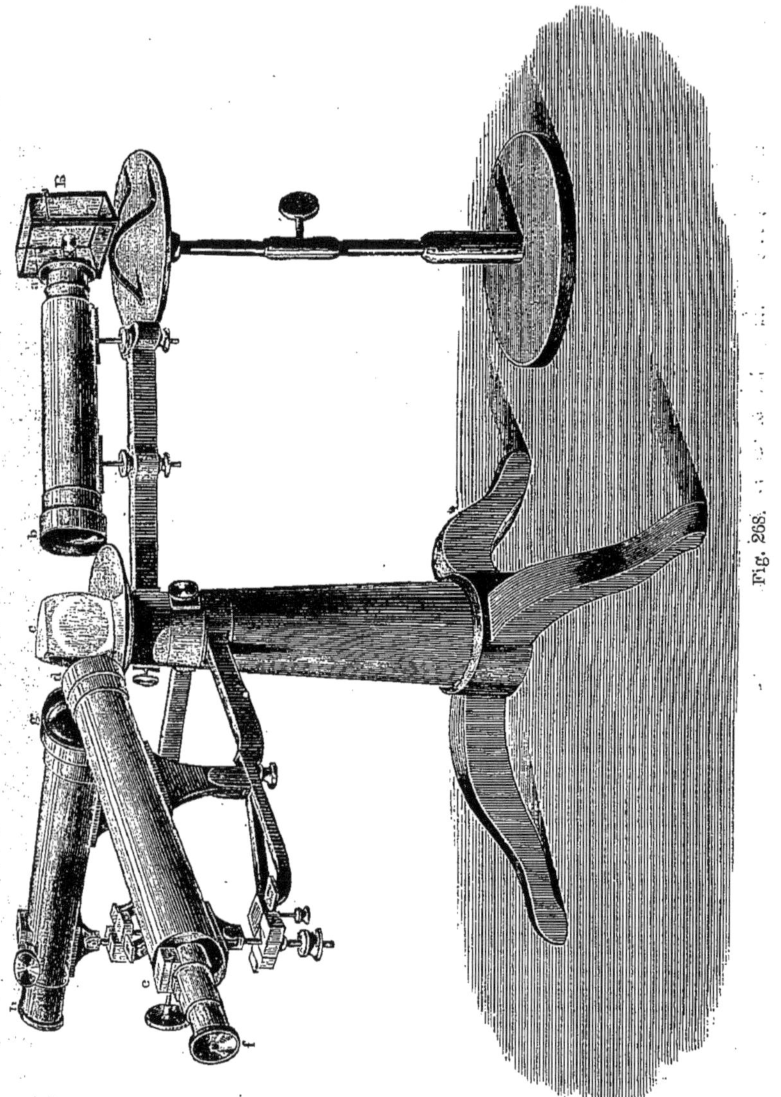

Fig. 268.

1. Les autres matières colorantes du sang donnent également des spectres d'absorption caractéristiques; nous en donnons l'indication comme suit dans la figure 267 :

3. Hématine dissoute dans une solution très étendue de soude caustique. — 4. Hémochrogène en solution alcaline. — 5. Hématine alcaline traitée par du cyanure de potassium. — 6. Hématine dissoute dans l'alcool additionné d'un peu d'acide sulfurique. — 7. Hématoporphyrine exempte de fer, en solution alcaline. — 8. Hématoporphyrine exempte de fer, dissoute dans l'alcool additionné d'un peu d'acide sulfurique.

du spectroscope : celui-ci ayant été réglé pour le micromètre *g h* (fig. 268) et pour la lunette *d e*, comme nous l'avons dit, on place en face du collimateur *a b* une flamme éclairante, celle d'un brûleur à gaz, par exemple, et on s'assure qu'on voit nettement le spectre. On place alors entre le collimateur et la flamme une cuve à faces parallèles B dans laquelle est le liquide à analyser : s'il contient de l'hémoglobine, on voit apparaître les bandes noires caractéristiques. Il est d'ailleurs utile de faire une vérification en opérant successivement sur l'hémoglobine réduite et sur l'oxyhémoglobine, par l'addition de sulfure d'ammonium, puis par l'agitation : on doit voir alors les bandes se modifier conformément à ce que nous avons indiqué plus haut.

Cette méthode est très sensible et peut donner lieu à des applications importantes, notamment en médecine légale.

540. **Hématospectroscope.** — En se basant sur ces notions générales, M. le Dr Hénocque a inventé une méthode qui peut rendre de réels services pour les études physiologiques et pour la clinique en permettant de doser l'oxyhémoglobine et d'évaluer, dans l'organisme, la durée de la réduction fonctionnelle de cette substance. On se sert à cet effet d'un appareil spécial, l'*hématoscope*, et d'un spectroscope : il est commode d'employer un spectroscope construit spécialement à cet effet, un *hémato-spectroscope*.

Voici la description de l'hématoscope donnée par M. Hénocque :

« L'hématoscope est essentiellement constitué par deux lames de verre de largeur inégale (fig. 269) : elles sont superposées de façon que, main-

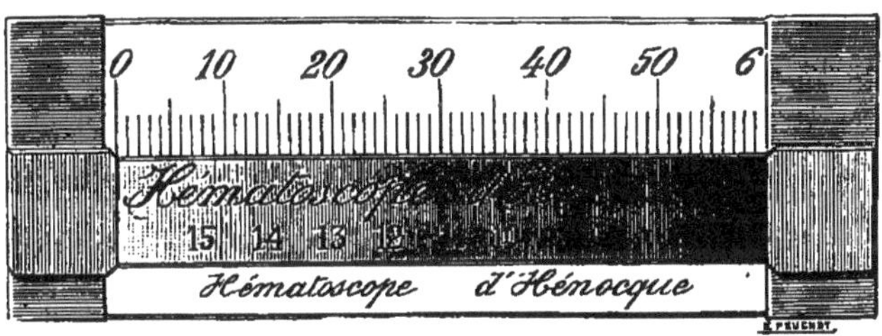

Fig. 269.

tenues en contact à l'une de leurs extrémités, elles s'écartent à l'autre extrémité d'une distance de 0mm,300, limitant ainsi un espace prismatique capillaire (fig. 270). La position des lames est assurée au moyen de deux agrafes en laiton nickelé *a g*, *a d*, supportées par la lame de verre inférieure *l i*, et formant deux coulisses dans lesquelles la lame supérieure *l s* est introduite à frottement doux.

« Une échelle graduée en millimètres est gravée sur la plaque inférieure; elle s'étend de 0 à 60mm. Il résulte de cette disposition que si l'on fait pénétrer du sang entre ces deux lames, celui-ci forme une couche dont l'épaisseur varie, de gauche à droite, de 0 à 0mm,300 ou 300μ. »

D'après ces dispositions, on peut aisément calculer l'épaisseur de la couche en chaque point : il suffit, pour avoir cette épaisseur évaluée

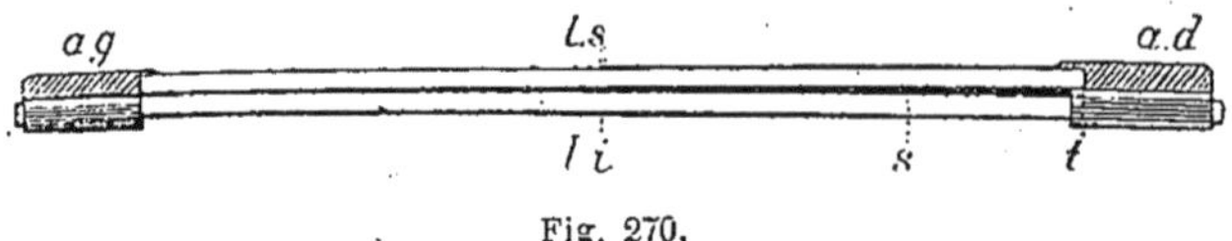

Fig. 270.

en μ, de multiplier par 5 le numéro de la division placée en face du point considéré.

L'hématospectroscope (fig. 271) est un spectroscope à vision directe porté sur un pied et placé verticalement; au-dessous se trouve une platine horizontale sur laquelle on place l'hématoscope qui est éclairé par transparence, par un miroir placé à la partie inférieure de l'appareil et qui peut s'incliner à volonté.

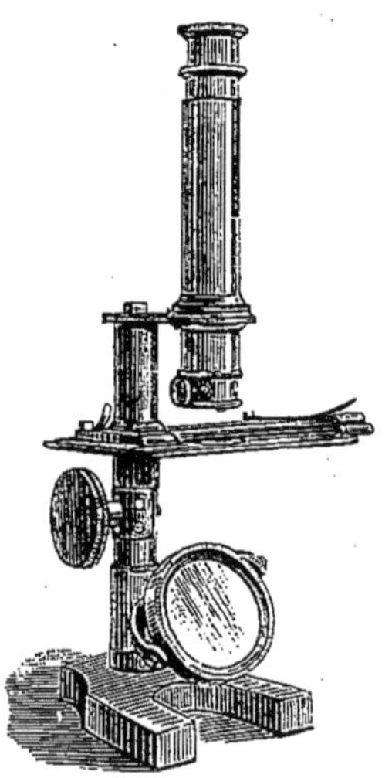

Fig. 271.

Le principe de la méthode est le suivant : lorsqu'on examine le spectre d'une lumière ayant traversé une couche de sang d'une épaisseur convenable, M. Hénocque a reconnu que les deux bandes de l'oxyhémoglobine étaient également obscures. Pour le sang contenant 14 p. 100 d'oxyhémoglobine et éclairé à la lumière solaire, ce phénomène se produit pour une épaisseur de 70$^{\mu}$, soit à la division 14 de l'hématoscope. L'épaisseur est différente pour d'autres proportions de l'oxyhémoglobine; par exemple lorsque ces proportions sont de 15 — 10 — 8 — 4 p. 100 elle doit être respectivement de 65 — 95 — 120 — 245 micra ($^{\mu}$) et se produit par suite aux divisions 13 — 19 — 24 — 49 de l'hématoscope.

On comprend que, déplaçant l'hématoscope sous le spectroscope, on l'arrête à l'instant où les deux bandes noires sont égales; on note la division correspondante et il suffit de se reporter à un tableau de concordance qui a été dressé à l'avance pour connaître la proportion d'oxyhémoglobine.

L'évaluation de la durée de la réduction de l'oxyhémoglobine dans l'organisme s'effectue de la façon suivante : on fait une ligature autour de la phalange du pouce et on regarde l'ongle à l'aide de l'hématospectroscope. On voit à travers cet ongle quelquefois les deux bandes caractéristiques de l'oxyhémoglobine, mais la première est toujours distincte. Ces bandes disparaissent peu à peu : le sang abandonne progressivement son oxygène aux tissus qu'il baigne et se réduit puisqu'il n'est pas renouvelé. La disparition de la première bande est manifestée par l'apparition de la raie D, raie jaune très visible; c'est l'instant où elle apparaît que M. Hénocque désigne sous le nom de *moment du virage*. Le temps qui s'écoule depuis l'instant où on serre la ligature jusqu'au moment du virage est d'autant plus court que la réduction est plus rapide et donne une idée de l'activité de ce phénomène. Dans les conditions normales, sur un individu vigoureux et sain, la durée de la réduction est de 60 secondes. Cette durée varie (de 25 à 110 secondes) sous l'influence des agents médicamenteux et sous celle des états pathologiques. On comprend qu'il y ait là une donnée qui peut être utilisée avantageusement en clinique, mais nous n'avons pas à nous arrêter à ce côté de la question.

541. **Photométrie.** — Les mesures relatives aux pouvoirs éclairants des sources lumineuses sont utiles au point de vue économique, en ce que comparées aux dépenses exigées par les sources lumineuses, elles renseignent sur le prix auquel revient un éclairage déterminé. Mais ce n'est pas la question la plus importante au point de vue qui doit nous occuper : on a démontré par des recherches variées que les progrès de la myopie chez les enfants et les jeunes gens devaient être attribués, pour une part au moins, à l'insuffisance d'éclairement pendant le travail. Il conviendrait donc, pour éviter cet inconvénient grave, de fixer un minimum d'éclairement à réaliser dans les salles d'études et de classes : la mesure de l'éclairement est donc nécessaire et prend, on le conçoit, au point de vue de l'hygiène de la vue, une importance capitale; aussi cette question dont on ne s'occupait pas autrefois est celle sur laquelle nous insisterons le plus.

Précisons d'abord les unités qui ont été adoptées, en nous en tenant à l'état actuel de la question et sans nous arrêter à son historique.

L'unité de *pouvoir éclairant* a été définie par une Commission internationale nommée à la suite du *Congrès international des Electriciens* de 1881 qui a adopté la proposition de M. Violle et qui a choisi pour étalon une surface de 1 centimètre carré de platine à la température de fusion, les effets étant observés dans la direction de la normale à la surface. Il est très difficile de réaliser ces conditions et on ne saurait, dans la pratique, utiliser un semblable étalon; aussi a-t-on adopté des étalons secondaires d'un emploi commode et dont la comparaison à l'étalon principal, unité-Violle, a été faite avec soin une fois pour toutes.

C'est ainsi que l'on fait usage de la carcel, lampe à huile végétale, à mouvement d'horlogerie; on a déterminé toutes les dimensions et conditions de la lampe type qui doit consommer 42^{gr} d'huile à l'heure. On a pu comparer, par les procédés que nous allons indiquer, le pouvoir éclairant de la carcel et de l'unité-Violle : l'unité-Violle vaut 2,08 carcels et la carcel vaut 0,481 unités-Violle.

On fait usage également comme étalons secondaires de bougies dont les pouvoir éclairant est $\frac{1}{20}$ de celui de l'étalon Violle, c'est-à-dire très sensiblement de $\frac{1}{10}$ de la carcel; on désigne le pouvoir éclairant de ces bougies sous le nom de bougie-décimale.

542. — Au point de vue des effets produits, des conditions qu'il convient de chercher à réaliser, c'est l'éclairement en un point donné qu'il s'agit de mesurer; pour cela on le compare à celui que produirait une source de lumière de pouvoir éclairant connu placée à une distance déterminée de la surface qu'elle éclaire normalement. L'unité d'éclairement doit donc être définie par deux éléments : un pouvoir éclairant et une distance; on a choisi la bougie décimale et le mètre. Il serait commode d'avoir un nom spécial pour cette unité, et on en a proposé plusieurs; aucun n'a été adopté et on désigne cette unité sous le nom de *bougie décimale-mètre*.

Au lieu de considérer une source lumineuse au point de vue de l'éclairement, on peut l'étudier en recherchant quelle est la quantité de matière consommée, quelle est la dépense par conséquent, quelle est la quantité de chaleur dégagée, quelle est la quantité de vapeur d'eau ou d'acide carbonique produite, etc. Ces divers éléments dépendent à la fois du pouvoir éclairant et du temps, de telle sorte que la considération simultanée de ces deux éléments correspond à une grandeur d'un nouveau genre pour laquelle il faut une unité. Cette unité à laquelle on n'a pas donné de nom spécial correspond au pouvoir éclairant de 1 carcel et à la durée de 1 heure; on la désigne simplement par l'expression *carcel-heure*.

543. **Photomètres. Mesure des pouvoirs éclairants.** — Comment compare-t-on les pouvoirs éclairants de deux sources lumineuses? Cette opération se fait à l'aide des photomètres; indiquons-en d'abord le principe.

Soient deux sources lumineuses L et L' dont les pouvoirs éclairants soient E et E'; cherchons à l'aide d'un photomètre à quelle distance d et d' elles doivent être placées de la surface éclairée pour que les deux éclairements soient égaux; désignons par e la valeur de cet éclairement que d'ailleurs on n'a pas besoin de connaître, comme on va le voir. En nous reportant à la définition du pouvoir éclairant (485), on voit que l'on a :

$$E = ed^2 \qquad E' = ed'^2.$$

D'où en divisant membre à membre :

$$\frac{E}{E'} = \frac{d^2}{d'^2}.$$

D'où la loi suivante sur laquelle repose la mesure des pouvoirs éclairants :

Lorsque deux sources lumineuses placées à des distances différentes d'une surface y produisent le même éclairement, leurs pouvoirs éclairants sont proportionnels aux carrés des distances des sources à la surface.

Si on prend E′ égal à l'unité, à 1 carcel, par exemple, E donnera la mesure du pouvoir éclairant en carcels.

Voyons maintenant quels sont les photomètres les plus fréquemment employés.

Nous avons déjà décrit le photomètre de Bouguer (457) : on conçoit qu'il permet de réaliser les conditions que nous venons d'indiquer, en déplaçant l'une ou l'autre des sources de lumière L et L′, et arrêtant l'opération lorsque les éclairements des deux plages *ab* et *cd* sont bien égaux : on mesure sur une ligne graduée tracée sur le pied de l'appareil les distances de L et de L′ à l'écran. Il suffit alors d'appliquer l'équation précédente.

Si la source L′ est une carcel dont le pouvoir éclairant E′ est 1 et si on la place à une distance de 1 mètre de l'écran, comme on a $d' = 1$, l'équation se simplifie et donne immédiatement :

$$E = d^2,$$

cette valeur étant donnée en carcels.

Le photomètre de Bouguer présente quelques inconvénients : d'abord les plages éclairées sont trop grandes, elles ne peuvent avoir un éclairement uniforme et la comparaison est peu aisée. La difficulté de la comparaison est augmentée par ce que les deux plages éclairées sont séparées par une bande noire produite par la tranche de l'écran transversal.

Foucault a perfectionné cet appareil en diminuant considérablement la surface éclairée qu'il a réduite à un cercle de 4^{cm} de diamètre, et en permettant à l'écran transversal de se déplacer en s'éloignant un peu de la surface éclairée. En tâtonnant, on arrive à faire disparaître la bande noire et à amener les plages éclairées au contact.

Le photomètre de Rumford (fig. 272) est basé sur la comparaison sur un écran des ombres produites par deux sources lumineuses L et L′; aux divers points de l'écran, en dehors de ces ombres, l'éclairement est produit par l'action simultanée de L et de L′ ; mais l'ombre Y′ produite par L′ est éclairée par L seulement, et, de même, l'ombre X′ produite par L est éclairée seulement par L′. On déplace alors l'une des sources lumineuses jusqu'à ce que les ombres soient égales, c'est-à-dire jusqu'à ce que les éclairements produits en Y′ par L et en X′ par L′ soient égaux, et l'on mesure les distances de L à X′ et de L′ à Y′. Le reste de l'opération se fait naturellement comme dans le cas précédemment étudié.

544. — Le photomètre de Bunsen est constitué par une feuille de papier opaque tendue verticalement et au centre de laquelle on met une

goutte d'huile ou de graisse, de manière à produire une tache qui est beaucoup moins diffusive que le papier dans sa partie opaque.

Examinons cette feuille de papier en nous plaçant du même côté qu'une source lumineuse : la lumière arrivant sur le papier sera diffusée en grande partie et le papier paraîtra éclairé ; mais la lumière qui arrive sur la tache

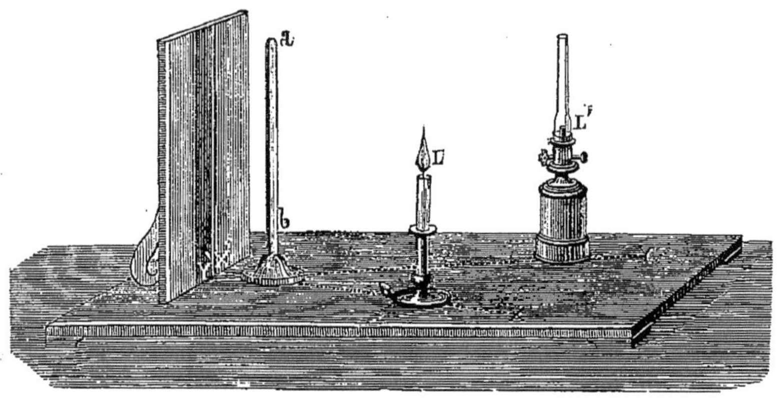

Fig. 272.

la traverse, au moins en partie, et à cause de la faible diffusion, la tache paraît peu éclairée et se détache en sombre sur le papier.

Si, au contraire, la source de lumière est placée derrière le papier, celui-ci paraîtra sombre sur toute son étendue, puisque, étant opaque, il ne laisse pas passer la lumière ; la tache, translucide, se laisse traverser par une certaine quantité de lumière, elle paraîtra donc claire sur un fond sombre.

S'il y a deux lumières, une de chaque côté, les deux effets se produisent simultanément et l'observateur voit le papier éclairé par diffusion, et la tache par translucidité ; en général, les deux éclairements ne sont pas égaux, mais en déplaçant l'une ou l'autre des sources lumineuses, on arrive à les amener à l'égalité, ce qu'on reconnaît parce que la tache cesse d'être perceptible.

Mais, pour cette condition, très facile à reconnaître, il n'existe aucune relation entre les pouvoirs éclairants et les distances des sources lumineuses ; aussi pour se servir de cet appareil ne fait-on pas de comparaison directe ; on opère en utilisant une source lumineuse auxiliaire l quelconque, et dont il n'est pas nécessaire de connaître la valeur, mais qui doit être invariable.

Voici la marche de l'opération sous sa forme la plus simple : On place d'un côté la carcel étalon L' à une distance d' quelconque (qui ne doit cependant pas être trop petite) et on donne à la source auxiliaire l, par tâtonnement, une position qui fasse disparaître la tache pour un observateur placé du même côté que L' ; cette position de l doit être maintenue invariable par la suite.

On enlève alors L′ et on le remplace par la source L dont on veut déterminer le pouvoir éclairant, et on cherche à quelle distance d il faut la placer pour faire également disparaître la tache. La source L à la distance d et la source L′ à la distance d' produisent donc sur le papier le même éclairement, éclairement égal à l'éclairement invariable de la tache, produit par la source auxiliaire l. On trouve donc les mêmes conditions que dans les cas précédents, et par suite, le rapport $\frac{E}{E'}$ est égal à $\frac{d^2}{d'^2}$. Si on a pris la carcel, ce qui donne $E' = 1$, et qu'on ait choisi $d' = 1^m$, on a aussi immédiatement :

$$E = d^2.$$

Il y a d'autres modèles de photomètres, mais qui sont moins fréquemment employés que ceux que nous venons de décrire.

Comme nous l'avons dit, on ne peut comparer des sources lumineuses qui ne sont pas de la même couleur; lorsque ce cas se présente, il faut étudier les spectres des deux lumières et comparer successivement les intensités pour les diverses radiations simples. Il y a des appareils spéciaux pour faire cette comparaison : ce sont les *spectrophotomètres*.

545. **Mesureurs d'éclairement.** — Dans le cas où on a une source lumineuse L, dont le pouvoir éclairant E est connu, éclairant normalement une surface plane située à la distance d, on aurait par définition même (485) pour l'éclairement :

$$e = \frac{E}{d^2}.$$

Mais, en général, les conditions qui produisent l'éclairement en un point sont loin d'être aussi simples; le plus souvent, il y a plusieurs sources de lumière à des distances différentes, les radiations arrivent sur la surface considérée sous des angles différents; il faut tenir compte de l'absorption par l'air ou plutôt par les poussières qui s'y trouvent en suspension; il y a de plus à faire intervenir l'action de la diffusion sur tous les corps voisins. L'éclairement d'une surface, dans la pratique, est une résultante d'actions très variées qu'on ne saurait déterminer par des considérations théoriques, et l'expérience peut seule fournir des renseignements précis. Les appareils destinés à cet usage sont quelquefois désignés sous le nom de photomètres, mais en réalité ce sont des *mesureurs d'éclairement*.

Divers modèles ont été proposés, nous en décrirons deux, basés sur des principes absolument différents :

Le *mesureur d'éclairement du professeur Bertin-Sans* repose sur la loi que nous avons indiquée (523), que la différence entre deux éclairements devient inappréciable pour un observateur lorsque cette différence est une fraction constante de l'éclairement total.

L'appareil consiste essentiellement en une lampe étalon, une carcel par exemple, disposée de manière à pouvoir éclairer une surface ; entre la surface et la lampe se trouve une lame opaque qui porte ombre sur la surface. Cette surface est placée à l'endroit où l'on veut faire la détermination de l'éclairement ; la lampe étalon étant assez rapprochée, l'ombre qu'elle produit est très nette ; on écarte alors la lampe progressivement, l'ombre pâlit et disparaît à un certain instant ; on note alors la distance d de la lampe à la surface. Cette donnée, jointe à une constante que nous allons définir, permet de mesurer l'éclairement cherché e.

Soit en effet E le pouvoir éclairant de la lampe ; celle-ci, à la distance d, donnera un éclairement (485) $\frac{E}{d^2}$. La surface observée aura donc un éclairement total $e + \frac{E}{d^2}$, tandis que, dans l'ombre où n'arrive pas la lumière émanée de la lampe, l'éclairement sera seulement e, et la différence sera toujours $\frac{E}{d^2}$. Si nous appelons $\frac{1}{k}$ la fraction de l'éclairement total à laquelle doit être égale la différence de deux éclairements pour cesser d'être distincte, on a donc, puisque tel est le cas pour la lampe à la distance d :

$$\frac{\frac{E}{d^2}}{e + \frac{E}{d^2}} = \frac{1}{k};$$

équation d'où l'on déduira e :

$$e = \frac{E}{d^2}(k - 1).$$

La quantité k doit être déterminée directement pour chaque observateur et il est bon d'en vérifier la valeur de temps à autre. C'est même là ce qui constitue l'objection la plus sérieuse à cette méthode ; outre que les expériences doivent être faites par un même individu, il n'est pas prouvé et il n'est pas probable que la valeur de k soit réellement invariable.

546. — Le *mesureur d'éclairement de M. Mascart* repose sur un tout autre principe : si on obtient sur un écran, à l'aide d'une lentille convergente, une image réelle d'une surface lumineuse ou éclairée et qu'on recouvre la lentille d'un diaphragme, l'image ne cessera pas d'être nette sur l'écran (425), mais son éclairement variera avec l'étendue de la partie découverte de la lentille et sera proportionnelle à cette étendue.

L'appareil se compose de deux parties cylindriques placées parallèlement et réunies à une de leurs extrémités (fig. 273). A l'extrémité de l'un de ces tubes se trouve une bonnette qui peut tourner autour de l'axe du tube ; elle porte en A un écran translucide que l'on place au point dont on veut mesurer l'éclairement en lui donnant précisément l'inclinaison de la surface à étudier. En B se trouve un miroir à 45° qui renvoie

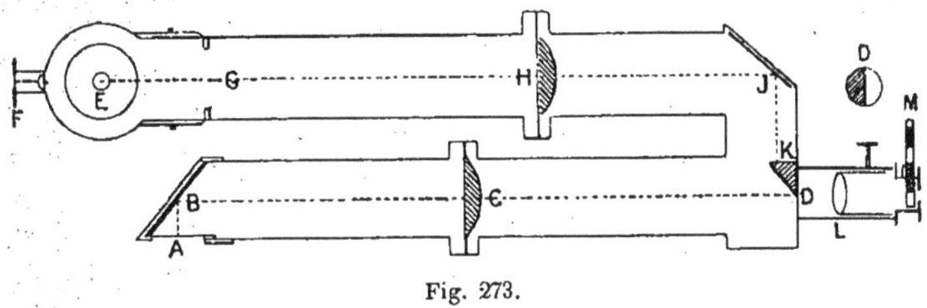

Fig. 273.

parallèlement à l'axe du tube les rayons venant de A. Au milieu du tube, en C est une lentille convergente qui donne de A (ou plutôt de son image sur le miroir B) une image réelle sur un écran en verre dépoli D.

D'autre part, à l'extrémité du second tube se trouve une lampe E choisie de manière à avoir un pouvoir éclairant sensiblement constant : à une distance invariable se trouve un verre dépoli G [1]. Une lentille convergente H placée à quelque distance reçoit les faisceaux émanés de cette plaque de verre ; après leur passage dans la lentille H, ces faisceaux devenus convergents se réfléchissent sur le miroir J incliné à 45°, puis sur le prisme à réflexion totale K et viennent donner une image réelle de G sur le verre dépoli D. Il y a donc sur ce verre deux parties éclairées diversement, l'une par A et l'autre par G; ces deux parties sont observées avec une loupe L. En général, elles ne sont pas également éclairées.

Mais les lentilles G et H présentent des diaphragmes, et on peut faire varier l'étendue de la surface libre qui reste sur ces lentilles. En agissant sur le diaphragme correspondant au côté qui est le plus éclairé, on diminue son éclairement progressivement jusqu'à le rendre égal à l'éclairement de l'autre. Connaissant la réduction qu'il a fallu faire subir à l'un des éclairements pour le rendre égal à l'autre, on peut aisément calculer quel était le rapport primitif des éclairements.

La valeur des résultats obtenus repose nécessairement sur la constance du pouvoir éclairant de la lampe E qui sert d'étalon. Pour être assuré de se rapprocher autant que possible à cet égard des conditions théoriques, il faut que la flamme ait toujours les mêmes dimensions : afin de vérifier ce résultat, une lentille convergente placée derrière la lampe donne sur un écran dépoli F une image réelle de la flamme; sur cette plaque des traits de repère sont tracés, et on agit sur la mèche jusqu'à ce que l'image de la flamme soit exactement comprise entre ces repères.

1. Le trait représentant ce verre manque sur la figure.

Les mesures présentent des difficultés lorsque les lumières n'ont pas la même couleur, car alors la comparaison directe n'est pas possible ; nous ne nous arrêterons pas à indiquer les opérations qu'il convient alors d'exécuter pour avoir des renseignement ayant une certaine signification.

De nombreuses mesures d'éclairement ont été prises par M. de Nerville; nous signalerons seulement les résultats suivants qui résument des données nombreuses recueillies dans diverses conditions :

L'éclairement dans une salle de théâtre varie de 5 à 12 bougies décimales-mètre. Il est de 15 à 25 pour une salle de bal brillamment éclairée.

En plein jour, au milieu d'une chambre éclairée par une fenêtre qui ne reçoit pas les rayons du soleil, l'éclairement sur une surface horizontale atteint aisément 100 bougies-mètres.

L'éclairement produit par la lune serait voisin de 0,3 bougie-mètre.

Ajoutons d'autre part que l'éclairement d'une surface doit être de 10 bougies-mètres environ pour que la lecture et l'écriture se fassent sans fatigue.

547. **Photographie.** — Les actions chimiques produites par la lumière sur certains sels, les sels d'argent, ont donné la possibilité d'obtenir directement la reproduction de l'image d'un objet. Nous ne ferons pas l'historique de la question et nous nous bornerons à rappeler que Niepce de Saint-Victor indiqua en 1826 une solution du problème dans des cas limitées; que Daguerre en 1839 arriva à des résultats plus satisfaisants (*daguerréotype*), mais que l'application pratique de cette idée est la conséquence des recherches de Talbot qui, vers la même époque, obtint des images sur papier dans des conditions beaucoup plus favorables : le procédé de Talbot désigné sous le nom de *photographie* a été d'ailleurs très perfectionné. Il est actuellement usité d'une manière générale, et ses applications aux recherches physiologiques ont pris une telle importance qu'il est nécessaire d'indiquer, non le détail des opérations à effectuer, mais au moins le principe de la méthode.

Avant d'indiquer la marche générale des opérations, étudions rapidement les conditions chimiques sur lesquelles repose la photographie.

Considérons une feuille de papier préalablement imbibée d'un sel d'argent, de chlorure, de bromure, ou d'un composé plus complexe, tel que le gélatino-bromure, et exposons-la à l'action de la lumière en masquant une partie à l'aide d'un écran opaque. Sous l'influence des radiations et après un temps variable avec la nature du sel employé, celui-ci est modifié dans sa composition et se colore. Mais indépendamment de cette action directe, la substance sensible a subi des modifications particulières, de nature inconnue en réalité, et qui la rend apte à être réduite par diverses substances, telles que les pyrogallates alcalins et les sels ferreux qui n'agissent pas sur le même corps n'ayant pas subi l'influence de la lumière. Si donc nous trempons dans un bain réducteur de ce genre la feuille de papier ayant subi l'action de la lumière, l'action réductrice s'exerce seulement sur la partie qui a été soumise à l'action de la lumière et qui, déjà faiblement colorée, prend une coloration plus intense; c'est là ce qui constitue le *développement*.

Le papier est alors divisé en deux parties : une colorée, celle qui a été soumise à l'action de la lumière; une blanche, celle qui était masquée par l'écran opaque : cette différence subsiste tant que cette feuille est dans l'obscurité, mais elle disparaîtrait si elle était soumise à l'action de la lumière qui agirait sur la substance sensible non encore attaquée. Il faut donc *fixer* l'épreuve obtenue, et pour cela il suffit d'enlever la substance sensible : on y arrive en trempant cette feuille dans un liquide susceptible de dissoudre le sel d'argent : la substance le plus généralement employée est une dissolution d'hyposulfite de sodium; on lave ensuite à grande eau. Après séchage, il ne reste plus dans le papier aucune substance susceptible de se modifier sous l'influence de la lumière, et la feuille de papier peut être exposée au jour et même à l'action du soleil sans que la différence de coloration obtenue subisse aucune modification.

Nous pouvons maintenant indiquer la marche générale des opérations nécessaires pour obtenir une image photographique.

Supposons que, à l'aide d'une lentille, nous obtenions l'image réelle d'un objet sur une feuille de papier imbibée d'une substance sensible et placée dans l'obscurité; cette condition est nécessaire, car sans cela la lumière diffuse agirait, et la feuille sensible serait impressionnée sur toute son étendue : on réalise cette condition à l'aide d'un appareil spécial, la *chambre noire*, que nous décrirons ultérieurement. L'image réelle de l'objet présente, comme celui-ci, des parties éclairées, des parties dans l'ombre et des parties dans la demi-teinte. Le papier sera impressionné au maximum dans les parties en pleine lumière, l'action sera moins vive dans les demi-teintes, elle sera nulle pour les parties situées dans l'ombre: après un temps variable suivant les conditions de l'opération, on arrête l'action de la lumière en obturant la lentille à l'aide d'un écran opaque. La feuille de papier impressionnée est alors soumise, à l'abri de la lumière, aux opérations du développement et du fixage; en réalité, il n'est pas nécessaire d'opérer dans l'obscurité et il suffit de tamiser la lumière qui sert à l'éclairage par un verre rouge, les radiations rouges ne produisant pas d'action chimique, comme nous l'avons dit (516). Après le fixage, le papier peut être soumis à l'action de la lumière : il présente la reproduction de l'image réelle qui y avait été faite, mais avec un renversement total des intensités lumineuses, puisque les parties éclairées de l'image ont donné des teintes foncées, et les parties sombres de l'image ont donné des teintes claires : on a alors ce qu'on appelle une *épreuve négative.*

Au lieu de faire ces opérations avec du papier, on se sert plus souvent d'une lame de verre sur laquelle on a étendu une couche de collodion contenant la substance sensible : l'effet est naturellement le même, puisque c'est seulement cette substance qui, dans tous les cas, subit des modifications. L'épreuve négative ainsi obtenue est souvent appelée un *cliché* ou un *négatif.*

L'épreuve négative, quelle qu'elle soit, permet d'obtenir une autre image qui soit la reproduction de l'image réelle primitive avec la véritable répartition des ombres et des lumières; on aura alors une véritable reproduction de l'objet même. A cet effet, on place l'épreuve négative directement sur une feuille de papier sensibilisé, reposant sur un écran opaque : cet ensemble est alors soumis à l'action de la lumière. Les radiations, pour arriver à la feuille sensible, ont à traverser l'épreuve négative : elles sont arrêtées par les parties obscures de celle-ci et passent au contraire à travers les parties claires : la feuille sensible est impressionnée et se colore sous ces dernières, elle reste inattaquée et incolore par conséquent sous les parties obscures, de telle sorte qu'il se produira sur cette feuille la contre-partie de l'épreuve négative, c'est-à-dire qu'on aura la reproduction de l'image réelle primitivement obtenue, avec la même répartition des ombres et des lumières. Après un certain temps, on cesse l'action de la lumière, et la feuille impressionnée est soumise à des opérations analogues à celles qu'a subies l'épreuve négative. L'image est alors fixée.

Cette opération, ce tirage du positif, n'a modifié en rien le négatif, de telle sorte que celui-ci peut servir à obtenir successivement autant de positifs qu'on le veut.

Tel est l'ensemble général des opérations qui permettent d'obtenir la reproduction d'un objet par l'action de la lumière. De nombreux procédés permettent d'arriver à des résultats favorables, ils diffèrent par des points plus ou moins importants; mais, dans tous les cas, les principes appliqués restent les mêmes.

548. — Nous savons qu'une lentille convergente peut donner des images réelles de toute grandeur; on pourra donc obtenir sur la plaque sensible des images de même grandeur que l'objet, disposition fréquemment adoptée lorsqu'on veut reproduire un dessin, un autographe, etc., et en donner l'idée la plus exacte possible; l'image peut être plus petite que l'objet, c'est le cas le plus général, portraits, monuments, paysages; enfin l'image peut être plus grande que l'objet, elle peut être considérablement amplifiée, ce qui permet d'obtenir la reproduction photographique d'objets microscopiques pour pouvoir en étudier les détails.

En décrivant la chambre noire, nous indiquerons rapidement les conditions qu'il convient de réaliser pour obtenir ces différents effets.

La durée de pose, c'est-à-dire le temps pendant lequel la lumière doit agir sur la plaque sensible, est très variable avec la substance active employée. Dans les conditions ordinaires, elle est de quelques secondes en général, mais elle peut être très réduite, n'être que d'une fraction de seconde; on dispose actuellement de procédés permettant d'obtenir une image nette en $\frac{1}{2000}$ de seconde.

La possibilité d'obtenir des images dans un temps très court supprime la nécessité de la pose, c'est-à-dire la nécessité de maintenir immobile pendant un certain temps l'objet dont on veut obtenir l'image photographique : on conçoit que, d'une manière générale, si l'objet se déplace, il en sera de même de son image sur la plaque sensible, de telle sorte qu'on ne pourra en avoir de reproduction; mais, malgré ce mouvement, si l'action se produit pendant un temps *excessivement* court, le déplacement de l'image sera trop petit pour être appréciable, et on obtiendra une image nette. On peut donc prendre la photographie des corps en mouvement à la condition d'avoir un système qui ne démasque la lentille produisant l'image réelle que pendant un temps très court : les épreuves ainsi obtenues sont dites *instantanées*.

On peut également, mais d'une manière moins commode, obtenir des instantanés par un autre procédé : le corps se déplace dans l'obscurité, et au moment où il passe devant la lentille, on produit un éclairement de courte durée, l'action chimique sur la plaque ne se manifeste que pendant ce temps. On obtient un éclairement très court par l'étincelle électrique et surtout par la combustion de poudres diverses.

549. — La photographie a rendu à toutes les sciences des services sur lesquels il n'est pas nécessaire d'insister; mais nous croyons devoir nous arrêter quelque peu sur les applications qui en ont été faites dans les sciences biologiques.

Nous signalerons sans insister l'utilité de la photographie en anthropologie pour fixer les types des races diverses, d'une manière rigoureusement exacte, en évitant l'intervention du dessinateur qui, pour une cause ou une autre, ne rend pas toujours sans modifications les objets qu'il voit; les portraits composites [1] résultant de la superposition sur une même plaque et au même endroit des portraits de plusieurs personnes, ce qui permet de mettre en évidence les caractères communs aux personnes observées, etc. En botanique, en zoologie, en anatomie, par la même raison que précédemment, la photographie permet d'obtenir la reproduction exacte de plantes, d'animaux, d'organes, à l'état normal ou à l'état de monstruosité; la photographie microscopique rend des services

1. Fr. Galton.

également à ces diverses sciences. Mais ce sont là des remarques qu'il n'est pas utile de développer.

La physiologie a tiré, depuis quelques années, un merveilleux parti de la photographie ; grâce aux épreuves instantanées, il a été possible d'étudier des animaux, des hommes en mouvement et de se rendre compte des déplacements successifs ou simultanés de leurs différents organes, déplacements qui sont trop rapides pour qu'il soit possible de les analyser. Les recherches de M. Marey dans cet ordre d'idées sont d'un haut intérêt.

550. — M. Marey a, en outre, appliqué les procédés de photographie instantanée à un nouveau mode d'étude de corps en mouvement dans lequel on obtient la loi du mouvement (XXII) à proprement parler, c'est-à-dire les déplacements dans leur rapport avec le temps. Il a désigné cette méthode sous le nom de *chronophotographie*. Nous ne pouvons l'étudier en détail et nous nous bornerons à en indiquer le principe.

Supposons qu'il s'agisse d'analyser à ce point de vue la marche de l'homme, en se rendant compte du déplacement tant du tronc que des membres. L'homme en observation se déplace parallèlement à un écran aussi noir et aussi peu éclairé que possible : cet écran est tapissé de velours noir et un toit qui avance en appentis empêche ou diminue l'éclairement de cet écran ; l'homme se déplace à quelque distance de l'écran. Une chambre noire est dirigée vers l'écran ; celui-ci ne produit qu'une action nulle ou négligeable et la lumière qu'il envoie ne suffit pas pour impressionner la plaque sensible placée dans la chambre noire : l'homme au contraire, plus éclairé, produit une impression.

La lentille qui sert à produire l'image réelle sur la plaque sensible est masquée en général par un disque qui présente seulement une étroite fente dirigée suivant un rayon : ce disque est mobile autour d'un axe de rotation parallèle à l'axe de la lentille, mais situé en dehors de celle-ci ; lorsque le disque tourne, la lumière extérieure ne peut pénétrer jusqu'à la plaque sensible que pendant le temps pendant lequel la fente se déplace devant la lentille ; pendant tout le reste de la rotation, aucune action ne peut avoir lieu, car la lumière ne traverse pas le disque opaque. Le mouvement de rotation étant très rapide, la lumière n'agit que pendant un temps très court et par suite on peut obtenir des photographies instantanées.

Si l'objet placé devant la lentille était immobile, il se produirait une série d'impressions successives au même endroit ; mais si l'objet se déplace, il en est de même de son image sur la plaque, et à chaque passage de la fente l'impression se fait en des points différents et l'on a autant d'images différentes qu'il y a de passages de la fente devant la lentille. S'il s'agit par exemple d'une balle lancée avec une certaine vitesse, on aura sur la plaque sensible une série de taches séparées qui correspondent à des positions successives de la balle ; en faisant passer une ligne continue par les centres de ces taches, on a l'image de la trajectoire parcourue par le mobile. De plus, comme le mouvement du disque est uniforme et que, par conséquent, la fente découvre la lentille à des intervalles de temps égaux, les distances des taches successives font connaître les espaces parcourus dans des temps égaux ; on a donc ainsi la relation qui existe entre les espaces parcourus et les temps employés à les parcourir, c'est-à-dire la loi du mouvement.

La question se présente d'une façon entièrement analogue dans le cas d'un homme qui se déplace devant l'appareil, et on obtient sur la plaque sensible une série d'images correspondant à des positions successives ; seulement à cause des dimensions de l'homme et de la faible vitesse dont il est animé, les images se superposent en grande partie, et il est difficile de suivre le mouvement d'un point déterminé : M. Marey a levé cette difficulté en revêtant l'homme d'habillements noirs, de manière à ne donner aucune impression appréciable, et en fixant seulement un petit disque blanc aux articulations dont on veut étudier le mouvement ; les taches qui en résultent sont alors distinctes ; on peut même avoir une idée plus nette du mouvement d'ensemble en fixant sur le vêtement noir des rubans blancs dessinant l'axe des membres.

La même difficulté se présente pour l'étude du vol des oiseaux, mais c'est par un autre artifice que M. Marey empêche la superposition images successives. Pour éviter cet inconvénient, il communique un mouvement rapide à la plaque sensible, de telle sorte que ce n'est pas au même endroit de cette plaque que se produisent les images successiv ces images sont alors séparées complètement.

Les solutions dont nous venons d'indiquer le principe présentent de grandes difficultés dans leur réalisation pratique : les moyens employ pour les vaincre ne sont pas du domaine de la physique et nous ne les décrirons pas.

Nous dirons seulement pour donner une idée de la sensibilité de la méthode que M. Marey est arrivé à obtenir d'un objet ou d'un être vivant en mouvement jusqu'à 100 images par seconde.

551. — La reproduction d'une image photographique dont on possède le négatif, comme nous l'avons dit, peut être répétée indéfiniment ; mais les opérations sont relativement longues et coûteuses. De plus, il est rare que les épreuves obtenues soient réellement indélébiles, et, généralement, elles se détériorent plus ou moins rapidement sous l'influence de la lumière diffuse. Depuis quelques années, la production des positifs a été grandement améliorée, ou, pour être plus exact, a été remplacée par des méthodes entièrement différentes : on utilise, en effet, l'épreuve négative, obtenue dans des conditions variables suivant le système employé, à donner une planche qui, étant encrée par les procédés ordi-

naires, peut être tirée, soit comme une lithographie, soit comme une gravure en taille-douce; on peut même obtenir des clichés susceptibles de se tirer en même temps que le texte. Nous ne saurions entrer dans l'indication détaillée des méthodes employées pour réaliser ces conditions (photographie au charbon, photoglyptie, phototypie, photolithographie, photogravure, etc.), et nous nous bornerons à dire que le tirage est plus rapide, se fait à meilleur marché et que, de plus, les images étant produites par des encres de lithographie ou d'imprimerie sont absolument indélébiles.

Jusqu'à présent on n'a pu obtenir pratiquement la reproduction des couleurs des objets : certaines recherches curieuses ont été faites dans ce sens et nous en parlerons dans un autre chapitre; mais elles ne semblent pas susceptibles de fournir une solution industrielle du problème.

CHAPITRE III

L'ŒIL ET LA VISION

552. **L'œil et la vision.** — La vision, fonction de la vie de relation, qui a l'œil pour organe, nous fait percevoir la sensation lumineuse avec les qualités diverses que nous avons signalées. L'étude de cette fonction est, pour une part, du domaine de la physiologie; mais, d'autre part, les conditions dans lesquelles entre en jeu la rétine, membrane sensible dont la mise en activité est nécessaire pour produire la sensation lumineuse normale, sont d'ordre entièrement physique; et, d'autre part encore, la connaissance du mode de fonctionnement de l'œil est indispensable pour l'étude des appareils divers désignés sous le nom d'*instruments d'optique*. L'étude physique de l'œil doit donc figurer dans un cours de physique médicale; mais nous serons obligé d'emprunter à la physiologie et à l'anatomie quelques données que nous réduirons d'ailleurs à celles qui sont indispensables. Nous ne nous occuperons que de la vision chez l'homme, quoique la plupart des résultats puissent s'appliquer aux animaux supérieurs.

En général, l'homme voit et regarde à l'aide de ses deux yeux, et ce fait entraîne des conséquences dont nous développerons quelques-unes; mais laissant d'abord de côté la vision binoculaire, nous nous occuperons seulement de ce qui se passe pour un œil, nous traiterons seulement les questions relatives à la vision monoculaire.

553. **Anatomie sommaire de l'œil.** — L'œil est un organe globuleux, situé dans la cavité orbitaire où il est maintenu en place par ses muscles,

le nerf optique, la conjonctive, les paupières, l'aponévrose orbito-oculaire ; ces moyens d'union lui assurent une contention parfaite tout en permettant des mouvements variés et étendus dont nous n'avons pas à nous occuper d'ailleurs.

La coque oculaire est constituée par une membrane opaque, la *sclérotique* (fig. 274), qui présente deux ouvertures, sensiblement aux extrémités de l'axe antéro-postérieur ; le nerf optique passe à travers l'ouverture postérieure, la cornée est enchâssée dans l'ouverture antérieure. La sclérotique est doublée d'une autre membrane, la *choroïde*, qui règne sur la partie postérieure jusqu'aux procès ciliaires.

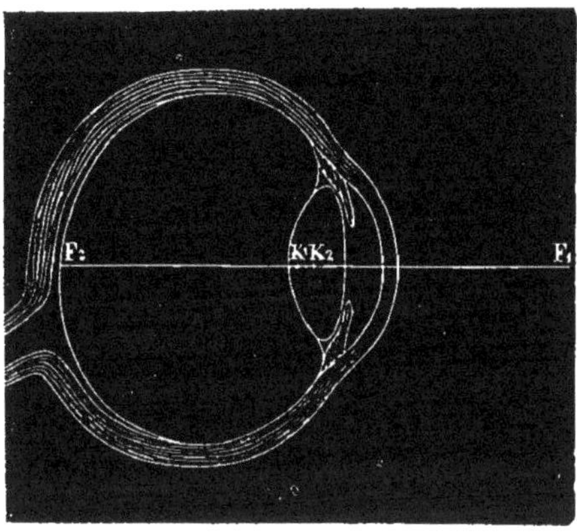

Fig. 274.

A la partie antérieure, enchâssée dans la sclérotique, se trouve une membrane transparente, la *cornée*, qui, ayant un plus petit rayon de courbure que le reste du globe de l'œil, présente un certain bombement.

A quelque distance en arrière de la cornée se trouve le *cristallin*, qui a la forme d'une lentille biconvexe à courbures inégales : dur à sa partie centrale, il se ramollit progressivement vers sa surface qui est limitée par une membrane, la *capsule cristalline*. La circonférence, ou bord de cette lentille, est enchâssée par les *procès ciliaires* qui, d'autre part, vont se fixer à la choroïde, constituant, par leur ensemble, un disque annulaire, le *corps ciliaire*, qui est très vasculaire.

En avant du cristallin se trouve l'*iris*, diaphragme membraneux, vertical, percé d'une ouverture centrale ; il est constitué par des fibres musculaires, les unes radiales, les autres circulaires, concentriques au bord de l'ouverture centrale. Celle-ci a reçu le nom de *pupille* ou *prunelle*.

Enfin, la partie postérieure de l'œil est tapissée intérieurement par une membrane sensible, la *rétine*, qui est la terminaison, l'épanouissement du *nerf optique* : elle est formée de deux couches, dont l'une, la couche nerveuse, est constituée par la juxtaposition d'éléments cylindriques ou légèrement coniques, les *cônes* ou *bâtonnets*, qui présentent ainsi vers le centre de l'œil leurs bases dont le diamètre varie de 4 à 5 μ environ.

L'espace compris entre la cornée et le cristallin est rempli d'un liquide limpide, transparent, l'*humeur aqueuse* ; dans la partie de l'œil située derrière le cristallin se trouve l'*humeur vitrée*, masse gélatineuse, transparente. Ces deux corps sont constitués par de l'eau contenant environ 2 pour 100 de matières solides constituées principalement par du chlorure de sodium ; la consistance de l'humeur vitrée est due à une substance mucilagineuse qu'elle contient en petites proportions.

Ajoutons pour terminer cette description sommaire que la choroïde est recouverte d'un pigment noir qui la tapisse sur sa face interne. . . . .

554. **Physiologie sommaire de l'œil et de la vision.** — Examinons maintenant, d'une manière également sommaire, le rôle physiologique des principales parties que nous venons de décrire.

Les fibres musculaires circulaires de l'iris en se contractant produisent une diminution de diamètre de la pupille : la contraction des fibres radiales, si elles existent (car leur existence a été contestée), produirait, au contraire, une augmentation de diamètre de la pupille. Si ces fibres n'existent pas, la dilatation de la pupille peut être produite par le simple relâchement des fibres circulaires, peut-être aussi par des fibres radiales élastiques. Lorsque l'œil est soustrait à l'action de la lumière, la pupille est largement ouverte, dilatée; si l'œil reçoit un faisceau lumineux, le diamètre de la pupille diminue, et d'autant plus que l'intensité lumineuse est plus énergique; de cette manière, l'arrivée à la rétine d'une trop grande quantité de lumière est évitée. Les variations d'ouvertures de la pupille sont soustraites à notre volonté, elles sont inconscientes et se produisent par action réflexe.

Diverses substances introduites dans l'organisme empêchent les variations de la pupille : les composés de l'atropine ont pour effet de s'opposer aux contractions et produisent, par conséquent, la dilatation de la pupille. Au contraire, l'ésérine amène la contraction de la pupille, la diminution de son diamètre.

Ajoutons que la pupille subit également des variations de diamètre suivant la distance à laquelle on regarde.

Le cristallin est susceptible de déformation et les changements qui peuvent l'affecter se produisent lorsqu'on regarde à des distances différentes : il augmente d'épaisseur et les courbures de ses faces augmentent également lorsqu'on regarde un objet à petite distance; ce changement, dont nous indiquerons plus loin l'utilité et dont nous donnerons la preuve, est désigné sous le nom d'*accommodation* : l'accommodation, en général, au moins, n'est pas soumise à notre volonté. On ne connaît pas encore exactement la cause immédiate de l'accommodation; elle pourrait être produite par la contraction de fibres musculaires circulaires existant dans le corps ciliaire, ou par un état de turgescence des vaisseaux des procès ciliaires : le cristallin serait alors pressé à sa périphérie, sur son bord, ce qui entraînerait nécessairement une augmentation d'épaisseur et une variation de courbure. On pourrait encore penser avec

Helmholtz que, à l'état ordinaire, la capsule cristalline est tendue par la membrane qui s'insère à son bord; si la tension de celle-ci diminue, le cristallin augmente d'épaisseur, la variation de tension étant liée à la contraction du muscle ciliaire.

En résumé, si le fait de l'accommodation est prouvé, comme nous le dirons, la cause n'en est pas encore déterminée d'une manière certaine.

L'action des sels d'atropine est de supprimer, de paralyser l'accommodation, c'est-à-dire d'amener le cristallin à avoir la plus petite épaisseur et les plus grands rayons de courbure pour les faces.

555. — Le rôle de la rétine est complexe et nous ne nous arrêterons qu'aux particularités qu'il est nécessaire de connaître.

Lorsqu'un faisceau lumineux (comprenant des radiations moyennes) arrive dans l'œil et pénètre jusqu'à la rétine, quelle que soit sa forme, il donne naissance à la sensation générale *lumière*; si l'intensité de ce faisceau est très faible, M. Charpentier a montré qu'aucun autre caractère n'était appréciable, et que, notamment, on ne distinguait pas la couleur. Mais, sauf ces cas exceptionnels, le caractère de la couleur est perçu.

Nous avons dit que l'intensité de la sensation est liée à la quantité de radiations, à la quantité d'énergie qui est communiquée à la rétine par unité de surface (488); nous avons dit, d'autre part, que la couleur est déterminée par la composition du faisceau, par le nombre, la nature et l'intensité relative des radiations simples qui le composent (524). Nous n'avons pas à revenir sur ces indications.

Mais pour avoir la notion de la forme, une nouvelle condition est nécessaire : il faut qu'il se fasse une image réelle nette sur la rétine. On a pu s'assurer, à l'aide de l'ophtalmoscope, appareil que nous décrirons plus loin, que lorsque pour un individu la vision est distincte, il y a effectivement sur la rétine une image présentant ces caractères. Si, au contraire, l'image réelle formée sur la rétine n'est pas nette, si elle est produite par des cercles de diffusion, la vision n'est pas distincte, n'est pas nette.

Il convient d'ailleurs de préciser ce qu'est la condition de vision distincte ou vision nette dont nous parlons. Considérons une surface plane divisée en deux parties dont chacune a été recouverte par une teinte plate d'une coloration distincte, de manière que ces deux teintes plates arrivent exactement au contact : on peut prendre soit deux couleurs différentes, soit encore du blanc et du noir. Si un observateur regardant cette surface perçoit chacune des deux teintes se continuant sans modification jusqu'à la ligne de séparation même, il *voit nettement* ou *distinctement*; si, au contraire, dans le voisinage de la ligne de séparation, les teintes plates paraissent empiéter l'une sur l'autre, si elles semblent estompées, *flou*, comme on dit en photographie, l'observateur ne voit pas nettement, il ne voit pas distinctement.

Nous avons indiqué que la condition de la vision nette est liée à la formation d'une image réelle, nette aussi, sur la rétine : nous dirons plus loin qu'il peut y avoir une certaine tolérance.

Ajoutons, sans insister, que toutes les parties de la rétine ne sont pas également sensibles, et que, notamment, la partie qui correspond à l'entrée du nerf optique est insensible et qu'il n'y a aucune sensation si une image réelle vient se former sur cette partie qui est appelée à cause de cela le *punctum cœcum*.

556. — Lorsqu'un point lumineux est placé devant l'œil à une distance convenable, le faisceau divergent qu'il envoie et qui pénètre à travers la pupille est transformé en faisceau convergent, comme nous le dirons plus loin, et si son sommet est sur la rétine, l'observateur a la vision nette de ce point : il reporte l'origine de la sensation qu'il éprouve au point d'où le faisceau émane effectivement ou d'où il semble émaner (350). Nous admettons ce résultat comme un fait d'observation, sans en rechercher la cause; nous ignorons d'une manière générale l'origine de l'extériorisation des sensations.

La théorie optique que nous développons plus loin montre que les images réelles produites sur la rétine sont renversées, qu'elles sont de sens contraire aux objets correspondants : le fait peut être mis nettement en évidence en se servant d'un œil de bœuf dont on amincit, à la partie postérieure, la sclérotique à l'aide d'un rasoir; on voit nettement la formation d'images réelles et renversées.

Nous ignorons également comment se produit l'extériorisation de cette sensation qui nous donne la notion du sens dans lequel est réellement l'objet, malgré la production d'une image renversée.

Sans insister, nous dirons toutefois que nous *sentons* l'image produite sur la rétine et que nous ne la *voyons* pas : il y a là une différence essentielle, sur laquelle il n'y a pas à insister au point de vue physique.

557. — Comme nous le dirons, un même objet peut donner sur la rétine des images réelles et nettes de grandeurs différentes, et ces variations de grandeur peuvent être appréciées à l'aide de l'ophtalmoscope. L'observation a montré, dans ces conditions, que l'individu dont on examine l'œil distingue d'autant plus de détails dans l'objet que l'image rétinienne est plus grande.

Ce fait concorde bien avec l'idée qu'on se fait ordinairement de la manière dont fonctionne la rétine : on admet que chaque élément anatomique de cette membrane, cône ou bâtonnet, lorsqu'il est impressionné par la lumière, est capable de donner une sensation unique, celle de la vision d'un point lumineux, et cela, quelle que soit la manière dont il subisse l'action de la lumière. Il donnera la notion d'un point lumineux, soit lorsqu'il recevra un faisceau de forme quelconque qui recouvrira sa base sur toute son étendue, soit lorsque ce faisceau ne couvrira qu'une partie de la base, soit lorsque sur cette base il y aura le sommet d'un cône convergent, soit lorsqu'il y aura les sommets de deux ou plusieurs cônes convergents : dans tous ces cas l'individu, à l'intensité près qui pourra varier, aura la même sensation dont il reportera l'origine à un point situé extérieurement.

Il résulte de là que, si deux points lumineux placés en avant de l'œil ont sur la rétine des images qui se font sur un même élément anatomique, l'observateur, éprouvant une sensation unique, n'est pas averti de l'existence de deux points différents. Il ne les distingue pas.

On comprend alors aisément qu'un observateur doit distinguer dans un objet d'autant plus de détails que l'image rétinienne de cet objet intéresse un plus grand nombre d'éléments anatomiques, d'autant plus qu'elle est plus grande. C'est précisément ce que vérifie l'observation directe de cette image à l'ophtalmoscope, comme nous l'avons dit.

Cette considération explique que la vision puisse conserver la même netteté, quoique les images réelles dans l'œil, les sommets des faisceaux convergents ne soient pas *rigoureusement* sur la rétine et qu'ils donnent par conséquent, sur cette membrane, des cercles de diffusion. Tant que chaque cercle de diffusion restera compris dans la base d'un élément anatomique, il donnera le même résultat que si le sommet du faisceau s'y trouvait, puisque la mise en activité de cet élément se manifeste d'une seule manière, toujours identique à elle-même.

Nous verrons plus tard les conclusions qui se déduisent de cette remarque.

Nous n'avons pas à rechercher, en physique, quelles modifications l'action des radiations peut produire dans la rétine, et moins encore comment ces modifications pourraient donner lieu à la sensation lumineuse avec ses caractères divers : la question s'arrête, à notre point de vue, à la production d'une image réelle sur la rétine.

558. **Étude optique de l'œil.** — Après avoir étudié l'œil d'une façon sommaire au point de vue anatomique et physiologique, nous avons maintenant à nous en occuper au point de vue physique.

On voit que l'œil comprend une succession de milieux différents séparés par des surfaces courbes : les mensurations faites ont montré que, en général, ces surfaces s'éloignent peu d'être des surfaces sphériques et que, de plus, leurs centres sont sensiblement sur une droite. Confondant les surfaces réelles avec des portions de sphère, on peut dire que l'œil est un système centré; comme la lumière arrive de l'air et que le dernier milieu dans lequel nous avons à la considérer, l'humeur vitrée, est différent de l'air, c'est un système centré du deuxième genre (433).

Pour pouvoir se rendre compte des effets d'un semblable système, il faut qu'il soit connu géométriquement et optiquement.

Les yeux n'ont pas tous les mêmes dimensions; aussi ne peut-on donner que des valeurs moyennes des longueurs qui définissent ce système centré. Au lieu de donner les valeurs moyennes exactes, on prend généralement les nombres simples qui s'en rapprochent le plus; ce sont ces valeurs qui définissent ce qu'on appelle l'*œil schématique*.

Le rayon de courbure de la face antérieure de la cornée est, dans cet œil, de 8 millimètres; comme nous allons le dire, il est inutile de s'occuper de la face postérieure. Le cristallin, étant à l'état de repos, de non-accommodation, a une épaisseur de 4 millimètres, et la distance qui sépare sa face antérieure de la face antérieure de la cornée est également de 4 millimètres; dans la même condition de repos, le rayon de courbure de sa face antérieure est de 10 millimètres et celui de sa face postérieure est de 6 millimètres.

D'autre part on a pour les indices de réfraction les valeurs suivantes :

Cornée transparente........................	$\frac{103}{77} = 1{,}336$
Humeur aqueuse........................	$\frac{103}{77} = 1{,}336$
Cristallin........................	$\frac{112}{77} = 1{,}388$
Humeur vitrée........................	$\frac{103}{77} = 1{,}336$

On voit que la cornée transparente et l'humeur aqueuse ont même indice de réfraction; il n'y a donc pas réfraction quand la lumière passe de l'une de ces substances à l'autre et, au point de vue optique, malgré leur différence de constitution anatomique, elles ne forment qu'un seul milieu.

En réalité, à ce point de vue, l'œil est formé par la réunion de trois dioptres séparant quatre milieux différents : l'air, l'humeur aqueuse (y compris la cornée), le cristallin et l'humeur vitrée. Deux surfaces sont convexes du côté d'où vient la lumière [1], la cornée transparente et la face antérieure du cristallin; une est concave, la face postérieure du cristallin. Mais si l'on tient compte des différences de réfringence, on reconnaît que les trois dioptres sont convergents. Cela ne suffit pas toutefois pour se rendre compte de l'effet de l'ensemble du système centré. Étudions donc son action en détail.

Considérons un faisceau qui arrive parallèlement sur l'œil : il est transformé par la cornée, premier dioptre, en un faisceau convergent; le sommet de ce faisceau qui est le premier foyer du dioptre est à $31^{mm},5$ en arrière de la cornée. C'est donc un faisceau convergent qui rencontre la face antérieure du cristallin, dioptre convergent : le faisceau sera rendu

1. Dans ce chapitre et contrairement aux dispositions précédemment adoptées, dans les figures la lumière est supposée venir de la droite.

plus convergent et le calcul montre que le sommet du nouveau faisceau est à 28 millimètres en arrière de la cornée. C'est donc également un faisceau convergent qui rencontre la face postérieure du cristallin, dioptre convergent : le faisceau est donc encore rendu plus convergent, et on trouve par le calcul que son sommet est à $22^{mm},2$ en arrière de la face antérieure de la cornée.

En résumé les trois réfractions qui ont lieu dans l'œil ont toutes les trois pour effet de produire et d'augmenter la convergence des faisceaux.

On peut déterminer, à l'aide de formules connues d'autre part, les plans cardinaux du système centré; voici les résultats du calcul, toutes les distances étant prises de la face antérieure de la cornée :

1er foyer principal, en arrière de la cornée à........	$22^{mm},2$
2e foyer principal, en avant de la cornée à..........	12 ,9
1er plan principal, en arrière de la cornée à.........	2 ,4
2e plan principal —	1 ,9
1er point nodal —	7 ,4
2e point nodal —	6 ,9

559. — Les valeurs que l'on trouve ainsi montrent, conformément à ce qui a été dit précédemment (434), qu'on peut remplacer ce système centré complexe par un dioptre équivalent unique. Ce dioptre devrait avoir sa surface (plan principal) au milieu de la petite distance qui sépare les plans principaux effectifs, soit à $2^{mm},15$ en arrière de la cornée, et son centre à égale distance des deux points nodaux très rapprochés, soit à $7^{mm},15$ en arrière de la cornée. Le rayon de courbure de ce dioptre serait alors de $7^{mm},15 - 2^{mm},15 = 5$ millimètres; il serait constitué par un milieu ayant pour indice de réfraction 1,336, indice de réfraction du dernier milieu du système centré, l'humeur vitrée.

Conformément à ce que nous avons dit sur les systèmes équivalents, on voit que les effets de ce dioptre seraient presque absolument les mêmes que ceux de l'œil; comme il n'y a qu'une réfraction à considérer, il est plus simple dès lors de substituer à l'œil ce dioptre unique pour toutes les études ultérieures. C'est ce que Listing a proposé et que nous adopterons également.

Ce dioptre unique qui, au point de vue de la réfraction, peut remplacer l'œil est désigné sous le nom d'*œil réduit*. Il a les mêmes plans focaux que le système entier; rapportées au centre du dioptre, les distances du premier et du second foyer sont respectivement de 15^{mm} (en arrière) et 20^{mm} (en avant).

560. **Emmétropie. Amétropies.** — La longueur de l'axe antéro-postérieur de l'œil est variable suivant les individus, mais est toujours telle que la rétine se trouve peu éloignée du plan focal qui est dans l'œil et dont la distance à la cornée est de $22^{mm},2$; elle peut occuper trois posi-

tions par rapport à ce plan, et aux trois états de l'œil qui en résultent correspondent des différences notables dans le fonctionnement de cet organe.

1° La rétine coïncide avec le plan focal, l'œil est dit *emmétrope*.

2° La rétine est en avant du plan focal, l'œil est dit *brachymétrope* ou *myope*.

3° La rétine est en arrière du plan focal, l'œil est dit *hypermétrope*.

Le premier état est considéré comme le plus régulier; les deux autres qui ne présentent pas la même condition sont dits *amétropes*.

Il y a lieu d'étudier à part le cas dans lequel une ou plusieurs des surfaces réfringentes de l'œil ne sont pas sphériques : l'œil est dit alors *astigmate*.

Nous étudierons d'abord l'œil emmétrope complètement; puis nous passerons aux amétropies sphériques, la myopie et l'hypermétropie, et nous étudierons ensuite l'astigmatisme.

561. **De l'œil emmétrope. De l'accommodation.** — Considérons un œil emmétrope dans lequel la rétine coïncide avec le plan focal du système.

Si un faisceau parallèle arrive sur l'œil, il y pénétrera et donnera finalement dans l'humeur vitrée un faisceau convergent dont le sommet sera sur la rétine même, dans le plan focal (fig. 275). C'est le cas d'un individu emmétrope qui regarde un point lumineux situé à l'infini : d'après ce que nous avons dit des conditions de la vision nette, cet individu verra donc ce point nettement[1].

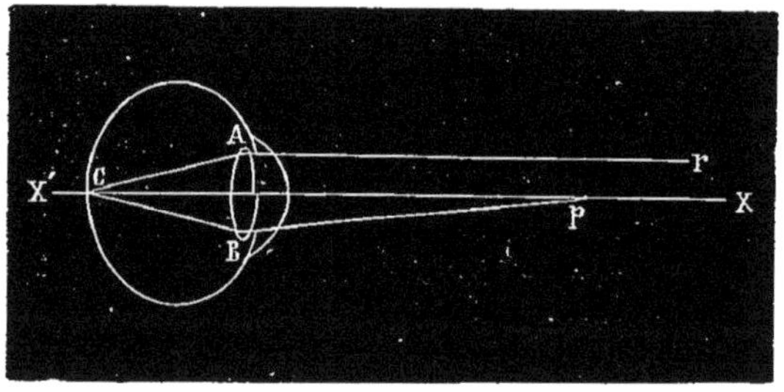

Fig. 275.

Mais supposons que le point lumineux se rapproche et vienne à une distance finie; d'après ce que nous savons par la discussion du dioptre (que nous substituons à l'œil), l'image et l'objet se déplacent dans le même sens. Le sommet du cône passe derrière la rétine, celle-ci coupe le faisceau suivant un cercle de diffusion : la vision devrait donc cesser d'être nette (555) si, comme nous l'avons dit, il n'y avait une sorte de tolérance à ce point de vue. Nous avons dit que la vision ne cesse pas d'être nette, tant que les cercles de diffusion ne dépassent pas l'étendue d'un élément anatomique de la rétine.

On peut calculer, par une formule simple, le diamètre des cercles de

1. Dans les figures se rapportant à la vision, la partie située au-dessus de l'axe correspond à l'œil à l'état de repos, la partie située au-dessous à l'œil à l'état d'accommodation.

diffusion qui se produisent sur la rétine lorsque le point lumineux est à des distances différentes, en connaissant l'ouverture de la pupille; en prenant pour celle-ci la valeur de 4 millimètres, on arrive aux nombres suivants :

Distance du point lumineux	65^{m}	25^{m}	15^{m}	6^{m}	$1^{m},5$
Distance de l'image à la rétine	$0^{mm},005$	$0^{mm},012$	$0^{mm},022$	$0^{mm},050$	$0^{mm},200$
Diamètre des cercles de diffusion	$0^{mm},001$	$0^{mm},0027$	$0^{mm},0049$	$0^{mm},0112$	0,044

On voit que tant que le point lumineux est à plus de 15 mètres de l'œil les diamètres des cercles de diffusion sont moindres que ceux des éléments anatomiques et, par suite, ces cercles de diffusion donneront le même effet que le sommet même du faisceau; la vision restera aussi nette.

Ainsi un œil emmétrope, qui voit[1] nettement un point à l'infini, le verra avec la même netteté s'il se rapproche jusqu'à 15 mètres, et réciproquement, un individu qui verrait nettement un point placé à 15 mètres, le verrait avec la même netteté s'il s'éloignait jusqu'à l'infini.

Si le point lumineux se rapproche à moins de 15 mètres, le diamètre des cercles de diffusion dépasse la grandeur des éléments anatomiques, la vision cesse d'être nette. La netteté peut subsister, si l'ouverture de la pupille diminue au fur et à mesure que l'objet se rapproche, car le diamètre des cercles de diffusion est proportionnel à l'ouverture de la pupille. Mais le rétrécissement de la pupille a une limite qui est bientôt atteinte et les cercles de diffusion qui se forment par le rapprochement du point lumineux troublent la netteté de la vision d'une manière définitive, la netteté diminuant au fur et à mesure que, le point se rapprochant davantage, les cercles de diffusion deviennent plus grands.

Les résultats précédents seraient évidemment applicables sans modifications à un objet lumineux ou éclairé, puisque nous considérons cet objet comme formé par la réunion de points lumineux.

Tels sont les résultats que l'on devrait observer dans le cas d'un œil emmétrope qui ne subirait pas de changement autre que la variation de diamètre de la pupille.

Or, en réalité, il n'en est pas ainsi : un individu emmétrope qui voit nettement un objet à l'infini (ou à 15 m.) peut continuer à le voir nettement lorsque cet objet est rapproché à une petite distance, 30 centimètres, 20 centimètres, et quelquefois moins. Il faut donc que, pour cette position

1. C'est par une abréviation généralement admise qu'on dit qu'*un œil voit*; ce n'est pas l'œil qui voit, c'est l'individu à qui appartient cet œil : au point de vue physique surtout cette expression ne peut avoir aucun inconvénient si l'attention a été appelée sur sa signification réelle.

de l'objet, il n'y ait pas de cercles de diffusion sur la rétine ou, tout au moins, que ces cercles soient très petits. D'après ce que nous avons dit, ce fait ne peut se produire que s'il survient des modifications dans l'œil; ces modifications existent en effet : c'est l'accommodation qui les produit. Nous allons d'abord indiquer comment on peut mettre en évidence l'existence de ces modifications et comment on peut les déterminer et les mesurer; nous étudierons ensuite les effets qui en sont la conséquence.

562. — Des observations diverses permettent d'abord de montrer que, d'une manière générale, la vision nette à des distances différentes exige des modifications dans l'œil. Pour le reconnaître, il suffit de remarquer qu'on peut voir d'une manière nette successivement, mais non simultanément, deux objets placés à des distances différentes, dès que la différence n'est pas négligeable par rapport à ces distances mêmes, dès qu'elle est grande : plaçons, en effet, à quelque distance devant l'œil, la pointe d'une épingle à la plus petite distance à laquelle nous puissions la voir nettement; nous pourrons voir en même temps les objets qui sont situés au loin ou à une certaine distance en avant, mais ils ne seront pas vus nettement. Sans rien changer à la position de l'épingle, cherchons à *regarder* les objets éloignés; si leur position a été convenablement choisie, nous pourrons arriver à les voir nettement, mais alors l'épingle sera vue d'une manière un peu indistincte. On arrive à des résultats analogues en regardant des objets un peu éloignés à travers une bande de tulle placée à quelque distance devant les yeux; de même, on peut voir nettement les fils de l'étoffe, mais alors le contour des objets éloignés est flou; ou bien on voit nettement les objets éloignés, mais les fils du tulle ne sont pas distincts.

563. — Une expérience due à Scheiner montre que les changements qui se produisent dans l'œil pour la vision à des distances différentes peuvent s'expliquer par des modifications de puissance du système centré; voici en quoi elle consiste.

On place devant l'œil un écran opaque, une carte M M′ (fig. 276, I), par exemple, percé de deux trous fins O, O′ dont la distance soit moindre que le diamètre de la pupille. La pointe A d'une épingle ou d'une aiguille est maintenue à une distance invariable pour laquelle la vision soit nette, c'est-à-dire que l'image de A est sur la rétine en A′; malgré l'existence des deux ouvertures du diaphragme, l'image n'est pas modifiée, comme nous l'avons dit (425), parce que le point A et la rétine sont des points conjugués.

Sans rien changer à la position de A, mettons une autre pointe B à une distance différente et regardons-la; nous pourrons arriver à la voir nettement, mais alors la pointe A paraît double. Dans ces conditions, la rétine est le point conjugué de B, puisque malgré l'existence de deux pinceaux distincts l'image sur la rétine est simple; et d'autre part, le point A paraissant double, c'est que les deux pinceaux correspondants rencontrent la rétine en des points différents et non en leur sommet commun, que par suite la rétine n'est plus conjuguée de A ; la position de A étant restée invariable, il faut ou que la rétine se soit déplacée, ou que le système ait changé de puissance ; nous dirons qu'il n'y a pas de variation dans l'axe antéro-postérieur ; la modification correspond donc à un changement de puissance.

On peut reconnaître que la puissance de l'œil augmente lorsque diminue la distance à laquelle on regarde. S'il en est ainsi, lorsque l'ob-

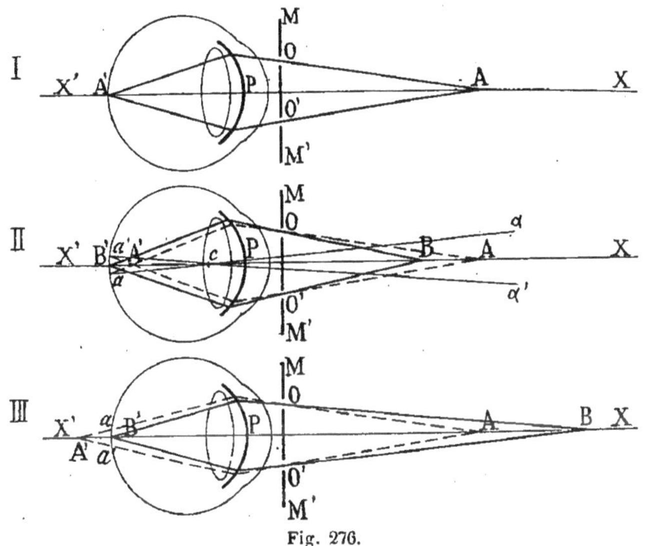

Fig. 276.

servateur, au lieu de regarder le point A (I), regarde le point B plus rapproché (II), l'image de A se fait en A′, plus près de la surface du dioptre unique P par lequel nous remplaçons l'œil (œil réduit) ; les taches produites sur la rétine sont alors a et a' et c'est à leur existence qu'est dû le doublement de la vision : l'observateur est impressionné comme si a était l'image d'un point α situé sur l'axe secondaire aC du dioptre et comme si a' était l'image d'un point α' situé sur l'axe secondaire a'C ; il verra donc les deux points α et α'. Si maintenant on masque l'ouverture O, ce sera la tache a qui disparaîtra, ce sera α que l'observateur ne verra plus : l'image disparaît donc du côté où l'on masque l'ouverture.

Il est facile de voir que le résultat inverse se produit pour le cas III où le point B que l'on regarde est plus éloigné que A.

Or ce sont bien ces résultats que fournit l'expérience : le changement de l'œil est donc tel que sa puissance augmente lorsqu'on regarde à une distance plus rapprochée.

564. — Mais il y a plus, et des observations directes, des mesures précises même permettent d'affirmer qu'il se produit effectivement dans

l'œil des changements qui ont pour résultat de modifier la puissance de cet appareil optique.

Ces observations et ces mesures reposent sur l'étude des images de Sanson, dites aussi images de Purkinge. Lorsque, dans une pièce obscure, on examine l'œil d'un individu dans le voisinage duquel se trouve une flamme, on voit dans cet œil trois images de la flamme. Deux de ces images sont droites, c'est-à-dire de même sens que la flamme même, la troisième est renversée ; ainsi qu'il est facile de le comprendre, ces images se produisent par réflexion sur les surfaces de séparation des milieux de l'œil : les deux images droites résultent de la réflexion sur la surface de la cornée et sur la face antérieure du cristallin qui jouent l'une et l'autre le rôle de miroirs convexes ; l'image renversée est due à la réflexion sur la face postérieure du cristallin qui agit comme un miroir concave. La formation des deux images cristalliniennes est compliquée, d'ailleurs, par le fait que les faisceaux qui arrivent sur les surfaces correspondantes ont subi des réfractions dans les milieux précédents.

Si alors, sans rien changer aux positions de la flamme, de l'observateur et de l'individu dont on observe l'œil, on engage cet individu à regarder des objets à des distances différentes, on reconnaît que des modifications se produisent dans ces images : l'image cornéenne, qui est la plus brillante, ne subit aucun changement, les deux autres images changent : la première image cristallinienne est d'autant plus petite que l'objet regardé est plus rapproché, il en est de même de la deuxième image cristallinienne, mais les variations sont moindres.

On peut conclure de ces observations, en premier lieu, que la cornée ne subit aucune modification, quelle que soit la distance à laquelle est placé l'objet qu'on regarde, d'où la conséquence que l'œil ne subit aucune variation de totalité ; que, notamment le diamètre antéro-postérieur reste invariable, car tout changement de sa longueur entraînerait nécessairement une variation de courbure de sa surface, de la cornée, par conséquent ; en second lieu, que les surfaces du cristallin sont modifiées et, vu la diminution des images qu'elles produisent, que les rayons de courbure deviennent moindres lorsqu'on regarde à une plus petite distance.

On a même pu mesurer à l'aide d'un appareil spécial, l'*ophtalmomètre*, les variations de grandeur des images cristalliniennes et en déduire les variations de courbure des faces du cristallin et le déplacement de la face antérieure, la face postérieure ne subissant pas de déplacement appréciable.

565. — En résumant les mesures prises par divers observateurs et les ramenant à des valeurs simples, on peut dire que, en passant du cas de la vision éloignée à celui de la vision rapprochée, la face antérieure du cristallin avance de $0^{mm},5$ et que son rayon de courbure descend de 10 à 6 millimètres. D'autre part le rayon de courbure de la face postérieure, dans les mêmes conditions, varie de 6 à $5^{mm},5$.

On a pu calculer pour cet état de l'œil schématique la position des plans cardinaux. Sans entrer dans le détail, nous dirons que, comme pour l'œil non accommodé, on a reconnu que, au point de vue de la réfraction, cet œil peut être remplacé par un dioptre unique, *œil schématique accommodé*, qui est défini par les données numériques suivantes :

La surface de séparation de l'air et du milieu réfringent (ayant le même indice que l'humeur vitrée) occupe sensiblement la même position que pour l'œil non accommodé, elle est à $2^{mm},25$ de la face antérieure de la cornée; mais son rayon de courbure est seulement de $4^{mm},5$; son centre est ainsi à $6^{mm},75$ de la cornée. Le premier plan focal (celui qui est dans l'œil) est à $13^{mm},3$ du centre, soit à $20^{mm},1$ de la cornée; le deuxième plan focal, en avant de l'œil, est à 11^{mm} de la cornée.

Le phénomène physique auquel correspond la possibilité, pour un œil emmétrope, de voir à des distances rapprochées, l'accommodation, est donc ainsi nettement déterminé : il consiste en une augmentation de puissance dioptrique de l'œil, à une diminution de sa distance focale.

L'œil emmétrope non accommodé voit donc les objets situés à l'infini, sans accommodation, la rétine coïncide avec le plan focal, l'image réelle de l'objet se fait sur cette membrane même. Si l'objet se rapproche, l'image réelle qu'en donne l'œil se déplaçant dans le même sens tendrait à se former derrière la rétine et d'autant plus loin que l'objet est plus près. Mais alors intervient l'accommodation qui, rendant l'œil plus puissant au point de vue dioptrique, permet de maintenir l'image réelle sur la rétine, ce qui assure la conservation de la netteté de la vision.

En opérant sur un œil emmétrope qui a été soumis à l'action des sels d'atropine, on reconnaît qu'il voit avec netteté les objets situés à l'infini ou à une grande distance, mais qu'il a perdu la faculté de voir nettement les objets rapprochés. On vérifie, d'autre part, que pour cet œil atropinisé les images de Sanson demeurent absolument invariables dans tous les cas. Il y a là une vérification qu'il était important de signaler.

L'accommodation rend donc compte d'une manière simple des phénomènes observés : il faut évidemment que, pour chaque distance à laquelle se trouve un objet qu'on regarde, cette accommodation prenne la valeur convenable, que la puissance dioptrique de l'œil se proportionne à la divergence des faisceaux qui arrivent à l'œil. Ces changements, qui, en général, sont inconscients et indépendants de notre volonté, sont produits par des actions réflexes sur lesquelles nous n'avons pas à nous arrêter.

566. — Les modifications que peut subir le cristallin sont limitées et par suite aussi, les variations de la puissance dioptrique d'un œil. Pour chaque individu, à un âge déterminé, il y a une limite à l'accommodation, la puissance de l'œil ne croît pas indéfiniment. Considérons un œil à cet état d'accommodation maxima : si un objet est placé au point

conjugué de la rétine dans ces conditions, son image se fera sur cette membrane, et l'objet sera vu nettement. Si on éloigne l'objet de l'œil, l'image pourra continuer à se produire sur la rétine par une diminution de la puissance de l'œil, par une diminution de l'accommodation. Mais si, au contraire, on rapproche l'objet, l'image tendra à se faire derrière la rétine qui sera alors coupée par des cercles de diffusion, et cette image ne pourra être ramenée sur cette membrane, car ce résultat ne pourrait être atteint que par une augmentation de puissance, augmentation impossible, puisque l'accommodation était à sa valeur maxima. L'objet ne pourra donc pas être vu nettement, et il en sera de même à plus forte raison si l'objet continue à se rapprocher de l'œil ; plus la distance à l'œil diminue, plus l'image tend à se faire loin derrière la rétine, plus les cercles de diffusion sont grands, moins la vision est nette.

Ainsi un œil emmétrope voit sans accommodation un objet situé à l'infini ou à une grande distance ; il voit, avec une accommodation croissante, les objets situés à une moindre distance, jusqu'au point qui est le conjugué de la rétine quand l'accommodation est maxima. Pour des distances moindres, il cesse de voir nettement.

Le point conjugué de la rétine quand l'accommodation est maxima est donc le plus rapproché où on puisse placer un objet, pour le voir nettement ; pour cette raison, ce point est désigné sous le nom de *punctum proximum*.

567. — La position du punctum proximum dépend donc de la valeur de l'accommodation et est déterminée quand on connaît les changements de courbure que peut subir le cristallin. Pour les valeurs que nous avons données ci-dessus, qui correspondent à l'œil schématique, on trouve par le calcul que ce point est à 125^{mm} en avant de l'œil.

Mais il importe absolument de remarquer qu'il ne s'agit là que d'une valeur moyenne et que, en réalité, pour chaque œil, à une époque déterminée, le punctum proximum occupe une position particulière ; sa distance à l'œil constitue la *distance minima de la vision distincte*, distance qui varie beaucoup d'un individu à l'autre.

Il y a plus, et la valeur de la distance minima de la vision distincte ne reste pas constante pour un même individu ; elle change avec l'âge. Cette distance est généralement petite chez les enfants et croît avec l'âge, lentement d'abord, puis ensuite plus rapidement. Ce qui revient à dire que l'accommodation, très puissante chez les enfants, s'affaiblit avec les années ; ce fait n'a rien d'extraordinaire, en somme ; il y a un phénomène actif, pour ainsi dire, et il n'est pas étonnant qu'il subisse avec le temps une diminution que l'on observe, plus ou moins, pour presque toutes les autres fonctions de l'organisme.

Nous verrons plus loin quelques conséquences importantes de cet affaiblissement de l'accommodation, de l'éloignement du punctum proximum.

On peut énoncer les résultats précédents sous une autre forme qu'il est quelquefois utile d'employer.

Lorsqu'un objet est situé à l'infini, ses différents points envoient des faisceaux qui, en arrivant à l'œil, peuvent être considérés comme parallèles. Il en est sensiblement de même dans la pratique tant que l'objet est situé à une grande distance : pour une distance de 15 mètres et une ouverture de la pupille de 4 millimètres cet angle est d'environ 100''. Si l'objet se rapproche, les faisceaux émanés des différents points envoient des faisceaux divergents, et d'autant plus divergents que la distance est moindre. On peut donc dire que :

L'œil emmétrope non accommodé donne une vision nette lorsqu'il reçoit des faisceaux parallèles ; pour donner la vision nette lorsqu'il reçoit des faisceaux divergents, il doit s'accommoder et l'accommodation doit être d'autant plus considérable que les faisceaux sont plus divergents. Il arrive enfin un certain degré de divergence qui ne peut être dépassé pour que la vision reste nette, ce degré extrême de divergence dépendant de la puissance de l'accommodation.

568. **De l'œil myope.** — Étudions maintenant la vision dans le cas de l'œil myope, c'est-à-dire de l'œil dans lequel le plan focal, à l'état de repos, de non-accommodation, est situé en avant de la rétine, soit que la longueur de l'axe antéro-postérieur soit trop grande, soit que la convergence du système centré soit trop forte, en somme parce que cette convergence est trop forte pour la longueur.

Lorsqu'un objet placé à l'infini est placé devant un œil myope, son image se faisant dans le plan focal, les faisceaux qui la produisent coupent la rétine suivant des cercles de diffusion : la vision n'est donc pas nette. Il en serait de même d'ailleurs si l'objet, sans être à l'infini, était à une grande distance (plus de 15 mètres), car nous avons vu que les variations de position de l'image sont négligeables dans ces limites.

Un œil myope, comme l'œil emmétrope, jouit de la faculté d'accommodation ; mais il est facile de voir que la vision d'un objet situé à l'infini, loin d'être améliorée, sera, au contraire, rendue moins distincte si l'accommodation entre en jeu. En effet, l'accommodation, augmentant la puissance dioptrique de l'œil, diminue sa distance focale : le plan focal s'éloigne donc de la rétine. L'image de l'objet à l'infini continuant de se faire dans ce plan focal, les cercles de diffusion sur la rétine augmenteront de diamètre, la vision sera moins nette.

Revenons au cas où l'œil ne s'accommode pas, et rapprochons-en graduellement l'objet ; l'image se déplace dans le même sens que l'objet et se rapproche peu à peu de la rétine. On conçoit donc que pour une certaine position r (fig. 277) de l'objet l'image sera exactement sur la rétine [1]. Pour cette position pour laquelle l'objet et la rétine sont des

1. On peut être assuré que cette position existe ; car, lorsque l'objet est

points conjugués, la vision est nette; pour cette position, on voit nettement sans accommodation.

Si l'objet continue à se rapprocher, l'image tend à se faire derrière la rétine; nous retrouverons donc les mêmes conditions que nous avons examinées précédemment et nous conclurons de même que, pour que la

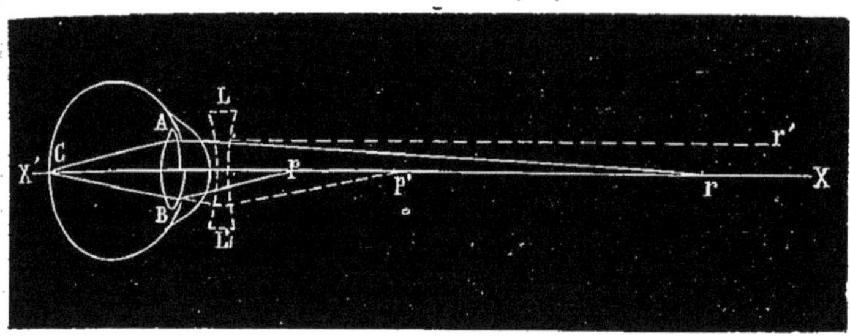

Fig. 277.

vision continue à être distincte, il faut que l'accommodation entre en jeu : les remarques que nous avons faites s'appliquent de la même façon et lorsque l'œil sera au maximum d'accommodation l'objet devra être à la distance minima de la vision distincte, au p. proximum p.

Un individu myope ne pourra donc voir, dans aucun cas, les objets placés plus loin que le point conjugué de la rétine quand l'œil n'est pas accommodé. Pour cette raison, ce point dont la position peut servir à caractériser la myopie, est appelé *punctum remotissimum*, ou plus simplement *punctum remotum*.

Nous résumerons donc l'état de l'œil myope en disant qu'il permet de voir nettement à toutes les distances entre son *punctum remotum* r, où l'accommodation n'intervient pas, et son *punctum proximum* p où l'accommodation est maxima.

D'après ce que nous avons dit, le *punctum remotum* est toujours à une distance moindre que 15 mètres puisqu'un œil qui voit à cette distance sans accommodation voit à l'infini dans les mêmes conditions.

On voit également qu'on peut considérer un œil emmétrope comme la limite des yeux myopes dont le *punctum remotum* s'éloigne à l'infini.

Nous pouvons exprimer autrement les résultats précédents, d'une manière analogue à celle que nous avons indiquée pour l'œil emmétrope. Nous dirons alors :

Un œil myope ne donne jamais la vision nette lorsqu'il reçoit des faisceaux parallèles; la vision nette se produit sans accommodation pour des faisceaux

dans le plan focal, qui est en avant de l'œil, son image est à l'infini; autrement dit, l'objet se déplaçant de l'infini au 2e plan focal, son image se déplace dans le même sens du 1er plan focal, qui est en avant de la rétine, à l'infini : cette image passera donc nécessairement par une position pour laquelle elle coïncidera avec la rétine.

présentant une divergence minima, déterminée pour chaque œil; avec accommodation le même effet se produit pour des faisceaux dont la divergence croît jusqu'à une valeur qui dépend de la puissance d'accommodation.

569. **De l'œil hypermétrope.** — L'œil hypermétrope est un œil dans lequel, dans l'état de non-accommodation, le plan focal est en arrière de la rétine, soit que la longueur de l'axe antéro-postérieur soit trop courte, soit que la convergence du système centré soit trop faible, en somme parce que cette convergence est trop faible pour la longueur.

Si un objet est placé à l'infini devant un œil hypermétrope, son image tendrait à se produire dans le plan focal, derrière la rétine, et cette membrane coupera les faisceaux suivant des cercles de diffusion; la vision ne sera donc pas nette, elle le sera d'autant moins que le plan focal sera situé plus loin derrière la rétine, car alors les cercles de diffusion seront d'autant plus grands.

Mais si, dans ces conditions, l'œil accommode, il devient plus puissant, le plan focal, dans lequel se fait toujours l'image de l'objet à l'infini, se rapproche de plus en plus, et il peut arriver une valeur de l'accommodation pour laquelle le plan focal coïncide avec la rétine : pour cette valeur, la vision devient nette.

On peut concevoir un état de l'œil dans lequel l'accommodation serait assez faible pour que, même lorsque celle-ci serait maxima, le plan focal restât en arrière de la rétine : un pareil œil ne donnerait jamais la vision nette d'un objet à l'infini, disons même à plus forte raison d'un objet quelconque; mais c'est là une considération purement théorique : un pareil cas ne se présente jamais.

Si l'objet, vu nettement à l'infini pour une valeur déterminée de l'accommodation, se rapproche, l'image tendra à se faire derrière la rétine, et pour obtenir la vision distincte, il faudra que l'œil devienne plus puissant, que l'accommodation augmente. Nous retrouvons ainsi les mêmes conditions que dans les cas précédents et, de même, nous serons conduits à la considération du *punctum proximum* *p* (fig. 278).

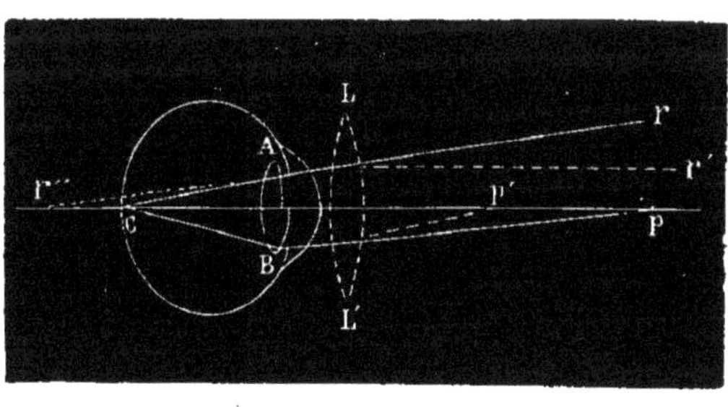

Fig. 278.

Ainsi un œil hypermétrope peut voir nettement un objet situé à toutes les distances, depuis l'infini jusqu'au punctum proximum, mais avec accommodation dans tous les cas, accommodation variant depuis une valeur déterminée pour la vision à l'infini jusqu'à sa valeur maxima pour la vision au punctum proximum.

Il importe de remarquer que la vision à l'infini étant possible, les conditions pratiques sont les mêmes comme résultat immédiat dans le cas de l'emmétropie et dans celui de l'hypermétropie; il n'en est pas de même au point de vue physiologique et à celui des conséquences indirectes. En effet l'œil emmétrope voit à l'infini et jusqu'à 15 mètres sans accommodation et par suite sans fatigue; pour voir nettement dans les mêmes conditions, l'œil hypermétrope doit accommoder : il y a donc là une action qui entraîne une fatigue qui peut n'être pas négligeable si l'accommodation nécessaire atteint une certaine valeur.

L'œil hypermétrope voyant nettement à l'infini il n'y a pas de *punctum remotum*, dans le sens propre du mot. On est conduit cependant à considérer un semblable point, en étendant et généralisant l'idée attachée à cette expression, par les considérations suivantes.

On appelle punctum remotum d'un œil hypermétrope le point conjugué de la rétine lorsque l'œil n'est pas accommodé. Nous avons vu que, dans l'œil myope, cet énoncé est une conséquence directe de la définition de ce point particulier : il est donc naturel de l'étendre à l'œil hypermétrope.

En nous reportant à la discussion des dioptres (399), nous voyons que pour que l'image réelle se fasse sur la rétine, située entre la surface réfringente et le plan focal (dans la région IV), il faut que l'objet soit situé au delà de la surface réfringente, qu'il soit virtuel par conséquent. C'est-à-dire que les faisceaux incidents doivent être convergents, pour que dans l'œil les faisceaux réfractés aient leurs sommets en avant du plan focal.

C'est ce point r'', où doivent converger les faisceaux incidents, point lumineux virtuel (351), qu'on appelle le punctum remotum de l'œil hypermétrope. Il est situé en arrière de l'œil.

Comme précédemment nous pouvons énoncer d'une manière différente les résultats auxquels nous avons été conduits pour l'œil hypermétrope.

Un œil hypermétrope sans accommodation donne la vison nette lorsqu'il reçoit des faisceaux convergents dont les sommets seraient à la distance du punctum remotum (virtuel); ce cas ne correspond pas à la vision d'objets réellement existants, de semblables objets ne pouvant jamais donner de faisceaux convergents. Pour un certain degré d'accommodation un œil hypermétrope peut produire la vision nette s'il reçoit des faisceaux parallèles; il peut également la donner pour une accommodation plus forte s'il reçoit des faisceaux divergents, jusqu'à un certain degré de divergence dont la valeur dépend de la puissance d'accommodation.

570. — La loi de la réversibilité est applicable à l'œil comme à tous les cas où se produit la réfraction : nous pouvons en tirer quelques

conséquences qui sont importantes et dont nous aurons à tirer parti par la suite.

Nous avons dit que d'une manière générale lorsque la vision d'un objet est nette pour un œil, c'est que l'image de l'objet se fait sur la rétine : l'objet et la rétine sont alors des points conjugués (393). Il résulte de là que si, réciproquement, la rétine était lumineuse ou seulement éclairée, son image se ferait à l'endroit même où est placé l'objet.

En particulier nous conclurons de là, en supposant que la rétine soit lumineuse ou éclairée, que :

L'image de la rétine se fait à l'infini pour un œil emmétrope sans accommodation, c'est-à-dire que les faisceaux émanés de la rétine sortent parallèles de l'œil.

L'image de la rétine se fait au punctum remotum pour un œil myope ou hypermétrope non accommodé. Dans le cas de l'œil myope, elle est située en avant de l'œil et réelle; les faisceaux qui sortent de l'œil sont convergents et ont leurs sommets à la distance du punctum remotum. Dans le cas de l'œil hypermétrope, elle est située derrière l'œil et virtuelle; les faisceaux qui sortent de l'œil sont divergents et ont leurs sommets à la distance du punctum remotum.

Dans tous les cas, lorsque l'œil est au maximum d'accommodation, l'image de la rétine est au punctum proximum, située en avant de l'œil et réelle. Les faisceaux émanés de la rétine sont convergents en sortant de l'œil et ont leurs sommets à la distance du punctum proximum.

571. — On conclut aisément de ce qui précède, comme nous l'avons indiqué, que, pour une longueur donnée de l'axe antéro-postérieur de l'œil, l'œil myope est plus convergent et l'œil hypermétrope est moins convergent que ne serait l'œil emmétrope.

On peut donc se représenter un œil myope comme un œil emmétrope auquel on aurait accolé une lentille convergente convenablement choisie de manière à produire le même effet optique : cette lentille peut être prise pour caractériser cet œil myope qu'on peut définir également par la position du punctum remotum. La puissance de cette lentille a choisie pour mesurer le degré de myopie qui s'évalue dès lors en dioptries comme cette puissance même.

Il existe d'ailleurs une relation simple entre cette puissance ou le degré de myopie et la position du punctum remotum. La lentille doit être telle, en effet, que les faisceaux partis de ce point et qui l'ont traversée arrivent sur l'œil supposé emmétrope auquel elle est accolée, de manière à donner la vision nette, c'est-à-dire qu'ils doivent arriver parallèlement, ce qui exige qu'ils partent du plan focal de la lentille : le foyer de la lentille qui caractérise un œil myope doit donc être au punctum remotum de cet œil.

On arriverait au même résultat en raisonnant par réversibilité sur les faisceaux partant de la rétine.

D'autre part, on peut se représenter un œil hypermétrope comme constitué par un œil emmétrope auquel on aurait accolé une lentille divergente, convenablement choisie. De même, la puissance de cette lentille a été prise pour mesure de l'hypermétropie; de même aussi on reconnaîtrait que cette lentille doit être telle que son foyer coïncide avec le *punctum remotum* de l'œil considéré.

Lorsqu'un œil passe de l'état de repos ou non-accommodation à l'état d'accommodation, sa puissance augmente, il devient plus convergent. Au point de vue optique, le résultat est le même que si, sans que l'œil subît aucune modification, on lui accolait une lentille convergente : la puissance de cette lentille devrait varier avec le degré d'accommodation, elle serait la plus grande lorsque l'accommodation serait maxima. On a pris pour mesure de l'accommodation d'un œil déterminé la puissance de la lentille qu'il faudrait accoler à cet œil non accommodé pour produire le même effet que l'accommodation maxima : la puissance de l'accommodation s'évalue donc en dioptries.

Il n'existe pas, en général, de relation simple entre cette puissance et les distances qui séparent de l'œil le punctum remotum et le punctum proximum : elle est donnée par une formule qu'il serait sans intérêt de reproduire.

572. — Lorsqu'un observateur regarde un objet situé à une distance déterminée, distance que l'on ne peut faire varier, il pourra le voir nettement si l'objet est entre l'infini et le punctum proximum pour l'œil emmétrope et pour l'œil hypermétrope, entre le punctum remotum et le punctum proximum pour l'œil myope; ce sont ces limites qui définissent le *champ de la vision distincte*. Si l'objet est entre ces limites, il sera vu distinctement pour une valeur déterminée de l'accommodation, valeur qui dépendra de la distance de l'objet et de l'état de l'œil.

Lorsqu'un observateur regarde un objet situé de même entre les limites de la vision distincte, mais un objet mobile dont on puisse faire varier la position, à quelle distance convient-il de placer l'objet? On ne peut donner de réponse absolue à cette question, car il suffit que l'objet reste entre les limites indiquées pour être vu nettement pour une valeur convenable de l'accommodation. Mais s'il s'agit d'éviter toute fatigue à l'œil, la solution de la question résulte de ce qui précède : il faut amener la cessation de l'accommodation ou, tout au moins, ramener celle-ci à sa plus faible valeur possible. On supprimera l'accommodation, en plaçant l'objet à l'infini s'il s'agit d'un œil emmétrope, en le plaçant au punctum remotum dans le cas d'un œil myope; on diminuera l'accommodation autant que possible pour l'œil hypermétrope en plaçant l'objet à l'infini (on ne peut arriver dans ce cas à la suppression de l'accommodation, car les objets ne fournissent pas de faisceaux convergents).

573. — On peut se demander, lorsqu'on regarde un objet susceptible

d'être déplacé à volonté, comme sont ceux qui sont à portée de notre main, par exemple, quelle position il convient de lui donner pour le voir le plus complètement possible, c'est-à-dire pour y distinguer le plus grand nombre possible de détails. D'après ce que nous avons dit, cela revient à chercher dans quelles conditions l'image rétinienne sera la plus grande possible.

Soit AB (fig. 279) un objet placé à une distance comprise entre les limites de la vision distincte, c'est-à-dire à une distance telle que, par une accommodation convenable, l'image puisse se former exactement sur la rétine. Supposons que cette condition soit remplie;

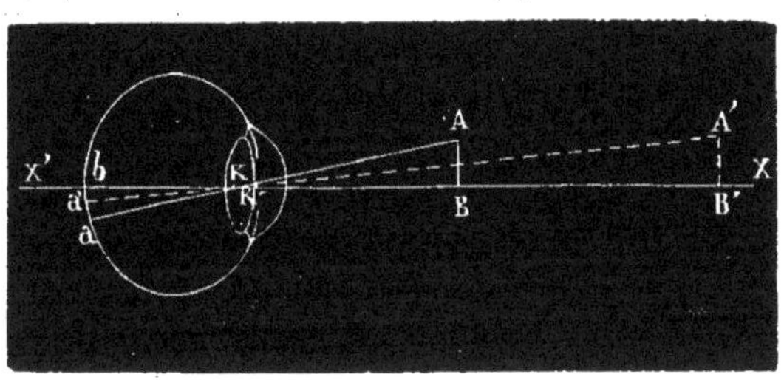

Fig. 279.

l'image rétinienne est alors facile à déterminer : le point B étant sur l'axe principal a son image en b à l'intersection de cet axe avec la rétine; d'autre part, menons l'axe secondaire AK de l'œil réduit (le point K est le centre du dioptre et remplace les deux points nodaux K et K' très rapprochés), le point d'intersection a de cet axe avec la rétine sera l'image de A puisque nous savons que l'image est sur la rétine.

Nous pouvons considérer ab comme confondu avec une droite à cause de la longueur très petite qu'il présente effectivement. Les triangles semblables abK et ABK donnent immédiatement :

$$\frac{ab}{AB} = \frac{Kb}{KB},$$

d'où nous déduisons :

$$ab = \frac{Kb \times AB}{KB}.$$

L'objet considéré étant déterminé, la quantité AB est constante; il en est sensiblement de même de Kb quoique cela ne soit pas rigoureusement exact, car la position du point K varie avec la valeur de l'accommodation, mais cette variation est assez petite pour pouvoir être négligée dans la pratique. Nous voyons alors que ab varie inversement à KB. Lorsque l'objet s'éloigne, KB augmente et ab diminue; lorsque l'objet se rapproche, KB diminue et ab augmente. L'image rétinienne est d'autant plus grande et, par suite, on voit d'autant plus de détails de l'objet que celui-ci est plus rapproché.

Pour voir le plus grand nombre possible de détails, il faut donc que l'objet soit à la plus petite distance qui permette la vision distincte : il faut qu'il soit au punctum proximum.

La valeur de ab peut se mettre sous une autre forme :

$$ab = Kb\,\frac{AB}{KB}.$$

Comme nous l'avons dit, Kb peut être considéré comme constant : l'image rétinienne est donc proportionnelle au rapport $\frac{AB}{KB}$ qu'on appelle le *diamètre apparent* de l'objet. Les conséquences qu'on tirerait de cette formule sont les mêmes que les précédentes, car le diamètre apparent d'un objet AB varie en raison inverse de KB.

Ce rapport mesure la tangente trigonométrique de l'angle BKA et peut être pris comme mesurant cet angle même, à cause de la faible valeur de celui-ci [1]. C'est cette valeur qui définit ce qu'on appelle l'*angle sous lequel on voit l'objet* AB.

574. — La possibilité de distinguer l'un de l'autre deux points A et B dépend pour un œil donné de la valeur de l'angle AKB : les points paraissent séparés, différents, tant que cet angle est supérieur à une certaine limite, ils paraissent confondus lorsque l'angle AKB est inférieur à cette limite. Cette limite est variable d'un individu à l'autre : on dit qu'un individu a une *acuité visuelle* d'autant plus grande que cet angle est plus petit, qu'il peut par conséquent, à la même distance, distinguer comme séparés deux points différents A et B plus rapprochés. On a pris comme unité d'acuité visuelle l'acuité d'un œil qui distingue deux points pour lesquels l'angle AKB est de $1'$.

Quoique la mesure de l'acuité ne rentre pas absolument dans les questions de physique, elle se rattache assez directement à ce que nous venons d'indiquer pour que nous croyions devoir en donner le principe.

Si tous les observateurs voyaient nettement à la même distance, il suffirait de placer à cette distance un tableau sur lequel seraient tracés deux points écartés de telle quantité que l'angle sous lequel serait vu l'intervalle qui les sépare soit justement de $1'$. Mais, à cause des différences de distance auxquelles les observateurs voient nettement, on a une série de tableaux sur lesquels sont indiqués des points dont l'intervalle est d'autant plus grand que le tableau doit être vu de plus loin, l'intervalle étant choisi de telle façon que, pour la distance à laquelle il correspond, l'angle sous lequel il est vu soit toujours de $1'$.

Si, pour la distance à laquelle il voit nettement, un observateur distingue les deux points du tableau correspondant à cette distance, il possède l'acuité normale, son acuité visuelle est égale à 1. L'acuité sera plus grande si pour cette distance il sépare des points d'un tableau correspondant à une moindre distance; l'acuité sera plus faible si pour cette même

1. Pour les très petits angles, la valeur de l'angle est sensiblement égale à celle de sa tangente trigonométrique.

distance il sépare seulement les points d'un tableau correspondant à une plus grande distance, des points plus écartés que ceux qui correspondent à l'acuité normale.

En réalité, l'épreuve ne se fait pas avec des points séparés, mais avec des lettres ou des figures simples dont la hauteur et l'épaisseur des traits ont été choisis de manière à correspondre à l'angle de $1'$ pour la distance à laquelle le tableau doit être placé : c'est-à-dire que ces lettres, ces signes sont d'autant plus grands que la distance est plus considérable.

Si l'observateur voit à une distance d et qu'il distingue les lettres et les signes du tableau correspondant à la distance d' on est convenu de mesurer son acuité par le rapport $\frac{d}{d'}$. Comme nous le disions plus haut, on voit que cette valeur est supérieure à 1 si l'on a $d' < d$, elle est inférieure à 1 si $d' > d$.

Ajoutons, sans insister, que pour un même individu l'acuité n'est pas absolument constante et que, notamment, elle varie avec l'éclairement.

Bien que la valeur de l'acuité ne soit pas toujours la valeur normale, lorsque cette valeur diffère notablement de la moyenne on peut conclure que l'organisme présente des troubles sérieux. A ce point de vue aussi, la détermination de l'acuité visuelle peut être un important élément du diagnostic.

Il est à peine nécessaire de faire remarquer qu'une acuité visuelle notablement diminuée qui empêche de distinguer les détails des objets constitue une réelle infériorité : on comprend donc que, à ce point de vue, la détermination de cet élément présente une importance sérieuse.

575. **Presbytie.** — Comme nous l'avons indiqué, la position du *punctum proximum* est variable d'un individu à l'autre ; il arrive très souvent que le p. proximum soit plus rapproché chez les myopes que chez les emmétropes et qu'il soit plus éloigné chez les hypermétropes que chez les emmétropes ; mais ce fait est loin d'être constant et ne saurait en aucune façon être érigé en règle générale, de telle sorte que, en réalité, de la nature de l'œil à l'état de repos ou de non-accommodation (myope, emmétrope, hypermétrope), on ne peut rien conclure pour la position de son p. proximum, ou inversement.

D'autre part, nous avons dit aussi que, pour un même individu, la puissance d'accommodation diminue au fur et à mesure que viennent les années : le p. proximum s'éloigne quand on vieillit.

Cet éloignement du p. proximum se manifeste par deux effets différents : le premier, plus direct, celui qui appelle le premier l'attention, c'est que, pour voir nettement les objets, il faut les éloigner de plus en plus de l'œil, puisque pour être vu nettement un objet ne peut être situé plus près que le p. proximum. A ce point de vue, il n'y a d'inconvénient réel que lorsque la distance de ce point est plus grande que celle qui correspond au cas où l'objet est tenu à la main, le bras étant étendu : on conçoit que la nécessité de l'écarter plus loin que cette distance constitue une véritable gêne qui se manifeste à chaque instant.

Mais l'éloignement du p. proximum présente un inconvénient beaucoup plus grave, en réalité ; à cet éloignement correspond, en effet, une diminution de grandeur de l'image rétinienne et par suite l'impossibilité de distinguer des détails que l'on reconnaissait facilement auparavant. Cet inconvénient est, en général, appréciable bien avant que la distance à laquelle l'objet doit être placé soit gênante par elle-même. Cet inconvénient n'a rien d'absolu, et il dépend de l'habitude ou du besoin que l'on a de distinguer des détails plus ou moins fins : il est lié non à la position absolue du p. proximum actuel, mais à son déplacement par rapport à la position que ce point occupait à un âge moins avancé. Aussi se manifeste-t-il souvent, alors même que le p. proximum est à une distance de l'œil qui n'est pas considérable.

Nous ne saurions trop insister sur ce point, parce que c'est cet inconvénient qui, dans un grand nombre de cas, dans le plus grand nombre, dirions-nous volontiers, est la conséquence la plus importante de l'éloignement du p. proximum.

La diminution de puissance de l'accommodation, l'éloignement du p. proximum étant la conséquence ordinaire de la vieillesse, on désigne sous le nom de *presbyte* un œil dans lequel cet éloignement amène une gêne dans la vision des objets à petite distance, des objets que l'on peut déplacer. La presbytie existe, soit que cette gêne se traduise par l'impossibilité de voir des détails qu'on distinguait antérieurement, soit parce que la distance minima à laquelle un objet doit être placé pour être vu distinctement est trop grande et supérieure, par exemple, à la longueur du bras étendu.

La presbytie ne correspond donc pas à une valeur déterminée de l'accommodation : on ne peut dire qu'on soit presbyte absolument ; de deux individus qui auront le p. proximum à la même distance, l'un devra être considéré comme presbyte si, par la nature de ses occupations, il est obligé d'examiner de fins détails des objets qu'il regarde, tandis que l'autre pourra ne pas avoir conscience d'un défaut de la vision, s'il n'a jamais à regarder que des objets grossiers dont les détails lui importent peu. Pour ce dernier, la presbytie ne commencera à exister que lorsque le p. proximum se sera éloigné assez pour que les objets tenus à bout de bras ne soient plus vus nettement.

576. **Astigmatisme.** — Nous avons dit qu'il n'arrive pas toujours que les surfaces réfringentes de l'œil soient des surfaces de révolution : les résultats que nous venons d'indiquer ne sont pas applicables au cas où cette condition n'est pas remplie, au cas où l'œil est *astigmate*.

Si les surfaces réfringentes présentent des formes absolument irrégulières, comme il peut arriver par la formation de cicatrices à la suite de blessures, de brûlures de la cornée, par exemple, les faisceaux homocentriques incidents sont transformés dans l'œil en faisceaux dont il est impossible de prévoir la forme : aussi l'étude de ces cas d'*astigmatisme irrégulier* ne présente-t-elle aucun intérêt et il est inutile de s'y arrêter.

Il n'en est pas de même des cas d'*astigmatisme régulier* dans lesquels les surfaces réfringentes, quoique n'étant pas de révolution, présentent une certaine régularité analogue à celle que nous avons indiquée pour les dioptres (403).

Considérons, pour simplifier, l'œil réduit (559); l'astigmatisme régulier consistera pour cet œil en ce que les méridiens de la surface qui le constitue ne sont pas égaux, que leurs rayons de courbure varient entre deux valeurs qui correspondent à deux méridiens principaux, dont les plans sont perpendiculaires entre eux, le rayon de courbure d'un méridien étant d'autant plus grand que le plan de ce méridien est plus rapproché du méridien du rayon de courbure maximum, et inversement.

L'œil réduit que nous considérons étant un dioptre, nous n'avons qu'à examiner les conséquences, au point de vue de la vision, des résultats que nous avons indiqués pour un dioptre astigmate (402).

Soit MM'*mm'* (fig. 280) un œil astigmate dans lequel MM' est le méridien de courbure maximum (de plus petit rayon de courbure : la courbure est l'inverse du rayon de courbure). Soit A un point lumineux envoyant sur cet œil

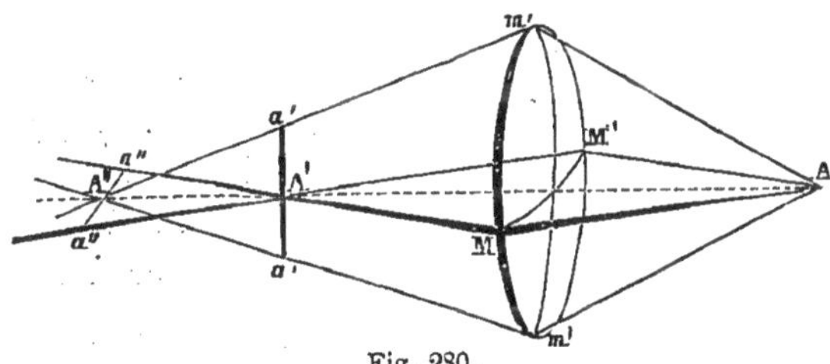

Fig. 280.

un faisceau divergent homocentrique. Nous savons que dans l'œil, après avoir traversé la surface astigmate, le faisceau prend une forme complexe; nous savons que si l'on considère des sections à des distances différentes, pour aucune position, la section ne se réduira à un point, qu'elle sera, en général, ovale et plus ou moins étendue et que pour deux positions cette section se réduira à une droite; si A' est le point conjugué de A pour le méridien MM' de courbure maxima, la section sera en ce point la droite $a'a'$ située dans le plan du méridien mm' de courbure minima; si A' est le point conjugué de A pour ce méridien mm', la section sera en ce point la droite $a''a''$ située dans le plan de l'autre méridien principal MM'.

Il résulte de là que, quelle que soit la position occupée par la rétine derrière la surface réfringente, il n'y aura jamais une image réelle nette de A et que par suite l'œil ne pourra donner la vision distincte de ce point. C'est de cette remarque que dérive le nom donné à cette amétropie.

577. — Un œil astigmate peut accommoder ; la position des droites $a'a'$, $a''a''$ peut donc varier, se rapprochant d'autant plus de la surface réfringente que la convergence du dioptre est plus considérable, que l'accommodation est plus grande. L'observation montre que, inconsciemment, pour les individus atteints d'astigmatisme, l'accommodation prend une valeur telle que c'est une des droites focales qui vient sur la rétine : c'est, d'ailleurs, pour ces droites que l'éclairement est le plus grand, car c'est là où les sections ont la moindre étendue, et c'est sans doute cette condition qui détermine ce résultat.

Un point A extérieur à l'œil d'un individu donne dans ce cas un faisceau qui coupe la rétine suivant une droite, $a'a'$ par exemple. L'impression résultant de l'existence de cette image réelle rectiligne sur la rétine donne naissance pour l'individu à la sensation d'une droite verticale : la vision du point ne sera pas nette, car la sensation perçue ne renseigne pas exactement sur la cause de cette sensation même.

Il est facile de comprendre que la vision d'un objet qui peut être regardé comme formé par la réunion de points lumineux, ne pourra dès lors être nette en général, puisque chacun de ces points donnera la sensation d'une petite droite et non celle d'un point.

Examinons deux cas particuliers qui renseigneront sur les effets observés.

Supposons qu'un observateur astigmate voie une petite droite verticale lorsqu'il regarde un point : s'il regarde une série de points A, B, C... H (fig. 281) situés verticalement l'un au-dessus de l'autre, il verra une série de petites droites A', B', C',... H' placées également verticalement les unes au-dessus des autres. Si d'autres points viennent à s'intercaler entre les précédents, d'autres droites seront vues, toujours sur la même verticale ; si enfin les points lumineux sont assez rapprochés pour former une ligne verticale, les diverses lignes verticales qui seront vues se recouvriront en partie, mais constitueront par leur ensemble une ligne verticale fine, déliée, qui donnera bien l'impression de la ligne lumineuse regardée : la vision sera nette dans ce cas.

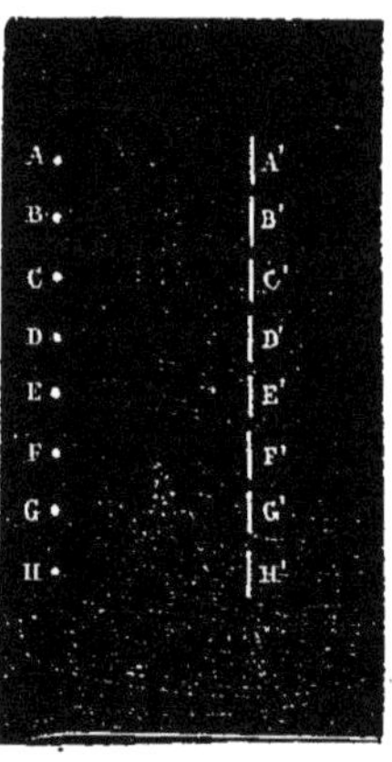

Fig. 281.

Supposons au contraire que le même observateur regarde une série de points A, B, C... H (fig. 282) placés sur une même horizontale ; pour chacun de ces points, il verra une droite verticale A', B', C'... H' placées horizontalement à côté les unes des autres. Si les points lumineux se rapprochent assez pour former une ligne horizontale, les droites vues par l'observateur formeront, pour lui, une bande ayant pour largeur la longueur d'une des petites droites telles que A' : il regarde une ligne fine, il voit une large bande ; la vision, dans ce cas, ne sera pas nette.

En prenant des points rangés sur des lignes inclinées, on reconnaîtrait d'une façon analogue que, dans tous les cas, l'observateur verrait une bande, cette bande étant d'autant plus étroite que la ligne se rapproche plus de la verticale, d'autant plus large qu'elle est plus près de l'horizontale.

Le résultat pour l'œil considéré pourrait être différent : il serait possible, en effet, que, par une modification de l'accommodation, ce fût la ligne focale horizontale $a'' a''$ qui fût amenée sur la rétine : l'observateur regardant un point verrait une droite horizontale. Des considérations identiques à celles que nous venons d'indiquer montrent immédiatement qu'une ligne horizontale serait vue sous forme d'une ligne fine, que la vision en serait nette ; mais qu'une ligne verticale serait vue sous forme d'une large bande, que la vision de la ligne serait indistincte, par conséquent.

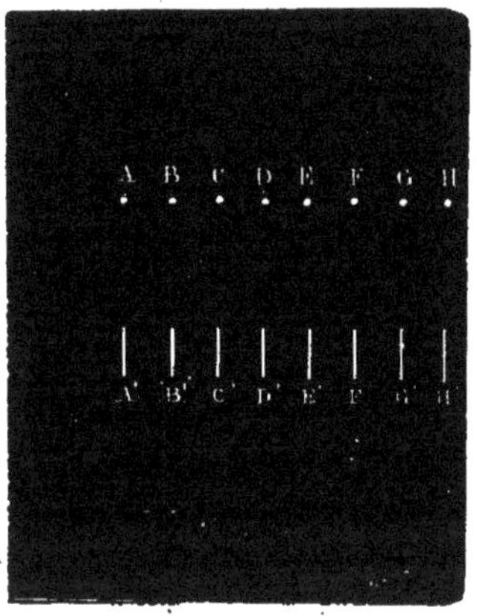

Fig. 282.

En un mot, l'observateur pourrait voir nettement soit une ligne verticale, soit une ligne horizontale, mais successivement seulement ; il ne pourrait les voir simultanément.

578. — Nous avons supposé, dans ce qui précède, que l'un des méridiens principaux était horizontal et l'autre vertical ; c'est pourquoi les lignes, images des points sur la rétine, étaient verticales ou horizontales. Mais il n'en est pas toujours ainsi ; en général le méridien le plus convergent est le méridien vertical, mais il peut avoir une direction quelconque, incliné plus ou moins sur la verticale, ou même être horizontal. Naturellement à chaque direction particulière des méridiens principaux correspond une direction particulière des lignes qui peuvent être vues nettement, puisque celles-ci sont parallèles à l'un ou à l'autre des méridiens principaux.

Lorsque le méridien le plus convergent est vertical ou voisin de la verticale, on dit que l'astigmatisme est *conforme à la règle.*

Un œil astigmate est caractérisé par le degré de convergence de ses deux méridiens principaux : plusieurs cas peuvent se présenter ; nous admettons qu'il n'y a pas accommodation.

1° L'un des méridiens a une convergence telle que son foyer soit sur la rétine ; ce méridien est emmétrope et l'astigmatisme est dit *simple.* L'autre méridien principal peut avoir son foyer en avant ou en arrière de la rétine, il est myope ou hypermétrope : on a alors l'*astigmatisme simple myopique*, l'*astigmatisme simple hypermétropique.*

2° Les méridiens principaux sont tous deux amétropes mais dans le même sens, tous les deux myopes ou tous les deux hypermétropes : on a alors les *astigmatismes composé myopique* et *composé hypermétropique*.

3° L'un des méridiens principaux est myope et l'autre est hypermétrope ; c'est l'*astigmatisme mixte*.

579. — Considérons un œil réduit défini par une surface de révolution ; accolons à cette surface une lentille cylindrique convergente (fig. 283). L'action du méridien parallèle aux génératrices du cylindre ne sera pas changée, car la lumière traverse le cylindre suivant une partie limitée par deux droites parallèles. Mais dans le plan perpendiculaire, l'action convergente de la section droite du cylindre s'ajoutera à l'action du méridien de la surface : la puissance de l'ensemble sera la somme des puissances de la section du cylindre et de celle du méridien. Pour les sections obliques intermédiaires, l'action du cylindre s'ajouterait à l'action convergente constante des divers méridiens, mais l'action totale diminue à mesure qu'on s'éloigne de la section droite, parce que les sections obliques du cylindre sont de moins en moins puissantes.

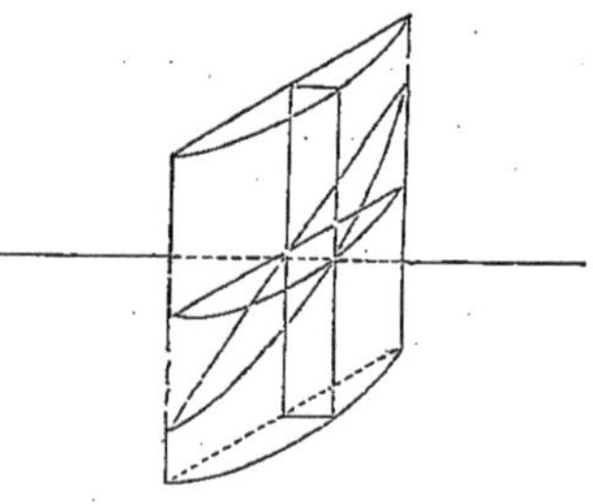

Fig. 283.

Il résulte de là que l'ensemble de l'œil de révolution et de la lentille cylindrique présente les mêmes variations de convergence qu'un œil astigmate : nous pourrons donc toujours considérer un œil astigmate comme assimilable à un œil de révolution auquel est accolée une lentille cylindrique convergente convenablement choisie dont les génératrices sont parallèles au méridien le moins puissant de l'œil astigmate.

La puissance de la lentille cylindrique qui peut servir ainsi à caractériser un œil astigmate a été prise pour mesure de l'astigmatisme. D'après ce que nous venons de dire, cette puissance est la différence entre les puissances des deux méridiens principaux ; le degré d'astigmatisme est donc évalué en dioptries.

Il va sans dire que la connaissance du degré d'astigmatisme ne caractérise pas complètement un œil astigmate, et qu'il faut y joindre la direction de l'un des méridiens principaux, du méridien le plus puissant, par exemple.

580. — Pour l'étude des conséquences de l'astigmatisme, nous avons raisonné sur l'œil réduit ; mais en réalité il y a dans l'œil trois surfaces réfringentes et il pourrait arriver que deux surfaces ou même les trois fussent astigmates. La question a pu être étudiée à l'aide d'appareils spéciaux dont nous indiquerons le principe dans le chapitre suivant. On est

arrivé à ce résultat que, d'une manière générale, les irrégularités de courbure s'observent seulement pour la cornée, que c'est à l'action de la cornée seule qu'est dû, dans la grande majorité des cas, l'astigmatisme de l'œil.

On a trouvé, d'autre part, que, dans ses déformations accommodatives, le cristallin ne conserve pas toujours la régularité de courbure : il peut se déformer astigmatiquement. Mais il paraît prouvé que, dans certains cas au moins, l'astigmatisme du cristallin qui prend ainsi naissance est inverse de l'astigmatisme de la cornée qu'il corrige en partie, l'astigmatisme total de l'œil étant moindre que celui de la cornée.

581. **Correction des amétropies.** — Corriger une amétropie sphérique, c'est ramener l'œil qui en est affecté à l'état d'œil emmétrope par l'emploi d'un *verre correcteur* ou *besicle* ; corriger l'astigmatisme, c'est permettre à l'œil qui en est affecté de voir simultanément avec la même netteté des lignes dans toutes les directions.

L'utilité de la correction de la myopie est évidente : le myope ne peut voir au delà du p. remotum qui est quelquefois très rapproché ; cette correction, le ramenant à l'état d'œil emmétrope, lui permettra de voir à toutes les distances jusqu'à l'infini.

Pour l'hypermétropie, l'utilité de la correction n'est pas manifeste : l'hypermétrope voit à l'infini, la correction n'apportera donc aucune amélioration ; aussi dans la très grande majorité des cas, les hypermétropes, qui ignorent le plus souvent l'existence de leur amétropie, ne demandent-ils pas cette correction. Quelquefois elle est nécessaire cependant, mais pour des raisons d'une autre nature : un œil hypermétrope ne pouvant jamais voir sans accommodation, il peut résulter de cette condition une fatigue qui se traduit par des symptômes divers qu'on fait disparaître en corrigeant l'hypermétropie et supprimant ainsi la continuité de l'accommodation.

Pour l'astigmatisme, l'impossibilité de voir nettement aucun objet explique l'intérêt qu'il y a à corriger cette amétropie. Ajoutons que, comme nous l'avons dit, l'accommodation peut intervenir également dans ce cas, et amener, comme pour l'hypermétropie, des inconvénients sérieux, des maux de tête, etc., que fait disparaître la correction de l'astigmatisme.

582. — Les amétropies se corrigent à l'aide de lentilles qu'on place devant l'œil et qui constituent des *besicles* ou *lunettes*. Ces lentilles sont sphériques pour le cas des amétropies sphériques, elles présentent une surface cylindrique dans le cas de l'astigmatisme.

Voyons quelle espèce de lentille il faut employer dans chaque cas, et comment devra être choisie la puissance, le numéro de cette lentille.

D'après ce que nous avons dit (568) l'œil myope est trop convergent pour sa longueur : on conçoit qu'on peut le ramener à l'emmétropie en diminuant sa convergence, résultat qui s'obtient en plaçant devant l'œil une lentille divergente.

On peut arriver à la même conclusion par une considération, différente de forme, mais identique au fond; nous avons dit (571) qu'un œil myope se comporte comme le ferait un œil emmétrope auquel on aurait accolé une lentille convergente : on ramènera cet œil à l'emmétropie en annulant l'effet de cette lentille convergente, ce qu'on obtient par l'action d'une lentille divergente qui devrait être choisie de même puissance si elle devait être absolument accolée à l'œil (432).

Mais la question est trop importante pour qu'il ne soit pas nécessaire d'arriver à la solution par un raisonnement direct.

L'œil myope voit sans accommodation les objets situés à son p. remotum r (fig. 277); les faisceaux partant de l'infini r', parallèles, par conséquent, pour donner la vision nette devront être transformés en faisceaux divergents ayant leurs sommets à la distance du p. remotum, c'est-à-dire en faisceaux divergents : une lentille qui transforme un faisceau parallèle en faisceaux divergents est une lentille divergente et le point d'où semblent partir les faisceaux divergents est le foyer principal. La lentille devra donc être choisie de telle sorte que son foyer principal soit au p. remotum. Quand la position de ce point sera connue, la puissance de la lentille à employer sera donc déterminée.

Il est facile de prévoir quelles seront les conclusions pour le cas de l'œil hypermétrope. C'est, avons-nous dit (569), un œil qui n'est pas assez convergent pour sa longueur; on corrigera ce défaut en augmentant la convergence du système par l'emploi d'un verre convergent placé devant l'œil.

Nous avons dit aussi que les effets optiques pour un œil hypermétrope sont les mêmes que ceux qui se produiraient pour un œil emmétrope auquel on accolerait une lentille divergente. On ramènera l'œil à l'emmétropie en annulant l'effet de cette lentille divergente par l'emploi d'une lentille convergente placée devant l'œil.

Enfin on peut aussi arriver directement au même résultat : la vision nette ne peut avoir lieu, sans accommodation, pour un œil hypermétrope que si les faisceaux incidents sont convergents, le point de convergence étant le p. remotum r'' (fig. 278). Pour qu'un objet placé à l'infini et qui envoie des faisceaux parallèles r' puisse être vu sans accommodation, il faut que ces faisceaux soient rendus convergents avant d'arriver à l'œil. La lentille qui produit cette modification est une lentille convergente et puisque le point de convergence des faisceaux arrivant à l'œil doit être le p. remotum, il faut que ce point coïncide avec le foyer de la lentille dont la puissance est ainsi déterminée.

583. — La correction d'un œil astigmate pour être complète peut être double : il y a à corriger l'astigmatisme; il peut y avoir à rendre emmétrope, s'il ne l'est déjà, cet œil corrigé. En réalité on commence par rendre emmétrope un des méridiens principaux, par l'emploi d'un verre

sphérique convenablement choisi. La puissance de tous les méridiens aura été modifiée de la même façon, de telle sorte que la différence de puissance des deux méridiens principaux sera restée la même. D'après les indications que nous avons données on voit que la correction de l'astigmatisme se fera par l'emploi d'un verre cylindrique dont les génératrices devront être parallèles au méridien rendu emmétrope, et dont la puissance de la section droite devra être égale à la différence entre les puissances des deux méridiens principaux. Cette lentille cylindrique doit être convexe si l'œil a été ramené à l'état d'astigmatisme simple hypermétropique; elle doit être concave dans le cas où il a été ramené à l'état d'astigmatisme simple myopique.

584. **Détermination de la réfraction statique.** — On appelle *réfraction statique* de l'œil l'état de l'œil au point de vue de la réfringence lorsqu'il n'y a pas accommodation. La détermination de la réfraction statique revient à celle du p. remotum. Diverses méthodes peuvent être employées : les unes n'exigent aucun appareil spécial, pour les autres il faut avoir recours à des instruments particuliers; nous nous occuperons d'abord des premières.

On fait regarder la personne dont on veut étudier l'état de réfraction de l'œil à grande distance, à une distance de 15 mètres au moins s'il est possible, en lui montrant des objets quelconques, des caractères imprimés de grandes dimensions, par exemple : il ne faut pas prendre des objets trop petits, car l'impossibilité de les bien reconnaître pourrait être due à une faible valeur de l'acuité et non à l'état de la réfraction. Il peut arriver que la vision soit distincte, que les bords des surfaces en contact paraissent nets, tranchés, ou que la vision ne soit pas distincte, que ces bords paraissent estompés, flous.

Dans le premier cas, l'œil peut être emmétrope ou hypermétrope; dans le second, il peut être myope ou astigmate. Comment distinguer entre ces conditions?

Si la vision est nette, on peut recommencer l'épreuve après avoir soumis l'œil à l'action d'une solution faible de sulfate d'atropine qui paralyse l'accommodation. Si après cette action la vision est restée nette, l'œil est emmétrope, d'après la définition même : il est hypermétrope si après cette action la vision à l'infini a été troublée, parce que, alors, la vision nette observée précédemment était due à l'accommodation de l'œil.

Si la vision n'est pas nette pour un objet éloigné, on fait varier la distance de l'objet en le rapprochant progressivement. Si pour une certaine distance la vision est devenue nette, l'œil est myope et la position occupée par l'objet est le p. remotum de l'œil myope, ce qui fait connaître la puissance du verre correcteur à employer. Si la vision n'est nette à aucune distance, l'œil est astigmate : il faut bien entendu que l'objet, quel qu'il soit, comporte des lignes dans diverses directions, car s'il était formé de lignes parallèles, ces lignes pourraient être vues nettement pour une certaine distance, quoique l'œil fût astigmate (557).

585. — L'emploi de l'atropine, dont l'action dure pendant un certain temps et trouble la vision, est un inconvénient qu'il est possible d'éviter par l'emploi de la boîte d'optique qui permet en outre de déterminer le verre correcteur de l'hypermétropie, ce que ne donnait pas la méthode précédente.

Soit d'abord le cas où l'œil observé donne directement la vision nette à l'infini : il est donc emmétrope ou hypermétrope; pour faire la distinction on place devant cet œil un verre faiblement convergent. La vision est troublée s'il s'agit d'un œil emmétrope, car l'image ne se fait plus sur la rétine, mais un peu en avant; pour l'œil hypermétrope, la netteté de la vision ne subit aucun changement, l'accommodation qui existait pour voir à l'infini a diminué précisément de la quantité qui correspond à la puissance du verre placé devant l'œil, de telle sorte que l'image est restée sur la rétine. On remplace alors ce verre par un autre plus convergent; si l'œil était emmétrope, la vision sera moins nette encore que précédemment; elle restera sans aucune modification si l'œil a pu compenser l'effet de l'augmentation de puissance de la lentille par une diminution de l'accommodation. On continuera de la même façon en prenant des verres de puissance croissante jusqu'à trouver une lentille pour laquelle la vision cesse d'être nette pour l'hypermétrope. La vision n'étant plus nette, c'est que l'augmentation de puissance de la lentille n'a pu être compensée par une diminution de l'accommodation qui était nulle pour le verre précédent; ce verre qui permettait de voir nettement à l'infini sans accommodation est donc le verre correcteur pour l'œil considéré.

On peut également se servir de la boîte d'optique pour le cas où la vision n'est pas nette à l'infini : faisant toujours regarder un objet à grande distance on place devant l'œil des verres divergents; la vision ne sera rendue nette pour aucun si l'œil est astigmate, puisque la modification de convergence est la même dans tous les méridiens par l'emploi d'une lentille sphérique. Mais si l'œil est myope, en employant successivement des lentilles de puissance croissante, on en trouvera une qui produira la vision nette.

On sera alors assuré que l'œil considéré est myope et cette lentille est le verre correcteur convenable. Un verre plus puissant donnerait également la netteté de la vision et le résultat serait absolument le même, mais il serait atteint seulement parce que l'excès de divergence du verre serait compensé par l'accommodation, ce qui constitue une fatigue inutile. Il faut donc choisir pour verre correcteur la première lentille qui, parmi les numéros croissants, donne la vision nette.

586. — La détermination des éléments de l'astigmatisme et la recherche des verres correcteurs sont moins simples : on peut cependant arriver aux résultats cherchés par une méthode analogue à celle qui repose sur

l'emploi de la boîte d'optique, en se servant par exemple de l'*astigmomètre* de M. Javal dont nous indiquerons seulement le principe : cet appareil se compose essentiellement de deux disques concentriques placés l'un derrière l'autre et pouvant tourner séparément autour d'un axe perpendiculaire à leur plan. Ces disques présentent des ouvertures dans lesquelles sont enchâssés, pour l'un, des verres sphériques de divers numéros, pour l'autre des verres cylindriques de diverses puissances. Les verres cylindriques peuvent tourner, de manière que leurs génératrices s'inclinent à volonté par rapport au rayon qui aboutit en leur centre, et un mécanisme produit la rotation pour toutes les lentilles à la fois, de manière à leur donner la même direction relative.

Ces disques tournent devant un œilleton fixe derrière lequel se place l'œil en observation ; on amène d'abord en face de l'œilleton une ouverture de chaque disque non munie de verres et on fait regarder un objet placé à une assez grande distance, 15 mètres si possible, 5 à 6 mètres au minimum; cet objet doit être constitué par des lignes qui pourraient être distribuées d'une manière quelconque, mais qui doivent présenter des directions très variées. Il est commode que ces lignes, de largeur bien égale d'ailleurs, soient disposées radialement, partant toutes d'un point central et également inclinées les unes sur les autres; pour pouvoir les caractériser en les désignant, il est commode également qu'elles aboutissent à une circonférence constituant un cadran horaire; en général, ces lignes sont inclinées de 15° les unes sur les autres et correspondent ainsi aux heures et aux demi-heures du cadran.

Si l'individu en observation dont l'astigmatisme est au moins présumé par des recherches antérieures voit nettement une des lignes du cadran horaire, l'œil est astigmate simple. Si cette condition n'est pas réalisée, à l'aide des verres sphériques que l'on place successivement devant l' par la rotation du disque qui porte ces verres, on cherche à l'obtenir c'est-à-dire qu'on cherche le verre le moins puissant qui permette de voir nettement une des lignes qui sera caractérisée par son inclinaison sur l'horizontale, par le chiffre du cadran auquel elle aboutit.

On sait alors, d'après ce que nous avons dit, que le verre cylindrique correcteur doit avoir des génératrices perpendiculaires à la direction d lignes qui sont vues nettement. En agissant sur le mécanisme spécial d disque des verres cylindriques, on déplace tous ceux-ci de manière que, en arrivant à l'œilleton, les génératrices soient dans une direction perpendiculaire à celle de la ligne vue. On fait alors passer devant l'œil la des verres cylindriques, en faisant tourner le disque qui les porte, jusqu ce que l'un de ceux-ci produise la vision nette simultanée de toutes l lignes du tableau : l'astigmatisme est alors corrigé et l'œil est ramené fonctionner, par l'emploi des verres, comme un œil emmétrope.

Le verre correcteur devra comprendre une face sphérique ayant puissance du verre sphérique qui a permis la vision nette d'une droite, et une face cylindrique dont les génératrices doivent avoir la direction de celles de la dernière lentille correctrice et dont la surface doit avoir la même courbure. C'est donc trois données différentes que devra porter l'ordonnance caractérisant le verre correcteur d'un œil astigmate donné.

On peut, dans cet appareil, ne pas utiliser les verres cylindriques en amenant derrière l'œilleton l'ouverture du disque correspondant non munie de verre; en faisant tourner l'autre disque, on amène devant l'œil les diverses lentilles qu'il porte. L'appareil peut donc remplacer une boîte d'optique et servir à la mesure des amétropies sphériques.

On a proposé pour la correction de l'astigmatisme l'emploi des verres toriques; mais quoiqu'ils puissent fournir de bons résultats, ils ne sont pas encore entrés dans la pratique; nous ne croyons donc pas devoir nous y arrêter.

587. **Correction de la presbytie.** — La presbytie consiste dans un affaiblissement de l'accommodation, dans une diminution de la convergence de l'œil accommodé et correspond à un éloignement du p. proximum *p* (fig. 278). La correction de la presbytie consiste à rapprocher ce point de l'œil et est obtenue par une lentille convergente.

Le procédé de la correction de la presbytie est donc le même que celui de la correction de l'hypermétropie, ce qui s'explique puisque dans l'un et l'autre cas, il faut obvier à une convergence insuffisante; mais les conditions sont entièrement différentes puisque pour l'hypermétropie la correction correspond au cas d'accommodation nulle, pour la presbytie au cas d'accommodation maxima.

La presbytie n'étant pas un état *absolument* caractérisé, il ne saurait y avoir *absolument* un verre correcteur; on peut se proposer de ramener à telle distance qu'on veut, à l'aide d'un verre, le p. proximum qui, dans la situation qu'il occupe actuellement est gênant, soit parce qu'il est trop éloigné, soit parce que son éloignement a amené une diminution des images rétiniennes qui sont devenues trop petites pour la vision des détails.

Connaissant la distance du p. proximum actuel qui se détermine directement d'une manière immédiate et la distance à laquelle on veut ramener le p. proximum de l'œil corrigé, la formule classique des lentilles fait connaître la distance focale et par suite la puissance du verre correcteur qu'il faut employer.

Mais le plus souvent, on ne peut fixer à l'avance la position qu'il faut donner au p. proximum, et c'est par une série de tâtonnements à l'aide de la boîte d'optique qu'on arrive à trouver le verre qui donne les meilleurs résultats en vue du but à obtenir.

588. **Aphakie.** — Nous devons dire quelques mots pour terminer du cas dans lequel, à la suite d'une opération de la cataracte, un œil est

privé de cristallin : il est dit alors *aphake*. La réfraction des faisceaux se fait seulement à l'incidence, à la surface de la cornée : le foyer total de l'œil coïncide alors avec le foyer de la cornée qui est à 31mm,5 en arrière de la cornée (558), derrière la rétine par conséquent. La vision des objets à l'infini ne saurait donc être nette pour les yeux aphakes et, à plus forte raison, celle des objets rapprochés.

Pour qu'un œil aphake puisse voir à l'infini nettement, il conviendra de le munir d'un verre correcteur propre à produire, comme résultat, le même effet que le cristallin disparu, d'un verre convergent, par conséquent.

De plus il ne saurait y avoir accommodation et la vision des objets rapprochés n'est pas nette avec le verre correcteur : aussi convient-il d'employer des verres plus convergents pour la vision des objets rapprochés.

589. **Aberrations dans l'œil.** — Dans l'étude des dioptres et des lentilles, ce n'est que parce que nous avons considéré des surfaces de faible amplitude, 5 ou 6° environ que nous avons pu admettre la conservation de l'homocentricité des faisceaux ; au delà de cette ouverture, l'aberration de sphéricité n'est pas négligeable. Pour l'œil, l'amplitude de la partie utilisée dépasse 12° et peut atteindre 23° ; dans ces conditions, il y a lieu de chercher s'il n'existe pas dans la vision (en dehors de l'astigmatisme) des faits qui pourraient dépendre de l'aberration.

Il est vrai que, comme nous l'avons dit, il n'est pas nécessaire que les faisceaux soient rigoureusement homocentriques pour donner la vision nette et les cercles de diffusion peuvent se produire sur la rétine sans que la vision soit sensiblement troublée. La vision nette est donc compatible avec un certain degré d'aberration.

Mais d'autre part, il existe dans l'œil des conditions qui peuvent avoir pour effet de diminuer l'aberration. Nous signalerons d'abord le fait que les sections des surfaces réfringentes ne sont pas des arcs de cercle, mais des portions de courbe elliptiques ou paraboliques. Puis, d'autre part, le cristallin n'est pas homogène, mais il est constitué par une série de couches successives, d'autant plus réfringentes qu'elles sont plus centrales ; cette constitution a pour effet de diminuer l'aberration de sphéricité. En somme, l'aberration n'est pas absolument nulle pour l'œil, mais elle est au moins très faible et négligeable pour une première étude.

590. — L'œil, système centré, peut présenter une aberration de réfrangibilité comme toute combinaison de dioptres, en général. Il est facile de reconnaître que l'œil ne saurait être achromatique ; pour qu'il en fût ainsi, il faudrait que l'une des surfaces réfringentes au moins produisît une dispersion en sens inverse des autres. Or il n'en est rien, car les trois surfaces agissent au contraire dans le même sens, ainsi qu'une discussion simple permet de le reconnaître : on ne retrouve pas les conditions des systèmes achromatiques formés de lentilles accolées que nous

avons indiqués (533). Les images produites sur la rétine doivent donc présenter des irisations sur les bords : ces irisations sont faibles et en général ne sont pas perçues. Elles existent cependant, et, à l'aide de diverses expériences, on peut mettre en évidence le chromatisme de l'œil : parmi toutes ces expériences qui ressortissent plutôt au Cours de physiologie nous en signalerons une seulement qui suffit pour prouver l'existence de l'aberration de réfrangibilité.

On place une lumière derrière un verre coloré en bleu par un sel de cobalt : le verre n'est pas monochromatique, il absorbe la plupart des radiations lumineuses et ne laisse passer que les radiations rouges et les radiations bleues. Lorsqu'un faisceau émané d'un point lumineux A

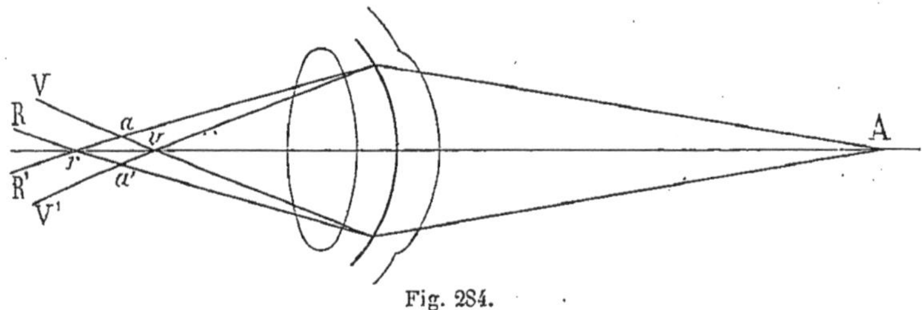

Fig. 284.

(fig. 284) traverse ce verre et pénètre dans l'œil, il donne naissance à deux faisceaux coniques, l'un formé de rayons rouges dont le sommet est en *r*, l'autre de rayons bleus, ce dernier ayant son sommet *v* plus près de la surface réfringente de la cornée que le premier. La position absolue de ces sommets n'est pas invariable d'ailleurs et dépend de l'accommodation, de telle sorte qu'on peut amener sur la rétine l'un ou l'autre de ces sommets. Or, en regardant le verre éclairé, on voit tantôt un point rouge entouré d'une auréole bleue, tantôt un point bleu entouré d'une auréole rouge : c'est bien là ce qui doit résulter de l'existence de deux sommets différents, tandis que s'il y avait achromatisme, les deux sommets étant réunis en un même point, rien de semblable ne devrait se produire.

L'observation montre également, dans ce cas, que comme on pouvait le prévoir, on distingue quelquefois une tache lumineuse de couleur particulière sans auréole : on reconnaît aisément que ce cas correspond à un degré d'accommodation qui amène sur la rétine en $a\ a'$ la section commune des deux cônes de rayons bleus et rouges.

Ces expériences et d'autres mettent en évidence d'une manière certaine le chromatisme de l'œil, chromatisme qui d'ailleurs est faible et dont on ne s'aperçoit pas dans les conditions ordinaires de la vision.

591. **Vision des corps en mouvement. Phénakisticope.** — Lorsque nous voyons un corps en mouvement, qu'il s'agisse d'un corps invariable qui se déplace en totalité, ou d'un système variable dont les diverses parties se déplacent les unes par rapport aux autres, il se fait sur la rétine

une série *continue* d'images qui passent de l'une à l'autre par variations insensibles; mais il est probable que nous ne *voyons* pas toutes ces positions, que nous ne percevons pas la série continue d'images rétiniennes, mais seulement certaines d'entre elles; la sensation reste continue cependant parce que l'impression produite correspondante à une position vue persiste jusqu'à l'impression correspondante à la position suivante (466); c'est là ce qui explique que dans un corps animé d'un mouvement un peu rapide, celui d'un homme ou d'un animal qui marche ou qui court, nous ne voyons pas certaines positions dont l'existence incontestable a été mise en évidence par l'étude des photographies instantanées. Nous n'avons pas à rechercher ici quelles sont les positions vues ainsi, et pourquoi certaines positions sont distinguées à l'exclusion des autres, mais simplement à signaler le fait et à l'appliquer pour expliquer le fonctionnement de certains appareils.

Pour mettre en évidence le fait même, on peut faire l'expérience suivante : on fait tourner devant l'œil un disque opaque présentant une fente et on regarde un corps qui se déplace: quoique pour chaque tour nous ne voyions le corps que pendant un temps assez court, dépendant de la largeur de la fente, et que nous cessions de le voir pendant que la partie opaque passe devant l'œil, si le disque tourne assez rapidement, nous n'aurons pas conscience des positions successives du corps, nous fusionnerons ces sensations et nous aurons l'idée d'un corps en mouvement continu. Bien entendu le résultat sera le même si le disque présente plusieurs fentes, seulement pour avoir le sentiment du mouvement continu, il ne sera pas nécessaire de donner à l'appareil un mouvement de rotation aussi rapide.

592. — Mais une conséquence se déduit immédiatement de ce qui précède : si, sans avoir de corps qui soit réellement en mouvement, nous avons des images représentant le corps dans ses positions successives et si nous disposons l'expérience de manière que chacune de ces images soit vue successivement lorsque les diverses fentes passeront devant l'œil, l'œil recevra les mêmes impressions que dans le cas précédent et par conséquent la sensation devra être la même : nous devrons juger que nous voyons le corps réellement animé du mouvement qui serait capable de lui faire prendre successivement ces différences de position.

Tel est le principe des appareils connus sous le nom de *phénakistiscopes* ou *zootropes* : au début, les images regardées dans ces appareils étaient dessinées et reproduisaient seulement d'une manière approximative les positions successives; actuellement, on emploie avantageusement des images photographiques instantanées qui donnent une idée plus exacte des mouvements observés.

Au lieu d'une expérience subjective on peut disposer l'expérience de manière à la rendre visible à un auditoire, à la rendre objective. A cet effet, les fentes du disque précédemment décrit sont remplacées par des ouvertures munies de lentilles, et les images qui doivent être vues successivement, convenablement éclairées, sont placées à une distance telle des lentilles que chacune d'elles donne une image réelle sur un écran placé en avant de l'appareil. Sur cet écran viennent se peindre des images successives; chaque image ne dure qu'un temps fort court, le temps du passage de la lentille, puis disparaît jusqu'au passage de la lentille suivante. On voit donc sur l'écran des images discontinues dans le temps et discontinues aussi dans la forme; nous fusionnons cependant toutes ces impressions et nous avons la sensation d'un corps animé d'un mouvement continu.

Cet appareil plus ou moins modifié dans sa forme s'appelle le *phénakisticope de projection*. Il peut être employé dans tous les cas à chercher le résultat de la fusion d'impressions distinctes.

593. — Si l'on ne prend pas des dispositions particulières pour limiter l'action de la lentille à un temps excessivement court, les effets sont différents : l'image qui doit toujours se produire sur l'axe secondaire qui passe par le point considéré se déplace sur l'écran puisque le centre optique de la lentille décrit une circonférence. Un point lumineux donnera sur cet écran une ligne lumineuse, une flamme donnera une bande lumineuse. Si cette flamme a toujours les mêmes dimensions, la bande aura partout la même hauteur; si la flamme change de dimensions, la bande aura en chaque point une largeur qui correspond à la hauteur de la flamme; si elle vibre, la bande sera dentelée et la forme et les dimensions de ces dentelures dépendront du mode de vibration de la flamme qui pourra être ainsi étudiée. Cette propriété est utilisée pour les recherches d'acoustique.

On arrive à observer un effet analogue, mais subjectivement seulement, en regardant l'image de la flamme fournie par la réflexion sur un miroir tournant. Comme nous l'avons dit, cette image paraît se déplacer sur une circonférence ayant son centre sur l'axe de rotation, seulement c'est une image virtuelle. Les remarques que nous avons faites sur l'image réelle du phénakisticope de projection s'appliquent à ce cas également; aussi, le miroir tournant a-t-il été employé en acoustique à l'étude des flammes vibrantes.

594. — Si l'on emploie le disque à fente unique, disque stroboscopique, si la fente est étroite et si le mouvement n'est pas très rapide, on peut avoir une série d'impressions qui ne se fusionnent pas : on voit alors le corps successivement dans des positions différentes où il apparaît à l'état de repos. Si, d'autre part, le corps est animé d'un mouvement périodique et que la durée de sa période soit égale à celle de la rotation du disque, le corps paraîtra toujours à la même position et semblera au repos. Cette disposition peut être utile pour l'étude des corps animés de

mouvements périodiques. On distingue aisément d'ailleurs le corps animé de cette espèce de mouvement d'un corps en repos, car celui-ci apparaîtra toujours à la même position quelle que soit la vitesse de rotation du disque, le corps animé d'un mouvement périodique ne semblera au repos que si la durée de la rotation du disque est précisément égale à celle d'une période.

On arriverait à un résultat analogue par l'emploi d'un miroir tournant, en plaçant devant l'œil une fente étroite qui permettrait de voir l'image virtuelle formée seulement dans une direction.

595. **Vision binoculaire. Stéréoscope.** — Nous nous sommes occupés spécialement dans ce chapitre de la vision à l'aide d'un œil; mais, comme nous l'avons dit, en général, on *voit* avec les deux yeux, on emploie la vision binoculaire. La vision binoculaire fournit des renseignements sur la distance à laquelle se trouve l'objet regardé, elle nous donne d'autre part la notion du relief des corps. Nous nous occuperons seulement de cette seconde question, la première ne dépendant pas de phénomènes physiques.

Lorsqu'on place devant les yeux un dessin tracé sur un plan, les deux images rétiniennes ne diffèrent pas l'une de l'autre : on peut s'en assurer en regardant une semblable figure successivement avec chacun des yeux, l'autre étant fermé, obturé. Mais à cause de la distance qui sépare les centres optiques des deux yeux, il n'en est pas de même lorsqu'on regarde un corps à trois dimensions et les images rétiniennes fournies par les deux yeux ne sont pas identiques, non plus, par conséquent, que les sensations qui résultent de la formation de ces images.

Ce fait est facile à mettre en évidence : si l'on place à quelque distance en face de soi un livre dont le dos soit tourné vers le visage et qu'on le regarde avec l'œil gauche, en fermant l'œil droit, on verra le dos et le côté gauche de la couverture; si on le regarde avec l'œil droit, en fermant l'œil gauche, on voit le dos également et la couverture du côté droit. Si on regarde avec les deux yeux ensemble, on fusionne les impressions, car on voit, à la fois, le dos et les deux couvertures. En même temps on a la sensation particulière, dite sensation du relief, qui nous apprend que l'objet regardé a une certaine épaisseur comptée parallèlement aux axes des yeux.

Nous admettrons comme un fait d'observation, et sans en chercher la raison, que la sensation de relief est due à la production simultanée de deux sensations différentes et à la fusion des perceptions correspondantes.

Il est aisé de reconnaître que la différence des deux images rétiniennes est d'autant moindre que la distance de l'objet à l'œil est plus considérable : on conçoit donc, et ce résultat est bien conforme à l'observation, que la sensation de relief doit diminuer à mesure qu'on regarde des objets plus éloignés.

Ces indications font comprendre qu'un tableau, quelque exact qu'on veuille le supposer, ne peut jamais procurer la sensation d'un corps en relief, puisque les deux images rétiniennes qu'il produit sont identiques. On se rend compte aussi, pourquoi les panoramas, par une perspective exacte, par une habile distribution des arbres et des couleurs, peuvent représenter, en faisant illusion, de grandes étendues de terrain, des plaines et des montagnes, mais pourquoi ils ne peuvent produire la même illusion pour des objets rapprochés.

596. — Si la sensation de relief a bien l'origine que nous venons de lui attribuer, il en résulte que si on trace sur une feuille de papier deux dessins représentant la perspective exacte d'un objet pour chacun des deux yeux et qu'on fasse regarder chacun de ces dessins par l'œil correspondant seul, si de plus on parvient à provoquer la fusion des deux sensations, on devra obtenir la sensation du relief.

C'est précisément à ce résultat qu'est parvenu Wheatstone (1833) à l'aide d'un appareil appelé *stéréoscope* qui depuis a été modifié dans sa forme, mais dont le principe reste le même.

Au début, les dessins étaient obtenus par les procédés exacts de la géométrie descriptive, dont les constructions sont relativement longues : aussi se bornait-on à reproduire des corps de forme géométrique simple. Actuellement on emploie des images photographiques prises de deux points différents, de telle sorte que la perspective est naturellement exacte, quelque compliquée que soit la forme de l'objet.

Un stéréoscope est actuellement constitué par une boîte MM'NN' (fig. 285) présentant en son milieu une planchette opaque QQ' qui la divise en deux parties. Sur le fond MM' on place en $ab, a'b'$ les deux images perspectives qu'on éclaire convenablement ; en face sur la paroi antérieure sont pratiquées deux ouvertures dans lesquelles on a enchâssé des prismes P et P' dont les arêtes sont placées en regard, de telle sorte que l'observateur voit avec l'œil gauche l'image ab à travers le prisme P et qu'il voit avec l'œil droit l'image $a'b'$ à travers le prisme P'. Nous savons que dans ces conditions les objets paraissent déviés du côté du sommet ; les points a et a' se correspondant sur les deux images perspectives paraissent donc rapprochés l'un de l'autre et pour des conditions convenables, ils semblent en coïncidence en α : il en est alors de même des autres points, et l'observateur voit en $\alpha\beta$ les images superposées $ab, a'b'$: il y a fusion des deux sensations en une seule et la notion de relief prend immédiatement naissance.

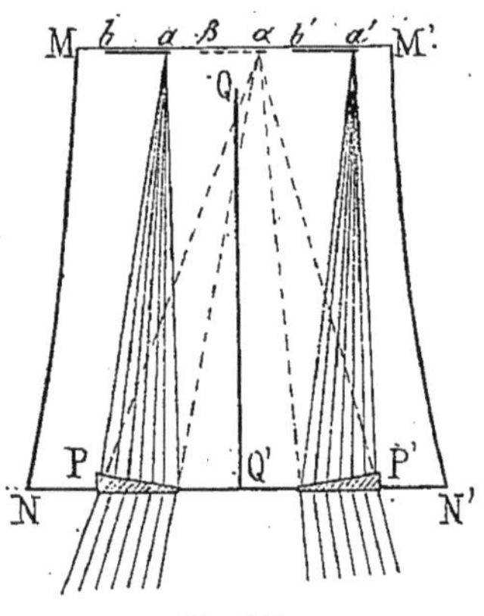

Fig. 285.

Les effets de ce genre sont trop connus pour qu'il soit nécessaire d'insister, ils n'en sont pas moins intéressants, parce qu'ils montrent bien quelle est l'origine physique, quelles sont les conditions de la production de la sensation de relief.

L'appareil que nous venons de décrire permet aisément de faire fusionner deux sensations distinctes; aussi peut-il être employé à l'étude du mélange des couleurs : il suffit d'obtenir en ab et $a'b'$ les deux couleurs composantes pour voir en $\alpha\beta$ la couleur du mélange.

Nous ferons remarquer qu'il s'agit là seulement du mélange des sensations et non du mélange des lumières colorées ou des pigments (525).

CHAPITRE IV

INSTRUMENTS D'OPTIQUE

597. — On désigne sous le nom d'instruments d'optique des appareils composés d'un ensemble de surfaces réfléchissantes et réfringentes qui, par leur combinaison, permettent de voir dans les conditions les plus favorables les objets que l'on veut étudier.

Nous rangerons dans cette catégorie, quoique ne répondant pas absolument à cette définition, les appareils qui servent à l'étude de la réfraction de l'œil : nous rapprocherons d'ailleurs de ceux-ci tous les appareils qui se rapportent à l'examen de l'œil.

Nous nous occuperons d'abord des appareils qui servent à assurer l'éclairement plus ou moins intense des points ou des objets que l'on veut observer; nous signalerons ensuite quelques appareils simples qui permettent de substituer à la vision d'un objet ou d'une image la vision d'une image plus commode à observer; nous aurons seulement quelques mots à dire des appareils qui donnent des images réelles sur un écran; puis viendra l'étude des instruments d'optique proprement dits dont nous définirons alors le but et le rôle; et nous terminerons par l'indication des appareils destinés à l'étude de l'œil à un point de vue quelconque.

598. **Éclairage des cavités.** — Nous serons très bref sur les appareils destinés en général à l'éclairement des objets que l'on veut examiner. Si l'éclairage direct à l'aide des sources lumineuses dont on dispose ne paraît pas assez puissant, on reçoit les faisceaux qui en émanent sur un miroir convergent ou sur une lentille convergente de manière à obtenir des faisceaux émergents convergents, au foyer desquels l'éclairement est très intense. C'est ainsi qu'on emploie dans le microscope un miroir convergent dans le cas où les objets sont examinés par transparence, et une lentille convergente dans les cas où les objets examinés sont opaques.

La question est trop simple pour qu'il soit nécessaire d'insister. Il est utile, au contraire, d'examiner avec quelques détails les conditions d'éclairement d'un objet situé au fond d'une cavité.

Soit ABCD (fig. 286) une cavité à parois opaques dont AB soit l'ouverture, et soit M un point qu'il s'agit de voir sur le fond. Pour que ce point puisse être vu, il faut : 1° qu'il reçoive de la lumière d'une source lumineuse convenablement placée ; 2° que la lumière qu'il diffuse puisse arriver à l'œil de l'observateur.

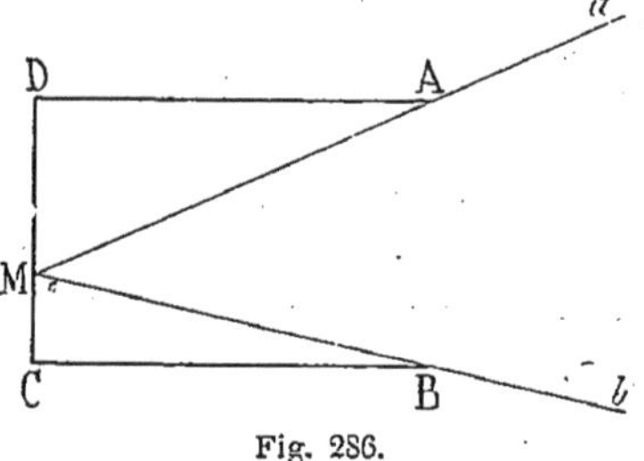

Fig. 286.

Construisons le cône aMb qui aurait son sommet au point considéré M et qui s'appuierait sur les bords de l'ouverture AB. Il est évident :

1° Que pour que le point M soit éclairé, pour qu'il reçoive de la lumière d'une source lumineuse, il faut que cette source soit comprise à l'intérieur du cône aMb, car si elle était en dehors, les rayons émis dans la direction de M seraient arrêtés par les parois opaques ;

2° Que pour que l'observateur puisse voir le point M supposé éclairé, il faut que son œil soit à l'intérieur du même cône aMb.

Ainsi il faut pour satisfaire aux conditions imposées que la source lumineuse et l'œil de l'observateur soient ensemble à l'intérieur du cône ayant pour sommet le point considéré et s'appuyant sur le bord de la cavité.

Si l'entrée de la cavité est grande relativement à la profondeur, le cône sera très ouvert et il sera possible de satisfaire à cette condition ; il n'en sera plus de même si la profondeur devient relativement grande : l'angle du cône diminuera et il deviendra impossible de placer à la fois la source lumineuse et l'œil à l'intérieur du cône sans qu'ils se gênent mutuellement.

599. — Voici comment on pourrait lever la difficulté : plaçons devant l'ouverture AB (fig. 287) de la cavité une lame de glace EF inclinée à 45° et rejetons sur le côté, en L, la source de lumière. Le point lumineux L envoie sur cette lame EF un faisceau qui à la surface se divise en deux, une partie qui passe au delà en $l_1 l_2$ et qui est inutilisée, et une partie qui se réfléchit comme si le faisceau émanait de L′ image de L sur la lame réfléchissante ; c'est cette

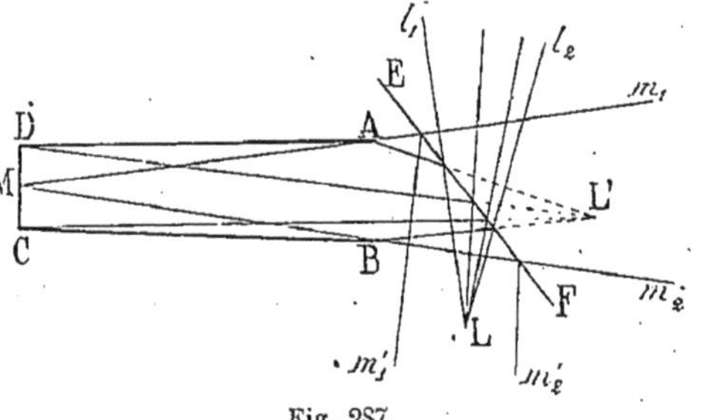

Fig. 287.

partie qui va éclairer le fond CD de la cavité et en particulier le point M.

Le point M envoie un faisceau divergent qui vient rencontrer la lame EF et se divise en deux parties : une partie qui se réfléchit en $m'_1m'_2$ et qui est perdue, et une partie qui passe à travers la lame et arrive en m_1m_2 ; il suffit que l'œil de l'observateur soit à l'intérieur de ce faisceau pour qu'il puisse voir le point M.

Les conditions nécessaires sont donc réalisées, mais il y a de nombreuses pertes de lumière à la réflexion. On peut arriver à un résultat analogue, mais plus satisfaisant au point de vue de l'éclairement en remplaçant la lame de glace par un miroir métallique EF (fig. 288) percé d'une petite ouverture en son centre. Le faisceau qui arrive à l'œil est plus lumineux ; il est plus étroit, mais il importe peu, car les seuls faisceaux utiles sont ceux qui peuvent pénétrer à travers la pupille et ils sont nécessairement de peu d'amplitude.

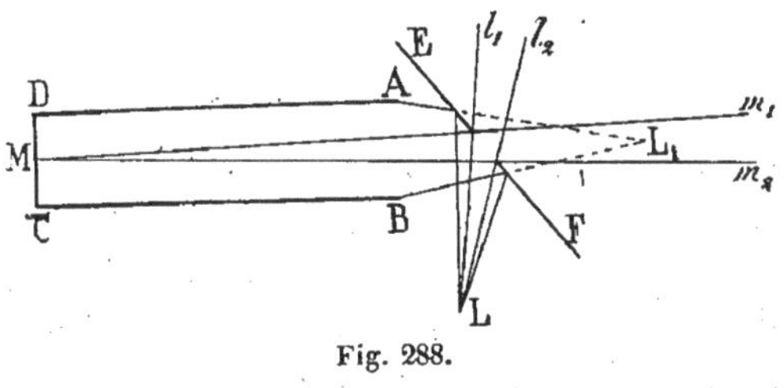

Fig. 288.

Une difficulté d'un autre genre peut se présenter lorsque la cavité a une forme telle qu'on ne puisse voir directement, en ligne droite, les points qui sont situés au fond. Dans ce cas, si la cavité est grande, il suffit de placer au point où la cavité se coude un miroir qui sert tant à envoyer la lumière au fond de la cavité qu'à ramener à l'œil de l'observateur la lumière émanée des parties éclairées. Soit L (fig. 289) le point lumineux, EF un miroir métallique sur lequel se réfléchit le faisceau qui vient éclairer en l_1l_2 le fond CD de la cavité. Un point M de ce fond envoie un faisceau qui après réflexion sort en m_1m_2 et l'ouverture de ce cône peut être assez grande pour que l'œil de l'observateur puisse y trouver place sans être gêné par la source lumineuse.

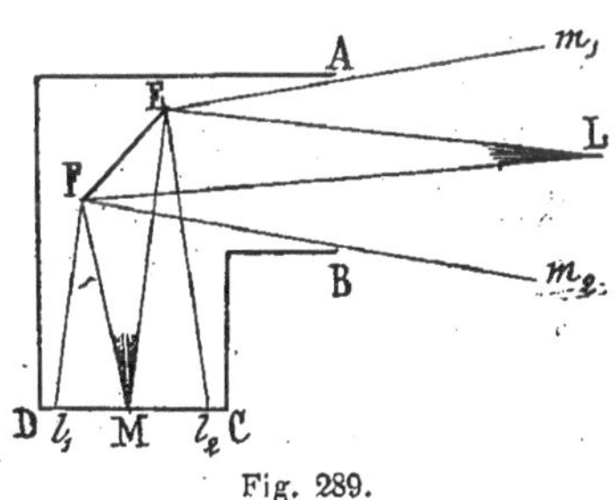

Fig. 289.

600. **Endoscope. Laryngoscope.** — Ces principes ont été appliqués dans un certain nombre d'appareils que nous allons décrire sommairement.

L'*endoscope* a été inventé par le Dr Desormeaux dans le but d'examiner les cavités profondes du corps, notamment l'urèthre et la vessie.

L'endoscope présente à considérer la partie destinée à l'examen des organes et le moyen d'éclairage. La première consiste en un tube métallique portant, à l'extrémité à laquelle on place l'œil, un diaphragme percé d'une petite ouverture et à laquelle on peut adapter des instruments grossissants. L'autre extrémité est une douille effilée sur laquelle on fixe des sondes destinées à être introduites dans les organes à examiner l'urèthre, les fosses nasales, l'utérus, etc. Latéralement et vers le milieu du tube se trouve une ouverture à laquelle est adapté l'appareil d'éclairement; celui-ci consiste en une petite lampe dont la flamme est placée entre un petit miroir concave et une lentille, ayant l'un et l'autre pour effet de produire un faisceau lumineux assez intense qui pénètre par une ouverture latérale dans le tube principal. A cette hauteur, celui-ci présente un miroir métallique incliné à 45° vers l'axe du tube et présentant en son centre une petite ouverture : l'action est donc exactement celle que nous avons décrite ci-dessus (fig. 288).

Dans des appareils du même type mais plus récents, des uréthroscopes notamment, l'éclairement est produit par une petite lampe électrique à incandescence.

Pour examiner la membrane du tympan située au fond du canal auditif on emploie le *speculum auri* constitué par un tube de faible diamètre qu'on introduit dans ce canal. Pour éclairer le fond du tube, on emploie un miroir métallique percé d'une petite ouverture centrale, comme nous l'avons indiqué plus haut. Pour obtenir un plus grand éclairement, M. le Dr Ratel a eu l'ingénieuse idée de choisir pour section du miroir un arc d'ellipse dont la dimension et la position sont telles que la source de lumière est à l'un des foyers et l'extrémité du tube, où se trouve la membrane du tympan, est à l'autre foyer (368).

601. — Enfin le laryngoscope, destiné à observer le larynx soit à l'état physiologique, soit à l'état pathologique, repose sur l'emploi du miroir pour observer le fond des cavités coudées (599). Le mode d'emploi est fort simple : aussi son usage est-il absolument généralisé.

Les rayons émanés d'une lampe B (fig. 290) traversent une lentille convergente C, maintenue à une distance convenable par un support à collier : le faisceau obtenu, qui est parallèle ou à peu près, est dirigé dans la cavité buccale de la personne soumise à l'observation et rencontre à la partie postérieure un petit miroir métallique supporté par un manche que l'observateur tient à la main. En faisant varier l'inclinaison de ce miroir, on peut amener le faisceau réfléchi sur le larynx qui est éclairé; les rayons diffusés par les différents points du larynx rencontrent le miroir et sont réfléchis à peu près horizontalement pour pénétrer dans l'œil de l'observateur qui voit l'image du larynx derrière le miroir et à peu près verticale. Un écran opaque E, fixé sur la lampe, empêche les rayons d'arriver directement à l'observateur qu'ils éblouiraient et rendraient incapable de voir l'image moins éclairée du larynx.

Les miroirs consistent simplement en de petites plaques A carrées, à angles arrondis, en métal poli, soudées par un de leurs angles à une tige métallique avec laquelle elles font un angle de 135° environ.

L'appareil peut être facilement complété de manière à permettre l'examen *autoscopique* du larynx grâce à l'addition d'un miroir D au-dessus de la lentille, ce miroir étant susceptible de s'incliner plus ou moins.

Dans l'examen laryngoscopique, il faut avoir soin de chauffer légère-

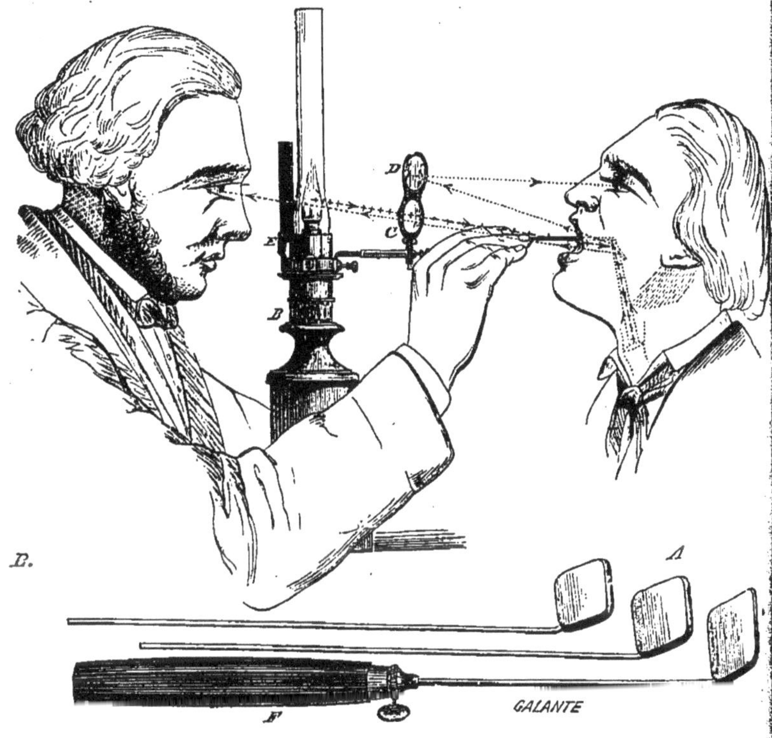

Fig. 290.

ment le miroir avant de l'introduire dans la bouche afin d'éviter le dépôt de rosée produite par l'air expiré.

Le laryngoscope a été employé d'abord par le chanteur Garcia. Czermak qui, ultérieurement, l'a inventé à nouveau, en a généralisé l'emploi.

Nous retrouverons dans l'étude de l'ophtalmoscope des conditions d'éclairement analogues à celles que nous avons indiquées précédemment.

602. **Chambre claire.** — Parmi les instruments qui servent à substituer la vision d'une image à celle de l'objet, moins commode pour une cause quelconque, il faut placer en premier lieu les miroirs plans; le miroir du laryngoscope, en même temps qu'il produit l'éclairement du larynx, est ainsi utilisé puisqu'il permet de voir l'image de cet organe qui n'est pas directement visible.

C'est de la même façon que les dentistes emploient des miroirs également métalliques pour voir les parties des dents qui sont directement invisibles ou qui ne seraient visibles que dans des conditions incommodes.

Ces applications et quelques autres qu'on pourrait citer sont trop simples pour qu'il soit nécessaire de s'y arrêter longuement.

Les miroirs plans donnent des images virtuelles que l'on ne peut utiliser pour obtenir une reproduction dessinée de l'objet; car, pour atteindre à ce résultat, il faudrait pouvoir voir une feuille de papier et un crayon ou un pinceau qu'on placerait à l'endroit où on voit l'image; or on ne peut rien voir en ce point, à cause de l'opacité du miroir.

Mais on peut arriver à ce résultat en obtenant l'image par la réflexion sur une lame transparente, sur une lame de verre où mieux de verre platiné.

Soit AB (fig. 291) un objet dont on veut reproduire l'image, et soit MM' une lame de verre inclinée à 45 devant l'objet.

Un observateur dont l'œil serait placé en O verrait en A'B' l'image de AB par les faisceaux émanés des différents points de cet objet et dont une partie est réfléchie par MM', l'autre partie traversant cette lame et étant inutilisée. Mais si en A'B' se trouve une feuille de papier, et la pointe d'un crayon, ils pourront être vus en O, car la lumière qui en émane traverse en partie la lame MM' et arrive à l'œil de l'observateur qui, au même endroit, voit le papier et le crayon, et l'image de AB, image dont il peut alors suivre les contours.

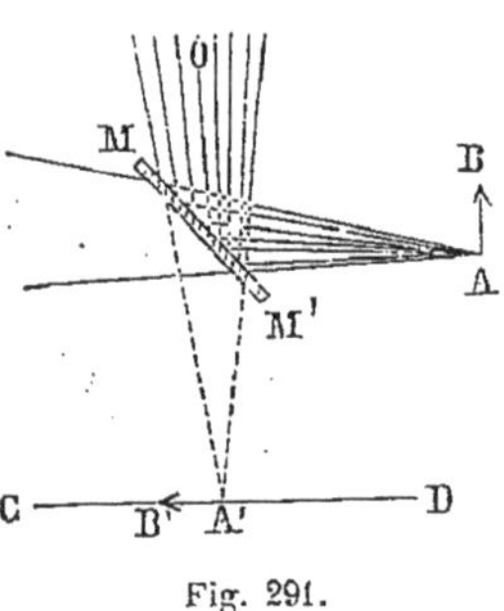

Fig. 291.

C'est sur ce principe et sur des dispositions plus ou moins analogues que sont basés les diverses appareils connus sous le nom de *camera lucida* ou *chambre claire* [1].

603. — La chambre claire de Wollaston est constituée pour un prisme quadrangulaire ABCD (fig. 292) dont les angles ont été choisis de telle façon qu'un faisceau émané du point E d'un objet FG et qui pénètre à peu près horizontalement par la face BD subit deux réflexions totales dans le

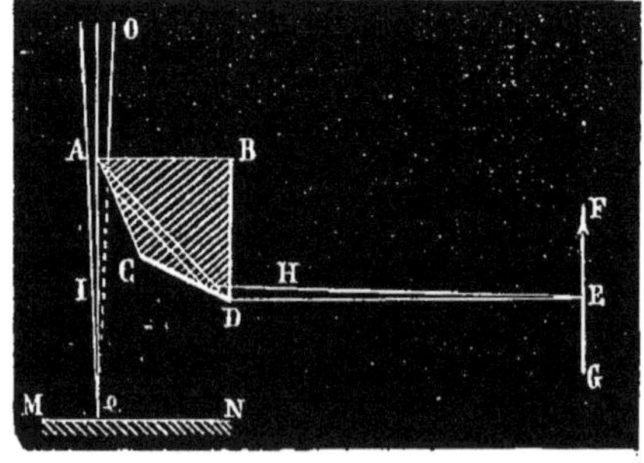

Fig. 292.

1. Par opposition à la *camera oscura* ou *chambre noire* (607) qui, par un procédé complètement différent, permet également d'obtenir le dessin des objets.

prisme, sur DC et CA, et sort à peu près verticalement de telle sorte qu'un observateur dont l'œil serait en O et recevrait ce faisceau verrait en *e* l'image de E. Mais si en ce point *e* se trouvent une feuille de papier et la pointe d'un crayon, les rayons qui en émanent formeront un faisceau dont une partie rasera l'arête du prisme et pourra arriver à l'œil O de l'observateur. Celui-ci verra alors le papier et le crayon où ils sont et il verra au même endroit le point *e* image de E; comme il en sera de même pour d'autres points, il pourra suivre les contours de l'image avec le crayon.

Il importe seulement de remarquer que chaque point dans ce cas ne sera vu que pour une position déterminée de l'œil qui, ainsi, ne pourra observer l'image dans son ensemble, ce qui est un inconvénient.

604. — Nous n'insistons pas sur les détails relatifs à cette forme d'appareils, préférant nous arrêter sur une disposition qui est plus fréquemment employée et qui sert pour la reproduction des images des objets vus au microscope (fig. 293).

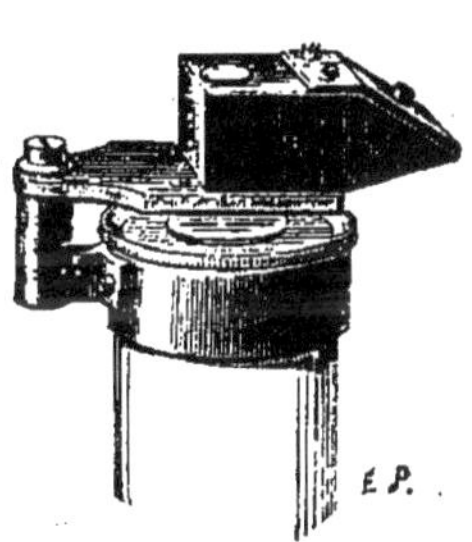

Fig. 293.

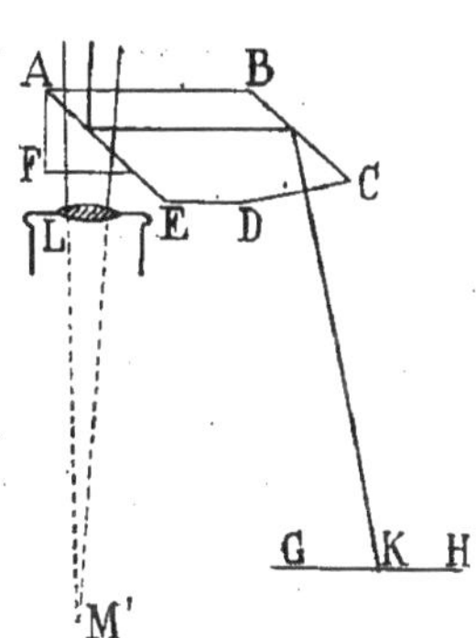

Fig. 294.

Soit L (fig. 294) l'oculaire d'un microscope duquel sort un faisceau divergent dont M′ est le sommet; pour un observateur qui reçoit le faisceau émergent, le point M′ est l'image virtuelle d'un point M de l'objet d'où émane le faisceau incident qui a pénétré dans l'appareil. C'est ce point M′, qui fait partie d'une image de l'objet examiné, dont il faut fixer la position sur une feuille de papier. A cet effet, on place au-dessus de l'instrument un prisme de section ABCDE sur la face AE duquel est fixé un petit prisme additionnel F dont la base, parallèle à AB, est placé au-dessus de l'oculaire, de telle sorte que le faisceau considéré traverse l'ensemble des deux prismes sans changement appréciable.

D'autre part, si on considère un point K d'une feuille de papier GH placée à côté de l'appareil, on voit qu'un faisceau pénétrant par la face CD subit deux réflexions totales, sur BC et sur AE, et sort dans la direction du faisceau dont le sommet est en M′ : l'observateur qui recevra ce faiceau verra donc le point K se confondre avec M′, c'est-à-dire qu'il verra au même endroit la feuille de papier, le crayon qu'on y appuie et l'image de l'objet, image qu'il pourra reproduire en en suivant les contours.

Il importe de remarquer que pour pouvoir suivre avec exactitude les contours de l'image, il faut voir avec une égale netteté l'image virtuelle et la pointe du crayon, il faut donc qu'elles soient à la même distance de l'œil. Généralement le papier est placé sur la table sur laquelle est posé l'appareil, c'est-à-dire à une distance invariable de l'œil, il faut donc que l'image puisse se faire à la même distance. Comme nous le dirons en parlant du microscope, on peut faire varier à volonté la position de cette image ; il faudra déplacer le microscope par rapport à l'objet jusqu'à ce que la coïncidence soit obtenue. Il est d'ailleurs facile de s'assurer si ce résultat est atteint ; si, en effet, il y a coïncidence effective, elle subsistera même si on déplace l'œil latéralement par rapport à l'oculaire ; si, au contraire, il n'y a pas coïncidence effective entre deux points M′ et K′ qui se projettent seulement l'un sur l'autre, le déplacement de l'œil aura pour effet de séparer ces deux points, car pour que deux points se projettent l'un sur l'autre, il faut que le centre optique de l'œil se trouve sur la droite qui les joint.

Nous dirons, en parlant du microscope, que la chambre claire permet de mesurer le grandissement que donne cet appareil.

605. **Appareils à projection. Chambre noire.** — Occupons-nous maintenant des appareils qui donnent des images réelles ; dans les applications, ces images sont recueillies sur un écran, soit pour être montrées à un auditoire, soit pour obtenir une épreuve photographique. Dans le premier cas, il suffit que l'écran soit diffusif (356) ; dans le second, il faut qu'il soit sensible (547).

Lorsqu'un instrument quelconque LL′ (fig. 127, III) donne d'un point A une image réelle A′, cette image est vue directement par un œil situé dans le faisceau divergent qui est le prolongement du faisceau convergent dont le sommet est en A′ ; en général, ce faisceau a une faible amplitude, de telle sorte que très peu de personnes peuvent voir à la fois l'image réelle A′. Si au point A′ nous plaçons un écran diffusif, ce point A′ enverra de la lumière dans toutes les directions (356) et sera vu dès lors de tous les points.

Cette disposition, sous des noms différents, est très employée maintenant pour montrer à un auditoire des dessins, des objets, des photographies. On comprend qu'il puisse servir à reproduire l'image obtenue ; celle-ci se voit sur l'écran comme un dessin dont tous les points enverraient de la même façon de la lumière dans toutes les directions ; on pourra donc en suivre les contours avec un crayon ou un pinceau. Ce procédé est à peu près abandonné maintenant ; on lui a substitué, d'une manière générale, l'obtention des images photographiques.

Nous avons assez insisté sur les effets produits sur les papiers sensibles par la production des images réelles (547) pour qu'il soit inutile de revenir maintenant sur le procédé d'utilisation de ces images.

606. — Si les résultats et les applications sont différents suivant le but à atteindre, le côté optique de la question est le même dans les divers cas : examinons-en les points les plus importants.

Soit MM'NN' (fig. 295) une enceinte à parois opaques; supposons que dans la paroi antérieure soit percée une ouverture CD et soit A un point lumineux placé au-devant. Les rayons lumineux qu'enverra ce point seront arrêtés par la paroi opaque, à l'exception de ceux qui passent à travers l'ouverture CD pour constituer au delà un faisceau divergent; ce faisceau coupera la paroi postérieure NN' sur laquelle il produira une tache lumineuse, un cercle de diffusion aa'.

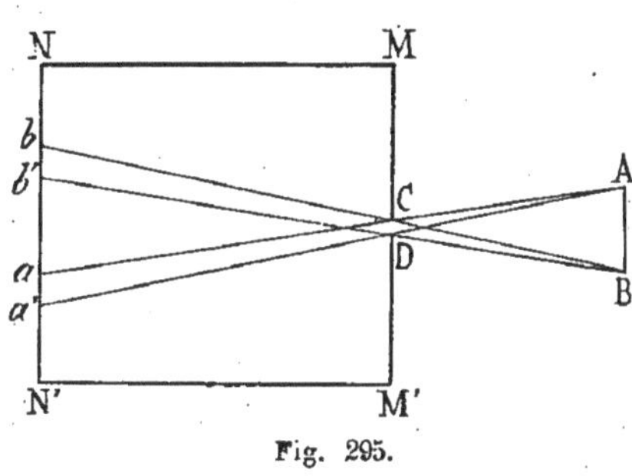

Fig. 295.

Les dimensions de cette tache dépendent des distances de la paroi MM' au point lumineux A et à la paroi postérieure NN', et du diamètre de l'ouverture CD que nous supposons circulaire. Si les dimensions de la tache aa' sont petites, on pourra l'assimiler à un point, et elle produira le même effet que ferait une image réelle de A.

Dans ce cas, si l'on prend un objet AB, on aura de même pour chacun de ses points une petite tache lumineuse assimilable à un point, et l'ensemble de ces petits cercles de diffusion donnera une image de AB, image analogue à une image réelle recueillie sur un écran, image renversée.

Cette disposition, excessivement simple, a pu être employée pour obtenir des images photographiques et M. Colson, qui a étudié les meilleures conditions de réalisation de la *photographie sans objectif*, la préconise dans certains cas.

607. — Ce procédé présente un inconvénient; il n'entre que peu de lumière à travers l'ouverture CD et, par suite, l'action photographique ne peut être rapide. On augmente la quantité de lumière et la rapidité de l'action en employant une plus grande ouverture, mais alors les cercles de diffusion croissent et les images obtenues ne sont plus nettes. Cette disposition ne peut donc avoir que des applications très limitées.

On reconnaît aisément que l'addition d'une lentille convergente dans l'ouverture CD obvie aux inconvénients que nous venons de signaler. En effet, quelque grandes que soient l'ouverture et la lentille qui y est enchâssée, on peut toujours amener les sommets des faisceaux réfractés sur la surface N N', c'est-à-dire avoir une image réelle nette, en même temps qu'une grande quantité de lumière. Cette lentille qui sert à produire une image réelle d'un objet est appelée *objectif*.

Nous avons dit qu'une semblable lentille peut amener sur l'écran les sommets des faisceaux qui en émergent; en réalité cette condition ne serait remplie exactement que si les lentilles étaient aplanétiques et achromatiques.

Aussi pour satisfaire autant que possible à ces conditions sans diminuer l'ouverture de la lentille, ce qui diminuerait en même temps l'éclairement, on emploie non des lentilles simples, mais des systèmes composés, qui ont pour but de diminuer l'aberration de sphéricité et de produire l'achromatisme. Dans le cas de la photographie, on a besoin d'avoir une image visible nette pour *mettre au point*, c'est-à-dire que les sommets des faisceaux *lumineux* doivent être sur la lame de verre dépoli; mais pour produire l'action chimique et donner une épreuve nette, il faudrait que ce fussent les sommets des faisceaux *chimiques* qui se trouvassent sur la plaque sensible. La distance qui sépare les sommets des deux espèces est faible et peut être négligée en général; il convient cependant d'en tenir compte lorsqu'on veut avoir des épreuves très nettes, comme on le recherche dans les photographies de la carte du ciel, par exemple.

608. — D'après ce que nous avons dit dans la discussion des lentilles convergentes (420), nous savons qu'un objet donne toujours une image réelle pourvu que sa distance à la lentille soit plus grande que la distance focale; la distance de l'image à la lentille variant en sens inverse de la distance de l'objet, il faut donc que l'écran sur lequel se fait l'image puisse se déplacer; on arrive facilement à ce résultat à l'aide de dispositions variées, trop simples pour qu'il soit nécessaire de les décrire.

On sait d'autre part que, en faisant varier la distance de l'objet et par suite celle de l'écran, l'image peut avoir toutes les grandeurs possibles : elle est égale à l'objet si celui-ci est dans le plan antiprincipal, elle est agrandie si l'objet est compris entre ce plan et le plan focal, elle est diminuée si l'objet est plus loin que le plan antiprincipal.

609. — Les appareils à projection qui sont si fréquemment usités maintenant et auxquels il faut rattacher la lanterne magique, le mégascope, etc., ont pour but de donner sur un écran une image réelle agrandie de dessins ou de photographies, généralement fixés sur des plaques de verre.

Au point de vue de l'optique géométrique, nous n'avons rien à ajouter à ce que nous avons dit précédemment : mais il faut remarquer que l'image étant notablement plus grande que le dessin projeté, la quantité de lumière qui produirait pour celui-ci un éclairement satisfaisant ne donne qu'une image peu éclairée, d'autant qu'il y a des pertes de lumière dans les lentilles qui servent à produire l'image réelle. Pour que l'image soit suffisamment éclairée, il faut donc envoyer sur le dessin un excès de lumière : aussi tout appareil de projection quel qu'il soit comprend-il une source lumineuse puissante. Celle-ci, enfermée dans une lanterne à parois opaques, est placée entre un miroir concave et une lentille (ou un système de lentilles) enchâssée dans une des parois de la lanterne : l'ensemble de ces deux pièces fournit un faisceau intense que l'on dirige sur la plaque de verre portant le dessin à projeter.

Suivant les conditions de l'expérience, l'obscurité plus ou moins complète qui peut régner dans la salle, la grandeur de l'image obtenue, la distance à laquelle on peut s'en approcher, l'éclairement doit varier. Aussi, suivant les circonstances, emploie-t-on une lampe à huile ou à pétrole, un bec de gaz, un bec oxhydrique ou même un arc électrique.

610. — Lorsqu'il s'agit de projeter des objets de très petites dimensions, des objets microscopiques et d'en obtenir de grandes images, la méthode générale est la même : l'objet doit seulement être très près du foyer et le système convergent doit être construit avec soin, pour éviter les aberrations dont les effets seraient très appréciables. Il faut de plus que l'éclairement soit très considérable : aussi employait-on autrefois la lumière solaire et l'appareil était, pour cette raison, connu sous le nom de *microscope solaire*; cette disposition est généralement abandonnée maintenant, et comme l'ont proposé Foucault et Donné (1846) on fait usage de la lumière fournie par un arc électrique; c'est ce qui constitue le *microscope photoélectrique*.

Dans l'un et l'autre appareils, la lentille qui concentre les faisceaux lumineux sur l'objet y concentre aussi les faisceaux calorifiques : l'objet se trouverait donc soumis à une forte élévation de température qui le détériorerait, en général. Pour éviter cet inconvénient, il convient de placer entre l'objet et la source de lumière une cuve à faces parallèles contenant de l'eau ou mieux une dissolution d'alun : ces liquides laissent passer les radiations moyennes et par suite ne diminuent pas l'éclairement; mais elles arrêtent les radiations infrà-rouges, inutiles pour l'éclairement, et qui, par leur grande intensité, contribuent pour la plus forte part à l'échauffement observé.

Ces appareils sont moins employés maintenant qu'ils ne l'étaient autrefois : on préfère faire des images photographiques très agrandies des objets microscopiques, et projeter ces photographies avec les appareils ordinaires.

611. — Au point de vue général, nous n'avons rien à ajouter à ce que nous avons dit, pour la chambre noire des photographes; quelques remarques particulières méritent seulement d'être signalées.

D'après ce que nous avons indiqué, à chaque distance de l'objet correspond une distance à laquelle doit se placer l'écran pour qu'il s'y fasse une image nette. De là résulte qu'on ne peut pas obtenir à la fois les images nettes de deux ou plusieurs objets placés à des distances différentes. Deux inconvénients se manifestent dans le cas où deux objets sont à des distances différentes : d'une part, si l'image de l'un est nette, l'autre est formée par des cercles de diffusion et ne peut être nette; d'autre part, lors même que le manque de netteté absolue pourrait être admis, le grandissement, qui dépend de la distance, ne serait pas le même et il en résulterait une disproportion fâcheuse dans la représentation de ces objets.

Ajoutons toutefois que, ainsi que le démontrent aisément les formules classiques, la variation de distance de l'image ne dépend pas de la valeur absolue de la variation de distance de l'objet, mais seulement du rapport de cette variation à la distance même. Il en résulte que lorsqu'il s'agit de photographier des objets à grande distance, comme il arrive pour les paysages, la distance qui sépare les images de deux objets éloignés est assez faible pour que leurs images paraissent également nettes, tandis que dans le cas d'un portrait pour lequel la distance est petite, il suffit que la main, que le pied avancent de quelques décimètres pour que leurs images viennent flou et ne soient pas en rapport de grandeur avec la figure et le reste du corps.

612. **Lunettes et microscopes. Grossissement.** — Les instruments d'optique les plus intéressants en général sont ceux qui ont pour but de nous permettre de voir dans un objet un plus grand nombre de détails que nous n'en voyons ordinairement, qui nous permettent de mieux connaître cet objet. Comme nous avons dit que le nombre de détails que nous pouvons voir dans un objet dépend (557) de la grandeur de l'image rétinienne qu'il forme, nous pouvons donc dire :

Un instrument d'optique proprement dit a pour but de donner d'un objet une image rétinienne plus grande que celle que peut former cet objet vu sans l'intervention de l'instrument.

Tel est en réalité le véritable but des instruments d'optique dont le rôle ne saurait être séparé de l'intervention de l'œil de l'observateur. Mais, pour simplifier l'étude, il peut être commode de ne pas faire toujours intervenir l'œil; on peut donner alors une autre définition qui s'appuie sur la remarque que nous avons signalée (573) que les images rétiniennes sont proportionnelles aux diamètres apparents :

Un instrument d'optique proprement dit a pour but de donner d'un objet une image qu'un observateur voit sous un diamètre apparent plus grand que celui sous lequel il voit directement l'objet même.

La valeur absolue d'un instrument d'optique serait connue si on pouvait déterminer la grandeur de l'image rétinienne qu'il fournit d'un objet de grandeur déterminée, égale à l'unité par exemple, dans les conditions où cette image rétinienne est la plus grande possible.

On peut remplacer cette quantité par une autre qui lui est proportionnelle, le diamètre apparent correspondant, l'angle sous lequel on voit l'image d'un objet de grandeur égale à l'unité.

Cette donnée, qui nous paraîtrait pouvoir être désignée avantageusement sous le nom de *pouvoir séparateur* d'un instrument, n'a guère été étudiée jusqu'à ce jour. On s'est plutôt occupé de l'avantage relatif qu'il y a à se servir de l'instrument; d'après ce que nous avons dit, cet avantage est donné par la comparaison de l'image rétinienne fournie par l'instrument à l'image rétinienne produite directement; cette comparaison est déterminée par le rapport de ces deux quantités, rapport auquel on a donné le nom de *grossissement*.

Nous dirons donc :

Le grossissement d'un instrument d'optique est le rapport de l'image rétinienne d'un objet vu à l'aide de l'instrument à l'image rétinienne de l'objet vu directement.

Conformément à ce que nous avons dit, il est évident qu'on peut remplacer le rapport des images rétiniennes par le rapport des diamètres apparents correspondants. On comprend aisément que le grossissement fera connaître le mieux possible l'avantage qu'on peut retirer de l'emploi d'un instrument si les grandeurs des images rétiniennes ou des diamètres apparents sont évaluées, pour chaque cas, dans les meilleures conditions.

Le pouvoir séparateur étant le diamètre apparent d'un objet déterminé, l'unité de longueur, on peut encore donner la définition suivante de grossissement :

Le grossissement d'un instrument est le rapport du pouvoir séparateur de cet instrument au pouvoir séparateur de l'œil sans instrument, ces pouvoirs séparateurs étant évalués l'un et l'autre dans les meilleures conditions possibles.

Pour un œil donné, dans des conditions déterminées, le pouvoir séparateur est constant : le grossissement d'un instrument est donc proportionnel à son pouvoir séparateur.

613. — Qu'il s'agisse de regarder un objet directement ou à l'aide d'un instrument, deux conditions très différentes peuvent se présenter : 1° l'objet est à une distance invariable de l'observateur; 2° l'observateur peut faire varier à volonté la position de l'objet.

Considérons d'abord la vision de l'objet sans instrument. Soit D, dans le premier cas, la distance invariable à laquelle se trouve l'objet; le pouvoir séparateur de l'œil α_0 dans ce cas sera $\frac{1}{D}$ (si l'on appelle λ la distance du centre optique de l'œil à la rétine, la grandeur de l'image rétinienne serait $\lambda . \frac{1}{D}$); il est invariable puisque nous supposons que D ne peut changer. Il faut ajouter que cette donnée n'a d'intérêt que si l'observateur peut voir nettement l'objet, si D est compris dans les limites de la vision distincte.

Considérons le cas où l'objet peut être déplacé; nous savons (573) que pour le voir le mieux possible, il faut placer cet objet au p. proximum ; si donc nous appelons π la distance de ce point à l'œil, le pouvoir séparateur dans ce cas sera $\frac{1}{\pi}$.

Examinons maintenant l'effet de l'instrument : comme nous l'avons dit (352), cet effet consistera à faire arriver à l'œil des faisceaux qui nous feront *voir* l'image de l'objet produite par l'instrument.

Il faut évidemment que cette image que nous voyons (c'est le plus souvent une image virtuelle) soit à une distance comprise entre les limites de la vision distincte, c'est-à-dire qu'il faut que les faisceaux émergeant de l'instrument aient une forme telle que l'accommodation puisse les transformer en faisceaux convergents ayant leurs sommets sur la rétine. Il est nécessaire que les faisceaux émergents puissent changer de forme avec la nature de l'œil qui regarde à travers l'instrument, il faut, autrement dit, que l'image que nous voyons puisse se déplacer. Si la distance de l'œil à l'objet ne peut varier, ce changement ne peut se produire que par une variation de puissance de l'instrument ; si cette distance peut changer, il n'est pas nécessaire que la puissance varie, et le changement de forme des faisceaux émergents, le déplacement de l'image, peuvent résulter d'un déplacement de l'objet par rapport à l'instrument.

Ces considérations conduisent à diviser les instruments d'optique en deux groupes :

1° *Lunettes*, appareils destinés à regarder des objets situés à une distance invariable ; leur puissance dioptrique doit pouvoir être modifiée : les lunettes doivent donc être constituées par deux lentilles au moins.

2° *Microscopes*, appareils destinés à regarder des objets pouvant se déplacer à volonté ; leur puissance dioptrique peut être invariable : les microscopes peuvent être constitués par une seule lentille ou par plusieurs lentilles dont les distances respectives ne changent point.

Ajoutons que, dans chacun de ces groupes, on peut établir une subdivision suivant que l'instrument produit la vision droite ou la vision renversée, c'est-à-dire suivant que, par leur emploi, nous voyons les objets dans le sens où nous les voyons directement, ou que nous les voyons dans le sens contraire.

614. — Dans la très grande majorité des cas, les instruments fournissent des images virtuelles (352) ; tout se passe au point de vue géométrique comme si nous regardions des objets situés à la position occupée par ces images ; nous raisonnerons toujours sur ce cas, quoique quelquefois les conditions sont différentes puisque les hypermétropes peuvent avoir la vision nette quand ils reçoivent des faisceaux convergents, correspondant à la production d'images réelles ; mais outre que ces cas sont rares, la plupart des résultats que nous trouverons leur sont applicables.

Nous nous occuperons plus spécialement des microscopes, les lunettes n'ayant pas d'applications particulières qui méritent de nous arrêter.

Considérons un microscope quelconque (il est représenté sur la figure par une seule lentille, mais comme on le verra nous n'avons à considérer que le premier foyer principal F′ et le plan principal correspondant N′ qui existent dans un système centré quelconque, aussi les raisonnements seront-ils généraux et les résultats seront applicables à tous les cas) et soit AB (fig. 296) un objet; nous pouvons d'après la règle générale

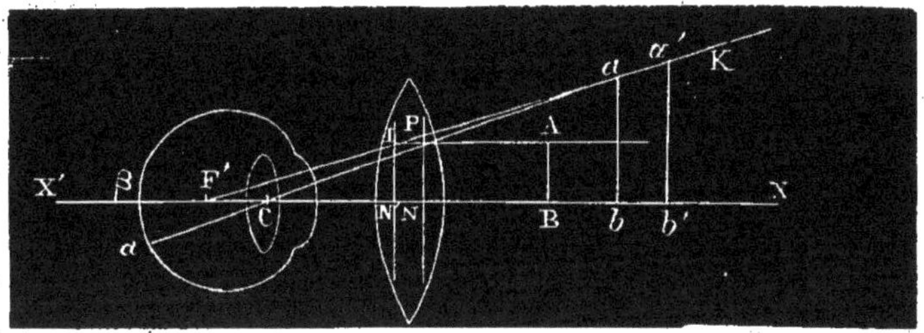

Fig. 296.

(416) tracer la caractéristique FK de cet objet et nous savons que l'image doit toujours être comprise entre cette caractéristique et l'axe, pouvant se former à toutes les distances, mais dans des conditions telles que l'image *ab* est d'autant plus grande qu'elle se fait à une distance plus considérable.

Si l'observateur ne pouvait voir qu'à une distance, il faudrait nécessairement que l'image *ab* se fît à cette distance même. Mais l'observateur peut voir nettement pour toute distance comprise entre son p. remotum et son p. proximum; il suffit donc que l'image se fasse entre ces limites, ce qui pourra toujours arriver en donnant à l'objet une position convenable.

Dans ces conditions, il est naturel de se demander où il faut que cette image se fasse pour que l'instrument soit le plus utile, pour que l'image rétinienne soit la plus grande possible.

On pourrait penser que, comme pour la vision directe, la condition la plus avantageuse est celle pour laquelle l'image vue *ab* serait au p. proximum. Mais on ne saurait étendre ce résultat au cas actuel; il diffère en effet du cas de la vision directe en ce que dans celui-ci l'objet change de distance, mais conserve la même grandeur, tandis que dans la vision à l'aide de l'instrument l'image change à la fois de grandeur et de position. Il faut donc étudier la question directement.

615. — Trois cas différents sont à distinguer suivant la position du centre optique C de l'œil par rapport au premier foyer F′ de l'appareil.

1° Supposons d'abord que, dans le sens où vient la lumière, le centre C (fig. 296) se trouve avant le foyer F′ : soit *ab* l'image virtuelle, qui est entre les limites de la vision distincte, de telle sorte que l'image se fait sur la rétine. L'image de *b* est sur l'axe en β, l'image de *a* se fera en α sur l'axe secondaire obtenu en joignant le point a au centre C : le diamètre apparent (ou le pouvoir séparateur angulaire si AB a été pris égal à l'unité) est l'angle aCb, plus grand que l'angle KF'X que fait la caractéristique avec l'axe.

Si l'image s'éloigne en $a'b'$, le diamètre apparent $a'Cb'$ se rapproche de l'angle KF'X, il est donc moindre que aCb. Si $a'b'$ est entre les limites de la vision distincte, l'image est encore sur la rétine, mais l'image α de a s'est rapprochée de β, elle a diminué. Il n'y a donc pas intérêt à éloigner l'image : le diamètre apparent et par conséquent l'image rétinienne diminuent.

Par contre, on reconnaîtrait naturellement qu'il y a avantage à rapprocher l'image le plus possible. Comme, d'autre part, il faut que la vision reste nette, la meilleure condition correspond donc au cas où l'image ab est au p. proximum. Dans ce cas l'accommodation doit donc avoir sa plus grande valeur.

2° Considérons maintenant le cas inverse, celui où le centre optique de l'œil C (fig. 297) est après le foyer F'. Soit ab l'image virtuelle vue,

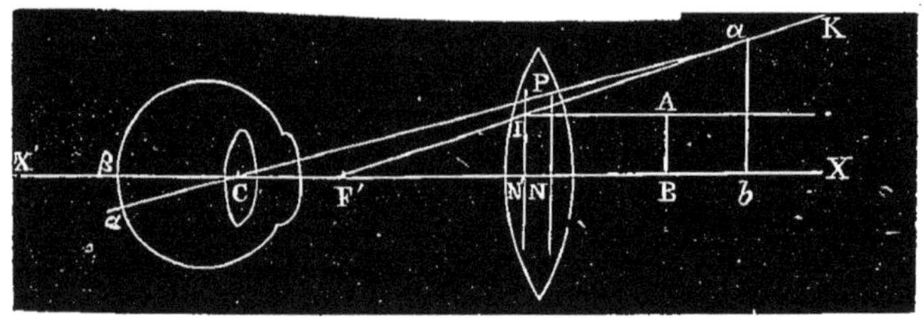

Fig. 297.

toujours limitée entre l'axe et la caractéristique F'K. Comme précédemment, si ab est entre les limites de la vision distincte, l'image rétinienne de ab sera $\alpha\beta$: le diamètre apparent aCb est plus petit que l'angle KF'X de la caractéristique avec l'axe. Il est facile de voir que si ab s'éloigne, le diamètre apparent aCb se rapproche de KF'X, il croît donc, et il en est de même de l'image rétinienne. Il y a donc intérêt à produire l'image ab le plus loin possible, au p. remotum. On reconnaît sans difficulté que le résultat est vrai encore dans le cas de l'œil hypermétrope, quand le p. remotum est virtuel.

Aussi, dans ce cas, la meilleure condition correspond au cas où l'œil regarde sans accommodation.

3° On voit immédiatement que si l'œil est placé de telle façon que son centre optique C soit en coïncidence avec le foyer F', la caractéristique F'K passant par le centre optique de l'œil, l'image de a sur la rétine se fera toujours au même point et que, par conséquent, l'image rétinienne aura toujours la même grandeur. L'effet produit sera donc toujours le même, quelle que soit la distance de l'image ab', pourvu que cette image reste entre les limites de la vision distincte, afin qu'elle se fasse nettement sur la rétine.

616. — Diverses conséquences importantes se déduisent de ces remarques. La valeur du diamètre apparent dans le cas où le centre optique de l'œil C est avant le foyer étant supérieure à l'angle KF'X de la caractéristique avec l'axe est, à plus forte raison, supérieure au diamètre apparent correspondant au cas où le centre optique de l'œil est en arrière du foyer F'. Au point de vue de la grandeur de l'image rétinienne, il y a donc intérêt à placer l'œil dans la première position lorsque cela est possible et par conséquent à faire l'observation au p. proximum, c'est-à-dire au maximum d'accommodation. On reconnaît aisément aussi que pour un même appareil et une même distance du p. proximum, le diamètre apparent est d'autant plus grand que le centre optique C est plus éloigné du foyer F', qu'il est plus près par conséquent de l'instrument.

C'est donc dans cette position qu'il faut se placer lorsque cela est possible : mais on ne peut se rapprocher indéfiniment de l'instrument. La distance du centre optique à la cornée est d'environ 7 millimètres, mais il faut tenir compte en outre de l'épaisseur de la paupière et de la présence des cils; aussi doit-on estimer à 15 millimètres environ la distance minima qui peut exister entre le centre optique de l'œil et la surface d'émergence. Si donc le foyer F' de l'instrument est à une distance de cette face moindre que 15 millimètres, on se trouvera nécessairement dans les conditions du second cas; si la distance dépasse 15 millimètres on pourra se placer à volonté dans l'un des trois cas et, comme nous l'avons dit, pour avoir la plus grande image rétinienne possible, pour voir le plus de détails de l'objet, il faudra se placer dans le premier cas.

617. — On peut étudier la question à un autre point de vue, à celui de la fatigue qui résulte de l'accommodation : à ce point de vue, il y a intérêt à se placer dans le deuxième cas, puisque les meilleures conditions correspondent à la vision sans accommodation.

Lorsque, par la position du foyer, assez éloigné de la face d'émergence, on peut placer le centre optique de l'œil à l'une quelconque des trois positions, il y a donc opposition entre les deux conditions auxquelles il serait intéressant de satisfaire : la condition qui donne la plus grande image rétinienne est celle qui correspond à la nécessité de l'accommodation pour produire le meilleur effet, à celle qui amène la plus grande fatigue pour l'œil. Il est vrai que l'influence de la variation de distance du centre optique au foyer, dans les limites où elles se présentent dans la pratique, est assez faible. Aussi serait-il préférable de choisir des conditions qui placent l'œil derrière le foyer pour éviter la fatigue de l'accommodation, fatigue qui peut devenir réelle lorsqu'il s'agit d'un emploi prolongé de l'instrument. Mais, jusqu'à présent, cette condition n'a pas appelé l'attention des constructeurs.

Dans le cas particulier où le centre optique de l'œil C est en coïncidence avec le foyer F', il n'y a pas de difficulté ; l'image rétinienne ayant toujours la même grandeur quelle que soit la position de l'image regardée, il est évident qu'il y a intérêt, pour éviter toute fatigue, à regarder sans accommodation, au p. remotum par conséquent.

618. — Considérons le cas qui, jusqu'à présent, paraît être le plus fréquent pour les microscopes en général (loupes et microscopes), celui où le centre optique de l'œil est avant le foyer où, par suite, la meilleure condition d'observation est celle où l'image est au p. proximum.

Soient O la grandeur d'un objet, I la grandeur de l'image que fournit l'instrument considéré, et π la distance du p. proximum.

Si α_0 et α_i sont les diamètres apparents de l'objet vu directement et de l'image fournie par l'instrument, on a par définition (573) :

$$\alpha_0 = \frac{O}{\pi} \qquad \text{et} \qquad \alpha_i = \frac{I}{\pi}.$$

Le grossissement g est égal à $\frac{\alpha_i}{\alpha_0}$ comme nous l'avons dit (612) d'une manière générale. On a donc, dans ce cas :

$$g = \frac{I}{O}.$$

C'est-à-dire que le *grossissement* est égal au rapport de l'image fournie par l'instrument à l'objet ; ce rapport est le *grandissement* fourni par l'instrument pour la distance du p. proximum : ces deux données ont donc la même valeur dans ce cas. Mais c'est là une condition particulière qui ne se présente pas pour d'autres circonstances ou pour d'autres instruments.

619. — Nous avons maintenant les données générales nécessaires pour l'étude des microscopes.

Comme nous l'avons dit, les microscopes sont des appareils destinés à donner d'un objet que l'on peut déplacer à volonté une image rétinienne nette plus grande que celle que donnerait l'objet vu directement.

Les microscopes se divisent en deux genres :

Les *loupes* qui donnent la vision droite et les *microscopes proprement dits* qui donnent la vision renversée.

Nous avons déjà indiqué que, dans presque tous les cas, on a à regarder des images virtuelles fournies par l'instrument (cette condition est absolument générale si la vision doit avoir lieu au p. proximum) ; le premier cas correspond donc à un système dont les images virtuelles situées assez loin du côté d'où vient la lumière sont de même sens que les objets ; par suite (431) il faut que le foyer F' soit situé après le plan principal correspondant, dans le sens de la propagation de la lumière : cette condition peut se trouver réalisée par un système de lentilles convenablement choisies, mais elle existe naturellement pour une lentille convergente. On peut donc avoir une loupe constituée par une lentille de cette espèce, c'est la *loupe simple*; on peut avoir des loupes, *loupes composées*, formées de deux ou plusieurs lentilles.

Inversement, pour les microscopes, il faut avoir des images virtuelles éloignées qui soient de sens contraire à l'objet auquel elles correspondent. Il faut donc que le premier foyer principal soit situé avant le plan principal correspondant; une lentille ne peut donner ce résultat [1], que l'on peut obtenir seulement à l'aide de systèmes de lentilles. Les microscopes proprement dits sont donc nécessairement constitués par des systèmes de lentilles, d'où le nom de *microscopes composés* sous lequel on les désigne généralement.

620. **Loupe simple.** — La loupe simple est constituée par une lentille convergente qui fonctionne comme il est indiqué au III de la discussion générale (420), c'est-à-dire que l'objet AB est placé entre la lentille et le plan focal F; on sait que l'image est virtuelle, droite, agrandie (fig. 298) et qu'elle peut se former à toute distance, de l'infini au plan principal, lorsque l'objet se déplace du foyer à la lentille.

Nous avons donné la construction de l'image quand la position de l'objet est donnée; dans le cas actuel, O (fig. 298) étant par exemple la position de l'œil, nous savons que l'image virtuelle doit se former en *ab* à une distance déterminée de l'œil. Par une construction inverse on déterminerait aisément la position que doit occuper l'objet. Il importe toutefois de remarquer que cette construction n'a pas, dans la pratique, une grande importance, car on ne détermine pas à l'avance cette position; c'est par tâtonnement, en déplaçant peu à peu l'objet, qu'on arrive à le placer à l'endroit où les conditions de la vision nette de l'image agrandie sont le mieux réalisées.

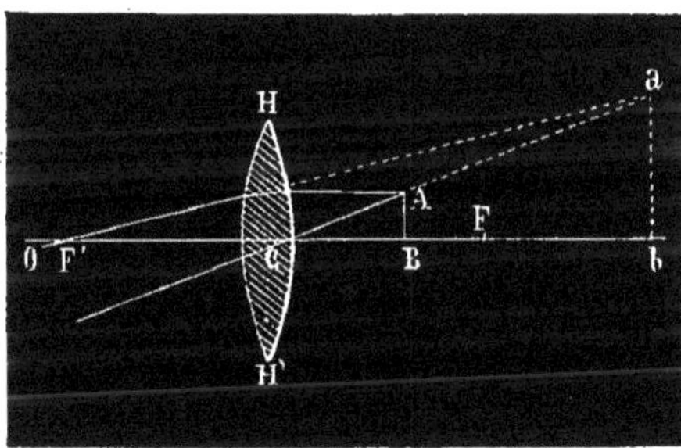

Fig. 298.

Rappelons que si l'observateur placé en O voit l'image virtuelle *ab* (fig. 299) de l'objet AB, c'est que de chaque point, tel que A, par exemple, part un faisceau divergent AHH' qui après avoir traversé la lentille est remplacé par un faisceau moins divergent qui, pour l'œil de l'observateur, donne la même impression que s'il existait un point lumineux à son sommet *a* (350).

1. Une lentille divergente présente bien cette disposition du foyer et du plan principal; mais les images virtuelles éloignées sont fournies seulement par des objets virtuels (421).

621. — Soit une lentille fonctionnant comme loupe (fig. 296) et soit C la position du centre optique de l'œil placé aussi près que possible de la lentille, puisque c'est la meilleure position. Supposons que l'image doive se faire au p. proximum; il est évident d'après ce que nous avons dit précédemment (615) que le diamètre apparent, ainsi que la grandeur de l'image rétinienne, diminuera au fur et à mesure que ce p. proximum s'éloignera, que l'image virtuelle se fera à une plus grande distance; il y a donc avantage au point de vue de la grandeur de l'image rétinienne à ce que le p. proximum soit le plus près possible. Toutes choses égales, avec une loupe comme sans loupe, un presbyte verra moins de détails d'un objet qu'un individu dont le p. proximum est moins éloigné.

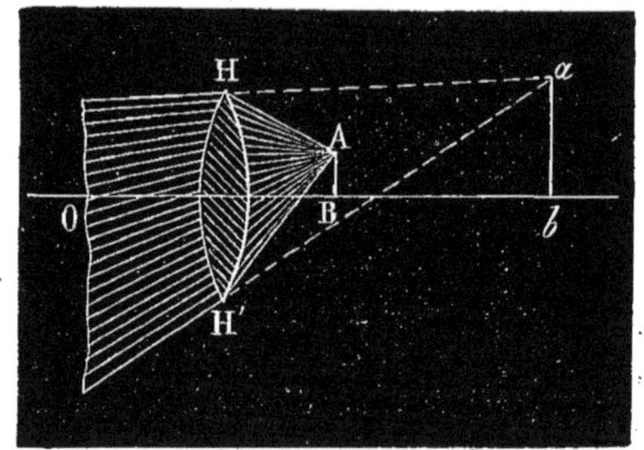

Fig. 299.

Si nous considérons le grossissement qui, comme nous l'avons dit, mesure l'utilité qu'il y a à se servir de l'instrument, de la loupe dans ce cas, nous savons qu'il est égal au grandissement, c'est-à-dire au rapport $\frac{ab}{AB}$: il croît donc en même temps que *ab* (fig. 296) et par suite en même temps que C*b*, c'est-à-dire qu'il est d'autant plus considérable que le p. proximum est plus éloigné.

Il n'y a pas contradiction entre ces deux résultats comme il pourrait le sembler au premier abord; le premier correspond à une mesure absolue, le second à une comparaison. De deux individus dont le p. proximum est à des distances différentes, celui pour lequel il est le plus rapproché a, absolument, une image rétinienne plus grande que l'autre; mais, sans loupe, il a également une image rétinienne plus grande, et l'accroissement de cette image que produit la loupe est relativement moins important que pour celui qui a le p. proximum le plus éloigné.

Supposons maintenant un individu dont la distance du p. proximum serait C*b* (fig. 296); le point C étant fixe par rapport à la lentille il en est de même de *b*. Quel est l'effet d'un changement de la distance focale? Il est aisé de s'en rendre compte sur la figure. Si la distance focale diminue, le point F′ se rapproche de la lentille : la caractéristique devant toujours passer au point I s'incline de plus en plus, la partie IK s'éloignant de l'axe, le point *a* s'écartera de plus en plus de l'axe, et la grandeur de l'image rétinienne $\alpha\ \beta$ croîtra. L'effet serait évidemment inverse si le foyer s'éloignait de la lentille.

Il y a donc tout intérêt, à ce point de vue, à ce que la distance focale soit la plus petite possible, que la lentille ait la plus grande puissance possible.

Mais on ne peut dépasser une certaine valeur à cet égard, car alors les aberrations deviendraient trop grandes, les images seraient déformées, les irisations seraient trop visibles. On ne pourrait obvier à cet inconvénient, pour la loupe simple, qu'en diminuant l'ouverture de la lentille; mais cette diminution, si elle dépassait certaines limites, aurait l'inconvénient de restreindre la quantité de lumière qui pénètre dans l'œil, et par suite d'affaiblir l'éclairement, ce qui est un inconvénient à divers égards, notamment parce que l'acuité de la vision est affaiblie.

Ajoutons d'ailleurs que, à égalité de courbure, il n'y a pas d'intérêt direct à ce que la lentille ait une grande ouverture, car il n'y a d'utile, en somme, que la partie du faisceau émergent qui peut pénétrer dans l'œil à travers la pupille.

622. — Dans le but d'obtenir une puissance assez grande, tout en diminuant l'aberration de sphéricité, on peut employer des lentilles accolées. Si elles étaient infiniment minces, leur ensemble jouerait rôle d'une lentille simple dont la puissance serait la somme des lentilles composantes : l'aberration serait moindre que pour une lentille unique de même puissance, parce que chaque lentille, moins puissante que cette lentille unique, aurait un plus grand rayon de courbure.

En réalité, la question n'est pas aussi simple, et même lorsqu'on met les lentilles au contact, elles ne forment pas un système réellement équivalent à une lentille simple, car leur épaisseur n'est pas négligeable; c' un véritable système complexe qui doit rentrer dans les loupes compo et ce n'est que par approximation qu'on peut l'assimiler à une loupe simple.

On désigne sous le nom de *biloupe*, de *triloupe* des appareils constitués par deux ou trois loupes de puissance différente, montées ensemble, de telle sorte qu'on puisse à volonté se servir de l'une ou de l'autre, ou qu'on puisse utiliser ces lentilles en les superposant de manière à trouver à peu près dans le cas que nous venons d'indiquer.

623. — Les loupes sont des instruments d'un emploi facile; elles sont montées diversement, présentant quelquefois un manche qui sert à les porter, quelquefois étant fixées dans une garniture circulaire que l'on peut enchâsser dans l'orbite de manière à n'avoir pas besoin de la tenir. Quelquefois enfin elles sont montées sur un pied, on les désigne souv dans ce cas sous le nom impropre de microscope simple : tel est modèle de Nachet (fig. 300). La platine fixée sur un pied cylindrique porte latéralement des prolongements sur lesquels on peut appuyer l mains s'il s'agit de faire une préparation sous le microscope, comme est quelquefois nécessaire pour les dissections fines. Cette platine est percée d'une ouverture circulaire par laquelle arrive la lumière envoy

par un miroir mobile situé au-dessous. Enfin la loupe proprement dite peut se mouvoir, pour se rapprocher ou s'éloigner à volonté de l'objet placé sur la platine.

624. — Parmi les loupes simples, et même avant celle-là, on peut placer la *loupe de Stanhope*, dans laquelle le grossissement est produit par un dioptre seulement. Elle consiste en un cylindre de verre, limité d'un côté par une surface sphérique et de l'autre par une face plane qui est située un peu avant le plan focal du dioptre constitué par la surface sphérique.

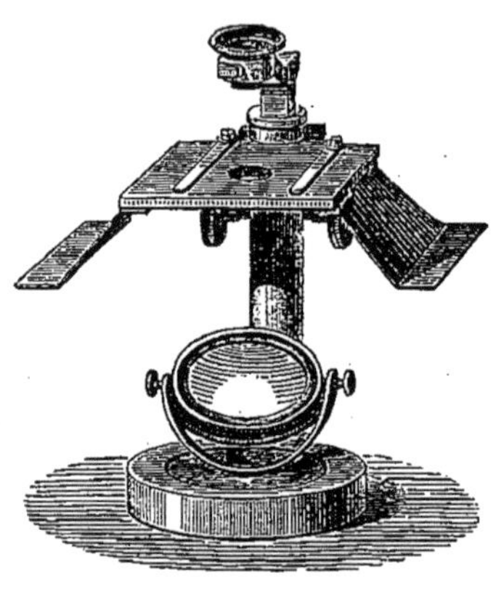

Fig. 300.

L'objet à examiner est appliqué contre la face plane, les rayons qui en émanent entrent dans le verre sans réfraction, et la seule réfraction qu'ils subissent se produit à l'émergence. L'objet, étant avant le plan focal, la discussion (399) montre que l'image est virtuelle, droite et agrandie [1].

Cette loupe est maintenant peu employée; elle présente l'inconvénient que l'image se fait à une distance invariable, puisque l'objet est aussi à une position fixe, et qu'on ne peut adapter cette image à la vue de chaque observateur. On rencontre une disposition analogue dans les vues photographiées microscopiques qui sont adaptées à des porte-plume.

625. **Loupes composées.** — Ainsi que nous l'avons dit, un système formé de plusieurs lentilles peut produire le même effet qu'une loupe simple : on les désigne sous le nom de *loupe composée*.

Nous avons indiqué d'une manière générale à quelles conditions, à quelle disposition des plans focal et principal, F' et N', correspondait le fonctionnement d'un système pour donner la vision droite; nous n'y reviendrons pas, et nous nous bornerons à dire qu'on peut réaliser de diverses manières ces conditions nécessaires.

On peut, par exemple, employer un système centré formé de deux ou trois lentilles convergentes; c'est alors ce qu'on appelle un *doublet* ou un *triplet*. De semblables combinaisons sont fréquemment employées dans des appareils complexes, mais comme loupe proprement dite on ne se sert guère que du doublet de Wollaston, composé de deux lentilles plan-convexes fixées dans des montures qui se vissent l'une dans l'autre, de telle sorte qu'on peut, au besoin, faire varier un peu la distance des lentilles. Seulement le foyer F du système est très près de la première

1. Cette conclusion ne se trouve pas dans la discussion même, car on y a supposé que la lumière passait de l'air au verre, tandis que dans ce cas elle passe du verre à l'air; mais on peut aisément l'en déduire par réversibilité.

lentille et l'objet qu'on regarde devant être entre ce foyer et la lentille, sa distance à celle-ci, *distance frontale*, est petite. Il en résulte qu'on ne peut disséquer sous cette loupe, la place manquant pour le passage de l'instrument.

La loupe de Brücke, qu'on pourrait mieux appeler loupe de Chevallier et même loupe de Galilée, car c'est ce savant qui le premier en a indiqué la disposition, ne présente pas cet inconvénient. Elle diffère des doublets en ce qu'elle est constituée par une lentille convergente tournée du côté de l'objet et une lentille divergente derrière laquelle l'observateur place l'œil.

Les figures 301 et 302 montrent la construction de l'image dans cette

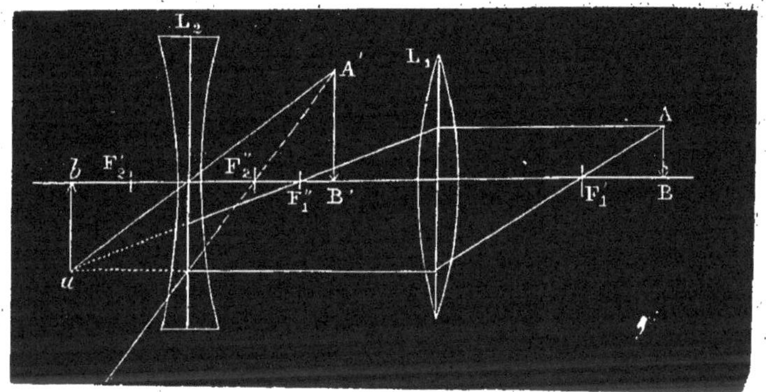

Fig. 301.

loupe et la marche des faisceaux ; l'objet AB est placé plus loin que le foyer de la première lentille L_1 qui en donnerait une image réelle en *ab*

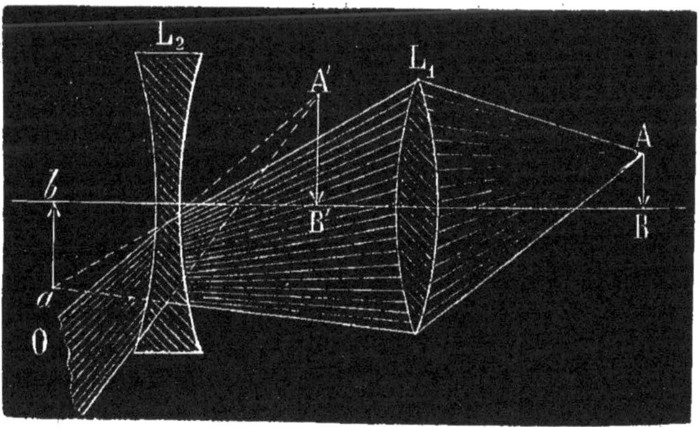

Fig. 302.

image correspondant à des faisceaux convergents qui sont coupés avant leurs sommets par la lentille divergente L_2 dont le foyer doit se trouver avant *ab* : il se produit alors une image virtuelle A'B' (421), c'est-à-dire que les faisceaux convergents sont transformés en faisceaux divergents qui donnent à l'observateur dans l'œil O de qui ils arrivent la sensation de points lumineux situés à leurs sommets.

On peut chercher dans un pareil système la position du plan focal F et du plan principal correspondant N : la construction montre que ces plans peuvent être fort en avant de la première lentille et c'est précisément cette condition qui, en donnant une grande distance frontale, rend l'appareil avantageux pour servir aux dissections fines.

626. **Microscope composé.** — Un microscope composé est un appareil qui donne d'un objet de petites dimensions et qu'on peut déplacer à volonté une image rétinienne plus grande que celle que donnerait la vision directe, mais de sens contraire.

Comme nous l'avons indiqué un semblable appareil est nécessairement un système composé, comprenant par conséquent au moins deux lentilles.

Le microscope composé le plus simple est formé de deux lentilles au moins, une lentille convergente de grande puissance, c'est-à-dire de petite distance focale devant laquelle on place l'objet, c'est l'*objectif*; une autre lentille convergente derrière laquelle l'observateur met son œil, c'est l'*oculaire*.

La théorie géométrique de l'appareil est simple :

L'objet AB (fig. 303) est placé entre le plan principal F_1 de l'objectif et le plan antiprincipal G_1 ; on sait, d'après la discussion générale (420), qu'il se formera de cet objet une image *ab* réelle, renversée et agrandie, d'autant plus grande qu'elle sera plus éloignée de F'_1, et que, par conséquent, l'objet sera plus rapproché de F_1. Cette image réelle pourrait être vue par un observateur qui se placerait au-dessus à une distance convenable; mais ce n'est pas ainsi qu'elle est utilisée et on la regarde à travers l'oculaire. A cet effet, cette lentille est placée de manière que *ab* soit entre la lentille et son foyer F_2 ; elle agit donc alors comme une loupe et les faisceaux qui en émergent donnent à l'observateur la même sensation que donnerait un objet qui serait placé en A'B', A'B' étant l'image virtuelle de *ab*. Cette image est de même sens que *ab*, donc de sens contraire à l'objet; elle est agrandie par rapport à *ab* et, à plus forte raison, par conséquent, par rapport à l'objet AB.

On pourrait bien entendu déterminer autrement cette image de A'B', conjuguée de A B par rapport à l'instrument : on peut en effet trouver les plans focaux et les plans principaux du système comme nous l'avons indiqué (429) et on utiliserait ces plans cardinaux pour la détermination directe de l'image A'B'.

Dans les conditions où sont placées les lentilles, on trouve que le 2ᵉ foyer Φ du système est plus loin de la lentille que son 1ᵉʳ foyer F_1, et que le plan antiprincipal correspondant est encore plus loin, comme nous savons que cela doit être (619). Le 2ᵉ foyer du système est situé au delà de l'oculaire, à une distance variable suivant les modèles.

627. — Il est important de se rendre compte de la marche des fais ceaux; c'est ce que montre la figure 304 pour le faisceau émané du poin C qui, arrivant en divergeant sur l'objectif L_1 est transformé en un fais ceau convergent de sommet c : ce faisceau au delà de c devient divergen et est rendu moins divergent pour son passage à travers l'oculaire L_2.

L'étude de cette marche du faisceau montre que l'oculaire joue u double rôle : d'abord il remplace l'image $a\ b$ qu'on pourrait voir directe

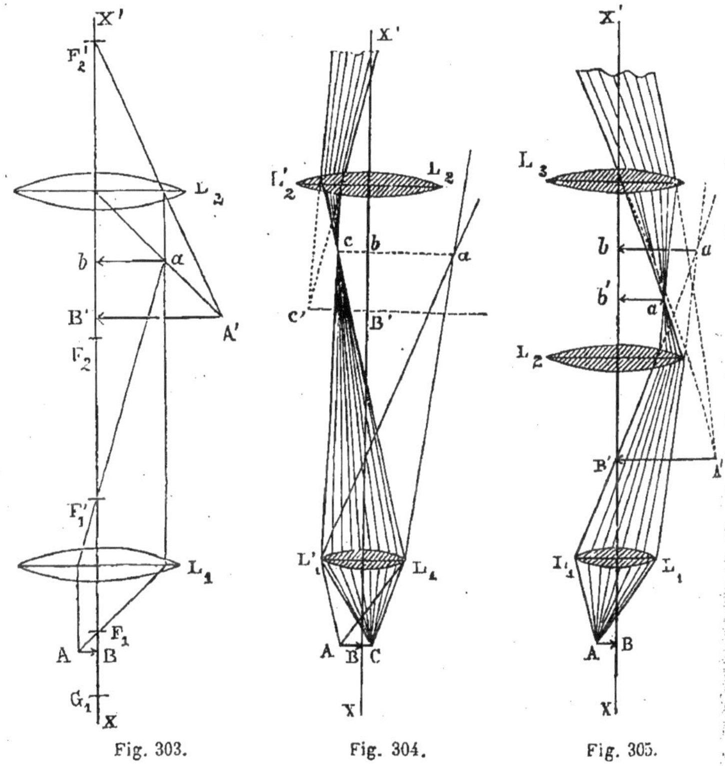

Fig. 303. Fig. 304. Fig. 305.

ment en se plaçant à une distance convenable par une image plus gran C'B', ce qui est un avantage; mais de plus, il fait entrer dans l'œil d faisceaux qui n'y pénétreraient pas sans son action. On voit en effet q le faisceau divergent partant de c s'éloigne de l'axe et qu'il ne pénétrerai pas dans un œil qui serait placé sur l'axe à une certaine distance au dessus de b, de telle sorte que l'observateur ne verrait pas le point c d l'image réelle, ni par suite le point C de l'objet. L'action de l'oculai ramène ce faisceau vers l'axe et lui permet ainsi de pénétrer dans l'œ

L'image C'B' (fig. 304) que voit, que regarde l'observateur doit se fai à une distance déterminée de son œil pour que la vision ait lieu dans l meilleures conditions possibles : elle doit donc varier de position suivan la vue de l'observateur. Pour atteindre ce résultat, il suffit de dépla l'objet C B par rapport au microscope, il suffit de faire changer la distance de C B à l'objectif. Nous savons que dans un système centré l'image et l'objet se déplacent dans le même sens : C'B' s'éloignera d'autant plus de l'oculaire et de l'œil de l'observateur situé derrière que l'objet s'éloignera davantage de l'objectif et si l'objet atteint le 2e foyer Φ du système l'image C'B' sera à l'infini ; les rayons sortant de l'oculaire pour entrer dans l'œil constitueront des faisceaux parallèles.

628. — En général les microscopes sont moins simples que nous ne venons de l'indiquer ; nous allons signaler les principales modifications qu'on a apportées à cette disposition dans le but d'éviter des défauts qui troubleraient la netteté de l'image.

Une discussion du système centré qui constitue le microscope montre que, comme pour la loupe, il y a intérêt à ce que l'objectif ait une petite distance focale. On conçoit dès lors que, pour éviter l'aberration de sphéricité, on soit conduit d'abord à donner une faible ouverture à l'objectif ; de plus, comme nous l'avons déjà indiqué, il y a avantage au même point de vue à remplacer une lentille unique par un système composé ; si le système a la même distance focale que la lentille unique, le grandissement obtenu sera le même pour la même position relative de l'objet, mais l'aberration sera moindre. Aussi, dès qu'il s'agit d'appareils un peu puissants, on fait usage d'objectifs composés. On emploie d'ailleurs un système composé également dans le but d'obtenir sinon un achromatisme absolu, au moins une diminution de l'aberration de réfrangibilité.

La petite ouverture de l'objectif limite la quantité de lumière qui, émanée de l'objet, pénètre dans l'appareil et forme l'image de cet objet ; comme d'autre part l'image est très agrandie, l'éclairement y est considérablement affaibli ; aussi les images seraient-elles peu visibles si à l'aide de dispositions diverses on ne concentrait sur l'objet des faisceaux très intenses.

Dans le microscope, comme dans tout instrument composé, le *champ* est limité, c'est-à-dire que l'observateur ne peut voir que les points de l'objet qui sont assez rapprochés de l'axe. Il importe en effet de remarquer que s'il est toujours possible de trouver géométriquement l'image d'un point quelconque (fig. 303), il ne s'ensuit pas que ce point puisse être vu. Pour qu'un point soit vu, il faut qu'un faisceau émané de ce point puisse parvenir à l'œil après avoir traversé l'appareil, dans le cas du microscope après avoir traversé l'objectif, puis l'oculaire. Or si le faisceau peut toujours traverser l'objectif, il peut arriver que le faisceau réfracté par cette lentille ne rencontre pas l'oculaire. C'est ce qui arriverait par exemple pour le point A (fig. 304) dont l'image réelle est en a ; on voit que le faisceau divergent $AL_1L'_1$ est transformé en faisceau convergent $L_1L'_1a$ qui, prolongé, ne rencontre pas l'oculaire. Aucune lumière partant de A ne peut donc arriver à l'œil de l'observateur, le point A ne peut être vu, on dit qu'il est *hors du champ* du microscope.

Il importe de remarquer qu'il serait sans intérêt d'augmenter l'ouverture de l'oculaire $L_2L'_2$: on pourrait bien ainsi faire réfracter le faisceau divergent émané de a à travers cette lentille, mais après réfraction, il serait trop éloigné de l'axe pour entrer dans l'œil dont le centre optique doit naturellement se placer sur l'axe du microscope.

On peut aisément déterminer l'étendue du champ d'un microscope, mais il est sans intérêt de nous arrêter à cette question.

629. — Dans le but d'augmenter le champ, on compose le microscope de trois lentilles : l'objectif L_1, l'oculaire L_3 et une lentille convergente L_2 qu'on interpose entre les deux précédentes, avant la formation de l'image réelle $a\ b$. En se reportant à la discussion général (420), on voit que les faisceaux tels que celui qui aboutirait en a sont remplacés par des faisceaux plus convergents ; l'image réelle qui se serait faite en $a\ b$ est remplacée par une autre image $a'\ b'$ réelle, droite et plus petite. C'est cette image $a'\ b'$ que l'on regarde avec l'oculaire faisant fonction de loupe et qui donne l'image virtuelle A'B'. On voit que le faisceau dont le sommet était en a et ne rencontrait pas l'oculaire est remplacé par un autre faisceau dont le sommet est en a' et dont le prolongement rencontre l'oculaire et peut ainsi arriver à l'œil de l'observateur. Le point A qui ne pouvait être vu, qui était hors du champ, est rendu visible ; le champ de l'appareil a été étendu. Pour cette raison la lentille L_2 est appelée *lentille de champ*.

On voit aisément que cette augmentation du champ est corrélative d'une diminution de la puissance de l'appareil, d'une diminution de son grossissement, puisque l'observateur à l'aide de l'oculaire regarde l'image $a'b'$ au lieu de l'image ab qui est plus grande.

Mais d'un autre côté la lentille de champ présente un avantage d'un autre ordre, en permettant d'obtenir l'achromatisme des images fournies par l'objectif ou de l'améliorer, si l'objectif a été combiné de manière à détruire partiellement l'aberration de réfrangibilité. On retrouve, en effet, dans cette disposition, précisément les conditions que nous avons indiquées en parlant de l'achromatisme en général (532).

On considère souvent l'ensemble de la lentille de champ et de l'oculaire comme formant un oculaire composé. Comme cet ensemble ne joue pas cependant le rôle d'une loupe comme l'oculaire simple, puisqu'il n'est pas placé après l'image réelle, pour caractériser ce rôle spécial, on le désigne sous le nom d'*oculaire négatif*.

Au point de vue de l'optique géométrique, il serait plus rationnel de considérer la lentille de champ comme formant avec l'objectif un ensemble qui serait un objectif composé : le rôle de cet ensemble est, en effet, analogue à celui de l'objectif dans le microscope à deux lentilles, puisqu'il donne de l'objet une image réelle qu'on regarde avec l'oculaire faisant fonction de loupe. Il est vrai que, au point de vue de la disposition matérielle, il n'y a pas de liaison entre l'objectif et la lentille de champ, tandis que celle-ci est solidaire de l'oculaire par la monture; mais cette raison ne nous paraît pas aussi importante que celle basée sur le rôle optique.

630. — Un microscope (fig. 306) comprend essentiellement un tube cylindrique en métal portant à l'extrémité inférieure l'objectif et à la partie supérieure l'oculaire. Les lentilles sont fixes dans les appareils les plus simples; elles sont mobiles, au contraire, dans les appareils plus puissants, de manière à pouvoir changer à volonté d'objectif ou d'oculaire afin d'obtenir des combinaisons diverses suivant le but que l'on veut atteindre.

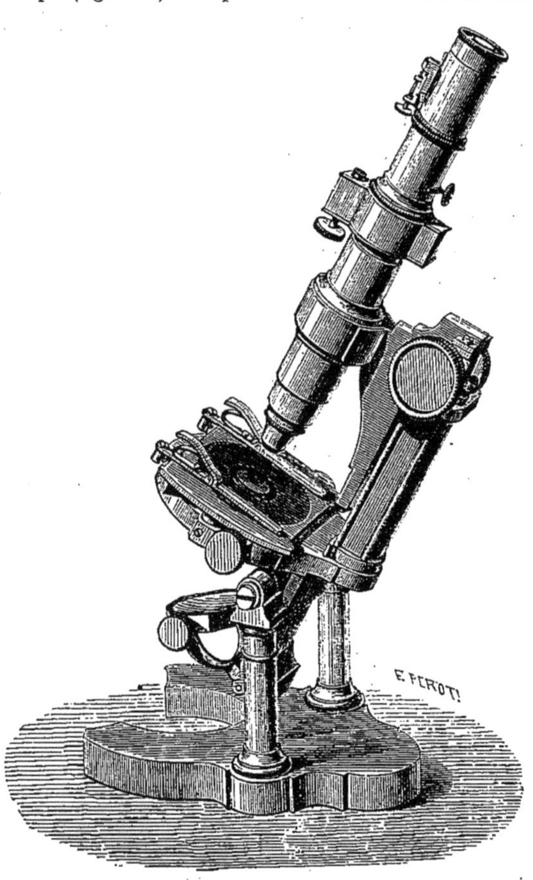

Fig. 306.

Ce tube qui constitue le *corps* du microscope pénètre à frottement dans une garniture qui, d'autre part, peut se mouvoir en glissant le long d'une colonne qui est adaptée au pied de l'instrument. Le mouvement peut être donné au corps du microscope soit par l'action d'une roue dentée agissant sur une crémaillère fixée à la garniture mobile, soit par l'action d'une vis à pas fin agissant sur la même garniture; le mouvement du pignon denté communique à l'appareil un mouvement rapide, la vis, un mouvement lent. Il est facile de se rendre compte de la nécessité de ces deux mouvements : il s'agit, en somme, de faire varier la distance du microscope à l'objet qui reste fixe, de manière à ce que l'image virtuelle soit à une distance déterminée de l'œil; mais les déplacements de cette image sont beaucoup plus considérables que ceux de l'objet par rapport à l'objectif, si bien que pour mettre au point, pour passer d'une image indistincte à une image nette, il faut faire varier la distance à l'objet de quantités très minimes : le mouvement lent s'impose donc. Mais pour que la mise au point ne soit pas trop longue, ce qui se produirait si l'on se servait uniquement de la vis, on se sert de la crémaillère jusqu'au moment où l'on voit l'image plus ou moins nettement. On abandonne alors le mouvement rapide et on complète la mise au point avec le mouvement lent.

Au-dessous du corps de l'instrument se trouve la *platine*, plaque métallique invariablement reliée au pied de l'appareil et percée en son centre d'une ouverture circulaire; les objets à examiner sont posés sur une lame de verre mince que l'on met sur la platine où on la maintient immobile à l'aide de dispositions diverses faciles à concevoir. Dans quelques appareils la platine peut recevoir à l'aide de vis des déplacements horizontaux dans son propre plan, de manière à pouvoir amener successivement sous le microscope les diverses parties de la préparation.

Enfin, sous la platine se trouve un miroir plan ou concave, susceptible de s'incliner dans toutes les directions pour envoyer sur la préparation soit la lumière du ciel ou des nuées, soit la lumière d'une source lumineuse artificielle. Quelquefois, un système de lentilles, appelé *condensateur*, est placé entre le miroir et la platine, pour envoyer de la lumière en grande quantité dans des conditions déterminées. Lorsque la préparation est opaque, on utilise une lentille convergente, montée sur un pied, qu'on place entre la source lumineuse et la platine, de manière à envoyer sur celle-ci un faisceau puissant.

Dans quelques modèles, le système tout entier peut basculer autour d'un axe horizontal pour faciliter l'observation dans certains cas.

631. — Dans un très grand nombre de cas, il est nécessaire de conserver la trace matérielle du résultat d'une observation microscopique : on peut y arriver par le dessin ou par la photographie.

La reproduction d'une image vue au microscope à l'aide du dessin repose sur l'emploi de la chambre claire : nous avons indiqué comment il convient d'opérer (604) et nous avons signalé quelques précautions à prendre. Nous n'y reviendrons pas.

La reproduction photographique de l'image peut être obtenue suivant deux méthodes différentes : dans un cas on recueille sur une feuille de papier sensible l'image réelle fournie par l'objectif; à cet effet, on enlève l'oculaire et on le remplace par une petite chambre noire que, moyennant certaines précautions, on met dans une position telle que l'image réelle se fait sur la feuille sensible.

On peut au contraire conserver le microscope sans modification et placer à la suite une véritable chambre noire dont on a enlevé l'objectif.

L'objet étant fortement éclairé, on modifie sa distance à l'appareil jusqu'à avoir une image réelle nette sur un écran que l'on remplace ultérieurement par une feuille sensible. Dans d'autres cas, on ne déplace pas l'objet, mais dans la chambre noire, derrière l'ouverture, se trouve une lentille qui fait réellement fonction d'objectif et permet d'obtenir une image réelle sur l'écran.

Enfin, M. Fayel a obtenu des épreuves sans rien changer à la distance de l'objet au microscope et sans interposer de lentilles. Les faisceaux sortant divergents du microscope ne peuvent donner d'images réelles; mais ces faisceaux sont très fins et il doit se produire la même action que dans la photographie sans objectif (606).

632. — S'il est souvent utile de conserver la reproduction matérielle de la forme des objets observés, il est quelquefois nécessaire de déterminer leurs dimensions. Deux méthodes principales sont employées : elles reposent l'une et l'autre sur l'emploi du *micromètre objectif*. On appelle ainsi une lame de verre sur laquelle sont tracées des divisions très fines et très rapprochées, par exemple des lignes distantes de 0,01 de millimètre.

La première méthode exige en outre l'emploi de la chambre claire; voici comment on opère : le micromètre étant posé sur la platine, on place à côté de l'appareil sur la table qui le supporte une règle graduée, et à l'aide de la chambre claire on superpose l'image du micromètre et les divisions de la règle. On voit ainsi que 1 division du micromètre, soit $0^{mm},01$ occupe 2 divisions de la règle, 2 millimètres par exemple; chaque division de cette règle correspond donc à $0^{mm},005$. On remplace alors le micromètre par la préparation étudiée; de la même façon, à l'aide de la chambre claire on superpose l'image de cette préparation et la règle. Si un élément de la préparation occupe alors 1 division de la règle, sa longueur sera de $0^{mm},005$, s'il en occupe 2, 3, sa longueur sera 0,010 ou 0,015, etc.

La seconde méthode utilise le micromètre oculaire, lame de verre sur laquelle sont tracées des divisions assez rapprochées, mais moins fines que celles du micromètre objectif; ces divisions sont en général égales à $0^{mm},1$, mais leur valeur pourrait être quelconque. On place le micromètre objectif sur la platine et l'on introduit le micromètre oculaire, par des ouvertures pratiquées à cet effet dans le corps du microscope, de telle sorte qu'il coïncide exactement comme position avec l'image réelle fournie par l'objet. L'observateur regardant avec l'oculaire comme loupe voit donc, au même endroit, l'image du micromètre objectif et les divisions du micromètre oculaire : il voit, par exemple, que 4 divisions du micromètre objectif donnent une image égale à 1 division du micromètre oculaire; une image qui occupe cette étendue correspond donc à un objet de $0^{mm},04$. On enlève alors le micromètre objectif et on le remplace par la préparation; si un élément de cette préparation donne une image qui se superpose à 1 division du micromètre oculaire, c'est que cet élément a une longueur de $0^{mm},04$; si un élément donne une image qui se superpose à 2, 3,... divisions du micromètre oculaire ou n'occupe que 1/2 division, on en conclut immédiatement que sa longueur est de $0^{mm},08$; $0^{mm},12$.... ou seulement de $0^{mm},02$, etc.

Si on connaissait le *grandissement* fourni par l'appareil, l'opération serait simplifiée; le grandissement étant le rapport de la grandeur de l'image à celle de l'objet, il suffirait de mesurer à l'aide de la chambre claire et d'une règle divisée la longueur de l'image de l'objet observé: en divisant par la valeur du grandissement cette longueur, on aurait la longueur de l'objet.

Nous allons d'ailleurs indiquer comment on peut mesurer le grandissement pour un appareil donné.

La position du 1er foyer principal du système complet peut occuper des positions diverses suivant le modèle considéré, et dans le cas où il est en arrière de l'oculaire sa distance à cette lentille peut avoir des valeurs très diverses.

Si le foyer est plus éloigné de l'oculaire que 15 millimètres, le centre optique de l'œil peut être placé en avant de ce point et l'image rétinienne est la plus nette possible si la vision se fait au p. proximum : nous avons dit, d'une manière générale (618), que dans ce cas le *grossissement* est égal au *grandissement* fourni par l'appareil, c'est-à-dire au rapport entre la grandeur de l'image placée au p. proximum et la grandeur de l'objet. On peut mesurer la grandeur de l'image d'une division du micromètre objectif, à l'aide de la chambre claire, comme nous l'avons dit; seulement il ne faut pas dans ce cas placer la règle à laquelle on compare l'image du micromètre objectif à une distance quelconque; il faut au contraire faire varier celle-ci progressivement en rapprochant la règle de l'œil le plus possible sans que la vision cesse d'être nette: la vision se fera alors au p. proximum. Il faudra, d'autre part, s'assurer avec soin, comme nous l'avons dit, que l'image du micromètre se fait bien à la même distance.

Quand ces conditions sont remplies, on a le grandissement en divisant la longueur de l'image par la longueur connue de la division observée.

Faute de prendre ces précautions, la mesure du grandissement que fournit la méthode que nous venons d'indiquer n'a plus aucune signification et ne peut renseigner sur le grossissement; c'est ce qu'il est facile de voir. Soit d la distance quelconque à laquelle se fait l'image qui est de grandeur I; le diamètre apparent α_i est donné par la relation $\alpha_i = \frac{I}{d}$, d'après la définition : il est à remarquer que dans cette formule I croît en même temps que d, les images étant d'autant plus grandes qu'elles sont plus éloignées.

Le grossissement g qui est égal à $\frac{\alpha_i}{\alpha_0}$ prend alors la valeur :

$$g = \frac{I}{d} : \frac{O}{\pi} = \frac{I}{O} \cdot \frac{\pi}{d},$$

car $\frac{O}{\pi}$ est le diamètre apparent de l'objet vu au p. proximum.

Si nous appelons γ le grandissement qui est $\frac{I}{O}$ et qui est fourni par la chambre claire, on voit que l'on a :

$$g = \gamma \cdot \frac{\pi}{d}.$$

La mesure du grandissement ne renseigne pas sur celle du grossissement, sauf pour le cas où l'on a $\pi = d$ et où, comme nous l'avons dit, il vient $g = \gamma$. Mais pour les autres cas, comme on a nécessairement $\pi < \alpha$, on a toujours $g < \gamma$.

Les mêmes considérations s'appliqueraient au cas où le premier foyer du système serait plus rapproché de la lentille que 15 millimètres ; le centre optique de l'œil serait alors placé derrière le foyer, et la vision se ferait dans les meilleures conditions pour la vision sans accommodation (615), l'image étant au p. remotum dont nous désignerons par ρ la distance à l'œil.

La formule générale que nous venons de trouver s'applique à ce cas immédiatement et il vient :

$$g = \frac{I}{O} \cdot \frac{\pi}{\rho} = \gamma \cdot \frac{\pi}{\rho}.$$

Bien entendu, ici encore, la mesure du grandissement donnée pour la chambre claire ne renseigne pas sur le grossissement qui est cependant seulement l'élément intéressant.

En général, les constructeurs indiquent quel grossissement on peut obtenir pour une combinaison déterminée d'objectif et d'oculaire ; mais ces indications n'ont qu'un intérêt limité ; car, faute de savoir dans quelles conditions ont été mesurées les images, on ne peut connaître le grossissement réel. Cependant, comme il est au moins probable que les images ont été mesurées toutes à la même distance d, on voit que les valeurs de g sont proportionnelles à celles de γ.

En adaptant une chambre claire à un microscope et en plaçant au besoin devant l'œil des verres convenablement choisis, on reconnaît sans peine que l'on peut produire l'image virtuelle qu'on voit à telle distance de l'œil que l'on veut, et que cette image est d'autant plus grande qu'elle est plus éloignée, ainsi que le montre la comparaison directe avec une règle divisée. Mais on reconnaît aussi que, quelle que soit la distance, il n'y a guère de changements dans l'image perçue; c'est que, en effet, le diamètre apparent change peu (il ne change pas du tout si le centre optique de l'œil coïncide avec le premier foyer principal du système) et qu'il en est de même par suite de l'image rétinienne.

La possibilité d'obtenir l'image virtuelle à des distances différentes et de pouvoir mesurer la grandeur de cette image à l'aide de la chambre claire permet de déterminer la distance focale et par suite la puissance d'un microscope en appliquant la méthode que nous avons indiquée précédemment (437).

633. — Dans les microscopes très puissants pour lesquels on a cherché à faire disparaître les défauts possibles, tels que l'aberration, par exemple, on ne peut atteindre ce résultat qu'à l'aide de conditions qui cessent d'être satisfaites si l'on apporte la moindre modification aux circonstances de l'observation. Telle est, par exemple, l'influence du couvre-objet, lame mince de verre qui, presque toujours, recouvre la préparation. Examinons l'influence que cette lame peut avoir.

Soit LL′ (fig. 307) l'objectif, et soit A la position que doit occuper le point lumineux : les rayons qui en émanent, tels que AB, AC et AD ne donnent pas après leur passage dans la lentille un faisceau rigoureusement homocentrique : les images ultérieurement produites présenteraient donc des aberrations, si les lentilles suivantes n'étaient pas choisies de manière à détruire ces aberrations autant que possible.

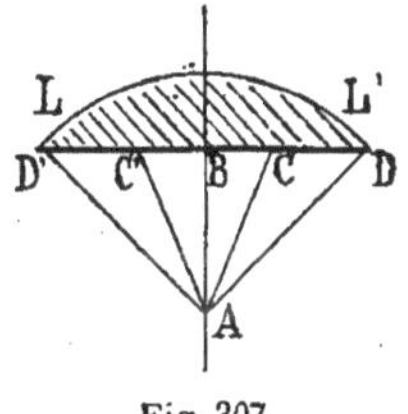

Fig. 307.

Supposons maintenant que l'objet soit recouvert d'une lame de verre, $M_1M'_1M_2M_2'$ (fig. 308), de telle sorte que le point A soit à la face inférieure de cette lame. Pour que les rayons arrivent en D, par exemple, dans les mêmes conditions que précédemment, c'est-à-dire ayant une direction telle qu'ils paraissent venir d'un point A_1 situé à la même distance de la lentille que le point A du cas précédent, il faut que le point lumineux actuel A soit situé à une plus grande distance de B (387) par la réfraction en I, les rayons tels que AID arriveront sur la lentille sous le même angle que précédemment.

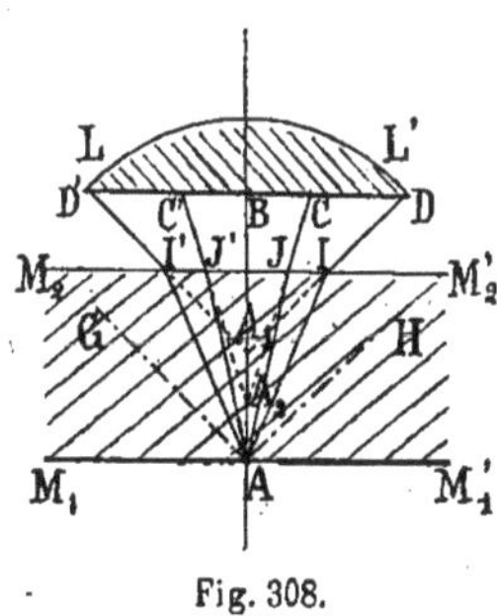

Fig. 308.

Il en serait de même de tous les autres rayons et rien dès lors ne serait changé, si le passage à travers une lame à faces parallèles conservait l'homocentricité, mais nous avons dit qu'il n'en est rien, et qu'un rayon tel que AJ sort en JC, non comme s'il venait du point A_1, mais comme s'il venait d'un point tel que A_2 ; ce n'est plus un faisceau homocentrique qui tombe sur l'objectif, et les corrections ultérieures prévues ne sont plus celles qui conviennent. Il faudrait pouvoir modifier ces corrections suivant les modifications de forme que peut présenter le faisceau, suivant l'épaisseur et la nature du verre du couvre-objet, par conséquent.

On arrive à produire la modification convenable par l'emploi d'un *objectif à correction*; c'est un objectif composé dans lequel, à l'aide d'une disposition spéciale, on peut faire varier les distances des lentilles qui le composent. Pour chaque couvre-objet, il faudra déplacer le système d'une quantité convenable, variable suivant les dimensions de celui-ci.

634. — Le couvre-objet a un autre inconvénient, celui de diminuer l'éclairement de l'image : cet affaiblissement de l'éclairement tient, d'une part, à ce que, comme il arrive toujours, il y a sur la surface d'émergence du couvre-objet, sur la face supérieure, une réflexion qui diminue l'intensité du faisceau arrivant sur l'objectif. D'autre part, le faisceau utile est diminué d'amplitude : s'il n'y avait pas de couvre-objet le faisceau utile (fig. 307) aurait un angle égal à DAD', égal à DA_1D' (fig. 308) ou à HAG, tandis qu'on voit que le faisceau qui arrive à l'objectif lorsqu'il y a le couvre-objet est IAI' moindre que HAG.

On évite ces deux causes de diminution dues à l'emploi du couvre-objet, et on en supprime ou on en diminue une autre, due aux pertes par réflexion sur la première face de l'objectif par l'emploi de l'immersion.

Le principe de cette méthode consiste à intercaler entre le couvre-objet et l'objectif une goutte d'un liquide ayant le même indice de réfraction que le verre, autant que possible. Dans ce cas, il n'y a de perte par réflexion ni à la face supérieure du couvre-objet, ni à la première face de l'objectif, car les pertes de ce genre se produisent aux surfaces de séparation de deux milieux inégalement réfringents. De plus, comme il n'y a pas de réfraction à la sortie du couvre-objet, le faisceau qui pénètre dans l'oculaire a un plus grand angle que lorsque la lumière doit passer du verre à l'air.

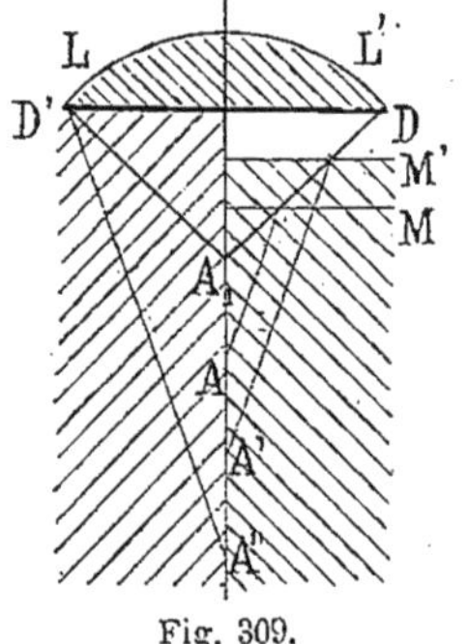

Fig. 309.

On reconnaît d'autre part que, pour un objectif déterminé, c'est-à-dire pour une position de A_1 (fig. 309), la distance à laquelle il faut que soit placé le point A est d'autant plus grande que la lame est plus épaisse; la distance sera donc la plus grande possible quand la substance réfringente qui forme le couvre-objet se continuera sans interruption jusqu'à l'objectif par la couche liquide interposée; inversement, on voit que pour une même distance de l'objet à l'objectif, pour une même distance frontale on pourra employer une lentille de plus petite distance focale, de plus grande puissance, par conséquent.

Le principe de l'immersion, introduit dans la pratique par Amici, permet d'obtenir des résultats très favorables; mais pour qu'il en soit ainsi, il faut faire usage d'objectifs spécialement disposés en vue de cet usage : on les désigne sous le nom d'*objectifs à immersion.*

Nous ne pouvons étudier d'une manière absolument complète toutes les questions qui se rattachent au microscope; nous dirons seulement que si les considérations précédentes suffisent absolument pour le cas des instruments ordinaires, il n'en est pas de même pour les instruments de grande puissance destinés à l'examen de très petits détails d'un objet. Dans ce cas interviennent d'autres éléments dont il est nécessaire de tenir compte, et parmi lesquels nous citerons les phénomènes de diffraction dont nous parlerons plus loin.

635. — A certains égards, le grossissement renseigne numériquement sur les avantages que l'on peut retirer de l'emploi d'un microscope. Mais cette donnée n'est pas suffisante, et il est nécessaire que cet appareil présente, en outre, certaines propriétés que nous allons indiquer rapidement.

Il faut d'abord que les images fournies par le microscope présentent une grande netteté de contour, soit de l'objet tout entier, soit des détails qu'il comprend. Le *pouvoir définissant* d'un microscope est d'autant plus grand que les contours sont plus nets. Cette qualité est liée à la correction plus ou moins parfaite des aberrations de sphéricité et de réfrangibilité. Son appréciation est toute personnelle, et il n'existe pas de moyen de l'évaluer.

Le *pouvoir résolvant* est la qualité qui permet de voir le plus grand nombre de détails possible : on l'apprécie par la possibilité de distinguer certaines particularités d'objets très petits conventionnellement adoptés et appelés *test objets.* Ce sont presque exclusivement des diatomées dont les enveloppes siliceuses présentent des lignes formant des réseaux et des figures géométriques qui sont toujours les mêmes pour une même espèce. Le pouvoir résolvant dépend de l'angle plus ou moins grand que font entre eux les rayons les plus obliques qui parviennent à l'objectif (angle d'ouverture).

Le *pouvoir pénétrant* est la qualité qui permet de voir nettement à la fois des parties situées à des profondeurs différentes de l'objet que l'on regarde. Nous ne sommes pas bien convaincu que ce soit là une qualité essentielle, et nous croyons qu'il est préférable d'examiner successivement les parties situées à des profondeurs différentes. Le pouvoir pénétrant est d'autant plus grand que le faisceau qui arrive à l'objectif est plus étroit : cette qualité est donc contradictoire avec l'existence d'un fort pouvoir résolvant, et nous croyons que cette dernière qualité est plus utile, de beaucoup.

636. **Microscope binoculaire.** — Les images vues au microscope étant produites dans un seul œil ne peuvent donner la sensation de relief

et l'on peut seulement prévoir l'existence du relief pour la forme et la répartition des ombres et des lumières.

Il est possible d'obtenir la sensation de relief dans les observations microscopiques par l'emploi du *microscope binoculaire* dont nous allons indiquer le principe.

Soit AB (fig. 310) un élément en relief sur la surface CD de la prépa-

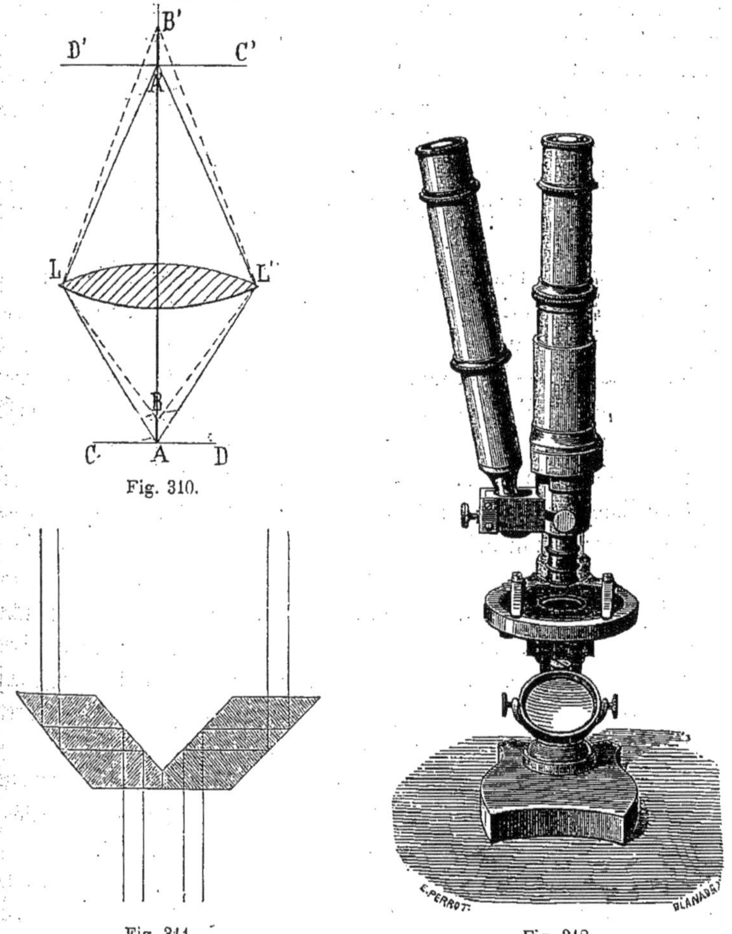

Fig. 310.

Fig. 311.

Fig. 312.

ration que l'on regarde; l'image de celle-ci étant en C'D', l'image de AB sera en A'B'. Les faisceaux qui contribuent à former cette image et qui ont la lentille pour base peuvent être considérés comme formés chacun de deux demi-faisceaux. Ceux de droite, par exemple, correspondent au sommet B et à la face de droite de l'élément, ceux de gauche au sommet B et à la face de gauche de l'élément : il y a donc entre ces faisceaux une différence analogue à celle des faisceaux qui partent d'un objet pour arriver à chacun des yeux : si donc on fait arriver à l'œil droit le faisceau de gauche (car l'observateur situé au-dessus de la lentille a l'œil droit du côté de L, et l'œil gauche du côté L') et à l'œil gauche le faisceau de droite, on aura deux impressions différentes qui, se fusionnant, donneront la sensation de relief.

Pour obtenir ce résultat, on place au-dessus de l'objectif une pièce, analogue à une double chambre claire du microscope (fig. 311), qui écarte les deux moitiés du faisceau émergent de cette lentille : ces deux moitiés traversent chacune un corps de microscope muni d'un oculaire (fig. 312). L'observateur place un œil au-dessus de chacun de ces oculaires, reçoit simultanément dans les yeux des images différentes qu'il fusionne, ce qui amène la sensation de relief.

Les effets produits sont excessivement nets, et l'emploi de cette disposition permet d'apprécier avec facilité la forme des diverses parties de la préparation.

Les deux corps du microscope sont susceptibles de se déplacer un peu de manière à faire varier leur écartement, qui doit être en rapport avec la distance des yeux de chaque observateur.

637. **Lunettes.** — Les lunettes sont des instruments destinés à donner d'un objet, dont la distance à l'observateur est invariable, une image rétinienne agrandie.

En général, cette distance est grande et est même infinie lorsqu'il s'agit de l'observation des astres ; mais cette condition n'est pas indispensable et seule l'invariabilité de la distance caractérise les conditions d'emploi des lunettes.

Ainsi que nous l'avons dit, les lunettes sont nécessairement des instruments composés, et comprennent au moins deux lentilles : l'une toujours convergente est dirigée du côté de l'objet; l'autre, dont la nature varie avec l'instrument, et derrière laquelle on place l'œil, est l'oculaire. Il peut d'ailleurs y avoir d'autres lentilles intermédiaires.

Nous considérerons le cas où l'objet étant à l'infini les faisceaux arrivent parallèlement, et nous admettrons que l'observateur est emmétrope et qu'il n'accommode pas ; il faut donc que les faisceaux sortant de l'oculaire soient parallèles. Les lunettes, dans ces conditions, doivent donc être des systèmes afocaux (431), c'est-à-dire que le premier plan focal f'_1 de l'objectif doit coïncider avec le deuxième plan focal f_2 de l'oculaire.

Les lunettes peuvent être classées en deux groupes suivant qu'elles donnent des images renversées ou des images droites : nous nous occuperons d'abord des lunettes du premier groupe.

La *lunette astronomique* est constituée par deux lentilles convergentes : l'objectif a une grande ouverture pour qu'il puisse pénétrer beaucoup de lumière.

L'objet AB (fig. 313) étant à l'infini, donne une image réelle *ab* dans le plan focal commun $f'_1 f_2$ et les faisceaux sortent de l'oculaire parallèles :

le faisceau incident A′A″ parallèle à l'axe est remplacé par un autre faisceau $\alpha'\alpha''$ parallèle à l'axe; le faisceau incident B′B″ parallèle à l'axe secondaire YO_1b est remplacé par le faisceau parallèle $\beta'\beta''$ parallèle à l'axe secondaire O_2b.

L'avantage de la lunette consiste en ce que l'angle aO_2b qui est le

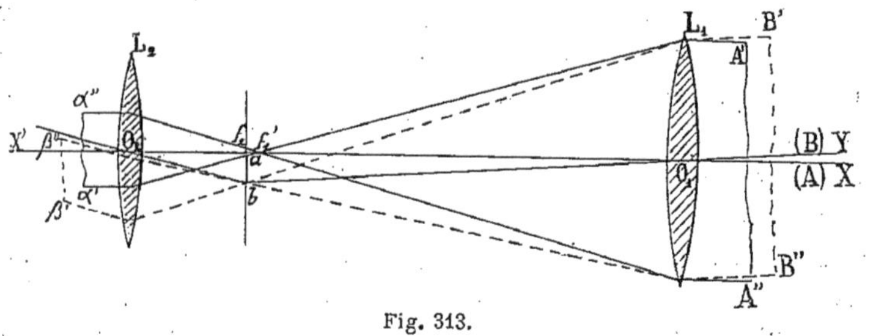

Fig. 313.

diamètre apparent de l'image est plus grand que l'angle BO_1A, diamètre apparent de l'objet.

Si l'observateur n'est pas emmétrope ou s'il accommode, les faisceaux émergents de l'oculaire ne doivent pas être parallèles; pour que ces faisceaux aient le degré convenable de convergence ou de divergence, il suffit de déplacer l'oculaire par rapport à l'image ab dont la position est invariable.

Les *télescopes* doivent être rangés parmi les lunettes analogues à la lunette astronomique dont ils ne diffèrent que parce que l'objectif est non une lentille, mais un miroir concave qui, d'ailleurs, comme la lentille convergente, donne une image réelle de l'objet dans son plan focal.

638. — Parmi les lunettes qui donnent les images droites nous signalerons la *lunette terrestre* et la *lunette de Galilée*.

La lunette terrestre (fig. 314) comprend au moins 3 lentilles : l'objectif

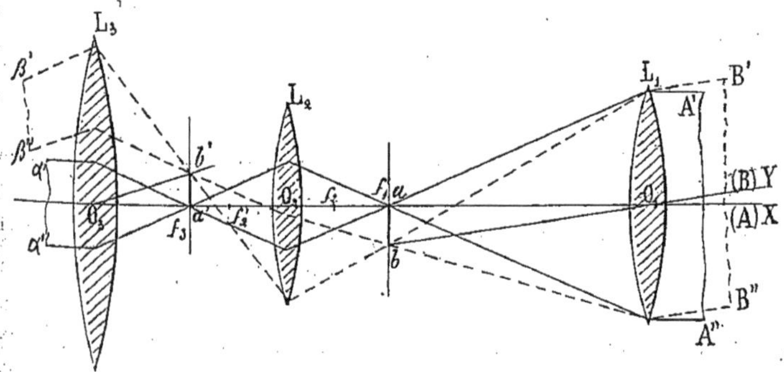

Fig. 314.

L_1 est une lentille convergente qui donne dans son plan focal f'_1 une image réelle et renversée ab de l'objet AB situé à l'infini : ce plan f'_1 coïncide avec le plan antiprincipal d'une seconde lentille convergente L_2

appelée *véhicule*; celle-ci donne de l'image *ab* une image réelle renversée et égale *a'b'* située dans l'autre plan antiprincipal. Enfin cette dernière image est dans le plan focal f_3 de l'oculaire L_3, troisième lentille convergente, c'est-à-dire que, à l'aide de l'oculaire L_3, l'observateur regarde *a'b'* de la même façon que, dans la lunette astronomique, il regardait *ab*; l'effet est donc le même sauf le sens de l'image qui est changé, ce qui donne la vision droite.

On voit que, toutes choses égales d'ailleurs, la lunette terrestre est plus longue que la lunette astronomique de la distance qui sépare les deux images *ab* et *a'b'*.

Comme dans la lunette astronomique, on met au point pour les différentes vues en déplaçant l'oculaire L_3 par rapport à l'image *a'b'* qui est invariable de position, comme l'objet AB lui-même.

Souvent, pour diminuer les aberrations, on remplace la lentille L_2, par un véhicule composé, formé de deux lentilles convergentes.

La *lunette de Galilée* rappelle comme disposition la loupe de Galilée, sauf que, dans les conditions que nous considérons, le système formé d'un objectif convergent et d'un oculaire divergent est afocal. L'objectif L_1 (fig. 315) donnerait de l'objet AB situé à l'infini une image réelle et ren-

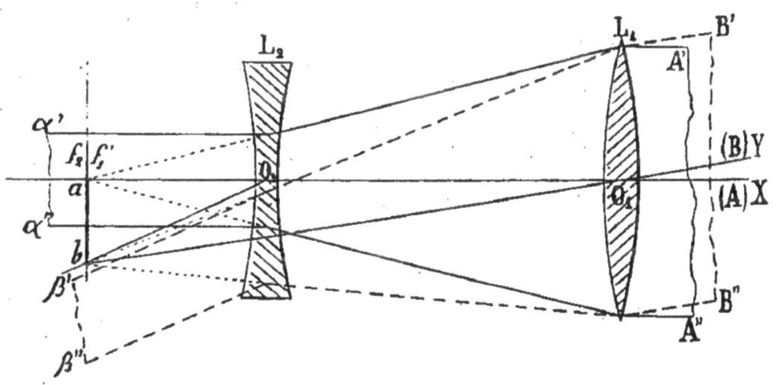

Fig. 315.

versée en *ab* dans le plan focal f'_1. Mais les faisceaux convergents qui formeraient cette image sont arrêtés avant leur sommet par l'oculaire divergent L_2. La position de celui-ci est déterminée par la condition que son plan focal f_2 coïncide avec f'_1 : les rayons sortant de L_2 seront donc parallèles, $\alpha'\alpha''$ pour le faisceau émané de A; $\beta'\beta''$ pour le faisceau émané de B.

On met au point pour les diverses vues en déplaçant l'oculaire L_2, comme précédemment.

639. **Optomètres.** — Étudions maintenant spécialement les instruments d'optique qui, d'une manière ou de l'autre, servent à l'étude de l'œil; nous nous occupons d'abord des *optomètres*.

Les optomètres sont des instruments destinés à étudier la réfraction de l'œil : il en existe différents modèles, mais nous nous bornerons à étudier ceux qui présentent quelques dispositions particulières.

Dans la plupart des optomètres, un objet, qui est généralement une image photographique de petites dimensions, est placé devant un système dioptrique simple ou composé ; en déplaçant l'objet ou en changeant la distance des lentilles, on fait varier à volonté la distance de l'image jusqu'à ce que cette image soit vue nettement ; des conditions de l'expérience on déduit la distance à laquelle est l'image, ce qui permet de déterminer soit le p. remotum, soit le p. proximum.

L'optomètre de Perrin et Mascart comprend essentiellement un tube de laiton portant à une extrémité une plaque sur laquelle est l'image photographiée de lettres et de signes divers, et à l'autre extrémité une lentille convergente derrière laquelle se place l'œil à examiner ; dans le tube peut se déplacer une lentille divergente que fait mouvoir un pignon denté engrenant avec une crémaillère. La lentille convergente a une puissance de 12 dioptries et la lentille divergente une puissance de 24 dioptries ; la distance de la plaque photographique est choisie de telle façon que lorsque la lentille divergente est vers le milieu du tube, les faisceaux qui sortent de l'oculaire sont parallèles : l'effet est donc le même pour l'observateur que s'il regardait un objet placé à l'infini.

En rapprochant la lentille divergente de la lentille convergente, les faisceaux émanés de la plaque sortent en divergeant, et d'autant plus que le rapprochement est plus grand : l'observateur est impressionné de la même façon que s'il regardait un objet de plus en plus rapproché. Inversement, en éloignant la lentille divergente de l'oculaire, les faisceaux arrivant à l'œil sont de plus en plus convergents.

Une graduation fixée sur le tube et sur laquelle se déplace un index porté par la lentille mobile indique pour chaque position la distance à laquelle se fait l'image vue, ou plutôt la valeur de l'amétropie correspondant à cette distance.

640. — Pour se servir de l'instrument, on le place de façon que la plaque portant l'image photographique soit éclairée par la lumière du jour ou par une lumière artificielle : la lentille mobile est amenée à la position qui correspond à l'œil emmétrope.

Si dans cette position l'individu voit nettement les caractères, il est emmétrope ou hypermétrope : on éloigne alors la lentille mobile, ce qui rend convergents les faisceaux arrivant à l'œil. Si l'œil est emmétrope, il ne peut voir nettement, l'image devient confuse ; si, au contraire, il est hypermétrope, il ne voyait nettement dans le cas précédent que par accommodation. En produisant l'éloignement de la lentille, l'accommodation diminue peu à peu et l'image continue à être vue nettement, tant que l'accommodation n'est pas nulle ; mais quand cette condition est réalisée, si l'on continue à éloigner la lentille, les faisceaux devenant plus convergents, l'image cesse d'être vue nettement : la dernière position pour laquelle la vision nette existait correspond donc au cas de l'accommodation nulle, et la puissance du système fait connaître la valeur de l'hypermétropie et en même temps la valeur du verre correcteur.

Si, lorsque la lentille est à la position correspondant à l'emmétropie, la vision n'est pas nette, l'œil, ne pouvant voir à l'infini, est myope ou astigmate. On rapproche la lentille mobile de l'oculaire jusqu'à la position pour laquelle la vision est devenue nette, si cela est possible; la valeur indiquée sur la graduation fait connaître le degré de myopie et donne en même temps le verre correcteur. Si la vision nette est impossible pour toutes les positions, l'œil est astigmate et exige un examen spécial comme nous le dirons.

On peut exprimer plus simplement le rôle de cet optomètre : le système centré peut varier de puissance entre certaines limites (6 dioptries de convergence et 12 dioptries de divergence pour les dimensions choisies); il produit donc le même effet, par ses changements, qu'une série *continue* de verres compris entre ces limites, et naturellement alors l'essai doit se faire comme il se fait avec une boîte d'optique : c'est bien, en effet, ce qui résulte de la marche que nous venons d'indiquer.

Lorsqu'un œil ne voit distinctement à aucune distance, il y a lieu de l'examiner au point de vue de l'astigmatisme. A cet effet, on remplace la plaque portant des caractères par une autre plaque sur laquelle sont tracées des lignes parallèles. Cette plaque peut tourner dans un tambour portant une graduation qui fait connaître la direction de ces lignes. Sans insister sur le détail du fonctionnement, on conçoit qu'on peut chercher pour chacune des directions données à ces lignes la distance à laquelle elles sont vues nettement : on détermine donc ainsi la position des méridiens principaux, et la différence des indications fournies par l'appareil pour ces deux méridiens donne la valeur de l'astigmatisme.

La détermination du p. proximum s'effectue d'une manière analogue; partant de la position qui correspond à l'image à l'infini pour l'œil emmétrope en hypermétrope, ou de celle qui correspond au p. remotum pour l'œil myope on rapproche la lentille divergente mobile de l'oculaire, ce qui rapproche également l'image ; on effectue ce mouvement lentement pour donner à l'œil le temps de s'accommoder pour chaque distance et on continue jusqu'à une position pour laquelle la vision cesse absolument d'être nette : la dernière position pour laquelle la vision était distincte, correspond évidemment à la distance du p. proximum.

641. — L'optomètre de Mascart et Perrin présente l'inconvénient que le diamètre apparent de l'image vue change avec la distance à laquelle est cette image : l'image rétinienne varie donc aussi de dimensions; il peut donc arriver que cette image devienne assez petite pour que les détails qui la constituent cessent d'être distingués par suite d'un défaut

de l'acuité visuelle (574). Il y a là une cause d'erreur dans les résultats observés, car les individus dont l'œil est soumis à l'examen ne peuvent, en général, dire si la vision cesse d'être distincte par cette cause ou par une autre.

Pour éviter cette difficulté, M. Badal a construit un optomètre dans lequel l'image rétinienne reste constante quelle que soit la distance à laquelle se fasse l'image, de telle sorte que l'acuité visuelle ne peut intervenir dans l'appréciation de la netteté de la vision.

L'optomètre de Badal comprend un tube portant à une extrémité une lentille convergente fixe; dans le tube peut se mouvoir une plaque portant des caractères d'imprimerie et des figures géométriques. Lorsque cette plaque est au foyer de la lentille, les rayons qui sortent de la lentille pour arriver à l'œil forment des faisceaux parallèles : l'effet est le même que si l'œil regardait un objet situé à l'infini. Si on rapproche l'objet de la lentille, les faisceaux sortent de la lentille et arrivent à l'œil en divergeant, la divergence étant d'autant plus grande que la plaque est plus rapprochée : l'effet est le même que si les faisceaux partaient de points qui seraient aussi de plus en plus rapprochés. Si, au contraire, la plaque est placée au delà du foyer, l'effet est inverse, les rayons arrivent en convergeant.

Mais ce qui caractérise absolument l'optomètre de Badal, c'est que la position de l'œil est déterminée par l'existence d'un œilleton situé derrière l'oculaire et contre lequel l'individu soumis à l'examen doit s'appuyer. Les dimensions de cet œilleton sont telles que, dans ces conditions, le centre optique de l'œil est en coïncidence avec le foyer de la lentille. Or nous avons montré (615) que, dans ce cas, la grandeur de l'image rétinienne est indépendante de la position de l'image, ce qui, comme nous l'avons dit, était la condition cherchée. Nous avons dit aussi que cette constance n'est pas absolue, parce que, en réalité, le centre optique varie un peu avec l'accommodation, mais ces variations sont très petites et peuvent être négligées dans la pratique.

Les déplacements de la plaque sont indiqués par un index qui se meut sur une graduation. On reconnaît, par une discussion de la formule classique, que les déplacements de l'objet sont proportionnels aux variations de réfraction qui sont ajoutées à l'œil ou qui en sont soustraites par l'appareil.

Dans le modèle usité, la lentille a une puissance de 15,5 dioptries : sa distance focale est de 63^{mm}; c'est à cette distance derrière l'oculaire que doit être placé le centre optique de l'œil.

Ajoutons qu'une variation de 1 dioptrie correspond à un déplacement linéaire de 4^{mm} de l'objet.

Il est inutile d'insister sur le mode d'emploi de cet appareil : on s'en sert absolument comme nous l'avons indiqué pour l'optomètre de Mascart et Perrin. De la même façon également, il peut servir à étudier l'astigmatisme.

642. — L'expérience de Scheiner a servi de base à la construction d'optomètres : si devant l'œil on place un écran percé de deux petites ouvertures dont la distance soit moindre que le diamètre de la pupille, nous avons dit qu'on voit une seule image lorsque l'objet est placé à la distance pour laquelle il est accommodé et qu'on voit deux images d'un objet situé à une autre distance. Il y a plus, et si, l'œil étant accommodé pour une certaine distance, on voit un objet placé à une autre distance, on peut savoir (563) si cet objet est plus près ou plus loin que la distance qui correspond à l'accommodation. On peut donc comprendre qu'il y ait dans ces observations, que nous avons déjà développées à un autre point de vue, le moyen de déterminer le p. remotum et le p. proximum. Divers appareils ont été construits sur ce principe, notamment l'optomètre Scheiner-Parent sur lequel nous ne croyons pas devoir insister.

643. **Ophtalmomètre de Javal et Schiötz.** — Nous avons indiqué comment on peut reconnaître l'existence de l'astigmatisme et en déterminer la valeur (586) ; il est intéressant, à divers points de vue, de rechercher les éléments de cette amétropie qui peut résulter soit de la forme de la cornée, soit de celle des surfaces du cristallin ; M. Javal s'est occupé notamment de la détermination de l'astigmatisme cornéen ; il est facile de comprendre que si l'on connaît l'astigmatisme total de l'œil et l'astigmatisme dû à la cornée, on sera renseigné sur l'effet du cristallin. Si l'astigmatisme total et l'astigmatisme cornéen ont la même valeur, c'est que le cristallin n'intervient pas dans la production de cette amétropie; si l'astigmatisme total est plus grand que l'astigmatisme cornéen, c'est que le cristallin ajoute un effet astigmatique à celui de la cornée; si l'astigmatisme total est moindre que l'astigmatisme cornéen, c'est que le cristallin produit un effet astigmatique inverse de celui-ci et le compensant en partie.

Pour étudier la forme de la cornée, l'appareil le plus commode est l'*ophtalmomètre* de Javal et Schiötz qui serait mieux appelé un *kératomètre*; cet appareil permet de s'assurer rapidement si la cornée est une surface de révolution ou non, il permet en outre de déterminer la différence de courbure ou de puissance des deux méridiens principaux si la cornée n'est pas de révolution.

L'appareil (fig. 316) comprend une lunette que l'on dirige vers l'œil que l'on veut étudier et qui est maintenu dans une position invariable. La lunette passe au centre d'un écran présentant des cercles concentriques et éclairé fortement par la lumière du jour ou par des sources assez puissantes. L'observateur voit par réflexion sur la cornée de l'œil étudié l'image de l'écran et des cercles qu'il présente : il est clair, par raison de symétrie, que si la cornée est une surface de révolution, les images de ces cercles seront également circulaires. Si, au contraire, la cornée présente quelque irrégularité dans ses courbures, l'image des cercles sera déformée et présentera l'apparence de courbes ovales plus ou moins régulières ; ces courbes seront à peu près elliptiques si la cornée présente un astigmatisme régulier et la direction du petit axe

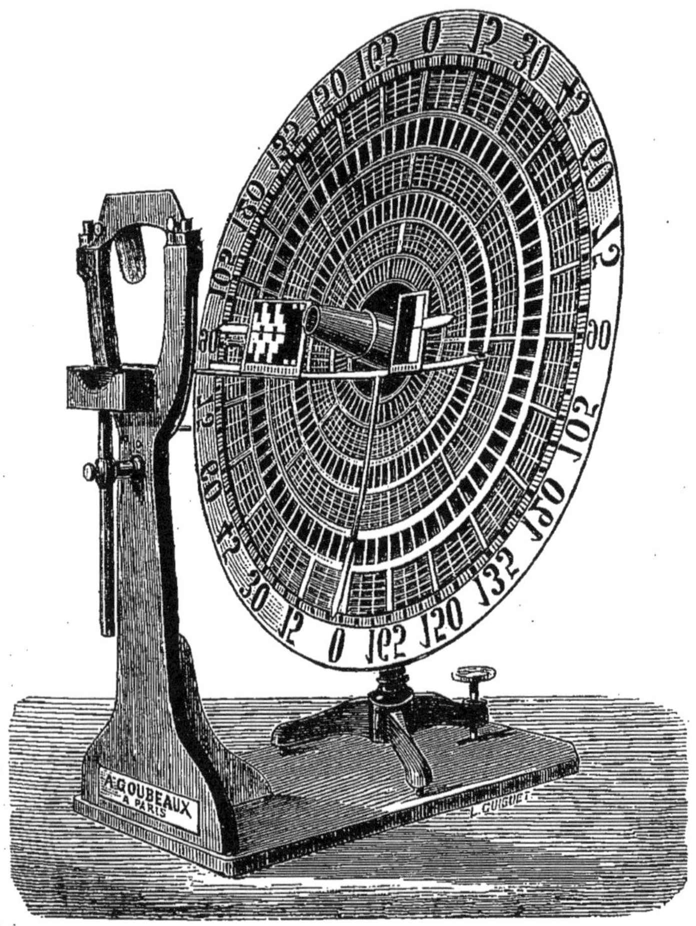

Fig. 316.

et celle du grand axe correspondront aux directions des méridiens principaux. Un rapide examen permettra donc de reconnaître ainsi la forme générale de la cornée et, si l'astigmatisme est régulier, permettra aussi de déterminer la direction des méridiens principaux, direction qui sera appréciée par des chiffres horaires qui sont tracés à la périphérie de l'écran circulaire.

Pour déterminer la puissance de l'astigmatisme on s'appuie sur la méthode de mesure des longueurs par les prismes biréfringents (446). A cet effet, un arc de cercle métallique est porté par un collier qui tourne autour de la lunette; cet arc peut ainsi prendre toutes les directions autour de l'axe de la lunette : il peut notamment être placé parallèlement à chacun des méridiens principaux successivement. Deux mires peintes en blanc se déplacent sur cet arc de cercle et peuvent être considérées comme les extrémités d'un objet qui s'étendrait de l'une à l'autre.

L'observateur, visant l'œil à l'aide de la lunette, voit par réflexion l'image des mires; pour une même distance de celles-ci la grandeur de la distance qui les sépare dans l'image qu'en forme la cornée dépend de la courbure de la partie sur laquelle se fait la réflexion, par conséquent de la courbure du méridien de la cornée qui est dans le plan de l'arc de cercle. Si on fait tourner l'arc de cercle, la distance des images des mires reste invariable si tous les méridiens ont la même courbure, si la cornée est de révolution; la distance des images des mires varie si, l'œil étant astigmate, les divers méridiens n'ont pas la même courbure. On conçoit aisément qu'il y a une relation déterminée entre la variation de courbure et la variation de distance des images, si bien qu'il est possible d'évaluer les variations de courbure si on connaît les variations de distance des images. Il s'agit donc d'évaluer celles-ci.

A cet effet un prisme biréfringent analogue à celui que nous avons décrit et dont nous avons expliqué les effets (446) est placé dans la lunette.

Il donne deux images de chaque mire, c'est-à-dire deux images de la partie de l'arc de cercle compris entre ces mires. En agissant sur celles-ci de manière à les rapprocher ou à les éloigner, on arrive à obtenir que les deux images soient exactement accolées, c'est-à-dire que l'image A'_o (fig. 238, II) de l'une des mires A coïncide exactement avec l'image B'_e de l'autre mire B.

Si l'on fait tourner l'arc devant une cornée dont la surface soit de révolution, l'action restant la même dans tous les méridiens, les deux images A'_0 et B'_e resteront en contact pour toutes les positions de cet arc. Il n'en sera plus de même si, la cornée étant astigmate, les méridiens diffèrent de courbure et, suivant les cas, les mires A'_0 et B'_e tantôt s'écarteront ou tantôt empiéteront l'une sur l'autre (fig. 238, I et III).

Ces indications générales posées, il est facile de comprendre le fonctionnement de l'appareil : on place l'arc parallèlement au méridien de plus grande courbure (de plus petit rayon de courbure) dont la direction a été précédemment déterminée; c'est naturellement le méridien qui donne la plus petite image pour un objet déterminé. On déplace les mires, de manière à obtenir, comme nous l'avons dit, la coïncidence des images A'_0 et B'_e. On fait alors tourner l'arc; l'image se fait sur des méridiens dont le rayon de courbure croît, elle augmente de dimension, les images A'_0 et B'_e empiètent l'une sur l'autre (fig. 238, III) : cet effet augmente jusqu'au moment où l'arc a tourné de 90 degrés, car il est alors dans la direction de l'autre méridien principal, celui de plus petite courbure (576).

Nous ne pouvons donner la théorie complète de cet appareil ; mais on comprend qu'il existe une relation entre la quantité dont les deux images empiètent l'une sur l'autre et la variation de courbure. L'appareil est d'ailleurs disposé fort ingénieusement de manière à donner à simple vue la différence de puissance des deux méridiens : l'une des mires est rectangulaire, mais l'autre est taillée en gradins, de telle sorte qu'on juge immédiatement de combien de gradins l'une des images déborde sur l'autre. Les dimensions de ces gradins ont été calculées, d'après la distance de l'œil observé à la lunette et le pouvoir de dédoublement du prisme, de manière que lorsque l'image de la mire rectangulaire empiète sur la mire découpée de 1, 2, 3,... gradins, la différence des puissances des méridiens considérés est de 1, 2, 3,... dioptries.

Nous n'avons pas à indiquer ici les résultats, intéressants au point de vue de l'ophtalmologie, auxquels a déjà conduit l'emploi de cet appareil qui est d'un maniement rapide et facile ; il nous suffit d'en avoir indiqué le principe.

644. **Ophtalmoscope.** — L'ophtalmoscope, inventé par Helmholtz, a pour but principal d'examiner l'intérieur de l'œil et notamment la rétine. Il fournit ainsi de précieux éléments de diagnostic, non seulement pour les affections oculaires, mais même dans les cas de certaines maladies générales, où l'aspect de la rétine peut donner d'importantes indications. Il peut servir de plus à étudier la réfraction de l'œil, à déterminer les données optométriques, sans avoir recours aux indications du sujet, à l'aide de méthodes purement objectives. Nous étudierons cet appareil successivement à ces deux points de vue.

Les conditions nécessaires pour examiner la rétine, par exemple, sont analogues à celles que nous avons indiquées pour l'examen des cavités à ouverture étroite, et les mêmes difficultés se présentent : la question serait absolument la même, si l'œil ne comprenait un système dioptrique convergent qui augmente encore les difficultés.

Considérons, en effet, le cas d'un œil emmétrope non accommodé, et soit M (fig. 317) un point de la rétine. Si ce point est éclairé, le faisceau divergent qui en émane, réfracté par les diverses surfaces réfringentes (remplacées ici par une seule DD' constituant l'œil réduit), sort de l'œil sous forme d'un faisceau parallèle étroit, ayant pour base l'ouverture de la pupille ; c'est ce faisceau qui doit entrer dans l'œil de l'observateur dont la position se trouve ainsi à peu près fixée complètement.

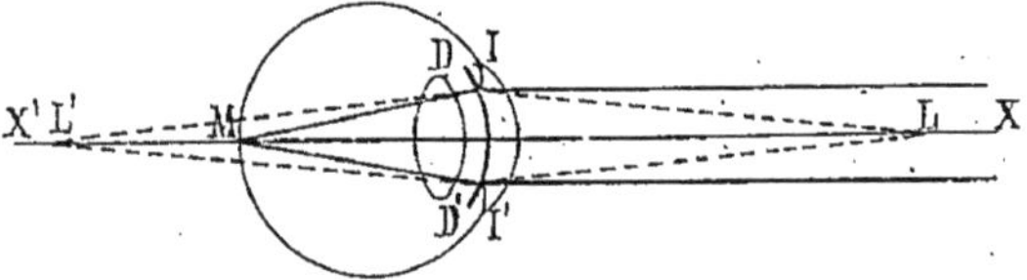

Fig. 317.

Mais d'autre part, on reconnaît que pour que le point M puisse recevoir de la lumière d'une source extérieure L, il faut que cette source soit placée également à l'intérieur de ce faisceau parallèle. A cause de la faible section de ce faisceau, il est impossible de satisfaire à la fois à ces deux conditions.

Donc, dans les conditions ordinaires, si le point M reçoit de la lumière, l'observateur ne peut apercevoir ce point; ou si, inversement, l'observateur est placé de manière à recevoir le faisceau émané de ce point s'il existait, ce faisceau n'existe pas, le point M n'étant pas éclairé parce que la source lumineuse ne peut occuper la position qu'elle devrait avoir.

C'est là ce qui explique que la pupille paraisse noire dans les conditions ordinaires. Si cependant la rétine reçoit indirectement de la lumière, on voit cette membrane éclairée à travers la pupille; ce cas est celui qui se présente chez les animaux albinos, lapins blancs, souris blanches, etc. Chez ces animaux le pigment manque dans les membranes de l'œil qui sont, sinon transparentes, au moins translucides. La lumière ambiante peut donc traverser ces membranes et parvenir jusqu'à la rétine qui, étant ainsi éclairée, peut être vue par un observateur placé en face de la pupille; aussi la pupille se présente-t-elle avec une coloration rose qui n'est pas autre que celle même de la rétine.

645. — Les conditions qui s'opposent à la vision de la rétine observée étant du même ordre que celles que nous avons signalées dans le cas de cavité à ouverture étroite, les mêmes moyens peuvent être appliqués dans le but d'obtenir le même résultat.

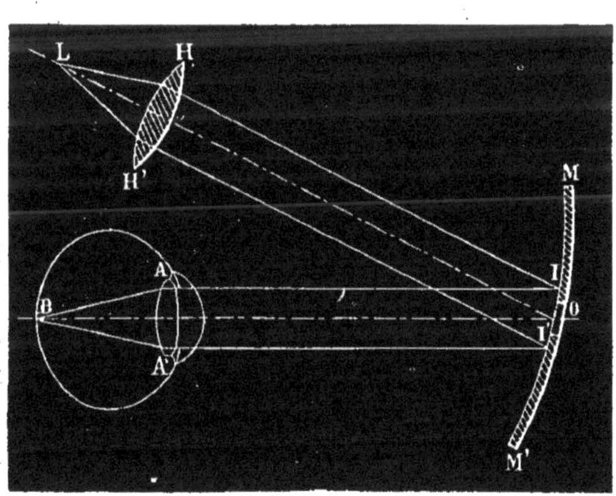

Fig. 318.

On pourrait faire usage d'une lame de verre; mais, dans la pratique, on se sert d'un miroir métallique percé d'une ouverture en son centre (fig. 318). Il est inutile de revenir sur l'explication du rôle que jouent ces miroirs.

En général, afin d'obtenir un plus grand éclairement, on se sert de faisceaux tombant sur le miroir parallèlement ou à peu près. A cet effet, la source de lumière L est placée sur le côté; une lentille convergente HH' reçoit les faisceaux qui en émanent et les rend parallèles ou moins divergents; c'est ce faisceau qui rencontre le miroir MM' et est renvoyé sur l'œil où, après réfraction, il va éclairer la rétine en B. Le faisceau émané de B suit un chemin inverse et une partie passe à travers l'ouverture I I' du miroir et parvient à l'œil de l'observateur placé en O.

On peut employer des miroirs plans ou des miroirs concaves qui modifient la forme du faisceau réfléchi. Mais cet effet n'a pas très grande importance, parce qu'on peut produire le même effet total soit en changeant la lentille, soit même simplement en la déplaçant par rapport à la source lumineuse.

Dans quelques modèles même, on a employé des miroirs convexes.

646. — Pour pouvoir examiner la rétine, il ne suffit pas que l'observateur reçoive des faisceaux lumineux partant des différents points de cette membrane et réfractés à leur sortie de l'œil, il faut encore, pour que la rétine soit vue nettement, que ces faisceaux aient une forme convenable en arrivant à l'œil de l'observateur, afin qu'il puisse se former une image nette sur la rétine de celui-ci. En un mot, l'ensemble de l'œil examiné et de l'œil de l'observateur constitue un système centré et il faut que, par rapport à ce système, les deux rétines soient en des points conjugués.

Il est facile de comprendre que toute modification dans l'accommodation de l'œil examiné entraîne des changements dans la forme des faisceaux qui, émanés de la rétine, émergent à travers la cornée. Si l'œil observé accommodait, il faudrait, pour continuer à voir nettement malgré ces changements, que l'observateur modifiât constamment les conditions dans lesquelles il regarde, ce qui serait presque impossible à réaliser.

Pour obvier à cet inconvénient qui serait très gênant dans la pratique, on soumet l'œil examiné à l'action de l'atropine en y instillant quelques gouttes d'une solution étendue de sulfate de cet alcaloïde, ce qui paralyse l'accommodation : l'œil examiné est donc alors toujours à l'état de repos, de non-accommodation ; il est dans les conditions où il peut voir nettement à son p. remotum.

Examinons les différents cas qui peuvent se présenter, et cherchons dans quelles conditions l'observateur doit se placer pour voir nettement.

L'œil examiné est emmétrope (fig. 319) ; la rétine, éclairée comme nous l'avons dit, diffuse de la lumière dont une partie sort à travers la cornée. Nous savons (570) que cette lumière forme des faisceaux parallèles. Pour que ces faisceaux donnent la vision nette chez l'observateur, il faut que celui-ci soit emmétrope, auquel cas il verra sans accommoder, ou hypermétrope, auquel cas il devra accommoder, puisque la lumière arrivant en faisceaux parallèles se comporte comme si elle venait de l'infini.

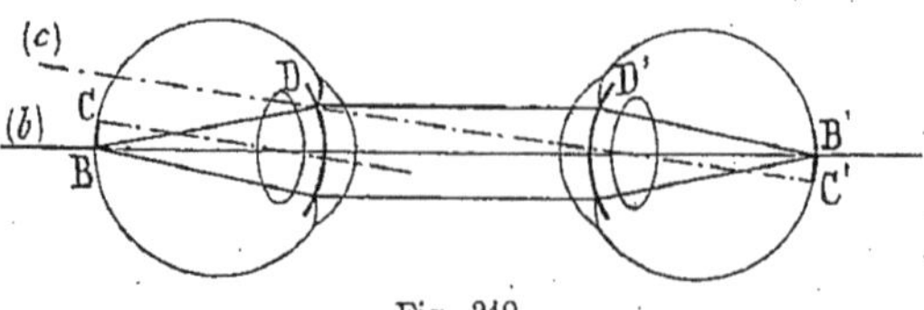

Fig. 319.

Il est clair que si l'observateur est myope, il pourra voir nettement également à la condition de corriger sa myopie par des verres convenables, puisque, alors, il est dans les mêmes conditions qu'un emmétrope. Dans ces conditions l'image de la partie CB de la rétine observée se fera en C'B' sur la rétine de l'observateur, qui sera impressionné comme si la lumière venait des points (*b*) et (*c*) situés à l'infini.

L'œil examiné est hypermétrope; nous savons (570) que la lumière émanée de la rétine sort de l'œil en divergeant comme si elle partait du p. remotum P*r*, c'est-à-dire qu'il y a en ce point une image virtuelle γβ de la rétine (fig. 320), que tout se passe pour l'observateur comme si la

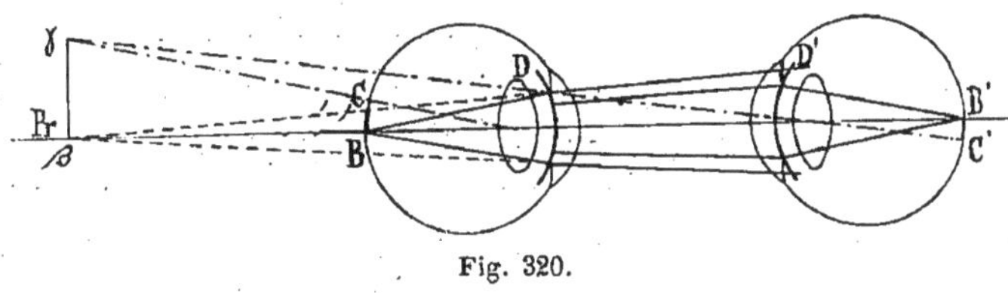

Fig. 320.

lumière venait directement de points situés en cet endroit. L'observateur est donc dans les mêmes conditions que s'il regardait un objet situé à une position invariable; si l'observateur est emmétrope ou hypermétrope, il pourra toujours en accommodant voir nettement cette image virtuelle puisqu'il suffit qu'elle soit plus loin que le p. proximum et que, en s'éloignant suffisamment, on peut toujours satisfaire à cette condition. Si l'observateur est myope, il pourra également voir nettement pourvu que le point P*r* où se fait l'image virtuelle vue soit plus rapproché que le p. remotum de l'observateur; si pour une position de celui-ci le p. remotum de l'œil examiné coïncide avec le p. remotum de l'observateur, celui-ci verra nettement sans accommodation; si le p. remotum de l'œil examiné est moins éloigné de l'œil de l'observateur que son propre p. remotum, celui-ci verra avec accommodation, jusqu'à la distance où l'image virtuelle se ferait à son p. proximum; mais si cette image virtuelle se trouvait dans ces conditions, il suffirait à l'observateur de s'éloigner de l'œil examiné pour que la vision nette fût rendue possible sans accommodation; si l'image virtuelle est à une distance plus grande que le p. remotum de l'observateur myope, celui-ci ne pourra voir nettement (à moins de corriger sa myopie).

L'œil examiné est myope : les faisceaux qui sortent à travers la cornée sont convergents. Si l'observateur se place de manière à recevoir ces faisceaux avant leurs sommets βγ (fig. 321) qui se fait au p. remotum de l'œil examiné, il ne pourra voir nettement qu'à la condition d'être hypermétrope, il verra sans accommodation si son propre p. remotum coïncide avec celui de l'œil examiné; il ne verrait pas nettement si son p. remotum était plus loin derrière l'œil que celui de l'œil examiné; il verrait, mais avec accommodation si le p. remotum de l'œil examiné était à une distance plus grande en arrière que son propre p. remotum ; dans ces conditions ni l'œil myope, ni l'œil emmétrope ne pourrait voir nettement.

Mais si l'observateur se place après le point de croisement des fais-

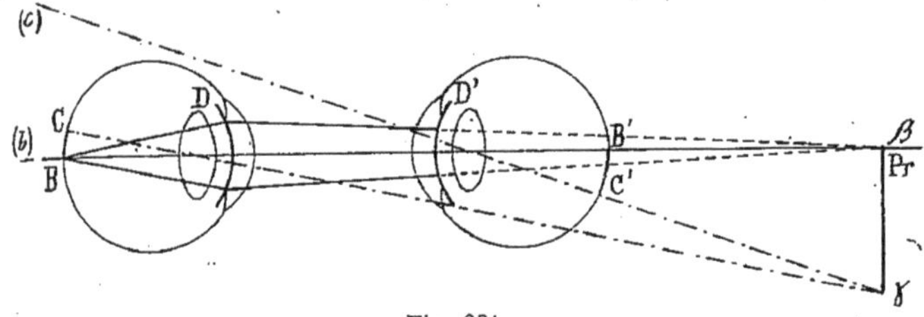

Fig. 321.

ceaux, après le p. remotum de l'œil examiné (fig. 322), il reçoit des faisceaux divergents ayant la même divergence que s'ils émanaient de points lumineux constituant l'image réelle $\beta\gamma$ de la rétine examinée qui

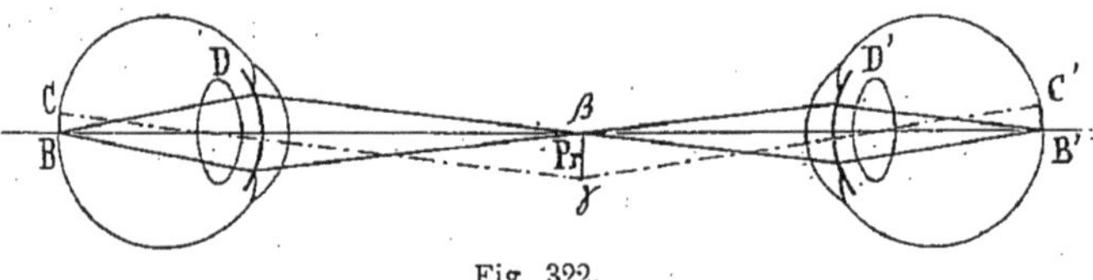

Fig. 322.

se forme au p. remotum. L'observateur sera donc, au point de vue de la netteté de la vision, dans les mêmes conditions que s'il regardait un objet situé en ce point et, en s'éloignant ou se rapprochant convenablement, il pourra toujours arriver à se placer par rapport à cette image de manière à la voir nettement.

647. — Comme conséquence de ce qui précède, on voit que pour le cas où l'œil examiné est hypermétrope, l'observateur regarde une image virtuelle, droite, située derrière l'œil examiné. Il en verra d'autant mieux les détails qu'il en sera plus rapproché : l'observateur a donc intérêt à ce point de vue à se mettre aussi près que possible de l'œil examiné.

Si l'œil examiné est emmétrope, l'image est droite, mais située à l'infini.

Dans le cas où l'œil examiné est myope, si l'observateur est hypermétrope et peut se placer dans les faisceaux convergents il a aussi la vision droite, le point C qui donne son image en C′ étant vu dans la direction (c). Mais dans les autres cas, on voit que l'observateur regarde une image réelle, renversée, située en avant de l'œil examiné. L'observateur pour la voir avec le plus de détails possible a intérêt à se placer à une distance telle que cette image soit à son p. proximum.

L'image de la rétine, dans le cas de la myopie par exemple, est réelle ; les points qui la constituent donnent à l'observateur la même impression que donneraient les divers points d'un objet lorsqu'ils peuvent être vus. Mais cette image dans son ensemble ne se comporte cependant pas comme un objet : un objet est vu par diffusion et chacun de ses points peut être distingué, quelle que soit la position occupée par l'observateur. Dans le cas de l'image réelle B'C' (fig. 323), chacun des points de celle-ci cor-

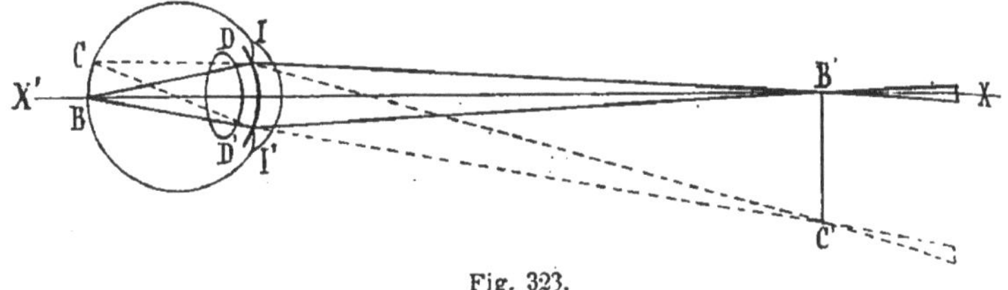

Fig. 323.

respond à un faisceau très limité et ne peut être vu par un observateur que si celui-ci a son œil dans ce faisceau. Il en résulte que si l'observateur se place de manière à voir le point B de la rétine situé sur l'axe, il ne verra pas les points situés à quelque distance : l'étendue du champ visible sera très restreinte et les diverses parties de la rétine examinées ne pourront être vues que successivement.

Un inconvénient analogue se présente pour le cas de l'image virtuelle produite par l'œil hypermétrope.

648. — Généralement dans le but principalement d'éviter les différences qui résultent de la nature de l'œil examiné, l'examen à l'ophtalmoscope ne se fait pas directement comme nous l'avons indiqué ; mais on place devant l'œil que l'on examine une lentille convergente ou divergente dont nous allons indiquer l'effet.

Une lentille convergente placée devant un œil emmétrope constitue avec cet œil un système analogue à un œil myope (571) ; le résultat sera le même à plus forte raison si l'œil considéré est myope ; enfin il en sera encore de même si l'œil est hypermétrope, à la condition d'employer une lentille d'une assez grande puissance.

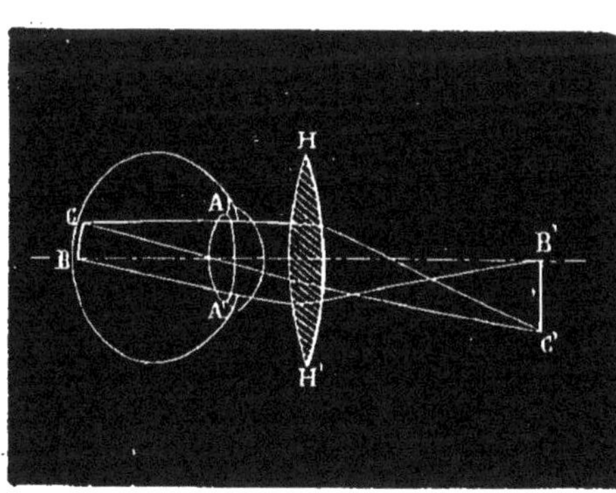

Fig. 324.

Donc en examinant à l'ophtalmoscope un œil quelconque devant lequel on place une lentille convergente H H' (fig. 324), on est dans les mêmes conditions que si on examinait un œil myope, c'est-à-dire qu'il se forme en avant de l'œil dans tous les cas une image B'C' réelle et renversée de la rétine BC ; à la condition d'employer une lentille d'une assez grande puissance, cette image se forme assez près de l'œil examiné, ce qui est une condition favorable, car l'observateur devant se placer derrière cette image il ne faut pas qu'il ait à trop s'éloigner.

Dans le cas où l'œil examiné est emmétrope ou hypermétrope les conditions d'observation sont donc changées absolument ; il n'en est pas ainsi dans le cas de l'œil myope qui donnait directement aussi une image réelle et renversée située en avant de l'œil. Ainsi qu'il est aisé de le comprendre l'interposition de la lentille rapproche l'image et la diminue de grandeur, ce qui peut être un inconvénient ; mais en même temps elle rapproche de l'axe les faisceaux qui s'en écartaient et ramène dans le champ des points de l'image qui étaient en dehors de ce champ : cette lentille joue alors le même rôle absolument que la lentille de champ du microscope.

L'examen de l'œil à l'aide de la lentille convergente constitue ce que l'on appelle l'examen à l'image renversée.

Au lieu de rendre tous les yeux myopes artificiellement à l'aide d'une lentille convergente, on peut les rendre tous artificiellement hypermétropes en leur adjoignant une lentille divergente assez puissante (fig. 325). On aura alors une image virtuelle et droite dans tous les cas ; dans le cas où l'œil naturellement hypermétrope donnait directement une image virtuelle et droite, par l'emploi de la lentille divergente, l'image sans changer de nature est rapprochée et rendue plus petite. C'est l'examen de la rétine à l'image droite.

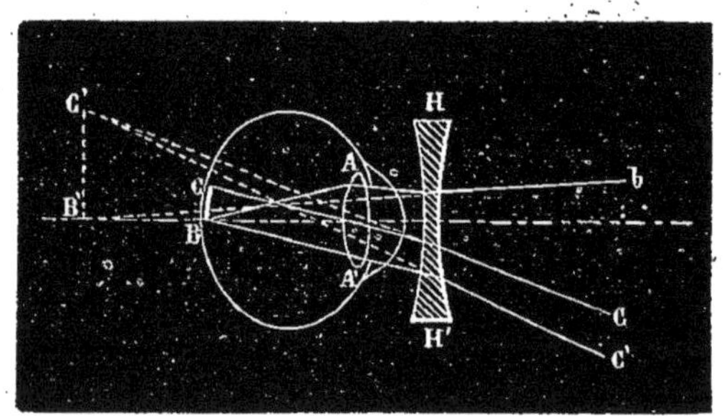

Fig. 325.

649. — Les conditions pratiques de l'examen à l'ophtalmoscope ne sont que la réalisation des indications qui précèdent (fig. 326). L'individu à examiner étant placé dans une chambre obscure, après que l'œil a été préalablement atropinisé, une source de lumière, lampe ou bec de gaz, est placée un peu en arrière du côté de l'œil examiné. L'observateur se place en face, tenant d'une main le miroir qu'il incline diversement en regardant à travers l'ouverture la pupille de l'œil examiné. Lorsque l'observateur aperçoit une teinte rose caractéristique, c'est que la rétine est éclairée : il place alors devant l'œil une lentille tenue par l'autre main, lentille convergente ou divergente suivant qu'il s'agit de l'examen à l'image renversée ou à l'image droite. Cette lentille est plus ou moins approchée de l'œil et l'observateur se déplace également jus-

qu'à ce que la vision devienne nette : on voit alors la rétine plus ou moins agrandie et on peut examiner les détails qui s'y trouvent.

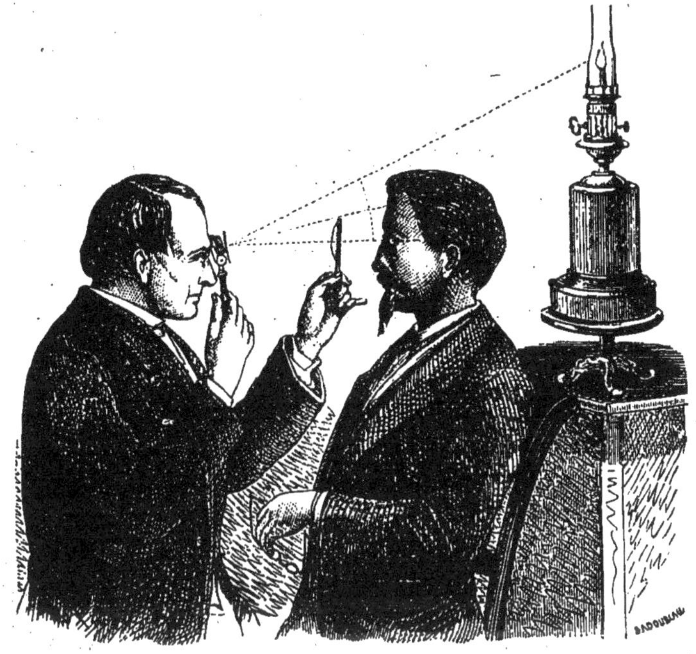

Fig. 326.

Afin de s'exercer à l'examen ophtalmoscopique on utilise avantageusement un œil artificiel dont il existe de nombreux modèles : le plus simple consiste en un globe opaque présentant à la partie antérieure une lentille A (fig. 327) montée sur une bonnette présentant un pas de vis, de manière à pouvoir être remplacée par d'autres de puissance différente afin de simuler des yeux de nature diverse. A la partie postérieure se fixe une calotte sphérique peinte intérieurement de manière à représenter approximativement la rétine et les détails qui s'y rencontrent ; on peut remplacer cette pièce par d'autres qui simulent des états pathologiques de la rétine.

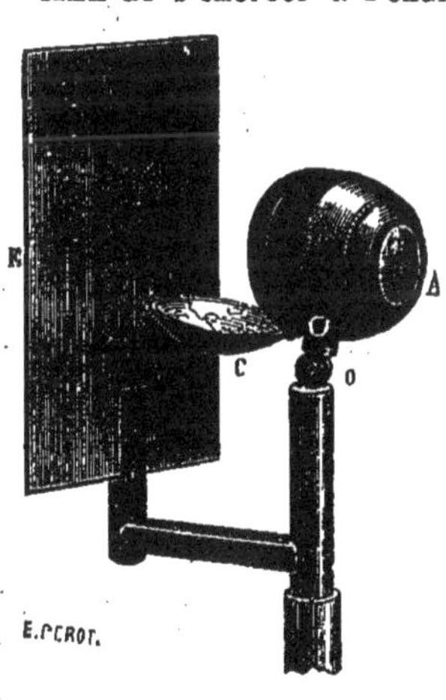

Fig. 327.

650. — Il peut être utile de se rendre compte du relief des parties qui existent sur la rétine : la vision monoculaire ne peut fournir cette indication, comme nous l'avons dit, et il faut avoir recours à la vision binoculaire. Un ophtalmoscope destiné à cet usage a été construit

par Giraud-Teulon ; on y retrouve des dispositions analogues à celles que nous avons indiquées pour le microscope binoculaire et pour le stéréoscope. Les faisceaux venant de l'œil examiné et qui traversent l'ouverture centrale du miroir rencontrent deux prismes A,B (fig. 328) qui séparent

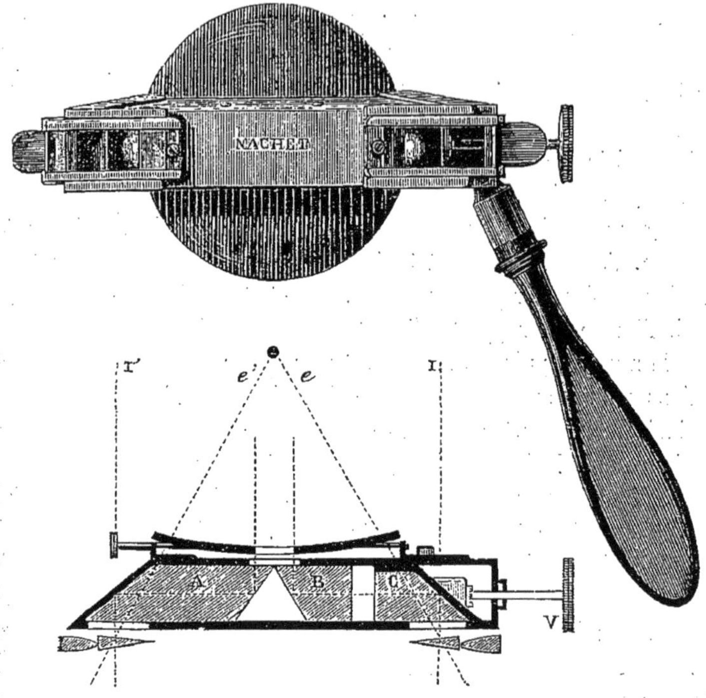

Fig. 328.

ces faisceaux en deux parties qui se réfléchissent totalement deux fois de manière à sortir parallèlement à leur direction primitive, mais assez écartés pour pénétrer dans les deux yeux : une partie mobile C permet de régler cet écartement d'une manière précise pour correspondre à la distance des yeux. De plus, pour produire la fusion des images, deux prismes de petit angle sont placés sur les trajets du faisceau émergent comme dans le stéréoscope.

Il n'y a pas à insister sur la théorie de cet appareil qui est la même que celle du microscope binoculaire et celle du stéréoscope. Quant au mode d'emploi, il est le même que celui de l'ophtalmoscope, si ce n'est qu'il y a à régler la position du prisme mobile C.

Bien que l'ophtalmoscope serve le plus souvent à l'examen de la rétine, on l'emploie également à l'observation des autres parties profondes de l'œil; c'est ainsi qu'on l'utilise à reconnaître la présence dans le corps vitré de flocons de nature diverse, etc.

651. — L'ophtalmoscope peut servir à étudier la réfraction de l'œil

objectivement, c'est-à-dire sans avoir à tenir compte des indications fournies par l'individu examiné : non seulement on peut reconnaître l'existence et la nature d'une amétropie, mais encore on peut évaluer son degré et par suite déterminer le verre correcteur qu'il convient de lui donner.

Deux méthodes peuvent principalement être employées dans ce but : l'une que nous étudierons d'abord repose sur la vision nette par l'observateur de la rétine examinée, l'autre sur l'observation de l'ombre pupillaire.

Nous admettrons que l'observateur est emmétrope, ou que s'il ne l'est pas il emploie un verre correcteur qui lui permette la vision à l'infini sans accommodation.

Dans ces conditions, quelle que soit la position de l'image de la rétine examinée, l'observateur peut toujours arriver à la voir nettement, à la condition de s'écarter plus ou moins. S'il était possible de distinguer le sens de l'image par rapport à l'objet, on pourrait immédiatement reconnaître la myopie, puisque l'image est renversée ; seulement les vaisseaux rétiniens ou les autres parties que l'on distingue n'ont pas une forme invariable, de telle sorte que leur disposition dans l'image ne fournit aucun renseignement. Mais cette image réelle est en avant de l'œil, et il est assez facile de reconnaître si l'image que l'on voit occupe cette position ; en effet, en même temps que cette image, on distingue la surface du globe de l'œil examiné qui est en arrière de cette image. Il est très facile de distinguer, entre deux objets que l'on voit ensemble, celui qui est le plus éloigné : il suffit de déplacer la tête, on perçoit alors un déplacement relatif de l'un des objets par rapport à l'autre. Si, comme dans le cas actuel, on sait que l'objet le plus éloigné, l'œil observé est immobile, on juge que l'objet le plus rapproché, ici l'image de la rétine, se déplace en sens contraire du mouvement que l'on a effectué.

Dans le cas où l'œil examiné est emmétrope ou hypermétrope, on voit une image virtuelle située à une distance infinie dans le premier cas, finie dans le second, mais toujours derrière l'œil. Par un déplacement de sa tête, l'observateur verra l'image se déplacer par rapport à la cornée et comme il sait que celle-ci est immobile, il jugera que c'est l'image qui se meut, et dans ce cas le mouvement de l'image sera de même sens que celui qu'il a effectué. Ce cas se distinguera donc nettement du précédent.

Il est moins commode de distinguer entre l'emmétropie et l'hypermétropie, car la seule différence est dans la distance à laquelle se fait l'image. L'observateur, s'il ne relâche pas complètement son accommodation, peut voir nettement l'image produite par un œil hypermétrope qui est à une distance finie, il verra peu distinctement l'image fournie par l'œil emmétrope qui est à l'infini. Inversement, par le relâchement total de l'accommodation, il verra bien l'image à l'infini fournie par l'œil emmétrope et il verra peu nettement l'image fournie par l'œil hypermétrope. Pour faire la distinction, devant l'œil de l'observateur, emmétrope naturellement ou rendu tel par une correction convenable, il faut placer une lentille convergente faible : l'observateur regardant à l'infini ne pourra plus voir nettement puisqu'il n'était pas accommodé; s'il regardait à une distance finie, il pourra continuer à voir nettement, parce qu'il diminuera l'accommodation d'une quantité correspondant à la puissance de la lentille employée.

652. — Ayant ainsi déterminé l'existence d'une amétropie, on peut évaluer sa puissance et par suite la valeur du verre correcteur à employer. Cette évaluation repose sur les remarques suivantes que nous avons indiquées précédemment.

Si l'œil examiné est myope, l'observateur placé très près de cet œil verra nettement l'image de la rétine s'il est hypermétrope et que son p. remotum (virtuel) coïncide avec le p. remotum (réel) de l'œil examiné.

Si l'œil examiné est hypermétrope, l'observateur verra nettement sans accommodation l'image de la rétine s'il est myope et que son p. remotum (réel) coïncide avec le p. remotum (virtuel) de l'œil examiné.

La détermination de la valeur de l'amétropie se fait à l'aide des *ophtalmoscopes à réfraction* : on désigne sous ce nom des ophtalmoscopes disposés de manière que, derrière l'ouverture du miroir, on puisse placer des lentilles convergentes ou divergentes de puissance connue. Les divers modèles ne diffèrent que par la manière dont ces lentilles peuvent être amenées successivement devant l'orifice du miroir et par le choix des lentilles employées.

Supposons un observateur emmétrope (ou rendu tel par un verre correcteur convenable) muni d'un semblable ophtalmoscope : il regardera l'œil examiné pour déterminer d'abord s'il est myope ou hypermétrope. Supposons qu'il soit myope : il s'en rapprochera beaucoup, de manière à être placé avant le point où se fait l'image réelle de la rétine; il ne pourra pas voir nettement : il cherchera alors un verre divergent qui lui donne la vision nette de la rétine. Si, à ce moment, il n'accommode pas, il aura été rendu hypermétrope par l'action de cette lentille et son p. remotum dont la position est déterminée par la puissance de la lentille employée coïncide avec le p. remotum cherché de l'œil examiné.

Mais si l'on n'est pas assuré que l'œil n'accommode pas, il pourrait se faire que la lentille employée fût trop forte et que l'excès de divergence qu'elle produit fût compensé par l'accommodation : il faudrait donc employer une lentille plus faible. Aussi, dans la pratique, convient-il d'essayer des lentilles divergentes faibles d'abord, puis de puissance croissante, en s'arrêtant à la première qui donne la vision nette. C'est cette lentille dont le foyer, qui est le p. remotum de l'œil observateur rendu artificiellement hypermétrope, qui coïncide avec le p. remotum de l'œil myope examiné.

Si l'œil examiné est hypermétrope, l'observateur voit en général l'image de la rétine, parce qu'il accommode pour la distance à laquelle est cette image. On place alors successivement devant l'œil des lentilles convergentes de puissance croissante ; au début l'observateur continue à voir sans modification parce qu'il diminue l'accommodation de manière à compenser l'augmentation de convergence produite par la lentille. Le même effet continue jusqu'à ce que l'accommodation soit complètement supprimée ; si on prend alors une lentille plus forte, la vision cesse d'être nette, le système devenant trop convergent.

La dernière lentille qui permettait la vision nette constituait avec l'œil emmétrope non accommodé de l'observateur un œil artificiellement myope dont le p. remotum, dont on connaît la position par la puissance de la lentille employée, coïncide avec le p. remotum de l'œil examiné.

653. — La position du p. remotum de l'œil observateur rendu myope ou hypermétrope est donné par rapport à l'œil observateur : connaissant la distance des deux yeux, on pourrait en déduire facilement et avec exactitude la distance de ce même point à l'œil examiné : ce point étant aussi le p. remotum de ce dernier, sa position fait connaître la puissance du verre correcteur à employer (582). Mais dans la pratique, on simplifie la question : l'observateur place son œil aussi près que possible de l'œil examiné et on néglige la distance des deux yeux, de telle sorte qu'on admet que le p. remotum est à la même distance de l'un et de l'autre : la puissance du verre placé devant l'œil observateur est alors égale à celle du verre, de nature opposée, qui produira la correction pour l'œil examiné. On commet ainsi une erreur qui est sans importance réelle dans la pratique lorsque le p. remotum est un peu éloigné, mais dont il y aurait lieu de tenir compte si cette distance était faible, c'est-à-dire dans le cas des fortes amétropies.

654. **Kératoscopie.** — L'ophtalmoscope peut servir d'une autre manière à l'étude de la réfraction par l'examen de l'*ombre pupillaire* ; ce procédé, inventé par le Dr Cuignet et qui est très avantageux dans la pratique, est désigné sous le nom général de *kératoscopie*.

Quoique la kératoscopie puisse être appliquée soit avec l'ophtalmoscope à miroir concave, soit par l'ophtalmoscope à miroir plan, nous examinerons seulement le cas où l'on emploie ce dernier. Des résultats différents sont obtenus avec le miroir concave, mais la question est moins simple, et il n'y a pas d'avantage particulier à son emploi.

Soient L (fig. 329) une source lumineuse, M N un miroir plan que l'on fait tourner de manière à l'amener en M_1N_1 ; le faisceau incident reste invariable, mais le faisceau réfléchi se déplace. Dans chaque cas, il a la même forme que s'il émanait de l'image de L, soit de L′ pour la première position du miroir M N, et de L'_1 pour la deuxième. Sur un écran quelconque placé en avant, sur la face de l'individu examiné, par exemple, il y aura une tache lumineuse qui se déplacera de $m\ n$ en $m_1 n_1$; nous dirons que cette tache que l'on observe facilement se déplace dans le même sens que le miroir.

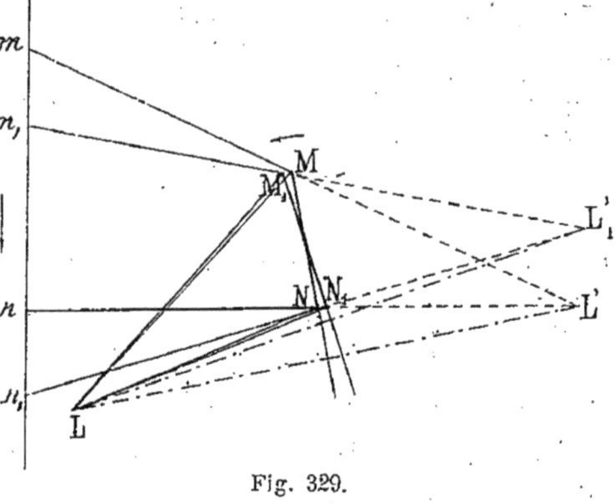

Fig. 329.

D'autre part une partie du faisceau réfléchi pénètre dans l'œil examiné et forme sur la rétine une tache lumineuse ou quelquefois un point lumineux; la position de cette tache varie avec la direction du faisceau, avec la position du sommet d'où le faisceau semble partir. Quand le miroir tourne, le sommet se déplace de L′ en L'_1 (fig. 330), la tache lumineuse sur la rétine se déplace de $l\,l'$ en $l_1 l'_1$, dans le même sens que la tache sur la face même.

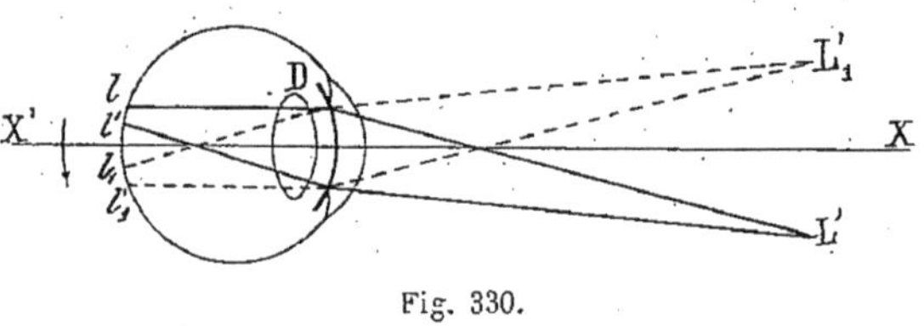

Fig. 330.

Supposons maintenant que l'œil examiné soit myope et soit RR′ (fig. 331) le plan qui correspond à son p. remotum; supposons l'œil éclairé par le miroir dans sa première position, et soit $l\ l'$ la tache produite sur la

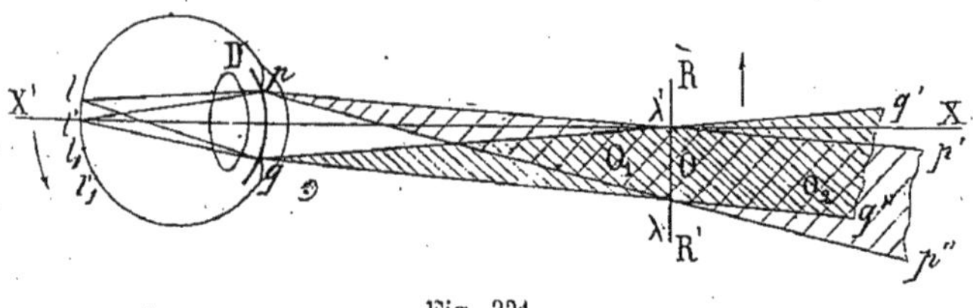

Fig. 331.

rétine : l'image réelle de cette tache se fera en λ λ′, λ étant l'image de l et λ′ l'image de l', c'est-à-dire que le faisceau ayant son sommet en l dans l'œil est remplacé hors de l'œil par un faisceau convergent ayant son sommet en λ, et de même pour l' et λ′.

Mais nous pouvons considérer les rayons comme groupés autrement et, par exemple, concevoir que tous les rayons qui passent en un point de la pupille, en son bord p par exemple, constituent un faisceau tel que $p'pp''$. Si un observateur reçoit ce faisceau et s'il est à une distance de p pour laquelle il peut accommoder, il verra le point p sommet de ce faisceau : il en serait de même de tous les autres points de la pupille, et notamment du point q bord opposé.

Lorsqu'on déplace le miroir dans le sens déjà indiqué la tache lumineuse sur la rétine passant de $l\ l'$ à $l_1 l'_1$, l'image réelle se meut et tous les faisceaux se déplacent ensemble dans le sens de la flèche.

655. — Ceci posé, quel sera l'effet produit pour l'observateur? Trois cas différents peuvent se présenter suivant la position qu'il occupe par rapport au plan R R'.

1° Si l'observateur a l'œil en O_1 entre l'œil examiné et son p. remotum, lorsque les faisceaux se déplacent dans le sens de la flèche, on voit que le faisceau $p'pp''$ cessera le premier de rencontrer l'œil de l'observateur et qu'il en sera successivement de même de tous les autres, le dernier qui rencontre l'œil étant $q'qq''$. Pour l'observateur qui voyait d'abord la pupille éclairée dans toute son étendue, puisqu'il recevait des faisceaux ayant leurs sommets en ses divers points, le point p cessera le premier d'être éclairé, puis successivement les autres, de p à q : l'effet sera le même que si une ombre envahissait la pupille précédemment éclairée : c'est cette partie obscure qui apparaît et s'étend quand on tourne le miroir qui constitue ce qu'on a appelé l'*ombre pupillaire*. On voit que dans ce cas l'ombre pupillaire s'étend, marche dans le même sens que la tache lumineuse sur la face de l'individu examiné, dans le sens du déplacement du miroir.

2° L'observateur a l'œil placé en O dans le plan qui passe par le p. remotum. On voit que, dans ce plan, tous les faisceaux ayant pour sommets les divers points de la pupille ont même section $\lambda\ \lambda'$. Si on déplace le miroir, l'image $\lambda\ \lambda'$ se déplacera comme nous l'avons dit dans le sens de la flèche. L'observateur verra tous les points de la pupille jusqu'au moment où l'extrémité λ dépassera le point O, et, à cet instant, tous les points de la pupille cesseront d'être vus en même temps.

3° Si l'observateur a l'œil placé en O_2 plus loin que le p. remotum de l'œil examiné, nous trouverons des conditions analogues à celles du premier cas et les différents faisceaux ayant leurs sommets aux divers points de la rétine cesseront successivement d'arriver à l'œil de l'observateur. Mais comme on le voit immédiatement, dans ce cas, c'est le faisceau $q'q\ q''$ qui cesse le premier de rencontrer l'œil de l'observateur O_2, c'est le faisceau $p'p\ p''$ qui est le dernier à le rencontrer. L'observateur verra donc dans ce cas l'ombre envahir la pupille du bord q au bord p, c'est-à-dire en sens contraire du déplacement de la tache lumineuse sur la figure, en sens contraire du déplacement du miroir.

656. — Voici, en s'appuyant sur les indications précédentes, la marche la plus simple à suivre pour employer la kératoscopie ou méthode de l'ombre pupillaire à déterminer la réfraction de l'œil et à évaluer les amétropies.

L'observateur muni du miroir plan de l'ophtalmoscope se place à 1 mètre de l'œil examiné et met devant cet œil une lentille convergente de 1 dioptrie. Si l'œil est emmétrope, il constitue avec cette lentille un système myope dont le p. remotum est à 1 mètre, c'est-à-dire que l'observateur est au p. remotum même. L'observateur cherche à éclairer l'œil examiné et à voir la teinte rose caractéristique; quand ce résultat est atteint, il fait tourner lentement le miroir. Dans les conditions que nous supposons il voit l'ombre envahir à la fois toute l'étendue de la pupille.

Si l'œil examiné n'est pas emmétrope les résultats sont différents. D'abord, par exemple, s'il est myope, le p. remotum du système qu'il constitue avec la lentille convergente de 1 dioptrie est plus près de l'œil que 1 mètre; l'observateur se trouve donc plus loin que le p. remotum et, par suite, en déplaçant le miroir, il voit l'ombre envahir la pupille en sens contraire du déplacement du miroir.

Si, au contraire, l'œil examiné est hypermétrope, la puissance du système qu'il forme avec la lentille convergente de 1 dioptrie est moindre que celle de la lentille même : le p. remotum est donc plus éloigné que 1 mètre. L'observateur se trouve alors placé entre ce point et l'œil examiné et, en déplaçant le miroir, il voit l'ombre envahir la pupille dans le sens du déplacement du miroir.

Cette méthode est très simple, on le voit; elle présente surtout le grand avantage que l'état de l'œil de l'observateur n'intervient pas et qu'il n'y a pas à chercher une image nette : il suffit de voir la pupille éclairée et de distinguer comment elle s'obscurcit par un déplacement du miroir.

657. — Pour déterminer le degré d'une amétropie, l'observateur se place dans les mêmes conditions, c'est-à-dire à la distance de 1 mètre et met successivement devant l'œil des lentilles diverses jusqu'à ce que le système formé de l'œil et de la lentille ait son p. remotum à 1 mètre, c'est-à-dire jusqu'à ce que par le déplacement du miroir l'ombre envahisse en même temps toute la pupille. Si, par exemple, l'œil examiné est hypermétrope, on emploie des lentilles convergentes : lorsqu'on est arrivé au résultat indiqué ci-dessus, c'est que le système composé de l'œil et de la lentille a une myopie de 1 dioptrie; on a donc dépassé le but à atteindre par la correction, et en prenant un verre convergent dont la puissance soit moindre de 1 dioptrie que celui qu'on a employé, on ramènera l'œil à l'emmétropie, on aura effectué la correction.

Si l'œil a une myopie de 1 dioptrie, on en est averti directement sans l'emploi de verre; si la myopie est plus forte, on place devant l'œil des verres divergents jusqu'à ramener le système à une myopie de 1 dioptrie. Le verre qui fournit ce résultat n'est dès lors pas suffisant pour la correction complète et il faudrait prendre un verre divergent plus puissant de 1 dioptrie pour arriver à cette correction.

Dans ce cas, on pourrait opérer autrement : l'observateur, se rapprochant de l'œil examiné, cherche la position qu'il doit occuper pour que le déplacement du miroir amène l'obscurcissement simultané de toutes les parties de la pupille; d'après ce que nous avons dit, l'œil de l'observateur est alors au p. remotum de l'œil examiné : il suffit donc de mesurer la distance des deux yeux. Cette méthode est d'une application au moins difficile pour les myopies supérieures à 5 dioptries, parce que l'observateur doit trop se rapprocher de l'œil examiné.

Enfin, ajoutons pour terminer que la même méthode peut être appliquée à la détermination de l'astigmatisme. On comprend, en effet, que, en faisant tourner le miroir successivement autour de divers axes, on puisse étudier la réfraction de l'œil dans les différents méridiens; il est donc possible de déterminer la direction des méridiens principaux et la puissance de l'œil dans chacun d'eux. On a ainsi tous les éléments nécessaires pour corriger l'astigmatisme.

CHAPITRE V

NOTIONS D'OPTIQUE PHYSIQUE

658. **Notions d'optique physique.** — Dans les chapitres précédents nous avons fait usage successivement de deux hypothèses différentes pour expliquer les phénomènes observés : l'hypothèse de l'émission (343) pour l'optique géométrique, l'hypothèse des ondulations (447) pour l'étude des radiations. Dès le début, nous avons indiqué que l'hypothèse de l'émission, quoique permettant d'exposer plus simplement les premiers phénomènes de l'optique géométrique, ne pouvait être acceptée, parce qu'elle est incompatible avec un certain nombre de faits dont l'hypothèse des ondulations rend compte, au contraire, d'une façon complète. Quelques-uns de ces faits donnent lieu à des applications utiles et méritent, à ce titre, d'être signalés; de plus, leur exposé rapide justifiera le rejet de l'hypothèse de l'émission et l'adoption de l'hypothèse des ondulations qui, développée par Huygens dont on lui donne quelquefois le nom, a été complétée par les recherches de Fresnel et des physiciens modernes et répond à tous les besoins de la science actuelle.

Ainsi que nous l'avons dit, cette hypothèse ne s'applique pas seulement aux phénomènes lumineux, mais à tous ceux que nous avons rattachés aux radiations, et si, dans ce chapitre, nous signalons particulièrement les effets lumineux, c'est parce qu'ils sont plus faciles à étudier, étant directement observables; mais il importe de savoir que des effets analogues peuvent être mis en évidence pour les phénomènes qui se rapportent aux actions calorifiques ou aux actions chimiques.

Nous attribuons l'origine des phénomènes lumineux au mouvement vibratoire des molécules de l'éther, mouvement vibratoire qui, communiqué en un point de l'espace, se propage dans toutes les directions soit dans le vide, soit dans la matière. Bien que cette hypothèse s'accorde bien comme nous l'avons vu d'une manière générale avec les faits mis en évidence par l'étude des radiations, nous n'avons pas encore signalé d'une manière précise des effets impliquant d'une manière presque nécessaire l'existence de mouvements vibratoires; les phénomènes d'interférence et de diffraction que nous allons indiquer conduisent naturellement, au contraire, à la nécessité de cette hypothèse. L'étude de la polarisation précisera certaines conditions de ce mouvement vibratoire, et l'exposé des phénomènes de polarisation rotatoire mettra en évidence l'influence de la matière et de sa constitution sur les vibrations de l'éther.

C'est l'ensemble des principaux faits se rapportant à ces trois ordres de questions que nous réunissons sous le titre d'*Optique physique*.

659. — Mais, avant d'aborder l'examen de ces questions, il est utile de donner quelques indications générales dont nous aurons à faire usage.

Quelle que soit la nature attribuée à la cause des phénomènes lumineux, on ne saurait admettre que son action se transmette *instantanément* à distance : elle se propage très rapidement, mais il faut un temps fini pour passer d'un point à un autre.

Le fait a été mis en évidence, d'abord par des observations astronomiques : l'étude des éclipses des satellites de Jupiter par Rœmer (1676), celle de l'aberration des étoiles par Bradley (1728). Plus récemment les recherches de Foucault, de Fizeau (1850) et de M. Cornu (1873) ont confirmé les premiers résultats obtenus et ont permis même de déterminer la vitesse avec laquelle se propage dans l'éther la cause des phénomènes lumineux. Sans entrer dans l'indication des méthodes employées, nous nous bornerons à dire que cette vitesse est d'environ 300 000 kilomètres par seconde.

Disons, également sans insister, que Foucault a pu expérimentalement déterminer la vitesse de propagation dans l'eau, qu'il a trouvée différente. Le résultat qu'il a obtenu est fort important, car il est conforme à ce qu'on pouvait déduire de l'hypothèse des ondulations : si u est la vitesse de propagation dans une substance, u_a la vitesse de propagation dans le vide, le rapport $\frac{u_a}{u}$ est égal à l'indice de réfraction de la substance par rapport au vide.

660. — Considérons un centre A de vibrations dans l'éther et cherchons à nous rendre compte de la manière dont ces vibrations vont se

propager dans l'espace : nous examinerons d'abord seulement les effets produits sur une ligne droite partant de A.

La transmission du mouvement vibratoire n'étant pas instantanée, pendant le temps que la molécule A partant de sa position d'équilibre y revient après avoir effectué une oscillation complète, l'action s'est propagée à une certaine distance; au delà de cette distance, rien encore ne se manifeste, en deçà, toutes les molécules sont entrées en vibration et sont à des périodes, à des phases de leur vibration d'autant plus éloignées de l'origine qu'elles sont plus rapprochées de A; la molécule B, la plus distante de A qui ait reçu l'action, commence seulement le mouvement à l'instant où A revenant à sa position d'équilibre entame une 2e oscillation. La distance AB à laquelle l'action s'est transmise pendant la durée de 1 oscillation de A est ce qu'on appelle la *longueur d'onde*, que nous désignerons par λ; on dit aussi *longueur d'ondulation.*

Toutes les molécules comprises entre A et B oscillent dans le même temps que A, à partir de l'instant considéré, mais le retard initial persiste; elles ne sont pas toutes à la même phase de leur oscillation. Seule la molécule B, qui a commencé sa 1re oscillation quand A commençait la 2me, se trouve toujours à la même phase que celle-ci. On comprend aisément que la molécule située entre A et B, à moitié distance, doit se trouver précisément dans la phase opposée, étant à une extrémité de sa course quand A est à l'extrémité de l'autre côté.

Mais l'action ne s'arrête pas à la molécule B et continue à se propager; la propagation se fait de la même façon, de telle sorte que lorsque A ayant effectué n oscillations complètes repasse à sa position d'équilibre, le mouvement s'est étendu jusqu'à une molécule située à une distance égale à n fois la longueur d'onde à $n\lambda$, par conséquent.

A cet instant les diverses molécules situées à des distances λ, 2λ, 3λ... repassent, comme A, à leur position d'équilibre ainsi que le fait B, et toutes ces molécules continuent à osciller exactement comme A, étant à chaque instant à la même phase de leur oscillation que cette molécule.

De même aussi, toutes les molécules qui sont à moitié distance entre les molécules dont nous venons de parler sont à chaque instant dans la phase de leur vibration exactement opposée à celle de A ; ces molécules sont à des distances de A égales à $\frac{\lambda}{2}$, $3\,\frac{\lambda}{2}$, $5\,\frac{\lambda}{2}$...

On peut aisément généraliser les résultats que nous venons d'indiquer, et dire :

Deux molécules qui sont séparées par un nombre exact de longueurs d'onde (ou ce qui revient au même, par un nombre pair de demi-longueurs d'onde) sont dans la même phase de leur vibration.

Deux molécules qui sont séparées par un nombre impair de demi-longueurs d'onde sont dans des phases opposées de leur vibration.

En réalité, le mouvement vibratoire ne se propage pas dans une seule direction, mais l'effet est le même dans toutes les directions à partir de A. L'ensemble des points où, à un instant donné, s'est communiqué le mouvement, constitue ce qu'on appelle une *surface d'onde*.

Dans les substances isotropes (28) l'effet est le même dans toutes les directions : dans le même temps, le mouvement vibratoire s'est propagé à la même distance, les surfaces d'onde sont donc des sphères.

Il n'en est pas ainsi pour les substances anisotropes dont les propriétés sont variables, à partir d'un point, suivant la direction considérée.

Il importe de signaler l'analogie qui existe entre les indications que nous venons de donner et les faits que nous avons étudiés en parlant des ondes liquides.

661. — Il existe des relations importantes entre la vitesse de propagation u, la longueur d'onde λ, le nombre n de vibrations effectuées en une seconde et la durée θ d'une vibration.

Pendant la durée θ d'une vibration le mouvement s'est propagé à une distance mesurée par la longueur d'onde (d'après la définition même de cette quantité) ; le mouvement de propagation était uniforme, la vitesse u est donnée par la relation (XXIV) :

$$\frac{\lambda}{\theta} = u \quad \text{ou} \quad \lambda = u\theta.$$

D'autre part, il existe, entre la durée θ d'une vibration et le nombre n en une seconde, la relation évidente :

$$n\theta = 1.$$

En multipliant cette équation par la précédente, il vient après réduction :

$$n\lambda = u.$$

Il résulte de là que lorsqu'on connaît deux des quatre quantités u, λ, n et θ ces équations permettent de déterminer les deux autres.

Ces relations ne sont pas particulières aux vibrations de l'éther ; elles sont applicables évidemment à tout mouvement vibratoire se propageant uniformément ; nous les retrouverons en acoustique.

Art. I. — INTERFÉRENCES. — DIFFRACTION

662. **Des interférences.** — Nous avons dit, en parlant de la photométrie (458), que lorsqu'on soumet une surface déjà éclairée à l'action d'une autre source lumineuse, l'éclairement augmente. Cette indication est d'accord avec ce que montre l'observation journalière pour les sources lumineuses que l'on emploie dans la pratique. Mais on peut arriver à des résultats très différents quand on prend, dans des conditions convenables,

des sources lumineuses de très petites dimensions et sensiblement assimilables à des points lumineux.

Nous allons indiquer deux expériences qui mettent en évidence des résultats très intéressants.

Soit un point lumineux L (fig. 332) placé dans le voisinage de deux miroirs *ab* et *ac* faisant entre eux un angle *bac* très voisin de 180°; la lumière partant de L sous forme de faisceau divergent se réfléchit sur chacun d'eux et donne après réflexion deux faisceaux également divergents (363) ayant pour sommets les points L′ et L″, images de L sur ces miroirs. Ainsi qu'on le reconnaît aisément, ces deux faisceaux ont une partie commune qui se trouve dans les mêmes conditions que si elle recevait de la lumière à la fois de L′ et de L″. En masquant successivement à l'aide d'un écran opaque chacun des miroirs, cet espace est éclairé par le faisceau ayant pour sommet l'image de L sur l'autre miroir. L'expérience montre que, comme on pouvait s'y attendre, les deux éclairements ont la même valeur.

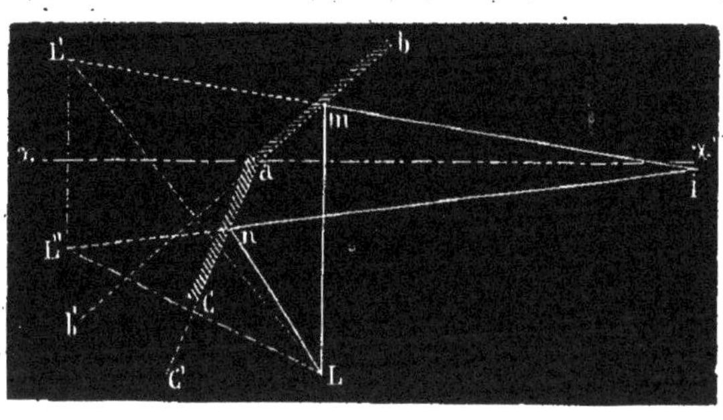

Fig. 332.

Il serait naturel de penser que quand la réflexion se fait sur les deux miroirs à la fois, l'éclairement sera augmenté en tous les points de la partie commune.

En réalité, il n'en est rien, et si, pour simplifier, on a employé de la lumière monochromatique, on observe, sur un écran, placé de manière à couper les faisceaux réfléchis, une série de bandes alternativement lumineuses et obscures. Une bande très lumineuse se trouve sur la droite xx' menée perpendiculairement au milieu de la droite qui joint les deux images L′ et L″ de la source L; de part et d'autre, les bandes sont placées symétriquement d'autant moins nettes qu'on s'éloigne davantage de xx', si bien qu'à une certaine distance ces bandes cessent d'être visibles et que l'écran paraît uniformément éclairé. Ajoutons enfin que si on déplace l'écran, la largeur des bandes varie, la distance de deux bandes consécutives étant d'autant plus grande que l'écran est plus éloigné des miroirs et, par suite, des points L′ et L″.

On peut arriver au même résultat à l'aide d'une autre disposition :

Devant le point L on place un prisme isocèle en verre *acb* (fig. 333) dont l'angle *c* est très grand; la lumière qui, partant de L, tombe sur ce prisme peut être considérée comme constituant deux faisceaux, l'un qui rencontre la face *ac*, l'autre qui rencontre la face *bc*. Chacun d'eux est réfracté à travers un prisme dont l'angle réfringent est *a* pour le premier et *b* pour le second. Ainsi le prisme agit en réalité comme le feraient deux prismes accolés suivant une face dirigée suivant LH, d'où le nom de *biprisme* donné à cet appareil.

Le faisceau qui rencontre la face *ac* est dévié et à l'émergence il est divergent ; à cause de la faible valeur de l'angle, il peut être considéré comme constituant un faisceau homocentrique dont le sommet serait L′ dévié du côté du sommet du prisme. L'action sera la même sur l'autre face, et le faisceau qui a rencontré la face *bc* a, à l'émergence, la même forme que s'il partait du point L″.

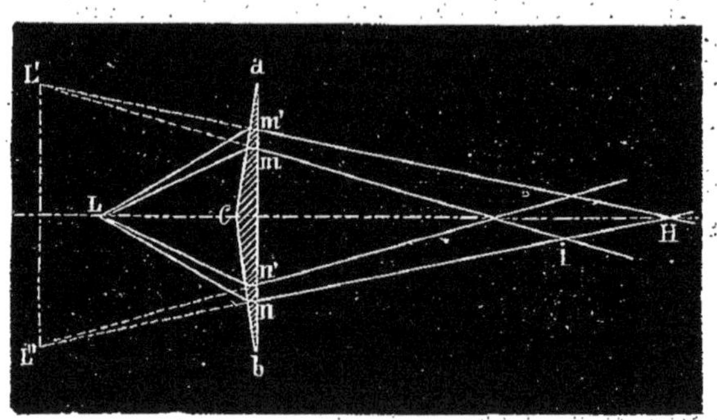

Fig. 333.

Les deux faisceaux émergents de sommets L′ et L″ ont une partie commune qui est éclairée par chacun d'eux ; on le reconnaît expérimentalement en masquant successivement chacune des faces *ac* et *bc* de manière à ne laisser agir qu'un faisceau. Si on laisse se produire l'action simultanée des deux faisceaux, au lieu de trouver en tous les points de la partie commune une augmentation d'éclairement, on observe des franges présentant exactement la disposition que nous avons indiquée dans l'expérience précédente.

663. — Ces expériences dues à Fresnel conduisent à ce résultat que, en faisant agir simultanément en un point, dans des conditions convenables, deux causes dont chacune, prise isolément, produit des effets lumineux, on peut arriver à la suppression de tout effet de ce genre.

C'est ce que l'on exprime encore d'une manière abrégée, mais incorrecte dans la forme, en disant que, dans des conditions convenables, de la lumière ajoutée à de la lumière peut produire de l'obscurité.

Cette annulation de l'effet dû à une certaine cause par l'action d'une autre cause de même nature constitue ce que l'on appelle l'*interférence*. Les bandes lumineuses et obscures que nous avons décrites ont reçu le nom de *franges d'interférence*.

Nous pouvons rapprocher ce genre de phénomènes de celui que nous avons désigné sous le nom d'interférence des ondes liquides (LXXIV) ; l'analogie conduit à admettre une cause de même nature, c'est-à-dire conduit à penser que ces phénomènes d'interférences sont possibles parce que la cause des actions considérées est vibratoire, oscillatoire. On conçoit d'ailleurs aisément, d'une manière générale, que deux actions correspondant à des mouvements vibratoires puissent s'entre-détruire si les vibrations sont dans des phases opposées et ont la même vitesse : il est au contraire difficile de comprendre une cause d'une autre nature telle que, ajoutée à elle-même, elle puisse s'annuler.

Ainsi, par suite de l'existence de franges d'interférence dans des conditions convenables, nous sommes conduit à admettre que les phénomènes lumineux sont causés par un mouvement vibratoire. Comme ce ne peut être les vibrations de l'air qui agissent, puisque les phénomènes se produisent dans le vide, nous devons admettre l'existence d'une substance spéciale, l'éther.

664. — Mais le phénomène demande à être étudié de plus près, pour expliquer pourquoi l'interférence se produit en des points déterminés et non en tous les points.

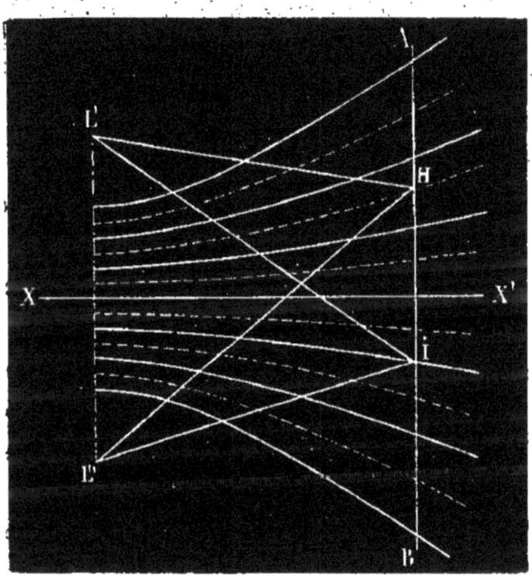

Fig. 334.

Remarquons que tout se passe comme si la lumière partait des points L' et L'' (fig. 334) ; ces points doivent être supposés vibrer absolument de la même façon, puisque, en réalité, la lumière part seulement de la source L.

Si nous considérons un point pris sur la ligne XX', il est clair qu'il est à la même distance de L' et de L'' : les vibrations parties de ces points en concordance (ou plus exactement parties de L et s'étant réfléchies comme si elles venaient de L et de L'') arriveront en concordance sur ce point et les effets s'ajouteront.

Mais, si nous prenons sur l'écran AB un point quelconque H ou I, les distances au point L' et L'' ne sont plus les mêmes. Par exemple pour le point I, on a $L'I > L''I$; pour le point H, on a au contraire $L'H < L''H$. Les deux mouvements vibratoires n'arriveront pas, en général, dans la même période de leur phase. S'ils arrivent en phases opposées, cette différence subsistera d'une manière continue, et aucun effet ne pourra se produire, les causes s'entre-détruisant. Nous savons (660) que pour qu'il en soit ainsi, il faut que les chemins parcourus soient différents d'un nombre impair de demi-longueurs d'onde. Telle est la condition pour qu'il y ait interférence, pour qu'il y ait production d'une frange obscure.

Si, au contraire, la différence est d'un nombre pair de demi-longueurs d'onde, les vibrations arrivent en concordance, les effets s'ajoutent, l'éclairement est augmenté, il y a production d'une frange brillante.

Ainsi, partant de la frange brillante centrale, la première frange obscure doit correspondre à des chemins dont la différence est $\frac{\lambda}{2}$; cette différence devra être respectivement $3\frac{\lambda}{2}$, $5\frac{\lambda}{2}$ pour la deuxième, la troisième..... frange obscure.

De même, la première frange brillante après la frange centrale doit correspondre à des chemins parcourus dont la différence est $2\frac{\lambda}{2}$ et cette différence doit être successivement $4\frac{\lambda}{2}$, $6\frac{\lambda}{2}$... pour les franges suivantes.

Il résulte de là que si on peut mesurer les différences de distance des diverses franges aux points L′ et L″ on pourra déterminer la valeur de λ. Comme vérification, cette valeur devra être la même, quel que soit l'ordre de la frange qui a servi à faire la mesure.

Nous avons dit que l'on connaît la vitesse de propagation de la lumière v : on pourra donc déduire de la mesure précédente les valeurs de n et de θ.

665. — L'expérience réussit également bien, quelle que soit la lumière simple que l'on emploie et les effets observés sont absolument les mêmes; seulement, en examinant les franges avec attention, on reconnaît qu'elles n'ont pas la même largeur dans tous les cas : les franges sont les plus larges dans le rouge et leur largeur est d'autant plus petite que la lumière considérée est plus réfrangible. Il résulte de là nécessairement que la valeur de la longueur d'onde λ varie avec la couleur considérée.

Ajoutons que des effets entièrement analogues ont été observés soit au point de vue des actions calorifiques, soit au point de vue de l'action chimique sur le papier photographique. Le phénomène des interférences s'étend donc à toutes les radiations.

On a même pu mesurer la valeur de la longueur d'onde pour des radiations autres que les radiations moyennes (lumineuses).

Nous donnons ci-dessous quelques nombres qui déterminent les vibrations de diverses radiations.

Nature de la radiation.	Longueur d'onde.	Nombre de vibrations par seconde.
Violet..................	$0^{mm},000\ 423$	708 000 000 000 000
Indigo..................	$0^{mm},000\ 449$	669 000 000 000 000
Bleu..................	$0^{mm},000\ 479$	630 000 000 000 000
Vert..................	$0^{mm},000\ 521$	576 000 000 000 000
Jaune..................	$0^{mm},000\ 551$	543 000 000 000 000
Orangé..................	$0^{mm},000\ 583$	513 000 000 000 000
Rouge..................	$0^{mm},000\ 620$	483 000 000 000 000

666. — Lorsqu'on opère, dans les expériences que nous avons citées, non avec de la lumière monochromatique, mais avec de la lumière blanche, on observe des effets différents. La bande centrale est blanche et, de part et d'autre, on aperçoit une série de bandes diversement colorées, de bandes irisées, mais les franges obscures ont disparu, en aucun point il n'y a absence complète de lumière.

Il est facile de se rendre compte de ce résultat en remarquant que chaque couleur simple donne un système de franges lumineuses et obscures semblables à celui que nous avons décrit; seulement, comme nous l'avons dit, la largeur des franges dépend de la nature de la couleur. Les divers systèmes de franges empiètent donc les uns sur les autres et se superposent.

Si, pour simplifier, nous considérons trois couleurs simples dans la lumière blanche, le Rouge, le Jaune et le Violet, la répartition de la lumière dans chaque système sera représentée par les courbes marquées R, J, V (fig. 335), dans lesquelles, en chaque point, on a porté au-dessus

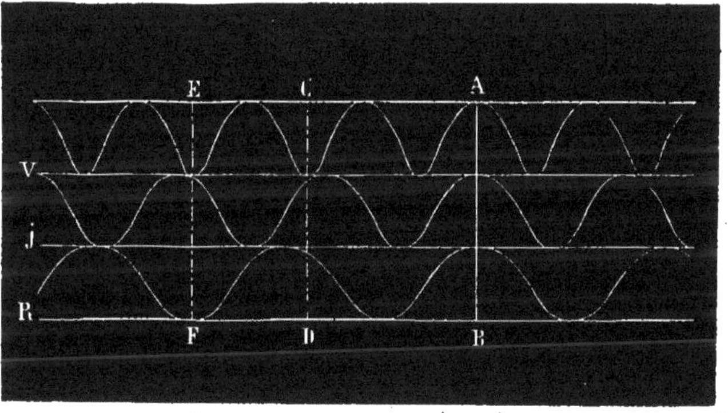

Fig. 335.

de l'horizontale une ordonnée représentant l'intensité lumineuse en ce point. Les franges obscures correspondent aux points où les courbes touchent les horizontales correspondantes, en F par exemple pour la courbe R, les franges lumineuses correspondent aux sommets des courbes, en A par exemple pour la courbe V. Si AB est la partie qui correspond à la frange centrale, l'intensité est maxima pour toutes les couleurs, chaque courbe a un sommet en ce point.

La couleur résultante sera donc la même que celle de la lumière incidente; mais on voit que, en aucun autre point, il n'y a concordance des sommets : la lumière résultante n'aura donc pas la même composition que la lumière incidente : elle ne sera pas blanche, et la couleur variera avec le point considéré, puisque d'un point à l'autre la composition de la lumière change comme le montre la comparaison des diverses ordonnées à des distances différentes de AB.

On voit, d'autre part, que si, en certains points, comme en CD, une couleur manque, le Violet dans ce cas, si même en d'autres, comme en EF, deux couleurs peuvent faire défaut, le Rouge et le Violet, nulle part elles ne font toutes défaut à la fois : il ne peut donc nulle part y avoir obscurité absolue, il ne peut y avoir de franges obscures.

On comprend que ces conséquences sont d'autant plus certaines qu'il y a, en réalité, non pas trois couleurs, mais un nombre considérable de couleurs différentes.

667. **De la diffraction.** — Nous avons indiqué (348) que l'étude des ombres des corps montre que les phénomènes ne sont pas toujours aussi simples que l'indique la théorie géométrique. Si, en effet, on prend pour source lumineuse, un *point* lumineux, comme par exemple l'image réelle fournie par une lentille convergente du soleil ou d'une lumière vive, et que dans le voisinage on place un corps opaque AB (fig. 336), on reconnaît qu'il n'y pas une ligne nette de séparation d'ombre et de lumière; on trouve de la lumière, faible il est vrai, au voisinage de la limite de l'ombre géométrique dans la partie qui aurait dû être dans l'ombre, et on aperçoit dans la partie située en dehors de l'ombre des franges analogues à celles que nous avons décrites. Ces franges sont dites *franges de diffraction* : elles sont lumineuses et obscures avec de la lumière simple, et comme pour les interférences, elles sont irisées pour la lumière composée.

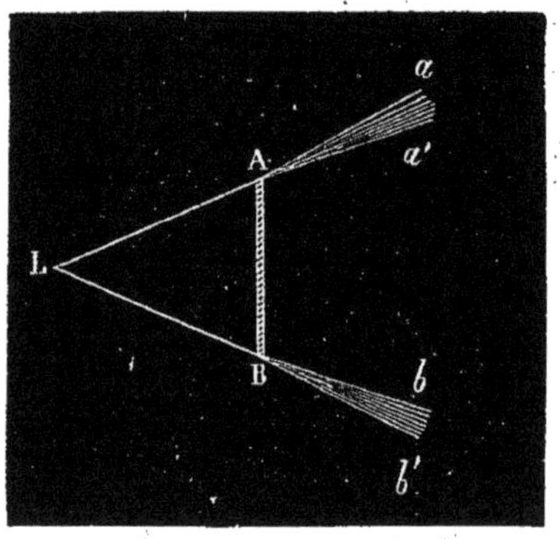

Fig. 336.

Il ne nous est pas possible de donner l'explication de ces phénomènes de diffraction qui se rattachent aux interférences; mais la théorie des ondulations en rend compte d'une manière complète.

668. — Comme nous l'avons dit les effets de diffraction ne se produisent que sur un petit espace tel que aa', dans le voisinage de la limite géométrique de l'ombre. Si l'écran AB est assez large, les deux régions aa' et bb' où se produisent ces effets sont complètement séparés. Mais il n'en est plus ainsi si le corps opaque AB est de petites dimensions (fig. 337). Dans ce cas, les régions aa' et bb' où se produisent les effets de diffraction ont une partie commune, et dans cette partie apparaissent des franges très nettes. Si l'écran est constitué par un fil fin, par exemple, les franges sont parallèles au fil : il y a une frange lumineuse au milieu de la partie qui devrait être l'ombre géométrique, et au delà, des franges alternativement obscures et lumineuses si l'on a employé de la lumière

simple. Dans la lumière blanche, la frange centrale est blanche, les autres franges sont irisées.

L'expérience, d'accord d'ailleurs avec la théorie, montre que les franges sont d'autant plus larges que le corps opaque est plus étroit.

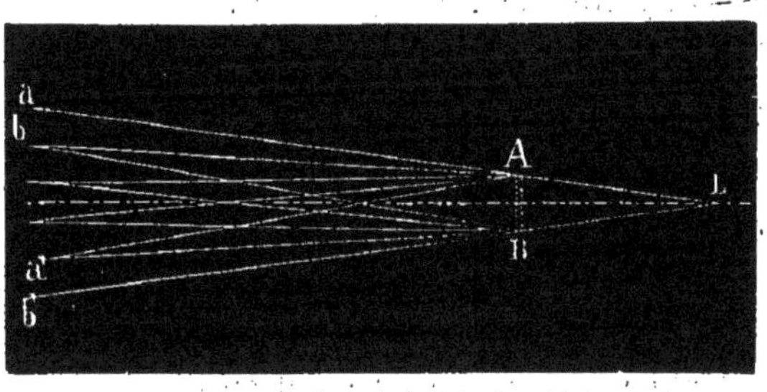

Fig. 337.

Si le corps opaque est circulaire l'effet se produit naturellement dans toutes les directions et on observe alors une tache lumineuse au centre avec des franges circulaires entourant concentriquement cette tache. Les franges sont également d'autant plus larges que le corps opaque est de plus petites dimensions.

Ces faits présentent un intérêt pratique, en ce qu'ils donnent l'explication de certaines apparences perçues dans des cas d'état pathologique de l'œil. C'est ainsi que par la présence dans le corps vitré de particules solides de très petites dimensions, qui produisent sur la rétine des effets de diffraction analogues à ceux que nous venons d'indiquer, on peut expliquer les apparences de cercles irisés, de perles, de chapelets de perles, etc., que signalent certains malades.

Il peut arriver que ces particules étrangères qui se trouvent dans le corps vitré soient peu à peu résorbées et diminuent de dimensions. D'après ce que nous avons dit, les franges de diffraction, qui se manifestent par des cercles irisés, augmentent alors de diamètre. Par conséquent l'indication fournie par un malade, qui voit des cercles irisés, que ces cercles deviennent plus grands constitue un élément de pronostic favorable, car si ces particules diminuent, on peut espérer qu'elles arriveront à être complètement résorbées.

669. — Des phénomènes analogues à ceux que nous venons d'indiquer se produisent lorsqu'un faisceau lumineux se réfléchit ou se réfracte sur une surface de très petites dimensions : les lois que nous avons données ne sont pas suivies et il apparaît des franges de diffraction.

Les effets sont particulièrement intéressants lorsqu'on fait arriver un faisceau lumineux sur un réseau formé de petites surfaces, réfléchissantes on réfringentes, régulièrement disposées. Les réseaux les plus simples sont constitués par une lame métallique polie sur laquelle on a tracé des raies fines, parallèles, équidistantes et très rapprochées : on a de semblables réseaux où il y a ainsi 1000 raies et plus par millimètre. Lorsqu'on fait arriver un faisceau de lumière blanche, celle-ci subit une dispersion d'une nature particulière et donne naissance à des spectres très purs qui présentent cette particularité que le violet y est moins dévié que le rouge.

La production des effets très variés par les réseaux de formes diverses, et notamment la production des spectres par les réseaux à lignes parallèles a été expliquée par l'hypothèse des ondulations d'une manière complète; mais l'explication exige des développements mathématiques qui ne sauraient trouver place ici.

Des phénomènes de coloration dus aux réseaux se rencontrent quelquefois dans la nature. C'est à eux, par exemple, qu'il faut attribuer les irisations que présente la nacre, par suite des stries très fines qui existent à sa surface; les plumes de certains oiseaux présentent également des colorations vives et brillantes qui ont une origine analogue.

670. — On peut aisément se rendre compte pourquoi dans les conditions ordinaires les phénomènes de diffraction ne sont pas visibles, en remarquant qu'une condition essentielle pour qu'ils soient observables est que la source lumineuse ait de très petites dimensions. On comprend, en effet, que dans le cas où la source lumineuse présente une surface d'une certaine étendue, chacun de ses points doit donner lieu aux phénomènes d'interférence ou de diffraction. On a donc simultanément autant de systèmes de franges qu'il y a de points servant de source lumineuse; mais ces divers systèmes, en grand nombre, se superposent d'une façon quelconque, sans qu'il y ait coïncidence entre les parties obscures, de telle sorte que, en chaque point de l'écran sur lequel on examine les effets produits par le faisceau lumineux, il y a production, à la fois, de franges obscures et de franges lumineuses dont l'effet total produit un éclairement uniforme.

671. **Coloration des lames minces**. — Des effets d'interférence peuvent se produire dans d'autres cas que ceux que nous avons signalés, et il est utile de les indiquer au moins d'une manière sommaire. Considérons le cas d'une lame mince à faces parallèles MM'PP' (fig. 338) comprise entre deux milieux diversement réfringents et soit un rayon RH qui rencontre la surface MM' en H : nous savons qu'une partie est réfléchie en r tandis que l'autre est réfractée en HI et rencontre la face PP' en I où, de nouveau, une partie est réfractée en r' et une autre partie est réfléchie en IJ; en J, rencontre avec MM', il se produit également une réflexion en r'' et enfin une réfraction en JS. L'étude des angles montre aisément que l'angle de JS avec la normale JN' est égal à l'angle d'incidence RHN.

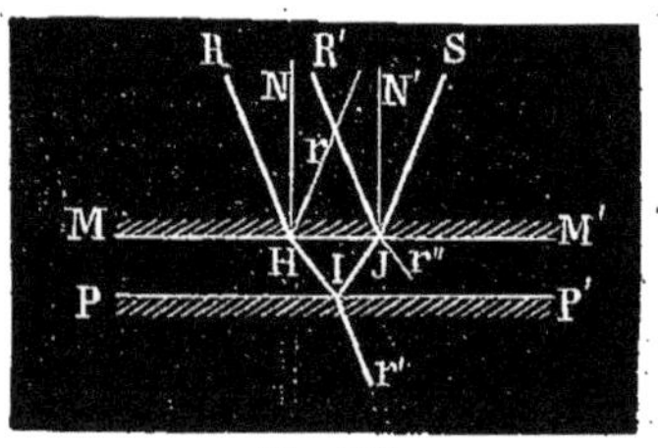

Fig. 338.

Mais au point J arrive, venant de la même source, un autre rayon R'J que nous pouvons considérer comme parallèle si la source est un peu éloignée, parce que la distance IJ est très petite. Ce rayon se dédouble également et, en particulier, il donne un rayon réfléchi qui prend précisément la direction JS. Il en résulte qu'un observateur dont l'œil est placé sur cette direction reçoit à la fois deux rayons. Mais ces deux rayons, partant de la même source, n'ont pas parcouru le même espace et, dès lors, en général, n'arrivent pas dans la même phase de leur vibration et la différence de phase se trouve liée à la différence de chemin parcouru, à la *différence de marche*, suivant l'expression consacrée.

Supposons d'abord que nous opérions avec de la lumière simple, monochromatique. Si la différence de marche correspond à un nombre pair de $\frac{\lambda}{2}$, les deux vibrations qui parviennent en J sont concordantes, les effets s'ajoutent, l'observateur perçoit la même lumière qu'il aurait reçue par l'action directe de la source.

Si au contraire la différence de marche correspond à un nombre impair de fois $\frac{\lambda}{2}$, les vibrations arriveront en J dans des phases opposées et se détruiront, il y aura interférence et l'observateur ne pourra être impressionné, il ne verra rien.

Si la différence était intermédiaire entre ces deux valeurs, il y aurait addition incomplète ou destruction incomplète des effets, et l'observateur percevrait de la lumière, mais avec une intensité moindre que dans le premier cas.

En répétant la même expérience avec d'autres couleurs simples, on observerait les mêmes effets; mais les valeurs de λ étant différentes pour les diverses espèces de lumière, les épaisseurs qui amènent la destruction, l'annulation de l'effet lumineux, varient avec la lumière considérée. Si l'épaisseur reste invariable, le résultat sera différent suivant la lumière employée, l'intensité pouvant être maxima pour certaines, nulle pour d'autres, intermédiaire pour d'autres encore.

Si on fait arriver de la lumière blanche sur une lame déterminée, des différences de ce genre se manifesteront pour les diverses couleurs simples, de telle sorte que la lumière reçue en S n'aura plus la même composition que la lumière incidente : l'observateur au lieu de voir du blanc verra une couleur différente dont la nature dépendra de l'épaisseur de la lame. De telle sorte que de la lumière blanche tombant sur une substance incolore produit dans ce cas une couleur qui varie pour une même substance par un simple changement d'épaisseur.

Des effets de ce genre sont faciles à observer; ils sont très nets, par exemple, dans le cas des bulles de savon qui réalisent les conditions que nous avons admises. De plus, l'épaisseur de ces bulles diminuant peu à peu par suite de l'évaporation du liquide, on voit les couleurs se modifier progressivement.

C'est à la même cause qu'il faut attribuer les colorations observées sur les cristaux de bismuth, par suite de la formation d'une couche mince d'oxyde; de même aussi pour les teintes que prend le cuivre rouge chauffé à l'air.

Certains corps cristallisés, tels que le mica, peuvent se cliver en lamelles très minces qui donnent naissance au même phénomène.

Des effets analogues à ceux que nous venons de décrire peuvent se produire dans d'autres circonstances.

Reprenons les conditions précédentes : au point J (fig. 339) arrive d'une part le rayon RI qui a subi une réfraction en H, une réflexion en I. Il se divise comme nous avons dit et nous avons vu l'effet dû au rayon réfracté JS ; mais une partie se réfléchit, arrive en K sur la surface PP′, subit une réfraction et passe dans le milieu inférieur suivant KT.

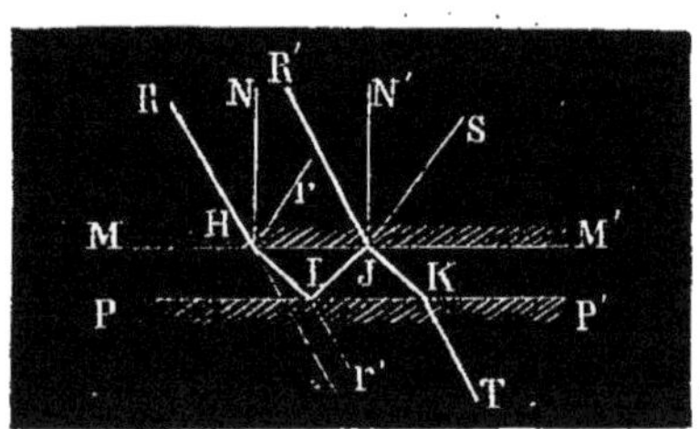

Fig. 339.

Mais, d'autre part, le rayon R′I dont une partie se réfléchit en JS donne une partie réfractée qui suit le même chemin JK et se réfracte de nouveau suivant KT. Un observateur qui a l'œil placé dans cette direction reçoit donc deux rayons différents et, comme précédemment, ces deux rayons présentent une certaine différence de marche.

Nous retrouvons donc les mêmes conditions que précédemment et on peut prévoir qu'on observera des résultats analogues; en effet, dans la lumière simple, suivant l'épaisseur, tantôt on observe la couleur de la lumière et tantôt il n'y a pas de sensation lumineuse. Enfin si on opère avec de la lumière blanche, la lumière reçue par l'œil n'aura pas la même composition que la lumière incidente et l'observateur aura la sensation d'une couleur variable avec l'épaisseur de la lame.

Disons d'ailleurs que dans ce cas les couleurs sont moins vives, elles sont lavées de blanc; aussi sont-elles moins facilement observables.

672. **Anneaux colorés.** — Les explications précédentes rendent compte des effets qui se produisent lorsqu'on fait tomber un faisceau de lumière, que nous supposerons simple d'abord, sur un système composé d'une lentille convexe posée sur un plan de verre.

On comprend, en effet, qu'en un point tel que *m* (fig. 340) arrivent deux rayons qui se réfléchissent dans la même direction *mb*, l'un *c* qui ne parvient en *m* qu'après avoir subi une réfraction et une réflexion en *d*; l'autre *a* qui arrive directement en *m*. Nous retrouvons donc les mêmes conditions que nous avons indiquées et nous pouvons dire que suivant l'épaisseur de la couche d'air traversée, il y aura addition des effets lumineux, ou interférence, ou action intermédiaire.

Seulement, comme la couche d'air n'a pas la même épaisseur en tous les points, que cette épaisseur va en augmentant à partir du point de contact o, on comprend que les effets seront différents aux divers points et qu'on rencontrera alternativement des parties lumineuses et des parties obscures. Comme, d'autre part, tout est symétrique autour du point o, les effets doivent s'observer de la même façon, dans toutes les directions à partir de o, c'est-à-dire que les parties lumineuses ou obscures seront réparties circulairement autour de ce point. On doit donc voir une série d'anneaux circulaires alternativement lumineux et obscurs : c'est bien ce que montre l'expérience.

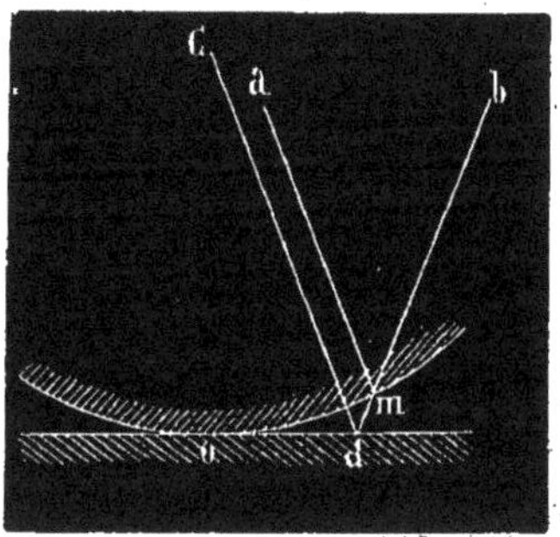

Fig. 340.

L'observation, d'accord avec une théorie complète que nous ne pouvons donner, montre que ces anneaux sont d'autant plus étroits qu'ils sont plus éloignés de o.

En répétant l'expérience avec des lumières simples différentes, on observe les mêmes effets, seulement les dimensions des anneaux varient avec la nature de la lumière.

Les mesures prises des diamètres de ces anneaux permettent, quand on connaît le rayon de courbure de la lentille, de calculer les valeurs de λ pour les différentes couleurs, à l'aide de formules qu'il serait sans intérêt de donner. Disons seulement, et le fait est important parce qu'il vient concourir à la confirmation de l'hypothèse des ondulations, que les valeurs qui ont été ainsi déterminées ont été trouvées égales à celles fournies par les franges d'interférence.

Il va sans dire que lorsqu'on emploie de la lumière blanche il n'y a plus d'anneaux lumineux et obscurs, mais seulement des anneaux diversement colorés, des anneaux irisés.

Indépendamment des anneaux colorés par réflexion qui sont ceux dont nous venons de parler, il y a des anneaux obtenus par transmission. Leur formation s'explique aisément en remarquant que dans la direction $m\,b$ (fig. 341) l'observateur reçoit deux rayons, un venant directement en $a\,m\,b$ et l'autre qui a suivi le chemin $c\,d\,m\,b$. On retrouve donc, comme dans le cas des lames minces, des conditions qui permettent d'expliquer qu'il puisse y avoir

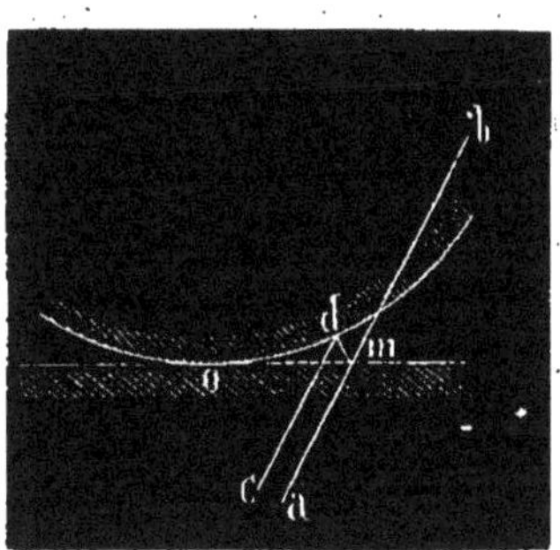

Fig. 341.

interférence. D'ailleurs tout se passant de la même façon, autour du point o, on doit aussi observer des anneaux. Mais, comme pour les lames minces, ils sont lavés de blanc et peu visibles, par conséquent.

673. **Reproduction photographique des couleurs.** — C'est en se basant sur les phénomènes d'interférence et sur la coloration des lames minces que M. Lippmann a pu réaliser la reproduction directe des couleurs par la photographie. Nous ne saurions donner ici la théorie complète de cette opération dont nous indiquerons seulement le principe d'une manière générale.

M. Lippmann fait agir sur une couche de collodion sensible préparé d'une manière particulière et placée devant une masse de mercure, un faisceau lumineux qui donne un spectre sur un écran. La lumière traverse la couche de collodion à l'incidence et, de nouveau, en sens contraire, après réflexion sur la surface du mercure. Entre ces deux systèmes de radiations, il se produit des phénomènes d'interférence : l'action chimique est localisée en certains points. En ces points l'argent de la substance sensible est mis en liberté à l'état de particules fines qui constituent des couches continues dans l'épaisseur du collodion, l'action étant moindre ou même nulle entre ces couches. La discussion complète des conditions montre que ces couches sont, en chaque point, distantes de la moitié de la longueur d'onde $\left(\frac{\lambda}{2}\right)$ correspondant à la lumière qui a agi en ce point.

La plaque est développée et fixée par les procédés ordinaires et ces couches d'argent, ces stratifications, pour ainsi dire, subsistent dans l'épreuve définitive.

Si maintenant on fait tomber de la lumière blanche sur cette épreuve, la lumière pénétrera dans le collodion et se réfléchira sur les couches d'argent pour revenir à l'œil de l'observateur. Il se produira donc là le phénomène de coloration des lames minces, et en chaque point la couleur observée dépendra de la distance de ces couches (671) ; elle variera donc d'un point à l'autre et la discussion détaillée montre que, en chaque point, la coloration observée sera à peu près la même que celle qui a agi primitivement en ce point.

La question est relativement simple lorsque, en chaque point de la plaque sensible, on a fait agir une couleur simple. Il est difficile de prévoir ce qui se produira pour une lumière composée, ce qui restreindra nécessairement les applications.

Ed. Becquerel en 1848 avait obtenu également une image daguerrienne colorée d'un spectre. Quoiqu'il n'ait pas donné l'explication du fait, il est au moins probable que la théorie est la même, la plaque d'argent, sur laquelle l'image était obtenue, jouant le même rôle de réflecteur que la couche de mercure dans l'expérience de M. Lippmann.

ART. II. — POLARISATION

674. **Polarisation de la lumière.** — Considérons un faisceau lumineux émané du soleil ou d'une source lumineuse quelconque et qui, par exemple, après avoir passé à travers une lentille convergente, donne une image réelle sur un écran.

Recevons ce faisceau sur un miroir : il sera réfléchi et l'image, dont la position aura changé, sera affaiblie, comme nous le savons. Conservons invariable le faisceau incident, et faisons tourner le miroir autour de l'axe du faisceau, de manière que l'angle d'incidence reste constant, l'image se déplacera, mais dans toutes les positions elle conservera la même intensité.

Nous devons conclure de cette expérience, que, comme on pouvait le prévoir, ce faisceau est pour ainsi dire homogène; qu'il présente les mêmes propriétés sur les divers points de la périphérie; que rien ne distingue, dans une section, le haut ou le bas, la droite ou la gauche.

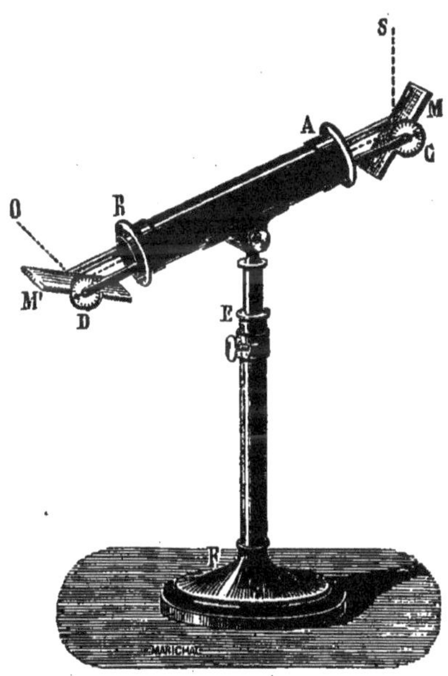

Fig. 342.

Mais cette uniformité de propriétés, cette homogénéité n'existe pas dans tous les faisceaux lorsque ceux-ci ont été placés dans des conditions déterminées dont nous indiquerons les principales.

Supposons qu'on fasse arriver un faisceau de lumière solaire S sur un miroir de verre noir M (fig. 342) de manière à le réfléchir dans la direction du tube A B : celui-ci porte à l'autre extrémité un miroir analogue M' par l'intermédiaire d'un collier B qui permet de le faire tourner autour de l'axe du tube. Le faisceau se réfléchit en O, et peut donner une image sur un écran.

Si l'on fait tourner le miroir M', on observe que l'image ainsi obtenue par réflexion varie d'intensité, et pour un tour complet passe par deux maximums, pour deux positions diamétralement opposées, et par deux minimums pour les positions moyennes entre les précédentes. Si même l'angle d'incidence du faisceau solaire sur le miroir M a été pris égal à 54° 35′ et si le faisceau rencontre le miroir M′ sous un angle d'incidence ayant la même valeur, pour les deux positions moyennes entre celles qui correspondent aux maximums, il n'existe plus d'image, le faisceau réfléchi n'existe plus, il est éteint.

Le faisceau réfléchi par le miroir M ne possède donc plus les mêmes propriétés que le faisceau solaire dont il est la continuation; il y a, pour ainsi dire, une certaine orientation dans ses propriétés au point de vue de la réflexion, puisque le faisceau réfléchi, sous le même angle d'incidence, présente des intensités différentes et peut même disparaître lorsque le miroir réflecteur tourne autour de l'axe du faisceau.

Un faisceau qui présente ainsi une orientation dans la manifestation de ses propriétés est dit *polarisé*, la lumière qui le compose est *polarisée* et la modification que lui a fait subir le miroir M qui a produit ce changement de propriété est appelée *polarisation* de la lumière.

675. — Examinons l'expérience de plus près, pour en préciser certaines conditions.

La réflexion sur le miroir M, réflexion qui a amené la polarisation du faisceau, est caractérisée par deux éléments : l'angle d'incidence, dont nous avons donné la valeur la plus convenable, et le plan d'incidence qui est déterminé par la direction du faisceau solaire et la direction de la normale au miroir M.

De même, la réflexion sur le miroir M' est caractérisée par l'angle d'incidence et par le plan d'incidence qui passe par le faisceau incident, dont la direction invariable est celle de l'axe du tube AB, et par la normale au miroir M'. Ce plan tourne donc avec le miroir.

Les variations d'intensité du faisceau réfléchi O sont en relation avec la position de ce plan d'incidence par rapport au plan d'incidence sur le miroir M : le faisceau réfléchi en M' présente une intensité maxima lorsque les deux plans d'incidence ont la même direction : au contraire le faisceau réfléchi en M' est éteint lorsque le plan d'incidence en M' est perpendiculaire au plan d'incidence en M ; et d'une manière générale l'intensité du faisceau est d'autant plus grande que le plan d'incidence en M' est plus près d'avoir la même direction que le plan d'incidence en M.

La position du plan d'incidence sur le miroir M peut donc être utilisée pour caractériser les conditions dans lesquelles se produisent les phénomènes que nous étudierons.

Ce plan est appelé *plan de polarisation* [1].

Enfin, nous avons dit que, pour que les effets fussent le plus nets possible, il fallait que l'angle d'incidence eût une valeur déterminée. Cet angle, qui pour le verre noir est de 54°35', a reçu le nom d'*angle de polarisation*; il varie avec la substance réfléchissante.

1. On dit aussi quelquefois que la lumière est *polarisée dans le plan d'incidence* sur le miroir M; cette expression ne nous paraît pas sans quelques inconvénients, nous ne l'emploierons pas.

Lorsqu'un faisceau arrive sur un miroir noir sous un angle d'incidence de 54°35′ trois cas peuvent se présenter, en résumé :

Le faisceau réfléchi conserve la même intensité pendant la rotation du miroir ;

Le faisceau réfléchi varie d'intensité, sans jamais s'annuler ;

Le faisceau réfléchi varie d'intensité et s'éteint deux fois pour un tour complet du miroir.

Le premier cas est celui qui correspond à la lumière émanée directement des sources lumineuses, le soleil, les flammes : cette lumière est dite *naturelle*.

Nous avons dit que, dans le 3ᵉ cas, la lumière est dite *polarisée* ; dans le 2ᵉ cas, on dit qu'elle est *partiellement polarisée* ; on peut considérer un faisceau de ce genre comme formé par la réunion de lumière naturelle qui ne varie pas et de lumière polarisée qui varie et s'éteint.

Ajoutons que des phénomènes entièrement analogues à ceux que nous venons de signaler au point de vue des effets lumineux peuvent être observés si on étudie les faisceaux au point de vue calorifique ou au point de vue des actions chimiques. En un mot, il n'y a pas seulement polarisation de la lumière, il y a polarisation des radiations en général, et ce fait vient corroborer l'hypothèse que nous avons admise sur l'unité de cause des effets lumineux, calorifiques et chimiques.

676. — Les faits que nous venons de citer ne sont pas seulement intéressants au point de vue des applications qu'on a pu en faire ; ils sont, en outre, très importants par les renseignements qu'ils fournissent pour compléter sur certains points l'hypothèse des ondulations.

Il faut remarquer, en effet, que les divers phénomènes qui se rattachent aux interférences conduisent naturellement à l'idée que la cause des phénomènes lumineux, ou mieux des radiations en général, est un mouvement vibratoire ; mais cette notion ne suffit pas : en effet, par rapport à la direction suivant laquelle il se propage, un mouvement vibratoire peut se présenter dans des conditions différentes ; il peut être longitudinal ou transversal : longitudinal lorsque les molécules qui sont mises en vibration s'écartent de leur position d'équilibre dans la direction même de la propagation ; — transversal si les molécules se déplacent obliquement ou perpendiculairement à la direction de la propagation ; il est naturel d'admettre, sauf vérification ultérieure, que, par raison de symétrie, les vibrations doivent être perpendiculaires à la direction de la propagation.

Or, étant donné un faisceau, cylindrique par exemple, correspondant à la propagation de vibrations longitudinales, on ne peut se rendre compte qu'il présente des inégalités, des différences, aux divers points de la périphérie où on le considère, par exemple. Par rapport à une section quelconque, en tous les points les molécules d'éther en vibration se présentent exactement dans les mêmes relations et, par suite, il ne doit y avoir aucune différence dans les propriétés du faisceau aux différents points de la section.

Si, au contraire, les vibrations sont transversales, nous pouvons concevoir qu'elles soient toutes parallèles entre elles. S'il en est ainsi, les différents points de la section, de sa périphérie ne sont pas dans les mêmes conditions par rapport aux vibrations : en certains points les vibrations sont perpendiculaires aux éléments de la surface qui limite le faisceau, en d'autres points elles leur sont parallèles, ailleurs encore elles sont obliques. On peut concevoir que si un miroir rencontre le faisceau suivant l'un ou l'autre de ces points, les effets produits seront différents.

C'est ce dernier cas qui se présente pour la lumière polarisée : on est donc conduit à admettre que cette lumière est le résultat de mouvements vibratoires de l'éther, vibrations parallèles entre elles et perpendiculaires à la direction de la propagation lumineuse.

Comment concevoir alors la constitution d'un faisceau de lumière naturelle? on admet qu'il est également constitué par des vibrations transversales, mais ces vibrations, au lieu d'être parallèles entre elles, changent à chaque instant, très rapidement de direction. Chaque point de la périphérie se trouve alors dans un temps très court en rapport avec des vibrations qui ont successivement des directions incessamment variables; il ne saurait y avoir aucune propriété particulière en un point donné, puisque l'action change partout dans les mêmes conditions : le faisceau est homogène.

La polarisation de la lumière correspond alors dans cette hypothèse à un phénomène simple : toutes les vibrations qui avaient des directions quelconques sont rendues parallèles entre elles : les mouvements vibratoires deviennent orientés parallèlement à une direction fixe.

677. — Nous avons vu que lorsqu'un faisceau polarisé se réfléchit sous un angle convenable sur un miroir noir, il subit des variations d'intensité qui présentent une certaine régularité. Malus a cherché s'il existait une relation entre l'intensité du faisceau réfléchi et la position du plan d'incidence correspondant par rapport au plan de polarisation, et il a trouvé une loi simple.

Si on appelle I l'intensité du faisceau incident, i celle du faisceau réfléchi et α l'angle que fait le plan d'incidence avec le plan de polarisation, on a :

$$i = I \cos^2\alpha.$$

Il est facile de reconnaître immédiatement que les résultats de cette formule concordent bien avec ceux que l'expérience fournit pour $\alpha = 0$ ou $\alpha = 180°$ et pour $\alpha = 90°$ ou $\alpha = 270°$.

Au lieu d'utiliser cette formule, nous nous servirons d'une courbe qui la représente et dont l'emploi est plus facile. Portons sur une droite OX (fig. 343) représentant la direction du plan de polarisation une longueur OG égale à I, intensité du faisceau polarisé incident. Soit OH la direction du plan d'incidence lors de la réflexion sur le miroir noir, convenons de porter sur cette droite une longueur OA égale à la valeur de i pour l'angle HOX. Pour chaque direction de OH nous aurons un point de la même façon, et l'ensemble de ces points forme une courbe constituée par deux ovales tangents en O et ayant pour axe de symétrie la droite OX, direction du plan de polarisation et la droite YOY' perpendiculaire à XX'.

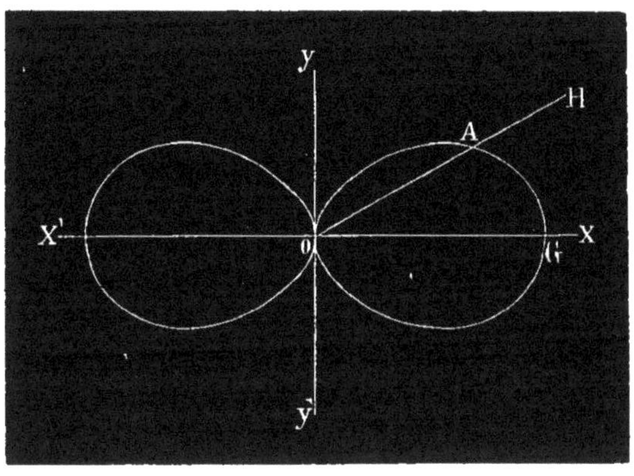

Fig. 343.

Connaissant alors la direction OH du plan d'incidence, la longueur OA du rayon vecteur correspondant donne l'intensité du faisceau réfléchi.

678. — Nous avons dit que l'intensité du faisceau réfléchi correspondant à un faisceau incident polarisé change par la rotation de la surface réfléchissante. Mais, il importe d'ajouter que, à l'intensité près, la lumière polarisée suit dans la réflexion les mêmes lois que la lumière naturelle. Au point de vue géométrique la polarisation n'amène aucun changement.

Cette remarque n'est pas applicable seulement à la réflexion, mais aussi à la réfraction et à la double réfraction. Un faisceau incident rencontrant une substance uniréfringente suit les lois de Descartes, lois géométriques de la réfraction (383). Sur un cristal biréfringent un faisceau de lumière polarisée se bifurque et donne un faisceau ordinaire et un faisceau extraordinaire, comme nous l'avons indiqué pour la lumière naturelle (438).

Enfin, il semble, d'autre part, et quoique la question n'ait pas été complètement étudiée, que la lumière polarisée suit, d'une manière générale, la même loi d'absorption que la lumière naturelle. Seulement le coefficient d'absorption est différent, au moins dans certains cas.

679. — Par la réfraction et par la double réfraction, un faisceau de lumière polarisée subit des modifications d'intensité analogues à celles que nous avons étudiées pour la réflexion et les effets observés sont très analogues.

Quoique la réfraction produise les modifications dont nous parlons, notamment par l'emploi des *piles de glace*, comme les phénomènes correspondants n'ont pas reçu d'application, nous ne nous y arrêterons pas. Au contraire, nous devons insister sur les effets de la double réfraction.

Considérons un faisceau de lumière polarisée qui rencontre normalement un spath d'Islande, nous savons qu'il y a un faisceau ordinaire qui traverse le spath d'Islande sans déviation, ni déplacement (440); nous savons aussi que, à moins que le spath n'ait été taillé d'une manière très particulière, le faisceau extraordinaire prend une autre direction dans le spath et sort parallèlement au faisceau ordinaire, mais avec un certain déplacement, de telle sorte que, à l'émergence, on obtient deux images complètement séparées ou partiellement superposées suivant la valeur du déplacement et la largeur du faisceau incident.

Dans le cas que nous examinons, où le faisceau est polarisé, les deux images obtenues, ordinaire et extraordinaire, ont en général des intensités différentes. De plus, si on tourne le spath autour de l'axe du faisceau incident, on reconnaît que chacune des images change d'intensité d'une manière continue : pour un tour complet, l'image présente deux maxima, pour deux positions diamétralement opposées, et s'éteint deux fois pour les positions à égale distance de celles qui donnent le maximum d'intensité.

De plus, les variations d'intensité se manifestent en sens contraire : quand l'une des images devient plus lumineuse, l'autre devient plus sombre, et quand l'une des images s'éteint, l'autre atteint son maximum.

Il existe des lois simples entre l'intensité du faisceau incident, celle des faisceaux émergents et la position de ceux-ci. Cette position est définie par la *section principale* du spath qui est le plan passant par la normale à la face d'entrée, ici la direction du faisceau incident, et l'axe du cristal (439).

En désignant comme précédemment par I l'intensité du faisceau incident, par α l'angle de la section principale avec le plan de polarisation et par i_o et i_e les intensités des faisceaux émergents, ordinaire et extraordinaire, Malus a trouvé les relations suivantes :

$$i_o = \mathrm{I} \cos^2\alpha \quad \text{et} \quad i_e = \mathrm{I} \sin^2\alpha.$$

Ces formules permettent de déterminer les intensités des faisceaux émergents; mais elles peuvent être remplacées par des courbes.

La courbe qui donne l'intensité du faisceau ordinaire est la même que celle que nous avons indiquée pour la réflexion (fig. 345) ; la droite OX donnant la direction du plan de polarisation et la droite OH celle de la section principale.

Quant à la courbe qui donne l'intensité du faisceau extraordinaire elle présente la même forme, mais elle est autrement dirigée. En conservant OX comme direction du plan de polarisation la courbe devrait être tournée de 90°, de manière à avoir la ligne yy' pour axe; ou autrement, cette même courbe représenterait l'intensité i_o si yy' était le plan de polarisation.

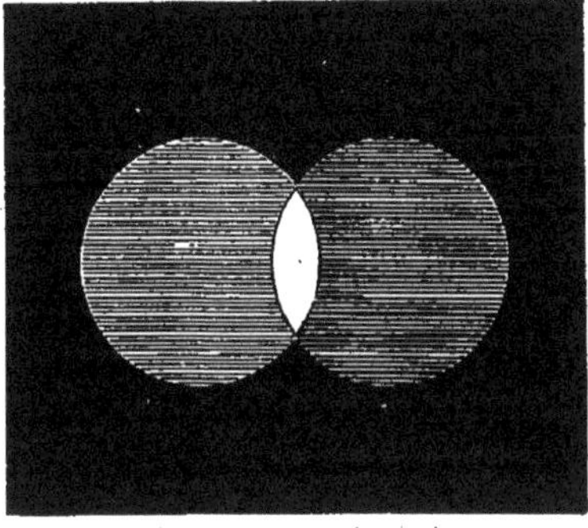

Fig. 344.

Les formules montrent que pour $\alpha = 45°$ les deux faisceaux, ordinaire et extraordinaire, ont la même intensité, car pour cet angle, le sinus est égal au cosinus. L'expérience vérifie qu'il en est réellement ainsi.

Si les deux images, ordinaire et extraordinaire, ont une partie commune, celle-ci a un éclairement qui est la somme des éclairements des deux images, qui correspond par conséquent à $i_o + i_e$. Mais à cause de la relation connue $\sin^2 \alpha + \cos^2 \alpha = 1$, il vient

$$i_o + i_e = I.$$

Cette valeur ne dépend pas de l'angle α, elle doit rester la même lorsqu'on fait tourner le spath : c'est ce que l'on reconnaît aisément en prenant un faisceau incident assez large pour que les images aient une partie commune (fig. 344). Les deux lunules, qui correspondent chacune à l'une des images, varient d'intensité, la partie commune présente un éclairement constant.

680. — Examinons, pour un cas particulier, l'action d'un cristal biréfringent fréquemment utilisé, la tourmaline.

Prenons une tourmaline taillée en forme de lame à faces parallèles, de telle façon que son axe soit parallèle à ces faces, et faisons arriver normalement sur cette lame un faisceau de lumière polarisée. On obtient un seul faisceau émergent, une seule image, et si on fait tourner la tourmaline, cette image change d'intensité, présentant tous les caractères d'une image extraordinaire.

Pour expliquer ce fait, il faut admettre que le faisceau ordinaire qui a dû prendre naissance à l'incidence a été absorbé par l'épaisseur de la tourmaline, tandis que le faisceau extraordinaire a subi l'absorption d'une manière moins considérable : la tourmaline est plus transparente pour le faisceau extraordinaire que pour le faisceau ordinaire.

681. **Analyseurs et polariseurs.** — Ainsi, en résumant les faits que nous venons d'indiquer :

Dans le cas où l'on emploie un faisceau de lumière naturelle à l'incidence,

Le faisceau réfléchi a la même intensité, quelle que soit la direction du plan d'incidence ;

Les deux faisceaux fournis par un spath ont toujours la même intensité.

Le faisceau ayant traversé une tourmaline a toujours la même intensité.

Si le faisceau incident est polarisé,

L'intensité du faisceau réfléchi varie avec la position du plan d'incidence ;

Les intensités des deux faisceaux fournis par un spath sont inégales en général et varient avec la position de la section principale ;

L'intensité du faisceau ayant traversé une tourmaline varie avec la position de la section principale de ce cristal.

On comprend dès lors aisément que le miroir noir, que le spath, que la tourmaline peuvent servir à reconnaître si un faisceau est formé de lumière naturelle ou de lumière polarisée.

D'autre part, en se reportant à ce que nous avons dit et notant les positions où se font les extinctions et celles qui correspondent au maximum d'intensité, il est aisé de déterminer la direction du plan de polarisation de la lumière incidente.

Le miroir noir, le spath, la tourmaline qui renseignent ainsi sur l'état de la lumière au point de vue de la polarisation sont appelés des *analyseurs*.

Il est évident que pour se servir d'un spath comme analyseur, il n'est pas nécessaire d'obtenir les deux faisceaux et que les variations d'un seul renseignent complètement si l'on sait s'il est ordinaire ou extraordinaire. Un Nicol ou un Foucault (442) qui donne le faisceau extraordinaire peut donc être utilisé comme analyseur.

682. — Nous avons dit au début que le miroir noir qui peut servir d'analyseur transforme, par la réflexion sous un angle convenable, la lumière naturelle en lumière polarisée. Considéré à ce point de vue, le miroir noir est appelé un *polariseur*.

Une étude complète, que nous ne saurions faire ici, montre que cette propriété d'être un polariseur et celle d'être un analyseur ont, au fond, la même origine, qu'elles s'expliquent de la même façon.

Il est naturel, dans ces conditions, de se demander s'il n'en serait pas de même des autres analyseurs.

En faisant tomber sur un analyseur quelconque les faisceaux ordinaire et extraordinaire, qui ont été produits par un spath, le faisceau sortant d'un Nicol ou d'un Foucault, le faisceau qui a passé à travers une tourmaline taillée parallèlement à l'axe, on reconnaît que ces faisceaux sont tous polarisés : les divers analyseurs peuvent donc tous être utilisés comme polariseurs.

Pour définir complètement la fonction d'un polariseur, il faut connaître la direction du plan de polarisation du faisceau qu'il fournit.

Nous avons déjà dit que dans le cas du miroir noir, le plan d'incidence est le plan de polarisation. Lorsque le polariseur est un cristal biréfringent, le plan de polarisation coïncide avec la section principale pour le faisceau ordinaire, tandis qu'il est perpendiculaire à cette section pour le faisceau extraordinaire.

Art. III. — ROTATION DU PLAN DE POLARISATION

683. **Rotation du plan de polarisation.** — Le premier fait se rapportant aux phénomènes dont nous avons à parler a été signalé par Arago (1811).

Nous considérerons d'abord le cas où la lumière employée est monochromatique, et nous étudierons ensuite le cas de la lumière composée.

Soit un faisceau de lumière rouge qui traverse un polariseur; faisons arriver ce faisceau polarisé sur un analyseur et orientons celui-ci de manière à produire l'extinction complète. Si, entre l'analyseur et le polariseur, on intercale une lame de verre ou de toute autre substance isotrope, un tube rempli d'eau, on n'observe aucun effet particulier, l'extinction subsiste. Mais si on intercale certaines substances comme l'acide tartrique, le quartz, l'essence de térébenthine, une dissolution de sucre, l'image qui était éteinte reparaît. Si l'on fait tourner l'analyseur, l'image varie d'intensité, ce qui prouve que le faisceau est resté polarisé, que l'effet du quartz n'a pas détruit la polarisation qui existait. Seulement le plan de polarisation du faisceau après le passage dans le quartz n'a pas la même direction qu'il avait avant : le plan de polarisation a tourné d'un certain angle.

C'est ce phénomène du changement de direction du plan de polarisation par l'action de certaines substances qui constitue la *rotation du plan de polarisation*.

Les substances qui agissent ainsi sur la direction du plan de polarisation sont dites *actives*; celles qui ne produisent pas d'effet sont dites *inactives*.

En opérant sur diverses substances, quelquefois même sur divers échantillons d'une même substance on reconnaît que le changement du plan de polarisation ne se produit pas toujours de la même façon; tantôt le plan de polarisation est dévié vers la droite de sa position primitive, tantôt il est dévié vers la gauche. On appelle *dextrogyres* les substances dans lesquelles le plan de polarisation tourne dans le sens où l'on voit tourner les aiguilles d'une montre; on appelle *lévogyres* les corps dans lesquels la rotation se produit en sens opposé.

On peut représenter graphiquement les effets dus à la rotation du plan de polarisation sur l'intensité d'un faisceau à l'émergence de l'analyseur. Si OP est la direction du plan de polarisation, les variations d'intensité sont représentées par la courbe déjà signalée (fig. 243). Après l'action de la substance active, la courbe représentant l'intensité du faisceau observé à l'aide de l'analyseur est représentée par la même courbe, mais dont l'axe OP′ par rapport au plan primitif de polarisation OP, a changé de direction (fig. 345). Si la section principale de l'analyseur est OH, l'intensité du faisceau est représentée par OA.

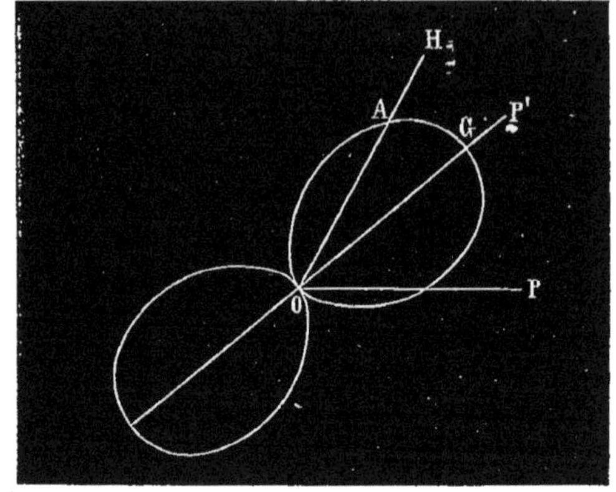

Fig. 345.

L'angle dont a tourné le plan de polarisation est POP′, et dans ce cas, la substance est lévogyre.

684. — S'il ne saurait paraître étonnant que des substances de composition différente n'agissent pas de la même façon et même produisent des effets de sens contraire, on s'explique moins bien que divers échantillons d'une substance de composition invariable donnent naissance à des effets opposés.

C'est ainsi que, de deux échantillons de quartz, silice pure, cristallisée, l'un fait tourner le plan de polarisation à droite, l'autre le fait tourner à gauche : c'est ainsi également que divers échantillons d'acide tartrique agissent différemment, les uns étant inactifs, tandis que certains sont dextrogyres et les autres lévogyres.

Pasteur a montré que ces différences sont liées au groupement des molécules qui se traduit par la forme cristalline : le quartz présente, en effet, le caractère de l'hémiédrie, c'est-à-dire que deux cristaux quoique composés de faces égales et d'angles égaux, peuvent ne pas être superposables, l'un des cristaux étant égal absolument à l'image de l'autre dans un miroir plan. Le même fait se présente pour l'acide tartrique, et Pasteur a reconnu que pour ces corps la propriété d'être dextrogyre ou lévogyre est liée au sens de l'hémiédrie.

Ce résultat est intéressant d'une manière générale parce qu'il montre d'une manière nette que les vibrations de l'éther se propageant à travers la matière sont influencées par les molécules matérielles et par leur mode de groupement.

685. — La rotation du plan de polarisation est soumise aux lois suivantes qui ont été découvertes par Biot.

1re loi. *Pour une même substance, les angles dont tourne le plan de polarisation sont proportionnels aux épaisseurs des lames traversées.*

Il résulte de là que, en faisant varier d'une manière continue l'épaisseur de la lame, on fait varier de la même façon l'angle de rotation du plan de polarisation. On peut satisfaire à cette condition en employant deux prismes PP′ (fig. 348) rectangles allongés qui glissent l'un sur l'autre en s'appuyant par leurs faces hypothénuses; l'épaisseur de la lame traversée varie évidemment proportionnellement au déplacement latéral; ce système est souvent employé sous le nom de *compensateur*.

On appelle *pouvoir rotatoire* d'un corps l'angle dont tourne le plan de polarisation pour une épaisseur de 1 millimètre de ce corps. A cause de la proportionnalité, ce pouvoir rotatoire se détermine en observant la rotation pour une épaisseur quelconque.

Les mesures prises en opérant successivement avec des lumières simples diverses, montrent que le pouvoir rotatoire varie avec la réfrangibilité du rayon considéré et que, en général, au moins, le pouvoir rotatoire croît avec elle.

Voici les pouvoirs rotatoires du quartz pour quelques-unes des lumières simples :

Rouge extrême	17° 30′
Jaune moyen	24° 00′
Limite du vert et du bleu	30° 02′
Limite de l'indigo et du violet	37° 52′
Violet extrême	44° 05′

2e LOI. *Si l'on place à la suite, sur le trajet d'un faisceau polarisé, diverses substances actives, la rotation totale du plan de polarisation est la somme algébrique des rotations partielles.*

Cette loi signifie, au fond, que l'effet d'une substance active n'est pas modifiée par le passage antérieur à travers une autre substance active.

Si deux substances agissent dans le même sens la rotation totale est la somme des rotations partielles; elle est la différence des rotations partielles agissant en sens contraire.

C'est pour réunir ces deux cas en une seule règle qu'on introduit la notion de somme algébrique; on convient que les rotations à droite sont caractérisées par le signe + et les rotations à gauche par le signe —.

3e LOI. *Lorsqu'une substance active est dissoute dans un liquide inactif, pour une même épaisseur traversée, la rotation du plan de polarisation est proportionnelle à la quantité de substance active.*

Cette loi, qui est trop simple pour qu'il soit nécessaire d'insister, est importante au point de vue des applications, comme nous le dirons.

686. — Bien que les lois qui régissent la rotation du plan de polarisation soient les mêmes pour toutes les radiations, les effets observés, lorsqu'on répète les expériences précédentes avec de la lumière composée, sont très différents comme apparence de ceux que nous venons d'indiquer : cette différence tient à ce que les valeurs des pouvoirs rotatoires ne sont pas les mêmes pour toutes les radiations et est analogue aux

différences que nous avons indiquées pour l'absorption (501) et pour les interférences (666), lorsqu'on remplace une lumière simple par une lumière composée.

Considérons une lumière composée, formée seulement de trois lumières simples et ayant traversé un polariseur qui l'a polarisée de manière que le plan de polarisation ait la direction OP (fig. 346). Faisons passer ce faisceau de lumière polarisée à travers une substance active qui aura pour effet de faire tourner le plan de polarisation pour chacune des lumières simples; seulement l'angle de rotation n'est pas le même pour les diverses lumières. Supposons que les plans de polarisation prennent respectivement les positions OP′, OP″, OP‴, le déplacement étant d'autant plus grand que la lumière est plus réfrangible. Les courbes qui caractérisent les intensités après le passage dans l'analyseur auront pris les positions indiquées par la figure, la ligne en trait fort correspondant à la lumière la moins réfrangible, la ligne en traits interrompus correspondant à la lumière la plus réfrangible.

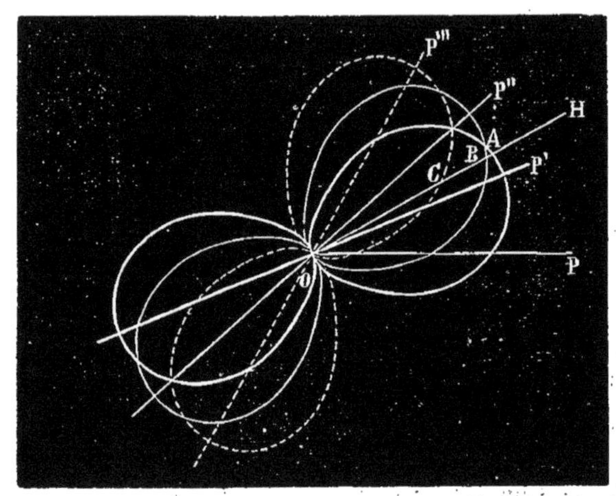

Fig. 346.

Supposons maintenant que la lumière traverse un analyseur, et soit OH la direction de sa section principale; nous savons que les trois lumières auront des intensités qui seront représentées par les longueurs des rayons vecteurs, OA pour la lumière la moins réfrangible, OB pour la suivante, OC pour la plus réfrangible. L'observateur recevra donc un mélange dans lequel les diverses lumières n'auront pas les mêmes proportions que dans la lumière primitive : la couleur ne sera plus celle que fournissait le faisceau avant l'interposition de la substance active.

De plus, en changeant la position de la section principale, en faisant tourner l'analyseur, les proportions des lumières simples changeront d'une manière continue et il en sera de même, par conséquent, de la lumière observée.

On voit, notamment, que si la section principale de l'analyseur OH arrive à être perpendiculaire à OP′ la lumière correspondante sera complètement éteinte; elle n'existera plus dans le faisceau reçu par l'observateur.

Bien entendu, les effets seraient les mêmes, mais les variations plus complexes encore, si le faisceau incident contenait, non pas seulement trois lumières simples, mais un plus grand nombre.

Dans le cas de la lumière blanche, lorsque, en particulier, la teinte jaune qui est la plus lumineuse est éteinte, la couleur obtenue prend une teinte *gris de lin* que Biot a désignée sous le nom de *teinte sensible*, parce qu'elle se modifie très vivement même pour de petits déplacements de l'analyseur, passant presque brusquement au rouge pour un certain sens de ce déplacement, au bleu pour le sens opposé.

687. — D'après ce que nous avons dit (679) lorsqu'un faisceau de lumière polarisée traverse un spath d'Islande fonctionnant comme analyseur, on obtient deux images qui sont en général d'inégale intensité, mais telles que l'on trouve dans l'une toute la lumière qui manque à l'autre, puisque si l'on réunit les deux faisceaux, l'intensité demeure constante malgré la rotation de l'analyseur.

Il en sera de même pour chacune des lumières simples composant un faisceau polarisé qui a traversé une couche de substance active : dans chacune des images fournies par le spath, il y aura pour chaque lumière simple la quantité qui manque à l'autre. Il en résulte que si les deux faisceaux sont superposés, on retrouvera dans la partie commune, les diverses lumières simples en même quantité que dans le faisceau incident : cette partie commune devra donc présenter la même coloration que celle qu'aurait donnée directement ce faisceau incident.

En particulier, si le faisceau incident était composé de lumière blanche, la partie commune sera blanche et, par suite, les teintes des deux images seront complémentaires.

Le faisceau incident doit avoir une largeur assez grande pour que l'image ordinaire et l'image extraordinaire se superposent en partie.

Pour vérifier la constance de la couleur blanche de la partie commune, il faut avoir soin de masquer avec un écran opaque les deux lunules colorées. Sans cela l'existence de ces parties de couleurs vives ne permet pas d'apprécier la teinte exacte de la partie intermédiaire.

688. **Saccharimétrie.** — La saccharimétrie a pour but de déterminer, par l'application des effets de la rotation du plan de polarisation, la quantité de matière sucrée active contenue en dissolution dans un liquide inactif. Elle est appliquée notamment à la détermination de la quantité de matière sucrée contenue dans l'urine, détermination de grande importance au point de vue de la clinique.

Divers appareils sont employés pour faire cette détermination; nous en décrirons seulement deux : le *saccharimètre à teinte sensible* de Soleil (fig. 347), le *saccharimètre à pénombre* de Laurent (fig. 351).

Le saccharimètre de Soleil comprend, montées sur le même axe et fixées dans des garnitures en laiton, les pièces suivantes : un Nicol N (fig. 348) qui recevant de la lumière blanche la polarise, comme nous l'avons dit; un *biquartz* Q, disque circulaire de quartz composé de deux

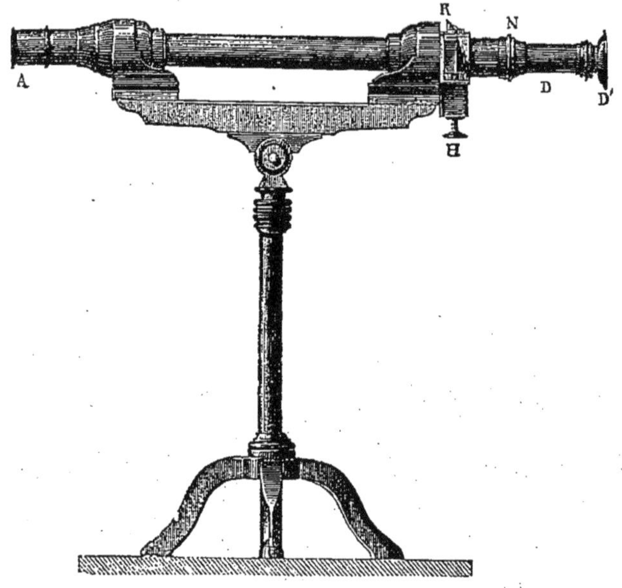

Fig. 347.

parties demi-circulaires ajustées ensemble, mais dont l'une provient d'un quartz dextrogyre, l'autre d'un quartz lévogyre. Après ce biquartz se

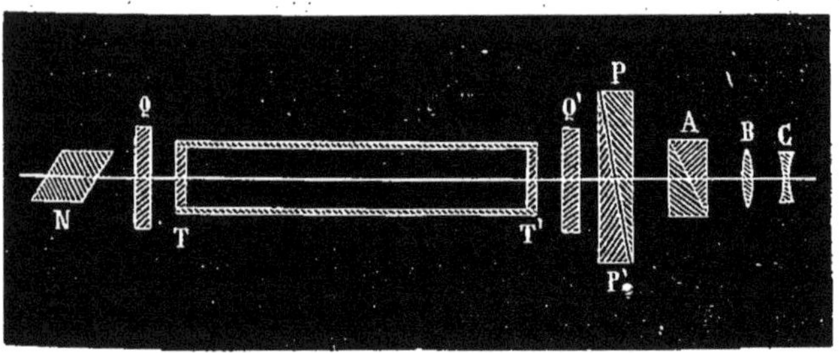

Fig. 348.

trouve un espace vide de 20 centim. de longueur environ dans lequel on introduira un tube contenant le liquide à analyser; au delà viennent successivement un quartz lévogyre Q', un prisme compensateur PP' de quartz dextrogyre, un analyseur A (un Nicol ou un prisme biréfringent analogue à celui décrit au n° 435); enfin, à la suite, deux lentilles B et C constituant une lunette de Galilée et permettant de voir nettement le biquartz.

Le prisme compensateur, dont les déplacements sont évalués sur une échelle, a été choisi de telles dimensions que lorsque l'index est au zéro de la graduation, son épaisseur est précisément égale à celle du quartz lévogyre Q′ : les effets de ces deux quartz s'annulent donc absolument ; mais suivant qu'on déplacera le compensateur dans un sens ou dans l'autre, ce sera l'action lévogyre de Q′ ou l'action dextrogyre de PP′ qui sera prépondérante.

Le polariseur N et l'analyseur sont placés de manière à avoir leurs sections principales parallèles. Si donc il n'y avait pas de biquartz et si le prisme compensateur était au zéro, la lumière sortirait de l'analyseur au maximum d'intensité, sans changement de coloration. Mais l'interposition du biquartz modifie grandement le résultat : en effet chacune des moitiés qui le compose va agir comme nous l'avons expliqué ci-dessus, fera tourner le plan de polarisation des diverses lumières simples et don-

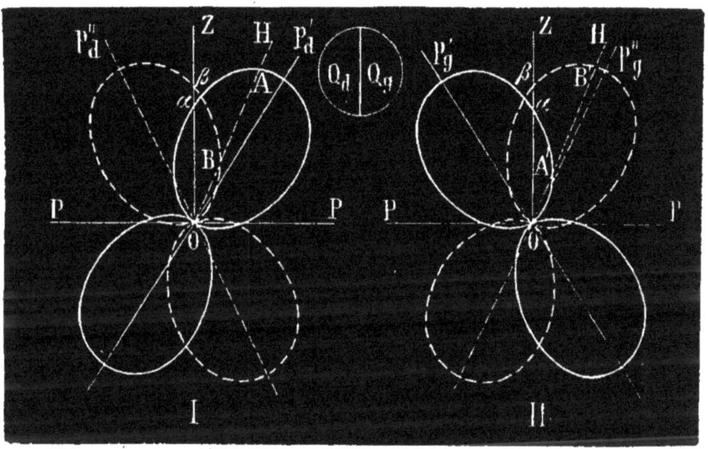

Fig. 349.

nera une coloration particulière ; seulement, les déplacements des plans de polarisation tout en étant de même valeur auront eu lieu en sens contraire. Si, par exemple, le plan de polarisation est horizontal, les dispositions des courbes représentatives des intensités seraient respectivement celles indiquées en I (fig. 349) pour le quartz dextrogyre, celles indiquées en II pour le quartz lévogyre. Si l'analyseur a sa section OH dirigée d'une façon quelconque les lumières reçues ne seront pas composées de la même façon pour les deux quartz, les colorations seront différentes. (La figure suppose qu'il n'y a que deux lumières simples dans la lumière incidente pour plus de simplicité.) Mais si la section principale de l'analyseur a pour direction soit celle du plan de polarisation PP, soit la direction perpendiculaire OZ, à cause de la symétrie des figures, les rayons vecteurs $O\alpha$, $O\beta$ seront les mêmes en I et en II et, par suite, les faisceaux reçus par l'observateur auront la même composition, donneront la même couleur. Ajoutons que l'épaisseur de la lame du biquartz a été choisie de telle façon que cette coloration soit justement celle de la teinte sensible.

L'appareil étant réglé dans ces conditions si, entre les deux quartz Q et Q', on introduit un tube TT contenant une dissolution d'une substance active dans l'eau, cette substance fera tourner tous les plans de polarisation, d'angles différents pour les diverses lumières simples, mais tous dans le même sens, à droite, par exemple. Les plans p'_d, p''_d correspondant au biquartz droit s'écarteront davantage du plan primitif de polarisation PP' et viendront en $p'''_d\, p''''_d$ (fig. 350) : les courbes représentatives

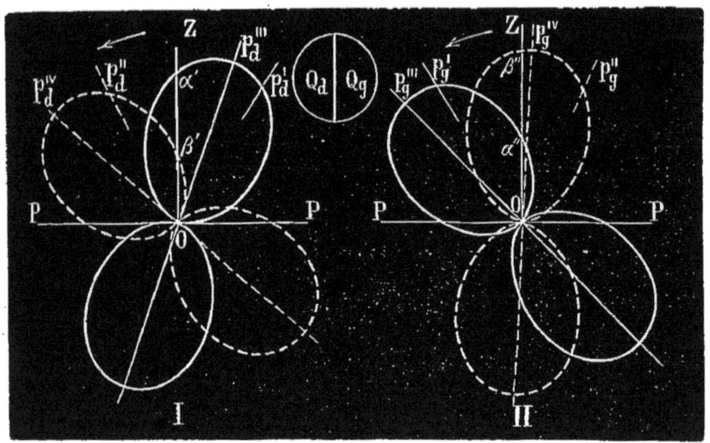

Fig. 350.

des intensités sont entraînées naturellement avec ces droites mêmes. Au contraire, les plans p'_g et p''_g correspondant au biquartz gauche se rapprocheront du plan primitif de polarisation PP'; les courbes représentatives suivront ce mouvement.

Dans ces nouvelles conditions, la section principale de l'analyseur étant restée invariable en ZZ', les rayons vecteurs $O\alpha'$, $O\beta'$, $O\alpha''$, $O\beta''$ des courbes correspondantes de gauche et de droite ne seront plus égaux, les lumières n'auront plus la même composition, les deux images correspondant aux moitiés du biquartz apparaîtront avec des couleurs différentes.

Ce changement de couleur, rendu très manifeste à cause de la propriété signalée pour la teinte sensible, permet de reconnaître l'existence d'une substance active, ce qui suffit dans quelques cas; mais, en général, il faut arriver à doser cette substance.

A cet effet, on agit sur le prisme compensateur, qu'on déplace dans un sens ou dans l'autre, jusqu'à ramener l'égalité de coloration des deux moitiés de l'image circulaire que l'on regarde. Lorsque cette condition est réalisée, c'est que l'ensemble du quartz Q' et du compensateur PP' produit un effet égal et contraire à l'effet de la substance active interposée. On comprend donc que l'on puisse, par une étude préalable faite directement sur des dissolutions de nature et de dosage connus, déduire du déplacement du compensateur la quantité existant dans le liquide en expérience. Cette détermination est d'autant plus facile qu'il y a proportionnalité, d'une part entre la quantité de substance active en dissolution et la rotation des plans de polarisation, et, d'autre part, entre les variations d'épaisseur du compensateur ou, ce qui revient au même, entre ses déplacements et la rotation des plans de polarisation. Il y a donc, en somme, proportionnalité entre la quantité de substance active en dissolution et le déplacement du compensateur. Il suffit dès lors, d'avoir déterminé une fois pour toutes le déplacement du compensateur pour 1 gramme de la substance active en dissolution dans l'eau.

689. — L'appareil de Soleil est d'un maniement commode et donne,

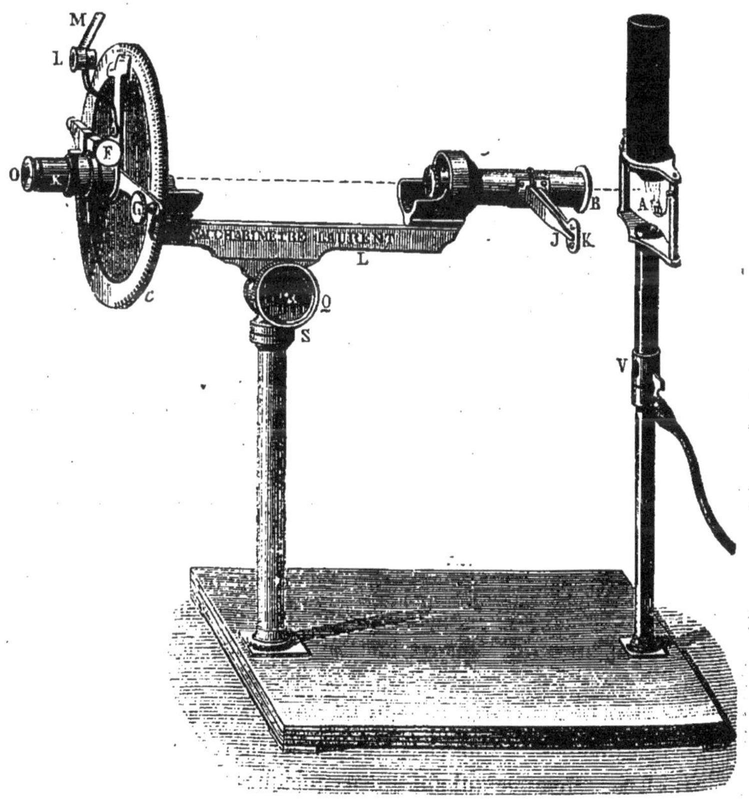

Fig. 351.

en général, une exactitude suffisante : il présente seulement l'inconvénient que son emploi repose sur la comparaison de colorations diverses ou semblables et que, non seulement tout le monde ne présente pas à cet égard la même sensibilité, mais que cette comparaison peut être rendue impossible pour les daltoniens (454).

Cet inconvénient a été évité dans les saccharimètres à pénombre dont il existe différents modèles; nous décrirons seulement celui de Laurent.

Le saccharimètre à pénombre de Laurent (fig. 351) présente la même forme générale que le précédent; on y trouve successivement les pièces suivantes : un Nicol B servant comme polariseur et derrière, occupant seulement la moitié du champ, une lame mince de mica; après la place réservée à la substance active, on rencontre un analyseur qui peut tourner autour de l'axe de l'appareil et dont un index se déplaçant sur un cercle gradué *c* permet de mesurer la rotation; derrière se trouvent comme dans l'appareil de Soleil deux lentilles constituant une lunette de Galilée K.

Voyons maintenant comment fonctionne cet appareil : Pour s'en servir on fait usage de lumière monochromatique jaune, produite par l'introduction de sel marin dans la flamme d'un bec Bunsen A. De plus, un petit cristal de bichromate de potassium est placé à l'extrémité de l'appareil et, à cause de sa coloration propre, concourt à assurer l'emploi d'un faisceau monochromatique.

Ce faisceau jaune traverse le polariseur et est polarisé comme nous l'avons indiqué : la partie qui passe librement conserve la direction du plan de polarisation; mais la lame de mica, dont l'épaisseur a été choisie spécialement, change la direction du plan de polarisation, en vertu d'un phénomène que nous ne pouvons analyser ici.

Il arrive donc sur l'analyseur deux demi-faisceaux ayant des plans de polarisation différents; pour le premier I (fig. 352) la courbe représentative des intensités après le passage dans l'analyseur a pour axe la direction PP du plan primitif de polarisation; pour le second II, la courbe représentative aura pour axe une autre direction O*p*. Si la section principale de l'analyseur OH a une direction quelconque, les rayons vecteurs OA, OA′ des deux courbes seront inégaux et par suite les faisceaux émergents de l'analyseur auront des intensités différentes, les éclairements des deux parties du champ vu par l'observateur seront inégaux.

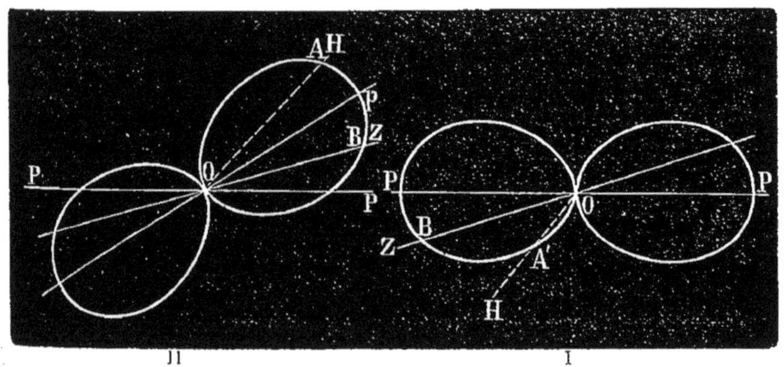

Fig. 352.

Mais si, faisant tourner la section principale de l'analyseur, on l'amène à être également inclinée sur les deux plans de polarisation, en OZ, les deux rayons vecteurs OB, OB seront égaux, les deux moitiés de l'image seront également éclairées.

Si l'on interpose une substance active, dextrogyre, par exemple, entre le polariseur et l'analyseur, les deux plans de polarisation tourneront du même angle et viendront, le premier OP en Op (fig. 353), le second Op,

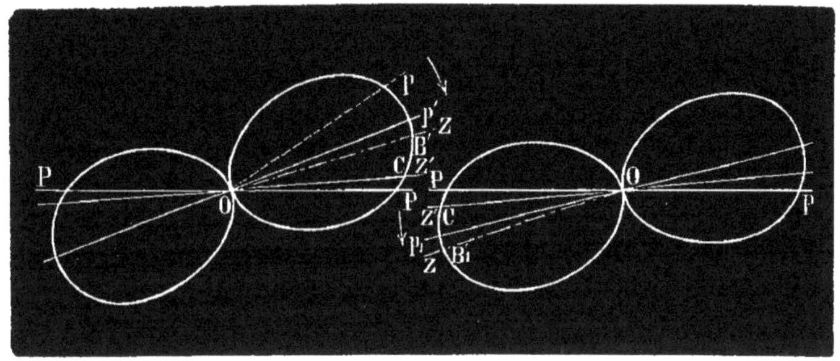

Fig. 353.

en Op'. Les rayons vecteurs OB, OB′ correspondant à la direction précédemment donnée à la section principale OZ de l'analyseur ne sont plus égaux, les deux faisceaux émergents n'ont plus la même intensité : les deux moitiés du champ n'ont plus le même éclairement. Ce résultat suffirait pour permettre d'affirmer l'existence d'une substance active dans le liquide intercalé entre l'analyseur et le polariseur. Pour arriver au dosage, il suffit, à cause de la proportionnalité (3e loi, 685) de mesurer l'angle dont ont tourné les plans de polarisation. Pour faire cette mesure, on fait tourner la section principale de l'analyseur jusqu'à ramener l'égalité d'éclairement des deux moitiés du champ : lorsque cette condition sera remplie, c'est que, comme précédemment, cette section principale OZ′ sera également inclinée sur les deux nouveaux plans de polarisation; l'angle dont tourne cette section principale est égal évidemment à l'angle dont ont tourné les plans de polarisation.

Sans qu'il soit nécessaire d'insister, on comprend que de la connaissance de cet angle on puisse déduire la quantité de matière active dissoute, si, par une mesure préalable, on a déterminé l'angle de rotation qui correspond à 1 gramme de substance active en dissolution.

L'appareil est commode, il ne présente pas les inconvénients signalés pour celui de Soleil, puisqu'il y a seulement à comparer l'éclairement de deux champs présentant la même coloration; enfin il peut donner des résultats plus précis. Seulement, les éclairements observés étant faibles en valeur absolue, il faut opérer dans l'obscurité.

690. **Microscope polarisant.** — Diverses substances placées entre un

analyseur et un polariseur produisent des phénomènes particuliers comme la production de teintes uniformes, analogues à celles dues à l'action des substances actives mais prenant naissance dans des conditions différentes. Dans d'autres cas, on observe des courbes de forme variable et présentant des couleurs irisées.

Ces effets que la théorie a complètement expliqués se produisent avec des lames minces de substances cristallisées ou non, de substance uniréfringentes ou biréfringentes et même de substances organisées. Les effets produits étant toujours les mêmes dans les mêmes conditions, ils sont donc caractéristiques; de plus ils se manifestent même pour des parcelles très petites des corps considérés. On comprend donc qu'il peut y avoir intérêt à appliquer cette méthode d'examen à l'étude des corps microscopiques : « L'importance de cet examen, dit Ch. Robin dans son *Traité du Microscope*, est assez grande pour que si, habituellement, on a deux microscopes sur sa table de travail, on doive laisser à demeure le prisme de Nicol sous celui qui est muni de faibles objectifs. »

Lorsqu'on veut appliquer la lumière polarisée à l'étude des corps microscopiques, on place sous la platine un Nicol qui polarise la lumière avant que celle-ci traverse l'objet; la marche de la lumière dans les lentilles de l'appareil n'est pas modifiée (678) et l'image se fait de la même façon et dans les mêmes conditions; elle ne présenterait aucune particularité si elle était regardée directement à travers l'oculaire; mais si derrière celui-ci on place un Nicol faisant fonction d'analyseur, on voit apparaître les phénomènes de coloration dont nous avons indiqué l'existence et dans le détail desquels nous n'avons pas à entrer. L'existence de colorations, de courbes irisées de formes variées, permet de reconnaître la présence de certaines substances dont il ne serait pas possible de déterminer la nature par l'observation directe.

LIVRE IV

ACOUSTIQUE

691. — Nous avons étudié, dans les livres précédents, des questions qui se rapportent à des phénomènes dont certains de nos sens peuvent nous donner connaissance ; le sens musculaire (sensation de l'effort) pour les phénomènes relatifs à la dynamique en général et à la pesanteur en particulier ; le sens calorifique (qui, uni au précédent, constitue le sens complexe du toucher) pour les phénomènes de même nom, par la sensation de chaleur ; le sens de la vue, pour les phénomènes optiques, par la sensation de lumière.

De même, le sens de l'ouïe nous procure des sensations spéciales dites *sensations sonores* ou *auditives*, et nous allons étudier les phénomènes physiques qui se rapportent à la production de ces sensations.

Cette étude doit se faire dans des conditions toutes différentes de celles que nous venons de rappeler, parce que, tandis que, pour ces dernières, la cause des phénomènes est inconnue et qu'il faut se contenter d'hypothèses pour les expliquer, il n'existe aucun doute sur la cause des phénomènes acoustiques qui se rattachent à la mise en activité de l'organe de l'ouïe.

En effet, si, laissant à part les sensations qui prennent naissance dans certains états pathologiques, on se borne à l'examen des sensations qui se manifestent dans l'état physiologique, on sait d'une manière certaine que ces sensations sont dues à la transmission à l'oreille d'un mouvement vibratoire par l'intermédiaire d'un milieu matériel, solide, liquide ou gazeux. L'origine objective de la sensation est donc parfaitement déterminée.

L'étude des phénomènes acoustiques comprend dès lors deux parties entièrement différentes : l'étude des mouvements vibratoires des corps élastiques, et celle des relations qui existent entre les conditions de ces mouvements et les modifications de la sensation. La première est du domaine propre de la mécanique et a pu être traitée par le calcul, en partant des propriétés générales des corps élastiques ; la seconde, seule, serait du domaine de la physique. Mais, d'autre part, pour vérifier les conséquences de la théorie mécanique, on a eu souvent recours aux sensations sonores, de telle sorte que les deux parties de la question sont plus intimement liées qu'il ne pourrait paraître nécessaire.

Sans insister, nous indiquerons d'abord comment, expérimentalement, on peut étudier les conditions d'un mouvement vibratoire, celles de sa production, celles de sa propagation, sans avoir recours à la sensation sonore.

CHAPITRE PREMIER

ÉTUDE DIRECTE DES MOUVEMENTS VIBRATOIRES

692. **Vibrations des corps élastiques.** — Lorsqu'un corps élastique en équilibre est écarté de sa position d'équilibre, sans toutefois dépasser la limite d'élasticité, sitôt que cesse l'action qui avait produit cet écart ses différents points se mettent en mouvement pour revenir à leur position d'équilibre; mais lorsqu'ils repassent à celles-ci, ils y arrivent avec une certaine vitesse acquise, la dépassent pour atteindre, de l'autre côté, une position où leurs vitesses s'annulent et à partir de laquelle les mêmes effets se reproduisent en sens inverse. On dit alors que les différents points du corps considéré oscillent, que le corps est animé d'un mouvement vibratoire.

Ce mouvement vibratoire est périodique (XXVIII); il est même périodiquement uniforme car, comme nous l'avons dit (12), on a démontré que tant que les déplacements des divers points d'un corps élastique restent petits, la durée de l'oscillation est indépendante de l'écart : les oscillations sont *isochrones*.

La connaissance complète d'un mouvement vibratoire comprend alors la détermination des éléments suivants : durée de la vibration, amplitude, loi de la vibration.

Comme nous le dirons, la sensation sonore permet de reconnaître l'existence d'un mouvement vibratoire et la durée de la période : elle renseigne incomplètement sur l'amplitude et sur la loi de la vibration. Mais il existe des moyens, indépendants de l'organe de l'ouïe, qui permettent d'étudier un mouvement vibratoire, et c'est par leur indication sommaire que, comme nous l'avons dit, nous commencerons l'étude de l'acoustique.

693. — Tous les corps élastiques sont susceptibles d'entrer en vibration, qu'ils soient solides, liquides ou gazeux; mais dans la pratique, on n'utilise que les solides et les gaz; c'est donc de ces corps que nous nous occuperons seulement d'abord et nous commencerons par les solides.

Considérons une lame élastique AB (fig. 354), libre à l'extrémité B, mais encastrée, fixée dans un étau en A. Si nous écartons l'extrémité B, la lame fléchira et prendra la position AB′; si nous l'abandonnons ensuite à elle-même, elle oscille entre les positions extrêmes AB′ et AB″. L'amplitude totale de l'oscillation, l'écart B′ B″ va d'ailleurs en décroissant par suite des résistances éprouvées, notamment la résistance de l'air; mais ces oscillations se prolongent cependant en général pendant un temps assez long.

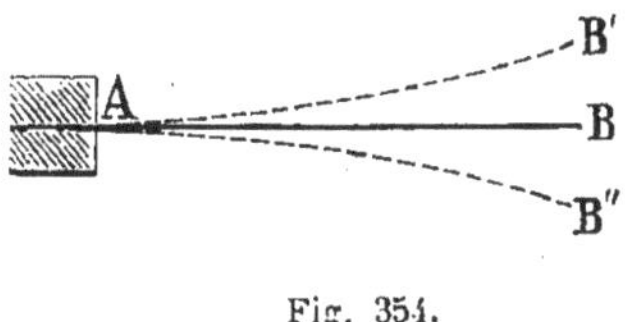

Fig. 354.

Si, par suite des dimensions de la lame élastique, les oscillations ne sont pas trop rapides, 6 à 8 par seconde, on peut les suivre par l'œil, et se rendre compte de leur existence, sinon des éléments du mouvement vibratoire. Mais dès que les vibrations sont de plus courte durée, le phénomène de la persistance des impressions sur la rétine (466) intervient, la lame n'est plus vue *séparément* à chacune de ses positions, mais on la voit *simultanément* à toutes : il semble qu'il y ait un corps solide occupant tout l'espace entre AB′ et AB″, et l'on n'a plus par l'œil la notion d'un corps en mouvement.

L'effet est le même si l'on prend une corde élastique tendue entre deux points fixes A et B (fig. 355) et qu'on l'écarte de sa position d'équilibre en la pinçant en son milieu, jusqu'à l'amener à prendre la forme ACB. En l'abandonnant à elle-même, elle oscillera entre cette position et la position symétrique AC′B. Comme précédemment, ces oscillations dureront un certain temps, mais diminueront peu à peu d'amplitude. Pour des dimensions convenables de la corde, ces oscillations seront lentes et on pourra les distinguer par la vue, les séparer, les compter même. Il n'en sera plus ainsi si les vibrations deviennent trop rapides à cause de la persistance des impressions sur la rétine : on voit alors seulement un faisceau renflé en son milieu.

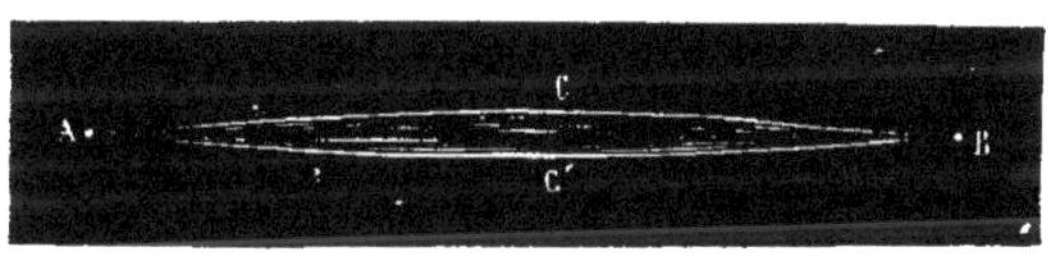

Fig. 355.

Les faits se passent d'une manière analogue s'il s'agit d'une plaque métallique maintenue fixe en un de ses points et que l'on frappe en un autre point, quelle que soit la forme de cette plaque : là encore, on peut voir, distinguer les vibrations si elles sont lentes, elles cessent absolument d'être perceptibles par la vue si elles sont rapides; il est inutile d'insister.

Il importe de remarquer que si les vibrations ne sont pas perceptibles par la vision (sans parler, bien entendu, de l'audition que nous laissons maintenant à part) elles peuvent l'être par le toucher. En effleurant du bout du doigt un des corps vibrant plus ou moins rapidement comme nous venons de l'indiquer, on éprouve, suivant la rapidité des vibrations, la sensation d'une sorte de frémissement particulier qui nous donne bien la notion d'un mouvement vibratoire, mais ne nous permet pas d'évaluer la durée, la fréquence des vibrations. L'expérience doit d'ailleurs être faite avec soin, car si le contact du doigt avec le corps vibrant n'est pas très léger, le mouvement vibratoire cesse immédiatement.

694. **Détermination des vibrations des solides.** — On peut, dans tous les cas, mettre en évidence le mouvement vibratoire d'un corps solide par des moyens mécaniques. S'il s'agit par exemple d'une lame élastique AB (fig. 356), on peut fixer à l'extrémité libre un style léger qui s'appuie contre la surface enfumée d'un cylindre enregistreur, soit que l'on prenne l'enregistreur Foucault à mouvement d'horlogerie (XXXI), soit plus simplement, s'il ne s'agit pas de faire de mesure, en prenant un cylindre C dont l'axe fileté dans une partie de sa longueur passe dans un écrou en D′, mais tourne librement en D; le mouvement de la manivelle M produit alors un mouvement hélicoïdal du cylindre et si la pointe B est fixe, elle trace une hélice de même pas que la vis D′; mais si la lame AB a été écartée de sa position d'équilibre, cette hélice est remplacée par une ligne sinueuse dont chaque dent correspond à une vibration de AB.

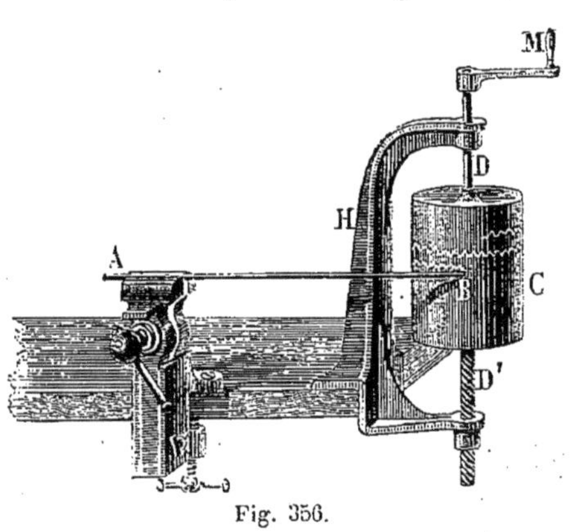

Fig. 356.

Ce procédé peut être appliqué également aux plaques que l'on fait vibrer; il s'applique moins commodément aux cordes et aux membranes, le frottement du style sur le cylindre introduisant une résistance qui arrête rapidement le mouvement vibratoire.

Dans le cas des lames planes, plaques rigides ou membranes, on peut opérer autrement en les rendant horizontales et en les saupoudrant de sable fin. Si la lame est immobile, le sable restera en repos; il sautillera, au contraire, si la lame vibre. Disons même que l'observation des mouvements de ce sable permet d'étudier le mode de vibration de la lame.

Dans le cas des lames courbes, ayant la forme de cloche, on ne peut employer ce procédé, mais on peut mettre un liquide, de l'eau, à l'intérieur, le vase ayant été convenablement placé : la surface reste plane si la cloche est au repos, la surface présente des systèmes d'ondes (LXXI) si la cloche vibre.

Il est vrai que l'introduction du liquide change les conditions de l'expérience et qu'on ne peut déduire de celle-ci les effets qui se manifesteraient pour la cloche vide. Mais on peut opérer autrement : on place la cloche à côté d'un petit pendule constitué par une bille métallique suspendue à l'extrémité d'un fil (fig. 357) de telle sorte que la bille touche la cloche ou en soit peu distante.

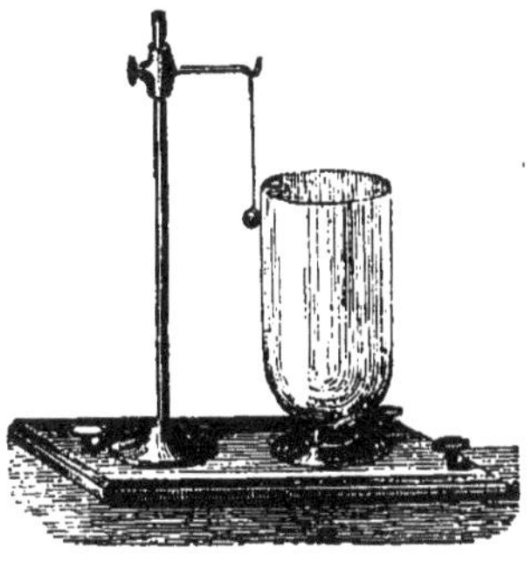
Fig. 357.

Le pendule restera immobile tant que la cloche sera en repos ; lorsque celle-ci sera en vibration, le pendule sera projeté par le choc de la paroi, puis retombera, pour être de nouveau projeté.

Si on peut déplacer la cloche, lentement, à l'aide d'une vis, on reconnaît que le même effet a lieu lors même que, au repos, il n'y a pas contact entre la bille et la paroi : il faut donc que le déplacement de la paroi pendant la vibration soit plus grand que la distance qui séparait la bille de la cloche. En mesurant à l'aide d'une vis le déplacement qu'il faut communiquer à la cloche pour que l'effet cesse, on a évidemment la valeur maxima de l'amplitude des vibrations.

Dans ces diverses méthodes quelque petite qu'elle soit, il y a toujours l'intervention d'un corps étranger qui, par sa présence, pourrait modifier les conditions de l'expérience : nous allons indiquer d'autres méthodes qui ne présentent pas cet inconvénient.

La chronophotographie peut être employée (550) pour prendre dans un temps très court, 1 seconde, un grand nombre d'images du corps : on reconnaît que, dans les diverses images le corps n'a pas la même forme. On peut également employer le disque stroboscopique, comme nous l'avons indiqué d'une manière générale (591).

Le miroir tournant peut aussi être utilisé : en un point d'un corps vibrant on fixe une perle de couleur claire ou une perle métallique que l'on regarde dans un miroir ; si celui-ci est immobile l'impression sera la même que si on regardait directement la perle et, si la vibration de celle-ci est un peu rapide, on verra seulement une petite ligne colorée ou brillante, fusion des impressions se succédant très rapidement et correspondant aux diverses positions de la perle. Mais si pendant que le corps vibre le miroir tourne, les images, comme nous l'avons dit (366), ne sont plus vues dans la même direction et leur ensemble donne naissance à une ligne sinueuse, tandis qu'elle serait droite si le point n'était pas entraîné dans un mouvement vibratoire.

On obtiendrait un effet absolument analogue avec le phénakisticope de projection.

Dans ces expériences et dans quelques autres qu'on pourrait disposer en se basant sur des principes analogues, le mouvement vibratoire du corps élastique n'est en rien modifié dans ses conditions puisqu'aucune liaison matérielle n'existe entre le corps vibrant et l'appareil qui sert à l'observation.

695. **Détermination des vibrations des gaz.** — Il est moins facile de mettre directement en évidence le mouvement vibratoire des gaz que celui des solides, car en général les gaz ne sont pas directement visibles et ce n'est guère que dans le cas particulier des flammes, c'est-à-dire dans le cas des gaz lumineux qu'on peut y arriver. Les procédés que l'on peut employer sont d'ailleurs ceux que nous avons déjà indiqués, l'emploi du miroir tournant et du phénakisticope direct ou de projection; dans ces divers cas si la flamme est au repos, ces appareils donnent une image constituée par une bande lumineuse de hauteur constante; si, au contraire, la flamme vibre, le bord le plus lumineux, qui correspond à la pointe de la flamme, paraît dentelé.

Dans quelques cas, on met en évidence la vibration d'une masse gazeuse en y introduisant une flamme sensible qui ne vibre pas par elle-même, mais qui est dans un état tel qu'elle participe immédiatement aux mouvements de la masse dans laquelle elle est plongée. Les mêmes dispositions que précédemment permettent de reconnaître l'état de repos ou de vibration de ces flammes sensibles.

Ces flammes sensibles que l'on peut obtenir après quelques tâtonnements sont produites par la combustion du gaz d'éclairage, sous une pression un peu supérieure à celle qui existe généralement dans les conduites de distribution.

Les flammes n'agissent dans ce gaz que comme un jet de gaz visible; aussi n'est-il pas étonnant qu'on ait pu réussir les mêmes expériences en étudiant l'écoulement d'un jet de fumée dans l'air : l'expérience est toutefois moins facilement visible.

On peut également mettre en évidence le mouvement vibratoire d'une masse de gaz en y introduisant une membrane élastique, mince et tendue; il est commode de pouvoir faire varier la tension entre certaines limites. Si la tension a la valeur convenable, ce qu'on obtient après quelques tâtonnements, la membrane entre en vibration sous l'influence du mouvement du gaz et on reconnaît l'existence des vibrations de la membrane comme nous l'avons dit précédemment : tantôt la membrane, tendue sur un cadre circulaire, est placée horizontalement et on y a projeté une petite quantité de sable; tantôt le cadre est placé verticalement et supporte un petit pendule qui rebondit quand la membrane vibre, c'est le tambour de Seebeck; tantôt, au centre de la membrane est fixé un style assez léger pour ne pas troubler le mouvement de celle-ci : ce style s'appuie sur un cylindre enregistreur tournant comme nous l'avons dit précédemment; cette disposition se rencontre dans le phonautographe dans lequel la membrane est placée à l'une des extrémités d'un cornet parabolique dont nous expliquerons plus tard l'utilité (fig. 358)[1].

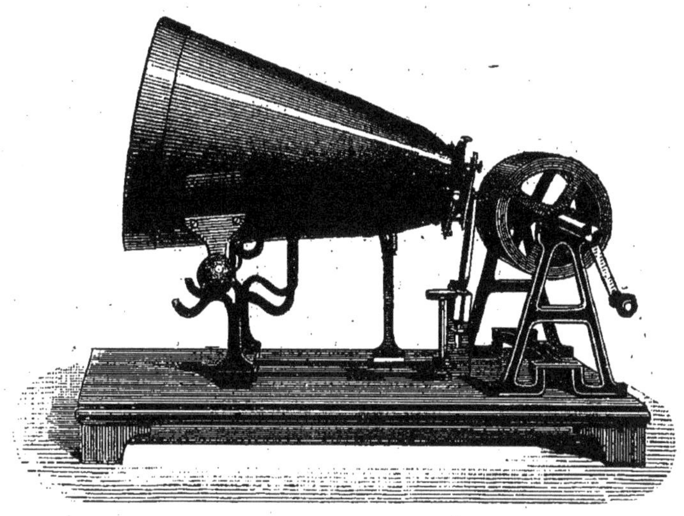

Fig. 358.

696. — Mais pour ce genre de recherche, il est plus commode d'employer les flammes manométriques de Kœnig. L'appareil consiste en une capsule dont une base est constituée par une membrane élastique tendue, en caoutchouc mince, généralement; sur l'autre base se trouvent deux ouvertures munies d'ajutages. D'un côté la capsule est mise en communication avec un tuyau de conduite de gaz d'éclairage; le gaz sort par l'autre ajutage, présentant une mince ouverture, où on l'enflamme; un robinet permet de régler la hauteur de la flamme.

Lorsque le gaz a pris un écoulement régulier, la flamme, dont la hauteur dépend de la quantité de gaz, reste invariable parce que l'écoulement se fait en vertu de la différence entre la pression du gaz dans la conduite et la pression atmosphérique, différence qui est constante; en même temps, et en vertu même de cette différence, la membrane bombe légèrement vers l'extérieur.

Si on vient à déplacer la membrane, les conditions d'écoulement changent; si on repousse la membrane vers l'intérieur, on produit une augmentation de pression qui se traduit par un allongement de la flamme. Si on maintenait la membrane fixe à la nouvelle position, la pression reprendrait sa valeur primitive, la flamme ses dimensions premières. Si, au contraire, on produit un mouvement de la membrane vers l'extérieur, l'augmentation de capacité produira une diminution de pression jusqu'à

1. Nous devons à l'obligeance de M. Kœnig la figure 358, ainsi que celles qui portent les numéros 359, 361, 368 et 373.

ce qu'il soit arrivé assez de gaz pour remplir l'accroissement de capacité : la flamme diminuera de hauteur, pour reprendre sa hauteur primitive si la membrane est maintenue à cette nouvelle position.

Supposons maintenant que nous placions cette capsule dans une masse d'air en vibration : si la tension de la membrane a une valeur convenable, cette membrane participera au mouvement vibratoire de l'air, produisant périodiquement des augmentations et des diminutions de capacité de la capsule et, par suite, des allongements et des raccourcissements de la flamme. Ces changements de dimensions sont en général trop rapides pour être observés directement, à cause de la persistance des impressions sur la rétine : mais ils sont mis nettement en évidence par les moyens déjà indiqués, le miroir tournant et le phénakisticope.

On peut donc aisément reconnaître par ce procédé si une masse de gaz est au repos ou animée d'un mouvement vibratoire. Il importe de remarquer que les effets observés dans ce dernier cas ne peuvent être obtenus dans d'autres circonstances, notamment qu'ils ne se produisent pas pour un déplacement de la masse d'air en totalité, pour un courant d'air : ce cas a pour effet de développer sur la membrane une variation de pression, mais la nouvelle pression subsiste sans changement tant que dure le courant d'air. D'après ce que nous avons dit plus haut, la flamme changera de dimensions au moment du début du courant d'air, mais reprendra sa longueur première puisque la membrane conserve une déformation constante. On observera seulement un nouveau changement, inverse du précédent, au moment où, le courant d'air cessant, la membrane reprend sa forme.

697. — Il est un certain nombre de cas, comme nous l'indiquerons, où il suffit de savoir s'il existe, en un point, des vibrations ou non. Mais dans d'autres ciconstances il est nécessaire d'être renseigné sur les données qui caractérisent un mouvement vibratoire dont on a reconnu l'existence : les procédés précédemment indiqués ne sont pas alors tous capables de fournir ces renseignements ; c'est ainsi que le sable projeté sur un corps vibrant, que le tambour de Seebeck ne peuvent donner aucune indication.

Une seule méthode peut faire connaître et mesurer tous les éléments du mouvement vibratoire, c'est celle de l'enregistrement direct. Comme nous l'avons indiqué (XXVIII), l'écartement des sommets des sinuosités consécutives donne l'amplitude de la vibration, que d'ailleurs il suffit, presque toujours, de comparer sans avoir besoin de la mesurer d'une manière précise. La forme de la courbe donne la loi du mouvement si le cylindre tourne d'un mouvement uniforme, ce qui est le cas dans les enregistreurs à mouvement d'horlogerie, mais non dans le cylindre enregistreur à vis de Duhamel (fig. 356). Enfin si on mesure l'intervalle δ de deux sommets consécutifs d'un même côté et si on connaît v la vitesse de déplacement de la surface enfumée, on a en appelant θ la durée de la vibration, $\delta = v\,\theta$, puisque le mouvement est uniforme.

698. — En réalité, ce n'est pas ainsi que l'on opère, et l'on connaît rarement la valeur de v avec précision; mais on enregistre sur le cylindre, à côté de la ligne sinueuse tracée par le corps vibrant, le mouvement d'un style relié à un compteur de temps qui marque un trait à chaque seconde, par exemple. On peut d'abord vérifier que pour un corps vibrant donné, il y a toujours le même nombre de sinuosités entre deux traits consécutifs, quelle que soit l'amplitude de la vibration, ce qui montre bien que ces vibrations sont isochrones. On compte alors le nombre n de sinuosités entre deux traits : il y a donc n vibrations par seconde et la durée θ de la vibration est de $\frac{1}{n}$ de seconde.

On utilise d'ailleurs cette propriété de l'isochronisme des oscillations pour mesurer de petits intervalles de temps : on fait choix, par exemple, d'une lame vibrante, d'un diapason, qui exécute exactement 100 oscillations ou 1000 oscillations par seconde. Ce sont ces oscillations qu'on enregistre sur un cylindre tournant, à côté de la ligne qui correspond au phénomène que l'on veut étudier; chaque sinuosité complète correspond alors à un temps de $0^s,01$ ou $0^s,001$. Si on étudie un mouvement oscillatoire rapide, il suffit de compter les sinuosités de la courbe correspondante comprise entre 2 sommets de la courbe du diapason, ce qui est plus pratique que de compter le nombre souvent très grand correspondant à 1 seconde. De plus, lorsqu'il s'agit d'un phénomène de courte durée, la comparaison avec l'étendue correspondante à la durée de 1 seconde risquerait de ne pas présenter une grande exactitude.

Les images des flammes vibrantes peuvent être photographiees comme l'a montré M. Doumer, et si l'on a pris soin de photographier en même temps des points de repère, on pourrait évaluer la durée des vibrations ou le nombre par seconde. On aurait une idée également de l'amplitude et de la loi de la vibration par la mesure des dentelures et par la forme qu'elles présentent. Toutefois, il faut remarquer, d'une part, que la forme est toujours plus ou moins modifiée par le fait de la rotation du miroir, et, d'autre part, que dans le cas des flammes manométriques qui sont le plus employées on n'est pas assuré qu'il y ait absolument proportionnalité à chaque instant entre la hauteur de la flamme et le déplacement correspondant de la masse d'air en vibration, parce que l'action se produit par l'intermédiaire de la membrane élastique et de la masse de gaz contenue dans la capsule.

Aussi, le plus souvent l'observation des flammes manométriques sert-elle à la comparaison d'effets divers, comparaison qui se manifeste par des apparences faciles à apprécier, plutôt qu'à des mesures proprement dites.

699. **Propagation des vibrations.** — Les vibrations produites en un

point d'un corps élastique se propagent successivement à distance. Il est facile de mettre le fait en évidence par un certain nombre d'expériences.

Considérons d'abord un fil, une corde élastique, comme un tube de caoutchouc de plusieurs mètres de longueur, fixé à ses deux extrémités et modérément tendu. Si on produit un choc vers une extrémité, on verra prendre naissance une onde, analogue comme forme à celle que l'on observe à la surface des liquides, et qui se déplacera, se propagera jusqu'à l'autre extrémité. Comme nous l'avons dit pour les liquides (LXXI), rien de matériel ne se propage, chaque point ne fait qu'osciller transversalement par rapport à la direction du tube, seulement le mouvement ne commence que successivement pour les différents points.

Si le tube est gros et lourd, la vitesse de propagation est assez faible pour que l'onde puisse être facilement suivie par l'œil; il n'en est plus ainsi pour des fils métalliques minces, la propagation étant trop rapide; mais il est toujours possible, à l'aide de l'un des procédés indiqués précédemment, notamment par l'enregistrement direct, appliqué à différents points, de reconnaître que ces points sont mis successivement en vibration, qu'il y a propagation dans un temps fini.

Des expériences analogues peuvent être faites dans un milieu gazeux, dans l'air notamment : en frappant dans les mains, en provoquant l'explosion d'un mélange détonant, en tirant un coup de pistolet, on produit un déplacement de l'air qui peut être mis en évidence par une flamme sensible placée à distance ou, quoique moins facilement, par un des autres moyens que nous avons indiqués. L'expérience réussit mieux encore, et à une distance plus grande, si l'on opère dans une masse limitée de gaz, dans un tuyau de section petite relativement à sa longueur.

700. **Réflexion des vibrations.** — Lorsque des vibrations se propagent dans un milieu et qu'elles rencontrent un autre milieu, en général le mouvement vibratoire se partage en deux; une partie continue son chemin dans le deuxième milieu, une autre partie revient en sens contraire dans le premier milieu.

La communication du mouvement vibratoire d'un milieu à un autre donne lieu à des phénomènes analogues à ceux de la réfraction en optique; nous n'y insisterons pas actuellement, la question ayant été étudiée plus commodément à l'aide de l'oreille.

Au contraire, l'étude du mouvement vibratoire qui revient dans le premier milieu, l'étude du mouvement réfléchi peut aisément se faire à l'aide de procédés directs.

Des expériences analogues à celles que nous venons de citer montrent que lorsque des vibrations se propagent dans un milieu, si elles rencontrent un obstacle, ou plus généralement un milieu différent, elles se réfléchissent et reviennent en sens contraire dans le même milieu. Le fait est très net avec le tube de caoutchouc, s'il est assez long et que l'onde ne se propage pas trop rapidement : on la voit d'abord parcourir le tube de l'extrémité où elle a été produite jusqu'à l'extrémité opposée, pour revenir en sens inverse et atteindre l'extrémité d'où elle est partie; souvent elle subit en ce point une nouvelle réflexion. Quelquefois on peut voir l'onde parcourir le tube plusieurs fois alternativement dans un sens et dans l'autre.

L'expérience réussit également dans l'air, si à quelque distance du point où on a produit un déplacement brusque du gaz se trouve une surface dure et polie. Si, à côté d'une flamme sensible, on frappe des mains brusquement dans ces conditions, on voit la flamme s'agiter au moment même où l'action est produite, puis quelques instants après, plus ou moins tardivement suivant la distance où est placé l'obstacle, la flamme s'agite de nouveau, ce qui indique un nouveau passage d'un mouvement vibratoire : c'est le mouvement réfléchi.

701. — L'expérience réussit mieux encore si l'on opère dans un milieu limité, dans une conduite remplie d'air ou d'un gaz. Aux deux extrémités on place des membranes, munies de styles appuyant sur des cylindres enregistreurs, et à côté de l'une d'elles, on provoque une explosion, on fait partir un coup de pistolet : le mouvement produit est immédiatement enregistré sur la membrane. Puis, après un certain temps, l'autre membrane vibre, ce qu'indique la courbe qu'elle trace; plus tard encore la courbe de la première membrane indique l'arrivée d'un nouveau mouvement qui provient de la réflexion sur l'extrémité opposée. La même action peut encore se reproduire et, même sur des longueurs de plusieurs kilomètres, on peut reconnaître plus de dix réflexions successives.

Un fait important à noter c'est que ce phénomène de la réflexion se produit aussi bien si les extrémités du tube sont fermées par des parois résistantes que si elles sont ouvertes à l'air libre; seulement, dans ce dernier cas, en même temps que l'on peut mettre en évidence l'existence d'un mouvement vibratoire réfléchi, on peut reconnaître qu'il existe dans l'air libre un mouvement vibratoire qui se propage dans toutes les directions, comme si l'extrémité ouverte du tuyau était elle-même un centre de vibrations.

702. **Vitesse de propagation du mouvement vibratoire.** — L'étude des phénomènes qui se produisent dans la dernière expérience que nous venons d'indiquer conduit d'autre part à un résultat important : en évaluant, d'après les courbes tracées, les temps que le mouvement vibratoire a mis à parcourir successivement toute la longueur du tuyau, on reconnaît que ces temps sont tous égaux. On en conclut que le mouvement de propagation est uniforme; on pourrait d'ailleurs le vérifier autrement, en plaçant à des distances différentes sur le trajet parcouru plusieurs membranes avec des cylindres enregistreurs, et notant que les temps employés sont proportionnels aux espaces parcourus (XXIV).

On peut alors déterminer la vitesse de propagation, en mesurant l'espace parcouru et le temps employé à le parcourir : le quotient des nombres obtenus donne la vitesse cherchée. Cette méthode a été appliquée par Regnault (1868), puis plus récemment par M. Violle qui a trouvé que cette vitesse dans l'air à 0° et à la pression normale de 76 centimètres est de $331^{m},10$ par seconde.

Il va sans dire que, pour cette mesure, il faut qu'il y ait concordance parfaite entre les indications du temps enregistrées aux divers appareils : on y parvient en employant un seul compteur dont l'action est transmise à tous les enregistreurs par un courant électrique qui agit, même à la distance de plusieurs kilomètres, sinon instantanément d'une manière absolue, au moins avec un retard excessivement petit et complètement négligeable dans la pratique.

703. **Surface d'onde. Longueur d'ondulation.** — Le fait de l'existence d'un mouvement vibratoire et de sa propagation conduit à des conclusions importantes ; nous parlerons surtout de ce qui se passe dans une masse gazeuse parce que c'est le cas qui se présente le plus fréquemment, mais les résultats sont entièrement analogues pour toute autre masse élastique.

La propagation d'un mouvement vibratoire dans l'air doit se comprendre comme celle qui se produit dans l'éther. Pendant que la source de vibration exécute une oscillation complète, le mouvement s'est propagé dans toutes les directions et, par raison de symétrie, à la même distance; le lieu des points où le mouvement est ainsi parvenu constitue une *surface d'onde* qui, dans ce cas, est une surface sphérique, et la distance à laquelle, pendant ce temps, la propagation s'est faite est la *longueur d'ondulation* λ.

Chaque point de cette surface d'onde commence à vibrer au moment où la source de vibrations A entame sa 2e oscillation; à partir de ce moment, les mouvements seront donc concordants, et les points de la surface d'onde seront à chaque instant dans la même phase de leur vibration que le point A. Les points situés entre A et la surface d'onde ont commencé à vibrer avant les points de celle-ci, ils ne sont pas en concordance avec eux, ni avec A, et ils sont à une phase d'autant plus avancée qu'ils sont plus près de A, puisqu'ils ont commencé plus tôt. En particulier, les points situés à moitié distance entre A et la surface d'onde auront exécuté, à l'instant considéré, la moitié de leur oscillation complète, ils sont donc dans une phase exactement opposée à celle de A.

Mais le même effet continue, et pendant la 2e oscillation de A, le mouvement vibratoire se sera avancé partout d'une même quantité λ : la 1re surface d'onde sera alors une sphère de rayon 2λ. En même temps le mouvement propagé par A au commencement de sa 2e oscillation se sera étendu partout à la distance λ, et formera une 2e surface d'onde sphérique. Le même effet se continuera d'ailleurs, le rayon de chaque surface d'onde s'accroissant de λ pendant chacune des oscillations complètes de A.

On comprend, comme précédemment, que tous les points situés sur ces surfaces d'onde distantes les unes des autres de λ, 2λ, 3λ... ou autrement de $2\frac{\lambda}{2}$, $4\frac{\lambda}{2}$, $6\frac{\lambda}{2}$... seront constamment dans la même phase de leur vibration. Au contraire, les points d'une surface sphérique située à moitié distance entre deux des surfaces d'onde précédentes sera constamment dans une phase opposée; leurs distances à une des surfaces d'onde précédente sera évidemment $\frac{\lambda}{2}$, $3\frac{\lambda}{2}$, $5\frac{\lambda}{2}$....

Entre deux surfaces d'onde consécutives, distantes de λ, on trouve évidemment des points à toutes les phases de leur vibration : c'est cet ensemble qui constitue l'*onde aérienne*.

Si on appelle u la vitesse de propagation du mouvement vibratoire, θ la durée d'une vibration, n le nombre de vibrations par seconde, on a, comme nous l'avons vu pour l'éther (661), les relations :

$$\lambda = u\theta \quad n\lambda = u.$$

On connaît déjà u : si l'on peut déterminer par l'expérience une des quantités λ, θ ou n, ces équations permettront de calculer les deux autres.

704. **Direction des vibrations.** — Les diverses expériences que nous avons signalées permettent de reconnaître l'existence d'un mouvement vibratoire, dans l'air, par exemple; elles ne renseignent pas absolument sur la direction des vibrations, elles n'indiquent pas si celles-ci sont longitudinales ou transversales (676).

Cependant, en plaçant les membranes qui servent à l'enregistrement dans une direction perpendiculaire à celle de la propagation, on observe que les effets sont beaucoup plus marqués que si on les place dans une direction parallèle à celle de la propagation, ce qui tend à prouver que les vibrations ont lieu dans la direction de la propagation, c'est-à-dire qu'elles sont longitudinales.

On est conduit au même résultat par cette considération que, dans aucun cas, il n'a été possible d'observer un phénomène analogue à ceux que présente la lumière polarisée et qui nous ont conduit à conclure que les vibrations de l'éther sont transversales. Cette preuve, toute négative, ne suffirait pas seule, évidemment; elle vient cependant à l'appui des observations précédentes. D'ailleurs d'autres faits dont nous signalerons quelques-uns viennent également corroborer cette conclusion que nous admettrons, par conséquent.

Il ne conviendrait pas, d'ailleurs, d'étendre ce résultat absolument à tous les cas et de rejeter la possibilité de vibrations transversales dans certains cas. C'est ainsi que dans des tiges ou dans des cordes métalliques tendues, dans des plaques rigides on peut observer des vibrations tantôt longitudinales, tantôt transversales. Les expériences que nous avons indiquées pour les corps présentant ces formes mettent en évidence l'existence de vibrations transversales; mais on peut également reconnaître qu'il se produit des vibrations longitudinales dans certaines conditions.

Si, par exemple, on fixe horizontalement dans un étau une tige métallique (fig. 359) sur l'extrémité libre de laquelle on appuie un petit pendule à boule métallique comme dans une expérience précédente, et qu'on frotte cette tige longitudinalement à l'aide d'un morceau de drap saupoudré de colophane, on verra la petite boule être projetée à plusieurs reprises jusqu'à une certaine distance : cette action ne peut s'expliquer que par des déplacements longitudinaux de l'extrémité libre; des déplacements transversaux ne pourraient projeter la boule dans une direction perpendiculaire à leur direction propre.

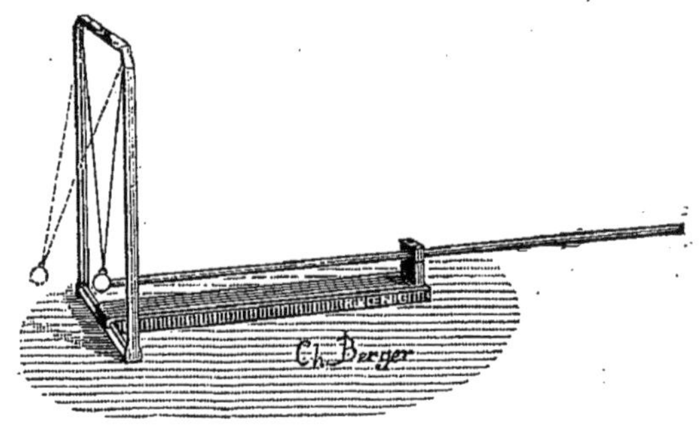

Fig. 359.

705. **Étude de la propagation du mouvement vibratoire.** — L'existence de vibrations longitudinales, que nous étudierons spécialement dans l'air, conduit à des conséquences importantes que nous devons indiquer au moins sommairement.

Cherchons à représenter graphiquement le déplacement d'une molécule A (fig. 360) d'une masse élastique, d'air, par exemple. Convenons

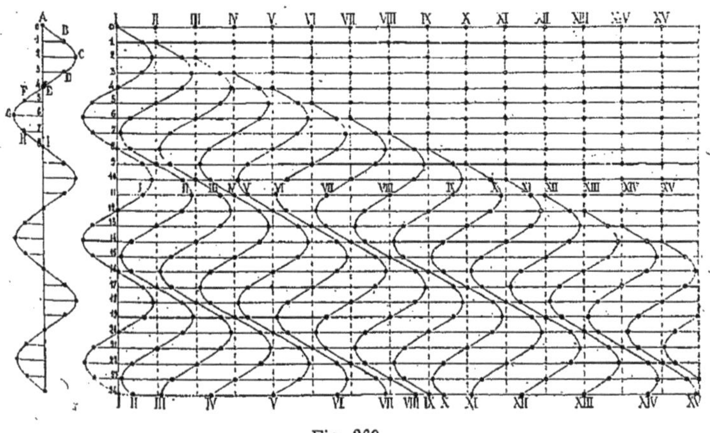

Fig. 360.

de porter sur une ligne verticale des longueurs représentant les temps, et sur chaque horizontale, passant par un point représentant un instant donné, la position occupée par la molécule A à cet instant. L'ensemble des points ainsi obtenus pour tous les instants donne une courbe ACGI qui fait connaître toutes les particularités du mouvement de A.

Nous voyons ainsi que la molécule commence à s'écarter de sa position d'équilibre vers la droite, que l'écart augmente jusqu'à l'instant 2 où il est maximum : que A se rapproche de sa position d'équilibre qu'elle atteint au temps 4; que cette molécule s'écarte vers la gauche et arrive au maximum d'écart au temps 6, qu'elle se rapproche de nouveau de sa position d'équilibre qu'elle atteint au temps 8, après lequel le mouvement se reproduit identiquement, la molécule exécutant une série d'oscillations complètes dont la durée est pour chacune d'un temps représenté par 8 et dont l'amplitude totale est le double de la distance du sommet C à la position primitive.

Supposons maintenant que nous ayons une file de molécules situées en ligne droite et numérotées de I à XV. Mettons en vibration la molécule I : la courbe qui représentera son mouvement sera identique à celle que nous venons d'étudier. Cette molécule mettra en mouvement la molécule II qui se comportera de la même façon, les déplacements étant les mêmes que ceux de I; seulement, ce mouvement ne commencera pas en même temps que celui de I, mais avec un petit retard; nous supposerons qu'il commence au temps 1, la courbe aura alors la disposition indiquée sur la figure en II, II. A cet instant 1, la molécule I se sera rapprochée de II, mais les distances de toutes les autres molécules auront conservé leurs distances entre elles : disons même que c'est précisément ce rapprochement qui détermine la mise en mouvement de la molécule II.

Le même effet se manifestera de proche en proche et successivement les molécules commenceront à se déplacer, puis vibreront, et leur mouvement sera représenté par des courbes toutes identiques, mais dont le début aura lieu de plus en plus tard.

Examinons l'état de cette file de molécules au temps 11, par exemple : toutes les molécules jusqu'à XII sont en mouvement et celle-ci est sur le point de commencer son oscillation : au delà toutes les molécules ont conservé leur position d'équilibre.

La position de chacune des molécules de I à XI est donnée par l'intersection de la courbe correspondante avec l'horizontale du temps 11. On voit immédiatement sur la figure que les distances entre les molécules ne sont plus égales : les molécules I et II sont plus éloignées qu'à l'état d'équilibre; au contraire, les molécules II, III, IV, V, VI sont à une moindre distance, puis de nouveau les molécules VI, VII, VIII, IX, X sont à une plus grande distance qu'à l'état d'équilibre, et enfin les molécules X, XI, XII sont plus rapprochées.

On remarque aisément qu'il en est ainsi à chaque instant sur chaque ligne horizontale, qu'il y a alternativement 4 espaces intermoléculaires moindres qu'à l'état d'équilibre, et 4 espaces plus grands. De plus, le maximum de rapprochement, en IV et en XII, au temps 11 correspond à l'instant où la molécule repasse à sa position d'équilibre; il en est de même pour le maximum d'éloignement en VIII; seulement, c'est l'instant où elle y revient dans le sens opposé à celui de IV et XII.

706. — On sait que les pressions des gaz sont liées aux volumes (56) et par conséquent aux distances intermoléculaires, la pression étant plus grande quand les molécules sont plus rapprochées et inversement. Il en résulte que sur la file de molécules considérées, la pression ne sera pas uniforme, et que, en général, elle différera de la pression normale. Si, au temps 11, nous considérons une onde, comprenant les molécules situées entre deux molécules repassant ensemble dans le même sens à la même position, comme II et X, on voit que pour 4 espaces intermoléculaires la distance est moindre, que la pression est supérieure à la pression d'équilibre, qu'il y a condensation; que, au contraire, pour les 4 autres espaces intermoléculaires, la distance est plus grande, la pression est moindre que la pression d'équilibre, il y a dilatation. On peut donc dire que l'onde comprise entre les molécules II et X se divise en deux demi-ondes, l'une de II à VI, demi-onde condensante, l'autre de VI à X, demi-onde dilatante.

En examinant ce qui se passe aux instants successifs, on reconnaît que les positions où l'on observe ces deux demi-ondes varient, qu'elles sont d'autant plus éloignées de la molécule A qu'on considère un instant moins rapproché de l'origine du phénomène; c'est ce que l'on exprime en disant que ces demi-ondes se propagent.

Dans un certain nombre de cas, il est important de se représenter le phénomène de la propagation du mouvement vibratoire comme correspondant aux variations successives de pression, en chaque point, qui est alternativement le siège d'une condensation et d'une dilatation.

707. **Composition des mouvements vibratoires. Interférences.** — Étudions le résultat de l'arrivée en un point de deux mouvements vibratoires provenant de sources différentes; le point considéré subissant simultanément deux actions prendra un mouvement résultant qui sera déterminé parce que, à chaque instant, la vitesse de ce mouvement sera la résultante géométrique des vitesses des deux vibrations qu'il aurait prises si chacune des sources de vibration avait agi isolément.

Nous ne nous arrêterons pas au cas général de vibrations différentes parvenant en un point, et nous considérerons seulement celui où les vibrations sont égales et où elles parviennent au point considéré dans la même direction ou à peu près. Nous retrouvons alors des conditions analogues à celles déjà signalées pour les ondes liquides et pour les radiations : les résultats seront aussi analogues.

Si les deux mouvements vibratoires arrivent dans la même phase, les vitesses s'ajoutent et la vibration résultante correspond à une vitesse qui est la somme des vitesses composantes; si les deux mouvements vibratoires arrivent dans des phases opposées, les vitesses étant de sens contraire, se retranchent et, puisqu'elles sont égales, donnent une résultante nulle : le point considéré reste au repos.

Le fait peut être vérifié expérimentalement en amenant en un point deux séries d'ondes vibratoires émanées d'une même source, mais entre lesquelles on a établi une certaine différence de marche en leur faisant parcourir des trajets différents. Voici comment on peut réaliser l'expérience.

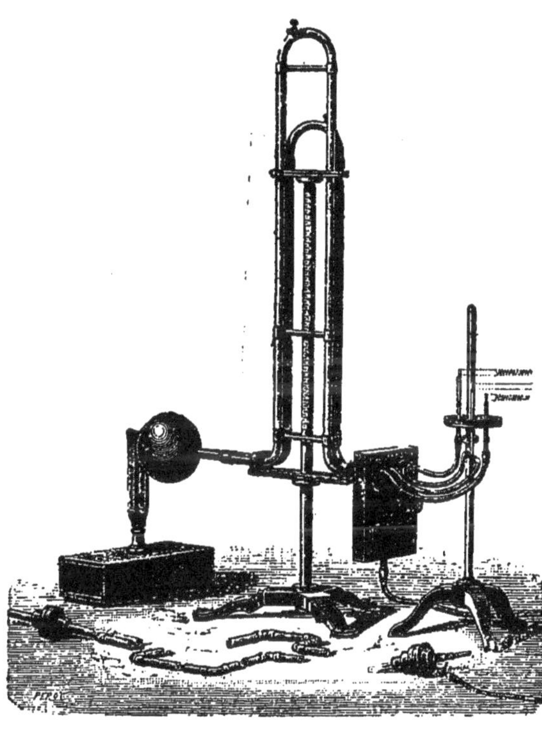

Fig. 361.

En face d'une lame vibrante, d'un diapason (fig. 361), on place l'ouverture d'un tube qui se bifurque et dont les deux parties se réunissent après un certain parcours, ne présentant pas de courbures brusques; une capsule manométrique est placée à cette extrémité et permet de reconnaître l'état de repos ou de vibration de l'air qui s'y trouve et qui subit l'action de deux séries d'ondes arrivant chacune par l'un des côtés du tube bifurqué. L'une des branches de celui-ci est à coulisse, ce qui permet d'allonger plus ou moins le parcours correspondant.

Lorsque le chemin parcouru est le même dans les deux branches, il n'y a pas de différence de marche, les mouvements vibratoires arrivent dans la même phase, s'ajoutent et la flamme manométrique indique l'existence d'un mouvement vibratoire, du même que celui qui eût été observé si, le tube n'ayant pas été bifurqué, le mouvement vibratoire du diapason eût été communiqué entièrement à la capsule, puisqu'on a réuni ce qui avait été séparé au départ.

Mais il n'en est plus ainsi si l'on vient à tirer la coulisse, ce qui allonge le parcours correspondant.

Il s'établit une différence de marche et les mouvements vibratoires n'arrivent plus dans la même phase ; par un allongement convenable, ils peuvent se trouver dans des phases absolument opposées et se détruire complètement, il y a *interférence*, et la flamme manométrique vue dans le miroir tournant donne un ruban lumineux sans dentelure.

La différence de marche qui peut être évaluée sur l'appareil d'après le déplacement de la coulisse doit être dans ce cas égal à la demi-longueur d'ondulation qui correspond au mouvement vibratoire considéré ; c'est une manière de mesurer cette quantité.

En faisant varier d'une manière continue la différence de marche entre les deux cas extrêmes que nous venons d'indiquer, on voit les dentelures de la bande lumineuse varier de hauteur également d'une manière continue, ces dentelures étant d'autant moins profondes que la différence de marche s'approche plus de $\frac{\lambda}{2}$.

En général, comme le montre la figure, on emploie trois capsules manométriques : deux d'entre elles reçoivent directement les vibrations arrivant par chaque branche et les flammes correspondantes sont toujours dentelées ; la capsule intermédiaire reçoit les deux mouvements et donne une flamme présentant les différences que nous venons d'indiquer.

708. — Nous avons dit qu'une onde se propageant dans l'air et rencontrant un obstacle se réfléchit ; dès lors, s'il y a, non pas une onde, mais une succession d'ondes, il y aura de même une série d'ondes réfléchies et, après la réflexion, il y aura donc en chaque point, et tant que durera le mouvement vibratoire, deux mouvements vibratoires qui se composeront d'après les règles ordinaires.

En certains points, à un moment donné, il y aura addition des vitesses, en d'autres, il y aura interférence, destruction de tout mouvement vibratoire. Une étude détaillée de la question montre que les points où il y a interférence conservent constamment une position fixe dans l'espace ; ils sont régulièrement espacés sur la ligne abaissée perpendiculairement de la source de vibration sur l'obstacle sur lequel se fait la réflexion, et la distance qui les sépare est égale à $\frac{\lambda}{2}$; ces points sont appelés *nœuds fixes* de vibration.

Entre deux nœuds consécutifs, l'effet simultané des ondes directes et des ondes réfléchies communique à chaque point un mouvement vibratoire de même période que le mouvement primitif, mais dont l'amplitude varie d'un point à l'autre, croissant depuis le nœud jusqu'au milieu de la distance qui sépare ce nœud du suivant. C'est donc en ce milieu qu'il y a l'amplitude maxima ; c'est un *ventre de vibration*. La distance qui sépare un nœud du ventre le plus voisin est égale à $\frac{\lambda}{4}$.

On reconnaît également que, de part et d'autre d'un nœud, les points sont animés de mouvements vibratoires dont les vitesses sont constamment de sens contraire : aussi, se produit-il en ce point des alternatives de dilatation et de compression. Aux ventres, au contraire, les molécules voisines se déplacent dans le même sens, la pression reste constante.

Il importe de remarquer que, par suite de la superposition du système d'ondes réfléchies au système d'ondes directes, les ondes condensantes et dilatantes, qui existent et se propagent dans le cas d'un seul système, cessent d'être perceptibles : par leur action simultanée, un nouvel état a pris naissance dans lequel les variations maxima de pression restent localisées en certains points, y passant d'ailleurs de la condensation à la dilatation et inversement; pour tous les autres points, il y a des variations de pression de plus en plus faibles, jusqu'aux ventres où la pression reste constante.

709. — L'existence des nœuds et des ventres fixes de vibration a été vérifiée directement par Seebeck à l'aide du tambour que nous avons décrit et qu'il promenait entre une source de vibrations et un mur contre lequel se réfléchissait le mouvement vibratoire.

Mais c'est surtout dans les colonnes gazeuses, dans des tuyaux, que la question a été étudiée : on peut mettre en évidence l'existence des ventres dans un tuyau placé verticalement en y introduisant une membrane tendue sur un cadre et saupoudrée de sable fin : le tuyau présente une paroi en verre qui permet de voir le sable, agité sur la membrane à l'endroit des ventres. On peut surtout opérer à l'aide de capsules manométriques; mais, dans ce cas, il importe de remarquer que les effets sont dus aux variations de pression et que, dès lors, c'est aux nœuds que les flammes seront agitées tandis qu'elles resteront immobiles aux ventres. L'expérience montre que, dans des conditions convenables, les nœuds et les ventres occupent bien les positions prévues par la théorie.

710. **Vibration dans les tuyaux.** — Il importe de remarquer que, dans un tuyau, à moins que le mouvement vibratoire n'ait une très courte durée, le phénomène est complexe, car la réflexion ne se produit pas seulement à une extrémité, mais aux deux. Aussi, pour arriver à un résultat net, il est nécessaire que les ondes réfléchies successivement (et nous avons dit que l'on a vérifié qu'il pouvait y avoir pour une onde dix réflexions et davantage) ne détruisent pas à chaque passage les effets produits par l'onde directe et la première onde réfléchie; il faut qu'il y ait entre la longueur du tuyau et la longueur d'ondulation, certaines relations simples que nous allons indiquer.

Dans un tuyau, à une extrémité ouverte à l'air libre, il doit y avoir nécessairement un ventre, car la pression y doit rester constamment égale à celle de l'atmosphère extérieure; à une extrémité fermée, il doit y avoir un nœud, car les molécules en contact avec la paroi qui fait obstacle ne peuvent se déplacer. Il faut donc que la longueur d'ondulation soit telle, dans chaque cas, qu'elle permette la réalisation de ces conditions.

Dans un tuyau dont on veut mettre l'air en vibration, il y a nécessairement une extrémité ouverte, c'est celle à laquelle est placée la source de vibrations ; il faut donc qu'il y ait un ventre à cette extrémité. Mais l'autre extrémité peut être ouverte ou fermée, ce qui correspond aux tuyaux dits *ouverts* ou *fermés*. Examinons successivement ces différents cas, et cherchons dans chacun d'eux quelle doit être la relation qui existe entre la longueur du tuyau et la longueur d'ondulation du mouvement vibratoire qui établira un état stable.

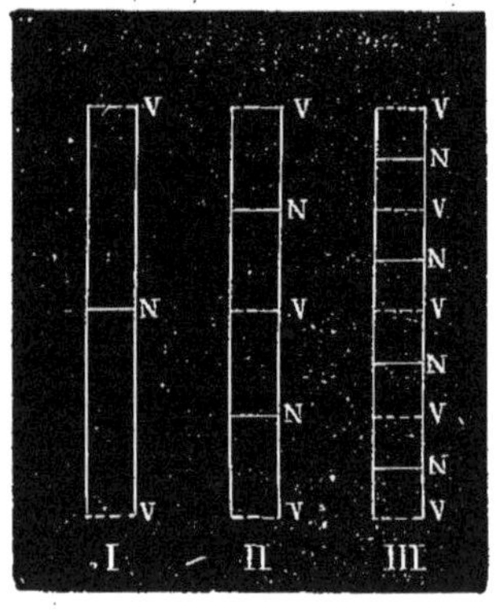

Fig. 362.

Considérons d'abord un tuyau ouvert (fig. 362) qui doit présenter un ventre à chaque extrémité. Cette condition nécessaire implique l'existence d'un nœud au moins, compris à égale distance de ces ventres (I) ; si l est la longueur du tuyau, la distance d'un ventre au nœud voisin sera donc $\frac{l}{2}$; mais cette distance doit être égale à $\frac{\lambda}{4}$; il faut donc que l'on ait $\frac{l}{2} = \frac{\lambda}{4}$, relation que nous écrirons $\lambda = \frac{4l}{2}$.

Mais il peut y avoir des ventres intermédiaires, il peut y en avoir 1, ce qui entraînera l'existence de 2 nœuds intermédiaires (II) ; il peut y en avoir 2, ce qui entraînera 3 nœuds intermédiaires ; il peut y en avoir 3 avec 4 nœuds intermédiaires (III), etc.

Dans ces cas, les distances d'un ventre au nœud le plus voisin seront respectivement $\frac{l}{4}$, $\frac{l}{6}$, $\frac{l}{8}$, etc., ce qui correspond à des longueurs d'ondulations données respectivement par les relations :

$$\frac{l}{4} = \frac{\lambda}{4}, \quad \frac{l}{6} = \frac{\lambda}{4}, \quad \frac{l}{8} = \frac{\lambda}{4}, \text{ etc.,}$$

ou

$$\lambda = \frac{4l}{4}, \quad \lambda = \frac{4l}{6}, \quad \lambda = \frac{4l}{8}, \text{ etc.}$$

Toutes les fois que, devant un tuyau ouvert de longueur l, on produira un mouvement vibratoire dont la longueur d'ondulation aura une des valeurs, $\frac{4l}{2}$, $\frac{4l}{4}$, $\frac{4l}{6}$,.... on pourra obtenir un mouvement vibratoire régulier, la masse gazeuse entrera en vibration.

711. — Si le tuyau est fermé, il y a nécessairement un nœud à l'extrémité fermée, un ventre à l'extrémité ouverte (fig. 363); il peut ne pas y en avoir d'autres (I) : la distance du nœud au ventre étant alors l, pour que cette condition soit réalisée, il faut que le mouvement vibratoire ait une longueur d'ondulation λ telle qu'on ait $l = \frac{\lambda}{4}$, ou $\lambda = 4l$.

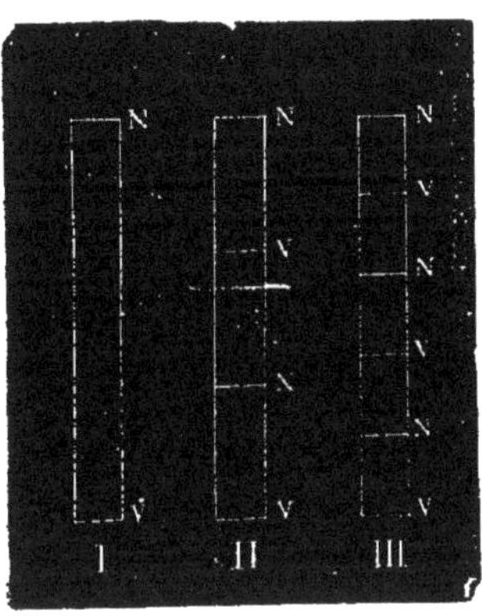

Fig. 363.

Mais il peut y avoir des nœuds et des ventres intermédiaires; par exemple un nœud et un ventre (II), 2 nœuds et 2 ventres (III), etc., les distances d'un nœud au ventre voisin seront alors respectivement $\frac{l}{3}$, $\frac{l}{5}$, etc., et pour que ces conditions soient réalisées, il faut que les mouvements vibratoires aient des longueurs d'ondulation λ déterminées respectivement par les relations :

$$\frac{\lambda}{4} = \frac{l}{3},\ \frac{\lambda}{4} = \frac{l}{5},\ \text{etc.},$$

que nous écrirons encore :

$$\lambda = \frac{4l}{3},\ \lambda = \frac{4l}{5},\ \text{etc.}$$

Ainsi, pour qu'un mouvement vibratoire puisse amener l'air d'un tuyau de longueur l à l'état permanent de vibration, il faut que sa longueur d'ondulation λ soit égale à $\frac{4l}{1}$, $\frac{4l}{3}$, $\frac{4l}{5}$, etc., s'il s'agit d'un tuyau fermé, ou à $\frac{4l}{2}$, $\frac{4l}{4}$, $\frac{4l}{6}$, etc., s'il s'agit d'un tuyau ouvert.

L'expérience a vérifié ces conclusions.

712. **Vibration des cordes, des verges, des plaques.** — Des considérations toutes semblables se présentent dans le cas des vibrations transversales des solides, des cordes, par exemple.

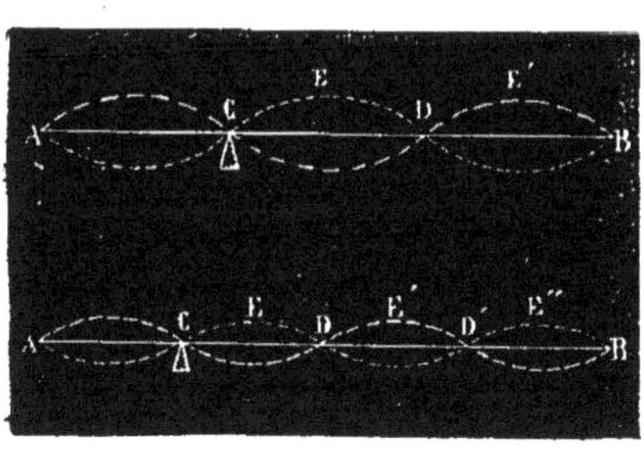

Fig. 364.

Si on prend une corde AB (fig. 364) tendue à ses extrémités et qu'on communique des vibrations transversales à l'aide d'un archet, par exemple, ces vibrations se réfléchiront aux extrémités et il y aura, de même, superposition des ondes directes et des ondes réfléchies. De même aussi il y aura des points où l'interférence se produira toujours, et où il n'y aura pas déplacement : ce seront les nœuds fixes, entre lesquels les points seront tous affectés de mouvements vibratoires de même période, mais dont l'amplitude sera la plus grande au milieu de l'intervalle qui sépare 2 nœuds consécutifs, en des points appelés *ventres*; entre un ventre et un nœud, l'amplitude du mouvement vibratoire des divers points est d'autant plus petite que le point est plus rapproché du nœud. Enfin la distance d'un nœud au ventre voisin est égale au quart de la longueur d'ondulation, $\frac{\lambda}{4}$.

Dans une corde dont les extrémités sont fixes, il y a nécessairement un nœud à chaque extrémité, mais cette condition est compatible avec divers modes de vibration : le cas est évidemment analogue à celui des tuyaux ouverts.

Soit une corde de longueur l : il peut n'y avoir qu'un ventre intermédiaire, ou bien il peut y en avoir 2 avec un nœud, ou 3 ventres avec 2 nœuds, ou 4 ventres avec 3 nœuds, etc. La distance d'un nœud au ventre voisin prend alors respectivement les valeurs $\frac{l}{2}, \frac{l}{4}, \frac{l}{6}, \frac{l}{8}$, etc. Dans chaque cas, cette valeur doit être égale au quart de la longueur d'ondulation; les valeurs de cette donnée qui sont compatibles avec les modes de vibrations indiquées sont donc respectivement :

$$\frac{\lambda}{4}=\frac{l}{2}, \frac{\lambda}{4}=\frac{l}{4}, \frac{\lambda}{4}=\frac{l}{6}, \frac{\lambda}{4}=\frac{l}{8}, \text{ etc.},$$

ou

$$\lambda=\frac{4l}{2}, \lambda=\frac{4l}{4}, \lambda=\frac{4l}{6}, \lambda=\frac{4l}{8}, \text{ etc.}$$

On reconnaît aisément sur une corde l'existence et la position des ventres et des nœuds, en y posant à cheval de petits chevrons de papier; lorsque la corde vibre, les chevrons qui correspondent à des ventres sont projetés violemment, ceux qui correspondent à des nœuds restent en place.

En agissant sur une corde avec un archet, comme nous l'avons dit, on ne lui communique pas un mouvement vibratoire déterminé; mais le mouvement transmis à la corde, reçu par celle-ci, est toujours tel qu'il produit un état vibratoire stable compatible avec les dimensions de la corde. On peut donc obtenir suivant les cas des états variés : en général, c'est le cas le plus simple qui se produit, celui d'un ventre intermédiaire unique; quelquefois on peut cependant obtenir une autre disposition. On y arrive aisément, d'ailleurs, par l'artifice suivant : on touche légèrement avec le doigt ou avec un corps quelconque, un point qui corresponde à une partie aliquote de la corde, en C (fig. 364) par exemple, au tiers de AB, et l'on fait agir l'archet entre A et C; on voit alors la corde tout entière entrer en vibration et un nœud prendre spontanément naissance en D, à l'autre tiers. On peut faire l'expérience pour d'autres points de division, elle réussit aisément, tant que les subdivisions correspondantes ne sont pas trop petites.

Un nœud, tel que D, restant immobile entre deux parties qui oscillent, ne peut évidemment subsister que si ces deux parties oscillent à chaque instant en sens contraire. C'est ce que la théorie indique, c'est ce que l'on voit nettement en examinant une corde vibrante à l'aide du disque stroboscopique.

713. — En réalité, les cordes ne vibrent pas toujours de la manière simple que nous venons d'indiquer, et souvent deux ou plusieurs des modes vibratoires qu'elle peut affecter subsistent : les déplacements s'ajoutent alors ou se retranchent en chaque point, donnant à la corde des formes variables d'instant en instant, mais dont on peut prévoir la disposition par une construction géométrique facile à comprendre. La fig. 365 montre ainsi la forme que prend une corde pour laquelle, à la

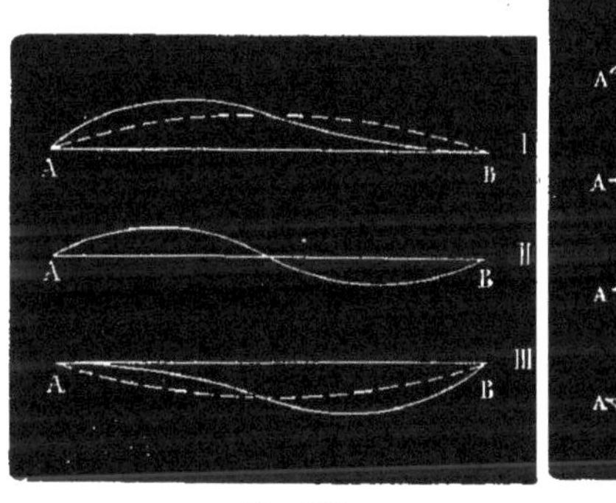

Fig. 365.

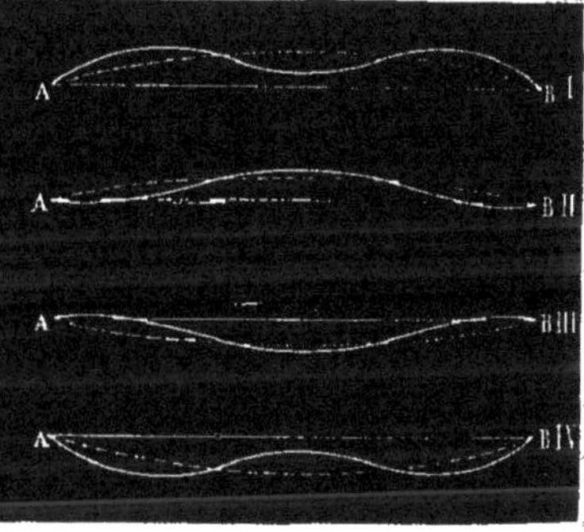

Fig. 366.

vibration de totalité (représentée en ligne ponctuée), s'est ajoutée la vibration par moitié; de même la fig. 366 montre le résultat de la superposition de la vibration par tiers à la vibration de totalité. Ces formes sont faciles à discerner avec le disque stroboscopique; on s'en rend même aisément compte en regardant une corde éclairée vibrant devant un fond obscur.

714. — Des effets du même genre peuvent également se manifester pour des verges qui peuvent aussi vibrer soit en totalité, soit en se divisant en concamérations : la partie fixe correspond à un nœud, l'extrémité libre à un ventre; mais l'existence de l'encastrement modifie les conditions de la vibration, et les diverses concamérations ne sont pas égales.

Pour les verges, comme pour les cordes, il peut y avoir superposition de plusieurs modes vibratoires; mais, pour quelques formes, comme celle du diapason, verge courbée en U très allongé et fixée à un pied par le milieu de la courbure, il n'y a guère qu'un seul mode vibratoire sensible.

Les plaques et membranes vibrant transversalement donnent lieu à des phénomènes analogues à ceux que nous venons d'indiquer : des vibrations s'y propagent, s'y réfléchissent et la superposition des ondes directes et des ondes réfléchies donne lieu en certains points à des interférences. L'ensemble des points où il y a interférence constitue les *lignes nodales* qui, dans les corps homogènes et de forme géométrique, ont des dispositions simples.

On met aisément en évidence ces lignes nodales en projetant du sable fin sur une plaque fixée horizontalement. Lorsque celle-ci vibre, on voit le sable s'agiter en certains points et se réunir en quelques régions où il reste immobile, dessinant ainsi l'ensemble des lignes nodales.

On sait peu de chose sur les relations qui peuvent exister entre la disposition des lignes nodales et les conditions du mouvement vibratoire communiqué à la plaque.

715. — Pour une raison analogue à celle que nous avons indiquée pour les cordes, on conçoit que deux parties vibrantes, deux concamérations immédiatement contiguës doivent avoir à chaque instant des déplacements opposés, puisque la ligne intermédiaire reste au repos. On peut mettre ce fait nettement en évidence à l'aide de l'expérience suivante due à Wheatstone. On prend un tuyau qui, à la partie inférieure, se bifurque en deux branches présentant des ouvertures situées en dessous (fig. 367), et qui à la partie supérieure s'élargit et porte une membrane tendue sur laquelle on a projeté du sable fin. Lorsqu'on place les orifices inférieurs au-dessus de deux concamérations séparées par une concamération intermédiaire, on voit que le sable est vivement agité; c'est que, en effet, ces concamérations vibrent de la même façon et dans le même sens, que leurs effets s'ajoutent. Mais si on place les orifices inférieurs au-dessus de deux concamérations immédiatement voisines, le sable reste immobile : les deux concamérations vibrent cependant, mais, puisque les vibrations s'annulent réciproquement, c'est que, à chaque instant, les mouvements vibratoires ont lieu en sens contraire.

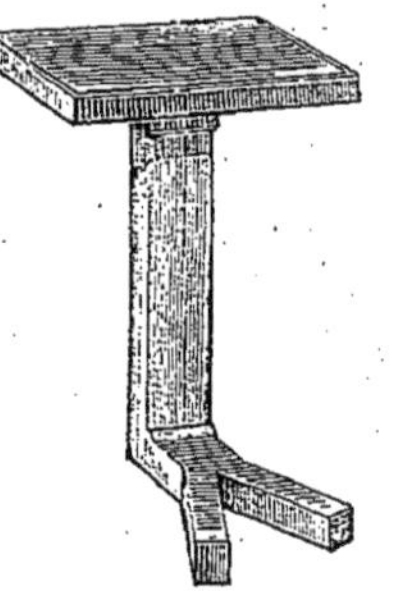
Fig. 367.

CHAPITRE II

ÉTUDE DES SENSATIONS AUDITIVES

716. **Sensation auditive. Son, ses qualités.** — Le son est la sensation particulière qui résulte de la mise en activité de l'oreille, organe de l'ouïe; on ne peut donner une définition de cette sensation, et on ne pourrait qu'indiquer dans quelles conditions elle peut être éprouvée; mais le fait est trop commun pour qu'il soit nécessaire d'insister.

Comme nous l'avons déjà indiqué, la sensation peut être éprouvée sans cause externe, objective, par suite de certains états pathologiques, hallucinations auditives, ou de l'action de certaines substances médicamenteuses ou toxiques, bourdonnements, tintements produits par l'ingestion de sulfate de quinine, par exemple; mais nous ne nous occuperons pas de ces cas exceptionnels, et nous considérerons seulement la sensation auditive dans les conditions normales, à l'état physiologique.

Lorsque nous éprouvons une sensation auditive, on dit que nous *entendons*, que nous percevons un *son*. L'observation montre que nous pouvons percevoir à la fois deux ou plusieurs sons.

Lorsque nous éprouvons simultanément ou successivement deux sensations auditives, nous sommes capables d'apprécier certaines différences qui permettent de les distinguer, de les comparer. Nous ne pouvons, non plus, définir ces différences, mais elles sont également connues d'une manière générale, nous devons l'admettre au moins.

C'est ainsi que l'on dit d'un son qu'il est fort ou faible, qu'il est grave ou aigu, qu'il est doux, mat, perçant, métallique, nasillard, etc. On exprime ces différences en disant que le son possède des caractères ou *qualités* auxquelles on a donné les noms de : *intensité*, *hauteur*, *timbre*.

L'*intensité* est la qualité d'un son qui nous fait dire qu'il est fort ou faible; la *hauteur* est la qualité que nous indiquons en disant qu'un son est grave ou qu'il est aigu. Enfin le *timbre* est la qualité qui nous permet de distinguer, de différencier deux sons de même hauteur et de même intensité, mais qui sont produits par des instruments différents, ou qui, dans la parole, correspondent à des voyelles différentes, par exemple.

Avant de chercher à déterminer quelle est la cause du son, c'est-à-dire quelles sont les conditions objectives qui font naître la sensation, et de quoi dépendent les qualités que nous venons d'indiquer, il est nécessaire d'étudier, au moins qualitativement, ces diverses qualités.

717. **Intensité.** — Examinons donc avec quelques détails ces qualités en elles-mêmes, sans nous préoccuper des causes ou conditions auxquelles on peut les rapporter.

Nous avons peu d'indications particulières à signaler relativement à l'intensité. D'une manière générale, entre deux sons produits quelconques, nous distinguons assez aisément si l'un est plus fort que l'autre, mais à la condition que la différence soit assez notable : la comparaison devient peu aisée et peut même être impossible si la différence est faible; si les deux sons n'ont ni la même hauteur ni le même timbre, il est même impossible de juger qu'ils ont la même intensité. La comparaison est facile, au contraire, dans le cas d'égale intensité si les sons ont même hauteur et même timbre, à la condition qu'ils soient entendus successivement; s'ils sont perçus simultanément, on ne les distingue pas, on ne les sépare pas, on ne peut donc les comparer; on a une sensation unique, on entend un son de même hauteur et de même timbre, ayant seulement une intensité plus forte que chacun des sons pris isolément, au moins d'une manière générale et abstraction faite des cas que nous signalerons plus tard et dans lesquels on observe des phénomènes d'interférence.

Dans le cas où ces sons se succèdent, la comparaison est d'autant plus facile qu'il s'est écoulé un moindre temps entre la fin d'une sensation et le commencement de l'autre. S'il y a coïncidence entre ces deux instants, si les sons se succèdent sans interruption, la comparaison est la plus facile, la plus sûre.

Il n'y a pas de moyens pratiques de comparer à l'aide d'un appareil quelconque les intensités des sons, et c'est toujours de l'oreille seule qu'on se sert directement. On désigne sous le nom d'*acuité* de l'ouïe la possibilité de distinguer des sons d'une faible intensité. Nous indiquerons plus loin les procédés principaux que l'on peut employer pour caractériser, mesurer cette donnée qui d'ailleurs n'est jamais bien précise.

La *sensibilité* de l'oreille au point de vue qui nous occupe consisterait dans la faculté d'évaluer une très faible différence d'intensité entre deux sons : on n'a aucune indication présentant quelque exactitude sur cette question.

718. **Hauteur. Intervalles. Gamme.** — La hauteur d'un son est un élément qui a des relations intimes avec la musique, si bien qu'il n'est guère possible de l'étudier sans faire usage de dénominations empruntées à cet art; nous restreindrons celles-ci, d'ailleurs, à celles qui sont absolument indispensables.

Au point de vue de la hauteur, les observateurs ne se présentent pas tous dans les mêmes conditions; il en est, en effet, qui sont capables de reconnaître absolument, à un instant quelconque, la hauteur d'un son, hauteur que l'on caractérise par un nom comme nous le dirons plus loin; il en est d'autres, au contraire, qui ne parviennent pas à faire cette détermination. Il y a là une différence de constitution, d'une part, mais il y a également une différence qui tient à l'éducation plus ou moins complète du sens de l'ouïe.

Le nombre des sons qu'on peut distinguer peut être considérable, et la variation peut se produire d'une manière presque continue, comme par exemple lorsqu'on entend le vent soufflant avec une vitesse croissante à travers une fente, dans certaines conditions. Mais, en musique, on n'utilise qu'un nombre limité de sons; comme ces sons servent constamment de points de repère en acoustique, il est nécessaire d'entrer dans quelques détails sur ce sujet.

719. — Lorsqu'on entend deux sons, successivement ou simultanément, la comparaison inconsciente de ces sons se traduit par une impression spéciale qu'on désigne sous le nom d'*intervalle*, impression qui est indépendante de la hauteur absolue; c'est-à-dire que, étant donnés deux sons A et B, qui donnent à cet égard une certaine impression, on peut juger qu'il existe entre deux autres sons différents C et D un intervalle qui est le même ou qui est différent : il y a là, pour ainsi dire, non pas égalité, mais similitude. Autrement dit, ayant exécuté une suite de sons, constituant une mélodie à partir d'un son A, on peut produire à partir d'un son C une autre mélodie qui rappelle immédiatement la première à l'esprit, quoique aucun son de la première puisse ne se reproduire dans la seconde.

720. — Lorsque deux sons sont à la même hauteur, il n'y a pas d'intervalle, à proprement parler, il y a identité; cependant pour généraliser certaines notions on dit que, dans ce cas, il y a un intervalle auquel on a donné le nom d'*unisson*.

Parmi les sons produits à partir d'un son déterminé A en faisant varier la hauteur d'une manière continue, on en trouve un qui rappelle beaucoup l'impression produite par le son A; on reconnaît que ces sons n'ont pas la même hauteur, mais on trouve qu'il existe entre eux une grande ressemblance (ressemblance qui peut aller jusqu'à dissimuler la différence de hauteur si les sons n'ont pas le même timbre). Deux sons qui présentent cette ressemblance sont dits à intervalle d'*octave*. Chaque son est dit être à l'octave de l'autre.

Un son quelconque étant donné, il y a toujours un son qui en est l'octave aiguë et un autre qui en est l'octave grave.

Il résulte de là que pour connaître complètement tous les sons, il suffit d'étudier ceux qui sont compris dans l'intervalle d'une octave.

Parmi tous les sons compris dans l'intervalle d'une octave, on a fait choix d'un nombre limité de sons qui servent à la musique et qui, sans qu'on en connaisse absolument l'origine, sont adoptés au moins par tous les peuples de notre civilisation. Bien qu'on puisse énoncer et produire la série de ces sons à partir d'un quelconque d'entre eux, on a pris l'habitude, au point de vue musical, de les considérer à partir d'un son toujours le même; la série des sons constitue alors la *gamme* et le premier son est la *tonique* ou *son fondamental*. Jusqu'à l'étude qui sera-

faite de ces sons à un autre point de vue, nous considérerons ces sons comme définis par un instrument déterminé qui les fasse entendre, qui serve d'étalon pour ainsi dire ; par un piano, ou mieux par un orgue.

Les notes qui constituent la gamme ont reçu les noms suivants, en commençant par le plus grave :

ut, *ré*, *mi*, *fa*, *sol*, *la*, *si*.

Ces notes sont caractérisées en musique par la place qu'elles occupent sur la *portée* ; il y a plusieurs octaves successives qu'il importe de distinguer et que fait également connaître cette place. En physique, les diverses octaves sont caractérisées par un indice que l'on met à côté du nom de la note ; cet indice est d'autant plus élevé que l'octave comprend des sons plus aigus. L'octave qui est au milieu du clavier du piano a l'indice 3, ce qui détermine la valeur de l'indice de toutes les autres octaves. L'*ut* à vide de la 4e corde du violoncelle a l'indice 1 ; l'octave plus grave a l'indice 0 et l'octave encore plus grave, bien rarement employée d'ailleurs, a l'indice — 1.

721. — Les intervalles de chacune des notes de la gamme à la tonique ont reçu des noms particuliers :

ut-ré	Seconde.	*ut-sol*	Quinte.
ut-mi	Tierce.	*ut-la*	Sixte.
ut-fa	Quarte.	*ut-si*	Septième.

On peut également considérer l'intervalle formé par deux notes quelconques, ce qui introduit quelques nouvelles dénominations sur lesquelles il est inutile d'insister en général.

Toutefois il y a intérêt à étudier les intervalles qui existent entre chaque note et la suivante : on trouve alors que les intervalles

ut-ré, *ré-mi*, *fa-sol*, *sol-la*, *la-si*

sont égaux entre eux (absolument suivant certains musiciens, presque absolument suivant d'autres) ; on leur a donné le nom de *ton*. L'intervalle *mi-fa* est plus petit, et il en est de même de l'intervalle qui existe entre le *si* et l'*ut*, octave du son fondamental, que l'on considère comme complétant, terminant la gamme, en même temps que cette note est le point de départ de la gamme suivante. En exécutant à la suite deux intervalles égaux à celui qui existe entre *mi* et *fa*, on trouve que très sensiblement il existe entre la 1re et la 3e note un intervalle de 1 ton. Pour cette raison l'intervalle *mi-fa* et l'intervalle *si-ut* ont reçu le nom de *demi-ton*.

Si donc nous considérons une gamme :

$$ut_1\text{-}ré_1\text{-}mi_1\text{-}fa_1\text{-}sol_1\text{-}la_1\text{-}si\text{-}_1ut_2,$$

on voit qu'elle comprend 5 tons et 2 demi-tons; mais la répartition de ces intervalles n'est pas quelconque : pour constituer la gamme, ils doivent être disposés ainsi :

2 tons — 1 demi-ton — 3 tons — 1 demi-ton.

Si l'on veut reproduire une gamme, à partir d'une note quelconque que l'on prend comme tonique, on reconnaît que l'on ne peut y arriver avec les sons que nous venons d'indiquer. Pour atteindre ce résultat, on est obligé d'introduire de nouveaux sons pour remplacer ceux qui ne donnent pas les intervalles nécessaires; sans entrer dans le détail de la question, nous dirons qu'on n'a pas donné de nouveaux noms à ces sons, et qu'on les considère seulement comme des *altérations* des sons primitifs. Ces altérations consistent à remplacer soit une note par une note plus élevée d'un demi-ton environ, soit une note par une note plus grave d'un demi-ton. Dans le premier cas, la note a été diésée; dans le second elle a été bémolisée.

722. — Dans les indications qui précèdent, nous avons signalé qu'on a reconnu *sensiblement* l'égalité de deux intervalles : c'est que, en effet, il n'y a pas là, pas plus que pour les autres sens, en général, un moyen de mesure, un moyen de comparaison absolument rigoureux. Sauf pour l'unisson, l'octave et la quinte, on ne peut affirmer *absolument* la justesse d'un intervalle, même en y prêtant attention, en *écoutant* avec soin; s'il s'agit seulement d'*entendre*, sans chercher à analyser la sensation, on accepte sans difficulté des intervalles qui n'ont pas la valeur rigoureuse que leur assigne la constitution des gammes. On désigne en musique sous le nom de *comma* un intervalle assez petit pour pouvoir être négligé au point de vue musical : les musiciens évaluent cet intervalle à $\frac{1}{9}$ de ton. Mais cette indication, tant qu'elle est déterminée seulement par l'impression auditive, manque de précision : nous ne pouvons aisément, à l'aide de l'oreille, évaluer dans un intervalle des subdivisions autres que celles qui correspondent à des tons et à des demi-tons. L'évaluation de 1/3 ou de 1/4 de ton est indécise et à plus forte raison celle de $\frac{1}{9}$.

Toutes ces données ne prennent une valeur précise que par l'évaluation numérique que nous étudierons dans le chapitre suivant; seulement cette évaluation numérique se rapporte non à l'effet, à la sensation, mais à la cause mécanique de cette sensation.

723. — Non seulement on peut comparer, au point de vue des intervalles, deux ou plusieurs sons que l'on entend successivement; mais cette comparaison peut se faire également pour des sons entendus simultanément. L'auditeur éprouve, de cette audition simultanée de plusieurs notes,

une impression particulière qu'on exprime en disant qu'il entend un *accord* : cette impression est très variable et dépend du nombre et de la nature des notes qui entrent dans l'accord. Quand il n'y a que deux notes, si l'auditeur est un peu exercé musicalement, il reconnaît immédiatement l'intervalle des notes entendues : dans tous les cas, il éprouve des différences qui se caractérisent par une sensation particulière de calme, de repos, ou au contraire par une sensation heurtée; dans le premier cas, on dit qu'il y a *consonance*, dans le deuxième qu'il y a *dissonance*.

Mais si l'accord comprend plus de deux sons, l'analyse des notes qui le constituent est moins facile, et d'autant moins facile que le nombre des notes est plus considérable. Certaines personnes n'arrivent jamais à faire cette analyse : il faut une disposition musicale qui peut suffire seule, mais qui peut être aidée par une étude, une éducation spéciale de l'oreille.

Si l'accord comprend plus de deux sons, on est impressionné comme dans le cas précédent soit par la sensation de la consonance, soit par celle de la dissonance; pour qu'il y ait dissonance dans l'accord complet, il suffit qu'il y ait dissonance entre deux notes quelconques de cet accord.

724. **Timbre.** — L'étude du timbre, au point de vue de la sensation même, est moins complète que celle de la hauteur, et nous ne pourrons que donner quelques indications générales.

Le timbre, comme nous l'avons dit, nous permet de différencier, de séparer deux sons de même intensité et de même hauteur ; par exemple il nous permet de distinguer une même note produite par divers instruments soit successivement, soit même simultanément. On n'a pas, dans ce cas, de meilleur moyen de caractériser nettement ce timbre dans un cas déterminé que d'indiquer le nom de l'instrument qui a produit le son, et encore, dans quelques cas, est-il nécessaire de préciser davantage : le son produit par un violon n'a pas le même timbre s'il est obtenu en pinçant la corde (pizzicato) ou en la faisant vibrer avec l'archet et, dans ce cas, les sons harmoniques se distinguent par un timbre particulier; les sons ouverts du cor ont un timbre différent des sons bouchés; les sons de la clarinette prennent un timbre particulier dans les notes graves, etc.

Quant aux épithètes que l'on emploie quelquefois pour caractériser le timbre : doux, perçant, éclatant, sombre, etc., elles sont bien vagues et ne présentent guère à l'esprit une idée nette.

La question du timbre présente surtout un intérêt réel au point de vue de la voix, dont tous les caractères qui permettent de distinguer deux sons de même intensité et de même hauteur doivent être rapportés au timbre.

C'est donc bien au timbre qu'il faut rattacher les différences qui nous permettent de reconnaître à distance une personne qui parle et dont nous entendons la voix ; c'est aussi au timbre qu'il faut rattacher, dans le chant, les différences qui tiennent aux divers modes d'émission de la voix et qui sont quelquefois désignées sous le nom de *voix* ou de *registre* ; voix de tête, voix de fausset, voix de poitrine.

Mais, et c'est là la partie la plus importante de la question, c'est aussi au timbre, d'après la définition même, qu'il faut rattacher les différences qui sont caractérisées par la production de ce que l'on appelle les *voyelles* ; ici la question devient précise, car il s'agit de différences qui sont constamment appréciées par chacun de nous.

Nous n'avons pas à étudier en détail les voyelles, mais nous devons faire remarquer simplement qu'il ne faut pas comprendre ce mot dans le sens où on l'emploie en grammaire où on admet l'existence de 5 voyelles ; le nombre en est plus grand et doit être pris au moins égal à 8, savoir *a*, *e* (eu), *é*, *è*, *i*, *o*, *u*, *ou* (qui est un son simple, malgré la forme littérale de diphtongue), sans compter les diverses variétés de l'*a*, sinon peut-être de quelques autres voyelles.

725. **Harmoniques.** — Lorsqu'on écoute attentivement un son, de manière à analyser la sensation qu'on éprouve, il est quelquefois possible d'y distinguer plusieurs notes simultanées, comme une sorte d'accord, tandis que dans d'autres cas, on n'entend absolument qu'une note. Dans le cas où l'on entend plusieurs sons, le plus grave a une intensité dominante et c'est lui qui, pour l'oreille, caractérise la hauteur du son.

Le fait de l'existence de sons accessoires qui accompagnent, avec une faible intensité, le son fondamental a été observé par Rameau (1722). Lorsqu'on les entend, on peut déterminer leur hauteur à l'aide de la sensation même : on a reconnu que, dans les sons musicaux, les sons les plus aisément perceptibles sont consonnants avec le son fondamental, qu'ils forment avec lui un accord parfait. Pour cette raison, on les a appelés les *harmoniques* du son fondamental.

L'importance de ces sons accessoires n'a pu être appréciée à sa juste valeur que lorsque, par les moyens que nous indiquerons, on a pu reconnaître facilement l'existence des sons accessoires et les déterminer. Nous dirons alors quel rôle on leur attribue actuellement dans la différenciation des timbres.

726. **Son, bruit.** — Il est difficile, au point de vue de la sensation seule, de dire quelle différence existe entre un *son* et un *bruit*. Il y a surtout, sinon uniquement, une différence de timbre : les bruits présentent, en effet, des variations d'intensité, trop évidentes pour qu'il soit nécessaire d'insister : ils présentent également des différences de hauteur. Il est facile de s'en assurer en comparant des bruits de même nature obtenus dans des conditions diverses ; par exemple les bruits obtenus en

débouchant des bouteilles de capacité différente. On peut répéter cette expérience à l'aide de cylindres (fig. 368) munis de pistons qu'on retire vivement; la rentrée brusque de l'air amène un ébranlement de l'air qui entraîne la production d'un son ou plutôt d'un bruit; par un choix convenable des dimensions des cylindres, on peut obtenir des bruits produisant les notes de la gamme, de l'accord parfait. De même, en projetant sur un plan résistant des baguettes de bois de même section et de longueurs déterminées; de même aussi, en frappant sur des lamelles de bois suspendues en deux points : il y a même des instruments de musique, tels que le xylophone, basés sur cette remarque.

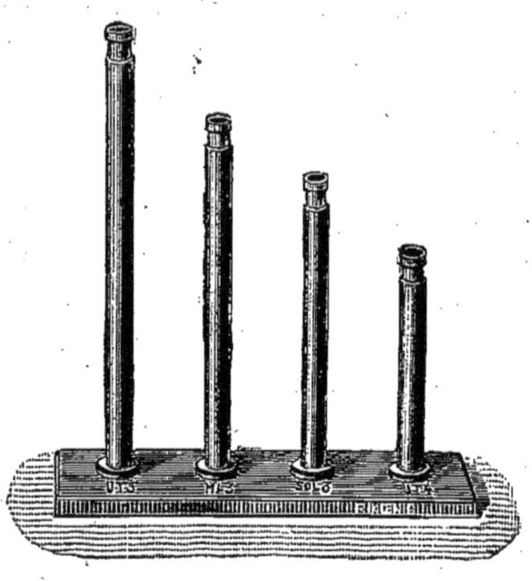

Fig. 368.

Ce ne peut être dès lors que par le timbre que les bruits diffèrent entre eux, comme ils diffèrent des sons : nous aurons à revenir ultérieurement sur cette question.

CHAPITRE III

LES QUALITÉS DU SON ET LES VIBRATIONS

727. **Cause mécanique du son. Limites des sons perceptibles.** — Ayant étudié séparément les mouvements vibratoires des corps, d'une part, et, d'autre part, les sensations auditives au point de vue de leurs qualités, nous pouvons rechercher quelles relations existent entre les uns et les autres.

Nous allons montrer qu'il existe entre les mouvements vibratoires et les sensations auditives normales, physiologiques, la relation directe de cause à effet, et que, de plus, les qualités du son dépendent des éléments caractéristiques des mouvements vibratoires.

La sensation auditive, le son, reconnaît pour cause objective un mouvement vibratoire communiqué à l'oreille.

Pour le prouver, il suffit que l'observateur place à côté de lui un quelconque des appareils propres à déceler l'existence d'un mouvement vibratoire. Si cet appareil est assez sensible, on trouve que toutes les fois que la sensation auditive est éprouvée, il indique l'existence d'un mouvement vibratoire; réciproquement lorsqu'un mouvement vibratoire est mis en évidence par l'appareil, au moins tant que ce mouvement vibratoire satisfait à certaines conditions, l'observateur entend un son. Bien entendu, nous admettons que, chez cet observateur, l'acuité de l'audition est normale et qu'elle ne se trouve pas affaiblie par une cause quelconque.

Nous disons que, pour produire la sensation auditive, le mouvement vibratoire doit satisfaire à certaines conditions : l'expérience a montré que cette sensation ne peut prendre naissance si les vibrations sont de trop longue ou de trop courte durée, c'est-à-dire si les longueurs d'ondulation sont trop longues ou trop courtes.

Savart, en faisant tourner une barre qui à chaque tour passait dans une fente en provoquant un brusque déplacement de l'air, a reconnu qu'aucun son n'était perçu si la barre tournait trop lentement, tandis qu'il y avait perception d'un son pour une rotation plus rapide. De ces expériences, reprises et discutées par Despretz, ce savant a conclu que, en moyenne, aucun son n'est perçu si le nombre des vibrations simples n'est pas au moins de 32 par seconde [1]. La longueur d'ondulation correspondante est d'environ $20^m,5$.

D'autre part, Despretz et Marloye opérant sur des diapasons, lames vibrantes, ont reconnu que le son n'est plus perçu lorsque le nombre des vibrations dépasse 73 000 par seconde; encore cette limite ne peut-elle être atteinte que pour des oreilles très sensibles. La longueur d'ondulation est alors de $0^m,0047$.

Ainsi l'organe de l'audition, qui produit la sensation auditive sous l'influence d'un mouvement vibratoire, ne nous fait cependant éprouver cette sensation que lorsque les longueurs d'ondulation qui lui sont communiquées sont comprises entre certaines limites, que lorsque les nombres de vibrations par seconde ne sont ni trop grands ni trop petits. Au delà et en deçà de ces limites, le mouvement vibratoire doit bien encore être transmis mécaniquement à l'oreille, mais il ne met pas en jeu l'activité spéciale de cette oreille, il n'y a pas production d'un son.

Il est très intéressant de rapprocher cette remarque du fait analogue que nous avons signalé pour l'œil qui ne peut non plus produire la sen-

1. Dans le mouvement oscillatoire d'un corps, la vibration complète correspond au temps qui s'écoule entre le passage du corps vibrant en un point et son retour à ce même point, *dans le même sens*; par exemple au temps qui s'écoule depuis le moment où le corps est à une position extrême jusqu'à l'instant où il y revient. La durée de la vibration simple est la moitié de la précédente : elle correspond au temps que met le mobile à aller de l'une à l'autre de ses positions extrêmes.

Dans toutes les indications ultérieures, il s'agira exclusivement des vibrations simples, à moins d'avis contraire.

sation spéciale de la lumière si les vibrations qui lui sont communiquées sont trop lentes ou trop rapides.

Il faut d'autre part signaler les différences numériques qui existent dans les deux cas, différences qui sont extrêmement grandes, ainsi qu'on le voit en comparant les valeurs que nous venons de donner pour le son à celles que nous avons indiquées précédemment pour la lumière.

Bien entendu, dans un cas comme dans l'autre, cette différence qui dépend du mode de fonctionnement physiologique des organes de la vue et de l'ouïe ne peut être expliquée par des considérations physiques. Ajoutons que la raison n'en est même pas encore connue.

728. **Intensité.** — Étudions maintenant les causes auxquelles on doit attribuer les qualités des sons; la méthode générale sera toujours la même : observer des sons différents les uns des autres par une qualité, d'une part, et, d'autre part, étudier à l'aide d'appareils enregistreurs ou autres les différences que présentent les mouvements vibratoires qui ont donné naissance à ces sons.

L'expérience faite, dans ces conditions, sur des sons de même hauteur et de même timbre montre que l'intensité est en relation directe avec l'amplitude du mouvement vibratoire communiqué à l'oreille et évaluée à l'aide d'un appareil enregistreur placé à côté de l'observateur.

La variation d'amplitude d'un mouvement vibratoire produit une variation de la vitesse moyenne puisque les oscillations ont lieu dans le même temps, puisqu'elles sont isochrones, la vitesse moyenne est d'autant plus grande que l'amplitude, le chemin parcouru est plus considérable. Comme il paraît probable que nous sommes impressionnés, non par chaque vibration prise isolément, mais par l'action fusionnée, pour ainsi dire, d'un certain nombre de vibrations, il serait possible que ce fût cette vitesse moyenne, et non l'amplitude elle-même, à laquelle est liée l'intensité. Nous verrons plus loin pourquoi on peut être porté à admettre qu'il en est bien ainsi.

729. — L'observation, l'expérience montrent que l'intensité du son, de la sensation auditive, ne dépend pas seulement de l'amplitude de la vibration, mais qu'un autre élément intervient. En produisant le même mouvement vibratoire avec la même amplitude dans l'air à des pressions différentes, on reconnaît que l'intensité varie avec la pression, croissant et décroissant en même temps qu'elle.

C'est ainsi que Saussure d'abord, puis d'autres observateurs, ont reconnu que le bruit d'un coup de pistolet, que la parole, donnent naissance à des sons de faible intensité au sommet des montagnes où la pression de l'air est moindre qu'en plaine. D'autre part, Rœbuch a signalé l'intensité considérable du son produit dans des galeries où se trouvait de l'air comprimé servant à l'alimentation de hauts fourneaux dans le Devonshire; Hauksbée rapporte également l'observation d'un son de très grande intensité produit à l'aide d'un cornet dans une cloche à plongeur où la pression de l'air était également supérieure à la pression normale de l'atmosphère.

Rapprochons du premier fait le résultat indiqué par Priestley qui, après avoir respiré de l'hydrogène, remarqua que sa voix était grêle, faible. Dans ce cas, l'air expiré des poumons contenait une certaine proportion d'hydrogène, ce qui avait pour effet de diminuer son poids spécifique.

Quelle conclusion tirer de ces faits?

Remarquons que, pour un individu, le volume de l'air qui agit directement sur l'oreille par l'intermédiaire du tympan, volume qui est celui du canal auditif, est constant. Mais la *masse* du gaz compris dans ce volume dépend de son poids spécifique et varie proportionnellement : cette masse active sera moindre dans un air raréfié, dans un air mélangé d'hydrogène que dans le cas de l'air à la pression normale, elle sera plus grande dans l'air comprimé.

Nous pouvons donc dire que, toutes choses égales d'ailleurs, l'intensité varie avec la masse du gaz qui communique le mouvement à l'oreille.

Nous avons vu (XLVI) que la force vive d'un corps mesure l'énergie qu'il possède, mesure en mécanique la grandeur de l'action qu'il peut produire; nous avons dit que la même notion paraît applicable au point de vue des phénomènes calorifiques et au point de vue des effets produits par les radiations. Il est donc assez naturel, *a priori*, de penser qu'il peut en être de même pour la sensation acoustique et d'admettre que l'intensité du son doit être proportionnelle à la force vive communiquée à l'oreille en un temps donné.

S'il en est ainsi, l'intensité doit varier avec la masse du corps qui agit sur l'oreille, et avec la vitesse moyenne des parties en mouvement, puisque la force vive est mv^2.

Mais ces résultats sont concordants avec ceux que nous avons indiqués : nous voyons alors que l'amplitude de la vibration n'est qu'un des éléments desquels dépend l'intensité d'un son et nous pouvons dire plus généralement :

L'intensité d'un son est due à la force vive mv^2 communiquée à l'oreille en un temps donné par le corps (un gaz en général) avec lequel cet organe est en contact.

On déduit bien de cet énoncé général les résultats suivants conformes aux faits observés :

Pour un même gaz, à la même pression, l'intensité du son varie avec la vitesse moyenne et par conséquent avec l'amplitude du mouvement vibratoire.

Pour une même amplitude du mouvement vibratoire, l'intensité du son varie avec la masse du gaz, avec son poids spécifique, par conséquent

Il est évident que, théoriquement au moins, d'après ces données, on pourrait construire un étalon d'intensité du son, un appareil permettant de faire varier dans un rapport déterminé la quantité de force vive communiquée à l'oreille et par conséquent à faire varier l'intensité du son dans le même rapport. Il n'a pas été construit d'appareils spéciaux sous cette forme; mais nous retrouverons ultérieurement l'application de la même idée sous une forme différente.

730. **Hauteur.** — La hauteur du son est liée à la rapidité des vibrations, à leur durée; on le vérifie toujours de la même façon en produisant des sons différents dont on détermine directement la hauteur par l'impression perçue et en enregistrant en même temps le mouvement vibratoire à l'aide d'un appareil mécanique.

Il va sans dire que, au lieu de déterminer la rapidité du mouvement vibratoire par la durée θ de l'oscillation, on pourrait indiquer la longueur d'ondulation correspondante λ; mais le plus souvent, on cherche le nombre n de vibrations effectuées dans un temps donné; comme nous l'avons dit, en France au moins, on emploie toujours les vibrations simples.

Au lieu d'opérer en enregistrant les vibrations produites par un appareil quelconque, on peut déterminer le nombre de vibrations en produisant ces vibrations à côté de l'observateur à l'aide d'un appareil qui les compte directement; c'est une autre méthode générale qui a été fréquemment employée.

La roue dentée de Savart peut être utilisée dans ce but : c'est une roue présentant à sa périphérie des dents régulièrement espacées que l'on fait tourner aussi uniformément que possible et dont un compteur enregistre le nombre de tours. Pendant que la roue tourne, on appuie contre les dents un corps flexible comme une carte un peu résistante : au passage de chaque dent il se produit un choc et, par suite, une vibration est communiquée à l'air et transmise à l'oreille. Pour déterminer le nombre de vibrations correspondant à un son donné, on fait varier la vitesse de la roue jusqu'à ce que le son considéré ait été obtenu et on maintient la vitesse constante à partir de cet instant. On met alors le compteur en marche et on prolonge l'expérience pendant 10 secondes par exemple. Si le compteur a fait t tours pendant ce temps et que la roue présente m dents, il y a eu en totalité mt vibrations produites et le nombre n de vibrations par seconde est $n = \frac{mt}{10}$. Dans ce cas, il s'agit évidemment de vibrations complètes : il faut donc doubler ce nombre si l'on veut donner l'évaluation en vibrations simples.

731. — La sirène de Cagniard-Latour permet d'arriver au même résultat par un autre procédé.

Considérons un disque, percé d'ouvertures régulièrement espacées sur une circonférence, tournant autour d'un axe passant par son centre perpendiculairement à son plan, et soit un tuyau amenant un courant d'air sous pression et dont l'extrémité vient presque en contact avec le disque en face des ouvertures. L'ouverture de ce tuyau sera bouchée et l'air ne sortira pas tant que cette ouverture sera en face d'une partie pleine du disque; l'écoulement aura lieu, au contraire, lorsqu'une ouverture du disque se trouvera en face de l'extrémité du tuyau. La rotation du disque aura donc pour effet d'amener dans l'air du tuyau et dans l'air situé de l'autre côté du disque des variations périodiques de condensation et de dilatation, dont le nombre, pour un tour du plateau, sera égal à celui des ouvertures qui y ont été pratiquées. Si donc le disque continue sa rotation d'une manière régulière, on aura déterminé des vibrations de l'air périodiques et isochrones, et l'on entendra un son dont la hauteur dépend de la vitesse de rotation.

Sous cette forme, l'appareil est connu sous le nom de *sirène* de Seebeck et peut servir à faire un certain nombre d'expériences. Mais dans la sirène de Cagniard-Latour, outre que l'appareil porte un compteur de tours, le mouvement de rotation est donné par l'action même du courant d'air. Voici comment l'appareil est disposé :

A l'extrémité d'un tuyau qui amène le vent d'une soufflerie, se trouve une caisse cylindrique (fig. 369) dont la base supérieure est un disque circulaire percé d'un certain nombre de trous. Ces trous, disposés sur une circonférence, sont régulièrement espacés et présentent une inclinaison notable sur le disque; comme le montrent les coupes faites, l'une passant par l'axe et l'autre tangentiellement à la circonférence des centres des trous, les axes de ces trous sont inclinés, non dans la direction du rayon, mais dans celle des tangentes.

Un axe vertical, ayant son pied au centre de ce disque et dont la partie supérieure est maintenue par une garniture métallique, porte, presque au contact du disque fixe, un autre disque pouvant tourner avec l'axe. Ce disque présente une série de trous disposés comme ceux du disque fixe, si ce n'est qu'ils sont inclinés en sens contraire.

Enfin, ajoutons que, à la partie supérieure, l'axe porte une vis sans fin qui peut engrener avec une roue dentée qui fait marcher un compteur à l'aide duquel on détermine le nombre de tours effectués par le disque mobile. Un système d'embrayage mobile à l'aide d'un bouton met en prise l'axe et le compteur, ou supprime la communication, à volonté.

On conçoit aisément que lorsque la soufflerie fonctionne, l'air arrivant sous pression s'échappe à travers les ouvertures et, à cause des inclinaisons opposées des trous, produit la rotation du disque mobile. L'action étant continue, le mouvement s'accélère peu à peu jusqu'à ce que les résistances et les frottements qui croissent avec la vitesse venant à s'équilibrer, le mouvement devient uniforme.

Le passage de l'air à travers les ouvertures produit des condensations et dilatations comme dans le disque de Seebeck; quoiqu'il y ait plusieurs trous au disque inférieur, le nombre de vibrations pour un tour est égal au nombre des trous du disque mobile : toutes les ouvertures étant bouchées ensemble ou débouchées en même temps, le courant d'air subit le même nombre de condensations ou de dilatations, que si l'air ne s'échap-

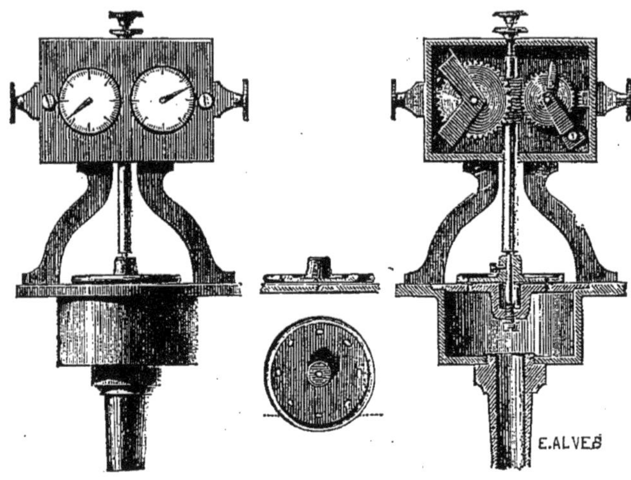

Fig. 369.

pait à chaque instant que par une seule ouverture; seulement l'intensité est plus grande.

Lors donc que sous l'influence d'une pression constante, le disque ayant pris un mouvement uniforme, il y aura production d'un son déterminé, le nombre de vibrations par seconde s'obtiendra en multipliant le nombre de tours effectués dans le même temps par le nombre de trous du disque.

732. — Pour faire varier la hauteur du son, il faut modifier la pression de l'air qui parvient à la sirène, puis la maintenir constante une fois que l'on a obtenu le son que l'on veut étudier. On arrive à ce double résultat en faisant traverser à l'air qui arrive de la soufflerie un régulateur de pression, par exemple le régulateur de Cavaillé-Coll. Cet appareil consiste en une caisse de bois de petites dimensions séparée par une cloison c (fig. 370) en deux parties distinctes A et B qui communiquent l'une avec le tuyau porte-vent en l, l'autre avec la sirène par l'ajutage s. La paroi supérieure est percée de deux ouvertures o et o' situées de part et d'autre de la cloison c et forme l'une des parois rigides d'un soufflet par l'intermédiaire duquel communiquent les deux parties A et B. La seconde paroi rigide de ce soufflet porte une règle R S sur laquelle peut glisser un contrepoids

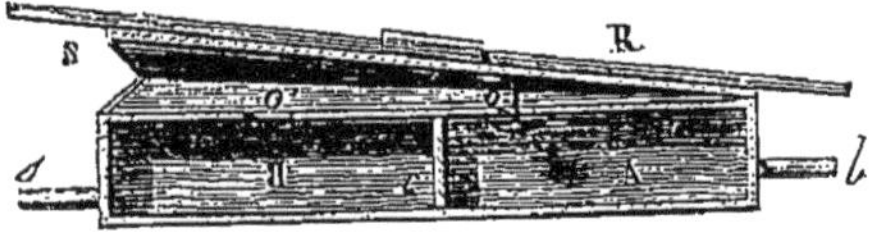

Fig. 370.

dont l'effet est d'autant plus grand qu'il est plus loin de la charnière; enfin une soupape qui est reliée à la paroi mobile ferme l'ouverture lorsque le soufflet est plein.

On conçoit alors le jeu de l'appareil : l'air, arrivant par l, remplit d'abord le soufflet qui, sous l'influence du poids qui a été fixé à une certaine position, chasse l'air vers la sirène. Si l'air arrive en excès par l le soufflet s'élève et la soupape ferme l'ouverture o, de sorte que c'est toujours sous l'action du contrepoids, non sous l'action directe de la soufflerie, que l'air est envoyé à la sirène. En déplaçant le contrepoids, on peut faire varier l'intensité du courant d'air aussi lentement qu'on le désire.

Lorsque, à l'aide de la sirène, on veut compter le nombre de vibrations correspondant à un son donné, on fait marcher la soufflerie; la sirène tourne, son mouvement s'accélère, en même temps un son est produit qui devient de plus en plus aigu. Lorsque le mouvement du disque est devenu uniforme, la hauteur du son ne change plus. On déplace le contrepoids, s'il est nécessaire, jusqu'à ce que le son produit corresponde à hauteur que l'on veut étudier et s'y maintienne régulièrement. On met alors le compteur en marche en même temps qu'on note le temps sur une montre à secondes; au bout d'un certain temps, 100 secondes par exemple, on désembraye le compteur qui cesse de fonctionner quoique le disque continue à tourner. Il ne reste plus qu'à lire le nombre t de tours effectués; s'il y a m trous au disque, le nombre total des vibrations sera égal à mt et le nombre n par seconde sera $n = \frac{mt}{100}$: il s'agit ici de vibrations complètes.

733. **Intervalles. Gamme.** — A l'aide de l'un quelconque des procédés que nous avons indiqués, on a pu chercher quelles relations existent entre les nombres de vibrations et les données qui caractérisent musicalement un son déterminé.

La question la plus importante est celle qui se rattache à la connaissance des intervalles. Soient quatre sons A,B, et C,D qui ont été choisis tels que l'intervalle A-B soit, à l'aide de l'oreille, jugé être le même que l'intervalle C-D. Si l'on mesure les nombres de vibrations correspondants a, b, c et d, on trouve que l'on a

$$\frac{a}{b} = \frac{c}{d}.$$

Il en est de même pour tout autre couple de sons dont l'intervalle est jugé le même que celui de A à B. Ainsi, quels que soient deux sons, si leur intervalle est le même, le rapport des nombres de vibrations correspondants est constant; ce rapport caractérise donc l'intervalle considéré.

On a pu déterminer expérimentalement la valeur de ces rapports pour les intervalles usités en musique et l'on a trouvé les nombres suivants :

Seconde	$\frac{9}{8}$	Sixte	$\frac{5}{3}$
Tierce	$\frac{5}{4}$	Septième	$\frac{15}{8}$
Quarte	$\frac{4}{3}$	Octave	2
Quinte	$\frac{3}{2}$		

C'est-à-dire que si nous représentons par n le nombre de vibrations de l'*ut*, par exemple, on aura pour les nombres de vibrations des diverses notes de la gamme :

ut_1	$ré_1$	mi_1	fa_1	la_1	sol_1	si_1	ut_2
n	$\frac{9}{8}n$	$\frac{5}{4}n$	$\frac{4}{3}n$	$\frac{3}{2}n$	$\frac{5}{3}n$	$\frac{15}{8}n$	$2n$

Il est alors facile, sans nouvelles expériences, de déterminer la valeur numérique qui correspond à l'intervalle de deux notes quelconques, puisqu'il suffit de prendre le rapport des nombres de vibrations correspondants. Ainsi l'intervalle de fa_1 à ut_2, ces notes correspondant respectivement à $\frac{4}{3}n$ et $2n$ vibrations, est caractérisé par le rapport $2n : \frac{4}{3}n = \frac{3}{2}$; l'intervalle fa_1-ut_2 est donc une quinte.

En opérant ainsi sur les intervalles qui existent entre chaque note de la gamme et la suivante, on trouve successivement :

ut_1-$ré_1$	$\frac{9}{8}$	sol_1-la_1	$\frac{10}{9}$
$ré_1$-mi_1	$\frac{10}{9}$	la_1-si_1	$\frac{9}{8}$
mi_1-fa_1	$\frac{16}{15}$	si_1-ut_2	$\frac{16}{15}$
fa_1-sol_1	$\frac{9}{8}$		

734. — Ainsi avec les valeurs de la gamme telle qu'elle a été adoptée, il n'est pas vrai absolument, comme nous l'avons dit (721), qu'il y ait dans la gamme des intervalles de deux natures différentes : il y en a, en réalité, de trois espèces : $\frac{9}{8}$, $\frac{10}{9}$, $\frac{16}{15}$. De ces intervalles, deux sont assez voisins : ils correspondent à $\frac{9}{8}$ et à $\frac{10}{9}$; c'est le *ton majeur* et le *ton mineur* ; l'autre est manifestement plus petit.

Ainsi partant de l'*ut* correspondant à n vibrations le *ré*, à un intervalle d'un ton majeur, correspond à $\frac{9}{8}n$ vibrations, et il y aurait une note α qui correspondrait à $\frac{10}{9}n$ vibrations et qui serait à un intervalle d'un ton mineur de *ut*.

Calculons l'intervalle de *ré* à α; on l'obtiendra, comme toujours, en prenant le rapport de ces nombres de vibrations; ce rapport sera $\frac{9}{8}n : \frac{10}{9}n = \frac{81}{80}$. Cette valeur est très voisine de l'unité et un peu inférieure au comma qui serait $\frac{81{,}0544}{80}$ en le calculant comme la 9e partie du ton. D'après ce que nous avons dit, l'oreille accepte aisément comme identiques deux intervalles différant seulement d'un comma; c'est pourquoi au point de vue musical il est inutile d'établir une distinction entre le ton majeur et le ton mineur.

D'autre part si l'on calcule la valeur du demi-ton considéré comme moitié du ton on trouve pour valeur de l'intervalle $\frac{127}{120}$. La valeur qui résulte des données expérimentales précédentes est $\frac{16}{15} = \frac{128}{120}$. Ces deux rapports diffèrent très peu, de moins de 1 comma, puisque leur quotient est $\frac{128}{127} < \frac{81}{80}$: c'est donc avec une précision suffisante au point de vue musical que l'intervalle *mi-fa* ou *si-ut* a été désigné sous le nom de demi-ton.

735. — Quoique la question ne présente qu'un intérêt limité au point de vue qui nous occupe, nous devons dire que les valeurs des intervalles de la gamme que nous avons indiquées précédemment ne sont pas absolument adoptées par tout le monde, et qu'on a donné d'autres nombres qui caractérisent ce qu'on appelle la gamme dite *pythagoricienne*. Si l'on désigne par n le nombre de vibrations de l'*ut*, on aurait :

ut_1	$ré_1$	mi_1	fa_1	sol_1	la_1	si_1	ut_2
n	$\frac{9}{8}n$	$\frac{81}{64}n$	$\frac{4}{3}n$	$\frac{3}{2}n$	$\frac{27}{16}n$	$\frac{243}{128}n$	$2n$

Parmi ces notes les unes ont la même valeur que précédemment; les autres, *mi*, *la*, *si*, ne diffèrent d'ailleurs de la note de la gamme précédente dite de Zarlin que de 1 comma; au point de vue pratique la distinction a peu d'importance.

Ajoutons que, dans cette gamme, tous les tons sont égaux à $\frac{9}{8}$; les demi-tons sont $\frac{256}{243}$ un peu plus petits qu'il ne conviendrait, mais la différence est aussi moindre qu'un comma.

MM. Cornu et Mercadier pensent que les deux gammes doivent être acceptées, la seconde servant spécialement à la mélodie, la gamme de

Zarlin devant être utilisée pour la production des accords, pour l'harmonie. Nous indiquerons plus tard sommairement les raisons qui tendent à justifier cette opinion.

736. **Étude optique des intervalles.** — Un élégant procédé pour déterminer par une méthode optique les intervalles de deux sons donnés par des verges vibrantes, par des diapasons, a été indiquée par M. Lissajous.

Soient deux diapasons D et D′ (fig. 371) placés parallèlement et dont les branches en regard sont armées de deux miroirs plans *b* et *c*. Envoyons sur *b* un rayon lumineux A*b* tel que, après réflexion, il tombe sur *c* où il se réfléchit de nouveau et vient en *a* donner un point lumineux sur un écran M N. Si l'on fait vibrer l'un des diapasons, la vibration se faisant transversalement, sensiblement dans le plan d'incidence, le faisceau réfléchi restera dans ce plan, et le point *a* décrira sur l'écran une petite droite lumineuse. Il en sera de même, d'ailleurs, si les deux diapasons vibrent en même temps, pour la même raison, les vibrations se faisant dans des plans parallèles; seulement la ligne lumineuse n'aura pas la même longueur.

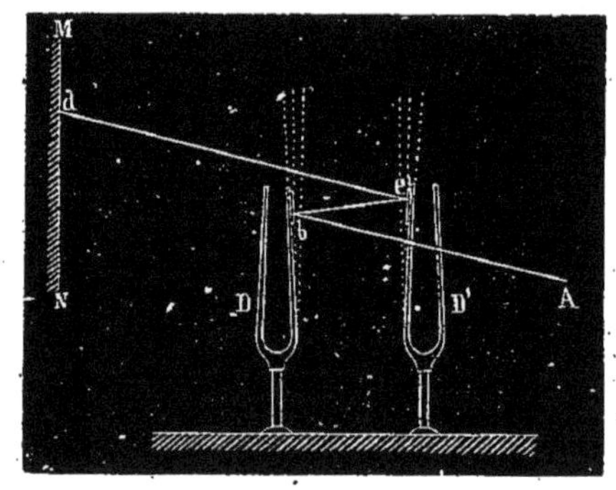

Fig. 371.

Mais les résultats seront complètement différents si les deux diapasons D et D′ sont placés perpendiculairement (fig. 372). Si un seul diapason vibre, le résultat sera le même que précédemment et on verra une petite ligne; mais les deux lignes ainsi obtenues successivement seront perpendiculaires l'une à l'autre, parce que les plans de vibrations sont à angle droit. Si les deux diapasons vibrent en même temps, le point lumineux décrira une courbe dont la forme, qui peut être prévue par le calcul, dépend de l'intervalle des sons que donnent les diapasons. Si donc on connaît la hauteur de l'un des sons, on pourra, d'après la forme de la courbe, déduire la hauteur de l'autre son.

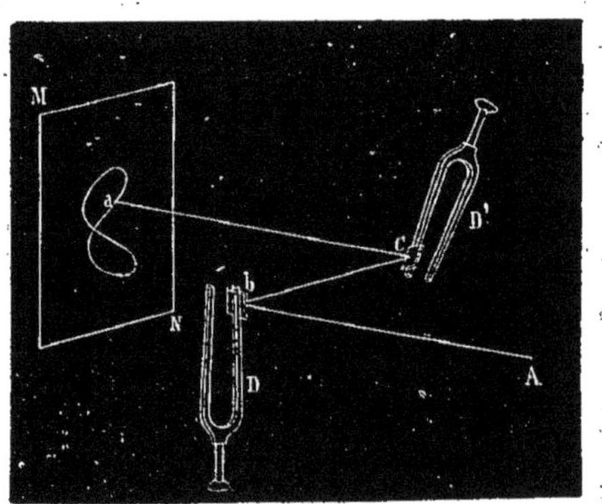

Fig. 372.

Ajoutons que si l'intervalle est juste, la courbe obtenue est stable, invariable; elle subit au contraire des déformations continues si le rapport du nombre des vibrations n'est pas exactement celui qui correspond à l'intervalle; cette propriété fait de ce procédé une méthode de comparaison très sensible.

737. **Battements. Sons résultants.** — La comparaison de deux sons peut encore se faire à l'aide de l'oreille, autrement que par l'évaluation directe de l'intervalle, par l'étude des battements et des sons résultants dont nous allons dire quelques mots.

Lorsque deux sons sont très voisins d'être à l'unisson, qu'ils ne diffèrent que par un petit nombre de vibrations, la production simultanée de ces sons, outre l'impression désagréable de dissonance, fait entendre des renforcements périodiques très accentués qui sont appelés des *battements*. Le nombre des battements par seconde est égal à la différence entre les nombres de vibrations des deux sons considérés. Si ces battements ne sont pas trop précipités, on peut les compter et comparer ainsi les nombres de vibrations des deux sons.

Si le nombre des battements par seconde augmente, on continue d'abord à les percevoir séparément sans pouvoir les compter, puis ils donnent naissance à une sorte de roulement très caractéristique. Si ces battements deviennent encore plus nombreux, on cesse de les percevoir; mais alors un autre phénomène prend naissance, celui des sons résultants.

Lorsque deux sons sont produits simultanément on peut, en même temps qu'on les entend, avoir la notion d'un troisième son plus faible, mais qu'on peut distinguer avec un peu d'attention. Ce son est bien dû à l'action *simultanée* des deux autres sons, car il disparaît si on supprime l'un de ceux-ci.

Les sons ainsi produits ont été découverts et étudiés d'abord par Sorge (1740) et Tartini : on les désigne quelquefois sous le nom de *sons de Tartini*, mais plus souvent sous celui de *sons résultants*.

La hauteur d'un son résultant est déterminée par ce que le nombre vibrations correspondant est égal à la différence des nombres de vibrations des deux sons qui ont concouru à le produire.

Ainsi le nombre de vibrations d'un son résultant et le nombre d battements sont donnés par la même règle; aussi a-t-on pu penser qu la production des deux phénomènes était du même ordre et que le son résultant qui prend naissance n'est autre que le résultat de la fusion par l'oreille des battements, lorsque ceux-ci dépassent le nombre de 32 seconde, nombre qui correspond à la limite inférieure des sons perceptibl

Mais il ne semble pas qu'il en soit ainsi et les deux phénomènes paraissent avoir réellement des origines différentes : sans insister no dirons que, d'après Helmholtz, on peut avoir l'impression nette de batt ments alors que le nombre de ceux-ci dépasse 32 par seconde.

La considération des sons résultants a une importance réelle au point de vue musical; on comprend, en effet, que dans la formation des accords, il soit nécessaire que le son résultant de deux notes forme avec celles-ci des intervalles agréables; sans développer cette question, nous dirons que cette considération milite en faveur de l'adoption de la gamme de Zarlin toutes les fois qu'il s'agit de la production d'accords.

738. **Sensibilité de l'oreille.** — Nous avons dit que, au point de vue pratique, musical, l'oreille admet comme justes des intervalles qui diffèrent de leur véritable valeur d'un comma; cela ne signifie pas que l'oreille ne perçoit pas cette différence, mais seulement que nous pouvons la tolérer sans en être gênés.

En réalité, l'oreille est assez sensible pour percevoir des différences bien plus petites qu'un comma, à la condition non seulement qu'il s'agisse d'un observateur musicien et s'étant exercé à l'analyse de ses impressions, mais encore que celui-ci *écoute* attentivement pour juger. Dans ces conditions, un observateur peut reconnaître que deux sons diffèrent entre eux, alors que la différence des nombres de vibrations correspondants n'est, en moyenne, que la millième partie du nombre de vibrations. Ainsi si n et n' sont les nombres de vibrations de deux sons, une oreille exercée pourra distinguer, différencier ces sons, si l'on a $\frac{n-n'}{n} = \frac{1}{1000}$ et à plus forte raison si le rapport est plus grand que $\frac{1}{1000}$. Ceci revient à dire que le rapport $\frac{n}{n'}$ est alors égal à $\frac{1000}{999}$ beaucoup plus voisin de l'unité que le comma $\frac{81}{80}$.

La sensibilité vraie de l'oreille au point de vue de la hauteur est donc beaucoup plus grande que ne semblerait l'indiquer la tolérance dont nous faisons preuve au point de vue musical.

739. **Hauteur absolue des sons.** — Dans les indications précédentes, nous nous sommes occupé exclusivement des intervalles, c'est-à-dire des hauteurs relatives des sons les uns par rapport aux autres; mais, comme nous l'avons indiqué, les sons musicaux ont une hauteur absolue que peuvent apprécier directement, par la simple audition, les personnes qui ont l'oreille musicale et qui ont pris l'habitude d'analyser les sensations qu'elles éprouvent.

Il est évident, d'après ce que nous avons dit, que pour connaître la hauteur absolue de toutes les notes, il suffit de connaître celle de l'une d'entre elles. Par suite des conditions de l'accord des instruments à cordes, la note qui sert à définir la hauteur absolue des sons est le la_3 : cette note est celle que donne, à vide, la 2e corde du violon et la 1re de l'alto, elle est à l'octave aiguë de celle que donne la 1re corde du violoncelle.

Bien que la hauteur absolue de cette note ait toujours été à peu près déterminée, elle n'était pas la même autrefois pour les différents orchestres. A la suite de recherches exécutées par une commission spéciale, d'après les travaux de Lissajous, la hauteur du la_3 fut fixée en France et conventionnellement adoptée : elle est complètement déterminée par la condition que ce son doit correspondre à 870 vibrations simples par seconde. Cette valeur permet de calculer les nombres de vibrations qui correspondent aux autres sons de la gamme, en se basant sur les rapports caractérisant les intervalles que nous avons donnés plus haut.

On trouve les nombres suivants :

ut_3	$ré_3$	mi_3	fa_3	sol_3	la_3	si_3
522	587,25	652,5	696	783	870	978,75.

On déduit facilement de là les nombres de vibrations qui correspondent aux diverses octaves de l'*ut*, savoir :

ut_{-1}	ut_0	ut_1	ut_2	ut_3	ut_4	ut_5	ut_6	ut_7
32,625	65,25	130,5	261	522	1044	2088	4176	8352

Les notes comprises entre les limites indiquées dans ce tableau constituent à peu près l'échelle des notes effectivement employées en musique.

Dans les recherches acoustiques, pour plus de commodité on emploie généralement une échelle peu différente de la précédente et qui est définie par les valeurs suivantes :

ut_{-1}	ut_0	ut_1	ut_2	ut_3	ut_4	ut_5	ut_6	ut_7
32	64	128	256	512	1024	2048	4096	8192.

Dans cette échelle qui est un peu plus grave que la précédente, le la_3 correspond à 853,33 vibrations simples par seconde.

Le *la* normal de 870 vibrations est déterminé pratiquement par un diapason étalon, verge en acier de la forme d'un U très allongé, monté sur un pied formé d'une tige cylindrique fixée au milieu de la partie courbe : les dimensions de ce diapason ont été choisies de manière à donner le *la* normal à la température de 15°.

740. **Harmoniques.** — On aurait pu prendre pour l'échelle des sons musicaux toute autre échelle que celle qui a été adoptée quoique celle-ci paraisse admettre une explication rationnelle, qu'il s'agisse de la gamme de Zarlin ou de celle de Pythagore. Parmi toutes les échelles qu'on aurait pu choisir pour définir une série de sons à partir d'une note déterminée, la plus simple, au point de vue numérique, est évidemment celle dans laquelle les nombres de vibrations correspondant aux différents

sons adoptés sont les multiples successifs du nombre de vibrations du son fondamental, de telle sorte que si n est ce nombre de vibrations, les nombres de vibrations des autres sons eussent été respectivement $2n$, $3n$, $4n$, etc.

Cherchons à quels intervalles ces sons se trouvent les uns des autres : pour cela supposons que le son qui correspond à n vibrations soit ut_1 ; nous aurons aisément les sons correspondants aux autres valeurs en nous reportant aux rapports qui caractérisent la gamme :

$$\begin{array}{cccccccccccc} n & 2n & 3n & 4n & 5n & 6n & 7n & 8n & 9n & 10n & 11n & 12n\ldots \\ ut_1 & ut_2 & sol_2 & ut_3 & mi_3 & sol_3 & \times & ut_4 & ré_4 & mi_4 & \times & sol_4\ldots. \end{array}$$

On voit que certains de ces sons, ut_2, sol_2, ut_3, sol_3, ut_4, $ré_4$, sol_4, appartiennent à la gamme de Zarlin aussi bien qu'à celle de Pythagore; que le mi_3 et le mi_4, défini par rapport à l'ut précédent par le rapport $\frac{5}{4}$, appartiennent à la gamme de Zarlin; et que, enfin, pour nous en tenir à ces 12 premiers termes de la série, il y a des sons, $7n$ et $11n$, qui n'appartiennent à aucune gamme.

On voit de plus que les six premiers sons se trouvent être précisément ceux qui caractérisent un accord particulier, d'un caractère de consonance absolue, qu'on appelle *l'accord parfait* : *ut*, *mi*, *sol*, *ut*.

Les différents sons à partir de $2n$ sont appelés les *harmoniques* du son fondamental; nous dirons plus loin qu'ils ne diffèrent pas des sons déjà définis sous le même nom (725).

741. **Timbre.** — Nous avons déterminé directement la relation de cause à effet qui existe entre deux des qualités du son et les éléments du mouvement vibratoire, savoir la hauteur et la durée des vibrations, l'intensité et l'amplitude. La troisième qualité, le timbre doit donc être en rapport avec la forme de la vibration, avec la loi du mouvement vibratoire. Quoique cette conséquence ait été signalée par Monge, la démonstration n'en avait pas été donnée jusqu'aux recherches capitales d'Helmholtz à ce sujet : nous ne traiterons actuellement qu'une partie de la question, le fait même de la variation de forme de la vibration correspondant à un changement de timbre et, dans le chapitre suivant, nous analyserons plus complètement le phénomène.

En enregistrant, d'une manière quelconque, les vibrations correspondant à des sons de timbres différents, sons fournis par exemple par des instruments différents, on reconnaît que les tracés n'ont pas la même forme. Le phonautographe (695) peut en particulier être utilisé à ce point de vue en mettant en action devant l'appareil des instruments divers donnant naissance à des sons de même hauteur.

Mais l'étude peut être faite également en produisant des sons différents à l'aide de la voix. Outre que, sous cette forme, la question a pour nous un intérêt plus direct, l'expérience est particulièrement probante, parce que des sons de divers timbres sont alors produits par le même instrument et qu'on ne peut invoquer une différence d'origine comme lorsqu'il s'agit d'instruments différents.

L'expérience peut se faire à l'aide du phonautographe, mais elle est plus facile et plus nette en employant les flammes manométriques. Il suffit d'adapter devant la membrane d'une capsule manométrique l'extrémité d'un tube dont l'autre extrémité porte un cornet : la flamme est placée soit dans le voisinage d'un miroir tournant (fig. 373), soit devant un phénakisticope qui donnent l'un et l'autre une image, virtuelle ou réelle suivant l'appareil, qui est une bande lumineuse dont le bord le plus éclairé est continu.

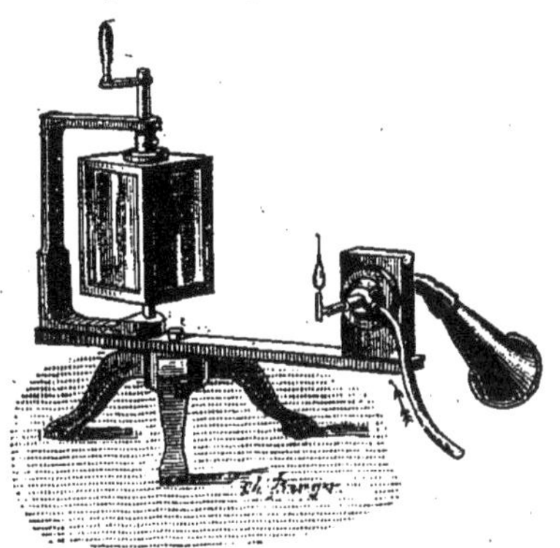

Fig. 373.

Si, devant le cornet, on vient à produire un son, à parler ou à chanter, ce bord présente immédiatement des dentelures plus ou moins profondes suivant l'intensité du son émis; d'autre part, pour une même vitesse de rotation, les dents sont d'autant plus resserrées et, par suite, d'autant plus nombreuses que le son est plus aigu : ces résultats sont conformes à ce que nous avons dit antérieurement.

Mais, de plus, si l'observateur, émettant toujours les sons à la même hauteur, prononce successivement des voyelles différentes, on s'aperçoit immédiatement que les dentelures changent de forme : tantôt la dent est simple, plus ou moins aiguë ou arrondie, tantôt elle présente des dentelures secondaires qui découpent de façons diverses le bord de la dent principale. Toujours, d'ailleurs, la même forme de dentelure correspond à la même voyelle pour un expérimentateur déterminé, de telle sorte que chaque forme est, pour lui, absolument caractéristique d'une voyelle; ces deux éléments sont donc liés directement l'un à l'autre : en particulier, par conséquent, le timbre des voyelles est lié à la forme de la vibration.

La question, résolue au point de vue de la relation directe, n'est cependant pas encore complètement élucidée par ces expériences, et il y a lieu de rechercher pourquoi les diverses vibrations suivent des lois différentes. C'est ce que nous verrons dans le chapitre suivant.

742. **Phonographe.** — On a une preuve directe que les qualités qui permettent de caractériser un son donné, de le différencier des autres, sont bien liées directement aux conditions du mouvement vibratoire, par l'emploi du *phonographe*, appareil inventé par Édison et qui a pour but

d'enregistrer les vibrations correspondantes à des sons déterminés et de reproduire ces sons mêmes.

L'appareil sous sa forme actuelle comprend un cylindre léger recouvert à sa surface d'une couche de cire blanche ou d'une substance analogue, et relié à un moteur qui lui donne un mouvement hélicoïdal, comme dans l'appareil de Duhamel (694); ce mouvement doit être aussi uniforme que possible.

A côté du cylindre est placé un cadre circulaire rigide sur lequel est tendue une membrane élastique; au centre de cette membrane est fixé un petit style à pointe tranchante qui appuie sur le cylindre de manière à entamer la couche de cire. Dans ces conditions, si on met le moteur en mouvement la pointe tracera sur le cylindre un sillon hélicoïdal de profondeur constante, puisque la pointe est immobile. Sur le cadre, du côté opposé au cylindre, est appliquée l'extrémité d'un cornet devant l'embouchure duquel on pourra parler, chanter, ou mettre en action un instrument de musique. Lorsque, par l'une de ces actions, l'air sera mis en vibration, il en sera de même de la membrane et de la pointe qu'elle porte. Celle-ci pénétrera donc plus ou moins dans la couche de cire, et si le cylindre tourne, elle tracera un sillon qui n'aura pas la même profondeur en tous ses points, présentant des ondulations, des parties relativement profondes et d'autres de moindre profondeur : elle enregistrera, pour ainsi dire, la courbe du mouvement en profondeur, au lieu de la tracer superficiellement, en largeur comme cela se produit dans les appareils que nous avons décrits (694). Si donc on découpait la couche de cire par une surface normale passant au milieu du sillon, on verrait une courbe dont les éléments, amplitude, durée de la période, forme, sont ceux du mouvement vibratoire de la pointe, ceux, par conséquent, du mouvement vibratoire que possédait l'air qui l'a communiqué à l'appareil.

L'opération de l'enregistrement étant terminée on soulève le cadre avec la pointe de manière qu'elle ne touche plus le cylindre; on ramène celui-ci à sa position primitive, puis le cadre et la pointe sont également replacés comme ils l'étaient au début.

Si alors le cylindre est de nouveau mis en mouvement, la pointe repassera par le même sillon et, forcée de suivre le fond de celui-ci, reprendra passivement le même mouvement qu'elle a eu précédemment, avec toutes les particularités qui s'étaient manifestées et qui avaient été inscrites. Il en sera de même de la membrane à laquelle cette pointe est fixée et de l'air placé dans le voisinage, qui vibrera de la même façon qu'il avait vibré dans la première partie de l'opération, à l'amplitude des oscillations près, parce que dans ces diverses transformations il y a toujours une certaine perte d'énergie. Un observateur dont l'oreille reçoit ce mouvement vibratoire doit donc éprouver, à l'intensité près, les mêmes sensations sonores que s'il avait été impressionné directement par le corps sonore dont les vibrations ont été enregistrées.

En plaçant l'oreille à quelque distance de la membrane, on entend en effet assez nettement les sons qui résultent de sa mise en vibration. Mais la sensation est bien plus nette si, sur le cadre, on adapte l'extrémité d'un tube dont l'autre extrémité aboutit dans le canal auditif; on entend mieux encore si ce tube est bifurqué de manière qu'on puisse faire parvenir le mouvement vibratoire à la fois aux deux oreilles.

Dans ces conditions, on entend très distinctement et on reconnaît la hauteur des sons, on apprécie les variations relatives d'intensité; on juge enfin facilement la nature de l'instrument qui a été employé, on reconnaît les paroles prononcées ou chantées, c'est-à-dire qu'on distingue bien le son avec ses diverses qualités, hauteur, intensité, timbre.

Les sensations auditives sont donc bien la conséquence du mouvement vibratoire et dépendent pour leurs caractères des éléments de celui-ci, puisqu'il suffit de reproduire artificiellement le mouvement vibratoire correspondant à un son quelconque pour faire naître la même sensation avec ses divers caractères.

Le phonographe est évidemment susceptible d'applications variées trop faciles à concevoir pour qu'il soit nécessaire d'insister. Malheureusement les appareils satisfaisant à toutes les conditions d'une bonne construction sont encore fort peu répandus.

CHAPITRE IV

ÉTUDE ACOUSTIQUE DU MOUVEMENT VIBRATOIRE

743. **Propagation du mouvement vibratoire.** — Nous avons étudié jusqu'à présent les sensations auditives et leurs variations dans leurs rapports avec la cause immédiate, directe, cause qui est le mouvement vibratoire communiqué à l'oreille. Mais, sauf des cas exceptionnels, ce mouvement ne prend pas naissance au contact de cet organe; il a son origine en un point plus ou moins distant, et il a, par suite, un espace plus ou moins grand à parcourir avant de pouvoir donner naissance à la sensation. Nous avons montré comment à l'aide des phénomènes mécaniques qui peuvent prendre naissance on a pu étudier quelques-unes des questions qui se rattachent à cette propagation; mais en général cette étude a été faite directement à l'aide des sensations mêmes. Nous allons indiquer quelques-unes des observations et des expériences qui ont été faites de cette façon, observations et expériences qui sur certains points

confirmeront les résultats déjà obtenus et qui, sur d'autres, fourniront des indications complémentaires.

Pour qu'un son soit perçu en un point par un observateur, plusieurs conditions sont nécessaires : il faut qu'il y ait quelque part un corps vibrant, il faut que, entre ce corps vibrant et l'oreille, il y ait une suite ininterrompue de milieux élastiques, il faut que l'observateur possède une oreille saine et un système nerveux normal. Nous admettrons que cette dernière condition soit remplie, sans insister, le côté physique de la question se terminant à l'instant où le mouvement vibratoire est communiqué à l'oreille.

Nous avons à peine besoin de revenir sur la nécessité d'un corps mis en vibration pour qu'il y ait production de la sensation sonore; quand nous entendons un son, nous pouvons toujours arriver à déterminer le corps qui est la cause de la sensation, et l'application d'une des méthodes indiquées au début de ce livre permet de reconnaître que ce corps est animé d'un mouvement vibratoire. On désigne, d'une manière générale, sous le nom de *corps sonores* des corps vibrant dans des conditions telles qu'ils peuvent communiquer à l'oreille des mouvements faisant naître la sensation auditive.

744. — Le mouvement vibratoire se propage à travers les gaz, comme le montrent toutes les observations dans lesquelles nous sommes séparés d'un corps sonore par une certaine distance et par suite par une masse d'air plus ou moins considérable. Le mouvement vibratoire se propage dans les liquides, car, en plongeant la tête dans l'eau, nous continuons d'entendre si un corps sonore est placé à quelque distance de la surface du liquide ou si l'on vient à frapper sur une cloche immergée dans le liquide. Enfin le mouvement vibratoire peut se transmettre à travers les solides, car si nous sommes séparés d'un corps sonore par une vitre, une paroi de planches ou de métal, ou même un mur, si son épaisseur n'est pas trop grande, nous continuons à entendre : la plupart de ces faits sont d'observation journalière.

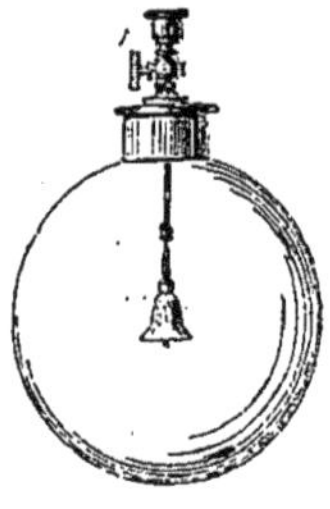

Mais la transmission du mouvement vibratoire d'un corps sonore jusqu'à l'oreille est impossible si entre l'un et l'autre il y a interruption dans la série des milieux élastiques; c'est ainsi que la propagation ne peut avoir lieu à travers le vide. On démontre qu'il en est ainsi, en suspendant à l'aide d'un fil une clochette au centre d'un ballon muni d'une garniture à robinet (fig. 374). Si on agite le ballon, ce qui met en mouvement le battant de la clochette et provoque les vibrations de celles-ci, on entend le son caractéristique malgré l'existence de la paroi, et même si le robinet est fermé. Mais si l'on fait le vide dans le ballon, on n'entend plus rien malgré qu'on agite le ballon comme

Fig. 374.

précédemment, malgré qu'on voie le battant frapper les parois de la cloche: il y a donc toujours production d'un mouvement vibratoire, et cependant il ne parvient pas à l'oreille, puisqu'on n'entend pas. Comme toutes les conditions sont restées les mêmes sauf que dans le ballon, l'air, milieu élastique, a été enlevé, il faut admettre que c'est cette condition qui a rendu impossible la propagation du mouvement vibratoire.

745. **Vitesse de propagation.** — La propagation des mouvements vibratoires susceptibles de produire les sons ne se fait pas instantanément; pour s'en assurer il suffit, par exemple, de regarder à une certaine distance un ouvrier frappant sur une enclume avec son marteau. A cause de la vitesse considérable de propagation de la lumière (659), on voit l'action presque absolument au moment où elle s'est produite; mais on n'entend le son qu'après un certain temps, temps très appréciable dès que la distance dépasse 30 mètres, temps qui d'ailleurs augmente avec cette distance.

On a cherché à déterminer cette vitesse de propagation et on y est arrivé directement pour l'air, l'eau et le fer; on a pu faire indirectement cette détermination pour tous les corps.

Pour l'air la méthode employée repose sur l'observation que nous avons citée plus haut : à une station A on fait partir un coup de canon et des observateurs placés à diverses distances notent sur des compteurs l'instant où ils ont aperçu la lueur qui accompagne la détonation, et l'instant où ils ont perçu le bruit du canon, c'est-à-dire l'instant où le mouvement vibratoire est parvenu à leur oreille. Même en opérant à une distance de 20 kilomètres environ, comme cela a été réalisé dans des expériences faites en 1738 par l'Académie des sciences et en 1822 par le Bureau des longitudes, le temps employé par la lumière à se propager est négligeable, puisqu'il est seulement de $\frac{1}{15000}$ de seconde. On peut donc considérer que le temps évalué par chaque observateur entre les deux instants notés sur le compteur représente le temps nécessaire à la propagation du mouvement vibratoire.

Les expériences ont montré que les temps étaient proportionnels aux distances et que, par suite, le mouvement est uniforme (XXIV); la vitesse déduite des nombres obtenus était de 340 mètres par seconde à 15°, et de 333 mètres par seconde à 0°. Ces résultats ont été vérifiés sensiblement par les recherches faites ultérieurement (702) et dans lesquelles le phénomène sonore proprement dit n'intervenait pas.

746. — Des expériences analogues, différant seulement par les détails, ont été exécutées par Colladon et Sturm sur le lac de Genève pour la détermination de la propagation du mouvement vibratoire dans l'eau. Le mouvement vibratoire était produit en un point par l'action d'un marteau frappant sur une cloche immergée dans l'eau : l'arrivée du mouvem

vibratoire en un autre point, à 13 kilomètres du premier, était déterminée par la sensation sonore. La vitesse fut trouvée de 1435 mètres par seconde à la température de 8°.

747. — Enfin Biot fit une détermination analogue pour les corps solides en utilisant une conduite de fonte de 951 mètres de longueur; il notait également le moment où le mouvement vibratoire transmis par la fonte arrivait à l'extrémité de la conduite, moment qui correspondait au début de la sensation sonore. Mais il ne déterminait pas directement le moment où ce mouvement était produit par le choc d'un marteau sur l'extrémité opposée; il profitait, pour déterminer la vitesse cherchée, du fait qu'il entendait successivement deux sons, le premier transmis par la paroi du tuyau, le second par l'air, et qu'il pouvait apprécier le temps θ compris entre le début des deux sensations, temps qui était égal à la différence entre le temps employé à la propagation par l'air et le temps employé à la propagation par la fonte. Si l est la longueur du tuyau, u la vitesse de propagation dans l'air, u' la vitesse de propagation dans la fonte, le premier temps est égal à $\frac{l}{u}$, le second à $\frac{l}{u'}$, et l'on a, par suite :

$$\theta = \frac{l}{u} - \frac{l}{u'}.$$

Dans cette équation θ et l sont des données qui résultent de l'expérience même, u est connu comme nous l'avons dit (745); on peut donc aisément calculer u'.

Biot trouva ainsi, pour la vitesse de propagation du mouvement vibratoire dans la fonte, 4396 mètres par seconde.

En parlant des corps sonores, nous indiquerons sommairement la méthode indirecte servant à déterminer la vitesse de propagation dans un corps quelconque.

748. **Variations de l'intensité avec la distance.** — Quelle influence a sur le son, sur ses qualités, la distance qui sépare un corps sonore de l'oreille? Examinons la question successivement pour l'intensité, la hauteur, le timbre.

En ce qui concerne l'intensité, deux conditions différentes sont à considérer suivant que le mouvement vibratoire se propage dans un milieu illimité ou dans un tuyau de section constante. Il n'existe pas d'expériences bien précises sur ce sujet; seulement les conclusions que fournit la théorie sont sensiblement d'accord avec les faits observés, ce qui vérifie, dans une certaine mesure, cette théorie même.

Un raisonnement analogue à celui que nous avons fait pour les radiations (484) montre que, pour un temps donné, la quantité de force vive communiquée par un corps vibrant d'une manière constante à une surface d'étendue déterminée placée à une certaine distance est inversement proportionnelle au carré de cette distance. Comme d'autre part nous avons été conduit à penser que l'intensité du son est proportionnelle à la quantité de force vive communiquée à l'oreille dans un temps donné, nous arrivons à l'énoncé suivant :

Dans une masse indéfinie de gaz, l'intensité d'un son en un point varie en raison inverse du carré de la distance de ce point au corps sonore.

On a vérifié sensiblement cette loi en prenant un certain nombre de sifflets tels que, à la même distance ils donnaient des sons de même intensité, et s'assurant que 1 sifflet placé à la distance d donnait une sensation égale comme intensité à celle produite par 4 sifflets agissant ensemble à la distance $2\,d$, c'est-à-dire que chacun de ceux-ci produisait une intensité égale au quart de celle qu'il produisait à la distance d; ce qui vérifie la loi.

749. — C'est en se basant sur cette loi supposée vraie qu'on évalue, en général, l'acuité auditive : on prend une montre dont le tic tac soit assez fort pour s'entendre à distance et, la plaçant d'abord assez loin de la personne que l'on examine, on la ramène progressivement jusqu'à ce que le bruit qu'elle produit soit entendu : soit d la distance à laquelle cet effet se manifeste. Soit de même d' la plus grande distance à laquelle le son est perçu par un autre observateur : les quantités d'énergie e et e' transmises à ces distances aux deux observateurs sont dans un rapport déterminé par la loi précédente ; on a en effet :

$$\frac{e}{e'} = \frac{d'^2}{d^2}.$$

On admet, ce qui semble naturel, que l'acuité auditive est d'autant plus grande qu'il faut une plus petite quantité d'énergie pour faire naître une sensation. Si donc a et a' représentent les valeurs de l'acuité pour les deux observateurs, on doit avoir :

$$\frac{a}{a'} = \frac{e'}{e};$$

et par suite :

$$\frac{a}{a'} = \frac{d^2}{d'^2}.$$

Donc on peut dire :

Les acuités auditives de deux individus sont proportionnelles aux carrés des distances auxquelles un même corps sonore est susceptible d'être entendu.

Mais dans ces mesures, il n'y a pas de détermination de valeur absolue, parce que le corps sonore n'est pas toujours le même. Chaque expérimentateur ne peut que comparer l'acuité d'un individu à la sienne propre. Pour qu'il pût en être autrement, il faudrait avoir pour ainsi dire un étalon de corps sonore, un corps produisant toujours des vibrations dans les mêmes conditions, c'est-à-dire transmettant à l'air ambiant toujours la même quantité d'énergie dans le même temps. Mais, outre qu'il faudrait une entente à cet égard, il est peu commode de construire un étalon présentant l'invariabilité indispensable.

750. — Les variations d'intensité du son dont nous venons de parler résultent de ce que l'énergie transmise par le corps sonore se répartit sur des surfaces constamment croissantes. Le résultat serait différent si, par un procédé quelconque, la surface sur laquelle se répartit cette énergie restait constante ou même devenait plus petite, ce que l'on peut obtenir par divers procédés; nous allons en étudier un, et nous en indiquerons d'autres ultérieurement.

Supposons que le corps sonore soit placé à l'extrémité d'un tube cylindrique dont les parois résistantes soient difficiles à faire vibrer. Dans ce cas, les diverses couches d'air qui seront successivement ébranlées auront partout la même étendue; comme elles recevront toutes la même quantité d'énergie, il y en aura autant sur une même surface prise à une distance quelconque du corps sonore, et par suite un observateur entendra un son de même intensité lorsqu'il placera son oreille en un point quelconque.

En réalité, la question n'est pas absolument aussi simple et le son s'affaiblit toujours un peu, parce qu'une certaine quantité d'énergie est transmise aux parois ou est détruite, transformée, par suite des frottements exercés contre celles-ci. Mais en somme cet affaiblissement n'a qu'une faible valeur, et l'intensité diminue très lentement. C'est ce que Biot a observé d'une manière très nette en étudiant le son transmis par la colonne d'air existant dans la conduite de 951 mètres sur laquelle il faisait, d'autre part, la détermination de la vitesse du son dans la fonte.

C'est cette remarque qui explique l'emploi des tuyaux acoustiques pour parler d'un point à un autre d'un même bâtiment; quoique ce système tende à être remplacé par le téléphone dont nous parlerons au livre suivant, il est encore assez fréquemment employé.

Le raisonnement que nous venons d'indiquer ne s'applique pas seulement à la transmission par l'air, mais aussi à tout milieu élastique. C'est ce qui explique qu'un choc léger produit à l'extrémité d'une poutre, d'une barre de fer continue, même de grande longueur, soit entendu très nettement à l'autre extrémité. C'est ce qui explique les effets observés dans le téléphone à ficelle : cet appareil comprend deux cornets métalliques dont une extrémité est fermée par une membrane tendue : un fil, une ficelle quelconque est fixée par ses deux extrémités au centre de chaque membrane, et les cornets sont placés à une distance telle que le fil soit modérément tendu. Si alors à l'ouverture de l'un des cornets on vient à placer un corps sonore ou à parler, l'air contenu dans le cornet vibrera et mettra en vibrations la membrane qui transmettra le mouvement vibratoire au fil. La propagation s'effectuera dans ce fil et, à l'autre extrémité, la membrane vibrera à son tour et fera vibrer l'air du cornet; si un observateur a l'oreille placée à l'embouchure du cornet, celle-ci recevra les vibrations et l'observateur entendra très nettement, quoique avec un léger affaiblissement, le son correspondant aux vibrations produites à l'autre extrémité.

Toutefois à cause de l'affaiblissement qui croît avec la distance parcourue, l'observateur arrive à ne rien entendre si la longueur du fil es trop considérable.

751. **Réflexion du mouvement vibratoire.** — Lorsqu'un mouvement vibratoire se propage dans l'air il peut arriver que les ondes rencontrent des corps divers, des surfaces élastiques, des masses limitées : des effets particuliers peuvent alors se produire; nous allons en étudier quelques-uns.

Supposons par exemple que les ondes rencontrent un corps élastique limité par une surface plane d'assez grandes dimensions; le mouvement vibratoire se divisera en deux : une partie se propagera dans le co élastique et donnera naissance à des phénomènes analogues à ceux de l réfraction dans la lumière, mais ces effets n'ont pas eu d'applications jusqu'à présent et il est inutile de nous y arrêter. Mais d'autre part une partie du mouvement vibratoire reviendra en arrière dans le premier milieu, il y aura production d'ondes réfléchies. Ce phénomène est analogue à celui que nous avons signalé pour les ondes liquides (LXXII) avec cette différence, nécessairement, que, dans ce dernier cas, le mou vement se propage dans un plan et que les ondes sont circulaires, tan que les ondes aériennes étudiées en acoustique sont sphériques. Mais l résultat est analogue d'une manière générale et les ondes réfléchies se comportent comme si elles émanaient d'un corps sonore qui serait symétrique du véritable corps sonore par rapport à la surface réfléchissante.

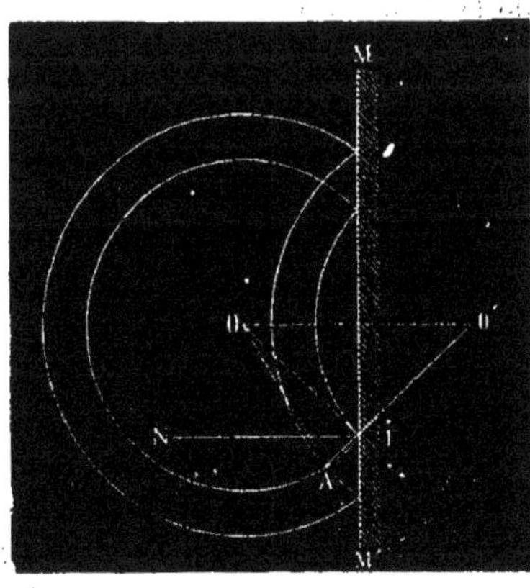

Fig. 375.

Soit par exemple O (fig. 375) un corps sonore, MM' une surface réfléchissante et A un observateur; celui-ci recevra des ondes émanées directement de O, et il recevra des ondes réfléchies qui ont la même forme que si elles émanaient de O', point symétrique de O. Il entendra donc deux sons, correspondant l'un aux ondes directes, l'autre aux ondes réfléchies; mais naturellement ce second son est fourni par des ondes ayant parcouru un plus grand trajet et sera perçu seulement après le premier. Si celui-ci est bref et si la différence de chemin est un peu notable, la première sensation pourra avoir cessé alors que commencera la seconde. Dans le cas contraire la seconde sensation viendra renforcer la première avant que celle-ci soit éteinte.

Mais il y a plus : l'observateur a la notion de la direction de l'onde et, sans doute par suite de l'expérience, de l'éducation du sens de l'ouïe, il juge d'une manière à peu près correcte la position du corps sonore, position qu'il estime inconsciemment être sur la normale à la surface d'onde qui arrive à l'oreille. Recevant les ondes directes, l'observateur conclura à l'existence d'un corps sonore dans la direction de la normale AO ; recevant les ondes réfléchies, il jugera qu'il y a un corps sonore dans la direction de la normale AO′.

Le son perçu ainsi par suite de la réflexion porte le nom d'*écho*.

Si l'on attribuait au son une existence matérielle, pour ainsi dire, on dirait que le son direct vient suivant OA; c'est ce qu'on appelle quelquefois un *rayon sonore*. Quant à l'écho, il proviendrait d'un son qui paraît venir suivant O′A, mais qui ayant réellement son origine en O devrait suivre le chemin OIA; il y aurait alors réflexion du rayon sonore OI en I, suivant IA.

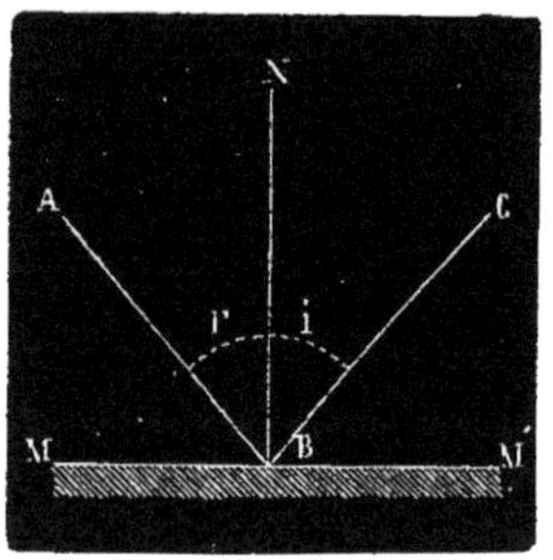

Fig. 376.

On voit que les conditions sont entièrement analogues à ce que nous avons dit pour la lumière (361); on en conclurait évidemment que les rayons sonores se réfléchissent en suivant les lois qui régissent la réflexion de la lumière (fig. 376).

Pour observer l'écho, il n'est pas nécessaire que la surface rencontrée par les ondes soit solide : il peut y avoir réflexion sur la surface de l'eau, comme l'ont observé des aéronautes sur la mer; il peut y avoir réflexion sur des nuages, ou même sur des couches gazeuses si celles-ci présentent une densité différente de celle dans laquelle la propagation avait lieu d'abord.

Sans insister, nous dirons que si un observateur se trouve entre deux surfaces parallèles, il peut y avoir des réflexions successives sur ces surfaces, et l'observateur entend des sons, des échos qui paraissent venir alternativement d'un côté et de l'autre.

752. — Lorsqu'on émet un son en face d'une surface plane, un observateur n'entend pas toujours un écho quoiqu'il y ait réflexion; pour que l'écho puisse être perçu, il faut, en effet, que le son dû aux ondes réfléchies puisse être distingué du son dû aux ondes directes. On peut admettre que, pour que cette distinction soit possible, il faut qu'il

s'écoule un temps d'environ 1 dixième de seconde. Or le son réfléchi, l'écho, pour parvenir à l'oreille de l'observateur, a à parcourir un chemin qui est plus grand que le chemin parcouru par le son direct d'une quantité égale à deux fois la distance du corps sonore à l'obstacle si l'observateur est plus éloigné que le corps sonore; il faut donc que le temps que le son met à parcourir ce chemin soit au moins égal à 1 dixième de seconde. Pendant ce temps, le son parcourt environ 34 mètres : pour qu'il y ait réellement écho, il faut donc que le corps sonore soit au moins à 17 mètres de l'obstacle. Si l'observateur est moins éloigné que ce corps on voit aisément que c'est sa distance à l'obstacle qui doit être supérieure à 17 mètres.

Lorsque la distance est moindre, il y a toujours réflexion, mais le son, correspondant aux ondes réfléchies, l'écho, n'est pas entendu séparément; il se confond avec le son provenant des ondes directes qu'il renforce et prolonge : on dit alors qu'il y a *résonance.*

Si le prolongement de durée du son n'est pas trop considérable, cette résonance peut être avantageuse; il devient une gêne s'il est trop grand, comme il arrive dans certaines salles. L'effet est encore plus désagréable si les deux sons sont perçus l'un après l'autre, alors qu'il s'agit d'entendre un orateur ou de la musique. On obvie à cet inconvénient d'une manière, quelquefois avantageuse en tendant des fils de laine ou du coton à quelque distance des surfaces réfléchissantes principales : on gêne évidemment ainsi le mouvement des ondes, quoiqu'il soit difficile de donner une explication précise de cette action de fils assez distants les uns des autres sur la propagation des ondes.

753. — Nous avons dit que les rayons sonores obéissent, dans la réflexion, aux mêmes lois que les rayons lumineux : il résulte de là que nous pouvons appliquer à la réflexion des rayons sonores sur les surfaces courbes ce que nous avons trouvé dans ce cas pour la lumière. Ces résultats sont aussi analogues à ce que nous avons indiqué pour les ondes liquides (LXII); une étude attentive de la question montre d'ailleurs que, sous des formes différentes, les résultats sont les mêmes.

Si nous considérons un corps sonore placé en F (fig. 28) au foyer d'une surface elliptique, les ondes AB qu'il produira et qui vont sans cesse en grandissant donnent naissance après réflexion à des ondes circulaires CD ayant pour centre l'autre foyer F, et dont le rayon va sans cesse en décroissant, d'après le sens de la propagation. Il en résulte que la quantité d'énergie qui se trouve sur ces ondes devient de plus en plus considérable en chaque point, puisque leur surface devient plus petite, et que le maximum d'effet est en F'. Si donc un observateur place son oreille en F', il percevra un son d'intensité maxima. La différence d'intensité peut être telle que tandis que, en ce point F', l'observateur entendra nettement le son correspondant aux vibrations produites en F, il n'entendra rien en tout autre point. Cet effet s'observe très nettement pour certaines voûtes elliptiques, notamment au Louvre et au Conservatoire des Arts et Métiers, à Paris.

Des faits du même genre s'observent dans le cas de surfaces paraboliques; si au foyer F (fig. 27) d'une surface parabolique on place un corps sonore, les ondes circulaires AB qu'il produit croissent de dimensions, constamment; mais par réflexion elles donnent naissance à des ondes planes qui se déplacent dans le même sens. Pour celles-ci chaque élément de surface transmet l'énergie qu'il possède à un élément égal : l'énergie par unité de surface reste donc constante et par suite aussi l'intensité du son perçu par un observateur. Il devrait du moins en être ainsi; mais, en réalité, il y a toujours un certain affaiblissement, qui cependant est notablement moindre que celui observé pour le son correspondant aux ondes circulaires. C'est là l'explication des effets produits par les porte-voix dont la forme peut être assimilée plus ou moins exactement à celle d'une parabole.

Mais nous pourrions considérer le mouvement vibratoire se propageant en sens inverse; c'est-à-dire qu'il arriverait sur la surface parabolique des ondes planes CD marchant de droite à gauche. Par réflexion elles seront transformées en ondes circulaires décroissantes ayant le foyer F pour centre. Comme nous l'avons dit pour l'ellipse, c'est donc en ce point qu'il y aura le maximum d'énergie concentrée sur le plus petit espace, c'est là où il faudra placer l'oreille pour entendre un son avec l'intensité maxima. Des observations diverses ont montré la vérité de cette conclusion.

C'est également en ce foyer qu'un instrument enregistreur sera mis en mouvement le plus fortement; aussi dans le phonautographe, il y a un cornet paraboloïde et la membrane qui porte le style est placée de manière à contenir le foyer F de la surface (fig. 358).

754. **Transmission des vibrations.** — Ainsi que nous l'avons dit plus haut, lorsqu'un mouvement vibratoire se propageant dans un milieu rencontre un milieu élastique d'une autre nature, une partie du mouvement est transmis au second milieu où il se propage en produisant des effets analogues à ceux observés dans le premier milieu.

Bien que ce cas puisse se présenter, il est peu fréquent et nous n'avons pas d'applications intéressantes à citer dans lesquelles il y ait à considérer la propagation sur une certaine étendue dans deux milieux successifs. Mais il y a au contraire un cas qui se présente fréquemment et sur lequel il convient de s'arrêter, c'est celui qui correspond à la transmission à un corps limité du mouvement vibratoire qui se propage dans un milieu, ou la transmission inverse, comme par exemple le cas d'un corps solide, d'une masse gazeuse contenue dans un vase et placés en un point où parvient un mouvement vibratoire dans l'air ambiant; c'est aussi la transmission inverse du corps vibrant à l'air ambiant.

Il y a là à considérer un certain nombre de phénomènes dont nous indiquerons les principaux.

Lorsqu'un corps solide élastique est placé dans une masse d'air en vibration, il est mis en vibration si sa masse n'est pas trop considérable ; l'effet varie d'ailleurs avec la forme du corps et est le plus grand, à masse égale, lorsque l'épaisseur étant faible et la surface étant grande, celle-ci est parallèle ou à peu près aux ondes aériennes qui se propagent. C'est ce qui explique l'emploi des membranes pour enregistrer le mouvemen vibratoire (695).

Si le corps élastique fait partie d'une paroi qui sépare deux masses gazeuses, par son intermédiaire le mouvement vibratoire de l'une peut être transmis à l'autre. Il en est de même si cette surface sépare u masse gazeuse d'une masse liquide, et, même, il semble que la transmission se fait mieux dans ce cas que par l'action directe de la mass gazeuse sur le liquide.

Ces faits de transmission directe du mouvement vibratoire sont mis évidence par l'observation qu'on peut entendre le son correspondant à un mouvement vibratoire émis par un corps sonore lors même qu'on en séparé par des corps de nature diverse, pourvu qu'ils soient élastiques L'interposition de corps non élastiques empêche dans une mesure plus ou moins considérable la propagation du mouvement vibratoire : tel l'effet des lourdes tentures, des couches d'étoupes que l'on utilise préci sément pour empêcher le passage du son d'une pièce à une autre, etc.

755. — C'est sur le fait de la facile transmission par les corps él tiques de section limitée qu'est basée la construction des divers stéthoscopes, appareils destinés à pratiquer l'auscultation médiate pour étu les bruits normaux ou pathologiques de la poitrine et des autres régio du corps.

Les stéthoscopes peuvent se diviser en deux groupes, les stéthosco rigides et les stéthoscopes flexibles ; cette division correspond à une rence dans le mode d'action, comme nous allons le dire.

Un stéthoscope solide est constitué par une tige ou colonne en bois 12 à 15 centimètres de hauteur que l'on interpose entre l'oreille et partie que l'on veut explorer. La forme de l'appareil est indifférente celui-ci peut être plein ou creux sans que l'effet paraisse changé. vibrations de la paroi solide sur laquelle on applique une extrémité stéthoscope sont transmises sans affaiblissement sensible jusqu'à l'ore de l'observateur appuyée sur l'autre extrémité.

Les stéthoscopes flexibles sont constitués par un tube flexible dont extrémité, terminée ou non par un embout, est introduite dans le auditif de l'observateur ; les modèles divers diffèrent par la manière do les vibrations de la paroi solide sur laquelle est appliquée l'autre ext mité sont transmises à la colonne d'air contenue dans le tube, colonn qui les transmet à l'oreille sans perte sensible d'intensité. Dans le stéthoscope du Dr C. Paul, le tube se fixe sur un pavillon solide comprenant deux cavités distinctes : une cavité centrale, légèrement évasée qui est la continuation du canal compris dans le tube, et une cavité annulaire reliée à une poire de caoutchouc; on applique le pavillon solide en un point du corps après avoir pressé sur la poire. Celle-ci reprend son volume primitif en raréfiant l'air dans la cavité annulaire; par suite de l'action de la pression atmosphérique, le pavillon se maintient ainsi appliqué sur les téguments sans que l'observateur ait à s'en occuper.

Dans d'autres modèles le tube *se* (fig. 377) se termine à une pièce métallique en forme de calotte sphérique *o* dans laquelle on place une sorte de lentille en caoutchouc *ll* remplie d'air que l'on maintient en place à l'aide de la bague métallique *ii*. Lorsque l'appareil est monté on l'applique sur la partie à examiner; la face externe de la lentille s'applique exactement sur la paroi dont les vibrations sont ainsi transmises à l'air compris dans la lentille, puis, par l'intermédiaire de la membrane qui forme la face interne, à la colonne d'air comprise dans le tube *se*.

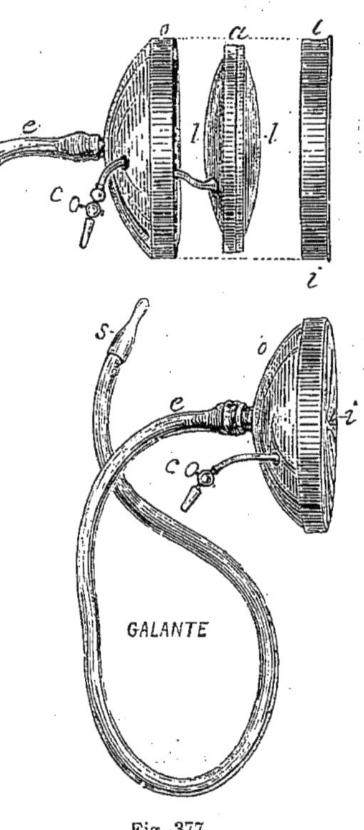

Fig. 377.

A la lentille est adapté un tube muni d'un robinet *c* qui permet de faire varier la pression de l'air dans la lentille, ce qui peut être avantageux dans quelques cas.

Les stéthoscopes flexibles présentent un avantage réel sur les appareils solides; on peut relier au pavillon deux ou plusieurs tubes dans lesquels se transmettent également les vibrations. Il est ainsi possible de faire entendre simultanément un même bruit à divers auditeurs. On peut également utiliser deux tubes seulement et rendre l'appareil binauriculaire : les sons perçus prennent alors une grande netteté : aussi ce mode d'exploration doit-il être recommandé.

756. — Dans les cas de transmission de mouvement vibratoire dont nous venons de parler, le corps qui reçoit le mouvement ne vibre que tant que celui-ci existe et revient au repos quand cesse le mouvement initial. Mais il n'en est pas toujours ainsi, et il peut arriver que le corps

qui a été mis en vibration continue à vibrer après que le mouvement initial a cessé d'exister : ce corps est devenu un véritable corps sonore. On dit dans ce cas qu'il y a *résonance.*

Il est à remarquer que ce mot se trouve pris ici dans un sens différent de celui que nous avons indiqué plus haut (752).

Lorsqu'un corps vibrant ainsi par résonance devient un corps sonore, non seulement il continue à produire un effet après la cessation du mouvement initial, mais tant que celui-ci existe, il ajoute son effet, si bien que l'intensité du son perçu en est augmentée, il y a *renforcement* du son.

Mais des conditions spéciales sont nécessaires pour que cet effet puisse se produire : il faut que le corps qui reçoit le mouvement vibratoire soit susceptible de prendre par lui-même, sous d'autres influences, un mouvement vibratoire dont les vibrations aient la même durée ; il faut que ce corps, mis directement en vibration, puisse donner naissance à un son de même hauteur que le son qui correspond au mouvement vibratoire qui lui est transmis.

Des observations diverses mettent le fait en évidence : on sait, par exemple, qu'en chantant, on peut pour certaines notes faire vibrer un carreau, un verre, alors que d'autres notes ne produisent aucun effet; et les notes qui agissent sont celles que le carreau ou le verre peut produire quand on les fait vibrer directement par un choc. On sait également qu'une note exécutée à côté d'un violon ou d'un piano ouvert peut faire résonner nettement une corde de l'instrument, etc.

On peut faire l'expérience à l'aide de diapasons accordés pour donner la même note; on fait vibrer l'un d'eux et l'on place l'autre à quelque distance; presque aussitôt on entend le son produit par celui-ci, et ce son persiste, même si on arrête les vibrations du premier. Mais il suffit de surcharger l'un d'eux d'une boulette de cire, ce qui modifie le nombre de vibrations qu'il peut rendre, pour que la communication du mouvement vibratoire n'ait pas lieu, pour qu'il n'y ait pas résonance, renforcement.

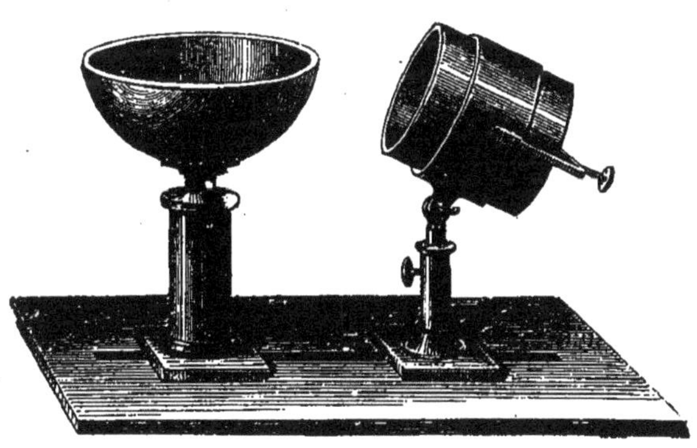

Fig. 378.

Enfin, on peut également faire l'expérience à l'aide d'un timbre placé sur un pied (fig. 378), en face d'un cylindre ouvert à une extrémité et dont le fond est mobile, de manière à ce que sa longueur puisse être modifiée à l'aide d'une vis. Si l'ouverture du cylindre est dirigée vers le timbre pendant que celui-ci résonne, on trouve une position du fond telle qu'il se produise un renforcement notable qui ne se manifeste pas pour les autres positions du fond. Une expérience directe montre que la position qui correspond au renforcement est telle que si l'on fait parler directement le tuyau, par un procédé quelconque, il rend seul précisément le son qu'il a renforcé.

757. — Comme nous l'avons indiqué dans quelques cas, un corps donné peut quelquefois être susceptible de vibrer de façons différentes; dans ce cas, chacun des sons qu'il peut rendre est susceptible d'être renforcé lorsqu'il est émis à côté.

Mais il y a quelques corps qui, à cause de leur forme principalement, ne peuvent vibrer que d'une seule manière et qui ne sont capables de renforcer qu'un seul son.

C'est sur cette remarque que sont basés les appareils qu'Helmholtz a désignés sous le nom de *résonnateurs*.

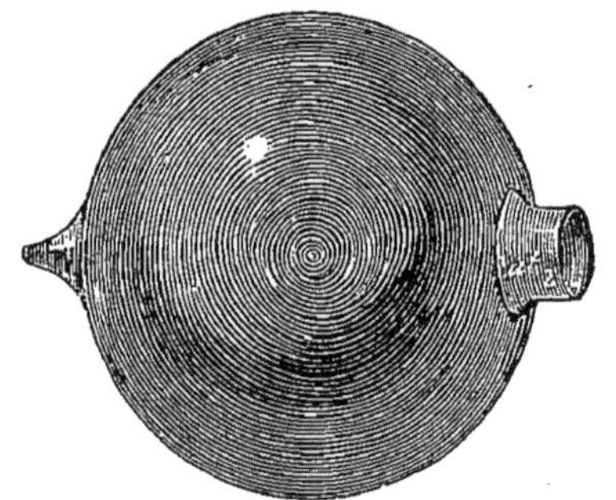
Fig. 379.

Un résonnateur (fig. 379) est une sphère généralement en laiton présentant en des points diamétralement opposés des ouvertures dont l'une est munie d'un ajutage légèrement conique, et dont l'autre est munie d'un tube cylindrique de faible longueur.

La masse d'air contenue dans un résonnateur est susceptible de vibrer, mais le calcul montre et l'expérience vérifie, comme nous allons le dire, qu'un seul mode de vibration est possible.

Pour se servir de l'appareil, on introduit l'ajutage conique dans une oreille, après avoir bouché l'autre aussi complètement que possible. Si alors dans le voisinage on produit successivement des sons différents, on reconnaît que, en général, ils sont à peine entendus, mais qu'il en existe un pour lequel la sensation sonore est très intense, le son éclate, pour ainsi dire, violemment. Pour ce son, et pour ce son seul, il y a donc renforcement.

L'action se produit de la même façon, et nous verrons que ce fait présente une grande importance, si l'on produit simultanément plusieurs sons. Il n'y a renforcement que si le son caractéristique existe parmi les sons produits.

L'expérience réussit également bien par la méthode objective, pour l'étude mécanique du mouvement vibratoire : au lieu de placer le résonnateur à l'oreille on adapte l'ajutage conique à un tube aboutissant d'autre part à une capsule manométrique placée dans le voisinage d'un miroir tournant ou d'un phénakisticope. La bande lumineuse que l'on voit reste à bord lisse pour tous les sons en général et n'est dentelée que pour un seul son, le son caractéristique qui produisait le renforcement pour l'oreille.

Le son caractéristique dépend des dimensions des résonnateurs pour chaque note.

Les résonnateurs sont quelquefois cylindriques : les bases présentent alors des ouvertures petites relativement au diamètre du cylindre. Ils jouissent des mêmes propriétés que les résonnateurs sphériques.

758. **Interférences.** — Nous avons dit que, en général, lorsque deux corps sonores produisant des sons de même hauteur étaient mis en action en même temps, l'intensité de la sensation était plus grande que celle correspondant à l'action d'un seul corps sonore. Mais il n'en doit pas toujours être ainsi; nous avons montré, en effet, que dans des conditions convenablement choisies, il peut y avoir interférence entre deux mouvements vibratoires, destruction réciproque de ces mouvements; dans ce cas, aucun son ne doit être perçu par un observateur qui a l'oreille à l'endroit où se produit l'interférence. C'est ce que montre l'expérience indiquée précédemment (707) dans laquelle on place l'oreille à l'extrémité du tube à laquelle on adaptait la capsule manométrique. Le son est perçu pour toutes les positions du tube à coulisse pour lesquelles l'examen de l'image de la flamme montre l'existence de dentelures; on ne perçoit aucun son pour la position du tube pour laquelle les dentelures ont disparu.

Dans ce cas, il suffit d'arrêter le passage des ondes d'un côté, par l'action d'un robinet, pour que l'observateur entende le son correspondant aux ondes parvenant par l'autre tube. Aussi énonce-t-on quelquefois d'une manière abrégée le résultat de cette expérience en disant que, dans des conditions convenables, un son ajouté à un son peut produire du silence [1].

Le phénomène des interférences peut être mis encore en évidence à l'aide de l'expérience suivante indiquée par Lissajous.

Une plaque circulaire (fig. 380) est mise en vibrations de manière à ne présenter que des lignes nodales diamétrales : on taille un disque de carton de même diamètre (fig. 381) et on y dessine des secteurs en nombre égal à celui des concamérations de la plaque; puis on découpe ce disque de manière à enlever les secteurs de deux en deux. On suspend cet écran par un fil placé en son centre et on le place au-dessus

1. L'expression est fautive, car il n'y a pas un *son*, c'est-à-dire une sensation auditive, ajouté à un son; il y a un mouvement vibratoire, cause de la sensation, ajouté à un autre mouvement vibratoire.

de la plaque de manière que les secteurs correspondent aux concamérations de celles-ci; puis on fait tourner l'écran de telle sorte que les lignes nodales soient au milieu des secteurs; on observe que le son

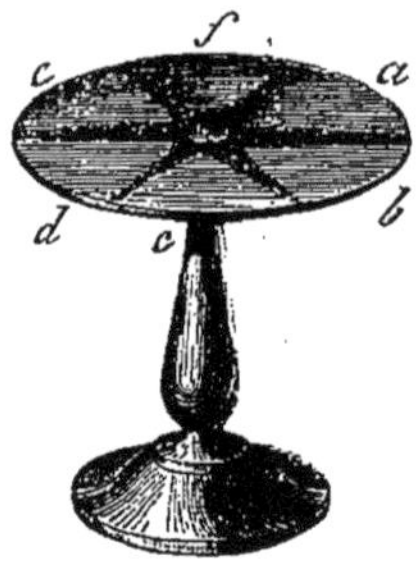

Fig. 380.

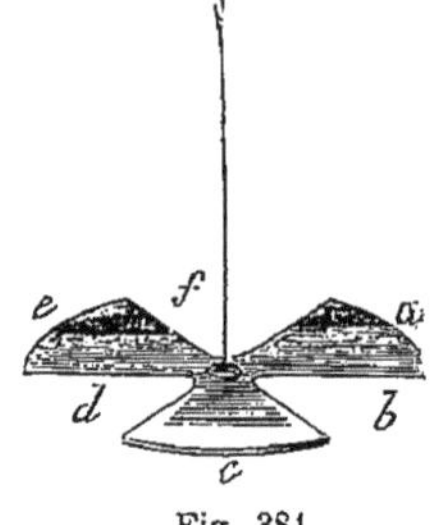

Fig. 381.

s'affaiblit lorsqu'on fait passer l'écran de la première position à la seconde.

Ce résultat s'explique aisément : nous savons en effet (715) que deux concamérations voisines vibrent toujours en sens contraire; la présence de l'écran, dans la première position, arrêtant la transmission des vibrations des concamérations de deux en deux, ne laissait parvenir à l'oreille de l'observateur que des vibrations concordantes qui devaient s'ajouter. Dans la deuxième position, par chaque découpure du disque, il arrive à l'oreille des vibrations provenant de deux demi-concamérations contiguës, c'est-à-dire des vibrations en discordance absolue; aussi l'effet sonore doit-il être diminué.

Dans certains cas, sans qu'il y ait absolument interférence, on observe des variations notables d'intensité du son, comme, par exemple, dans l'expérience suivante :

On a deux vases cylindriques A et B (fig. 382) de mêmes dimensions et un diapason D choisi de manière à ce que son mouvement vibratoire soit précisément celui que peut prendre la masse d'air contenue dans chacun des cylindres. Aussi, si on place le diapason vibrant au-dessus de l'un des cylindres, il y aura renforcement; le son perçu sera plus intense que lorsque le diapason vibre isolément. Mais si on répète l'expérience en plaçant le second cylindre perpendiculairement au premier, on entend à peine le diapason, au moins pour certaines positions de l'oreille : il y a interférence partielle entre les mouvements vibratoires des masses d'air des deux cylindres.

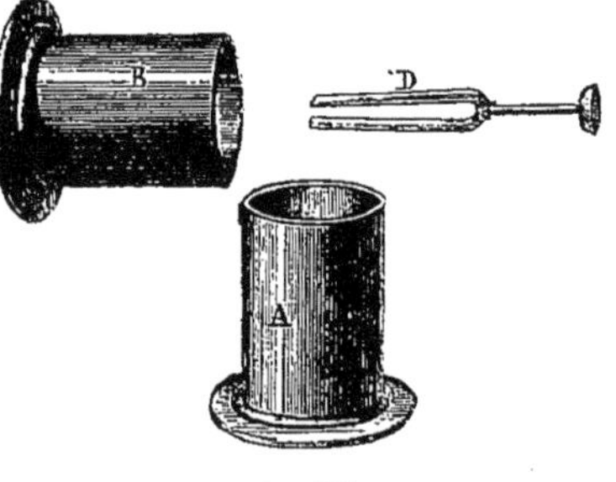

Fig. 382.

Les phénomènes d'interférence qui se produisent entre les ondes directes et les ondes réfléchies sur une surface plane peuvent également être observés à l'aide de l'oreille; nous avons dit qu'il se produit alors des nœuds fixes où il n'existe aucun mouvement vibratoire et des ventres fixes où le mouvement vibratoire atteint l'amplitude maxima. Or, comme Savart l'a reconnu, en déplaçant l'oreille entre un corps sonore et un mur, on trouve en effet des variations notables d'intensité, le son passant alternativement par un maximum et par un minimum; cette expérience permet même de mesurer la longueur d'ondulation λ, car nous savons que la distance d'un nœud au ventre le plus voisin est égale à $\frac{\lambda}{4}$.

759. **Hauteur.** — La distance à laquelle un corps sonore se trouve de l'observateur est sans influence sur la hauteur du son, au moins tant que cette distance est invariable. Il résulte en effet, de ce que nous avons expliqué sur la propagation du mouvement vibratoire, qu'il arrive dans un temps donné, en un point situé à une distance déterminée, autant de vibrations que le corps sonore en a émis.

Mais il n'en est plus ainsi si la distance du corps sonore à l'oreille varie. Supposons, par exemple, que le corps sonore étant fixe, l'observateur s'en rapproche. Il est clair qu'il recevra les diverses ondes plus tôt qu'il ne les aurait reçues s'il avait été immobile; il recevra donc dans un temps donné plus de vibrations, et le son paraîtra plus aigu. L'inverse se produira nécessairement si l'observateur s'éloigne du corps sonore et, par suite, le son paraîtra plus grave. Le résultat serait évidemment le même si l'observateur étant immobile, c'était le corps sonore qui se rapprochât ou qui s'éloignât.

C'est ce que des expériences diverses ont mis en évidence. Parmi celles-ci, nous signalerons seulement la suivante : un observateur est placé immobile à côté d'une voie de chemin de fer, tandis que sur une locomotive circulant sur cette voie on produit un son de hauteur invariable à l'aide d'une trompette. Lorsque la locomotive arrive vers l'observateur, celui-ci entend un son plus aigu que le son produit réellement, et brusquement le son baisse lorsque la locomotive, ayant dépassé l'observateur, s'en éloigne.

Il résulte évidemment des indications précédentes que si l'observateur s'éloignait assez vite du corps sonore, il n'entendrait plus aucun son. Il suffirait pour qu'il en fût ainsi que la vitesse fût supérieure ou seulement égale à la vitesse même de propagation du son.

760. **Timbre.** — D'une manière générale, on n'observe pas que le timbre d'un son soit changé par une variation de la distance à laquelle on se trouve du corps sonore.

Il semble en effet naturel que, si le mouvement vibratoire s'affaiblit par suite de l'éloignement, la forme, la loi qui caractérise ce mouvement subsiste, puisque, à chaque instant, l'affaiblissement doit se produire dans les mêmes proportions.

Nous dirons plus loin que le timbre peut être rapporté à l'existence de sons accessoires joints au son fondamental, ce caractère dépendant du nombre, de la hauteur et de l'intensité relative de ces sons accessoires. A ce point de vue également, on voit que la distance ne doit pas modifier le timbre, puisqu'elle ne change pas le nombre des sons, qu'elle ne modifie pas la hauteur de chacun d'eux et qu'elle les affaiblit tous suivant la même loi, ce qui ne change pas les valeurs relatives de leurs intensités.

CHAPITRE V

ÉTUDE DES CORPS SONORES

761. **Tuyaux sonores.** — Ainsi que nous l'avons dit, on appelle *corps sonore* un corps susceptible de vibrer dans des conditions telles que ses vibrations transmises à l'oreille puissent donner naissance à la sensation auditive.

Quels sont les corps sonores? comment peut-on les mettre en action? de quels éléments dépend le mouvement vibratoire qu'ils prennent? Telles sont les principales questions que nous aurons à passer en revue dans ce chapitre.

Tous les corps élastiques peuvent être utilisés comme corps sonores; mais en réalité, dans la pratique, on se sert seulement des solides et des gaz; nous nous en occuperons exclusivement.

Bien que, dans quelques cas, on utilise des masses d'air ayant leurs trois dimensions égales ou à peu près, comme dans les résonnateurs, c'est généralement sous la forme de colonnes dans lesquelles deux dimensions sont petites par rapport à la troisième, que l'air est employé comme corps sonore. Nous nous occuperons seulement de ce cas.

Les colonnes d'air qui vibrent sont contenues dans des tubes qui sont quelquefois rectilignes, mais qui peuvent être curvilignes : l'ensemble du tube et de la masse d'air qu'il renferme constitue un *tuyau sonore*.

762. — Il existe diverses manières de *faire parler* un tuyau sonore, c'est-à-dire de mettre en vibration l'air qu'il contient; nous allons indiquer les deux principales.

Les tuyaux à embouchure de flûte présentent à leur partie inférieure B (fig. 383) une ouverture que l'on adapte au tuyau porte-vent d'une soufflerie. Le courant d'air est dirigé par une surface inclinée vers une ouverture D percée dans la paroi latérale et dont le bord supérieur, sur lequel le courant d'air vient se briser, est taillé en biseau. Le frôlement du courant d'air produit un sifflement particulier qui met en vibration, par influence, l'air du tuyau qui agissant comme une sorte de résonnateur renforce considérablement le son qui correspond à ses dimensions.

Il importe de remarquer que l'air envoyé par la soufflerie ne traverse pas le tuyau, mais s'échappe en vibrant par la lumière et entretient ainsi par influence la vibration de l'air du tuyau.

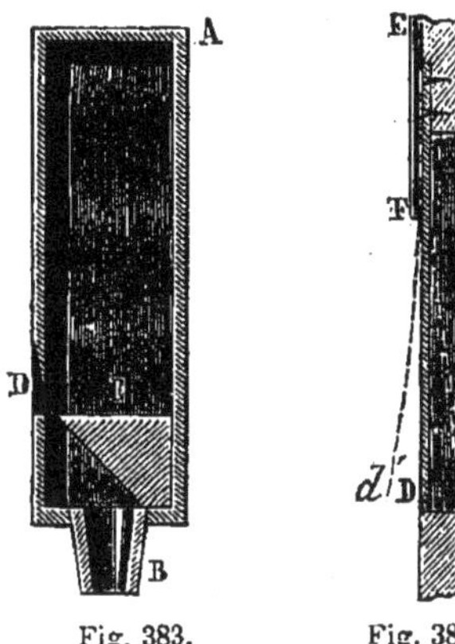

Fig. 383. Fig. 384.

Le sifflet est un tuyau court à embouchure de flûte : on retrouve la même disposition avec des conditions un peu différentes dans la flûte, lorsqu'on siffle dans une clef forée, etc. Il y a dans ces divers cas un courant d'air qui vient se briser contre un bord solide.

On fait aussi parler un tuyau à l'aide d'une *anche*, sorte de languette élastique qui vibre sous l'influence du courant d'air qui, dans ce cas, traverse le tuyau. Voici l'une des dispositions adoptées : soit BC (fig. 384) une ouverture pratiquée dans une paroi solide; une lame métallique FD faisant ressort et qui est fixée à une de ses extrémités, ferme presque exactement cette ouverture; en vibrant, cette languette ferme et démasque alternativement l'ouverture, soit qu'elle passe de part et d'autre en d et d' dans le cas de l'*anche libre*, comme l'indique la figure, soit qu'elle vienne s'appliquer contre les bords de l'ouverture qu'elle ne peut traverser, dans le cas de l'*anche battante*. La longueur de la partie vibrante peut être réglée entre certaines limites par le mouvement de la *rasette* EF, pièce métallique qu'on peut faire monter ou descendre.

L'anche est placée, à l'une ou l'autre des extrémités du tuyau, dans une position telle que l'air ne puisse s'échapper qu'en passant par l'ouverture BC. Sous l'influence du courant d'air, l'anche est écartée de sa position d'équilibre autour de laquelle elle oscille ensuite en produisant dans ce courant des vibrations qui se communiquent à la masse d'air contenue dans le tuyau qui, vibrant à son tour, renforce le son produit. Il faut évidemment qu'il y ait certaines relations entre le mouvement que prendrait l'anche si elle était seule et le mouvement que peut prendre la masse d'air : le cas le plus simple se présente lorsque les mouvements vibratoires sont de même durée; mais cette condition n'est pas indispensable et l'anche est contrainte, entre certaines limites, de vibrer synchroniquement avec l'air.

On trouve des dispositions qui se rattachent au système précédent dans quelques instruments de musique, le hautbois, la clarinette, le basson, etc.; il n'y a pas lieu d'insister sur les différences de forme, le procédé est le même au fond.

C'est également par l'action d'anches que l'on fait parler les instruments dits *à bocal*, comme la trompette, le cor : ce sont les lèvres de l'exécutant qui font fonction d'anches; on dit alors que ce sont des *anches membraneuses*. Cette forme est intéressante et nous aurons à signaler plus loin d'autres anches membraneuses.

763. — Nous avons déjà indiqué comment on peut reconnaître que l'air vibre dans un tuyau sonore; il est utile de vérifier que les parois ne jouent aucun rôle dans la production du son, au moins tant qu'elles sont rigides. On le reconnaît en prenant des tuyaux dont les dimensions intérieures sont les mêmes, mais dont les parois sont de nature différente, en bois, en métal, ou, tout en étant de même nature, ont des épaisseurs différentes. En faisant parler ces tuyaux, on entend des sons à l'unisson, par conséquent des sons correspondant à un même nombre de vibrations.

764. — Nous avons indiqué (710 et 711) quelles sont les conditions qui correspondent à un état vibratoire stable des tuyaux sonores; nous pouvons maintenant étudier la même question au point de vue acoustique, c'est-à-dire au point de vue des sensations auditives. Pour cela, il suffit de déterminer les nombres de vibrations qui peuvent prendre naissance dans un tuyau donné, ce qui fera connaître les sons correspondants.

Pour obtenir ces indications, nous avons à utiliser la relation $n\lambda = u$ (703), d'où l'on déduit :

$$n = \frac{u}{\lambda}.$$

En introduisant dans cette relation les valeurs de λ qui permettent un mouvement vibratoire stable, on arrive immédiatement aux énoncés suivants :

Un tuyau ouvert peut, dans des conditions convenables, rendre successivement des sons différents; les sons qu'il peut rendre correspondent à des nombres de vibrations qui sont respectivement :

$$2\frac{u}{4l},\ 4\frac{u}{4l},\ 6\frac{u}{4l}\ \ldots\ldots\ \text{ou}\ \frac{2u}{4l},\ 2\frac{2u}{4l},\ 3\frac{2u}{4l}\ldots$$

Un tuyau fermé peut, dans des conditions convenables, rendre successivement des sons différents; les sons qu'il peut rendre correspondent à des nombres de vibrations qui sont respectivement :

$$\frac{u}{4l},\ 3\frac{u}{4l},\ 5\frac{u}{4l}\ldots\ldots$$

De ces énoncés, nous déduisons les lois suivantes :

Un tuyau ouvert peut rendre successivement des sons dont les nombres de vibrations sont dans les rapports 1, 2, 3..., c'est-à-dire que le son le plus grave étant considéré comme un son fondamental, les autres sons forment la série complète des harmoniques de celui-ci.

Un tuyau fermé peut rendre successivement des sons dont les nombres de vibrations sont dans les rapports 1, 3, 5....., c'est-à-dire que le son le plus grave étant considéré comme un son fondamental, les autres sons forment la série des harmoniques impairs de celui-ci.

Pour un même tuyau, on peut, d'ailleurs, passer du son fondamental à un harmonique, soit en augmentant la pression de l'air, soit en modifiant la forme ou les dimensions de l'embouchure ou de l'anche.

765. — On vérifie ces lois directement par la sensation en produisant successivement les divers sons et reconnaissant qu'ils correspondent bien aux intervalles que présentent les harmoniques entre eux (740). On peut également faire une vérification plus exacte, en accordant successivement la sirène pour chacun des sons, et déterminant, comme nous l'avons indiqué, les nombres de vibrations correspondants.

On peut aussi reconnaître que lorsqu'un tuyau rend un des harmoniques du son fondamental, il se subdivise en concamérations égales qui se comportent comme si elles vibraient isolément. On prend, par exemple, un tuyau ouvert formé de segments égaux qui se vissent à la suite et dont la longueur a été prise égale à celle qui sépare deux ventres; on fait parler le tuyau de manière à produire l'harmonique correspondant à cette distance, puis on enlève successivement un ou plusieurs segments, et l'on reconnaît que la hauteur ne change pas.

Pour le cas des tuyaux fermés, on prend un tube dans lequel se déplace un piston et on lui fait rendre un son qui correspond à un des harmoniques lorsque le piston est à la partie supérieure. En enfonçant brusquement le piston d'une quantité égale à une ou plusieurs fois la longueur d'une concamération, c'est-à-dire de la distance qui sépare deux nœuds voisins, on reconnaît que la hauteur du son ne change pas.

766. — En comparant les nombres de vibrations du son fondamental correspondant à un tuyau ouvert $2\frac{u}{4l}$ et à un tuyau fermé $\frac{u}{4l}$, on voit que le premier son doit être à l'octave aiguë du second ; c'est ce que l'on reconnaît en faisant parler deux tuyaux de même longueur, l'un ouvert et l'autre fermé. On voit également que pour qu'un tuyau ouvert de longueur l produise le même son qu'un tuyau fermé de longueur l', il faut que l'on ait :

$$\frac{2u}{4l} = \frac{u}{4l'} \text{ ou } l = 2l',$$

c'est-à-dire qu'un tuyau fermé et un tuyau ouvert de longueur double produisent le même son.

On vérifie directement qu'il en est ainsi en se servant d'un tuyau ouvert présentant en son milieu une planchette pouvant glisser et dont une moitié est pleine, tandis que l'autre présente une ouverture; suivant que ce diaphragme est poussé d'un côté ou de l'autre, on a un tuyau ouvert ayant la longueur même du tube considéré ou un tuyau fermé de longueur moitié. On reconnaît directement que les sons produits dans les deux cas ont la même hauteur.

Enfin, on voit encore que, pour une même espèce de tuyaux, les nombres de vibrations correspondant au son fondamental sont en raison inverse des longueurs des tuyaux; le son est d'autant plus aigu que le tuyau est plus court. On vérifie également ce résultat en prenant des tuyaux de longueurs différentes et appréciant les intervalles directement, ou en évaluant les nombres de vibrations à l'aide de la sirène.

Ajoutons encore que la relation $n = 2\frac{u}{4l}$ pour les tuyaux ouverts est applicable si l'on fait parler le tuyau avec un gaz quelconque; u représente alors la vitesse de propagation dans ce gaz. Si donc on mesure n à l'aide de la sirène et si on connaît l longueur du tuyau, on pourra déterminer u : c'est ainsi qu'on a pu trouver la vitesse de propagation dans les divers gaz.

On peut même appliquer cette méthode aux liquides, en faisant parler un tuyau plongé dans un liquide à l'aide d'un courant du même liquide.

767. **Vibrations longitudinales des solides.** — Comme les gaz, les solides élastiques peuvent vibrer quelle que soit leur forme; mais on n'utilise guère que des solides ayant une dimension petite par rapport aux deux autres, ou deux dimensions petites par rapport à la troisième : ces solides peuvent vibrer longitudinalement ou transversalement; occupons-nous d'abord du premier cas.

Pour qu'un solide puisse vibrer longitudinalement, il faut qu'il soit rigide, soit qu'il s'agisse d'une *plaque* si une dimension est petite, ou d'une *verge* si deux dimensions sont petites. On provoque ces vibrations en produisant un frottement longitudinal, par exemple, s'il s'agit d'une verge en la frottant dans un sens déterminé à l'aide d'un morceau de drap saupoudré de colophane. L'expérience réussit également avec un verre de cristal, en appuyant sur le bord avec le doigt mouillé que l'on fait tourner d'une manière continue dans le même sens.

Les vibrations longitudinales n'ont pas d'applications, nous ne nous y arrêterons donc pas. Nous dirons seulement, en ce qui concerne les verges, que les vibrations suivent des lois analogues à celles des tuyaux sonores, et que comme pour ceux-ci on a pu déterminer la vitesse de propagation dans les solides par une méthode entièrement analogue à celle que nous avons signalée pour les gaz et les liquides.

768. **Vibrations transversales des solides.** — Au point de vue des applications, les vibrations transversales présentent un plus grand intérêt que les vibrations longitudinales; aussi donnerons-nous quelques détails. Les vibrations transversales peuvent se manifester même si le corps considéré n'est pas rigide; on considère alors les *membranes* si une seule dimension est petite, et les *cordes* si deux dimensions sont petites. Mais, alors, pour pouvoir vibrer, le corps doit être tendu.

Les vibrations transversales peuvent être obtenues par la transmission directe du mouvement vibratoire de l'air, au moins pour les membranes et les plaques. Plus souvent on les produit par un choc bref, s'il s'agit de cordes ou de verges en les écartant de leur position d'équilibre, en les pinçant et les abandonnant à elles-mêmes. Enfin, dans tous les cas, sauf pour les membranes, on peut utiliser l'action d'un archet saupoudré de colophane que l'on fait glisser transversalement en appuyant plus ou moins fortement.

Nous n'avons guère de résultats précis à signaler relativement aux membranes et aux plaques qui peuvent présenter des modes divers de vibrations en se subdivisant de façons différentes en concamérations. Dans le cas de plaques de forme régulière, les concamérations sont limitées par des lignes présentant des dispositions simples, par exemple des diamètres ou des circonférences concentriques pour les plaques circulaires, des parallèles aux côtés ou aux diagonales pour le cas de plaques carrées, etc.

D'une manière générale, on peut dire que le son est d'autant plus aigu pour une même plaque que le nombre des concamérations est plus grand.

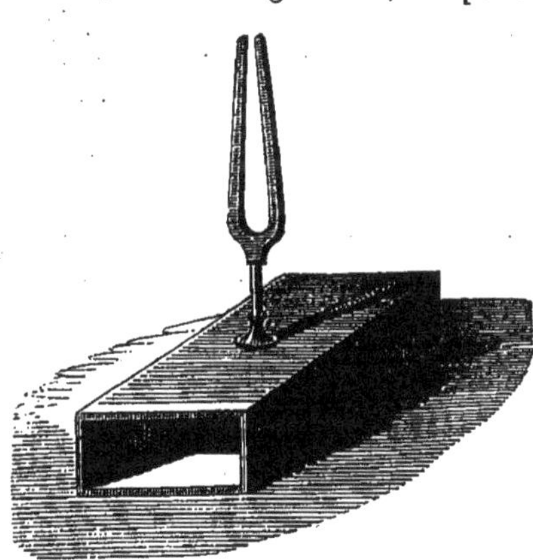

Fig. 385.

769. — Pour les verges, les lois qui lient les dimensions aux nombres de vibrations ne sont pas assez simples pour que nous les indiquions.

Les verges sont employées fréquemment sous la forme de diapasons comme nous l'avons déjà indiqué (fig. 385). Mais les sons auxquels ces diapasons donnent naissance sont peu intenses et ne peuvent être perçus qu'à petite distance, ce qui tient à ce que la verge en vibrant met en mouvement une petite masse d'air seulement. Le son prend une intensité plus considérable si, pendant que le diapason vibre, on place la tige qui lui sert de pied sur une lame élastique, une planche, une table. Le mouvement vibratoire du diapason est communiqué à cette lame qui entre en vibration et, à cause de sa grande surface, met en mouvement une grande masse d'air dont tous les points agissent comme des centres vibratoires pour envoyer à l'oreille une quantité d'énergie bien supérieure à celle que communiquait directement le diapason. Il est vrai que, par là même, le mouvement vibratoire du diapason s'épuise plus rapidement, le son dure moins longtemps.

On obtient un effet plus satisfaisant encore en montant le diapason sur une caisse en bois élastique renfermant une quantité d'air dont les dimensions ont été choisies de manière que le son que peut produire cette masse gazeuse en vibrant soit le même que celui du diapason. Il y a renforcement notable dans ce cas, et, en réalité, ce n'est plus le son du diapason que l'on entend, mais celui produit par les vibrations de la masse d'air.

770. **Des cordes vibrantes.** — Les cordes vibrantes présentent un certain nombre d'applications et obéissent à des lois simples; aussi devons-nous insister quelque peu.

Disons d'abord que, comme pour les verges, les sons perçus sont peu intenses; aussi pour pouvoir faire les expériences plus commodément, on fixe les extrémités de la corde en deux points reliés invariablement à une *table d'harmonie*, lame en bois mince, élastique, qui agit comme nous l'avons expliqué précédemment. Souvent même cette lame est une des parois d'une caisse d'harmonie soutenant de l'air qui peut vibrer également et ajouter son effet à ceux de la corde et de la table.

Les expériences comparatives sur les cordes se font également à l'aide du *sonomètre* (fig. 386); c'est une caisse d'harmonie rectangulaire montée sur des pieds et sur laquelle on peut tendre, entre des chevilles placées aux extrémités, une ou deux cordes; en faisant tourner ces chevilles, on modifie la tension de la corde. Généralement une troisième corde fixée à une de ses extrémités passe sur une poulie et supporte à l'autre extrémité un poids qui la tend; on peut produire ainsi une tension variable, mais de plus, on connaît la valeur de la tension. Des chevalets mobiles sous les cordes permettent de limiter la partie qui vibrera; une échelle graduée en donne immédiatement la longueur.

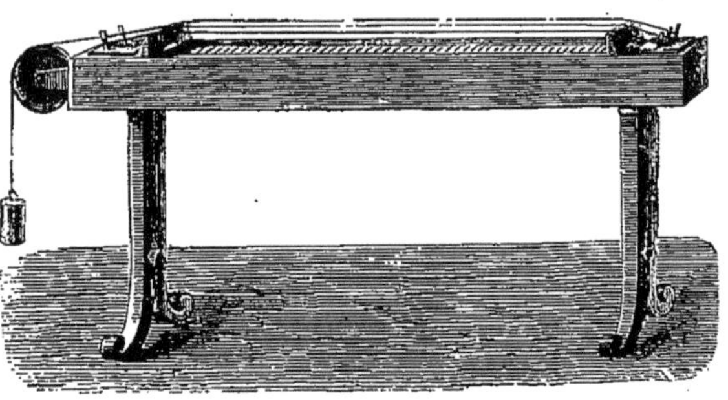

Fig. 386.

771. — Comme nous l'avons déjà indiqué, une corde peut vibrer de diverses manières; occupons-nous d'abord du cas où elle vibre dans sa totalité sans se subdiviser.

En faisant varier les éléments qui caractérisent une corde, savoir : la longueur, le diamètre, le poids spécifique, la tension, et évaluant les sons produits dans les divers cas, soit directement en appréciant les intervalles à l'aide de l'oreille, soit en déterminant les nombres de vibrations par la sirène, on parvient aux lois suivantes :

1re LOI. *Les nombres de vibrations sont en raison inverse de la longueur.*

2e LOI. *Les nombres de vibrations sont en raison inverse du diamètre.*

3e LOI. *Les nombres de vibrations sont en raison inverse de la racine carrée du poids spécifique.*

4e LOI. *Les nombres de vibrations sont proportionnels à la racine carrée des poids tenseurs* [1].

Ces diverses lois sont appliquées dans la construction et le mode de fonctionnement de divers instruments de musique.

Lorsqu'une corde se divise en concamérations, chacune de celles-ci vibre comme si elle était seule; on doit donc prévoir, et l'expérience vérifie, que la 1re des lois précédentes est applicable. Si l est la longueur d'une corde, les concamérations qui prennent naissance quand il se forme 1, 2, 3... nœuds intermédiaires ont pour longueurs respectivement $\frac{l}{2}$, $\frac{l}{3}$, $\frac{l}{4}$.... Les nombres qui correspondent à la vibration de la corde en totalité ou lorsqu'elle se subdivise, doivent être alors dans les rapports, 1, 2, 3, 4... C'est-à-dire que les sons obtenus successivement constituent la série complète des harmoniques du son fondamental correspondant à la corde vibrant dans sa totalité.

On vérifie ce résultat soit par l'appréciation directe des intervalles à l'aide de l'oreille, soit en déterminant les nombres de vibrations correspondant aux divers sons par l'emploi de la sirène.

772. **Production de sons simultanés.** — D'après ce que nous avons dit, en général, une corde, un tuyau, ne prennent pas un mouvement vibratoire simple (713); mais il y a superposition des divers modes de vibrations que le corps vibrant peut prendre séparément. L'existence

1. Ces diverses lois sont comprises dans la formule :

$$n = \frac{1}{lr}\sqrt{\frac{Pg}{\pi\delta}}$$

où n est le nombre de vibrations, l la longueur, r le rayon, δ le poids spécifique, P le poids tenseur, g l'accélération de la pesanteur et π le rapport de la circonférence au diamètre.

simultanée de ces divers modes de vibrations a une influence sur l'audition; elle explique le fait que nous avons signalé (725) que, en écoutant attentivement le son produit par une corde ou un tuyau, on peut entendre, si l'oreille est musicalement sensible, divers sons qui accompagnent le son fondamental. Ces sons correspondent aux modes divers de vibrations ajoutés à la vibration de totalité.

Pour les cordes, par exemple, ces sons directement entendus sont pour une corde donnant le son fondamental *ut*, par exemple, en nous arrêtant au 6e :

$$ut_1,\ ut_2,\ sol_2,\ ut_3,\ mi_3,\ sol_3,$$

qui, comme nous l'avons dit, ont été appelées harmoniques parce que ce sont les notes de l'accord parfait.

Mais si n est le nombre de vibrations du son fondamental, en se reportant aux valeurs indiquées dans la gamme (733), on voit que ces sons correspondent respectivement aux nombres

$$n,\ 2n,\ 3n,\ 4n,\ 5n,\ 6n,$$

c'est-à-dire qu'ils ne diffèrent pas des sons que nous avons indiqué comme ayant aussi reçu le nom d'*harmoniques* (725).

On voit d'autre part que ces sons sont ceux qui correspondant à la corde vibrant dans sa totalité ou par moitié, ou par tiers, ou par quart.... c'est-à-dire que ce sont les sons que la corde pourrait rendre isolément, que ce sont ceux qui correspondent aux modes vibratoires qui peuvent exister superposés.

773. — En écoutant avec soin des sons produits par des instruments différents, par exemple, on ne retrouve pas toujours les mêmes conditions. Pour le diapason, par la flûte, on n'entend rien autre chose que le son fondamental; dans d'autres cas, la série des sons ne paraît pas complète, etc.

L'observation directe est délicate et ne peut être appliquée par tout le monde. Mais on peut mettre en évidence d'une manière incontestable l'existence de ces sons, on peut les déterminer, les comparer. Il suffit pour cela d'employer des résonnateurs; en produisant un son à l'aide d'un instrument quelconque et plaçant successivement à l'oreille une série aussi complète que possible de résonnateurs, on reconnaît que le renforcement se produit toujours pour l'un d'eux qui correspond au son fondamental que l'on entendait directement, et que de plus, en général, le renforcement se produit pour un ou plusieurs autres résonnateurs, ce qui prouve la coexistence avec le son fondamental d'un ou de plusieurs autres sons. Si le corps sonore est une corde ou un tuyau, les sons accessoires ainsi mis en évidence sont des harmoniques du son fondamental.

Sous la forme que nous venons d'indiquer, la démonstration du fait que nous étudions est personnelle, propre à l'observateur. Mais il est facile de l'objectiver, de la rendre appréciable à un auditoire : il suffit pour cela d'adapter le résonnateur à une capsule manométrique et d'examiner la flamme dans un miroir tournant; lorsque la bande lumineuse sera dentelée pour un résonnateur, c'est que le son correspondant existera.

Au lieu d'examiner successivement l'effet de divers résonnateurs, on

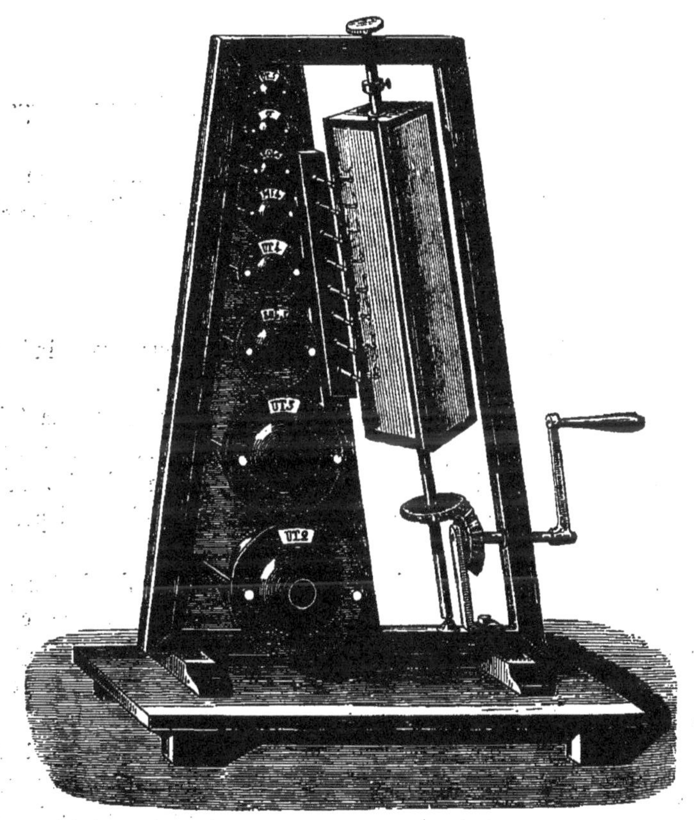

Fig. 387.

peut disposer l'expérience de manière que l'on voie immédiatement tous les sons qui coexistent.

Pour cela on prend une série de résonnateurs montés sur un même bâti, chacun d'eux communiquant par un tube de caoutchouc avec une capsule manométrique; toutes les flammes placées sur une même ligne sont dans le voisinage d'un miroir tournant dans lequel on voit autant de bandes lumineuses (fig. 387).

Pour pouvoir étudier ainsi tous les sons il est bon que l'appareil comprenne le plus grand nombre de résonnateurs possible. Souvent, au moins pour les expériences de démonstration, la série des résonnateurs correspond à un son déterminé, qui sera celui qu'on produira toujours, et à ses harmoniques successifs.

Il est facile de comprendre alors comment on se sert de l'appareil; on met en action un corps sonore quelconque dans le voisinage des résonnateurs de manière à produire un son de même hauteur que celui de l'un des résonnateurs. On voit alors nécessairement la bande lumineuse correspondante présenter des dentelures profondes; mais de plus, en général, d'autres bandes lumineuses présentent également des dentelures, quoique moins profondes; il faut en conclure que les sons correspondants existent en même temps que le son fondamental, quoique avec une intensité moindre.

En général, les sons accessoires qui sont ainsi mis en évidence sont des harmoniques du son fondamental, mais il n'en est pas toujours ainsi.

La méthode que nous venons d'indiquer et qui est due à Helmholtz, montre que les sons que nous percevons, en général au moins, ne correspondent pas à un phénomène simple; la sensation que nous éprouvons est complexe, quoique le plus souvent nous ne nous en apercevions pas.

Cet appareil, qui permet ainsi de reconnaître les sons simples qui existent dans un son, ou dans un bruit quelconque, fait en réalité l'analyse des sons, en dissociant la sensation complexe en sensations simples, élémentaires.

774. **Origine du timbre.** — L'étude de sons divers, produits par des corps sonores différents, montre que la série des sons accessoires n'est pas la même dans tous les cas. Comme d'autre part, les *timbres* des sons produits par des corps sonores différents ne sont pas les mêmes en général, il est naturel de rechercher s'il n'y a pas une relation entre ces deux indications : il suffit d'analyser, comme nous venons de le dire, des sons de même timbre ou de timbres différents et de noter dans ce cas, le nombre, la nature et l'intensité relative des sons accessoires existants.

Si on opère sur des sons de même timbre, on trouve toujours les mêmes harmoniques avec la même intensité relative; si on opère sur des sons de timbre différent, on observe qu'il y a des différences dans les sons accessoires qui accompagnent le son principal, soit que le nombre des sons accessoires ne soit pas le même, soit que les sons accessoires existants ne présentent pas les mêmes intervalles avec le son fondamental, soit enfin que les sons accessoires n'aient pas la même intensité relative.

Il résulte de là que le timbre est lié à l'existence de sons accessoires joints au son fondamental, sons accessoires que nous n'entendons pas en général et dont nous n'avons conscience que lorsque nous écoutons attentivement. Nous pouvons donc dire :

Le timbre d'un son résulte de la fusion inconsciente des sensations dues à la coexistence de sons accessoires joints au son fondamental.

Nous avons dit précédemment que le timbre est lié à la forme de la vibration : il importe d'indiquer qu'il n'y a pas contradiction entre cette idée et celle que nous venons d'exprimer.

En effet, la forme, la loi d'une vibration simple étant connue, on peut trouver la loi du mouvement vibratoire résultant de l'addition à cette vibration d'un ou de plusieurs mouvements vibratoires, et la loi est changée par cette addition, la forme de la vibration est modifiée. Il se passe quelque chose d'analogue à ce que nous avons dit pour les vibrations des cordes, où l'on voit, matérialisé, le changement de forme de la vibration.

Donc, en disant que des sons accessoires sont joints au son fondamental, nous disons par là même que la forme de la vibration change; les deux énoncés relatifs aux causes desquelles dépend le timbre ne sont pas contradictoires : le second énoncé entraîne nécessairement le premier.

Une question doit se poser cependant, car si les deux énoncés ne sont pas contradictoires, ils ne sont pas identiques. En effet, considérant un son fondamental et un seul son accessoire, pour simplifier; la coexistence de ces deux sons donnera des mouvements vibratoires dont la loi, la forme dépendront de la concordance ou de la non-concordance entre les instants du début des vibrations correspondant à ces deux sons. A pl forte raison en sera-t-il ainsi s'il y a plus d'un son accessoire.

Ainsi un son fondamental et des sons accessoires déterminés étant donnés, il peut y avoir des formes différentes de vibration. On doit demander si à chaque forme absolument correspond un timbre différent; ou si, malgré la différence de forme, le son conserve le même timb tant qu'il n'y a pas de variation dans les sons accessoires.

Sur cette question les expérimentateurs ne sont pas d'accord : nous ne pourrions, sans être entraîné trop loin, indiquer les expériences qui ont été faites en vue d'arriver à une solution. Il y a donc là un point douteux, mais il porte sur un détail, et le doute qui existe ne peut infirmer l résultats principaux auxquels nous sommes arrivés :

Des sons de timbre différent ont nécessairement des vibrations forme différente.

Le timbre est lié aux sons accessoires qui accompagnent le son fondamental.

On peut se demander, à un autre point de vue, quelle est l'origine d ces sons accessoires. La réponse est contenue implicitement dans le fait que nous avons signalé, pour les cordes notamment, qu'un corps sonore qui peut vibrer successivement de diverses manières, peut aussi avoir un mouvement qui résulte de la superposition, de l'addition de ces divers modes simples de vibrer. Les sons accessoires sont dus aux modes de vibration qui se sont ajoutés au mode simple qui donne le son fondamental.

775. — En reproduisant les conditions qui correspondent à un timbre donné, c'est-à-dire en faisant entendre simultanément un son fondamental et les sons accessoires dont on a reconnu l'existence et en donnant à chacun d'eux une intensité convenable, on devrait arriver à reproduire le son avec son timbre propre. En un mot on devrait pouvoir faire la synthèse des timbres après en avoir fait l'analyse.

On y est arrivé dans quelques cas : c'est ainsi que dans l'orgue, afin d'avoir des sons d'un timbre éclatant, on a établi des *jeux de fourniture*, c'est-à-dire des jeux dans lesquels on fait parler pour une note, en même temps que le tuyau qui donne cette note, d'autres tuyaux donnant ainsi des sons accessoires que l'auditeur ne distingue pas aisément, mais par lesquels il est impressionné d'une manière particulière, il perçoit un timbre spécial.

Helmholtz a construit un appareil permettant de combiner à volonté dans des conditions variées un son donné et ses harmoniques. Cet appareil est formé d'une série de résonnateurs correspondant à un son et à ses premiers harmoniques : l'ouverture de chacun d'eux est fermée par une lamelle métallique qu'on peut déplacer en agissant sur les touches d'un clavier de manière à démasquer plus ou moins complètement cette ouverture. Enfin, devant chacune de celles-ci se trouve un diapason entretenu électriquement de manière à vibrer d'une manière continue; chaque diapason vibre à l'unisson de la masse d'air du résonnateur correspondant.

Les diapasons étant tous en vibration produisent un son très peu perceptible tant que les ouvertures des résonnateurs restent masquées; mais dès que l'une d'elles est démasquée le phénomène du renforcement se produit, le son du diapason devient très perceptible à distance, et il est perçu par l'observateur avec une intensité d'autant plus grande que l'ouverture est plus complètement démasquée.

On démasque alors complètement l'ouverture du résonnateur correspondant au son fondamental et on fait fonctionner un ou plusieurs autres résonnateurs avec une intensité moindre que celle du son fondamental. A chaque combinaison des sons accessoires correspond un timbre particulier; mais il faut reconnaître que l'appareil ne donne pas tous les résultats qu'on pouvait espérer, et que les différences de timbre observées sont bien loin d'être aussi nettes que celles qui correspondent à des sons produits par des instruments différents.

CHAPITRE VI

PHONATION. — AUDITION

776. **Phonation.** — Les questions qui se rapportent à la phonation et à l'audition sont plutôt du domaine de la physiologie que de celui de la physique; aussi nous ne nous proposons pas de traiter ici le sujet complètement, mais seulement d'indiquer sommairement comment les données principales qui s'y rattachent sont liées aux lois physiques que nous avons signalées.

On désigne sous le nom de *phonation* l'ensemble des phénomènes qui, chez l'homme et les animaux, concourent à la formation de la voix et de la parole. Nous ne nous occuperons cependant pas des actions qui amènent la production, dans la trachée-artère, d'un courant d'air dont l'existence est nécessaire à la production de la voix. Ce courant d'air est produit par la contraction de la cage thoracique.

L'organe essentiel de la phonation est le larynx; les cavités buccale et nasale jouent également un rôle important dans la production des sons.

Le larynx est un conduit cartilagineux à pièces multiples et mobiles par lequel s'établit la communication aérienne entre l'atmosphère et la trachée-artère. Situé sur la ligne médiane, il est constitué par une charpente cartilagineuse dont les diverses pièces sont réunies par des ligaments et unies par des muscles.

En nous arrêtant seulement aux parties qui jouent un rôle dans la phonation, nous signalerons les parties suivantes dans le larynx :

Le cartilage cricoïde est en forme d'anneau, étroit en avant, beaucoup plus large en arrière : il a été comparé à une bague dont le chaton serait en arrière; il repose sur le premier anneau de la trachée-artère auquel il est relié par une membrane.

Le cartilage thyroïde occupe la partie antérieure et supérieure du larynx : il est comme formé par deux lames quadrilatères qui sont soudées en se réunissant à angle aigu par leur bord antérieur; il est relié en avant au cartilage cricoïde par une membrane qui forme la partie antérieure du canal traversé par l'air. Ce cartilage est articulé par deux facettes latérales avec le cricoïde.

Les cartilages aryténoïdes, situés en arrière, au nombre de deux, ont une forme rappelant un peu celle d'une petite pyramide triangulaire. Chacun d'eux est articulé avec le cricoïde.

Des ligaments, au nombre de deux de chaque côté, unissent le thyroïde aux aryténoïdes : les deux ligaments inférieurs sont ce qu'on appelle les *cordes vocales* ou *rubans vocaux*; ils laissent entre eux un intervalle appelé *glotte*. Les ligaments supérieurs, moins importants, sont quelquefois désignés sous le nom de cordes vocales supérieures : ils ne jouent pas un rôle actif dans la phonation.

Des muscles qu'il est inutile d'énumérer existent entre les divers cartilages qu'ils peuvent mouvoir. C'est ainsi que le thyroïde peut prendre un mouvement de bascule qui modifie la tension des cordes vocales; les aryténoïdes peuvent également être portés un peu en arrière, ils peuvent être rapprochés l'un de l'autre; dans le premier cas, le déplacement a pour effet de tendre les cordes vocales et d'ouvrir la glotte à la partie postérieure; dans le second cas, le déplacement ferme la glotte.

La surface interne du larynx est tapissée par une membrane muqueuse qui se continue en bas avec celle de la trachée, en haut avec les muqueuses buccale et pharyngienne.

Les cordes vocales qui adhèrent par leur bord externe avec la paroi, mais qui sont libres par leur bord interne, sont tapissées par la membrane muqueuse.

777. — Comment se produit le son dans la voix, chez l'homme que nous étudierons exclusivement? Comment peuvent se produire les variations qui amènent les différences d'intensité, de hauteur et de timbre? Telles sont les questions qui se posent naturellement.

Dans la production de la voix, un mouvement vibratoire se manifeste dans le larynx; en employant la méthode directe d'enregistrement, M. Rosapelly a pu mettre en évidence les vibrations du larynx tout entier.

Mais, plus spécialement, ce sont les cordes vocales qui vibrent, comme il est possible de s'en assurer par l'examen laryngoscopique pratiqué sur un individu qui parle ou qui chante.

Les vibrations des cordes vocales peuvent se produire toutes les fois qu'un courant d'air traverse le larynx et quel qu'en soit le sens; mais dans les conditions normales, le son n'est produit que pendant l'expiration.

Les cordes vocales tendues constituent des lamelles élastiques placées sur le trajet du courant d'air et laissant entre elles un intervalle qui peut être très réduit, la glotte; ce courant d'air tend à les déplacer en élevant les bords, ce qui augmente la section libre; mais, en vertu de leur élasticité, les cordes vocales écartées de leur position d'équilibre vont tendre à y revenir et dépassant cette position vont se mettre à vibrer; elles produiront donc des variations dans la section de l'ouverture par laquelle l'air s'écoule, c'est-à-dire que l'effet sera le même que celui que nous avons indiqué pour les anches, et que l'air entrera en vibrations. Les cordes vocales jouent donc le rôle d'anches membraneuses et se comportent d'une manière analogue aux lèvres dans la production du son dans les instruments à bocal.

Bien entendu, le son perçu n'est pas celui qui correspondrait aux vibrations des cordes vocales; mais ces vibrations provoquent, entraînent la mise en mouvement vibratoire de l'air contenu dans la trachée, dans la bouche, dans les fosses nasales, et c'est l'ensemble de ces vibrations qui, arrivant à l'oreille de l'observateur, donne naissance à la sensation auditive.

Il n'est pas douteux que la production du son dans la voix ne soit dû aux vibrations des cordes vocales : il est possible de provoquer des sons, non pas identiques, mais analogues à ceux de la voix en faisant parler un larynx artificiel dans lequel les cordes vocales sont remplacées par deux lamelles de caoutchouc fixées à l'extrémité d'un tube de verre de manière à être maintenues sur le pourtour, mais à avoir le bord médian libre. En produisant le passage d'un courant d'air, on voit vibrer les bords libres, et on entend un son : ce son est un peu rauque, il est vrai; mais on peut l'adoucir en enveloppant les lamelles de caoutchouc d'une feuille de même substance très mince, doublant les lamelles comme la muqueuse recouvre les ligaments.

D'autre part, on a pu faire vibrer par le passage d'un courant d'air, des larynx frais de porc, et en produisant une tension suffisante des cordes vocales, il y a eu production d'un son.

Enfin, et cette preuve serait suffisante, des observations laryngoscopiques maintes fois répétées ont montré que dans tous les cas où l'une des cordes vocales ou les deux présentaient une altération quelconque, susceptible de gêner ou d'empêcher le mouvement vibratoire, la voix était modifiée plus ou moins profondément, ou même qu'il y avait *aphonie*.

778. — Les variations d'intensité peuvent être assez notables, en général, depuis la parole à peine prononcée, la parole à voix basse (non la parole chuchotée) jusqu'au chant à gorge déployée, suivant l'expression consacrée, jusqu'au cri qui se fait entendre à grande distance.

Ces variations sont liées à l'amplitude plus ou moins grande des vibrations des cordes vocales, et cette amplitude dépend de la force du courant d'air expiré. Le fait est trop connu, trop usuel pour qu'il y ait lieu d'insister.

Il résulte, comme conséquence nécessaire, que pour un individu déterminé, la durée du son qu'il pourra produire par une même expiration sera d'autant moindre que l'intensité du son émis sera plus considérable.

779. — La hauteur des sons produits par l'homme est très variable; pour un même individu, elle varie entre certaines limites plus ou moins distantes et, en outre, ces limites sont très variables d'un individu à un autre; c'est ainsi que d'une manière générale on peut dire que pour les femmes et les enfants les limites sont plus aiguës que pour les hommes.

Par exemple, si nous considérons les voix ordinaires, celles sur lesquelles on peut compter dans les chœurs, on trouve que les femmes peuvent donner des sons compris à peu près entre mi_2 correspondant à

320 vibrations pour les contraltos et sol_4 correspondant à 1536 vibrations pour les sopranos. De même pour les voix d'hommes on peut trouver des sons entre les limites suivantes : fa_1, de 172 vibrations pour les basses jusqu'à la_3, de 853 vibrations pour les ténors.

L'étendue de la voix est variable d'un individu à l'autre ; en général elle est environ de deux octaves.

Mais ces diverses limites qui correspondent à des moyennes sont fréquemment dépassées ; Tamberlick et plusieurs autres ténors ont donné l'*ut dièze*$_4$, de 1088 vibrations, tandis que Fischer faisait entendre le fa_0 de 85 vibrations ; d'un autre côté Mozart raconte que la Bastardella a atteint l'ut_6 de 4096 vibrations.

Comme étendue considérable de la voix, nous citerons Forster dont la voix était comprise entre la_0 de 107 vibrations et la_3 de 853 vibrations ; et la Sessi dont la voix s'étendait d'ut_2 à fa_5, soit de 256 à 3211 vibrations.

780. — La hauteur des sons de la voix semble en relation avec les modifications qui peuvent se produire dans les cordes vocales, surtout avec la tension, peut-être avec la forme et les dimensions de la glotte. Ces conclusions sont d'accord avec ce que l'on sait des vibrations des membranes en général.

En opérant sur des larynx artificiels disposés de manière à permettre des variations de longueur et de tension des lamelles de caoutchouc on arrive à obtenir des changements notables dans la hauteur du son produit. Muller a obtenu des effets analogues en opérant avec un larynx de porc et produisant des variations dans les cordes vocales à l'aide de tensions produites par des poids.

Nous avons vu que la disposition des cartilages et les actions des muscles ont pour effet de tendre plus ou moins les ligaments crico-thyroïdiens ou cordes vocales et de changer l'ouverture de la glotte. C'est à cette modification qu'il faut rattacher les variations de hauteur.

L'influence de la longueur absolument est mise en évidence par ce fait que chez les hommes les cordes vocales ont de 25 à 30 millimètres de longueur, tandis qu'elles n'ont que de 18 à 22 millimètres chez les femmes.

781. — Reste la question de timbre qui doit s'entendre comme nous l'avons dit, aussi bien des caractères désignés vulgairement sous ce nom que des différences qui existent entre les diverses voyelles.

Bien entendu, les considérations générales relatives au timbre sont applicables dans ce cas : les voyelles, par exemple, pour nous occuper des questions les plus importantes, sont caractérisées par des formes diverses de vibrations, comme le montre l'expérience faite directement avec la capsule manométrique et le miroir tournant (741).

De même aussi que pour les autres sons, on peut dire que le timbre d'une voyelle dépend des sons accessoires qui accompagnent le son fondamental, sons accessoires dont l'emploi de résonnateurs permet de vérifier l'existence.

Deux questions se posent alors : quels sont le nombre et la nature des sons accessoires qui caractérisent une voyelle déterminée? Quelle est l'origine de ces sons accessoires?

La recherche des sons accessoires peut se faire à l'aide des résonnateurs; on peut employer aussi une méthode due à Donders : on dispose la cavité buccale pour prononcer une voyelle déterminée, mais on n'émet pas le son, et on fait passer devant la bouche une série de diapasons vibrant, qu'on entend peu en général; mais le son est renforcé et s'entend très bien quand il est à l'unisson de celui que peut produire l'air de la cavité buccale.

Nous ne donnerons pas la liste des sons caractéristiques des voyelles· outre que ces résultats appartiennent plutôt à la physiologie, les différents savants qui se sont occupés de la question ne sont pas d'accord s la hauteur de ces sons.

782. — La cause de la variation de timbre, notamment pour la produ tion des voyelles, est certainement les changements qui se produisent da la forme et les dimensions de la cavité buccale, de son orifice. Toute la ma d'air qui est en relation avec l'air expiré sortant du larynx doit vibrer plus ou moins complètement, comme d'ailleurs sans doute l'air comp dans la trachée-artère. On sait d'ailleurs que pour produire une voy déterminée il faut donner à la langue, aux lèvres, une position absolumen caractéristique; on sait aussi que les fosses nasales interviennent ou non

La question paraît nettement élucidée pour le timbre des voyelles il n'en est pas ainsi pour les différences de timbre qui correspondent ce qu'on appelle la *voix de tête* et la *voix de poitrine*. On a cher la cause de cette différence dans un mode spécial de vibrations des cord vocales; mais il n'est pas prouvé que telle soit l'origine des caracté particuliers correspondant à ces timbres différents; il ne serait pas impossible que cette origine dût être cherchée dans des différences dans l mode de vibration de la masse d'air contenue dans la cavité buccale.

783. **Audition.** — L'audition est la mise en action de l'organe de l'o qui donne naissance aux sensations auditives : par elle nous entendons, par elle nous différencions les sons.

L'oreille, organe de l'ouïe, sert à transmettre au nerf auditif les vib tions produites par les corps sonores. Dans les conditions ordinaires, l vibrations sont transmises du corps sonore à l'oreille par l'intermédiai de l'air, mais cette condition n'est pas nécessaire et la transmission pe se produire par tout autre intermédiaire. C'est ainsi qu'on perçoit le produit par un corps vibrant même lorsque les oreilles sont complèteme bouchées, si les vibrations sont communiquées à la boîte crânienne un corps solide interposé.

Cette remarque est intéressante, car elle permet d'établir une distinction dans les cas de surdité : cette infirmité peut provenir, en effet, soit d'un état anormal de l'oreille qui ne transmet pas au nerf auditif les vibrations aériennes, soit d'un état de dégénérescence du nerf auditif ou du système nerveux central, état par suite duquel les vibrations communiquées au nerf ne font plus naître la sensation. Pour faire le diagnostic entre ces deux cas, il suffit en général d'appliquer sur la boite crânienne le pied d'un diapason que l'on fait vibrer : les vibrations sont alors transmises au nerf par les parties solides. Si l'oreille seule est atteinte et que le nerf soit intact, le son est perçu ; aucune sensation ne prend naissance, au contraire, si c'est le nerf qui est altéré.

784. — L'oreille comprend trois parties distinctes : l'oreille externe formée du pavillon et du canal auditif; elle se termine à la membrane du tympan qui la sépare de l'oreille moyenne, cavité communiquant avec l'arrière-bouche et comprenant la chaîne des osselets qui met en relation la membrane du tympan avec l'oreille interne, cavité remplie de liquide dans laquelle viennent aboutir les derniers filets du nerf auditif.

Etudions séparément ces trois parties.

Le *pavillon de l'oreille* est constitué par un cartilage de forme générale ovalaire, libre sur une partie de son étendue et fixé en avant et en dedans d'une manière solide au pourtour du canal auditif ; quelques petits muscles et des ligaments réunissent les diverses pièces qui constituent ce cartilage qui est recouvert d'une peau fine et adhérente. Ce pavillon présente des saillies et des enfoncements d'une certaine régularité.

Le *canal auditif* est un canal osseux légèrement coudé, tapissé de tissu fibreux et de tissu cartilagineux qui se continue avec le cartilage du pavillon.

Le rôle du canal auditif est d'amener à la membrane du tympan qui le termine postérieurement les vibrations aériennes qui parviennent à son orifice externe. Le rôle du pavillon est moins nettement défini ; il paraît impossible d'admettre que, comme on l'a dit quelquefois, les saillies qu'il présente aient pour effet de faire réfléchir vers l'orifice du canal auditif les vibrations aériennes qui arrivent dans une direction quelconque; mais il se peut que, sous l'influence de ces vibrations, le pavillon vibre transversalement et communique au cartilage qui tapisse le conduit auditif des vibrations qui deviennent longitudinales et sont transmises de nouveau sous forme de vibrations transversales à la membrane du tympan, ajoutant leur effet à celui des vibrations transmises par l'air du canal.

L'oreille moyenne ou *caisse du tympan* est une cavité intermédiaire dont les parois présentent quatre ouvertures : la première, qui forme la paroi externe, est fermée par le *tympan*, membrane fibreuse à peu près circulaire insérée par tout son bord dans l'os temporal ; en son centre s'insère l'un des osselets de l'ouïe, le marteau qui, par ses liaisons d'autre part, tend la membrane du tympan vers l'intérieur de la caisse.

Une seconde ouverture est l'orifice postérieur de la *trompe d'Eustache* qui aboutit par son autre extrémité à la partie supérieure et latérale du pharynx. A cause de l'existence de ce canal, l'air contenu dans la caisse du tympan est toujours, dans les conditions normales, à la même pression que l'air extérieur, ce qui rend plus faciles les vibrations du tympan; ces vibrations seraient gênées si, au contraire, il existait une différence de pression entre les deux faces.

Enfin les deux dernières ouvertures, la *fenêtre ronde* et la *fenêtre ovale*, situées sur la paroi interne, sont fermées par des membranes qui séparent la caisse du tympan de l'oreille interne.

La caisse du tympan est traversée par une chaîne de petits os appelés *osselets de l'ouïe*, le marteau, l'enclume, l'os lenticulaire et l'étrier. Comme nous l'avons dit, le marteau est fixé au centre de la membr du tympan; l'étrier est terminé par une base qui oblitère complètement la fenêtre ovale dans laquelle il est fixé.

Les osselets sont reliés entre eux par des ligaments et par de peti muscles qui paraissent pouvoir donner une rigidité plus ou moins complète à la chaîne entière.

Cette chaîne solide reçoit à une extrémité, par le marteau, les vibrations de la membrane du tympan et les transmet au liquide qui remplit l'oreille interne et qui est ainsi en contact avec la base de l'étrier.

L'oreille interne est une cavité existant dans l'os temporal; sa forme est assez complexe. Elle comprend d'abord une partie irrégulièremen ovoïde, le *vestibule*, dans laquelle se trouve la fenêtre ovale; on y rencontre également les orifices des *canaux semi-circulaires*, petits cana assez réguliers en forme de demi-cercle et dont les plans sont perp diculaires entre eux; enfin, on y trouve également le point de départ d *limaçon*, canal spiral qui décrit deux tours et demi de spire. Ce canal est divisé en deux étages, pour ainsi dire, par la *lame spirale*, mi-parti osseuse, mi-partie membraneuse, dans laquelle viennent aboutir les derniers filets du nerf auditif : cette lame divise le canal en deux rampes, la rampe supérieure qui se termine inférieurement dans le vestibule, rampe inférieure qui, inférieurement, aboutit à la fenêtre ronde fermée par une membrane. Enfin ces deux rampes communiquent entre elles leurs extrémités supérieures par une ouverture pratiquée dans la lam spirale et nommée *hélicotrême.*

On conçoit que lorsque la chaîne des osselets aboutissant à la fenêtre ronde vibre, elle transmet ses vibrations à tout le liquide contenu dans l'oreille interne et notamment au liquide contenu dans les deux ramp du limaçon. Mais à cause de l'incompressibilité du liquide et de l'invariabilité des parois, le mouvement vibratoire ne pourrait avoir lieu, si la membrane qui ferme la fenêtre ronde n'entrait elle-même en vibration. Cette disposition assure particulièrement la production du mouvement vibratoire du liquide qui remplit les deux rampes du limaçon.

785. — Ainsi lorsqu'un mouvement vibratoire se propageant dans l'air parvient à l'oreille, il pénètre dans le canal auditif, se transmet à la membrane du tympan, puis à la chaîne des osselets et par leur intermédiaire au liquide de l'oreille interne. Les filets nerveux qui existent tant dans les membranes qui tapissent le vestibule que dans celles de la lame spirale sont donc soumis à des vibrations, condition nécessaire pour la production de la sensation, condition suffisante si les vibrations ne sont ni trop lentes, ni trop rapides (727).

Ces indications permettent de comprendre que la sensation auditive puisse prendre naissance; elles permettent aisément aussi de concevoir que la sensation soit plus ou moins intense suivant que les ébranlements communiqués aux filets nerveux sont plus ou moins forts.

Mais cela ne suffit pas, car il conviendrait d'expliquer à quoi tiennent les différences de sensation correspondant aux variations de hauteur et de timbre. A proprement parler, il suffirait de donner l'explication des différences correspondant aux variations de hauteur; le timbre résultant de la perception simultanée de sons accessoires joints au son fondamental, sa production résulterait de l'audition simultanée de divers sons; la fusion inconsciente de ces sons distincts n'est pas, très vraisemblablement au moins, une action physique, elle est physiologique ou psychologique, et nous n'avons pas à nous y arrêter.

786. — Il n'existe pas de théorie absolument satisfaisante de la possibilité de distinguer des sons de diverse hauteur : l'explication que nous allons indiquer et qui est due à Helmholtz est acceptable au point de vue physique, mais elle soulève des difficultés d'un autre ordre sur lesquelles nous n'insisterons pas.

Chacun des filets nerveux terminaux qui aboutit dans la lame spirale est relié à une fibre tendue ou à un fil rigide élastique; ces fibres et ces fils qui sont en très grand nombre, 3000 ou 4000, sont susceptibles de vibrer; et l'on admet que chacun vibre pour un mouvement vibratoire de période déterminée.

D'autre part, chaque filet nerveux, mis en action, produit une sensation déterminée, distincte de celle due à la mise en action d'un autre filet nerveux, la différence répondant au caractère de la hauteur.

Lorsqu'un mouvement vibratoire est communiqué à l'oreille interne et au liquide que celle-ci contient, si c'est un mouvement simple, il y a une fibre et une seule qui est mise en vibration, et, seul, le filet nerveux correspondant entre en action, produisant la sensation de hauteur qu'il peut fournir. S'il survient un autre mouvement vibratoire simple, la fibre que nous venons de considérer reste en repos, c'est une autre fibre qui vibre et le nerf correspondant donne une sensation auditive caractérisée par une hauteur différente. Ce serait là une action analogue au cas d'une série de résonnateurs dans laquelle un seul est mis en action par un son simple.

S'il arrive à l'oreille interne une vibration composée, soit qu'il s'agisse d'un accord formé de sons fournis par des instruments différents, soit qu'il s'agisse d'un son complexe émané d'un seul instrument d'un timbre déterminé, il y aura autant de fibres distinctes mises en vibrations qu'il y a de vibrations simples existant dans la vibration composée : il y aura mise en action des filets correspondants et de ceux-ci seulement, il y aura audition d'autant de sons de différente hauteur. Il pourra arriver, en prêtant attention, que ces divers sons soient perçus séparément, mais le plus souvent, il y aura fusion inconsciente, impossibilité de discerner les sons les uns des autres et la sensation sera celle d'un accord en général, et si ces sons ont entre eux certaines relations, ce sera celle d'un timbre déterminé.

Ainsi, nous le répétons, les fibres de Corti se comporteraient dans cette hypothèse comme des résonnateurs constituant une série très étendue; dans le cas d'un mouvement vibratoire composé, il y aurait autant de résonnateurs entrant en action, autant de flammes manométriques agitées, que le mouvement composé comprend de vibrations simples; si on regarde ces flammes dans un miroir tournant, à la manière ordinaire, on reconnaîtra ceux des résonnateurs qui vibrent : mais si, par une disposition quelconque, facile à imaginer, on superpose toutes les images, on aura une impression unique, résultant de la fusion des diverses vibrations simples. Le premier cas correspond à la possibilité de distinguer les sons simples constituant l'accord produit; le second cas correspond à la sensation du timbre.

Nous le répétons, cette hypothèse a suscité des objections sérieuses; mais nous n'en connaissons pas actuellement une autre qui soit physiquement acceptable; nous avons donc cru devoir l'exposer avec quelques détails.

LIVRE V

MAGNÉTISME. — ÉLECTRICITÉ

787. — Les phénomènes que nous avons étudiés dans les livres précédents présentent ce caractère commun de pouvoir être rattachés aux causes qui font naître en nous des sensations spéciales, sensations calorifiques, lumineuses, auditives; ils se différencient par là des phénomènes dont nous avons à nous occuper maintenant, *phénomènes magnétiques et électriques*, dont nous n'avons pas directement connaissance dans les conditions ordinaires. Sauf peut-être dans quelques cas pathologiques, un aimant ne nous impressionne pas autrement que ne ferait un morceau de fer ou d'acier; un fil parcouru par un courant, à moins que celui-ci ne soit très intense, ne peut être distingué par nous d'un fil inerte; un corps électrisé ne produit aucune action qui corresponde à une sensation spéciale. Les actions que nous éprouvons directement dans quelques cas ressemblent à des actions mécaniques, des secousses, des chocs; quelquefois les corps dont nous parlons nous font éprouver des sensations calorifiques ou lumineuses; mais celles-ci sont identiques à celles qui se produisent dans les conditions précédemment étudiées, et ne peuvent nous avertir de l'existence de phénomènes d'un autre ordre. Nous n'avons, en somme, ni sens magnétique, ni sens électrique; aussi, ne pourrons-nous étudier ces phénomènes que par l'observation de certains effet convenablement choisis.

Ces conditions établissent une différence essentielle avec les parties de la physique que nous avons précédemment étudiées. Elles expliquent pourquoi l'étude rationnelle des phénomènes magnétiques et électriques est récente.

Cette étude, d'ailleurs, a bénéficié de cette modernité : les relations de ces phénomènes entre eux et avec les autres phénomènes physiques et chimiques ont été plus rapidement et mieux établies et, sans craindre de rendre inutiles de nombreuses recherches antérieures, on a pu adopter, pour les mesures, un système de mesures réellement satisfaisant, comme nous le dirons.

Les phénomènes dont nous commençons l'étude correspondent à des effets divers entre lesquels on ne voit aucun lien direct; aussi avait-on d'abord cru nécessaire de leur attribuer des causes distinctes. On sait aujourd'hui que cette condition n'est pas nécessaire, et que les divers effets peuvent être expliqués par une cause unique; cependant, nous exposerons d'abord à part les phénomènes magnétiques qui se manifestent directement d'une tout autre façon que les divers phénomènes électriques; mais nous n'en donnerons pas immédiatement l'explication qui sera la conséquence de l'étude de l'électrodynamique qui viendra ultérieurement.

CHAPITRE PREMIER

MAGNÉTISME

788. **Aimants naturels et artificiels. Champ magnétique.** — On désigne sous le nom d'*aimants naturels* des pierres qui jouissent de la propriété d'attirer le fer : elles sont composées d'un oxyde de fer dont la formule est Fe^3O^4. Ces aimants auraient été trouvés d'abord aux environs de Magnésie, d'où le nom de *magnétisme* sous lequel on désigne l'ensemble des propriétés que possèdent les aimants.

L'oxyde Fe^3O^4, bien qu'il ait reçu le nom général d'oxyde magnétique, n'est pas toujours un aimant; préparé artificiellement, il ne possède jamais la propriété magnétique. D'autre part, un aimant naturel chauffé, puis refroidi brusquement, perd cette propriété.

Comme nous le dirons plus loin, on peut, par divers procédés, communiquer la propriété magnétique à des barreaux d'acier qui sont dits alors des *aimants artificiels.* C'est de semblables barreaux que l'on emploie généralement, parce qu'on peut leur donner la forme la plus commode pour les expériences.

Les aimants artificiels sont souvent rectilignes; ce sont alors des *barreaux aimantés* s'ils ont partout la même largeur, ce sont des *aiguilles aimantées* s'ils présentent la forme d'un losange très allongé. On emploie également des barreaux ayant la forme d'un U, auxquels on donne le nom d'*aimants en fer à cheval.*

789. — Le fer n'est pas le seul corps qui soit attiré par les aimants : le nickel, le cobalt et quelques autres substances présentent la même propriété; ces corps sont dits *magnétiques*. Mais l'action sur le fer est de beaucoup la plus énergique; aussi ce corps est-il le seul employé dans la pratique pour mettre en évidence ou pour appliquer les propriétés magnétiques.

Nous dirons plus loin que, en réalité, tous les corps subissent une action de la part des aimants; mais cette action, qui n'est pas toujours la même, d'ailleurs, est assez faible pour pouvoir être négligée d'une manière générale.

Non seulement l'attraction exercée par l'aimant sur le fer se manifeste par l'effort qu'il faut exercer pour séparer un morceau de fer appliqué contre un aimant, mais encore cette action se produit à distance, c'est-à-dire qu'un morceau de fer susceptible de se mouvoir et séparé d'un aimant se met en mouvement vers celui-ci. On met le fait en évidence à l'aide du pendule magnétique constitué par une petite bille de fer suspendue à l'extrémité d'un fil flexible; abandonné à lui-même, ce pendule constitue un fil à plomb et prend la direction de la verticale. Si on en approche un aimant, le pendule se dévie, s'incline vers l'aimant avec lequel il peut même se mettre au contact, malgré l'action de la pesanteur. On observe un effet analogue en plaçant un morceau de fer sur un disque de liège flottant sur l'eau; si on met un aimant dans le voisinage, l'équipage se met en mouvement jusqu'à ce que le contact s'établisse.

Des observations simples montrent immédiatement que la force attractive diminue lorsque la distance augmente.

Les attractions que nous signalons se produisent aussi bien dans le vide que dans l'air; elles se manifestent de même après l'interposition de certaines substances, après qu'on a placé entre l'aimant et le fer, du papier, du carton, du bois, du verre, etc.

Il va sans dire que, comme nous l'avons indiqué d'une manière générale (XXXVI), l'attraction est réciproque : si le fer est immobile et que l'aimant soit mobile, c'est celui-ci qui est attiré par le fer.

790. — On ne sait en réalité comment se produit cette action; mais on n'admet plus maintenant que, émanée de l'aimant, elle se manifeste directement sur le fer, sans intermédiaire : l'idée des actions *à distance* est abandonnée. Il faut donc penser que c'est par une communication d'action de proche en proche que l'action peut se manifester : d'après ce que nous venons d'indiquer, ce n'est pas par l'air que la propagation peut avoir lieu. Est-ce par l'éther? Faut-il imaginer une autre substance, différente de la matière et existant en même temps que l'éther? on ne sait.

Quoi qu'il en soit, on admet que la présence d'un aimant en un lieu produit dans l'espace environnant, au moins jusqu'à une certaine distance, une modification dont l'un des effets est de mettre en mouvement les morceaux de fer qui étaient en équilibre tant que cette modification ne s'était pas produite. On exprime cette idée, d'une manière abrégée, en disant que la présence d'un aimant crée un *champ magnétique* dans le voisinage.

Nous aurons ultérieurement à développer cette idée.

791. **Pôles. Ligne neutre.** — Lorsqu'on plonge un barreau aimanté dans de la limaille de fer et qu'on l'en retire, on voit que la limaille ne s'est pas attachée en tous les points; la force attractive n'émane donc pas de tous les points de l'aimant. En général, la limaille s'est accumulée vers les extrémités qui ont reçu le nom de *régions polaires* (fig. 388); il n'y en a pas vers le milieu qu'on appelle la *zone neutre*. En examinant la répartition de la limaille il semble que l'action attractive émane principalement de deux points situés vers les extrémités : ce sont les *pôles*.

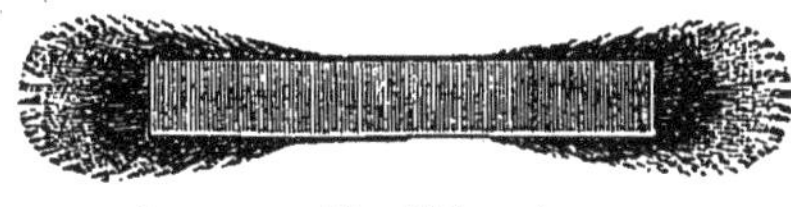

Fig. 388.

La disposition de la limaille se voit très nettement en recouvrant l'aimant d'une lame de verre mince ou d'une feuille de carton, et faisant tomber, à travers un crible, la limaille d'une certaine hauteur; la limaille se dispose alors en lignes régulières dont on facilite la formation en communiquant à la lame interposée de légères secousses. La figure ainsi obtenue est appelée un *fantôme magnétique* : le dessin ci-contre (fig. 389) est le fantôme obtenu à l'aide d'un aimant en U dont les extrémités des branches étaient appliquées contre la feuille de carton, par-dessous.

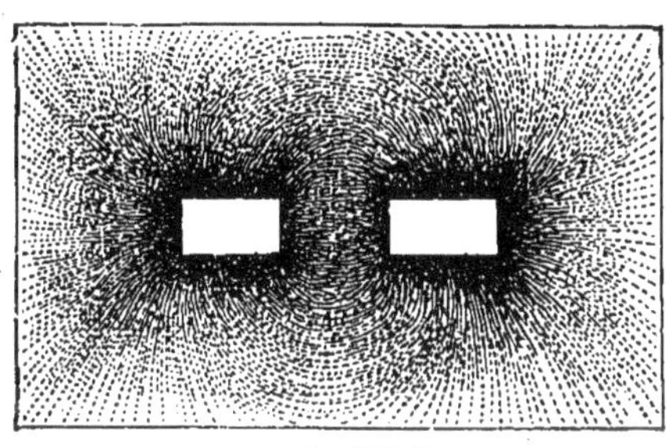

Fig. 389.

Dans quelques cas, on rencontre des barreaux aimantés dans lesquels la limaille se fixe en plus de deux régions; les parties où l'attraction manifeste ainsi en dehors des régions polaires sont appelées *points conséquents*. Il existe toujours une région neutre entre deux points conséquents, ou entre un point conséquent et un pôle.

Sauf des cas très rares dans lesquels on utilise un point conséquent en sus des pôles, les barreaux qui présentent plus de deux régions actives sont considérés comme irréguliers.

Au point de vue de l'attraction du fer, les pôles et les points conséquents jouissent absolument des mêmes propriétés.

792. — La propriété que possèdent les aimants d'attirer le fer et de le maintenir au contact a été utilisée dans un certain nombre de cas pour retirer de l'œil des parcelles de fer ou d'acier qui y avaient accidentellement pénétré. On prend un fin barreau aimanté taillé en pointe mousse et on l'introduit dans l'œil par une ouverture pratiquée à cet effet, en le dirigeant vers le morceau de métal dont on a déterminé la position à l'avance : lorsqu'on a établi le contact, on retire l'aimant qui entraîne la parcelle de fer.

Il est inutile d'avoir recours à ce procédé pour le cas où le corps étranger est enchâssé dans la cornée ou se trouve dans la chambre antérieure : il faut l'utiliser, au contraire, lorsque ce corps est implanté dans l'iris, le cristallin, ou qu'il a pénétré dans l'humeur vitrée.

Comme nous l'indiquerons plus loin, il peut y avoir avantage à remplacer l'aimant par un électro-aimant.

793. **Direction des aimants.** — Un barreau quelconque suspendu par son centre de gravité (XLVIII) reste en équilibre dans toutes les position où on le place. Il n'en est pas de même d'un barreau aimanté qui, après quelques oscillations, revient toujours à la même position, position d'équilibre stable.

De plus, en un même point du globe, si l'on fait successivement l'expérience avec divers barreaux aimantés, on reconnaît qu'ils prennent tous la même direction. Le plan vertical qui passe par l'axe du barreau s'écarte peu du méridien géographique du lieu, et dans ce plan, le barreau n'est pas horizontal : dans notre hémisphère, la partie située au-dessous de l'horizontale qui passe par le point de suspension est dirigée du côté du nord.

Ajoutons enfin que, pour un barreau déterminé, c'est toujours la même extrémité qui se dirige dans le même sens.

Il résulte de là que les deux pôles du barreau aimanté ne sont pas identiques, qu'ils présentent des différences dont l'expérience précédente est une manifestation : il est donc nécessaire de les distinguer. A cet effet, on appelle *pôle nord* l'extrémité qui, dans notre hémisphère, se dirige vers le nord, *pôle sud* l'extrémité opposée.

794. — Le plan vertical qui contient l'axe du barreau aimanté est appelé le *méridien magnétique* du point considéré ; l'angle de ce plan avec le méridien géographique est la *déclinaison* ; l'angle de l'axe de l'aiguille avec l'horizontale dans le méridien magnétique est l'*inclinaison*. Ces deux angles définissent absolument la position de l'aiguille aimantée.

Non seulement ces angles diffèrent d'un point à un autre de la terre ; mais, en un même point, ils changent lentement avec le temps. Actuellement (1892) la déclinaison est de 15° 30′ O. et l'inclinaison de 65° 10′.

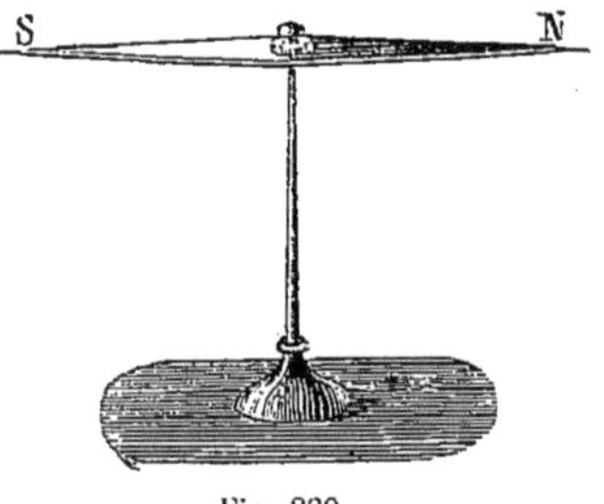

Fig. 390.

Au lieu de considérer un barreau suspendu librement par son centre de gravité, on utilise souvent une aiguille aimantée reposant sur un pivot vertical en acier par l'intermédiaire d'une chape en agate : le point de suspension, qui ne coïncide pas avec le centre de gravité, a été choisi de manière que l'aiguille reste horizontale, pouvant ainsi tourner autour d'un axe vertical (fig. 390).

Abandonnée à elle-même, cette aiguille prend une position d'équilibre stable. Elle est alors située dans le méridien magnétique qu'elle sert ainsi à déterminer.

795. **Actions réciproques des aimants.** — Prenons deux barreaux aimantés ou deux aiguilles et à l'aide d'expériences préalables déterminons la position du pôle nord et du pôle sud de chacune d'elles. Plaçons alors l'une des aiguilles sur un pivot comme il vient d'être dit et approchons-en l'autre que nous tiendrons à la main, de manière à mettre les pôles en regard. Dans certains cas, nous observerons une attraction, ce qui est naturel puisqu'il en serait ainsi si l'une des aiguilles n'était pas aimantée; mais, dans d'autres cas, nous observerons une répulsion.

En notant les conditions qui correspondent, soit à une attraction, soit à une répulsion, on voit que tous les cas sont régis par les deux lois suivantes :

Les pôles de nom contraire s'attirent;

Les pôles de même nom se repoussent.

En faisant l'expérience à l'aide de deux aiguilles montées sur leurs pivots, on reconnaît, comme on pouvait le prévoir à cause du principe de l'égalité de l'action et de la réaction, qu'il a, y à la fois, attraction pour les deux aiguilles, ou à la fois répulsion. Ces actions sont donc réciproques.

L'expérience montre qu'elles décroissent quand la distance augmente.

796. — Nous avons été conduit à admettre l'idée d'un champ magnétique dû à l'existence d'un aimant en un point, pour le cas de l'attraction du fer. La même idée est évidemment applicable à ce cas, et nous devons attribuer dès lors les effets subis par un aimant dans le voisinage d'un autre aimant à l'influence sur le premier aimant du champ magnétique produit par le dernier.

Le fait qu'une aiguille aimantée se dirige dans un espace où il n' ni aimant, ni fer, conduit également à admettre que, d'une mani générale, il existe un champ magnétique dans l'espace où nous faiso nos expériences : ce champ magnétique dont, comme nous le dirons, on admet que l'origine est due à des phénomènes qui ont notre globe po siège est appelé *champ magnétique terrestre*.

Le champ magnétique terrestre est sans action sur le fer; il agit sur l'aiguille aimantée pour la diriger, pour la faire tourner autour de so centre, mais non pour l'entraîner. Il diffère donc par quelque éléme du champ magnétique existant dans le voisinage d'un aimant et da lequel le fer est déplacé, dans lequel une aiguille aimantée est non lement dirigée, mais aussi déplacée, attirée ou repoussée.

797. **Rupture d'un aimant.** — Considérons un aimant régulier deux pôles, de section telle qu'il puisse être brisé; l'expérience mont que lorsqu'on produit cette rupture, les deux fragments sont deux aimants complets ayant chacun deux pôles et une ligne neutre.

La même expérience peut d'ailleurs être répétée pour chacun des fragments.

Cette propriété, dont il n'existe pas d'application pratique, mérite cependant d'être signalée; il faut, en effet, que toute hypothèse qui sera proposée pour rendre compte des phénomènes magnétiques, en général, donne l'explication de ce fait.

798. **Astaticité.** — Il peut être utile dans certains cas d'avoir une aiguille aimantée qui ne se dirige pas, comme elle le fait d'ordinaire, sous l'influence du champ magnétique terrestre.

On peut atteindre ce résultat en plaçant dans le voisinage de l'aiguille un aimant qui détruise l'action magnétique terrestre, c'est-à-dire qui fasse naître un champ magnétique dont l'action soit égale et contraire : on arrive à déterminer par tâtonnement la place qu'il convient de donner à cet aimant.

On peut encore arriver au même résultat par l'emploi d'un *système astatique* : un semblable système est constitué par deux aiguilles aimantées reliées par une tige rigide et qui sont placées parallèlement, mais en sens opposé, de manière que les pôles de noms contraires soient d'un même côté. Si ces aiguilles ont été convenablement choisies, les actions qu'elles subissent, pour une position quelconque, de la part du champ magnétique terrestre, se contre-balancent exactement, et le système reste en équilibre.

Dans un cas comme dans l'autre, il est très difficile d'obtenir une astaticité complète, une indifférence absolue du système dans le champ magnétique terrestre, mais on peut s'en approcher beaucoup.

Comme, d'un autre côté, l'aimantation n'est pas invariable dans un aimant, l'astaticité obtenue à un certain moment ne se conserve pas complètement, et il faut vérifier qu'elle s'est maintenue lorsqu'on veut faire une expérience qui l'exige.

799. **Aimantation par influence.** — Un morceau de fer doux B placé à quelque distance et sur le prolongement d'un aimant A acquiert par le seul fait de ce voisinage la propriété d'être aimanté : il attire le fer. Les effets sont d'autant plus intenses que la distance est plus faible; ils sont au maximum au contact.

En explorant ce barreau de fer doux avec une petite aiguille aimantée, on reconnaît qu'il a des pôles qui sont orientés comme ceux de A, que par conséquent les pôles de A et de B qui sont en regard sont de nom contraire.

On dit, dans ce cas, que le fer doux B est aimanté par influence; conformément à ce que nous avons dit, cette aimantation par influence doit être attribuée à ce que le fer doux occupe une certaine position dans le champ magnétique produit par l'aimant A.

Si à la suite de B, on met de la même façon un autre barreau de fer doux C (fig. 391), il s'aimantera également et dans le même sens que B. Si l'aimant A est puissant, on pourra même produire l'aimantation par influence d'autres morceaux de fer doux.

Ces phénomènes d'aimantation se produisent instantanément, ou du moins dans un temps trop court pour pouvoir être appréciés dans cette expérience, mais dont il y a lieu de tenir compte dans certains cas.

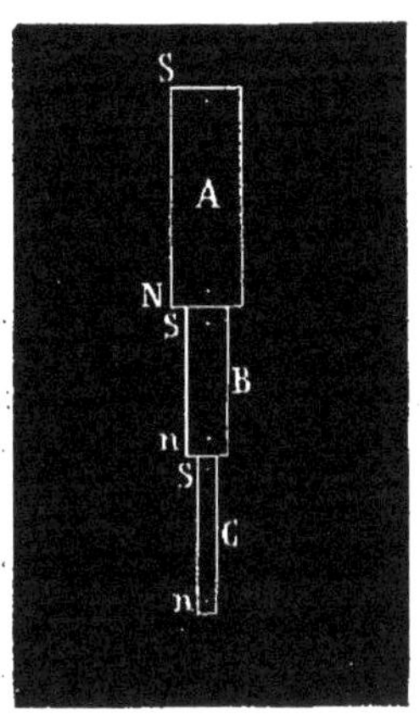

Fig. 391.

L'aimantation du barreau B, et des autres s'il y en a, disparaît si l'on enlève l'aimant A. La cessation de l'aimantation de B est également, sinon instantanée, au moins extrêmement courte.

La désaimantation est complète si le fer du barreau B est absolument, chimiquement pur : on l'admet du moins. Mais cette condition n'est jamais réalisée, et il reste toujours des traces d'aimantation, c'est ce qu'on appelle le *magnétisme rémanent*. Cette aimantation persiste quelquefois, quelquefois elle diminue lentement et disparaît à la longue.

800. — Les faits se passent d'une manière analogue si l'on place de même dans le champ magnétique de A un barreau d'acier B. Seulement l'action se manifeste moins rapidement et moins énergiquement : on facilite toutefois cette aimantation par influence en soumettant le barreau d'acier à des actions mécaniques, des chocs, des torsions, des vibrations, etc.

Mais, d'autre part, quand le champ magnétique est supprimé par l'éloignement de l'aimant A, le barreau d'acier reste aimanté. L'aimantation diminue bien au début, mais elle atteint plus ou moins rapidement une valeur invariable : il y a alors *aimantation permanente*.

On doit penser, et l'expérience vérifie cette conclusion, qu'un barreau d'acier doit s'aimanter de même si on le place convenablement dans le champ magnétique terrestre. C'est en effet ce qui se produit si le barreau est placé parallèlement à la direction que prend l'aiguille aimantée librement suspendue, et qu'on le soumette alors à des actions mécaniques, comme il a été dit précédemment.

Ainsi le fer et l'acier, au point de vue de l'aimantation par influence, ne se comportent pas absolument de la même façon. On exprime cette différence en disant que le fer n'a pas de *force coercitive* et que l'acier en a : la force coercitive d'un acier est d'autant plus grande que, dans des conditions données, il prend et conserve une plus grande aimantation.

Il ne faut pas chercher un sens aux mots qui composent cette expression mal choisie et qu'il faut employer avec la signification que nous avons indiquée, sans chercher à l'analyser.

801. — Le fait de l'aimantation par influence du fer doux montre que le phénomène primitif que nous avons signalé, l'attraction du fer par l'aimant, n'est pas un phénomène simple. Quand un morceau de fer est dans le voisinage d'un aimant, il s'aimante par influence et prend deux pôles sur lesquels agit le pôle le plus voisin de l'aimant. L'action de ce pôle n'est pas la même sur les deux pôles produits par influence et la plus énergique, celle qui détermine l'effet produit, est celle qui correspond au pôle le plus voisin. Or, comme nous l'avons dit, ce pôle est de nom contraire, l'effet est donc une attraction.

802. **Magnétisme. Diamagnétisme.** — Si entre les deux pôles d'un fort aimant en U, on place un petit barreau de fer suspendu horizontalement par son milieu, on le voit après quelques oscillations se placer sur la direction de la ligne qui joint les deux pôles; suivant l'expression consacrée, il prend la direction *axiale*.

Cette position s'explique par la même raison que nous venons de signaler : le fer doux s'aimante par influence, et chaque pôle de l'aimant fait naître dans le fer un pôle de nom contraire : il y a donc attraction de chaque côté, ce qui explique la direction axiale.

Si on fait la même expérience avec un barreau de bismuth, on observe que le barreau prend la direction *équatoriale*, qu'il se met perpendiculairement à la ligne qui joint les pôles de l'aimant. Le bismuth est donc influencé par l'aimant, mais autrement que le fer : on dit qu'il est *diamagnétique*.

L'effet est évidemment le même que si un barreau de bismuth placé en face d'un aimant s'aimantait en sens contraire de l'aimant, de telle sorte qu'il y aurait répulsion entre les parties en regard, ce qui amène la rotation.

Mais alors un raisonnement analogue à celui que nous avons fait pour expliquer l'attraction du fer conduit à penser qu'il doit y avoir répulsion d'un morceau de bismuth par un aimant. C'est ce que montre l'expérience directe, mais non sans difficulté, car les forces en jeu sont alors très petites. Aussi le diamagnétisme ou le magnétisme ont-ils pu plus facilement être mis en évidence par la direction que prend un barreau entre les pôles d'un aimant.

On a trouvé ainsi que tous les solides sont sensibles à l'action des aimants : outre le fer, le nickel, le cobalt, on peut encore citer, parmi les corps magnétiques, le manganèse et le chrome; parmi les corps diamagnétiques, on a trouvé l'antimoine, l'étain, l'argent, le cuivre.

On a fait des expériences analogues avec des liquides et des gaz enfermés dans des ampoules allongées en verre mince, en tenant compte de l'action propre du verre.

803. — La question n'est pas aussi simple d'ailleurs qu'elle le paraît au premier abord, et l'explication que nous venons d'indiquer pour le

diamagnétisme est insuffisante, parce que le phénomène est complexe : le milieu dans lequel se trouve le corps joue un rôle important, ainsi qu'il résulte de l'expérience suivante due à Becquerel. Entre les pôles d'un fort aimant, on place une cuve remplie d'un liquide magnétique, d'une solution de perchlorure de fer, par exemple ; dans cette cuve on introduit suspendue à un fil une ampoule allongée contenant une solution du même corps. Dans l'air cette ampoule se dirigerait axialement puisqu'elle contient un liquide magnétique ; il n'en sera pas nécessairement ainsi lorsqu'elle sera plongée dans la cuve, et sa direction dépendra du degré relatif de concentration des deux liquides. Si le liquide contenu dans l'ampoule est plus riche en sel de fer, s'il est plus magnétique par conséquent que le liquide de la cuve, l'ampoule prendra la position axiale, elle paraîtra magnétique ; si les deux solutions sont également concentrées, l'ampoule ne prendra pas une position stable, elle sera indifférente ; si la solution contenue dans l'ampoule est moins riche que celle de la cuve, l'ampoule prendra la direction équatoriale, elle semblera diamagnétique.

804. — En généralisant les résultats de cette expérience, on peut conclure que l'état d'un corps par rapport à un aimant voisin dépend du milieu où il se trouve : l'effet produit par l'aimant serait la résultante de l'action effective qu'il exerce sur le corps et de celle qu'il exerce sur le milieu ambiant. Il se produirait là quelque chose d'analogue à ce qui a lieu pour la pesanteur dans le cas d'un solide plongé dans un fluide : le corps tombe, il semble attiré par la terre s'il est plus dense que le fluide ; il monte, c'est-à-dire qu'il semble repoussé par la terre s'il est moins dense que le fluide dans lequel il est plongé.

On est donc conduit à penser, par cette comparaison, que, comme po[ur] le principe d'Archimède, tout se passe comme si l'action observée sur l'ampoule était la différence entre l'action réellement exercée par l'aimant et celle que celui-ci exercerait sur la partie du liquide ambiant dépla[cée] par l'ampoule, sorte de *poussée* magnétique.

Ainsi en étendant cette idée, nous sommes conduit à penser que tous les corps subissent de la même façon, mais avec des intensités différentes, l'action de l'aimant, — qu'un corps paraît magnétique lorsqu'il est effe[c]tivement plus magnétique que le milieu ambiant ; — qu'un corps parai[t] diamagnétique seulement parce qu'il est moins magnétique que le milieu ambiant.

805. — Comme nous l'avons indiqué, il est inutile de donner une théorie spéciale du magnétisme, cette théorie découlant de celle de l'électrodynamique ; disons toutefois qu'une théorie quelconque devra rendre compte des faits suivants :

L'existence de deux pôles dans un aimant ; la possibilité de l'existence des points conséquents ;

Les effets de la rupture d'un aimant;
Les attractions et répulsions des pôles;
L'aimantation par influence;
L'existence du champ magnétique terrestre;

Par contre, elle n'aura pas à donner d'explication spéciale pour l'attraction des corps magnétiques, cette attraction étant la conséquence des faits précédents; — ni pour les phénomènes de diamagnétisme que l'on peut ramener comme nous l'avons dit à ceux mêmes du magnétisme.

Nous ne croyons pas devoir nous arrêter aux procédés d'aimantation qui sont décrits dans les ouvrages classiques : ils reposent sur l'aimantation produite par le contact ou mieux par le frottement d'aimants, dans des conditions diverses, sur le barreau d'acier à aimanter.

Aucune remarque intéressante ne peut être faite à ce sujet.

Ajoutons que nous aurons à signaler ultérieurement un procédé d'aimantation reposant sur un autre principe.

806. **Effets divers produits par les aimants.** — Les effets produits par les aimants sont de divers ordres : nous avons indiqué ceux qui correspondent à la production d'actions mécaniques et ceux qui permettent la transformation de barreaux d'acier en aimants.

Nous devons reporter aux chapitres suivants les effets qui se rattachent d'une façon quelconque aux phénomènes électriques.

Il ne nous reste alors qu'à signaler quelques effets importants au point de vue théorique, mais qui n'ont pas encore trouvé d'application.

C'est ainsi que Faraday a montré qu'une masse homogène, solide ou liquide, inactive, acquiert, lorsqu'on la place entre les deux pôles d'un fort aimant, la propriété de faire tourner le plan de polarisation d'un faisceau qui les traverse dans la direction de la ligne des pôles. On reconnaît ce fait, comme nous l'avons indiqué pour une substance active quelconque (683).

807. — Nous dirons quelques mots seulement des effets des aimants sur les êtres vivants.

Ainsi que nous l'avons indiqué déjà, un individu dans les conditions normales n'éprouve aucune sensation spéciale par l'approche ou le contact d'un aimant qu'il ne peut différencier d'un barreau semblable, mais non aimanté.

D'autre part, on n'a jamais signalé aucun effet particulier, en se plaçant dans un champ magnétique même très intense. Sir William Thomson a placé la tête entre les deux pôles, non d'un aimant, mais d'un électro-aimant possédant toutes les propriétés des aimants, mais beaucoup plus puissant, sans avoir éprouvé aucune sensation particulière.

Il n'en est pas de même pour les individus dont le système nerveux présente quelque tare, pour les hystériques notamment. On a cité des individus qui voyaient des lueurs colorées aux extrémités de barreaux aimantés, lueurs qui n'existaient pas pour les barreaux non aimantés; les colorations étaient d'ailleurs caractéristiques des pôles, ce qui permettait de les distinguer. Nous croyons que ces assertions demandent à être sérieusement contrôlées; dans un cas qui nous avait été signalé comme très net, les épreuves furent loin d'être satisfaisantes.

Nous indiquons sans y insister, car nous quittons absolument le domaine de la physique, le transfert de l'anesthésie produit chez les hystériques en état de somnambulisme sous l'influence des aimants, les contractures des muscles dans les mêmes conditions par l'approche d'un pôle, etc. Ces remarques sont utilisées en clinique, nous devions au moins les signaler.

808. **Lois du magnétisme. Unités magnétiques.** — Il est indispensable de compléter les renseignements qui précèdent sur les phénomènes magnétiques par l'indication de quelques lois et de quelques données relatives aux mesures correspondantes qui sont nécessaires pour la compréhension complète des faits relatifs à l'électricité.

Nous avons dit que, d'une manière générale, les actions magnétiques, répulsions ou attractions, diminuent quand la distance augmente. Coulomb a déterminé la loi de variation, principalement en évaluant la durée des oscillations d'une aiguille aimantée, placée dans le voisinage du pôle d'un aimant fixe, et qu'il écartait de sa position d'équilibre. La durée de l'oscillation, qui est d'autant plus faible que la force est plus grande, permettait de calculer celle-ci; la question est d'ailleurs complexe, car il faut tenir compte de l'action du champ magnétique terrestre, dans lequel l'aiguille oscille, même s'il n'existe pas d'aimant dans le voisinage. Coulomb put opérer de manière à éliminer cette action, et il est arrivé à énoncer la loi suivante :

Les forces attractives ou répulsives qui s'exercent entre deux pôles d'aimants varient en raison inverse du carré de la distance.

809. — Lorsqu'on considère deux aiguilles aimantées de même forme et de même poids, on reconnaît que, en général, elles ne sont pas égales au point de vue magnétique, par exemple elles ne soulèvent pas le même poids de fer. Mais on le vérifie mieux en les faisant osciller dans les mêmes conditions, dans le champ magnétique terrestre par exemple : on voit alors que les durées des oscillations ne sont pas égales. On exprime cette différence en disant qu'elles ne possèdent pas la même *quantité de magnétisme.*

On peut, au contraire, trouver deux aiguilles qui, dans les mêmes conditions, oscillent dans le même temps : on dit alors qu'elles possèdent des quantités égales de magnétisme.

On reconnaît d'ailleurs que deux aiguilles qui sont dans ce cas se comportent toujours de la même façon ; que, notamment, placées en face d'un même barreau aimanté à la même distance, elles oscillent aussi dans le même temps.

Si l'on prend deux aiguilles aimantées égales et qu'on les approche l'une de l'autre par des pôles opposés, il s'exerce une attraction. On s'est servi de la valeur de la force qui se manifeste à une distance déterminée pour définir l'unité de magnétisme.

On dit qu'un pôle possède l'unité de magnétisme quand, placé à 1 centimètre d'un pôle égal, il exerce sur lui une force égale à l'unité CGS de force (VI).

Cette unité magnétique n'a pas reçu de nom [1].

810. — Lorsqu'une aiguille aimantée est placée en un point d'un champ magnétique, quelle que soit l'origine de ce champ, on peut, en évaluant la durée des oscillations, calculer la force qu'elle subit de la part de ce champ. On reconnaît que dans le champ magnétique terrestre cette force est partout la même : on dit alors que ce champ est *uniforme*. Quand le champ est produit par l'action d'un ou plusieurs aimants, il n'en est pas ainsi, et on dit qu'il est *varié*.

On dit encore que l'intensité du champ magnétique est *constante* dans le premier cas, qu'elle est variable d'un point à l'autre dans le second cas.

On est ainsi conduit à mesurer l'intensité du champ magnétique en un point, intensité qu'on détermine par l'action exercée sur un pôle magnétique égal à l'unité. On a dû faire choix d'une unité de champ magnétique que l'on définit ainsi :

L'unité de champ magnétique est celle d'un champ dans lequel un pôle magnétique égal à l'unité est soumis à l'action d'une force égale à l'unité CGS de force, à la dyne.

L'intensité d'un champ magnétique en un point est mesurée par le nombre de dynes auxquelles est soumis un pôle magnétique égal à l'unité.

Dans les applications industrielles on emploie des champs magnétiques dont l'intensité atteint et même dépasse 25 000 unités.

811. **Lignes de force.** — Considérons une aiguille très petite, placée dans un champ magnétique où elle prend une certaine direction, et supposons que nous la déplacions successivement de très petites quantités, de manière à ce que dans chaque position elle continue pour ainsi dire la position précédente ; sa direction variera peu à peu, sauf dans le cas d'un champ magnétique uniforme où elle restera constante, comme nous l'avons dit (795). L'ensemble des positions qu'elle prend constitue une courbe qu'on appelle une *ligne de force*.

A partir de chaque point, il existe ainsi une ligne de force, il y en a donc une infinité ; ces diverses lignes ne se coupent pas d'ailleurs, car s'il en était autrement cela indiquerait que, au point d'intersection,

1. L'unité CGS de force s'appelle la *dyne* ; cette force est égale à $\frac{1}{981}$ de gramme, soit approximativement à 1 milligramme.

l'aiguille peut prendre l'une ou l'autre des directions représentées par ces lignes, ce qui est impossible, car l'expérience a montré que l'aiguille aimantée a une *seule* position d'équilibre stable (793).

Pour se représenter la distribution de ces lignes de force, on n'en considère qu'un certain nombre, distantes d'une quantité arbitraire, mais assez rapprochées pour donner l'idée nette de toutes les courbes intermédiaires qui existent en réalité.

La connaissance de ces lignes de force est intéressante puisqu'elles renseignent immédiatement sur la direction que prend l'aiguille aimantée en chaque point; nous verrons ultérieurement qu'elles sont utiles à considérer à d'autres points de vue.

La forme de ces lignes de force peut être connue par un procédé plus simple que celui qui nous a servi à expliquer leur existence. Les courbes dessinées par la limaille de fer dans les fantômes magnétiques (791) donnent, en effet, les lignes de force.

Pour le comprendre, on peut remarquer, que par suite du voisinage de l'aimant, chaque parcelle de limaille s'aimante par influence et que leur ensemble se comporte, à peu près au moins, comme une série d'aiguilles aimantées de très petites dimensions.

La connaissance des lignes de force fournit encore un autre renseignement important : on démontre, en effet, que l'intensité du champ magnétique en un point est d'autant plus grande que, en ce point, les lignes de force voisines sont plus rapprochées. On voit donc ainsi immédiatement en quelles régions les actions magnétiques sont les plus intenses.

CHAPITRE II

ÉLECTRICITÉ STATIQUE

812. **Électrisation. Corps bons, mauvais conducteurs.** — On sait que certains corps, le verre, la résine, soufre, l'ambre, etc., frottés avec une peau de chat ou avec un morceau de laine, acquièrent la propriété d'attirer les corps légers (fig. 392). On dit alors que ces corps sont *électrisés* (du mot grec ἤλεκτρον, *ambre*, parce que c'est sur cette substance que ces phénomènes ont été observés d'abord), et l'on désigne par le mot d'*électrisation* l'action qui a fait apparaître cette propriété.

Comme pour le magnétisme, l'attraction est plus facile à observer en employant le *pendule électrique* (fig. 393); cet appareil est constitué par une balle de sureau suspendue à un fil de soie maintenu fixe à son extrémité supérieure. Il est bon que le support soit constitué par un pied en verre; nous verrons ultérieurement la raison de cette condition, de même que de la nécessité d'employer un fil de soie.

813. — On aurait une idée incomplète du phénomène de l'électrisation en se bornant à cette seule expérience: il importe, en effet, de remarquer que le frottement qui est la cause de l'électrisation s'exerce aussi bien sur le corps frottant, laine ou peau de chat, que sur le corps frotté, verre ou résine. Il est donc utile d'examiner ce qui se passe sur chacun des corps.

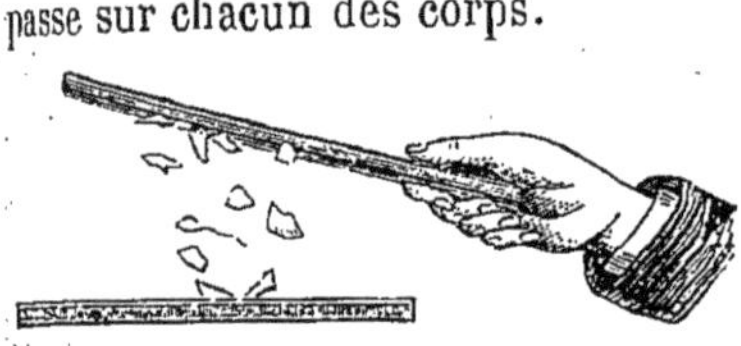

Fig. 392.

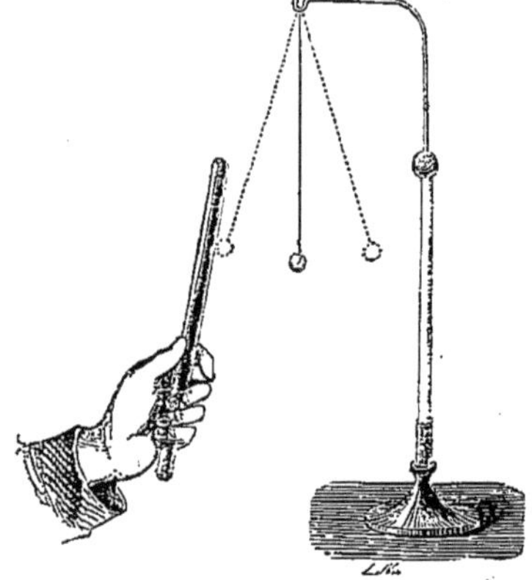

Fig. 393.

A cet effet, on prend deux plateaux (fig. 394) portés par des manches en verre; l'un d'eux est en bois recouvert de drap, l'autre est un disque de verre, par exemple. Tenant ces disques à la main, on les frotte l'un contre l'autre, puis on les sépare; on reconnaît aisément que tous les deux sont électrisés, c'est-à-dire que tous les deux attirent les corps légers. Nous verrons que, malgré cette propriété commune, ils diffèrent par certains points.

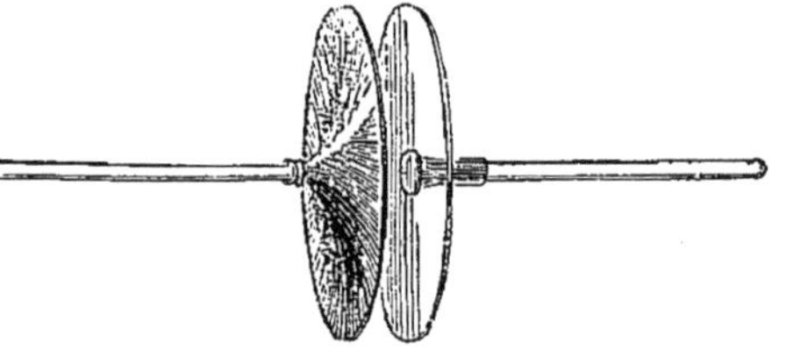

Fig. 394.

814. — Tous les corps, placés dans ces même conditions, s'électrisent; mais on n'aperçoit pas de trace d'électrisation si, par exemple, on frotte avec un morceau de laine un cylindre de métal que l'on tient directement à la main. Cette différence ne peut donc tenir qu'à ce fait que, dans un cas, le métal est tenu directement, tandis que, dans l'autre, il est tenu par l'intermédiaire d'un support de verre. Cherchons à nous rendre compte de cette différence.

Si nous électrisons un disque ou un bâton de verre ou de résine en le frottant sur une région limitée, on reconnaît que l'électrisation se manifeste seulement à la région frottée, et que le reste du corps n'est pas électrisé. La cause, quelle qu'elle soit, qui produit l'électrisation, ne s'est donc pas répandue dans le corps, pour ainsi dire.

Si nous recommençons l'expérience de la même façon avec un disque ou un cylindre de métal porté par un manche de verre, on voit que le corps est électrisé, non seulement dans les parties qui ont été frottées, mais que l'électrisation se manifeste sur toute sa surface; la propriété électrique n'est pas restée localisée, elle s'est étendue à tout le corps.

Tout se passe donc comme si le verre, la résine opposaient un obstacle au transport de la cause à laquelle sont dus les phénomènes électriques, tandis que cette cause se propage sans difficulté dans le métal. Par analogie avec ce qui se passe pour la chaleur, on dit que ce dernier corps est un *bon conducteur*, que le verre et la résine sont de *mauvais conducteurs*.

On a reconnu par des expériences directes que le corps humain est bon conducteur et qu'il en est de même du sol (sauf le cas particulier où il serait recouvert de corps mauvais conducteurs). L'impossibilité d'électriser un cylindre de métal tenu directement à la main s'explique dès lors : la cause qui produit les phénomènes électriques et qui se manifeste par le frottement passe par le métal et le corps jusqu'au sol où elle se perd, le métal n'est donc plus électrisé.

Rien de semblable ne se produit pour le verre et la résine, même si on les tient à la main, puisque l'électrisation reste localisée au point où elle s'est manifestée d'abord.

Les corps mauvais conducteurs, à cause de cette propriété de maintenir l'électrisation, sont appelés aussi des *isolants*.

On comprend dès lors pourquoi le pendule électrique doit être suspendu par un fil de soie à un support de verre, le verre et la soie étant isolants.

Il est évident que l'air est un isolant, car sans cela les corps sur lesquels nous avons opéré ne pourraient rester électrisés.

L'expérience montre que entre les corps bons conducteurs absolument et les isolants parfaits, il existe une série de corps qui ne sont absolument ni bons, ni mauvais conducteurs : ils permettent le passage de la cause des phénomènes électriques, mais non toutefois sans quelque retard. C'est le cas de l'air humide, par exemple; aussi les expériences que nous avons signalées et celles que nous allons décrire réussissent mal si l'air n'est pas très sec.

815. **Attractions et répulsions des corps électrisés.** — Considérons un corps électrisé et mettons en contact avec lui un corps mauvais conducteur ou un bon conducteur tenu par un manche isolant. On reconnaît qu'après un temps plus ou moins long, le second corps est électrisé : il y a eu *électrisation par contact*.

Si en particulier on approche un corps électrisé, un bâton de résine, par exemple, de la boule d'un pendule électrique et qu'on laisse le contact s'établir, la boule sera électrisée : on peut s'en assurer, d'ailleurs, en vérifiant qu'elle attire un corps léger.

Si alors, de nouveau, on approche le bâton de résine, on voit que la boule est repoussée contrairement à ce qui s'était produit d'abord : la différence ne peut venir que du fait que la boule est électrisée.

Mais si de cette boule électrisée on approche un morceau de verre électrisé, on observe une attraction très nette.

Cette expérience permet de conclure que le verre électrisé et la résine électrisée, quoique agissant de la même façon sur les corps légers, ne sont pas dans des conditions identiques : il existe une différence dans leur manière d'être électrisés, dans leur électrisation.

En approchant successivement du même pendule divers corps préalablement électrisés, on voit que certains attirent la boule, que d'autres la repoussent. Il y a donc lieu d'établir une distinction entre l'électrisation de ces divers corps.

Les corps qui, comme la résine, repoussent le pendule dans cette expérience sont dits *électrisés résineusement*; ceux qui attirent le pendule sont dits *électrisés vitreusement*. Disons immédiatement que tous les corps qui, dans cette expérience, ont agi de la même façon, la résine et les corps électrisés résineusement par exemple, se comporteront toujours de même aussi dans toutes les circonstances.

L'expérience aurait donné les mêmes résultats d'une manière générale, si, au début, on avait mis la boule du pendule en contact avec du verre électrisé; seulement, cette fois, les corps électrisés résineusement auraient produit l'attraction, les corps électrisés vitreusement, la répulsion. La même opposition existe donc.

816. — Remplaçons dans le pendule électrique la balle de sureau par un petit cylindre de résine suspendu par son centre de gravité et électrisons par frottement une des extrémités : cette aiguille sera ainsi électrisée résineusement. Si alors on en approche un corps électrisé vitreusement, elle sera attirée; mais l'approche d'un corps électrisé résineusement produira une répulsion.

Recommençons l'expérience en remplaçant l'aiguille de résine par un petit cylindre de verre que nous électriserons par frottement, vitreusement. La même expérience montre que les corps électrisés vitreusement produiront une répulsion, les corps électrisés résineusement donneront naissance à une attraction.

En rapprochant ces diverses expériences, on est donc conduit à énoncer les lois suivantes :

Deux corps électrisés semblablement se repoussent ;

Deux corps électrisés contrairement s'attirent.

Ajoutons qu'on reconnaît aisément que les forces qui prennent naissance dans ces expériences diminuent quand la distance augmente.

817. — Nous avons dit que lorsque la balle du pendule avait touché la résine électrisée, elle avait été repoussée : elle était donc électrisée

résineusement. C'est-à-dire que, par contact, un corps se charge semblablement au corps électrisé qu'on en approche.

On conçoit dès lors que le pendule électrisé préalablement permette de reconnaître la nature de l'électrisation d'un corps suivant que celui-ci l'attire ou le repousse.

Si, par exemple, on approche de ce pendule électrisé les deux disques qui ont été frottés l'un contre l'autre dans une expérience précédente (813), on reconnaît que dans tous les cas, quelle que soit la nature de ces disques, il y en a toujours un qui attire le pendule et l'autre qui le repousse.

On peut donc dire que quand on frotte deux corps l'un contre l'autre, ils s'électrisent toujours contrairement.

818. **Hypothèses sur la cause des phénomènes électriques.** — Avant de continuer l'étude des phénomènes électriques, nous allons indiquer l'hypothèse à l'aide de laquelle nous relicrons entre eux les différents faits que nous aurons à signaler ; les résultats précédents suffisent pour expliquer au moins en partie le choix de cette hypothèse.

Nous admettrons que les phénomènes électriques sont dus à l'existence d'un agent dont la nature ne nous est pas connue et que nous appellerons *électricité.* Cet agent est-il d'une nature spéciale que nous ne connaissons pas? est-il plus ou moins semblable à ce que nous avons appelé l'éther (447)? ne serait-il pas l'éther même? nous ne savons, et les phénomènes connus jusqu'à présent ne permettent pas absolument de se prononcer. D'ailleurs, la connaissance de la vraie nature de l'électricité n'est pas indispensable.

Nous admettrons que tous les corps contiennent de l'électricité qui peut s'y maintenir, mais qui peut aussi se déplacer plus ou moins facilement.

Nous admettrons que les molécules d'électricité se repoussent les unes les autres.

Nous admettrons que, si, dans certains cas, l'électricité peut se déplacer dans les corps, dans d'autres cas les molécules d'électricité soumises à des forces extérieures entraîneront dans leur mouvement les corps dans lesquels elles se trouvent, si ceux-ci sont libres.

Nous admettrons que lorsqu'un corps se trouve dans un milieu déterminé, il est en équilibre électrique, il n'est le siège d'aucun phénomène d'électrisation, s'il contient une certaine quantité d'électricité qui est en rapport tant avec ses dimensions qu'avec la quantité d'électricité contenue dans le milieu ambiant. Nous dirons alors que le corps est à l'*état neutre.*

Les phénomènes électriques apparaissent dans un corps lorsque celui-ci contient une quantité d'électricité qui est différente de celle qui correspond à l'état neutre. S'il en contient plus, on dit qu'il est électrisé par excès ou *positivement* (+); s'il en contient moins, on dit qu'il est électrisé par *défaut* ou *négativement* (—).

La différence entre la quantité que le corps contient quand il est électrisé et celle qu'il contient à l'état neutre s'appelle la *charge* : elle est *positive* ou *négative* suivant que le corps contient *plus* ou *moins* d'électricité qu'à l'état neutre.

819. — On reconnaît aisément que ces hypothèses expliquent immédiatement la plupart des phénomènes que nous avons indiqués, ce qui n'est pas étonnant, car elles ont été choisies de manière à satisfaire précisément à cette condition.

L'électrisation par le frottement correspond à une modification de répartition de l'électricité : l'un des corps perd de l'électricité qui se répand sur l'autre corps, ils cessent donc tous deux d'être à l'état neutre, le premier est électrisé négativement, le second positivement. Deux corps électrisés par le frottement mutuel doivent toujours être électrisés contrairement.

L'électrisation par contact s'explique aussi aisément; si le corps est électrisé positivement, il cède une partie de son électricité à l'autre corps qui est alors électrisé positivement. Si le corps électrisé est négatif, c'est le corps neutre qui cède une partie d'électricité et devient alors électrisé négativement.

Le déplacement plus ou moins facile de l'électricité dans les corps rend compte de la différence entre les bons et les mauvais conducteurs.

Les mouvements des corps sous l'influence de l'électricité correspondent à l'entraînement des corps par les molécules électriques soumises à des forces.

820. — Nous ne donnerons pas maintenant l'explication de l'attraction des corps légers, qui est, non un phénomène simple, primordial, mais le résultat d'une action complexe que nous étudierons plus loin. Mais il est important de montrer que l'hypothèse admise rend compte des phénomènes de l'attraction et de la répulsion réciproques des corps électrisés.

Cette explication est analogue à celle que nous avons indiquée pour le magnétisme et le diamagnétisme, c'est-à-dire qu'elle fait intervenir l'action du milieu ambiant. Soit un corps électrisé A de petites dimensions (pour n'avoir pas à tenir compte des phénomènes d'influence dont nous parlerons plus loin) soumis à l'action d'un corps électrisé B ; comme pour le magnétisme, comme pour le principe d'Archimède, nous pouvons dire que l'électricité du corps A est soumise à deux actions, une action émanant de l'électricité de B et une *poussée*, pour employer une expression connue, poussée émanant de l'électricité du milieu ambiant, poussée qui, opposée à l'action directe de A, aurait pour valeur l'action de l'électricité de B sur l'électricité qui existerait dans le milieu à la place de A si A n'y était pas : c'est l'application à l'électricité de ce que nous avons rappelé pour l'action de la pesanteur sur les corps plongés dans les liquides (LXII).

Considérons un corps électrisé A (fig. 395) contenant une quantité E d'électricité, différente de celle qui correspond à l'état neutre : s'il est isolé dans l'espace, il ne subira aucune action, par raison de symétrie, parce que la répartition de l'électricité est uniforme dans l'espace. Mais cette symétrie sera troublée et une action prendra naissance si dans le voisinage de A on place un corps B, contenant une quantité E′ d'électricité différente de celle de e' qui correspondrait à l'état neutre : il est évident que les actions des divers points de l'espace continueront à se détruire deux à deux, comme par exemple celles de M et de M′ qui sont égales et à égales distances, excepté pour la partie B′ de l'espace, symétrique de B par rapport à A, de telle sorte que l'action subie par A est, en somme, seulement la résultante des actions exercées par B et par B′.

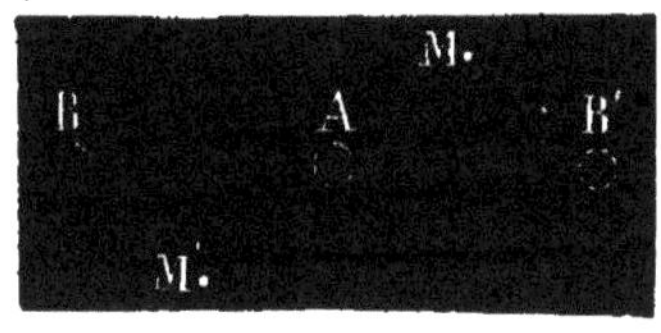

Fig. 395.

Supposons que B soit électrisé positivement, que l'on ait, par exemple, $E' = e' + \varepsilon'$; nous pouvons, par la pensée, diviser en deux l'action de la quantité E′ d'électricité, savoir l'action de e' et l'action de ε'. Mais l'action de e' est égale à l'action de la même quantité qui existe en B′ et qui, agissant de l'autre côté de A, en sens contraire, par conséquent, annule son effet. Il ne reste donc à considérer que l'action exercée par la quantité ε' d'électricité sur le corps A, action qui, nous le rappelons, est mesurée par la différence entre l'action directe exercée par ε' sur l'électricité E de A et la poussée, égale à l'action de ε' sur l'électricité e qui existerait dans l'espace occupé par A si ce corps n'y était pas : l'action sera dans le sens de la plus grande force. Si A est chargé positivement, on a $E > e$ et l'action directe l'emporte sur la poussée, la résultante est donc dans le sens de l'action de l'électricité ε' sur E, c'est-à-dire que le corps A est repoussé par C, qui comme A est électrisé positivement. Si, au contraire, A est électrisé négativement, on a $E < e$ et la poussée est plus grande que l'action directe ; la résultante sera donc de sens opposé à cette dernière ; celle-ci correspond à une répulsion, donc le corps A subira une action correspondante à une attraction ; c'est le cas où A et B sont électrisés contrairement.

Si B était électrisé négativement, on aurait $E' = e' - \varepsilon'$; nous pouvons diviser l'électricité e' contenue en B′ en deux parties : l'une égale à $e' - \varepsilon'$, l'autre à ε'. La première annulera l'action de B, comme précédemment. Il ne restera donc à considérer que les actions que A subit de la part de la quantité d'électricité ε' d'électricité de B′. Les raisonnements seraient les mêmes que dans le cas précédent, mais les résultats seront inverses, car la quantité ε' d'électricité qui agit est cette fois placée de l'autre côté. Il y aura donc attraction de A vers B si l'on a $E > e$, c'est-à-dire si A est chargé positivement, c'est-à-dire contrairement à B ; il y aura répulsion de A par B, si l'on a $E < e$, c'est-à-dire si A est chargé négativement, c'est-à-dire semblablement à B.

Ainsi les hypothèses que nous avons faites donnent bien l'explication des attractions et des répulsions qui se manifestent entre les corps électrisés.

Il importe de remarquer que finalement l'action de B ne dépend que de ε' ; que de même, elle ne dépend que de la différence entre la quantité d'électricité contenue dans A et celle qui y existerait à l'état neutre; des deux côtés ce n'est donc pas la quantité d'électricité qui existe sur le corps qui intervient, mais seulement ce que nous avons appelé la *charge*. C'est de cet élément seulement que nous nous occuperons dans tout ce qui suivra.

821. — Nous pouvons donc admettre les hypothèses diverses que nous avons faites, sauf à nous assurer qu'elles rendent compte également des autres phénomènes que nous observerons par la suite.

L'expérience nous a conduit à considérer deux sortes d'électrisation, résineuse et vitrée; l'hypothèse conduit à considérer des corps chargés positivement et d'autres chargés négativement, ces deux conditions correspondant aux deux modes d'électrisation : il faut les identifier complètement. Rien ne permet d'assimiler la charge positive, par exemple, à une des électrisations, d'une manière certaine. Par convention, on identifie la charge positive avec l'électrisation vitreuse et, par suite, la charge négative avec l'électrisation résineuse.

822. **Mesure des forces électriques. Potentiel.** — Il est nécessaire de mesurer la grandeur des attractions ou des répulsions qui existent entre des corps électrisés : des dispositions spéciales doivent être prises, car il arrive souvent que les forces en jeu sont très petites.

Pour la comparaison, sinon pour la mesure absolue, Coulomb a employé la *balance de torsion* : cet appareil est formé essentiellement d'une aiguille en résine, fine et longue, terminée à une extrémité par une petite sphère métallique A (fig. 396) ou par un disque de clinquant; cette aiguille est suspendue à l'extrémité inférieure d'un fil élastique assez long et de très petit diamètre, dont l'extrémité supérieure est fixée à un tambour T qui tourne au sommet d'un tube dans lequel passe le fil; une division faite sur le tambour permet de mesurer les angles dont tourne le fil à sa partie supérieure.

Le tube dans lequel passe le fil repose sur le fond supérieur d'une cage en verre cylindrique généralement et portant à la hauteur de l'aiguille une échelle divisée à l'aide de laquelle on apprécie la rotation de celle-ci. A travers le fond supérieur passe une tige métallique terminée inférieurement par une boule métallique B. Lorsque les boules A et B sont électrisées, il s'exerce entre elles des attractions ou des répulsions qui tendent à provoquer des mouvements de A auxquels on peut s'opposer par une torsion convenable du fil, torsion qui peut être évaluée par la lecture des déplacements de la partie supérieure et de la partie inférieure du fil. Comme nous avons dit (13) que l'angle de torsion est proportionnel au couple qui agit et que, dans ce cas, le couple est proportionnel à la force, parce que le bras de levier est invariable, les forces mises en jeu sont proportionnelles aux torsions observées.

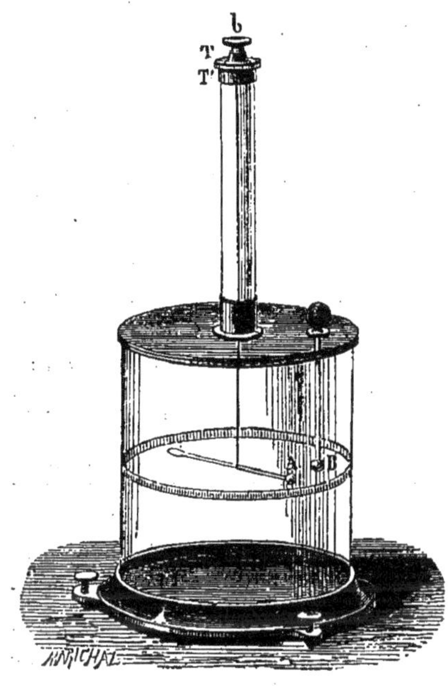

Fig. 396.

Nous ne pouvons entrer dans le détail des expériences à exécuter, d'autant que cet appareil n'est pas utilisé dans la pratique et nous nous bornerons à dire que, en variant les conditions, Coulomb est parvenu à démontrer la loi suivante :

Les forces, attractives ou répulsives, qui existent entre deux corps électrisés donnés varient en raison inverse du carré de la distance.

823. — Considérons un corps M électrisé porté par un pied isolant et mettons-le en communication par un fil métallique d'une assez grande longueur (pour éviter les effets d'influence dont nous parlerons plus loin) avec la boule métallique B de la balance de torsion, la boule A étant maintenue à une électrisation constante. On observera une déviation de l'aiguille, déviation qui caractérise la force qui prend naissance, et dépend de l'état électrique de B.

L'expérience montre que quel que soit le point de M que l'on mette en relation avec la boule B par le fil métallique, la déviation de A est la même, que la force qui a pris naissance est la même, que l'état de la boule B n'a pas changé par conséquent. L'un de ces éléments, la force développée, par exemple, peut donc servir à caractériser l'état électrique du corps M pris dans son ensemble.

Si nous répétons l'expérience avec un autre corps électrisé M', on pourra de même mesurer la force qui a pris naissance et qui peut servir à caractériser l'état électrique de ce corps M'; si cette force a la même valeur que dans le cas précédent, on dit que les corps M et M' *sont au même potentiel*; si, dans les deux expériences, les forces ont des valeurs différentes, on dit qu'*ils ne sont pas au même potentiel*, qu'ils sont à des *potentiels différents*, et le corps pour lequel la force est la plus grande est dit avoir *le potentiel le plus élevé*.

Il a été fait choix d'une unité de potentiel, mais nous ne nous y arrêterons pas maintenant : la question sera étudiée ultérieurement.

824. **Electromètre.** — Nous pouvons concevoir une balance de Coulomb qui comprendrait deux boules B et B′ analogues à B, entre lesquelles serait placée à égale distance la boule A préalablement électrisée. Mettons B et B′ en communication respectivement avec deux corps électrisés M et M′ par l'intermédiaire de longs fils métalliques ; si M et M′ sont au même potentiel les forces émanées de B et B′ seront égales et la boule A restera en équilibre. Il n'en sera plus ainsi si les corps M et M′ ne sont pas au même potentiel, et la boule A se déplacera, car les forces qu'elle subit de la part de B et de B′ ne sont pas égales : elle prendra alors une position d'équilibre différente de la position médiane qu'elle occupait d'abord. Cette position dépend de la différence de potentiel qui existe entre les corps M et M′ et permet de déterminer, de calculer cette différence, sans qu'il soit nécessaire de calculer les forces mises en jeu.

Un appareil de ce genre qui sert à mesurer les différences de potentiel est appelé un *électromètre*. L'électromètre à quadrant de sir William Thompson que nous décrirons ultérieurement est basé sur le principe que nous venons d'indiquer, mais il est beaucoup plus sensible que ne pourrait l'être la balance de Coulomb à deux boules.

Un électromètre ne donne que la différence de potentiel existant entre deux corps : on a décidé, conventionnellement, que le potentiel de la terre serait toujours pris comme terme de comparaison, que son potentiel serait pris égal à zéro. Les corps électrisés ont un potentiel, positif ou négatif, d'autant plus grand que sa différence avec celui de la terre est plus considérable.

On détermine donc ce qu'on appelle le potentiel d'un corps en le reliant par exemple à la boule B de l'appareil précédent et mettant la boule B′ en communication avec le sol ; les indications fournies par l'appareil donnent la différence entre les potentiels du corps et du sol, c'est-à-dire le potentiel du corps.

825. **Sources diverses d'électrisation.** — Lorsqu'on frotte l'un contre l'autre deux corps, qui étaient d'abord à l'état neutre et qui s'électrisent, on crée par un mécanisme inconnu une différence de potentiel entre les deux corps, différence de potentiel qui correspond à une répartition nouvelle de l'électricité.

Mais le frottement n'est pas la seule cause qui produise une différence de potentiel et le même résultat peut s'observer dans d'autres circonstances parmi lesquelles nous citerons seulement les suivantes :

Plongeons dans un vase de verre contenant de l'eau acidulée d'acide sulfurique une lame de zinc et une lame de platine; immédiatement, il se manifeste une différence de potentiel, le platine étant positif et le zinc négatif.

Prenons deux barreaux, l'un de bismuth et l'autre d'antimoine, soudés ensemble à une extrémité et chauffons la soudure. Les extrémités libres de ces barreaux étant mises en rapport avec un électromètre, on reconnaît qu'il existe entre elles une différence de potentiel, le bismuth étant positif et l'antimoine négatif.

826. — Il existe d'autres conditions produisant le même résultat, et nous aurons à les signaler; nous voulions seulement montrer que la différence de potentiel peut être produite par des causes diverses. En effet, dans le cas de l'électricité produite par frottement, il a fallu développer du travail mécanique pour entretenir le mouvement, c'est le travail ainsi dépensé qui est la cause de la production d'une différence de potentiel. Dans le cas des métaux, la production de la différence de potentiel est due à l'action chimique exercée par l'acide sulfurique sur le zinc, comme nous le démontrerons. Enfin, dans le dernier exemple, cette production est due à l'action de la chaleur.

On a trouvé commode de supposer que, dans tous les cas, la production de la différence de potentiel était due à une cause unique à laquelle on a donné le nom de *force électromotrice*, FEM, dont on n'a connaissance que par cette production même, de telle sorte que cette FEM est évaluée, mesurée seulement par la différence de potentiel à laquelle elle a donné naissance.

Il va sans dire que l'introduction de la FEM ne modifie pas, ne simplifie pas le phénomène, au fond, et qu'il y a à rechercher les conditions dans lesquelles une action quelconque peut produire une FEM, ce qui est la même chose que de rechercher quand et comment elle produit une différence de potentiel.

827. — Disons immédiatement que les corps électrisés par les derniers procédés que nous venons d'indiquer jouissent d'une propriété qui n'appartient pas aux corps qui ont été électrisés par frottement. Lorsqu'on ramène ces derniers à l'état neutre en les mettant en communication avec le sol, ils persistent à l'état neutre : si, au contraire, on met en communication avec le sol le zinc et le platine d'une part, le bismuth et l'antimoine d'autre part, on reconnaît que sitôt qu'on a rompu la communication avec le sol, la différence de potentiel est reproduite.

Cette différence s'explique très bien par le mode d'action spécial à chaque cas comme nous le dirons : elle n'en était pas moins importante à signaler dès à présent.

Jusqu'à une description plus détaillée, nous désignerons sous le nom d'*électromoteurs* (produisant une FEM) les appareils qui produisent ou reproduisent instantanément une différence de potentiel comme le zinc et le platine plongés dans l'eau acidulée, ou le bismuth et l'antimoine chauffés à la surface de contact.

828. **Relations entre le potentiel, la charge, la capacité.** — Soit un corps électrisé, monté sur un pied isolant, et relié à un électromètre qui permet de déterminer son potentiel; touchons ce corps avec un autre corps isolé, non électrisé. Nous observerons immédiatement une variation du potentiel; mais en même temps, le second corps s'est électrisé par contact, il y a donc eu un changement de répartition de l'électricité et le corps relié à l'électromètre ne possède plus la même charge qu'au début : il y a donc une relation entre la charge et le potentiel pour un corps déterminé. Cette relation est facile à déterminer par l'expérience suivante :

Supposons que le premier corps qui est électrisé soit une sphère : touchons-la avec une sphère isolée de même rayon et de même nature que nous éloignerons ensuite : d'après l'hypothèse faite, la charge se répartit sur les deux corps et, nécessairement, se répartit également, à cause de l'identité des corps. Après séparation, la charge du premier corps est donc réduite à la moitié de ce qu'elle était précédemment et l'expérience montre que le potentiel est réduit de moitié. On peut donc dire en généralisant, que :

Pour un même corps, les potentiels sont proportionnels aux charges électriques que ce corps possède.

Il résulte de là que l'électromètre permet de comparer les diverses charges que possède successivement un même corps, ou des corps identiques, puisqu'il y a proportionnalité.

Pour arriver à mesurer des charges électriques, des quantités d'électricité, il faut faire choix d'une unité. Cette unité est définie à l'aide de la force qui s'exerce à une distance déterminée entre deux corps de petites dimensions (pour éviter les effets d'influence) qui sont chargées de quantités égales d'électricité; la définition adoptée est la suivante :

L'unité de quantité d'électricité est la quantité qui agissant sur une égale quantité placée à 1 centimètre exerce une action mesurée par 1 dyne, unité de force C. G. S.

Cette unité n'a pas reçu de nom spécial.

Nous retrouverons ultérieurement la notion de quantité d'électricité.

829. — Considérons une sphère métallique A portée par un manche isolant et que nous électriserons d'une façon quelconque; la mesure du potentiel fait connaître la charge de cette sphère : mettons cette sphère en contact avec un corps isolé B quelconque qui s'électrisera. Nous pourrons déterminer le potentiel de A après la séparation, et la différence des valeurs obtenues fera connaître la charge q communiquée à B; mesurons le potentiel V de ce corps. Recommençons l'expérience en donnant à A

des charges initiales différentes : nous déterminerons ainsi des valeurs q', q'',... de la charge communiquée à B, et les potentiels correspondants V′, V″.... L'expérience montre que les charges sont proportionnelles aux potentiels qu'elles ont fait naître.

On peut écrire cet énoncé

$$\frac{q}{V} = \frac{q'}{V'} = \frac{q''}{V''}.$$

Donc :

Pour un corps déterminé, le quotient d'une charge par le potentiel qu'elle fait naître est constant.

Si l'on fait l'expérience pour d'autres corps, ou seulement pour le même corps en changeant les conditions, par exemple en mettant un autre corps dans le voisinage, on trouve que ce rapport varie avec les conditions de l'expérience.

Le rapport entre la charge électrique communiquée à un corps et le potentiel correspondant est donc caractéristique de ce corps, dans les conditions où il se trouve, au point de vue des phénomènes électriques qui nous occupent : il a reçu le nom de *capacité électrique*.

On a fait choix d'une unité de capacité : c'est la capacité d'un corps dont le potentiel varie de 1 unité pour une variation de la charge égale à 1 unité.

Nous retrouverons ultérieurement des indications relatives à la capacité.

830. — Sans vouloir faire une comparaison rigoureuse que ne permet pas le manque de connaissances sur la nature de la chaleur et celle de l'électricité, il est intéressant de signaler des analogies entre les phénomènes qui se rapportent à ces agents hypothétiques. C'est ainsi que l'on peut rapprocher les notions suivantes :

Différence de potentiel et différence de température.

Quantité d'électricité et quantité de chaleur.

Capacité électrique et chaleur spécifique.

Les analogies sont trop nettes pour qu'il soit nécessaire d'insister.

On peut également faire une comparaison matérielle, plus grossière, mais qui peut être utile dans quelques cas, en assimilant un corps isolé auquel on communique une charge électrique à un vase cylindrique, dans lequel on verse un liquide : la quantité de liquide introduite représente la quantité d'électricité; la variation de la cote de la surface libre[1] est analogue à la variation de potentiel; dans l'un et l'autre cas, il y a proportionnalité entre ces variations. Enfin la capacité électrique serait

1. On appelle *cote* d'un point, la distance verticale de ce point à un plan horizontal choisi arbitrairement et servant de plan de comparaison. Souvent les cotes sont prises ainsi au-dessus du niveau de la mer.

représentée par la section du vase, section qui est égale, en effet, au quotient d'un certain volume par la hauteur de liquide correspondante.

831. **Répartition de l'électricité dans les corps conducteurs.** — Nous devons examiner un certain nombre de questions dont la connaissance générale est utile, mais sur lesquelles il n'est pas nécessaire d'insister, d'autant qu'elles sont étudiées assez complètement dans les cours élémentaires.

Occupons-nous d'abord de la distribution de l'électricité; pour étudier cette question on se sert du *plan d'épreuve*, petit disque de clinquant, ou mieux petite sphère métallique portée à l'extrémité d'un manche isolant. Pour rechercher si un point est électrisé et dans quelle proportion, on applique la partie métallique du plan d'épreuve en ce point, puis on la retire et on porte le plan d'épreuve dans la balance de Coulomb, ce qui permet de savoir s'il est électrisé et de déterminer quelle est sa charge. On opère de même sur d'autres points, et les charges correspondantes du plan d'épreuve renseignent sur les charges existant sur le corps aux divers points touchés successivement. Coulomb a démontré en effet que le plan d'épreuve prend en chaque point d'un corps une charge proportionnelle à celle qui y existe; pour faire cette démonstration, il appliquait le plan d'épreuve sur une sphère électrisée, déterminait l'effet dans la balance de torsion; puis recommençait l'épreuve après avoir mis en contact la sphère électrisée avec une sphère isolée de mêmes dimensions et l'avoir retirée, ce qui ne laissait sur la première que la moitié de la charge primitive : il vérifiait que l'indication fournie par la balance correspondait bien aussi à une charge moitié moindre sur le plan d'épreuve.

832. — Au point de vue de la répartition de l'électricité, les résultats sont très différents suivant qu'il s'agit de corps conducteurs ou de corps isolants; occupons-nous d'abord des premiers, pour lesquels nous indiquerons seulement les résultats principaux.

L'électricité se porte toujours à la surface des corps conducteurs; de très nombreuses expériences peuvent mettre ce fait en évidence, nous nous bornerons à en citer une.

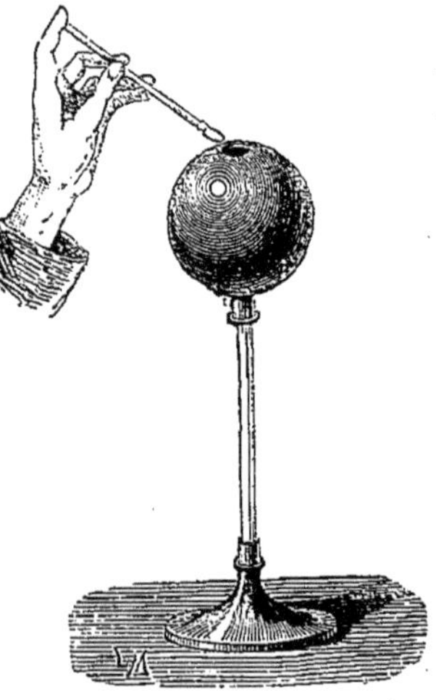

Fig. 397.

On prend une sphère métallique creuse (fig. 397), montée sur un pied de verre, et on l'électrise : en la touchant extérieurement avec un plan d'épreuve qu'on porte à la balance de torsion ou simplement qu'on approche d'un pendule électrique, on reconnaît que le plan d'épreuve est électrisé. On recommence l'expérience en touchant la sphère à sa partie interne : après le contact, le plan d'épreuve n'est pas électrisé. La charge électrique de la sphère se manifeste donc seulement à la surface du corps : il n'y a pas d'électrisation à l'intérieur.

833. — Coulomb, employant la méthode générale que nous avons indiquée, a étudié comment l'électrisation est répartie à la surface des corps conducteurs, et il a indiqué les résultats en imaginant que l'électricité forme une couche dont l'épaisseur est en chaque point proportionnelle aux charges trouvées. Voici quelques-uns des résultats qu'il a obtenus:

Sur une sphère, l'épaisseur de la couche électrique est partout la même, comme il était aisé de le prévoir par raison de symétrie.

Sur un cylindre terminé par deux hémisphères, la couche à peu près uniforme sur la partie cylindrique, augmente d'épaisseur sur les hémisphères.

Sur les corps ovalaires ou ellipsoïdaux, la couche a une épaisseur constamment variable, étant la plus grande aux points qui constituent ce qu'on appelle les sommets du grand axe de ces corps.

D'une manière générale, l'épaisseur en chaque point d'un corps est proportionnelle à la *courbure* de la surface en ce point : on mesure cette courbure par la somme des inverses des rayons des méridiens principaux (403) qui existent en ce point.

Si le corps s'allonge de plus en plus, l'électricité s'accumulera progressivement vers le sommet le plus courbe; en particulier dans le cône, elle se réunirait entièrement au sommet.

Disons que, en partant de la loi des répulsions électriques, on a pu, à l'aide du calcul, déterminer les conditions qui doivent exister lors de l'équilibre de l'électricité communiquée à un corps bon conducteur. Les résultats de ces recherches théoriques se sont trouvés en concordance absolue, à tous égards, avec les expériences que nous venons de résumer.

834. — Il importe de remarquer que l'épaisseur de la couche électrique dont nous venons de parler est une donnée fictive, puisque ce que nous désignons sous le nom de charge en un point n'est pas la quantité d'électricité qui existe en ce point, mais seulement la différence entre la quantité qui existe actuellement et celle qu'il y aurait si le corps était en équilibre avec le milieu ambiant, cette différence existant dans un sens ou dans l'autre, suivant que le corps est électrisé positivement ou négativement.

L'existence d'une charge en un point d'un corps électrisé ne peut subsister que par suite d'une condition qui s'oppose au rétablissement de l'équilibre; cette condition, c'est la pression de l'air, corps isolant. La question mérite d'être précisée, et nous en profiterons pour montrer une fois pour toutes quelles modifications doit subir le raisonnement, suivant qu'il s'agit de l'électrisation positive ou de l'électrisation négative.

Supposons d'abord que le corps considéré soit électrisé positivement, c'est-à-dire que, en chaque point, il contienne plus d'électricité que le milieu ambiant. Considérons en un point une molécule d'électricité : elle subit des répulsions de toutes les molécules qui l'entourent; mais elle en subit moins du côté de l'air que du côté du corps qui contient plus d'électricité qu'à l'état neutre : la résultante des actions doit donc être dirigée de manière à éloigner la molécule considérée du corps, par suite, de diminuer l'électrisation du corps et d'augmenter celle de l'air : il y a donc une tendance vers le rétablissement de l'équilibre électrique, tendance qui ne peut être suivie d'effet, parce que, l'air étant mauvais conducteur, quand il est sec comme nous le supposons, ne permet pas le déplacement de la molécule électrique.

Supposons, au contraire, le corps chargé négativement, c'est-à-dire contenant en chaque point moins d'électricité que l'air ambiant : une molécule électrique située dans l'air au contact du corps est soumise à des répulsions, de la part de toutes les molécules électriques qui l'entourent, mais plus du côté de l'air que du côté du corps qui est moins électrisé : l'action résultante est donc dirigée de l'air vers le corps et se manifeste par une tendance de la molécule électrique à passer de l'air au corps, c'est-à-dire par une tendance vers le rétablissement de l'équilibre électrique, tendance qui ne peut être suivie d'effet parce que la molécule est empêchée de se déplacer à cause de la propriété isolante de l'air.

On désigne, dans les deux cas, sous le nom de *tension*, la force en vertu de laquelle l'équilibre électrique se rétablirait si la présence de l'air, mauvais conducteur, ne s'y opposait. On comprend aisément, sans qu'il soit nécessaire d'insister, que cette tension est d'autant plus grande qu'il y a une plus grande différence entre la quantité d'électricité du corps au point considéré et celle de l'air, c'est-à-dire que la charge du corps est plus considérable au point que l'on étudie.

Les indications sur la répartition des charges électriques à la surface des corps conducteurs renseignent donc sur la répartition des tensions aux différents points.

835. **Répartition de l'électricité dans les corps mauvais conducteurs.** — La répartition de l'électricité dans les corps mauvais conducteurs se fait tout autrement que dans les corps bons conducteurs : les modifications dans la répartition de l'électricité n'ont pas lieu seulement à la surface, elles se manifestent à l'intérieur des corps mauvais conducteurs. Pour cette raison, ces corps sont souvent désignés sous le nom de *diélectriques*.

Des expériences nombreuses de Matteucci et de Faraday notamment ont mis le fait en évidence; nous citerons seulement les suivantes :

On met et on laisse pendant assez longtemps en communication avec un corps électrisé un corps mauvais conducteur, un bloc de stéarine, par exemple, par l'intermédiaire d'une large plaque métallique qui touche ce dernier par une grande surface. On rompt la communication et on décharge superficiellement la stéarine, soit en touchant les divers points avec les mains ou avec un conducteur, soit mieux encore en plongeant le bloc dans l'alcool. Le corps, examiné avec le plan d'épreuve, ne présente aucune manifestation électrique. Mais ces manifestations apparaissent de nouveau si on abandonne à lui-même le corps pendant un certain temps; ces manifestations témoignent des modifications électriques qui s'étaient propagées à l'intérieur et qui se propagent vers l'extérieur, en sens contraire, quand la surface est revenue à l'état neutre.

On électrise fortement un bâton de résine en le mettant en contact pendant un temps assez long avec un corps possédant une grande charge positive; puis la communication étant rompue, on frotte le bâton avec une peau de chat qui produit l'électrisation négative. C'est en effet celle-ci dont on reconnaît l'existence soit à l'aide du plan d'épreuve, soit en approchant le bâton d'un pendule électrique. Le bâton est alors abandonné à lui-même; après un certain temps, on reconnaît que sa surface est revenue à l'état neutre, et plus tard cette surface présente l'électrisation positive.

L'explication de ce fait est évidemment la même que pour le cas précédent.

Il n'est donc pas absolument vrai de dire que les diélectriques s'opposent au passage de l'électricité : la différence réelle à établir entre ce que nous avons appelé au début les bons et les mauvais conducteurs est la suivante :

Dans les corps bons conducteurs, lorsqu'il y a équilibre électrique, les charges n'existent qu'à la surface; les modifications dans la répartition sont instantanées ou, tout au moins, ont lieu dans un temps excessivement court.

Dans les corps mauvais conducteurs, lorsqu'il y a équilibre électrique, les inégalités de répartition peuvent se manifester dans toute la masse; les modifications de répartition sont très lentes à se produire.

Ces indications pour les corps mauvais conducteurs expliquent le fait, observé par Coulomb, qu'il n'y a pas d'isolant parfait, c'est-à-dire qu'il n'y a pas de corps qui, interposé par exemple entre la terre et un corps électrisé, maintienne absolument la charge de celui-ci : il y a toujours des pertes et il y a lieu d'en tenir compte dans les recherches de précision.

L'air est un diélectrique et se comporte, à cet égard, de la même façon qu'un support quelconque; aussi faut-il toujours avoir égard aux pertes par l'atmosphère. Ces pertes sont, d'ailleurs, d'autant plus grandes que l'air est moins sec, comme nous l'avons déjà dit.

836. **Champ électrique. Influence électrique.** — Pour ne pas interrompre l'exposé des premières données relatives à l'électricité, nous ne

nous sommes pas arrêté à faire remarquer que, comme pour le magnétisme, il y a une difficulté réelle à admettre qu'un corps électrisé puisse agir *directement, à distance*, sur un autre corps électrisé. Nous sommes donc conduit de même à admettre que la présence d'un corps électrisé en un point détermine dans l'espace environnant, au moins jusqu'à une certaine distance, une modification, de nature inconnue d'ailleurs, la partie de l'espace où cette modification se manifeste constitue ce que l'on appelle un *champ électrique.* Si l'approche d'un corps électrisé A produit une action sur un corps électrisé B, c'est que la présence de A fait naître un champ électrique : l'espace dans lequel est B subit des modifications, et ce sont ces modifications qui sont la cause directe des actions subies par B. Ces considérations sont analogues à celles que nous avons exposées pour le magnétisme (790).

Par analogie avec ce que nous avons vu pour l'influence magnétique, nous sommes porté à penser qu'un corps non électrisé subira des modifications lorsqu'il sera placé dans un champ électrique, c'est-à-dire dans le voisinage d'un corps électrisé : l'expérience montre que ces prévisions sont fondées.

Soit un cylindre métallique vertical BC (fig. 398) porté par des pieds isolants et en divers points duquel sont placés de petits pendules électriques. Plaçons au-dessous une sphère métallique A, également isolée et électrisée. Nous verrons aussitôt les pendules dévier de la verticale aux divers points du cylindre, sauf sur un espace restreint vers le milieu de celui-ci. Ces déplacements des pendules ne peuvent s'expliquer que par l'électrisation des parties du cylindre avec lesquelles les pendules étaient en contact, car l'action de A placée verticalement au-dessous ne peut produire de déplacements horizontaux.

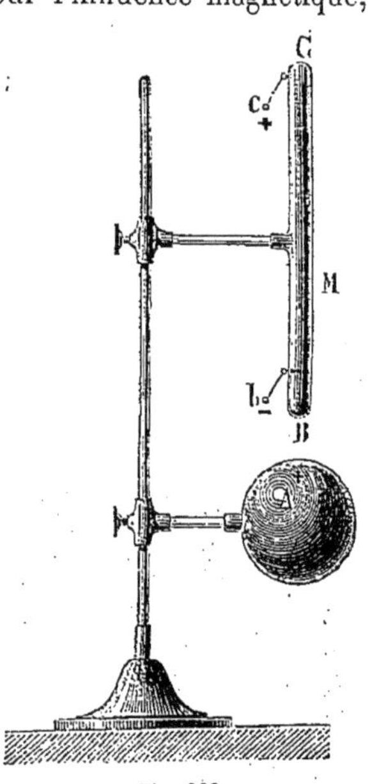

Fig. 398.

Toute action cesse si on éloigne ou si on décharge la sphère A : l'état électrique du cylindre a donc bien été modifié par la production du champ électrique dû à la présence de A.

Répétons l'expérience et approchons des pendules des corps possédant une électrisation connue pour déterminer la nature de la charge des pendules et par suite celle du cylindre aux divers points. Nous reconnaîtrons que les deux extrémités du cylindre sont électrisées contrairement ; que l'extrémité B voisine de A présente une électrisation contraire à celle de A ; que l'extrémité C présente une électrisation semblable.

On dit, dans ce cas, qu'il y a *électrisation par influence.*

Nous n'insisterons pas sur l'explication de ce phénomène qui est la conséquence de la répulsion réciproque des molécules électriques.

Si, à la suite d'un corps influencé A (fig. 399), nous plaçons de même, d'autres corps conducteurs isolés B, B', la même action se produira, chacun de ces corps s'électrisera par influence et l'orientation des électrisations sera la même pour tous : les extrémités situées du côté de A auront une électrisation contraire à celle de ce corps, les extrémités opposées présenteront la même électrisation.

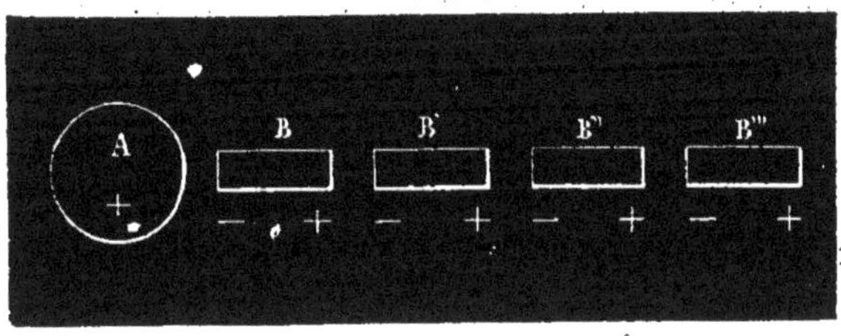

Fig. 399.

Un corps déjà électrisé peut aussi subir l'influence d'un corps électrisé qu'on en approche : on peut se rendre compte des effets produits en supposant que la répartition des charges dues à l'influence s'ajoute, se superpose à celle qui existait dans le corps électrisé.

Ajoutons enfin que, dans l'action d'influence, et par le fait même de l'électrisation de BC, la répartition de l'électrisation dans A subit une modification, dont il est facile de prévoir le sens, d'une manière générale.

837. — Pendant qu'un conducteur BC (fig. 400) est soumis à l'influence du corps A, mettons-le en communication par un fil métallique avec un corps très éloigné, avec le sol même; nous verrons immédiatement le pendule *a* revenir au repos, quel que soit d'ailleurs le point où la communication a été établie. C'est que, en effet, l'influence s'est produite sur l'ensemble des conducteurs en communication et que la partie où se manifeste l'électrisation semblable à celle de A est la partie la plus éloignée, qui n'est plus l'extrémité C.

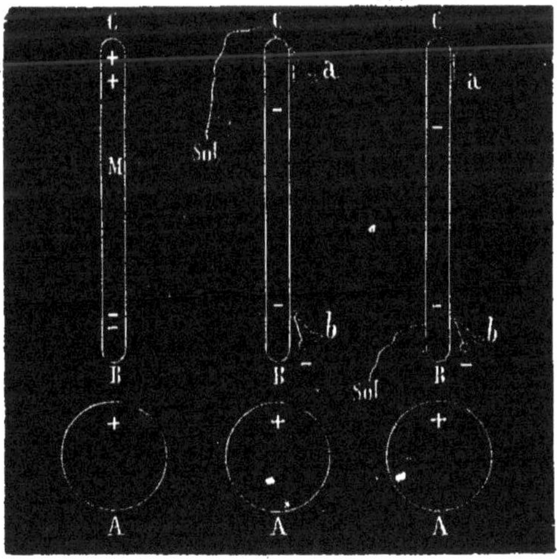

Fig. 400.

Si alors nous venons brusquement à rompre la communication, le corps

BC ne conservera que l'électrisation contraire à celle de A, électrisation qui se manifestera librement, après qu'on aura éloigné A; le résultat est le même que si BC avait été électrisé directement par frottement ou par contact.

C'est donc là un nouveau procédé pour électriser un corps; il est à remarquer que dans ce cas, d'une part, le corps BC est électrisé contrairement au corps influençant, d'autre part que cette électrisation s'est produite sans modifier en rien l'état de A. Par ces deux caractères, ce mode d'électrisation diffère donc absolument de l'électrisation par contact.

838. — Imaginons qu'on interpose une plaque métallique mince entre le corps influençant et le corps influencé. Si cette plaque est isolée, son effet est à peu près nul : elle a, en effet, subi l'influence, et ses deux faces ont des charges opposées, mais contraires. Ces charges exerceront sur le corps influencé deux actions contraires, mais sensiblement égales à cause de la faible différence de distance, l'écran étant supposé très mince.

Le résultat sera différent si la plaque métallique est en communication avec le sol : elle possède alors seulement une charge contraire à celle du corps influençant et exerce sur le corps influencé une action opposée; cette charge est plus faible que celle du corps influençant, mais elle agit à moindre distance : on peut donc concevoir qu'il y ait exactement compensation, et c'est ce que l'expérience vérifie : l'influence ne se produit pas à travers un conducteur métallique relié au sol.

Il n'est pas nécessaire que la lame métallique soit continue et l'effet est le même si elle est remplacée par une toile métallique. Aussi dans les laboratoires convient-il de placer sous une cloche en toile métallique les électroscopes ou autres appareils délicats situés dans le voisinage des machines ou instruments produisant des décharges intenses.

839. — La connaissance de l'influence électrique permet de se rendre compte de l'attraction exercée par les corps électrisés sur les corps légers.

Lorsqu'on approche un corps électrisé A d'un corps léger B mobile, celui-ci subit l'influence : s'il est isolé, comme dans le pendule électrique, deux charges opposées apparaissent aux points le plus rapproché et le plus éloigné de B. La charge de A produit sur ces deux charges des effets opposés, une attraction sur la charge opposée, une répulsion sur la charge semblable. Mais ces actions ne sont pas égales et la plus grande est celle qui correspond à la moindre distance (822) : c'est donc l'attraction, car la charge de B la plus voisine de A est contraire à celle-ci. Ce sera donc cette action qui l'emportera, et le corps B sera attiré par A.

Si le corps B n'est pas isolé, comme cela a lieu lorsqu'il repose sur le sol ou sur un corps conducteur relié au sol, la charge semblable à celle de A ne subsiste pas sur B; ce corps ne présente que l'électrisation contraire à celle de A. Il y a donc attraction, plus forte même que dans le cas précédent, car il n'y a pas d'action répulsive qui prenne naissance.

Comme nous l'avons dit, il n'y avait donc pas lieu de donner une explication particulière de l'attraction des corps légers par les corps électrisés : elle résulte de la coexistence de deux phénomènes dont chacun a été directement expliqué.

840. **Électroscope à feuilles d'or.** — L'électroscope à feuilles d'or dont on fait usage dans un certain nombre d'expériences repose sur l'électrisation par influence. Il consiste essentiellement en deux bandes étroites taillées dans une feuille d'or (fig. 401) et réunies par leurs extrémités supérieures dans une pince placée à la partie inférieure d'une tige métallique qui, supérieurement, est terminée par une petite sphère. Cette tige passe dans la tubulure d'une cloche en verre qui repose sur un plateau métallique et à l'intérieur de laquelle se trouvent ainsi placées les feuilles d'or. Sur le plateau s'élèvent deux petites tiges t et t' à extrémités arrondies que peuvent venir toucher les feuilles d'or lorsqu'elles s'écartent suffisamment.

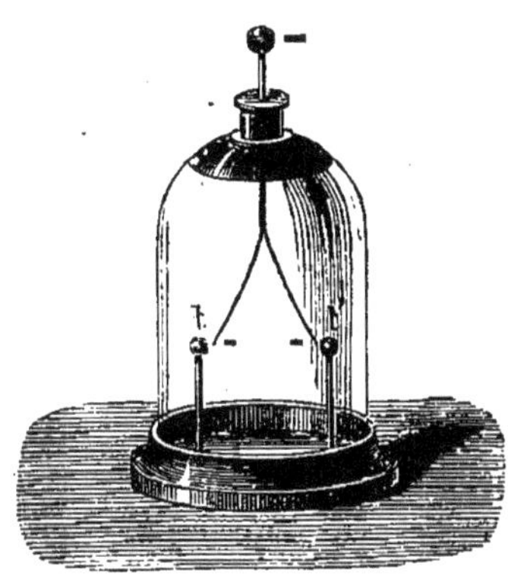

Fig. 401.

On conçoit que si une charge, négative par exemple, est communiquée à la boule supérieure, elle se répartira dans les feuilles qui, étant chargées semblablement, se repousseront et s'écarteront.

Les tiges t, t' ont une double action : d'abord, elles subissent l'influence des feuilles d'or, leurs extrémités supérieures prennent une charge contraire à celle des feuilles qu'elles attirent, par conséquent, ce qui augmente l'écartement de ces feuilles et rend l'appareil plus sensible. D'autre part, si les feuilles s'écartent trop vivement, ce qui pourrait les déchirer ou les faire adhérer aux parois de la cloche, elles touchent les tiges et, étant mises en communication avec le sol, se déchargent instantanément : elles retombent donc à la verticale.

Voici maintenant comment il convient de se servir de l'électroscope pour reconnaître si un corps est électrisé et quelle est la nature de son électrisation.

On approche de l'électroscope le corps en expérience pendant qu'on touche le bouton avec le doigt (fig. 402) ; on rompt la communication, puis on éloigne le corps. Il est évident que rien ne s'est produit si le corps était à l'état neutre : les feuilles d'or restent verticales. Mais il n'en est plus ainsi si le corps était électrisé : supposons qu'il soit électrisé positivement. Par son rapprochement, il produira l'effet d'influence et le bouton se chargera négativement, la charge positive devant se produire dans le sol ; on rompt le contact avec le doigt, ce qui ne change rien. Mais on éloigne le corps; la charge qui était maintenue dans le bouton par la présence de celui-ci se répand dans tout le conducteur, les feuilles d'or s'électrisent et se repoussent; elles sont électrisées comme le bouton, c'est-à-dire négativement.

Ainsi l'action d'un corps électrisé, dans les conditions que nous avons indiquées, produira l'écartement des feuilles d'or. Lorsque cette action se produira, on sera donc averti que le corps en expérience est électrisé.

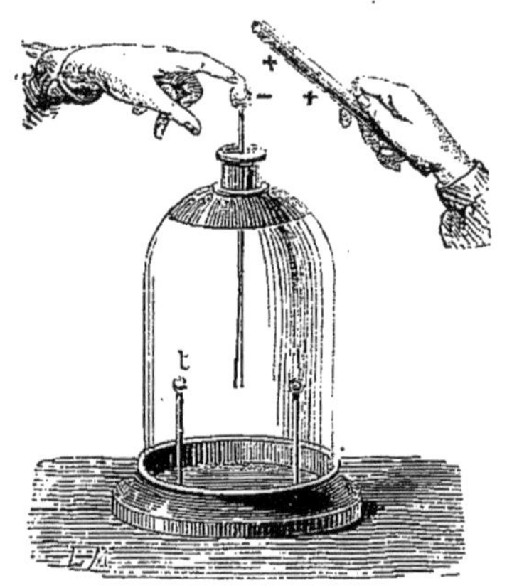

Fig. 402.

Il peut être nécessaire de déterminer la nature de l'électrisation; on y arrive en se basant sur les remarques suivantes :

Soit un électroscope chargé négativement, par exemple. Approchons-en lentement un bâton de résine électrisée; un corps électrisé négativement par conséquent. Ce corps agira par influence et produira dans les feuilles une électrisation semblable, négative, qui s'ajoutera à celle qui est y déjà, les feuilles s'écarteront davantage. Si, au contraire, on approche un bâton de verre, électrisé positivement, l'effet d'influence qu'il exercera produira dans les feuilles une électrisation semblable, positive, qui agira en sens contraire de celle qui y existait; l'action de celle-ci diminuera donc, les feuilles se rapprocheront.

Ainsi, par l'approche d'un corps d'électrisation connue d'un électroscope préalablement chargé, on reconnaît immédiatement la nature de la charge de celui-ci. Comme, d'autre part, on sait que l'électroscope, chargé sous l'influence d'un corps, a pris l'électrisation contraire, on peut déduire la nature de la charge que présentait le corps en expérience.

Pour reconnaître l'effet d'un corps électrisé sur un électroscope chargé, il ne faut pas produire un rapprochement trop rapide. Si le corps et l'électroscope ont la même électrisation, l'effet serait seulement de produire un écart brusque des feuilles, d'amener le contact avec les tiges t, t', et de décharger l'électroscope. Mais si le corps et l'électroscope possédaient des électrisations contraires, les indications fournies par l'appareil pourraient être fausses.

En effet, par l'approche du corps, positif dans l'exemple que nous avons choisi, l'influence produit dans les feuilles une électrisation positive qui diminue la charge négative, les feuilles divergent moins. Pour un plus grand rapprochement, l'électrisation par influence contre-balancera exactement la charge négative, les feuilles tomberont à la verticale; si on rapproche encore davantage le corps, l'effet d'influence augmentera, les deux feuilles se chargeront positivement et la divergence se reproduira. En opérant trop rapidement, les phases intermédiaires disparaissent et l'effet premier cesse d'être perçu, on ne voit que la divergence qui se produit.

841. **Condensation électrique. Condensateurs.** — Nous avons dit que la capacité d'un corps varie par suite de modifications apportées aux corps voisins : c'est ce que l'on peut mettre en évidence à l'aide du condensateur à plateaux d'Epinus.

Cet appareil comprend deux plateaux métalliques A et B (fig. 403) montés sur des pieds en verre permettant de faire varier leur distance; chacun de ces plateaux porte un petit pendule *a*, *b*. Entre les deux se trouve un disque isolant, en verre par exemple.

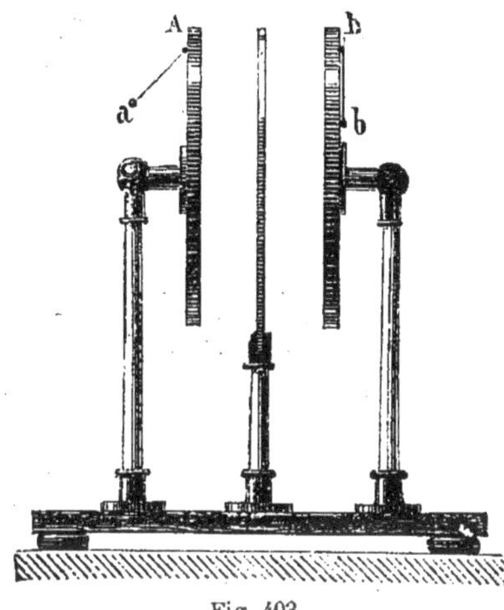

Fig. 403.

Les deux plateaux étant écartés et le plateau B étant en communication avec le sol, chargeons A d'électricité et relions-le à un électromètre, qui donnera la valeur du potentiel. Rapprochons les deux plateaux; quoique la charge de A ne change pas, au moins si l'air est sec, nous observerons une diminution du potentiel d'autant plus grande que les plateaux sont plus rapprochés: donc, d'après la définition même (829), la capacité du plateau A augmente. Si d'ailleurs nous éloignons les plateaux, le potentiel reprend sa valeur primitive.

En variant les conditions de l'expérience, on voit que le plateau isolant joue un rôle peu important, négligeable en général, et que ces variations sont dues à la présence du plateau B relié au sol.

On peut faire la même expérience sans avoir recours à l'électromètre et uniquement par l'observation du pendule *a* qui, très écarté au début, retombe progressivement lorsqu'on rapproche les plateaux pour s'élever de nouveau quand on les éloigne.

On se rend compte de cet effet en remarquant que le pendule *a* au début est soumis à l'action presque seule de A : il y a bien en B une électrisation par influence, mais elle est faible parce que la distance des deux plateaux est grande, et son action est affaiblie par la distance. Mais lorsqu'on rapproche les plateaux, tandis que l'action de A reste constante, l'action de B sur le pendule augmente, et parce que la charge par influence croît à cause de la moindre distance, et parce que l'action se fait de plus près. La résultante des actions contraires de A et de B doit donc diminuer, et c'est bien en effet ce qu'on observe.

Cette augmentation de la capacité de A a des conséquences importantes et notamment la suivante :

Au début, les plateaux étant éloignés, établissons la communication de A avec une source d'électricité à un potentiel déterminé : l'équilibre sera atteint lorsque A aura ce même potentiel et le plateau possédera alors une certaine charge; on dit qu'il est chargé à refus. Supprimons la communication et rapprochons les plateaux; nous avons dit que le potentiel de A décroît; si alors nous rétablissons la communication avec la source, l'équilibre n'existe plus, et pour qu'il soit atteint de nouveau, pour que A ait repris le même potentiel, il faudra qu'il reçoive une nouvelle charge, charge d'autant plus grande que le potentiel aura été plus abaissé. Si alors nous rompons de nouveau la communication, il y aura en A une charge beaucoup plus considérable que précédemment.

Par assimilation à ce qui arriverait pour un réservoir que l'on aurait rempli de gaz et dans lequel ultérieurement on en introduirait une nouvelle quantité, ce qui ne pourrait avoir lieu que par une condensation de ce gaz, on dit aussi, quoique l'action soit très différente, qu'il y a *condensation* de l'électricité et l'appareil est dit un *condensateur*; le plateau A sur lequel se réunissent les charges fournies par la source est dit le *plateau collecteur*, le plateau B sans lequel l'effet ne pourrait se produire est dit *plateau condensateur*.

Les effets que nous venons d'indiquer conduisent à un autre résultat qui est également très important : le plateau A, rapproché de B, étant relié à la source d'électricité, prend le même potentiel que celle-ci; si on rompt la communication et qu'on éloigne les plateaux, le plateau A reprend sa capacité primitive et comme la charge a augmenté, il possède alors un potentiel qui augmente dans la même proportion.

Ce sont là deux propriétés importantes qui ont été utilisées l'une et l'autre.

On fait avec le condensateur de nombreuses expériences qui découlent, au fond, de celles que nous venons d'indiquer. La plupart sont relatées dans les ouvrages élémentaires : nous ne nous y arrêterons pas.

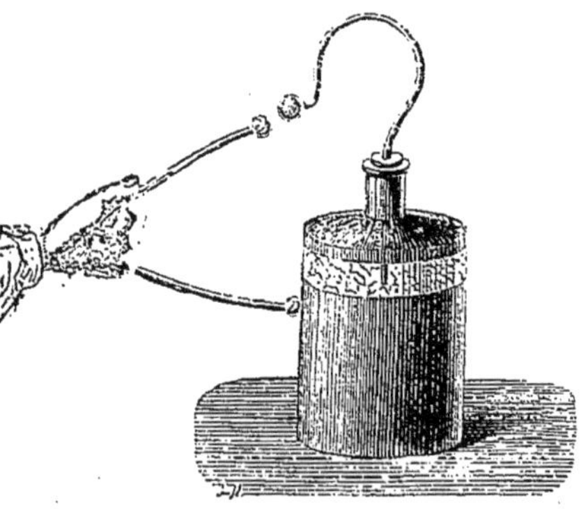

Fig. 404.

842. — Nous serons très bref également sur la forme la plus ancienne des condensateurs, la bouteille de Leyde (fig. 404) : on sait que cet appareil consiste en un flacon de verre rempli de feuilles de clinquant et recouvert extérieurement d'une feuille d'étain qui est collée sur presque toute la hau-

teur de la surface latérale. Le bouchon qui ferme le flacon est traversé par une tige métallique terminée extérieurement par un bouton et dont la partie inférieure, souvent bifurquée, est en contact avec le clinquant.

Les parties métalliques intérieures et extérieures prennent le nom d'*armatures*. Généralement on met l'armature interne en communication avec la source électrique par l'intermédiaire de la tige à bouton, et l'armature externe en communication avec le sol, soit en tenant la bouteille à la main, soit en adaptant une chaîne dont l'extrémité traîne à terre. On voit que l'armature interne est le collecteur et l'armature externe, le condensateur.

On fait des bouteilles de Leyde de dimensions très variées : les plus grandes portent le nom de *jarres électriques*. Quelquefois enfin, on réunit plusieurs jarres dans une caisse en mettant en communication d'une part toutes les armatures internes, d'autre part toutes les armatures externes, de manière à avoir une grande surface de condensation : on a alors une *batterie électrique* (fig. 406).

Nous aurons ultérieurement à citer diverses circonstances où l'on fait usage de bouteilles de Leyde.

Dans certains cas, dans les recherches d'électrophysiologie, il est nécessaire de faire usage de condensateurs ; on leur donne souvent alors la forme suivante utilisée d'ailleurs dans d'autres circonstances. Le condensateur est constitué par une série de lames isolantes minces, généralement en papier paraffiné, entre lesquelles on a intercalé des feuilles d'étain ; ces feuilles sont disposées de manière que pour toutes celles qui sont de rang impair les extrémités dépassent le bord du papier, d'un côté, tandis que pour toutes celles qui sont de rang pair les extrémités dépassent le bord du papier, du côté opposé ; on réunit par une lame métallique les extrémités des feuilles d'étain qui dépassent d'un même côté. L'une des lames est mise en communication avec la source d'électricité, quand on veut charger le condensateur, l'autre lame est mise en communication avec le sol. L'ensemble de toutes les feuilles qui aboutissent à la première lame constitue le collecteur, l'ensemble de toutes les autres constitue le condensateur. On comprend que, dans ces conditions, on puisse avoir une très grande surface de condensation dans un espace restreint.

On construit d'autres condensateurs analogues dans lesquels les lames isolantes sont en mica qui est plus isolant que le papier paraffiné à égale épaisseur.

843. **Électroscope condensateur.** — Comme application des effets dus à la condensation, nous signalerons rapidement un appareil qui a rendu de grands services, mais qui est peu utilisé maintenant parce qu'on possède des appareils plus sensibles et plus commodes : c'est l'*électroscope condensateur de Volta* (fig. 405).

Cet appareil consiste en un électroscope à feuilles d'or dont le bouton est remplacé par un plateau métallique horizontal P′ dont la face supérieure est recouverte d'un vernis isolant à la gomme laque. Sur ce plateau on en place un autre semblable P, porté par un manche en verre et dont la face inférieure est couverte de vernis. Lorsque ce plateau est posé sur le précédent, leur ensemble constitue un condensateur.

Supposons qu'on veuille mettre en évidence l'action d'un corps jouant le rôle d'une source d'électricité à faible potentiel, à potentiel trop faible pour que, même en le reliant au bouton de l'électroscope ordinaire, il puisse produire l'écartement des feuilles d'or. On établit une communication par un fil métallique entre ce corps et le plateau inférieur, par sa face inférieure non vernie, et en même temps on touche le plateau supérieur en posant le doigt sur la face supérieure (ou inversement) : la condensation se produit ; on supprime d'abord la communication avec le corps, puis celle avec le sol et on sépare les plateaux. Le potentiel du plateau inférieur, comme nous l'avons dit, se trouve considérablement augmenté, et il peut atteindre alors une valeur suffisante pour provoquer l'écartement des feuilles d'or.

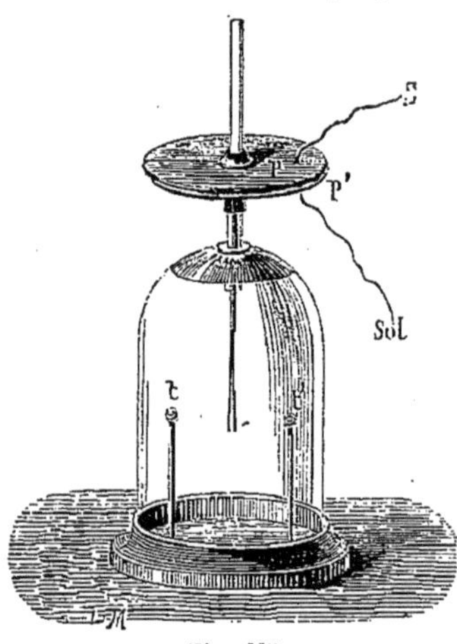

Fig. 405

844. **Effets généraux des champs électriques**. — Il serait intéressant de connaître si, outre les phénomènes que nous avons signalés, attraction, répulsion ou influence, l'existence d'un champ électrique est capable de produire des modifications dans les effets divers qui peuvent se manifester dans un corps qui se trouve soumis à son action, alors que ce champ reste invariable. Aucun résultat n'a été signalé à cet égard auquel nous puissions nous arrêter, si ce n'est ceux qui ont été indiqués pour les végétaux sur lesquels des recherches ont été faites à l'occasion des conditions électriques de l'atmosphère.

Des observations faites par divers savants, Saussure, Read, Volta, Becquerel et Breschet, mais dont la plus ancienne paraît remonter à Lemonnier (1775) montrent que d'une manière absolument générale l'atmosphère n'a pas tous ses points au même potentiel, qu'il existe par conséquent une répartition déterminée de l'électricité, répartition à peu près fixe par les temps non couverts, mais qui subit des modifications par les temps orageux.

On reconnaît qu'il existe des différences de potentiel aux divers points de l'atmosphère en reliant un électromètre, d'une part au sol, et d'autre part à une pointe isolée dont on peut faire varier la position : cette pointe se met en équilibre électrique avec le milieu ambiant et l'électromètre montre qu'elle est à un potentiel différent de celui du sol et variant avec l'altitude en général.

On obtient de meilleurs résultats en ce qui concerne l'obtention de l'équilibre électrique, en remplaçant la pointe par un corps en combustion qui est, de même, relié à l'électromètre. Enfin, sir William Thomson a proposé de relier à l'électromètre un vase contenant de l'eau qui s'écoule goutte à goutte par un tube capillaire : ce serait, suivant lui, la meilleure méthode pour obtenir rapidement l'équilibre électrique.

D'une manière générale, quand le ciel est pur, l'électricité est toujours positive et le potentiel s'élève au fur et à mesure que l'on considère des points à une plus grande altitude sur la même verticale. L'ensemble des points qui sont à un même potentiel est dit une *surface équipotentielle*: les surfaces équipotentielles suivent d'un manière générale le relief du sol, d'autant plus exactement que les points considérés sont moins élevés. Cet état électrique de l'atmosphère a-t-il une influence sur les êtres vivants? rien ne permet de le décider absolument à cet égard : les expériences faites sur des végétaux ont donné des résultats contradictoires. Ces expériences ont consisté à comparer la croissance de plantes déterminées, le nombre et le poids des graines, soit lorsque les plantes étaient soumises à l'action du champ électrique dont les expériences précédentes révèlent l'existence, soit lorsqu'elles y étaient soustraites, alors que toutes les autres conditions étaient identiques. Il est facile d'obtenir ce résultat en entourant la plante en expérience d'un réseau de fils métalliques à larges mailles, communiquant avec le sol. D'après ce que nous avons dit, un semblable réseau (838) met les corps placés à l'intérieur à l'abri de l'influence de toute action électrique produite à l'extérieur, tandis qu'il ne saurait s'opposer ni à l'action des radiations solaires, ni à celle de l'air, des vents, etc.

Malheureusement les résultats obtenus par divers observateurs sont absolument contradictoires et, actuellement, on ne peut rien conclure relativement à l'action de l'état électrique de l'atmosphère sur les végétaux.

Il paraît au moins probable que l'état électrique agit sur les êtres vivants; peut-être faut-il attribuer à une surexcitation des microbes la facilité avec laquelle se produisent certaines fermentations pendant les temps d'orage alors que l'état électrique de l'atmosphère diffère notablement de ce qu'il est dans le cas des temps sereins.

C'est vraisemblablement à une cause analogue qu'il faut attribuer la sensation particulière et désagréable que beaucoup de personnes éprouvent par les temps orageux; ce qui tendrait à prouver qu'il en est ainsi, c'est que cette sensation cesse presque aussitôt que l'orage a éclaté, c'est-à-dire que l'état électrique est revenu, au moins à peu prés, à l'état normal.

Des effets analogues ont été signalés, et quelquefois même d'une manière plus marquée, chez des malades.

On peut donc conclure que, vraisemblablement, l'état électrique de l'atmosphère a une influence sur les conditions d'existence des êtres vivants. Il serait très intéressant que des recherches fussent faites d'une manière suivie, et peut-être des observations de ce genre seraient-elles possibles dans les stations thermales ou hivernales où se trouvent réunies un certain nombre de personnes atteintes des mêmes affections.

Nous étudierons dans le chapitre suivant les effets qui peuvent résulter des modifications brusques de l'état électrique de l'atmosphère.

CHAPITRE III

ÉLECTRICITÉ DYNAMIQUE

845. **Décharges électriques. Étincelles, aigrettes.** — Nous nous sommes occupé dans le chapitre précédent des principaux effets qu résultent de l'existence de charges électriques dans les corps, alors que l'électricité est à l'état de repos : c'est là ce qui constitue l'électricité à l'état statique ou, par abréviation, l'*électricité statique*. Mais il y a à étudier également les phénomènes qui résultent du mouvement de l'électricité dans des conditions diverses, c'est-à-dire de l'électricité à l'état dynamique ou *électricité dynamique*; souvent on réserve ce nom à l'étude des courants électriques; mais à proprement parler celle-ci n'en est qu'une partie, la plus importante d'ailleurs de beaucoup, comme on le verra par ce que nous indiquerons par la suite.

Supposons que l'on approche l'un de l'autre deux corps A et B électrisés contrairement : il va se produire un effet d'influence réciproque qui aura pour résultat d'augmenter sur chaque corps, à la partie la plus voisine de l'autre corps, la charge qui y existait déjà. Comme nous l'avons indiqué (834), l'accroissement de charge a, par lui-même, pour effet d'augmenter la tension; mais dans les conditions de l'expérience que nous indiquons, l'accroissement de la tension est plus considérable, la tendance au rétablissement de l'équilibre électrique est plus grande parce que, à l'action répulsive qu'exerce la charge + du corps A, par exemple, sur une molécule électrique de ce corps, s'ajoute l'action attractive qu'exerce la charge — du corps B.

L'action d'influence augmente quand la distance diminue, il en est de même des forces attractives et répulsives; par suite, la tension croîtra rapidement par le rapprochement des corps A et B, et pour une distance convenable, elle deviendra supérieure à la résistance que lui oppose l'air : malgré la présence de cet isolant, l'équilibre se rétablira brusquement, et plus ou moins complètement, comme on peut s'en assurer en mettant chaque corps en communication avec l'électromètre et reconnaissant que le potentiel y est diminué ou même nul et que, par suite, il en est de même de la charge.

Si primitivement les deux charges, de nature opposée, étaient égales, les deux corps sont revenus à l'état neutre, l'excès d'électricité qui existait sur le corps A est venu sur le corps B où il y avait défaut et a ramené la quantité à l'état normal. Dans ce cas, les deux corps sont en équilibre électrique entre eux et avec le milieu ambiant.

Si, primitivement, les deux charges contraires n'étaient pas de même valeur, il se produit bien un phénomème du même genre, et par suite du passage d'une partie de l'électricité du corps +, A, au corps —, B, ces deux corps se mettent en équilibre électrique. Mais la compensation n'est pas complète, les corps ne sont pas ramenés à l'état neutre : ils sont en équilibre entre eux, mais non avec le milieu ambiant.

Le rétablissement brusque de l'équilibre est accompagné de phénomènes particuliers et, suivant les conditions, peut produire des effets divers dont nous indiquerons les principaux; mais certains sont toujours et directement appréciables et, pour cette raison, méritent d'appeler spécialement l'attention.

Le rétablissement de l'équilibre électrique se manifeste par un bruit sec, un crépitement caractéristique et en même temps par une lueur vive, un trait lumineux de courte durée qui apparaît entre les deux corps en présence et qui, très éclatant dans l'obscurité, est visible même en plein jour : ce trait de feu, c'est l'*étincelle électrique.*

846. — Des effets entièrement analogues se manifestent dans des circonstances différentes dont nous allons étudier les principales.

Supposons que d'un corps A électrisé positivement par exemple, nous approchions un corps conducteur B porté sur un pied de verre et qui soit à l'état neutre. Les effets d'influence se produiront et amèneront des charges contraires en A et B sur les parties les plus voisines; il y aura donc, comme dans le cas précédent, augmentation des tensions, rétablissement brusque de l'équilibre, étincelle. Seulement, dans ce cas, le retour à l'équilibre avec le milieu ambiant n'est pas possible : outre que la charge influencée n'est jamais égale à la charge influençante, il faut tenir compte de la charge de même nom que la charge influençante qui, existant à l'extrémité opposée, a une faible action en général sur les variations de tension, mais qui cesse d'être localisée et se répand dans le corps quand les charges contraires, influençante et influencée, se sont neutralisées. Des phénomènes particuliers peuvent alors prendre naissance; nous y reviendrons pour les indiquer sommairement.

Enfin le même effet, mais plus simple, se produit encore lorsqu'on approche un corps électrisé d'un corps conducteur en communication avec le sol : l'influence se produit, la tension croît et l'équilibre se rétablit brusquement entre les deux charges opposées en présence, l'autre charge influencée n'ayant pas à entrer en ligne de compte : dans ce cas, le corps électrisé est ramené à l'équilibre avec le conducteur, à l'état neutre par conséquent, puisque celui-ci communique avec le sol. Ce retour à l'équilibre est accompagné d'une étincelle comme dans les cas précédents.

On voit que, d'une manière générale, l'un des résultats de l'action que nous étudions est de diminuer la charge des corps électrisés dans tous les cas, de la faire totalement disparaître quelquefois. Pour cette raison on dit qu'il y a *décharge électrique*, et pour distinguer cette action d'autres produisant le même résultat on la désigne sous le nom de *décharge disruptive*.

847. — Nous avons dit que, malgré l'existence de la tension électrique, un corps électrisé restait chargé dans l'air sec, parce que l'action de cette tension était contre-balancée, neutralisée par la résistance de l'air. Dans un corps électrisé à refus, il y a équilibre entre ces deux actions; mais l'équilibre ne saurait subsister, et la charge électrique ne peut être maintenue, si la résistance de l'air diminue ou si la tension augmente.

On peut aisément admettre que la résistance opposée par l'air aux mouvements de l'électricité dépend du nombre des molécules et doit diminuer avec ce nombre même; cette résistance doit donc être d'autant moindre que la pression est plus faible. Par suite, la charge limite que peut prendre un corps doit être d'autant moindre que la pression de l'air est plus petite; c'est en effet ce que l'on vérifie en plaçant un corps électrisé sous une cloche dans laquelle on raréfie l'air, et mesurant la charge qu'il peut conserver en étant soumis à une pression déterminée.

Mais, d'autre part, l'équilibre ne saurait subsister non plus si, la pression et, par conséquent, la résistance de l'air restant constantes, la tension de l'électricité venait à augmenter en un point d'un corps conducteur électrisé. Ce cas se présente lorsque le corps porte une pointe : nous savons, en effet, que c'est au sommet que se manifeste toute l'électrisation, de telle sorte que la tension y prend une très grande valeur : la tension devient rapidement assez forte pour vaincre la résistance de l'air, et l'équilibre se rétablit promptement entre la pointe et l'air qui l'entoure.

Une action entièrement analogue se manifeste si, d'un corps électrisé, on approche une pointe conductrice mise en communication avec le sol. Il se produit d'abord un effet d'influence qui, comme précédemment, accumule la charge électrique à l'extrémité de la pointe; la tension y croît donc, et d'autant plus que la présence de l'électrisation du corps influençant qui est contraire produit une attraction. Aussi l'équilibre est-il promptement rétabli, c'est-à-dire que le corps influençant est ramené à l'état neutre.

On désigne sous le nom de *pouvoir des pointes* cette propriété de ramener à l'état neutre, soit les corps électrisés sur lesquels elles se trouvent, soit les corps électrisés vers lesquels on les dirige.

Ce retour à l'état neutre ne se fait pas brusquement, instantanément; aussi n'est-il pas accompagné d'étincelle; il se produit cependant des effets particuliers, et si, par exemple, on opère dans l'obscurité, on voit une lueur violacée qui se manifeste autour de la pointe : c'est ce que l'on appelle l'*aigrette électrique*.

848. **Décharges conductives.** — Soient deux corps A et B, électrisés contrairement, placés à une certaine distance et portés sur des pieds isolants. Supposons qu'un fil métallique soit fixé par une extrémité *a* au corps A que nous supposerons, par exemple, électrisé positivement : ce fil sera tout entier au potentiel de A; approchons l'autre extrémité *b* du corps B. Il se produira généralement une petite étincelle au moment où le contact sera établi; l'étude des corps A et B à l'aide de l'électromètre montre que ces corps sont alors en équilibre électrique : ils sont même ramenés absolument à l'état neutre, si les charges contraires de A et de B étaient primitivement égales.

Ce passage à l'équilibre électrique exige évidemment, d'après notre hypothèse, que l'électricité, qui était en excès sur A, ait quitté ce corps pour venir en B suppléer au défaut d'électricité auquel correspond la charge négative : l'électricité a dû, par suite, traverser dans toute sa longueur le fil conducteur *ab*. Ce passage est nécessaire pour expliquer le retour à l'équilibre, la décharge qui s'est produite. Mais cette décharge a eu lieu non à travers un corps isolant, mais à travers un corps conducteur : aussi pour la distinguer de celle qui donne lieu à une étincelle lui a-t-on donné le nom de *décharge conductive*.

Il arrive souvent que, dans de semblables décharges, il ne se produise aucun phénomène qui soit directement appréciable, autre que le retour à l'état neutre des corps électrisés; mais il arrive quelquefois que la température du fil soit élevée d'une manière que le toucher permet de distinguer; quelquefois même cette élévation de température est suffisante pour amener le corps à l'incandescence ou même le volatiliser (fig. 406). Cette action est d'ailleurs de très courte durée, comme le passage du flux d'électricité qui est très rapidement terminé, car le retour des corps à l'état neutre suit presque immédiatement le contact de *b* avec B.

Le dégagement de chaleur qui se manifeste dans ce cas est la preuve que le conducteur est le siège d'une action particulière que nous attribuons au passage du flux d'électricité. Nous admettrons que ce même passage existe lorsque l'équilibre électrique est rétabli entre deux corps électrisés par l'interposition d'un fil conducteur, lors même qu'aucun effet immédiatement appréciable n'apparaît.

Nous dirons d'ailleurs que les décharges conductives sont susceptibles de produire d'autres effets.

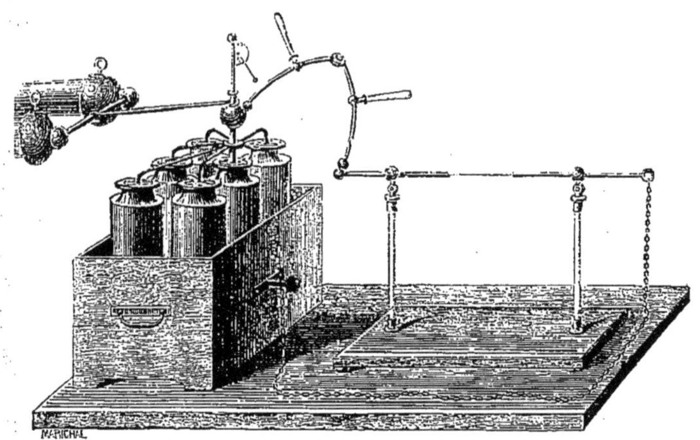

Fig. 406.

849. **Du courant électrique.** — Nous avons dit que les électromoteurs jouissent de la propriété de produire et de reproduire instantanément une différence de potentiel entre deux points particuliers que nous appellerons *pôles* de l'électromoteur. Un pôle est caractérisé par le nom ou le signe de l'électrisation qui s'y manifeste : il y a donc ainsi toujours un pôle +, ou positif et un pôle —, ou négatif.

Soient A et B les pôles + et — d'un semblable électromoteur : relions à A l'extrémité *a* d'un fil métallique et approchons de B l'extrémité opposée *b*. Comme en général les potentiels des pôles sont peu élevés, on peut arriver jusqu'au contact sans produire d'étincelle quoique, en réalité, il doive y avoir une action d'influence et une augmentation de tension ; mais cette augmentation est trop faible pour vaincre la résistance de l'air ; quelquefois cependant une étincelle jaillit quand la distance de *b* à B est devenue très petite.

Quoi qu'il en soit, supposons le contact établi ; en général, le fil conducteur ne présentera rien de particulier, aucun phénomène directement appréciable. Cependant, l'étude, à l'aide de l'électromètre, montre qu'il subsiste entre les deux pôles une différence de potentiel, différence qui presque toujours est plus faible que celle qui avait pu être mesurée entre les deux pôles avant l'établissement du fil interpolaire. L'existence de cette différence de potentiel ne peut correspondre à un état d'équilibre : il faut supposer que l'électricité passe constamment à travers le fil du pôle +, où le potentiel est le plus élevé, au pôle — où il est le moins élevé, qu'il y a un flux *continu*, un *courant* d'électricité qui traverse le fil tant que la communication n'est pas interrompue.

Outre que, comme nous le dirons, des effets divers peuvent se mani-fester dans le voisinage de ce conducteur ou sur son trajet même, il produit quelquefois des effets directement appréciables. Si, par exempl la différence de potentiel est grande, et si le fil est fin, celui-ci pourra êt échauffé notablement, il pourra même être porté à l'incandescence, com il arrive pour les décharges conductives. Mais dans le cas de l'élect moteur l'incandescence persiste tant que la communication n'est pa rompue.

Dans ce cas, il est naturel d'admettre que, comme dans les décharges conductives, l'incandescence est due au passage de l'électricité qui persis et rend l'effet continu. Nous admettrons donc, puisque les conditions so les mêmes, qu'il y a aussi passage continu d'électricité même dans le où, la différence de potentiel étant assez faible, on n'observe pas direct ment d'effet. C'est ce passage continu qui constitue ce qu'on nomme l *courant électrique*; le sens du courant est naturellement celui que no attribuons au mouvement de l'électricité, c'est-à-dire que nous dirons qu le courant va dans le conducteur du pôle + où le potentiel est le pl élevé au pôle — où il est le moins élevé.

850. — Il est important de se faire une idée aussi nette que possibl des phénomènes dont nous venons de parler : aussi croyons-nous utile d montrer à quoi ils correspondent dans l'une des comparaisons que no avons indiquées.

Nous ne parlerons pas des étincelles, moins intéressantes que les dé-charges et pour lesquelles il serait facile d'établir aussi une comparaison.

Considérons deux réservoirs remplis d'eau, A et B (fig. 407), et réunis par une conduite *ab* sur quelle se trouve un robinet R, les surfaces libres CD et EF sont pas dans un même plan horizontal; leurs positions son données par les cotes de cha-cune d'elles au-dessus du pl de comparaison horizontal HH' dans le cas actuel, la cote de CD est positive parce que cett surface est au-dessus de HH', la cote de EF est négative.

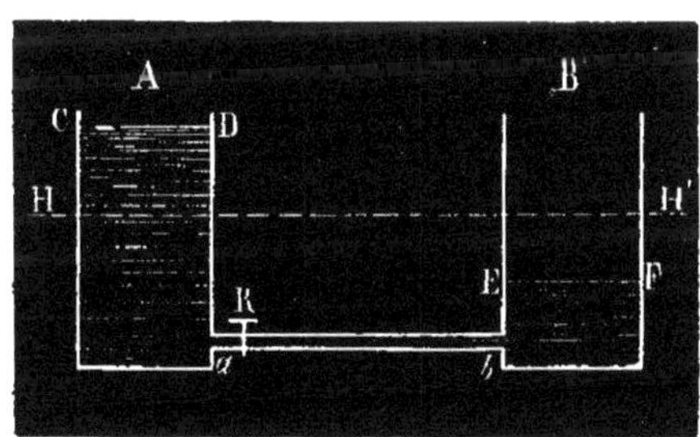

Fig. 407.

Si l'on ouvre le robinet R, le liquide va se mettre en mouvement déplaçant de A vers B; mais le mouvement s'arrêtera et une nouv position d'équilibre sera atteinte quand les deux niveaux seront dans le même plan horizontal, quand ils auront la même cote. Il pourra mêm arriver que, pour cette position, les surfaces libres soient dans le plan de comparaison HH', elles auront l'une et l'autre la cote 0. Le tube *ab* est ainsi traversé par un flux de liquide dont le passage est de courte durée

En nous reportant à la comparaison que nous avons faite de l'électricité à un liquide, on voit que A et B représentent ici les corps électrisés, que les cotes de CD et de EF correspondent aux potentiels des corps électrisés ; que le passage du liquide est analogue à la décharge conductive qui est terminée lorsque les surfaces sont à la même cote, cote qui peut être zéro, c'est-à-dire que l'équilibre électrique se produit quand les corps sont arrivés au même potentiel, ce potentiel pouvant être zéro, c'est-à-dire que les corps sont alors à l'état neutre.

Examinons maintenant le cas de l'électromoteur ; par un dispositif dont nous ne nous occupons pas maintenant, par exemple par l'action d'une pompe G (fig. 408), on a deux réservoirs A et B où les surfaces libres CD et EF sont maintenues à des cotes invariables, ces cotes étant évaluées, par exemple, par leur distance à un plan horizontal de comparaison HH'. Ces réservoirs sont réunis par une conduite qui porte vers chacune de ses extrémités un tube piézométrique ; il est également muni d'un robinet R. Le système tout entier est masqué aux regards de l'observateur à l'exception du tube *ab* et des tubes piézométriques.

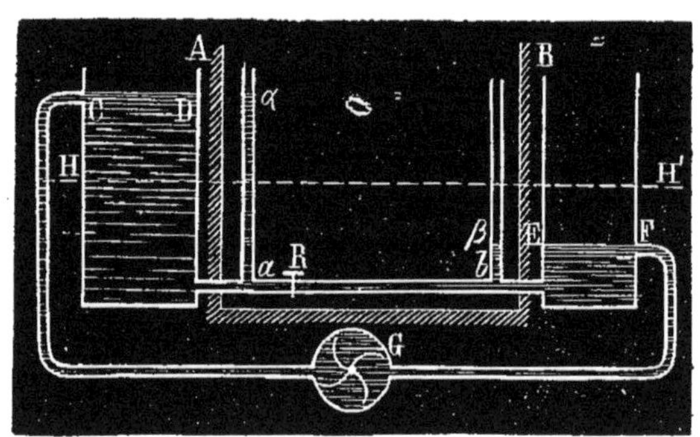

Fig. 408.

Quand le robinet R est fermé, l'observateur voit en α et β les niveaux dans les piézomètres : ces niveaux sont respectivement les mêmes que ceux des surfaces CD et EF dont on peut ainsi mesurer les cotes. Si l'on ouvre le robinet, l'observateur verra s'abaisser le niveau α et se relever le niveau β d'une certaine quantité au moment où le courant s'établira ; puis, à partir de cet instant, tant que les surfaces CD et EF conserveront la même position, ce que nous admettons, ces niveaux α et β resteront invariables et le liquide coulera d'une manière uniforme à travers la conduite.

On voit immédiatement que, dans ce cas, l'électromoteur est représenté par l'ensemble des réservoirs A et B et de la pompe G, que les pôles correspondent aux tubes piézométriques, le fil interpolaire à la conduite *ab* et que ce que nous avons appelé courant électrique est analogue au courant du liquide dans cette conduite (LXX).

851. — Dans les divers cas que nous venons d'indiquer, l'électricité est en mouvement, soit que ce mouvement se termine brusquement, soit qu'il se prolonge : ces conditions sont différentes de celles que nous avons examinées dans le chapitre précédent où nous nous sommes occupé de

l'électricité à l'état d'équilibre. Aussi a-t-on pris l'habitude de distinguer dans l'étude de l'électricité les questions qui se rapportent à l'électricité statique de celles qui dépendent de l'électricité dynamique; ces dénominations ne sont pas très satisfaisantes, en ce qu'elles sembleraient indiquer qu'il y a deux espèces d'électricités, tandis qu'on admet que dans tous les cas c'est le même agent qui intervient, seulement il est tantôt à l'état de repos ou statique, tantôt à l'état de mouvement ou dynamique.

Contrairement à ce qui se fait souvent, nous rattacherons à l'électricité dynamique l'étude des effets qui dépendent de l'étincelle et de l'action des flux d'électricité.

Ajoutons que, en sus des manifestations correspondant aux cas que nous venons d'indiquer par l'électricité dynamique, il y aura à s'occuper des effets dus aux décharges oscillantes et aux courants alternatifs.

852. **Unités électromagnétiques.** — On ne peut utilement étudier les effets produits pour l'électricité si on n'indique en même temps les lois qui les régissent; il est donc nécessaire d'indiquer sur quels principes reposent les moyens de mesure et quelles sont les unités adoptées dans la pratique. Nous sommes ainsi conduit à étudier d'une manière particulière, en les traitant à part, les lois des courants électriques et les actions que ceux-ci exercent sur les aimants, car c'est sur ces actions que repose le système de mesures qui est actuellement adopté : nous nous bornerons d'ailleurs à des considérations générales, et c'est plus tard seulement que nous étudierons en détail ces actions, d'une part, et d'autre part les moyens dont on dispose expérimentalement pour effectuer les mesures.

Si nous nous reportons à la comparaison que nous avons faite précédemment d'un courant électrique à un courant liquide produit entre deux réservoirs à niveau constant, nous voyons que, dans ce cas, trois éléments appellent immédiatement l'attention : la différence des niveaux en α et β (ou entre A et B) qui est la cause immédiate de l'écoulement; la quantité d'eau qui, en un temps quelconque, a passé dans la conduite; et enfin, si l'écoulement est uniforme, si le régime est permanent, le *débit*, c'est-à-dire la quantité d'eau qui a passé dans l'unité de temps, en 1 seconde.

Par analogie, nous sommes conduit à étudier pour le courant électrique : la différence de potentiel entre les deux pôles, ou la différence de potentiel invariable que peut produire l'électromoteur considéré; la quantité d'électricité qui a traversé le conducteur en un temps quelconque; le débit électrique, c'est-à-dire, dans le cas d'un courant uniforme, la quantité d'électricité qui a passé dans le conducteur en 1 seconde : cette quantité a reçu le nom d'*intensité* du courant.

Nous trouverons ultérieurement d'autres données importantes, mais celles-ci sont les premières dont l'étude s'impose.

853. — Considérons une aiguille aimantée *ab* (fig. 409) placée en dehors de tout champ magnétique, condition que, comme nous l'avons

dit, on peut réaliser en annulant l'effet du champ magnétique terrestre par l'action d'un aimant convenablement disposé. Si, dans ces conditions, on place cette aiguille aimantée dans le voisinage d'un fil rectiligne AB traversé par un courant, on voit que l'aiguille prend une direction perpendiculaire à celle du fil : suivant l'expression consacrée, l'aiguille se met en croix avec le courant (Expérience d'Œrsted).

Quelles que soient, d'ailleurs, les positions relatives de l'aimant et du courant, on reconnaît que la direction est déterminée absolument par une règle qui a été énoncée par Ampère et pour laquelle il faut donner une indication préalable. Ampère imagine un individu, personnifiant le courant, qui nagerait dans celui-ci, pour ainsi dire, dans un sens tel que le courant entrerait par les pieds, cet individu descendrait le courant (comme le dit Ampère, il aurait les Pieds du côté du pôle Positif et le Nez du côté du pôle Négatif); cet individu serait astreint, en outre, à se placer de manière à regarder l'aiguille aimantée. Dans ces conditions, sa droite et sa gauche sont dites *la droite et la gauche du courant.*

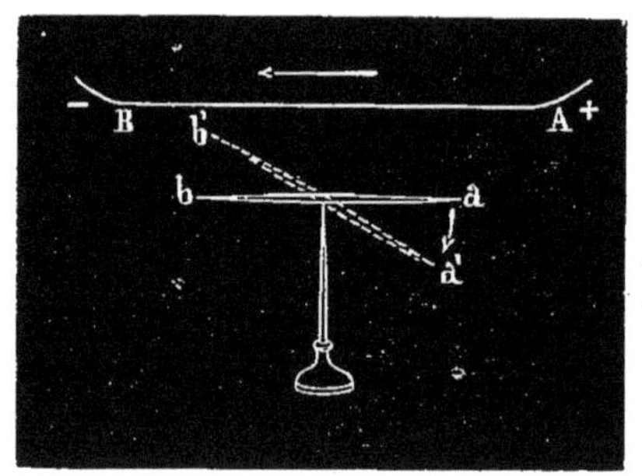

Fig. 409.

La règle d'Ampère s'énonce alors ainsi :

Un aimant mobile, placé dans le voisinage d'un courant électrique, se met en croix avec le courant de manière que son pôle nord soit à gauche du courant.

Ce mouvement se produit naturellement sous l'influence d'une force que nous allons préciser. Si l'aiguille aimantée est placée dans un champ magnétique, il y a à tenir compte de cette force et de celle due à l'action du champ pour déterminer la position d'équilibre que prendra l'aiguille, position qui sera en général différente de la précédente.

Par une analyse détaillée des actions qui se manifestent entre le pôle d'une aiguille aimantée et des courants de diverses formes, Ampère est parvenu à préciser la force qui agit dans le cas où un élément AB (fig. 410) de courant agit sur le pôle d'un aimant. Il a trouvé que cette force est perpendiculaire au plan qui contient le pôle N et l'élément de courant, son sens étant déterminé par la règle précédente; elle est de plus proportionnelle à l'intensité magnétique du pôle, à la longueur de l'élément,

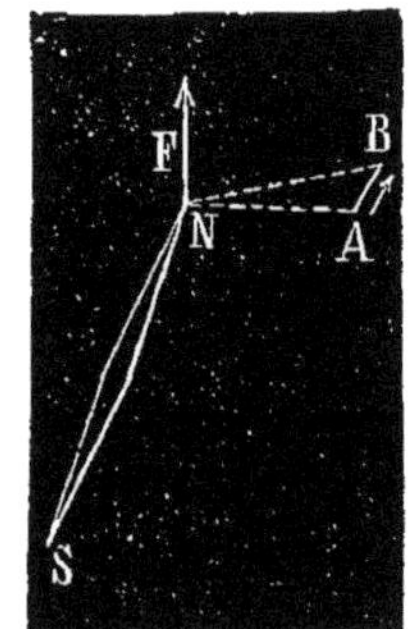

Fig. 410.

et varie en raison inverse du carré de la distance du pôle à l'élément de courant.

On reconnaît de plus que cette force change lorsque, sans rien modifier aux conditions que nous venons de préciser, on fait varier quelques-unes des conditions dans lesquelles se produit le courant, ce qui, on doit le supposer, fait varier l'intensité du courant. La force exercée sur l'aimant par le courant dépend donc de l'intensité de celui-ci et, par convention, c'est la grandeur de la force exercée sur un aimant que l'on a prise pour mesure de cette intensité. La comparaison des intensités de plusieurs courants reviendra donc à la comparaison des forces que ces courants exercent sur un même pôle placé dans les mêmes conditions.

On peut effectuer des mesures en faisant choix d'une unité d'intensité, puisque la mesure d'une quantité est le résultat de la comparaison de cette quantité avec l'unité correspondante.

L'unité d'intensité électrique a reçu le nom d'*ampère*; elle est définie ainsi qu'il suit :

L'ampère, unité d'intensité, est l'intensité d'un courant qui, traversant un fil de 1^{mm} de longueur en forme d'arc de cercle de 1^{cm} de rayon, exerce sur un pôle égal à l'unité magnétique placé en son centre une force égale à 1 dyne, unité CGS de force.

Cette définition se prête mal à la réalisation d'appareils qui permettraient de faire des mesures; nous verrons plus tard comment ces appareils peuvent être disposés. Il nous suffit maintenant de montrer comment une mesure d'intensité est ramenée à la mesure d'une force, mesure que nous savons effectuer de diverses manières.

854. — Lorsqu'une aiguille aimantée, placée dans le voisinage d'un conducteur traversé par un courant, conserve une position invariable, nous devons conclure que la force à laquelle elle est soumise étant invariable, il en est de même de l'intensité du courant qui est dit alors un *courant constant*. Si l'aiguille change de position, c'est qu'il en est de même de la force et par suite de l'intensité du courant; celui-ci est dit alors *courant variable*.

Lorsqu'on ferme un circuit contenant un électromoteur, le courant n'atteint pas instantanément l'intensité à laquelle il doit parvenir : il croît progressivement; la durée de cette période, qu'on désigne sous le nom d'*état variable de fermeture*, est trop courte pour pouvoir être décelée par le galvanomètre, et il faut des appareils très délicats et des méthodes spéciales pour la mettre en évidence : elle varie avec les conditions du circuit, mais ne se prolonge pas au delà de quelques centièmes de seconde. C'est alors seulement que commence l'*état permanent* pendant lequel l'intensité reste constante.

Des conditions analogues se présentent à la cessation du courant, et il y a lieu de considérer de même un *état variable de rupture*, de très courte durée, pendant lequel l'intensité décroît progressivement jusqu'à devenir nulle.

Il importe de remarquer que c'est d'une manière absolument conventionnelle que nous avons admis la proportionnalité de l'intensité d'un courant à la force que celui-ci exerce sur un aimant. Nous verrons plus tard, et la remarque est capitale, que l'on arriverait au même résultat en adoptant conventionnellement certains autres effets pour caractériser numériquement l'intensité d'un courant.

855. — Dans le cas d'un courant liquide qui, en régime permanent, traverse une conduite, il existe une relation simple entre le débit δ et la quantité Q du liquide qui a passé en un temps t, car par la définition même du débit, on a :

$$\delta = \frac{Q}{t},$$

ce qui donne :

$$Q = \delta t.$$

On admet, par analogie, qu'il existe la même relation entre l'intensité I d'un courant constant et la quantité Q d'électricité qui a passé en un temps t. Nous aurons donc la relation :

$$Q = It.$$

On a fait choix d'une unité de quantité d'électricité à laquelle on a donné le nom de *coulomb* ; sa définition se déduit de l'équation précédente, car si on y fait I égal à 1 ampère, t égal à 1 seconde, on a $Q = 1$. On peut donc dire :

Le coulomb est la quantité d'électricité qui traverse en 1 seconde une section d'un conducteur dans lequel circule un courant de 1 ampère.

Dans certains cas, les effets dépendent de la quantité totale d'électricité qui a agi, c'est-à-dire du nombre de coulombs : c'est le cas, par exemple, des actions chimiques, comme nous le dirons. D'autres fois, les effets observés sont liés à l'intensité du courant, au nombre d'ampères, comme nous venons de le dire pour l'action sur l'aiguille aimantée.

Mais dans certaines circonstances, par exemple, pour des actions physiologiques, il peut arriver que la grandeur de l'effet ne dépende directement ni de l'intensité, ni de la quantité d'électricité, mais qu'il y entre un autre élément : la grandeur de la surface sur laquelle l'action se produit. On comprend en effet que, pour une même intensité, l'action en chaque point puisse être d'autant moindre que l'action totale se répartit sur une plus grande étendue. On est alors conduit à considérer la *densité* du courant électrique, qui est le quotient de l'intensité par la surface traversée.

856. — Comme nous l'avons dit précédemment, lorsqu'un conducteur est traversé par un courant, il y a dégagement de chaleur : des expériences que nous signalerons montrent que la quantité de chaleur dégagée est proportionnelle à la quantité Q d'électricité qui a traversé le conducteur et à la différence de potentiel D qui existe entre les deux extrémités de celui-ci. En remarquant que, comme nous l'avons dit (267), une quantité de chaleur est équivalente à une quantité de travail mécanique, nous pouvons donc dire que la quantité d'énergie, de travail développée dans les conditions précédemment indiquées est proportionnelle au produit $Q \times D$. Si donc nous désignons par P cette quantité d'énergie, la relation la plus simple que nous puissions adopter est :

$$P = Q \times D.$$

Équation qui définit l'unité de différence de potentiel, car si l'on fait $R = 1$ et $D = 1$, il faut que l'on ait $D = 1$.

L'unité de travail adopté pour ces mesures est égale à $\frac{1}{9,81}$ kilogrammètre, soit très sensiblement 0,1 de kilogrammètre : c'est ce qu'on appelle 1 *joule*. Nous aurons donc la définition suivante pour l'unité de différence de potentiel qui a reçu le nom de *volt* :

Le volt, unité de différence de potentiel, est la différence de potentiel qui doit exister entre les extrémités d'un conducteur qui, étant parcouru par une quantité d'électricité égale à 1 coulomb, dégage une quantité d'énergie de 1 joule (ou de 0,1 kilogrammètre).

Si le courant est constant, nous pouvons diviser les deux membres de l'égalité par t : le quotient $\frac{P}{t}$ mesure l'énergie développée en 1 seconde, c'est ce qu'on appelle la puissance électrique qu'on représente par W (initiale du mot anglais *Work*, travail) ; comme d'autre part on a $\frac{Q}{t} = I$, il vient donc :

$$W = I \times D,$$

équation sur laquelle nous aurons à revenir.

Il importe de remarquer que, comme nous l'avons dit, la FEM n'est connue que par la différence de potentiel qn'elle fait naître; aussi la mesure-t-on à l'aide de celle-ci et le plus souvent établit-on une confusion entre ces deux quantités qui sont cependant de nature différente. Si nous appelons E la FEM qui produit une certaine différence de potentiel D, cela revient à dire qu'on prend toujours E égal à D. Nous aurons donc, en introduisant la FEM, les équations :

$$P = Q \times E \qquad W = I \times E.$$

857. — Si aux deux extrémités d'un conducteur déterminé, on produit successivement diverses différences de potentiel E,E',E''.. et qu'on mesure les intensités correspondantes, I,I',I''..., on trouve qu'il y a proportionnalité ; on peut donc écrire les relations :

$$\frac{E}{I} = \frac{E'}{I'} = \ldots.$$

de telle sorte que, pour la production d'un courant dans un conducteur, le quotient de la différence de potentiel par l'intensité correspondante est un nombre constant ; il est donc caractéristique du conducteur à ce point de vue. Ce quotient qu'on appelle *résistance* du conducteur et qu'on désigne par R est donné par la relation :

$$\frac{E}{I} = R \quad \text{ou} \quad I = \frac{E}{R},$$

qui définit l'unité de résistance, car on a $R = 1$ si l'on prend E égal à 1 volt et I égal à 1 ampère. Cette unité de résistance a reçu le nom d'*ohm*. On peut donc la définir ainsi :

L'ohm est la résistance d'un conducteur tel qu'il soit parcouru par un courant de 1 ampère quand entre ses deux extrémités il existe une différence de potentiel de 1 volt.

On considère aussi la capacité C d'un conducteur qui est défini comme nous l'avons déjà indiqué (829) par l'équation :

$$\frac{Q}{E} = C \quad \text{ou} \quad Q = CE.$$

Il y a une unité de capacité qu'on appelle le *farad* et dont on déduirait la définition de cette équation ; mais la capacité des corps présente peu d'applications au point de vue qui nous occupe ; nous n'insisterons donc pas.

Il importe de remarquer qu'il ne peut y avoir de représentation matérielle du coulomb, de l'ampère et du volt qui se rapportent uniquement à la cause des phénomènes, cause inconnue et certainement de nature immatérielle. Il n'en est pas de même de l'ohm et du farad qui sont, en somme, des manières d'être de certains corps matériels ; nous ne nous occuperons pas du farad, mais nous dirons que des recherches précises ont montré que la valeur de l'ohm est représentée par la résistance à 0° d'une colonne cylindrique de mercure de 1 millimètre carré de section et de 106 centimètres de longueur.

858. **Lois des courants. Résistance.** — Dans un circuit traversé par un courant, il existe des relations entre les divers éléments qui caractérisent celui-ci et entre ces éléments et les appareils qui lui donnent naissance, les électromoteurs. Ces relations sont d'ailleurs indépendantes de la nature des électromoteurs (éléments de pile, accumula-

teurs, etc.), que nous décrirons seulement plus tard; nous pouvons donc dès à présent indiquer ces relations dont la connaissance est utile pour étudier les effets des courants : ce sont les *lois de Ohm.*

Nous avons défini la résistance d'un conducteur; recherchons d'abord de quels éléments dépend cette résistance. Supposons que, par un procédé quelconque, nous puissions maintenir entre deux points A et B une différence de potentiel invariable que nous désignerons par E. Intercalons un fil métallique entre ces deux points et mesurons l'intensité I du courant. Répétons la même expérience avec un fil identique, mais de longueur différente l' ; nous observerons une autre intensité I' et l'expérience montre que dans ce cas on a

$$\frac{I}{I'} = \frac{l'}{l},$$

c'est-à-dire que les intensités sont en raison inverse des longueurs du conducteur. Mais comme nous savons que l'on a, par définition (856),

$$R = \frac{E}{I} \qquad R' = \frac{E}{I'},$$

il en résulte

$$\frac{R}{R'} = \frac{l}{l'},$$

d'ou l'on conclut que :

La résistance d'un fil homogène de section constante est proportionnelle à sa longueur.

Faisons, de même, deux observations en intercalant entre A et B deux fils cylindriques, homogènes, de même nature et de même longueur, mais de sections différentes s et s'. Nous trouverons alors que les intensités des courants obtenus sont proportionnelles aux sections, c'est-à-dire que l'on a

$$\frac{I}{I'} = \frac{s}{s'}.$$

Il vient donc, à cause des relations précédentes qui déterminent les résistances :

$$\frac{R}{R'} = \frac{s'}{s}.$$

Les résistances d'un fil homogène sont inversement *proportionnelles à la section.*

Enfin si nous opérons avec des fils de même longueur et de même section, mais de nature différente, nous obtenons des intensités différentes.

La résistance d'un conducteur dépend donc de sa nature.

Si alors nous déterminons, pour un conducteur donné de longueur l

et de section s, la résistance R d'après les valeurs déterminées expérimentalement de la différence de potentiel E et de l'intensité I, nous pourrons poser la relation

$$R = k \frac{l}{s},$$

dans laquelle k est un coefficient constant pour un même corps, mais variable d'un corps à l'autre; ce coefficient, qui est déterminé précisément par la relation précédente, est ce qu'on appelle la *résistance spécifique* du corps considéré. Les nombres suivants donnent la résistance de quelques corps usuels pour une longueur de 1 mètre et une section de 1 millimètre carré.

Argent	0,015	Fer	0,096
Cuivre	0,016	Maillechort	0,208
Platine	0,090	Mercure	0,943

Pour le charbon, la résistance est beaucoup plus grande; elle varie entre 40 et 70.

Les dissolutions liquides ont des résistances considérables; voici quelques nombres :

Solution de sulfate de cuivre à 8 p. 100	457 000
— — à 28 p. 100	247 000
Solution saturée de sulfate de zinc	215 000
Acide sulfurique étendu, de densité 1,10	8 800
— — 1,70	46 700

D'une manière générale, la résistance croît avec la température.

859. — Il est quelquefois commode de représenter la résistance d'un conducteur par celle d'un conducteur équivalent qui aurait une résistance égale à l'unité et dont une des dimensions serait aussi égale à l'unité.

Soit $R = k \frac{l}{s}$ la résistance d'un conducteur; cherchons la longueur λ d'un conducteur de résistance 1 et de section 1; on devrait alors avoir

$$k \frac{l}{s} = 1 \frac{\lambda}{1} \qquad \text{ou} \qquad \lambda = R.$$

La quantité λ qu'on appelle la *longueur réduite* du conducteur ne diffère pas de ce que nous avons désigné sous le nom de *résistance*.

Cherchons la section ω que devrait avoir un conducteur de longueur 1 et de résistance 1. On devrait avoir

$$k \frac{l}{s} = 1 \frac{1}{\omega} \qquad \text{ou} \qquad \omega = \frac{s}{kl} = \frac{1}{R}.$$

La quantité ω qu'on appelle la *section réduite* du conducteur est donc l'inverse de la résistance.

860. — Lorsqu'on place plusieurs conducteurs à la suite, chacun d'eux intervenant par sa résistance R, l'ensemble présente une résistance totale égale à la somme des résistances partielles : c'est ce qu'il est aisé de prévoir, et ce que l'on peut vérifier par l'expérience, en déterminant l'intensité I du courant qui traverse une série de conducteurs de résistances R,R′,R″ ; si E est la différence de potentiel, on trouve que l'on a effectivement

$$I = \frac{E}{R + R' + R'' + \ldots}.$$

Il n'en est plus de même si, entre les deux points A et B, on place à côté l'un de l'autre plusieurs conducteurs de résistance R,R′, R″... Par analogie avec ce qui se passerait pour des tuyaux par lesquels s'écoulerait un liquide, on est conduit à penser que, dans un temps donné, il passera plus d'électricité que par un seul conducteur, que l'intensité du courant sera plus grande.

Pour simplifier nous pouvons admettre que chaque conducteur soit remplacé par un conducteur de résistance 1 et de longueur 1; les divers conducteurs auraient alors des sections réduites $\frac{1}{R}, \frac{1}{R'}, \frac{1}{R''}$... Il est naturel de penser que tous les conducteurs réduits, qui ne diffèrent que par la section, agiront ensemble comme un conducteur unique qui aurait une section égale à $\frac{1}{R} + \frac{1}{R'} + \frac{1}{R''} + \ldots$ et qui serait équivalent à l'ensemble des conducteurs donnés. La résistance de ce conducteur serait alors $\frac{1}{\frac{1}{R} + \frac{1}{R'} + \frac{1}{R''}} + \ldots$ puisque la résistance est l'inverse de la section réduite.

On admet, par analogie avec ce qui se passe pour les liquides, que les quantités qui passent dans ces conducteurs sont proportionnelles à leurs sections réduites.

861. **Dérivation.** — Examinons le cas où l'on aurait entre les points A et B (fig. 411), entre lesquels existe la différence de potentiel E, d'abord

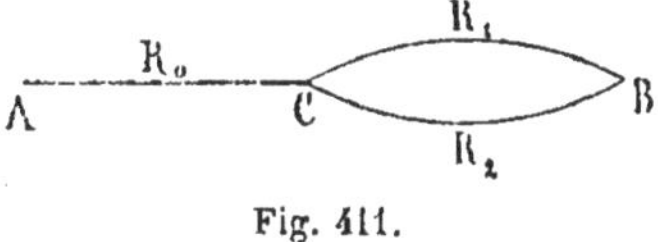

Fig. 411.

un conducteur unique AC de résistance R_0, puis entre C et B deux conducteurs placés en dérivation suivant l'expression consacrée et ayant respectivement des résistances R_1,R_2. Cherchons l'intensité I du courant dans le conducteur AC et i_1,i_2 des courants dans les conducteurs en dérivation.

D'après ce que nous venons de dire, l'ensemble des deux conducteurs R_1 et R_2 a une résistance qui est

$$\frac{1}{\frac{1}{R_1}+\frac{1}{R_2}}=\frac{R_1R_2}{R_1+R_2},$$

et par suite la résistance totale entre A et B sera

$$R_0+\frac{R_1R_2}{R_1+R_2}.$$

D'après la formule générale $I=\frac{E}{R}$ qui lie l'intensité à la différence de potentiel et à la résistance, on a

$$\frac{E}{R_0+\frac{R_1R_2}{R_1+R_2}}=\frac{E\,(R_1+R_2)}{R_0R_1+R_1R_2+R_2\,R_0}.$$

A cause de la proportionnalité que nous avons signalée on doit avoir

$$\frac{i_1}{i_2}=\frac{\frac{1}{R_1}}{\frac{1}{R_2}}=\frac{R_2}{R_1},$$

car les sections réduites sont respectivement $\frac{1}{R_1}$ et $\frac{1}{R_2}$. On tire de là

$$\frac{i_1}{i_1+i_2}=\frac{\frac{1}{R_1}}{\frac{1}{R_1}+\frac{1}{R_2}}=\frac{R_2}{R_1+R_2},$$

d'où en remarquant que $i_1+i_2=I$ et remplaçant cette quantité par sa valeur

$$i_1=I\frac{R_2}{R_1+R_2}=\frac{ER_2}{R_0R_1+R_1R_2+R_2R_0},$$

on aurait évidemment de même

$$i_2=\frac{ER_1}{R_0R_1+R_1R_2+R_2R_0}.$$

862. **Répartition du potentiel.** — Dans une conduite parcourue par un courant liquide le débit est partout le même, c'est-à-dire que, dans le même temps, des sections quelconques sont traversées par la même quantité de liquide. Par analogie, nous devons conclure qu'il en est de même pour les courants électriques, c'est-à-dire que l'intensité doit être partout la même : c'est, en effet, ce que montrent toutes les expériences, comme nous le dirons d'ailleurs.

Soient donc E la différence de potentiel qui existe entre deux points A et B et R la résistance du conducteur ; soient, de même, E′ et R′ les quantités correspondantes pour deux autres points A′ et B′. Si I est l'intensité, on a :

$$I = \frac{E}{R} \qquad I = \frac{E'}{R'}.$$

On déduit de là

$$\frac{E}{R} = \frac{E'}{R'},$$

c'est-à-dire que dans un conducteur traversé par un courant la différence de potentiel entre deux points est proportionnelle à la résistance du conducteur compris entre ces points.

Ce résultat peut d'ailleurs être vérifié directement à l'aide d'un électromètre quelconque qui permet de déterminer les différences de potentiel.

Il est intéressant de rapprocher ce résultat de celui que nous avons signalé pour les tubes piézométriques dans le cas de l'écoulement de l'eau par une conduite (LXX) ; on voit que l'analogie que nous avons signalée se poursuit encore dans ce cas.

863. — Un électromoteur produit et maintient une différence de potentiel constante entre ses deux pôles α et β tant que ceux-ci restent isolés ; mais ces pôles ne jouent aucun rôle particulier dans le fonctionnement de l'électromoteur et, en réalité, c'est entre deux autres points A et B que se produit l'action qui a pour conséquence la rupture de l'équilibre électrique que traduit la différence de potentiel ; seulement les pôles, reliés directement à ces points, prennent respectivement le même potentiel que chacun de ceux-ci tant que l'équilibre subsiste.

Reprenons la comparaison déjà faite (850). Le rôle de l'électromoteur est joué ici par la pompe qui est susceptible de produire et de maintenir une différence de niveau invariable entre les réservoirs A et B ; s'il n'y a pas courant, le robinet R étant fermé, s'il y a équilibre, les niveaux α et β dans les tubes piézométriques sont les mêmes que ceux des réservoirs A et B. Supposons que nous ouvrions le robinet R ; quoique l'observateur ne voie que les piézomètres, ce n'est pas entre eux qu'a lieu le courant, mais c'est en réalité entre les réservoirs ; aussi, bien que dans ceux-ci les niveaux restent invariables, les niveaux changent dans les piézomètres : la différence des niveaux dans ceux-ci est moindre qu'elle n'était précédemment, moindre par conséquent que celle qui subsiste dans les réservoirs.

Ce sont des faits analogues qui se passent dans le cas d'un électromoteur dont on réunit les pôles α et β par un conducteur, dans le cas où on ferme le circuit, suivant l'expression consacrée [1]. L'observateur étudie le

1. Pour éviter toute confusion, il peut être utile de remarquer que l'effet produit par la *fermeture* du circuit électrique correspond à celui qui se

courant entre les pôles, mais en réalité il part du point A où le potentiel est maintenu le plus élevé par la FEM, et aboutit au point B où le potentiel est le plus bas. Si E est la différence de potentiel entre A et B (différence qui existait aussi entre α et β quand il n'y avait pas de courant), il y aura entre α et β une moindre différence de potentiel, conformément à ce que nous avons dit (849, 850). Le courant partant de A pour aller à B n'a donc pas seulement à traverser le conducteur interpolaire, mais il a également à parcourir l'électromoteur qui doit, dès lors, intervenir par sa résistance au passage du courant. Si R est la résistance du conducteur interpolaire et π la résistance de l'électromoteur, le courant allant de A à B a donc à vaincre une résistance $R + \pi$.

864. **Courant produit par un électromoteur.** — Cette remarque permet de déterminer l'intensité du courant, d'après la formule générale (857), et l'on a

$$I = \frac{E}{R + \pi}.$$

Nous pouvons calculer ε, différence de potentiel entre les pôles, à cause de la relation précédemment indiquée (862) : il vient

$$\frac{\varepsilon}{E} = \frac{R}{R + \pi} \qquad \text{d'où} \qquad \varepsilon = \frac{ER}{R + \pi}.$$

Enfin, comme nous l'avons indiqué, on peut considérer l'énergie disponible par seconde; mais c'est seulement pour la partie interpolaire que cette énergie nous intéresse au point de vue des applications, car c'est là seulement où elle peut être utilisée. Si W représente cette énergie, on a

$$W = \varepsilon I = \frac{E^2 R}{(R + \pi)^2}.$$

Les formules précédentes, qui sont d'un emploi très fréquent, donnent I, ε et W quand on connaît le circuit et l'électromoteur défini par sa FEM, et par sa résistance. Il est donc évident que ces données devront être connues pour tous les électromoteurs que l'on pourra employer. Mais il arrive très souvent que pour obtenir des effets plus puissants on se sert de plusieurs électromoteurs; que deviennent alors les formules?

Nous n'étudierons pas tous les cas, et nous supposerons d'abord que tous les électromoteurs ont même FEM, e, et même résistance π.

865. **Groupement des électromoteurs.** — Étant donnés n électromoteurs, on peut les grouper de diverses façons : les deux principales sont le groupement en *série* et le groupement *parallèle* ou en *batterie*.

passe pour le liquide quand on *ouvre* le robinet : et que, réciproquement, il y a analogie entre la rupture, l'ouverture du circuit et la fermeture du robinet.

Dans le groupement en série, les électromoteurs sont reliés à la suite les uns des autres de manière que le pôle + de chacun d'eux soit relié au pôle — de l'électromoteur voisin (fig. 412). Dans la chaîne ainsi formée, il

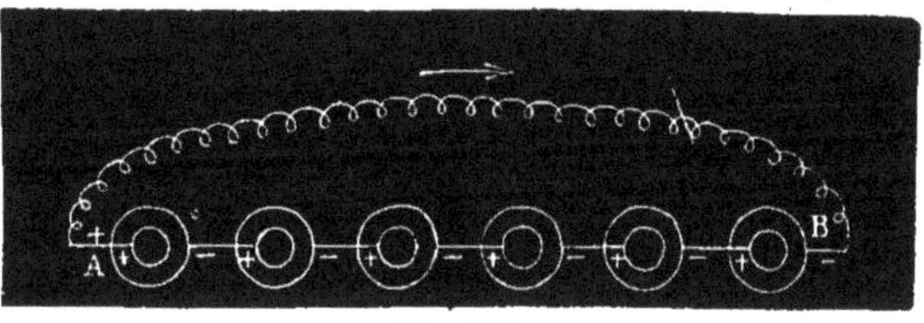

Fig. 412.

y a donc un pôle + à une extrémité et un pôle — à l'extrémité opposée.

L'électricité dont le déplacement dans le circuit constitue le courant a à traverser tous les électromoteurs à la suite les uns des autres : la résistance de cette série est donc égale à $n\pi$.

Mais, d'autre part, les effets des divers électromoteurs s'ajoutent en tant que production de différence de potentiel puisque chacun d'eux maintient une différence de potentiel constante, de telle sorte que la différence totale de potentiel entre les pôles extrêmes est égale à ne.

Dès lors, en appliquant les formules générales, il vient :

$$I = \frac{ne}{R + n\pi} \qquad \varepsilon = \frac{neR}{R + n\pi} \qquad W = \frac{n^2e^2R}{(R + n\pi)^2}.$$

La comparaison que nous avons déjà faite s'applique encore ici. Il faut supposer que l'on a étagé plusieurs pompes au-dessus les unes des autres; chacune d'elles pouvant produire une certaine différence de niveau, la différence totale qu'on peut obtenir est d'autant plus grande qu'on emploie un plus grand nombre de pompes. Mais, d'autre part, l'eau traversant successivement toutes les pompes, le frottement qu'elle éprouve et qu'on peut assimiler à la résistance croît dans le même rapport.

866. — Le groupement parallèle des électromoteurs consiste à réunir ensemble tous les pôles + des électromoteurs d'une part, et d'autre part, tous les pôles —.

Comme pour tous les électromoteurs, que nous supposons identiques, il existait entre leurs deux pôles une même différence de potentiel, le mode de réunion ne modifiera rien à cet élément, et la FEM du système entier sera toujours e comme pour un seul électromoteur.

Mais, d'autre part, le courant passera à la fois dans tous ces électromoteurs et, comme dans le cas des dérivations, la résistance de l'ensemble sera donnée par la formule $\dfrac{1}{\frac{1}{R} + \frac{1}{R'} + \frac{1}{R''}}$ qui, dans le cas actuel, devient $\dfrac{1}{\frac{n}{\pi}} = \dfrac{\pi}{n}$ puisque toutes les résistances sont égales à π.

L'application des formules générales donne alors

$$I = \frac{e}{R + \frac{\pi}{n}} \qquad \varepsilon = \frac{eR}{R + \frac{\pi}{n}} \qquad W = \frac{e^2R}{\left(R + \frac{\pi}{n}\right)^2},$$

ce qui peut s'écrire :

$$I = \frac{ne}{nR + \pi} \qquad \varepsilon = \frac{neR}{nR + \pi} \qquad W = \frac{n^2e^2R}{(nR + \pi)^2}.$$

La comparaison avec le mouvement des liquides s'applique également bien : les pompes sont placées à côté les unes des autres prenant l'eau à un même réservoir; naturellement, on pourra élever plus d'eau, mais on ne pourra atteindre une plus grande hauteur; la différence de niveau restera le même que s'il n'y avait qu'une seule pompe.

867. — Les formules précédentes conduisent à des résultats importants qu'il est nécessaire de signaler.

Dans tous les cas, on voit que e est au numérateur. On en conclut, ce qui était évident *a priori*, qu'il y a tout intérêt à ce que la FEM des électromoteurs employés soit la plus grande possible.

De même, π étant partout en dénominateur, il y a toujours intérêt à ce que cette quantité soit la plus faible possible : les électromoteurs devront toujours avoir la moindre résistance possible. Ce résultat était assez facile à prévoir, et il n'y aurait pas lieu d'y insister si, par suite d'une erreur d'interprétation, plusieurs auteurs n'avaient énoncé, en ce qui concerne surtout les piles médicales, une opinion contraire, opinion absolument erronée ainsi que le prouvent les formules.

Pour nous rendre compte de l'influence du nombre des électromoteurs, prenons les formules sous la forme suivante :

Groupement en série :

$$I = \frac{e}{\frac{R}{n} + \pi} \qquad \varepsilon = \frac{eR}{\frac{R}{n} + \pi} \qquad W = \frac{e^2R}{\left(\frac{R}{n} + \pi\right)^2};$$

Groupement parallèle :

$$I = \frac{e}{R + \frac{\pi}{n}} \qquad \varepsilon = \frac{eR}{R + \frac{\pi}{n}} \qquad W = \frac{e^2R}{\left(R + \frac{\pi}{n}\right)^2}.$$

On voit que, dans tous les cas, quand n croît, le dénominateur diminue et que, par suite, chacune des quantités I, E et R augmente : il y a donc toujours intérêt à augmenter le nombre des électromoteurs employés.

Mais on peut reconnaître que l'augmentation de n, nombre des électromoteurs, n'a pas toujours la même influence et qu'il y a des cas dans lesquels le gain qui en résulterait ne serait pas en rapport avec l'augmentation du nombre des électromoteurs.

868. — Examinons la question en comparant dans chaque cas l'effet produit par n électromoteurs à l'effet produit par 1 électromoteur : c'est-à-dire en étudiant les rapports

$$\frac{I_n}{I_1}, \frac{E_n}{E_1} \text{ et } \frac{W_n}{W_1}.$$

1° *Groupement en série.* La détermination des rapports que nous indiquons donne immédiatement

$$\frac{I_n}{I_1} = \frac{E_n}{E_1} = \frac{n(R+\pi)}{R+n\pi} \qquad \frac{W_n}{W_1} = \frac{n^2(R+\pi)^2}{(R+n\pi)^2} = \left[\frac{n(R+\pi)}{R+n\pi}\right]^2.$$

Il suffit donc d'étudier le rapport $\frac{n(R+\pi)}{R+n\pi}$. Or on peut écrire identiquement

$$\frac{n(R+\pi)}{R+n\pi} = n - \frac{n\pi(n-1)}{R+n\pi}.$$

On voit que le rapport considéré est toujours plus petit que n : le gain n'est donc jamais proportionnel au nombre des éléments, mais il s'en rapprochera d'autant plus que le 2e terme sera plus petit, que le facteur $\frac{\pi}{R+n\pi}$ sera plus faible. Ce facteur peut s'écrire $\frac{1}{\frac{R}{\pi}+n}$, il sera très petit et pourra être négligé si $\frac{R}{\pi}$ est très grand, c'est-à-dire si la résistance du conducteur interpolaire est très grande par rapport à celle d'un des électromoteurs. Dans ce cas on aurait $\frac{n(R+\pi)}{R+n\pi}=n$, le gain que l'on ferait en prenant n électromoteurs au lieu de 1 serait proportionnel à ce nombre n.

2° *Groupement parallèle.* Les formules précédemmemt indiquées donnent immédiatement

$$\frac{I_n}{I_1} = \frac{E_n}{E_1} = \frac{n(R+\pi)}{nR+\pi} \qquad \frac{W_n}{W_1} = \frac{n^2(R+\pi)^2}{(nR+\pi)^2} = \left[\frac{n(R+\pi)}{(nR+\pi)}\right]^2.$$

Il suffit dont d'étudier le rapport $\frac{n(R+\pi)}{nR+\pi}$. On peut l'écrire identiquement :

$$\frac{n(R+\pi)}{nR+\pi} = n - \frac{nR(n-1)}{nR+\pi}.$$

La forme donnée à la valeur du rapport $\frac{n(R+\pi)}{nR+\pi}$ montre que celui-ci est toujours inférieur à n : le gain n'est jamais proportionnel au nombre des électromoteurs, mais il s'en rapprochera d'autant plus que le 2e terme sera plus petit, que le facteur $\frac{R}{nR + \pi}$ sera moindre. Ce facteur peut s'écrire $\frac{1}{n + \frac{\pi}{R}}$; il sera très petit et pourra être négligé si $\frac{\pi}{R}$ est très grand, c'est-à-dire si la résistance d'un électromoteur est très grande par rapport à la résistance interpolaire. Dans ce cas, il restera $\frac{n(R + \pi)}{nR + \pi} = n$, et le gain que l'on fait en prenant n électromoteurs est sensiblement proportionnel à ce nombre.

869. — On peut enfin chercher immédiatement pour quelles conditions il serait également avantageux de grouper les électromoteurs en série ou parallèlement. En nous reportant aux formules précédentes, on voit que, pour obtenir la même intensité, il faut que l'on ait

$$\frac{ne}{R + n\pi} = \frac{ne}{R + n\pi} \quad \text{ou} \quad R + n\pi = nR + \pi.$$

Cette condition est la même d'ailleurs pour l'égalité de la différence de potentiel et de l'énergie disponible. Mais cette condition revient à $R = \pi$. Donc les résultats obtenus en groupant n électromoteurs en série ou parallèlement sont les mêmes quand la résistance interpolaire est égale à celle d'un électromoteur.

Cette condition précise dès lors le mode de groupement qu'il convient de donner à un certain nombre d'électromoteurs pour obtenir les meilleurs effets possibles. Il faut avoir recours au groupement en série si la résistance interpolaire est plus grande que la résistance d'un électromoteur; dans le cas contraire, il faut avoir recours au groupement parallèle.

870. — Nous venons d'examiner l'influence des électromoteurs et de leur mode de groupement quand le conducteur interpolaire est déterminé. On peut inversement chercher l'influence de ce conducteur quand les électromoteurs sont donnés.

Pour l'intensité, quel que soit le mode de groupement, l'intensité augmente quand la résistance diminue puisque la quantité R entre en dénominateur dans les formules.

Pour la différence de potentiel on a, suivant le mode de groupement, les formules suivantes :

$$\varepsilon = \frac{neR}{R + n\pi} = \frac{ne}{1 + \frac{n\pi}{R}} \qquad \varepsilon = \frac{neR}{nR + \pi} = \frac{ne}{n + \frac{\pi}{R}}.$$

L'influence de R est la même dans l'un et l'autre cas; quand R croît, la valeur de la fraction croît également. La différence de potentiel entre les deux pôles est donc d'autant plus grande que la résistance interpolaire est plus grande.

Étudions enfin l'énergie disponible ; on a les formules suivantes, suivant le mode de groupement

$$W = \frac{n^2e^2R}{(R + n\pi)^2} \qquad W = \frac{n^2e^2R}{(nR + \pi)^2}.$$

La discussion de ces formules montre que, dans l'un et l'autre cas, la valeur de W, nulle pour R = 0, est aussi nulle pour une valeur infinie de R. On voit donc que W, partant de zéro, commence par croître, passe par un maximum et décroît ensuite jusqu'à zéro. En faisant le calcul, on trouve que, dans les deux cas, le maximum a lieu lorsque la résistance du conducteur interpolaire est égale à la résistance fournie par les électromoteurs dans le groupement adopté.

Ce résultat, très net, fait connaître la valeur qu'il faut donner au conducteur interpolaire pour avoir le maximum d'énergie disponible quand on a un nombre déterminé d'électromoteurs groupés d'une façon également déterminée.

Il est évident qu'on ne saurait appliquer les résultats obtenus dans ce cas à celui où le conducteur étant donné, on cherche quel groupement d'électromoteurs il convient d'appliquer et à quelles conditions ceux-ci doivent satisfaire. Cette erreur a été commise cependant, et c'est sur elle que se sont basés les auteurs qui ont énoncé la nécessité de donner une grande résistance aux piles médicales. Le point de départ étant faux, la conséquence est absurde, et il n'y aurait pas lieu d'insister, si cette opinion ne figurait encore dans certains ouvrages spéciaux.

871. **Groupement en opposition.** — Les groupements que nous venons d'étudier ne sont pas les seuls suivant lesquels on puisse ranger n électromoteurs : c'est ainsi qu'on peut les monter en *batteries de séries* ou en *séries de batteries* (fig. 413) ; des raisonnements analogues à ceux qui précèdent conduiraient à des formules du même genre. Mais nous ne nous y arrêterons pas et nous nous bornerons à étudier le groupement par *opposition*.

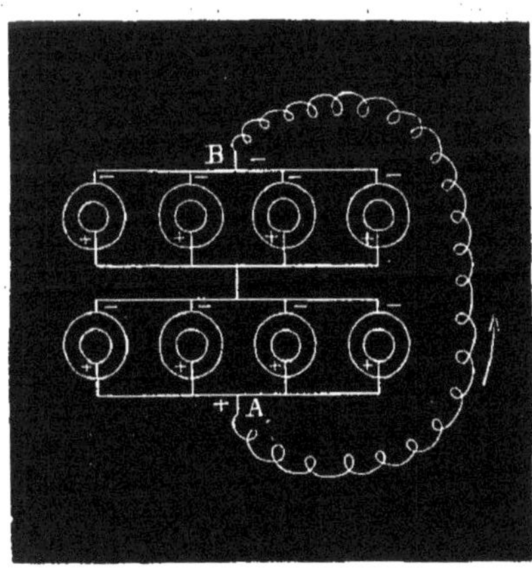

Fig. 413.

Dans ce mode de groupement, les électromoteurs sont réunis par leurs pôles de manière à former une chaîne, mais leur orientation peut n'être pas la même : tantôt les pôles qu'on réunit sont de même signe, et tantôt ils sont de signes contraires.

Soient e_1, e_2, e_3 ...; π_1, π_2, π_3... les FEM et les résistances de tous les électromoteurs orientés de même sens, et soient e'_1, e'_2, e'_3... π'_1, π'_2, π'_3... les mêmes éléments pour les électromoteurs orientés en sens contraire; soit enfin R la résistance des conducteurs qui réunit les pôles extrêmes.

D'après le rôle des électromoteurs, on conçoit que si l'on en a deux réunis en sens contraire, leur ensemble sera capable de produire une différence de potentiel égale à la différence de potentiel que peut produire le plus fort électromoteur diminuée de celle que peut produire l'autre. On arriverait à ce résultat aisément par la comparaison avec deux pompes accouplées de manière que, en fonctionnant, l'une produise l'élévation de l'eau et l'autre produise l'abaissement. Le résultat de l'action simultanée de ces deux pompes sera d'élever le liquide à une hauteur seulement égale à la différence entre les hauteurs correspondant à cette élévation et à cet abaissement.

On comprend aisément, de même, que, dans le cas d'un nombre quelconque d'électromoteurs, la FEM dont on disposera en totalité sera la différence entre la somme $e_1 + e_2 + e_3$... des FEM de ceux qui agissent dans un sens et la somme $e'_1 + e'_2 + e'_3 +$.. des FEM de ceux qui agissent en sens contraire; c'est-à-dire que la FEM efficace sera $(e_1 + e_2 + e_3, ...) - (e'_1 + e'_2 + e'_3 ...)$.

Quant à la résistance, un électromoteur est toujours traversé et agit de la même façon quel que soit le sens du courant; la résistance totale sera donc dans ce cas $R + (\pi_1 + \pi_2 + \pi_3 + ...) + (\pi'_1 + \pi'_2 + ...)$. En appliquant la règle générale, on a donc pour la valeur de l'intensité I du courant :

$$I = \frac{(e_1 + e_2 + e_3 + ...) - (e'_1 + e'_2 + ...)}{R + (\pi_1 + \pi_2 + \pi_3 + ...) + (\pi'_1 + \pi'_2 + ...)}.$$

Il peut arriver que, dans ce cas, il n'y ait pas de courant, que I soit nul : on en conclut immédiatement que l'on a :

$$e_1 + e_2 + e_3 + ... = e'_1 + e'_2 + ...$$

et l'on peut dire :

Lorsque dans un circuit contenant des électromoteurs en opposition, le courant a une intensité nulle, n'existe pas, la somme des FEM agissant dans un sens est égale à la somme des FEM de sens contraire.

Cette remarque a été appliquée à la mesure des FEM.

872. — Il est un cas particulier d'électromoteurs montés en opposition qui présente un certain intérêt, parce qu'il permet de se rendre compte de quelques effets que nous signalerons ultérieurement.

Considérons un certain nombre d'électromoteurs, 8 par exemple, que l'on monte en opposition, 4 dans un sens d'un côté et 4 en sens contraire de l'autre côté (fig. 414). Si ces électromoteurs sont tous identiques, d'après ce que nous venons de dire, il n'y aura pas de courant dans le circuit qu'ils forment. Mais si l'on réunit par un conducteur les points A et B où se réunissent les deux moitiés opposées du circuit, ce conducteur sera traversé par un courant, quoiqu'il n'en soit pas de même du circuit primitif. On voit, en effet, que, dans ce cas, les électromoteurs, par rapport au conducteur A B, constituent en réalité le groupement parallèle de deux séries de 4 électromoteurs chacune.

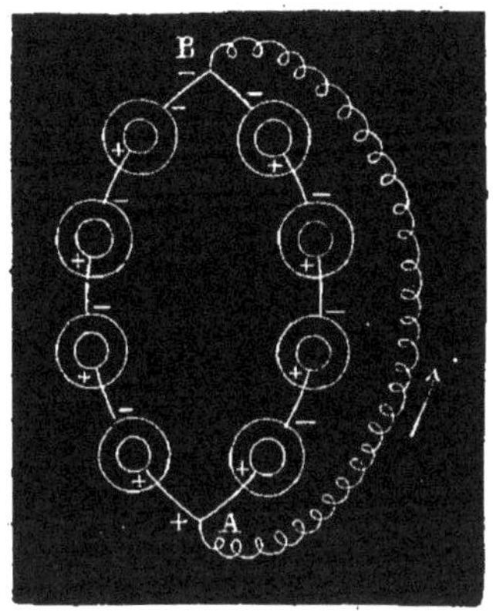

Fig. 414.

Il est même facile de déterminer l'intensité du courant; chaque série a une FEM égale à $4\,e$ et il en est de même par suite (867) de leur réunion en groupement parallèle; d'autre part, chaque série a une résistance $4\,\pi$, mais leur ensemble a seulement une résistance $\frac{4\,\pi}{2} = 2\,\pi$. Si R est la résistance du conducteur A B, la résistance totale est $R + 2\,\pi$, et l'on a :

$$I = \frac{4e}{R + 2\pi}.$$

CHAPITRE IV

EFFETS DES DÉCHARGES ÉLECTRIQUES

873. **Effets des décharges électriques.** — Les généralités qui précèdent montrent quelle est d'une manière générale la nature des phénomènes qui accompagnent les mouvements de l'électricité, mouvement que nous considérons comme en étant la cause; nous avons vu, également d'une manière générale, sur quels principes on peut se baser pour mesurer les éléments qui caractérisent, qui définissent ces mouvements. Ces notions étaient indispensables pour l'étude des effets produits, et pour la détermination des relations qui existent entre ces effets et la cause hypothétique à laquelle nous les attribuons : c'est cette étude que nous allons faire dans l'ordre même où nous avons présenté les diverses sortes de mouvements de l'électricité qui peuvent se produire. Il nous restera, à ce point de vue, à traiter la question des mouvements alternatifs et oscillatoires que nous rejetons à la fin de ce livre, parce que leur pro-

duction même ne peut se comprendre, dans la plupart des cas, que par la description des appareils qui les fournissent. Il nous restera également à faire connaître les moyens pratiques d'effectuer les mesures dont nous avons indiqué seulement les principes, ce qui suffit pour admettre qu'elles puissent avoir lieu.

874. **Effets de l'étincelle.** — Nous avons indiqué dans quelles conditions générales l'étincelle électrique prend naissance : examinons maintenant de plus près les questions qui s'y rapportent.

Pour qu'une étincelle éclate entre deux corps, il faut qu'il existe entre les points où se manifestent les tensions une différence de potentiel qui varie avec la distance, mais qui, dans tous les cas, est considérable : par exemple, pour obtenir une étincelle de 1 centimètre, il faut avoir des tensions correspondant à une différence de potentiel de 30 000 volts environ; mais la différence de potentiel nécessaire croît un peu moins rapidement que la distance.

La forme de l'étincelle dépend de la distance des conducteurs : elle est rectiligne et large pour de petites distances; si l'on augmente la distance, elle devient grêle, présente une forme en zigzag. Des différences du même ordre correspondent aux variations de quantité d'électricité mise en mouvement, à la capacité des corps entre lesquels l'étincelle éclate. Elle présente une intensité lumineuse plus vive lorsqu'elle est courte et large, et le bruit qu'elle produit est aussi plus intense. Sa couleur dépend du gaz dans lequel elle se produit et aussi de la nature des corps entre lesquels elle éclate.

La durée de l'étincelle est très courte. Wheatstone a cherché à l'évaluer en faisant éclater des étincelles dans le voisinage d'un disque sur lequel étaient tracés des rayons très serrés et qui tournait très rapidement. A cause de la persistance des impressions sur la rétine, ces traits devaient paraître avoir une largeur égale au déplacement qu'ils subissaient pendant le temps pendant lequel ils étaient éclairés par l'étincelle; Wheatstone n'observa pas que, d'une manière appréciable, les traits parussent plus larges que si le disque était au repos : de la discussion des conditions de l'expérience, il conclut que la durée de l'étincelle n'atteint pas un millionième de seconde.

875. — D'une manière générale, les effets de l'étincelle dépendent de la quantité d'électricité mise en jeu; on conçoit qu'il y aura avantage pour leur production à se servir de condensateurs; le plus souvent, on fait jaillir l'étincelle en provoquant le rétablissement électrique entre les deux armatures lorsque le condensateur a été chargé. On fait usage à cet effet de l'excitateur à manches de verre dont l'emploi s'explique de lui-même (fig. 415).

Il est à remarquer que, après la décharge du condensateur par la production d'une étincelle, les armatures ne sont pas revenues à l'état neutre, car, après quelques instants, on peut obtenir une nouvelle étincelle, et quelquefois, de même, plusieurs autres à la suite. Cet effet s'explique par les charges qui ont pénétré dans le verre interposé, et qui peu à peu réapparaissent à la surface, c'est-à-dire au contact des armatures métalliques.

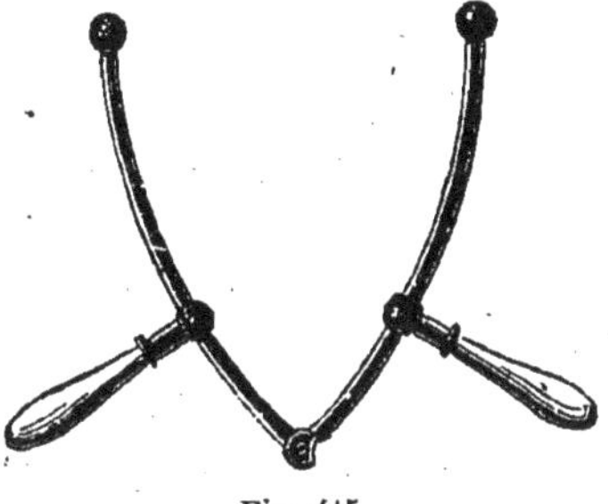
Fig. 415.

En général, ces étincelles résiduelles sont faibles ; cependant, quand il s'agit de condensateurs à très grande surface, elles peuvent avoir une certaine importance et produire des effets intenses.

876. — Les étincelles électriques sont accompagnées d'un dégagem[ent] de chaleur; éclatant à la surface de l'éther, une étincelle même faible provoque l'inflammation ; de fortes étincelles peuvent enflammer l'amadou, de la poudre et, autrefois, on a employé ce moyen pour enflammer à distance des fourneaux de mine.

On peut mettre en évidence le dégagement de chaleur provoqué par des étincelles, en faisant éclater celles-ci dans le réservoir d'un thermomètre à air.

Les étincelles électriques provoquent des actions chimiques sur leur passage : tantôt elles produisent la combinaison des corps en présence, faisant détoner un mélange d'oxygène et d'hydrogène, un mélange [de] chlore et d'hydrogène, tantôt elles produisent des décompositions, co[mme] il arrive lorsqu'une série d'étincelles traverse un vase rempli de gaz ammoniac. Ces propriétés ont été utilisées en chimie, notamment d[ans] les eudiomètres.

Il n'est pas probable que dans ces différents cas, les étincelles aient une action spéciale, et il y a lieu de penser qu'elles agissent seuleme[nt] par la chaleur qu'elles dégagent.

Lorsque, entre deux pointes, on place un corps isolant et qu'on réuni[t] ces pointes aux armatures d'un condensateur, il peut arriver, si les tensions sont assez fortes, que l'électricité passe à travers le corps qu'e[lle] perce ou qu'elle brise : du papier, du carton, du verre même peuv[ent] ainsi être perforés. Un morceau de bois dans lequel on provoque la décharge parallèlement aux fibres est brisé, éclate en morceaux et qu[el]quefois est divisé en lanières; mais, dans ce cas, les effets observés n[e] sont peut-être pas dus seulement à une action mécanique : le dégagement de chaleur peut amener la vaporisation instantanée de l'eau, et les ruptures sont alors produites par les pressions qui prennent brusquement naissance.

On peut rattacher aussi à ces phénomènes mécaniques le transport qui se produit, entre deux corps entre lesquels éclate une forte étincelle, de parcelles arrachées à l'un d'eux. Peut-être aussi cette action est-elle au moins favorisée par l'élévation de température.

877. — Enfin nous devons citer les effets physiologiques produits par l'étincelle : lorsqu'une étincelle éclate entre un corps électrisé et la peau, on éprouve une sensation particulière, une sorte de piqûre si l'étincelle est faible; si l'étincelle est plus forte, on ressent une commotion particulière dans les articulations : si on a approché le doigt d'un corps chargé, d'un condensateur, la commotion peut se faire sentir au poignet, au coude, à l'épaule; on peut même éprouver une sensation spéciale et mal définie dans la poitrine. En opérant avec de fortes batteries, on peut arriver à tuer des animaux, des oiseaux, des lapins, des chats.

878. **Effets des aigrettes et des effluves.** — Lorsque l'équilibre se rétablit directement entre un corps électrisé et l'air, ce n'est pas généralement par tous les points, mais par ceux qui sont plus ou moins saillants, par les parties anguleuses, par les arêtes, par les pointes surtout. Dans l'obscurité, on voit en ces points des sortes d'aigrettes divergentes présentant une lueur violacée, en général; ces aigrettes sont plus épanouies quand les corps où elles se produisent sont électrisés positivement que quand ils sont négatifs : en particulier, dans le cas des pointes, l'aigrette est assez élargie, en forme de gerbe, si le corps est positif; elle est réduite presque à un point lumineux visible à la pointe même si le corps est négatif. Ces aigrettes font entendre une sorte de pétillement caractéristique dont l'intensité dépend de la forme du conducteur et qui disparaît dans le cas des pointes.

Ces aigrettes se produisent plus rapidement dans les gaz raréfiés et peuvent alors se transformer en lueurs continues plus ou moins étendues : leur apparence dépend d'ailleurs de la nature du gaz où elles se produisent. Ces lueurs ou *effluves* peuvent également être produites à la pression ordinaire par des corps chargés à un haut potentiel; elles peuvent même se produire entre deux lames de verre, par exemple, ces lames étant recouvertes sur les surfaces externes de feuilles métalliques de grande surface entre lesquelles on maintient une différence de potentiel considérable.

879. — Les aigrettes ou effluves ne paraissent pas dégager de chaleur d'une manière appréciable. Lorsqu'elles se produisent à l'extrémité d'une pointe, elles peuvent donner lieu indirectement à des actions mécaniques : les molécules d'air avoisinantes se trouvent, en effet, électrisées semblablement à la pointe et, entre ces parties, il doit y avoir répulsion. Cette répulsion se manifeste d'une part, parce que la pointe est déplacée si elle est mobile (expérience du tourniquet électrique), d'autre part par le mouvement que prennent les molécules d'air qui forment un courant s'éloignant de la pointe, courant que l'on sent en s'approchant d'une

pointe électrisée, courant qui est suffisant pour courber une flamme et même pour l'éteindre.

Mais les actions produites par les aigrettes ou effluves qui sont l[es] plus intéressantes sont les actions chimiques. M. Berthelot et divers savants ont montré que, sous leur influence, on peut obtenir des décompositions et surtout des combinaisons directes que d'autres moyens ne produisent pas; nous citerons particulièrement l'absorption de l'azote par certains composés organiques, parce que peut-être des actions de ce genre pourraient se produire dans la nature chez les végétaux.

Nous signalerons tout particulièrement l'action des aigrettes et effluves pour transformer l'oxygène en ozone; des appareils spéciaux ont été construits pour obtenir, par l'action de l'effluve, de l'air ozonisé que l'on commence à utiliser en thérapeutique; mais on ne se sert plus [de] machines électriques pour obtenir ces effluves, comme nous le [verrons] plus tard.

L'ozone se produit en assez grande quantité dans le voisinage [de] l'étincelle électrique et est une des causes de l'odeur qu'on sent; il convient toutefois de dire que cette odeur peut être due aussi, au moins en partie, à des composés nitreux qui prennent naissance : on ne connaît pas bien encore les conditions que doit présenter l'effluve dans l'air pour produire soit de l'ozone, soit des composés nitrés. Il est probable que c'est la valeur du potentiel qui intervient, la production de composés nitré[s] correspondant aux plus grandes valeurs.

880. — L'aigrette produite dans le voisinage de la peau produit, comm[e] nous l'avons dit, la sensation d'un léger courant d'air; mais, en outre, [on] éprouve une sensation spéciale, une sorte d'horripilation qui paraît du[e] aux mouvements des poils qui garnissent la peau et qui s'érigent so[us] l'action de l'électricité.

Il semble y avoir une action produite par ce mode d'écoulement, de rétablissement de l'équilibre électrique sur l'organisme en général, action s'exerçant sans doute, non seulement pendant l'écoulement, mais après, à longue échéance, action trophique modifiant les conditions de la nutrition générale : on ne connaît rien de précis sur cette action qu'il est nécessaire d'admettre pour expliquer certains effets observés en clinique.

Quoi qu'il en soit des causes de l'action et des cas dans lesquels il convient de l'appliquer, nous devons donner quelques indications sur le procédé opératoire qui est simple d'ailleurs. Le patient est placé sur un tabouret isolant à pieds de verre, et mis en communication avec une source d'électricité qui maintient la charge à un potentiel constant [et] qu'on fait fonctionner continûment. C'est là ce qui constitue le *bain statique*, dénomination impropre, car, en réalité, il y a écoulement continu d'électricité par aigrettes ou par effluves, et c'est, sans doute, cet écoulement qui est susceptible de produire un effet. Ce qui tend à le prouver, c'est que c'est en augmentant cet écoulement que l'on cherche à agir spécialement en un point déterminé, et l'observation semble justifier cette manière d'opérer. Pour augmenter l'écoulement en un point, l'opérateur en approche à une distance plus ou moins grande une pointe métallique mise en communication avec le sol, soit directement par l'intermédiaire de son propre corps, soit par une chaîne métallique dont l'extrémité traîne à terre.

Si l'opérateur remplace dans ce cas la pointe par une tige munie d'une boule, l'équilibre se rétablit par une étincelle qui produit une excitation plus ou moins vive suivant la distance plus ou moins grande, et suivant la nature de la boule qui peut être en bois ou en métal.

Il est possible, mais il n'est pas encore prouvé, que les effets thérapeutiques soient différents suivant que dans le bain statique le patient soit porté à un potentiel négatif, comme c'est le cas ordinaire, ou à un potentiel positif.

881. **Effets des décharges conductives.** — Les décharges conductives à travers un fil métallique dégagent de la chaleur, puisque, comme nous l'avons dit, le fil peut être porté à l'incandescence; il peut même être volatilisé.

Riess a étudié la quantité de chaleur dégagée en plaçant, dans le réservoir d'un thermomètre à air, un fil de platine qu'il faisait traverser par la décharge, et évaluant les quantités de chaleur d'après la variation de température observée, tandis que la quantité d'électricité était déterminée par le nombre d'étincelles éclatant entre les armatures d'un condensateur. Des expériences de Riess résulte la loi suivante :

La quantité de chaleur dégagée par le passage d'une décharge conductive dans un conducteur est proportionnelle au produit de la quantité d'électricité par la variation de potentiel.

Signalons que cette loi est analogue à celle que l'on a trouvée dans le cas des courants (855); nous reviendrons d'ailleurs sur ce point.

La décharge conductive produit des actions chimiques; en faisant passer une décharge entre les extrémités de deux fils d'or enfermés dans des tubes de verre effilés, de manière que l'action se produisît sur une très petite surface, Wollaston parvint à décomposer de l'eau acidulée, une dissolution du sulfate de cuivre, etc. Mais ces actions sont très faibles, et nous en verrons ultérieurement la raison.

La décharge conductive produit des effets physiologiques dont le plus net, le seul bien connu, est une sorte de secousse, de commotion particulière si la charge est assez forte. C'est ce qui se produit lorsque plusieurs personnes forment une chaîne en se donnant la main et que, aux extrémités, on vienne à établir le contact avec les armatures d'un condensateur chargé. Toutes les personnes qui constituent la chaîne éprouvent la même secousse qui est accompagnée de mouvements involontaires.

882. — Les diverses actions dont nous venons de parler se produisent sur le trajet même de la décharge, mais d'autres actions peuvent se manifester dans le voisinage : le passage de l'électricité successivement aux différentes sections du conducteur doit produire un déplacement du champ électrique et on peut concevoir que des actions puissent prendre naissance dans les points qui sont ainsi rencontrés par le champ électrique en mouvement.

Mais le champ électrique se déplace avec une extrême rapidité, comme l'électricité même. Wheatstone estimait à 468 000 kilomètres par seconde la vitesse de propagation de l'électricité dans un fil de cuivre. On co que bien des phénomènes ne puissent se manifester sous l'influen d'une action qui se déplace avec une telle vitesse.

Cependant, on a observé l'aimantation d'une aiguille d'acier qui avait été placée perpendiculairement à un conducteur traversé par une décharge électrique. D'autre part, Henry a reconnu qu'une semblable déchar faisait naître une décharge analogue dans un conducteur placé à quelque distance (Induction).

Il nous suffit d'indiquer ces actions qui sont analogues à celles produites par des courants : la cause en est la même, et la question sera reprise ultérieurement.

883. **Effets de la foudre. Éclairs, tonnerre.** — Quelques-uns seulement des effets dus aux étincelles ou aux flux d'électricité, décharg disruptives ou conductives, donnent lieu à des applications. Il était cependant nécessaire de les indiquer avec quelques détails, d'abord pour rattacher ces décharges brusques aux courants, à cause de l'analogie qu'on observe, puis parce que les phénomènes que nous avons étudiés sommairement sont les mêmes, à l'intensité près, que ceux produits par la foudre, dont la cause doit être rattachée à celle de l'électricité atmosphérique.

La répartition des charges électriques dans l'atmosphère, que no avons indiquée précédemment, est modifiée lors des temps couverts et des orages; elle est alors très variable et très irrégulière. L'état électrique peut changer de signe d'un instant à l'autre et, comme nous l'avons dit, ces variations ne doivent pas être sans influence sur les êtres vivants.

Mais, de plus, les nuages sont électrisés et présentent des charges tantôt positives et tantôt négatives. Outre que ces charges sont à un hau potentiel, la grande surface des nuages fait que ces charges correspondent à de très grandes quantités d'électricité.

On conçoit que ces corps électrisés produisent des effets notables d'influence et, modifiant l'état électrique des corps placés à la surface du sol, peuvent contribuer à amener les sensations particulières que nous avons déjà signalées. Mais, de plus, par suite des tensions considérables qui résultent de l'action d'influence d'un nuage électrisé sur un nuage voisin ou d'un nuage électrisé sur la terre, il peut y avoir un rétablissement brusque de l'équilibre électrique avec décharge disruptive : le phénomène est entièrement analogue, à l'intensité près, aux décharges que nous obtenons dans les laboratoires, comme nous l'avons dit. L'identité des phénomènes a été, comme on sait, mise en évidence par Franklin (1752).

Les décharges qui se produisent alors se manifestent à distance par la production d'une étincelle qui peut atteindre et peut-être dépasser 10 kilomètres; le trait de feu en zigzag que l'on voit a reçu le nom d'*éclair*. Cette étincelle est accompagnée d'un bruit intense, le *tonnerre*. Comme l'étincelle qui éclate entre deux corps électrisés (874), l'éclair a une durée extrêmement petite et ne dépassant pas celle de l'étincelle même. La durée du bruit est prolongée, au contraire, et peut durer plusieurs secondes; cela tient à ce que, si le bruit est produit, en réalité, au même instant en tous les points de l'étincelle, à cause de la vitesse relativement faible de propagation du son, il n'arrive des divers points que successivement à l'oreille de l'observateur.

Lorsque l'étincelle éclate entre un nuage et la terre, on dit que la *foudre tombe*; on peut observer sur tous les points où passe l'électricité des effets analogues à ceux de l'étincelle, fusion, volatilisation des métaux, inflammation des corps combustibles, rupture, projection des corps mauvais conducteurs, combinaisons chimiques telles que formation d'acide azotique par action directe sur l'oxygène et l'azote de l'air, production d'ozone. Enfin des désordres graves, la mort même, peuvent survenir chez les êtres vivants qui subissent ces décharges électriques.

Les êtres vivants peuvent subir ces actions, même lorsqu'ils ne reçoivent pas la décharge : c'est ce qu'on appelle le *choc en retour*. Un nuage électrisé produit un puissant champ électrique qui peut s'étendre jusqu'au sol et qui a, par exemple, pour effet de produire une électrisation contraire à celle du nuage chez les êtres qui se trouvent dans son rayon d'action. Si le nuage est déchargé par une étincelle éclatant avec le sol en un point éloigné ou avec un autre nuage, le champ électrique est brusquement supprimé et il en est de même de l'électrisation des êtres vivants qui sont instantanément ramenés à l'état neutre : ce changement instantané peut causer les mêmes désordres que s'il avait été produit directement par une décharge.

884. **Paratonnerres.** — Franklin ayant reconnu que les phénomènes observés en temps d'orage devaient être attribués à l'électricité indiqua le moyen d'en éviter les effets désastreux par l'emploi des *paratonnerres*.

Un paratonnerre consiste essentiellement en une tige métallique terminée en pointe et maintenue à une certaine hauteur. Cette tige est reliée métalliquement à une partie conductrice du sol, une couche humide ou une nappe d'eau. D'après ce que nous avons dit du pouvoir des pointes (847), on comprend que lorsqu'un nuage électrisé sera dans le voisinage du paratonnerre, il se produira un rétablissement lent de l'équilibre électrique sans que l'électricité s'accumulant il puisse se produire des tensions permettant la décharge brusque par étincelle ; la foudre ne peut donc tomber.

Les avantages des paratonnerres sont maintenant universellement reconnus et il serait oiseux de chercher à prouver leur utilité.

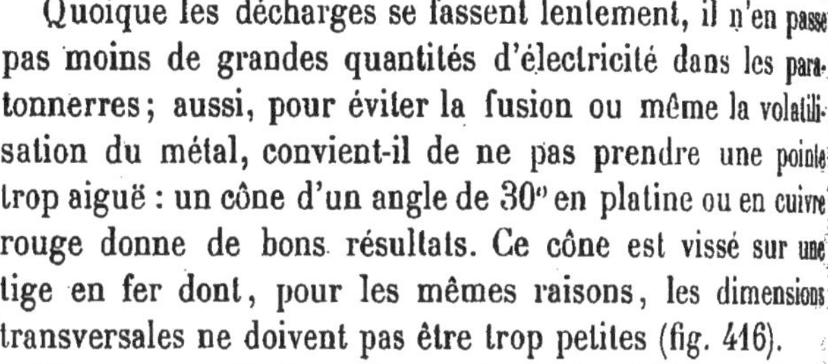

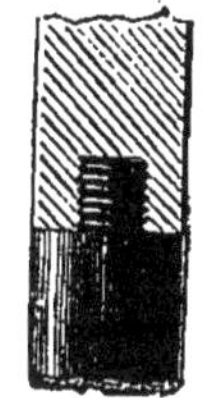

Fig. 416.

Quoique les décharges se fassent lentement, il n'en passe pas moins de grandes quantités d'électricité dans les paratonnerres ; aussi, pour éviter la fusion ou même la volatilisation du métal, convient-il de ne pas prendre une pointe trop aiguë : un cône d'un angle de 30° en platine ou en cuivre rouge donne de bons résultats. Ce cône est vissé sur une tige en fer dont, pour les mêmes raisons, les dimensions transversales ne doivent pas être trop petites (fig. 416).

Nous aurons d'ailleurs à revenir sur les décharges électriques correspondant à la foudre, pour lesquelles il ne semble pas que les actions soient toujours aussi simples qu'on l'avait pensé d'abord.

885. — L'action protectrice d'un paratonnerre ne se manifeste que dans une étendue limitée ; on a admis, sans preuves suffisantes d'ailleurs, que la zone garantie était comprise à l'intérieur d'un cône ayant pour sommet la pointe du paratonnerre et dont le rayon de base serait double de la hauteur. De là, la nécessité de multiplier les paratonnerres lorsqu'on a à préserver des bâtiments d'une certaine étendue : en général, les paratonnerres s'élèvent à quelques mètres, 8 à 10, et l'écartement de deux paratonnerres voisins est déterminé par la règle précédente.

Depuis quelques années on a appliqué avec succès le système préconisé par Melsens et dans lequel les grandes tiges à pointes sont supprimées et remplacées par des pointes multiples de dimensions très restreintes placées en tous les points saillants ; ces pointes sont d'ailleurs toutes reliées entre elles et avec le sol par des réseaux de conducteurs métalliques.

Dans les deux systèmes ces conducteurs doivent être établis avec soin et ne présenter aucune solution de continuité. On tend maintenant à remplacer les tiges de fer rondes ou carrées que l'on employait autrefois par des câbles de fil du même métal.

S'il existe des parties métalliques de quelque importance dans la construction, il est utile de les relier aux conducteurs, car sans cela, lors du passage de l'électricité dans ceux-ci, des décharges pourraient éclater entre eux et les pièces métalliques, poutres ou toitures, et produire des dégâts plus ou moins considérables.

Répétons, pour terminer ces indications rapides, que le conducteur doit présenter à la partie inférieure un bon contact avec une partie conductrice du sol. S'il en était autrement, au lieu de décharger le nuage en le ramenant au potentiel du sol, le paratonnerre agissant par sa pointe aurait pour effet d'amener au potentiel du nuage toutes les parties avec lesquelles il est en communication et cette charge, différente de celle des corps voisins, pourrait n'être pas sans inconvénient.

CHAPITRE V

EFFETS DES COURANTS ÉLECTRIQUES

886. **Effets calorifiques.** — Les effets produits par les courants électriques sont variés et doivent, par suite, être étudiés successivement; on peut établir d'abord une grande division suivant que ces effets sont produits sur le passage du courant ou dans son voisinage.

Nous nous occuperons d'abord des premiers qui sont les effets calorifiques, les effets chimiques et les effets physiologiques; toutefois, nous laisserons à part les effets physiologiques que nous traiterons ultérieurement.

Lorsqu'un courant traverse un conducteur, il dégage une certaine quantité de chaleur, comme il est souvent facile de le reconnaître directement par le toucher; quelquefois le conducteur peut être porté à l'incandescence, quelquefois même il peut être fondu. Excepté dans ce dernier cas où il y a rupture du circuit et, par suite, cessation du courant, l'action se prolonge aussi longtemps que le courant continue de passer.

Comme il arrive dans tous les cas analogues où la production de chaleur est continue, la température s'élève jusqu'à une certaine valeur qu'elle ne dépasse pas, parce que, alors, les pertes sont à chaque instant égales aux quantités de chaleur produites.

L'étude de ce phénomène consiste à déterminer la quantité de chaleur dégagée, pendant un certain temps, dans un conducteur dont on connaît la résistance, par le passage d'un courant d'intensité connue. La quantité de chaleur est mesurée à l'aide d'un calorimètre : celui de Favre et Silbermann a été utilisé dans ce but. D'autre part, les données électriques que nous avons indiquées sont fournies par des méthodes et des appareils que nous décrirons ultérieurement; on en peut déduire la différence de potentiel aux extrémités du conducteur et aussi, d'après le temps pendant lequel le courant a passé, la quantité d'électricité qui a été mise en jeu.

Les quantités de chaleur produites sont régies par la loi suivante, dite *loi de Joule*, qui s'applique au cas où il ne se produit dans le conducteur aucune action autre que le dégagement de chaleur :

La quantité de chaleur dégagée dans un conducteur par le passage d'un courant est proportionnelle à la quantité d'électricité qui a traversé le conducteur et à la différence de potentiel qui existe entre ses extrémités.

887. — Si nous désignons par C la quantité de chaleur dégagée, par Q la quantité d'électricité et par ε la différence de potentiel, la loi de Joule est représentée par la formule

$$C = AQ\varepsilon,$$

A étant une constante dont nous allons déterminer la signification.

Si nous appelons W la quantité de travail correspondant à la quantité C de chaleur, et E l'équivalent mécanique de la chaleur, on sait que l'on a :

$$W = EC.$$

On déduit de la formule précédente :

$$\frac{W}{E} = AQ\varepsilon.$$

Si nous introduisons l'intensité I du courant et le temps t, durée de l'action, on a

$$\frac{W}{E} = AI\varepsilon t.$$

Mais, pour définir l'unité de différence de potentiel, nous avons admis (874), pour un temps t égal à 1 seconde, l'équation

$$W = \varepsilon I.$$

Il faut que les deux relations qui existent entre les mêmes éléments soient identiques, ce qui entraîne

$$\frac{1}{E} = A.$$

La constante A est l'inverse de l'équivalent mécanique de la chaleur ; c'est donc l'équivalent calorifique du travail (267).

En général, on se sert plutôt de E que de A. La loi de Joule peut alors s'exprimer sous la forme suivante :

$$C = \frac{1}{E} Q\varepsilon = \frac{1}{E} \varepsilon It.$$

888. — La loi de Joule peut se présenter sous d'autres formes en

mettant en évidence les autres éléments qui caractérisent le phénomène électrique; on sait, en effet, qu'on a la relation $I = \frac{\varepsilon}{R}$.

On peut donc écrire

$$\text{soit } C = \frac{1}{E}\frac{\varepsilon^2}{R}t, \quad \text{soit } C = \frac{1}{E}RI^2t.$$

On peut alors discuter aisément les conditions d'expérience dans tous les cas.

En général, au point de vue des applications, ce n'est pas la différence de potentiel ε que l'on connaît, mais c'est la FEM de l'électromoteur e. Il faut alors se servir des formules que nous avons données pour l'énergie disponible, en y remplaçant seulement W par C E. On a alors :

Dans le cas du groupement en séries de n électromoteurs,

$$C = \frac{1}{E}\frac{n^2e^2R}{(R + n\pi)^2};$$

et, dans le cas du groupement parallèle,

$$C = \frac{1}{E}\frac{n^2e^2R}{(nR + \pi)^2}.$$

Ces formules se prêtent aisément à une discussion permettant d'étudier l'influence des diverses données; cette discussion a déjà été faite (866) pour W et les résultats peuvent en être immédiatement appliquées à C puisqu'il y a proportionnalité entre ces deux quantités.

889. — La formule simple $EC = RI^2t$ permet de se rendre compte aisément de divers résultats fournis par l'expérience, tels que les suivants :

Plaçons à la suite dans le même circuit deux conducteurs de résistances différentes, un fil de platine et un fil d'argent : on voit que pour un courant d'une intensité donnée, le fil de platine peut être amené à l'incandescence sans qu'il en soit de même du fil d'argent. C'est que, en effet, l'intensité I est la même dans tout le circuit et que dès lors C est proportionnel à R; il y a d'autant plus de chaleur dans un conducteur, sa température s'élève d'autant plus qu'il est plus résistant : c'est donc bien pour le platine que la température doit être le plus élevée.

Considérons un fil de platine faisant partie d'un circuit et amené à l'incandescence; si on chauffe une partie du reste du circuit, cette incandescence diminue, elle augmente au contraire si on refroidit cette partie du circuit. Ce résultat tient à ce que, par les variations de température dont il s'agit, on fait varier la résistance et par suite l'intensité; si on chauffe, la résistance augmente (857), le courant s'affaiblit, la quantité de chaleur dégagée dans le fil de platine diminue, l'incandescence doit être moins vive ; c'est évidemment l'inverse qui se produit pour le refroidissement.

890. — Il importe de remarquer que les phénomènes calorifiques que nous venons de signaler sont indépendants du sens du courant, que la quantité de chaleur dégagée est la même, soit lorsque la quantité d'électricité passe toujours dans le même sens, soit lorsqu'elle passe alternativement dans un sens et dans l'autre, comme il arrive pour les courants alternatifs.

Cette remarque suffit pour expliquer pourquoi on n'a pas songé à utiliser les effets calorifiques pour définir l'intensité d'un courant et pour en conclure l'unité d'intensité, puisque les appareils dont on aurait eu à faire usage n'auraient pu renseigner sur le sens du courant ou sur ses variations, données essentielles à connaître. D'autres raisons d'ailleurs peuvent aussi être invoquées.

Mais il est certains effets thermiques qui sont en relation avec le sens du courant : tel est celui qui est connu sous le nom d'*effet Peltier* et que nous allons étudier sommairement.

Lorsqu'on fait passer un courant à travers un conducteur formé de deux métaux soudés ensemble, on reconnaît que la soudure n'est pas à la même température que les métaux dans le voisinage. Par exemple s'il s'agit de la soudure d'un barreau de bismuth et d'un barreau d'antimoine, la soudure est refroidie si le courant va du bismuth à l'antimoine. Mais cette action change avec le sens du courant, et la soudure est échauffée si le courant va de l'antimoine au bismuth.

Les différences observées varient proportionnellement à l'intensité du courant.

891. **Galvanocaustique thermique.** — Parmi les applications des effets calorifiques des courants, nous nous occuperons spécialement de la galvanocaustique thermique et de l'éclairage électrique.

La galvanocaustique thermique comprend l'ensemble des opérations chirurgicales qu'on peut exécuter à l'aide de lames ou de fils de métal portés à une haute température par le passage d'un courant électrique.

Sans vouloir faire l'historique de la question nous dirons que les premiers essais paraissent dus à Heider de Vienne (1845) à l'instigation de Steinheil et par Crusell de Saint-Pétersbourg (1846) ; en France, la première observation serait due à Sédillot (1849). Mais parmi les noms de ceux qui ont contribué, à des titres divers, à développer cette méthode qui est maintenant très fréquemment employée, il convient de citer Middeldorpff, de Breslau, le professeur Regnauld, de Paris, etc.

Le galvanocautère comprend un électromoteur, source du courant, des conducteurs et le cautère proprement dit.

Nous n'avons pas maintenant à insister sur l'électromoteur qui, jusqu'à présent, a été le plus souvent une pile hydro-électrique et quelquefois une batterie d'accumulateurs. Dans le cas où il existe une distribution d'électricité, on peut utiliser le courant distribué, aussi bien s'il est continu que s'il est alternatif.

Les conducteurs comprennent des fils métalliques, recouverts d'une couche de substance isolante, et le manche du cautère; celui-ci est constitué par un manche isolant en bois A (fig. 417) portant séparées l'une de l'autre deux tiges métalliques H et I qu'on relie d'une part aux pôles de l'électromoteur et qui, par leur extrémité opposée, sont mises séparément en rapport avec deux tiges cylindriques concentriques M et N; ces tiges sont métalliques et séparées par une couche isolante, elles se terminent à deux boutons J et K sur lesquels on adapte le cautère proprement dit qui fermera le circuit. Afin de pouvoir à volonté faire passer ou interrompre le courant, l'une des tiges H, I est formée de deux parties qui sont écartées à l'état de repos, mais qu'on peut ramener au contact en poussant le bouton B qui fait mouvoir un verrou qui produit et maintient le contact. L'opérateur tenant l'appareil par le manche peut donc par un simple mouvement du doigt produire ou interrompre l'action du cautère.

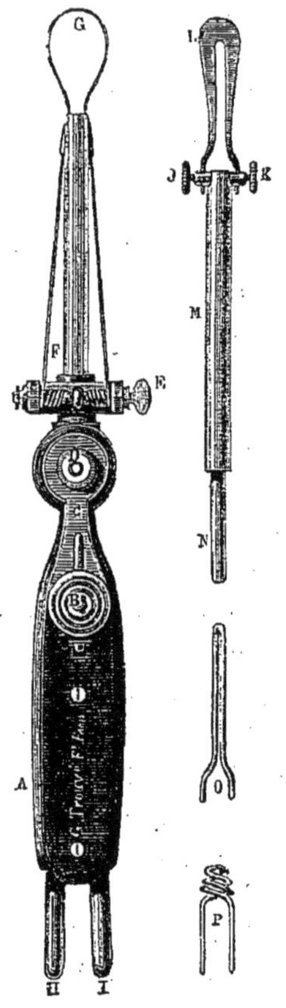

Fig. 417.

Le cautère proprement dit est constitué par une lame ou un fil de platine dont les extrémités se fixent aux boutons J, K. Le platine a été choisi pour diverses raisons : d'abord pour son inaltérabilité tant à l'action de l'air à toute température qu'à celle des liquides ou tissus avec lesquels il se trouve en contact pendant l'opération; puis à cause de son haut point de fusion qui diminue les chances de destruction de l'appareil dans le cas d'une augmentation intempestive de l'intensité du courant. Enfin le platine a été choisi aussi à cause de sa grande résistance, parce que, toutes choses égales d'ailleurs, la quantité de chaleur dégagée dans un conducteur croît avec la résistance.

Le fil de platine reçoit diverses dispositions suivant l'usage auquel le cautère est destiné (O, P); il est constitué par une lame mince, tranchante L dans le cas où il sert à faire des incisions, des sections. Enfin il se présente sous la forme de l'anse galvanique G pour produire l'enlèvement des tumeurs : il est alors formé par un fil de platine, assez fin pour être souple, assez gros pour être résistant; ce fil passe dans deux anneaux qui remplacent les boutons J, K du manche précédent et va se fixer par ses deux extrémités à un treuil d'ivoire F. Pour se servir de l'appareil on place l'anse autour du pédicule de la tumeur et on fait passer le courant; le fil métallique est porté à l'incandescence, mais seulement dans la partie qui constitue l'anse qui, seule, fait partie du circuit. Au fur et à mesure que les tissus sont sectionnés par le fil, on rétrécit l'anse en agissant sur le treuil que l'on fait tourner progressivement jusqu'à ce que la section soit complète.

Nous n'avons pas à indiquer les conditions d'emploi du galvanocautère ni ses avantages au point de vue chirurgical; nous dirons seulement qu'il diminue ou annule les hémorragies, au moins si la température est convenablement réglée. La température qui paraît donner les meilleurs résultats à ce point de vue a été évaluée approximativement à 800°.

Les conditions physiques d'installation du galvanocautère sont la conséquence des indications données précédemment sur l'énergie disponible (888). Dans ce cas, la résistance R du conducteur est déterminée par les dimensions que doit avoir le cautère : il y a donc toujours intérêt à prendre des électromoteurs à grande FEM et à en augmenter le nombre; mais en général on est limité pour cette dernière condition par la nécessité d'avoir un appareil aisément transportable; quant au groupement des électromoteurs il devra être déterminé par les conditions qui ont été indiquées et qui résultent de la comparaison des résistances du cautère et des électromoteurs (870).

892. **Éclairage électrique. Lampes à incandescence.** — L'éclairage électrique est basé sur le même principe, l'incandescence produite dans un conducteur par le passage d'un courant.

Dans un certain nombre d'appareils qui, sous le nom de *polyscope*, ont été construits par M. Trouvé pour produire l'éclairage direct de certaines cavités, telles que la cavité buccale, ce constructeur utilisait l'incandescence d'un fil fin de platine qui, placé dans un réflecteur concave, recevait un courant provenant d'une source quelconque.

Ce procédé, qui donne de bons résultats pour obtenir l'éclairage d'étendues très limitées, ne convient pas lorsqu'il s'agit d'éclairer de grands espaces, pour l'application industrielle, en un mot : il est trop coûteux.

La quantité de radiations moyennes émises par le platine porté à l'incandescence sous l'influence d'une certaine quantité de chaleur est moindre que celle qu'émettraient dans les mêmes conditions d'autres corps comme le charbon, par exemple. Aussi est-ce à cette substance qu'on a recours pour utiliser les propriétés calorifiques des courants en vue de l'éclairage.

Un filament de charbon, traversé par un courant d'une intensité convenable, est rapidement porté à l'incandescence et peut servir de source de lumière; mais, dans l'air, cette action est de trop courte durée. A la température à laquelle il est porté, le charbon brûle, en effet, très vite. Pour que l'action puisse se prolonger il faut que le charbon soit soustrait au contact de l'oxygène; c'est ce que l'on a obtenu dans les lampes électriques à incandescence dont l'invention récente sous la forme actuelle est due à Édison.

Une lampe à incandescence est constituée par une ampoule en verre présentant une base formée par une partie assez épaisse traversée par deux fils de platine qui sont ainsi isolés l'un de l'autre. Aux extrémités internes de ces fils sont fixées les extrémités d'un filament fin de charbon recourbé; si on vient à réunir aux pôles d'un électromoteur les extrémités extérieures des fils de platine, le filament de charbon est traversé par le courant.

L'ampoule a été absolument privée d'air par l'action suffisamment prolongée d'une pompe à mercure; dans certains modèles, l'ampoule a été fermée à l'aide d'un jet de chalumeau pendant qu'elle était soumise à l'action de la trompe, et que le vide y existait; dans d'autres systèmes, avant de procéder à la fermeture, on introduit dans l'ampoule une petite quantité d'un carbure d'hydrogène qui se réduit en vapeurs. Mais, dans l'un et l'autre cas, il n'y a plus d'oxygène, et le filament de charbon porté à l'incandescence par le passage du courant n'est le siège d'aucune action chimique et n'est ainsi soumis à aucune cause de destruction, de ce chef.

Il existe un grand nombre de modèles de lampes à incandescence : elles diffèrent les unes des autres, surtout par la manière dont est obtenu le filament de charbon et par la forme qui lui est donnée; mais ces détails sont secondaires et, d'une manière générale, le mode de fonctionnement est le même pour tous les modèles employés.

Suivant la longueur et la section du filament et suivant l'intensité du courant employé le pouvoir éclairant est plus ou moins considérable. Le type le plus ordinaire est celui qui est dit de 16 bougies, parce que son pouvoir éclairant a, à peu près, cette valeur. Le courant nécessaire pour faire fonctionner une semblable lampe dans de bonnes conditions doit varier de 0,60 à 1,25 ampère, et la différence de potentiel aux fils extérieurs de la lampe, de 50 à 100 volts.

Bien qu'il n'y ait pas usure du charbon par combustion, le filament subit à la longue des modifications moléculaires qui finissent par amener sa rupture. Mais cet accident, dans une lampe bien faite, ne se produit guère avant une durée d'emploi effectif de 1000 heures.

Les lampes à incandescence fonctionnent également bien avec les courants continus ou avec les courants alternatifs.

893. **Arc voltaïque. Lampes électriques à arc.** — Lorsqu'on réunit

aux deux pôles d'un électromoteur susceptible de donner une FE suffisante deux tiges de charbon compact que l'on amène au contact, le courant s'établit : les extrémités des charbons, portés à une haute température, deviennent incandescents. Si l'on vient alors à écarter progressivement les charbons, on reconnaît que le courant n'est pas interrompu il se continue malgré l'intervalle qui sépare les pointes de charbon, et en même temps, l'*arc voltaïque* se produit dans cet intervalle. L'arc voltaïque, observé pour la première fois par Davy, consiste en une partie lumineuse, généralement renflée vers son milieu qui réunit les pointes des charbons qui sont amenées à une très vive incandescence.

Dans l'air, les charbons brûlent, la distance qui les sépare augmente l'arc s'affaiblit peu à peu, ainsi que l'intensité du courant (ce qui prouve une augmentation de résistance) et, lorsque la distance a atteint une certaine valeur, l'arc disparaît, le courant cesse de passer. Il ne suffit pas alors de rapprocher un peu les charbons pour reproduire le phénomène, il faut rétablir le contact, puis éloigner les charbons de nouveau. Dans le vide, où l'expérience réussit également, le charbon ne peut brûler; cependant il se produit un effet analogue quoiqu'il se manifeste plus lentement. On reconnaît alors que l'un des charbons, celui qui est relié au pôle +, s'use progressivement, désagrégé par le passage du courant : des particules résultant de cette désagrégation se déposent sur les parois du vase, mais d'autres, en plus grand nombre, se portent vers l'autre charbon qui s'accroît ainsi. On doit alors concevoir que, par suite du passage du courant, il s'établit une communication continue par chaîne des particules de charbon; c'est par cette chaîne que passe le courant, c'est cette chaîne, présentant une grande résistance tant sur son parcours qu'aux points où elle se relie aux charbons, qui est élevée à une haute température et qui produit les phénomènes lumineux que nous avons signalés aussi bien que des phénomènes calorifiques que nous signalerons spécialement plus loin : il résulte de mesures prises par divers observateurs que la température peut être évaluée à 4000° pour le charbon + et à 3000° pour le charbon — (?).

L'arc électrique est utilisé comme source de lumière et est fréquemment employé pour obtenir de puissants éclairages; nous devons dire quelques mots de cette application.

Dans la pratique, on n'utilise, on ne peut utiliser que l'arc produit à l'air libre : l'usure des charbons est alors notable : rapidement le courant s'affaiblit, puis cesse. Dans les premières applications, très limitées, qui ont été faites de ce mode d'éclairage, on procédait à la main à un réglage de la distance des charbons dès que l'intensité lumineuse diminuait. Actuellement le rapprochement des charbons s'effectue automatiquement. De très nombreux systèmes de régulateurs ont été inventés pour satisfaire à cette condition : nous ne pouvons les décrire maintenant, mais nous pouvons dire que tous reposent sur l'idée que Foucault (1846) a appliquée le premier et qui consiste à utiliser, pour assurer ce réglage, les variations mêmes d'intensité du courant qui s'affaiblit dès qu'augmente la distance qui sépare les charbons; nous donnerons plus loin quelques indications générales sur le mode d'utilisation de cette idée.

On sait que, actuellement, les appareils destinés à régulariser l'arc électrique sont entrés dans la pratique et qu'ils sont employés d'une manière absolument courante.

894. — En 1876, M. Jablochkoff a donné une autre solution fort ingénieuse du problème, qui consiste à maintenir invariable la distance des charbons entre lesquels jaillit l'arc. Il place les deux charbons + et — parallèlement; et, pour être assuré que l'arc s'établit entre les pointes, il sépare les charbons par une matière isolante qui disparaît progressivement dans le voisinage des extrémités par suite de la température élevée qui s'y manifeste, de telle sorte que le système tout entier s'use peu à peu. C'est là ce qui constitue la *bougie Jablochkoff* qui a l'avantage de ne pas exiger l'emploi de systèmes mécaniques.

S'il y avait seulement combustion des charbons, l'usure pourrait être égale des deux côtés; mais il n'en est pas ainsi, à cause du transport matériel dont nous avons parlé. Pour éviter que l'un des charbons ne s'use plus vite que l'autre, ce qui aurait pour effet de produire une augmentation croissante de la distance qui sépare les points entre lesquels jaillit l'arc, on emploie, non des courants continus dirigés toujours dans le même sens, mais des courants alternatifs dont le sens change très fréquemment, de telle sorte que, chaque charbon étant alternativement + et —, l'usure est la même des deux côtés.

895. — Les arc électriques ont des pouvoirs éclairants qui dépendent de leurs dimensions et de l'intensité du courant qui les produit. La différence de potentiel nécessaire varie peu dans les divers cas, de 35 à 50 volts environ; il n'en est pas de même de l'intensité du courant qui peut être de 4 ampères pour un pouvoir éclairant moyen de 20 carcels et de 20 ampères pour un pouvoir éclairant moyen de 200 carcels. Ces nombres doivent, d'ailleurs, être considérés seulement comme des indications générales.

La haute température à laquelle correspond la production de l'arc électrique fait que les radiations qu'il émet sont complètes (471); il y a plus de radiations moyennes très réfrangibles, bleues ou violettes que dans les lampes à incandescence. Aussi la couleur de l'arc est-elle franchement blanche, tandis que celle des lampes à incandescence, qui contient moins de bleu et de violet, a toujours une coloration un peu jaune. De plus l'arc émet des radiations ultrà-violettes en quantités notables : aussi peut-il impressionner des papiers ou des plaques sensibles (471), ce que ne font pas les lampes à incandescence.

896. — L'éclairage électrique, qui tend à se répandre de plus en plus, présente des avantages réels au point de vue de l'hygiène. Les lampes à incandescence, en effet, ne peuvent absolument modifier la composition de l'air et les lampes à arc dégagent une quantité d'acide carbonique insignifiante eu égard à leur pouvoir éclairant. D'autre part, les unes et les autres dégagent beaucoup moins de chaleur que toutes les autres sources de lumière, à pouvoir éclairant égal. Ce sont là des conditions extrêmement favorables.

Au point de vue spécial de l'hygiène de la vue, les lampes à incandescence ne présentent absolument aucun inconvénient; la lumière qu'elles émettent est analogue à celle fournie, par exemple, par le pétrole ou le gaz. Il n'en est pas de même des lampes à arc, à cause des radiations très réfrangibles qu'elles produisent : aussi, on a signalé quelquefois accidents, légers d'ailleurs, des conjonctivites survenues chez des personnes qui s'étaient approchées très près de lampes de ce système. Mais aucun inconvénient n'est à craindre dès que la distance n'est pas très petite, et surtout lorsqu'on regarde, non la source lumineuse même, ce qui n'est jamais nécessaire (à moins qu'il ne s'agisse de recherches très spéciales), mais des objets éclairés par l'arc voltaïque.

On commence à utiliser, dans l'industrie, pour la fusion de certains corps, pour la production des réactions chimiques, la chaleur dégagée par l'arc électrique. Nous n'avons pas à insister sur ces applications industrielles et nous nous bornerons à dire que, dans des opérations de ce genre, on a observé quelquefois des effets analogues à ceux signalés dans les cas d'insolation, effets dus probablement à l'action produite sur la peau par les radiations très réfrangibles.

897. — Nous nous sommes occupé dans ce qui précède des conditions dans lesquelles un corps traversé par un courant peut être amené à l'incandescence et servir ainsi de source lumineuse. Au point de vue pratique, la question consiste surtout dans le choix de la manière de produire le courant nécessaire : quels électromoteurs doit-on employer pour obtenir un résultat économique? comment et dans quelles conditions le courant produit par l'électromoteur sera-t-il amené et distribué aux lampes électriques qui sont souvent situées à grande distance? Il y a d'autre part à chercher si, dans cette distribution du courant, il n'y a pas quelque cause de danger et, si oui, comment les écarter.

Nous ne pouvons actuellement traiter ces questions qui seront indiquées ultérieurement lorsque nous aurons fait connaître les électromoteurs qui sont en usage maintenant; nous ne donnerons d'ailleurs que quelques indications générales, ces questions étant, d'une manière générale, en dehors de l'objet de ce cours.

898. **Actions chimiques produites par les courants.** — Lorsqu'un corps composé est soumis à l'action d'un courant électrique qui le traverse,

il peut se produire, dans des conditions convenables, une décomposition chimique. Les effets sont surtout faciles à observer lorsque le corps est à l'état liquide, soit qu'il se trouve à cet état naturellement à la température ordinaire, soit qu'il ait été liquéfié par fusion ou par dissolution dans un liquide.

La décomposition d'un corps composé par l'action du courant électrique a reçu le nom d'*électrolyse* : on appelle *électrolyte* le corps soumis à la décomposition, et *électrodes* les conducteurs placés dans le liquide par lesquels celui-ci est mis en rapport avec l'électromoteur qui produit le courant; enfin on emploie quelquefois les expressions d'*anode* et de *cathode* pour désigner les électrodes qui sont reliées respectivement au pôle + et au pôle — de l'électromoteur, de telle sorte que, dans l'électrolyte, le courant entre par l'anode et sort par la cathode.

Lorsqu'on produit une électrolyse qui met en liberté un corps facile à distinguer, soit à cause de sa couleur, soit parce qu'il est gazeux ou solide, on remarque que c'est seulement au voisinage des électrodes que se manifeste la décomposition, quoique le courant traverse l'électrolyte dans toute la partie comprise entre l'anode et la cathode.

On peut se rendre compte de ce résultat à l'aide de l'hypothèse suivante due à Grothus :

Supposons, par exemple, qu'un courant traverse une solution d'un sulfate de formule MSO^4.

Au début, les molécules de ce sel auraient dans le liquide des orientations quelconques; le premier effet du passage du courant serait de les orienter toutes parallèlement comme l'indique la fig. 418. Puis ces molécules seraient toutes décomposées en deux parties qui seraient ici, par exemple, SO^4 et M; il y aurait ensuite recomposition, dans toute la file, entre SO^4 appartenant à une molécule et M appartenant à la molécule voisine, de telle sorte qu'il serait reformé des molécules de MSO^4, dont le nombre serait seulement diminué de 1, et qu'il y aurait aux deux extrémités de la file, au voisinage des électrodes, d'une part une molécule SO^4 et d'autre part une molécule M. Ce serait donc bien, comme le montre l'expérience, au voisinage seulement des électrodes que devraient se manifester les effets de la décomposition.

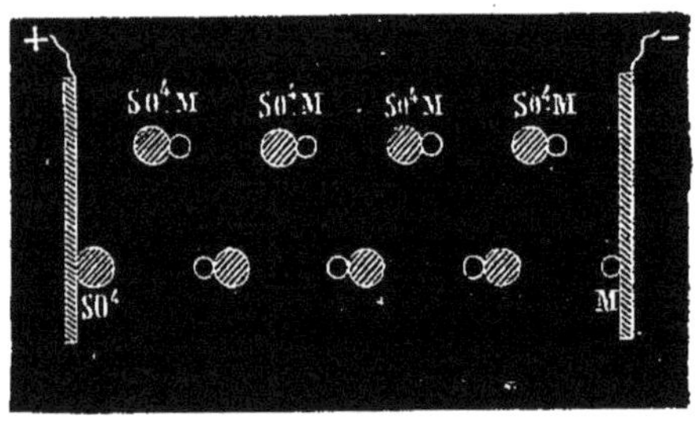

Fig. 418.

899. — On ne sait pas encore exactement à quelle règle obéit l'électrolyse dans tous les cas; aussi n'étudierons-nous que l'électrolyse

des sels métalliques pour lesquels il existe une règle général

Avant d'énoncer cette règle, il importe de remarquer que les eff observés dans les expériences ne sont pas toujours ceux qui sont du directement à l'électrolyse ; les corps mis en liberté sous l'action du cou rant peuvent quelquefois ne subir aucune action ultérieure ; mais souvent sans que le courant intervienne, et par le seul fait des affinités chimi ques, les corps mis en liberté réagissent soit sur les électrodes, soit su le liquide dans lequel l'électrolyte est en dissolution, de telle sorte qu les corps recueillis sont très différents de ceux dégagés par l'action d courant.

Il importe donc absolument de distinguer les effets électrolytiques proprement dits des effets secondaires qui sont dus à l'action des él trodes ou du dissolvant sur les corps provenant de la décompositi première.

Lorsqu'un sel métallique amené à l'état liquide est décomposé pa un courant, le métal se porte à la cathode ou électrode — : le co ou le radical combiné au métal se porte à l'anode ou électrode +

On exprime encore la même idée en disant que le métal remonte courant, tandis que le corps ou le radical combiné au métal descend le courant.

Pour l'application de cette règle, il faut admettre, comme on le fai maintenant généralement en chimie, que l'hydrogène est un métal, a que l'ammonium.

900. — On rencontre rarement, dans les applications, l'occasio d'appliquer cette règle directement, et le plus souvent il se produit d actions secondaires; nous dirons cependant que c'est par la décompos tion directe de l'acide fluorhydrique que M. Moissan a pu isoler le fluo qui se rendait à l'anode tandis qu'il recueillait de l'hydrogène à l cathode.

Examinons maintenant quelques-unes des actions secondaires qui s présentent le plus fréquemment, et commençons d'abord par celles q peuvent se manifester à l'électrode —.

Le métal qui se dépose à la cathode peut agir sur l'électrode même c'est par exemple le cas où, au fond du vase où a lieu l'électrolyse, on mis une couche de mercure relié au pôle — de l'électromoteur, de tell sorte que le mercure joue le rôle de cathode ; le métal mis en liberté s'il est susceptible de former un amalgame, se dissout dans le mercu au fur et à mesure de sa production, de manière qu'on n'en trouve pas l'état libre. C'est cette action qui a été réalisée par Davy lorsqu'il a décomposé la potasse par l'action du courant : en distillant ensuite l'amal game obtenu, il a pu mettre le potassium en liberté.

Le métal dégagé à l'électrode — par l'électrolyse peut réagir sur le dissolvant que nous supposerons être l'eau, ce qui est le cas le plus général. C'est ce qui se produit pour le cas des métaux alcalins et alcalino-terreux à la température ordinaire. On obtient alors l'hydrate du métal et un dégagement d'hydrogène, ainsi qu'on le sait.

Examinons de même les actions secondaires qui peuvent se manifester à l'électrode +. Le corps ou le radical qui se porte à l'anode peut réagir sur l'électrode même : c'est le cas, par exemple, où on électrolyse un chlorure en faisant usage d'électrode métallique : le chlore qui se porte sur cette électrode attaque le métal et donne un chlorure. Une action analogue se produit dans l'électrolyse d'un sulfate si l'électrode est en cuivre ou en zinc, par exemple : le radical du sel, SO^4, attaque le métal et donne du sulfate de cuivre ou du sulfate de zinc.

Si l'électrode n'est pas attaquable, il est possible que le corps ou le radical agisse sur l'eau : c'est, par exemple, ce qui se produit dans le cas de l'électrolyse d'un sulfate lorsque l'électrode est en platine et ne peut entrer en combinaison avec le radical SO^4; alors, ce radical agit sur l'eau, donne naissance à du sulfate d'hydrogène ou acide sulfurique, et de l'oxygène est mis en liberté.

901. — Il est quelques exemples particuliers qu'il est intéressant de signaler, soit à cause des applications qu'on en a faites, soit parce qu'ils ont donné lieu à des interprétations erronées qu'il importe de ramener à la réalité.

Considérons par exemple le cas de l'électrolyse d'un sel métallique en dissolution, les deux électrodes étant constituées par des plaques du métal même qui existe dans le sel; c'est le cas du sulfate de cuivre avec des électrodes de cuivre. A l'électrode —, du cuivre se déposera sur l'électrode, dont la nature ne sera pas changée; à l'électrode + se portera le radical SO^4 qui attaquera et dissoudra du cuivre de manière à reformer du sulfate de cuivre, c'est-à-dire le sel même qui a été décomposé : il est évident que ces actions se produisant molécule à molécule, il se formera précisément autant de sel qu'il en avait été décomposé. Si donc, après une opération d'une durée quelconque, on analyse le liquide, on ne trouvera aucune modification de composition, et il semblera que, de ce côté, aucune action n'a eu lieu; mais l'anode a augmenté de poids et la cathode a perdu le même poids de métal. En résumé, toute l'action paraît consister en un transport d'un certain poids de métal de l'anode à la cathode; mais on voit que, en réalité, l'action est moins simple.

Soit maintenant le cas de l'électrolyse de l'acide sulfurique étendu d'eau, opération qui se fait dans un appareil appelé *voltamètre* (fig. 419), dont la disposition se comprend sans qu'il soit nécessaire d'insister. Dans ce cas, l'acide sulfurique est décomposé : l'hydrogène qui se porte à l'électrode — où il reste à l'état libre et peut être recueilli dans une éprouvette, et le radical SO^4 se porte à l'électrode +, et comme celle-ci est constituée par un fil de platine inattaquable, le radical agit sur l'eau et, comme réaction secondaire, reforme de l'acide sulfurique et met en liberté de l'oxygène que l'on recueille également dans une éprouvette. La quantité d'acide reconstitué est égale à la quantité d'acide décomposé, de telle sorte que, comme le montre l'analyse, il semble qu'aucune modification n'ait

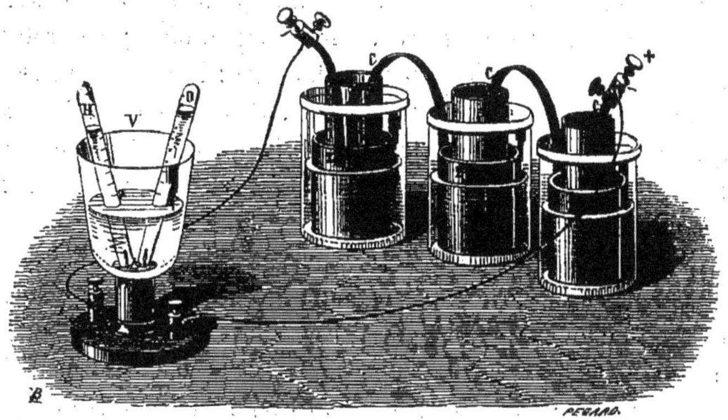

Fig. 419.

été apportée à l'acide et que c'est l'eau qui a été décomposée. Il est certain que le résultat est le même : mais une expérience directe montre que, dans les mêmes conditions, l'eau pure n'est pas décomposée, que le courant ne la traverse même pas. Il est donc naturel d'admettre que dans l'eau acidulée le courant passe, non par les molécules d'eau, mais par les molécules d'acide, et que, dès lors, c'est celles-ci qui doivent subir l'action du courant.

Si dans un tube en U (fig. 420) on verse une dissolution d'un sel alcalin, du sulfate de sodium, par exemple, qu'on la colore avec du sirop de violette et qu'on fasse passer le courant à l'aide d'électrodes de platine, on voit en A et en B se manifester des colorations, verte et rose, qui indiquent qu'il y a en A une base qui s'est réunie et en B un acide : l'analyse montre qu'il y a de la soude en A, de l'acide sulfurique en B ; de plus, un dégagement gazeux se produit autour des électrodes : en recueillant les gaz on reconnaît qu'il y a de l'oxygène en A, de l'hydrogène en B.

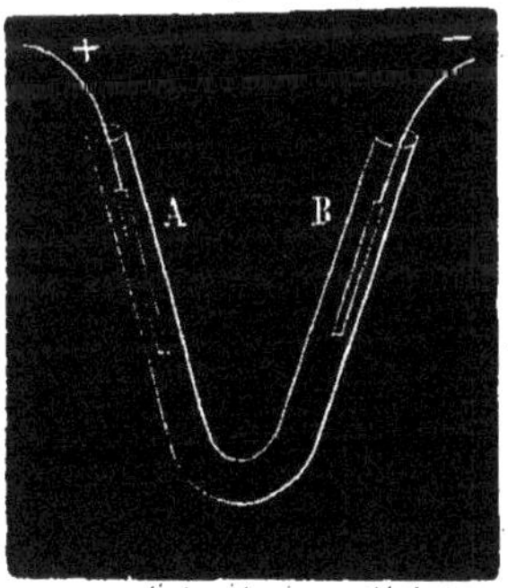

Fig. 420.

Comment expliquer cette action complexe? Faut-il imaginer que, comme on le pensait autrefois, il y a eu simultanément deux décompositions : le sulfate de soude (dont on écrivait la formule $NaO\ SO^3$) ayant été décomposé en soude (NaO) et en acide sulfurique (SO^3), en même temps que l'eau était ramenée à ses éléments (H et O). L'application de la règle générale et la considération des actions secondaires rendent compte simplement de ces faits, de la façon suivante : le sulfate de sodium Na^2SO^4 est décomposé en sodium et radical SO^4. Le sodium agit sur l'eau qu'il décompose en donnant de l'hydrogène et de l'hydrate de sodium ($Na + H^2O = H + NaHO$); d'autre part, le radical SO^4 agit également sur l'eau et donne de l'acide sulfurique et de l'oxygène ($SO^4 + H^2O = H^2SO^4 + O$); par cette explication on a donc bien, comme le montre l'expérience, à l'électrode positive, $NaHO + H$ et à l'électrode négative, $H^2SO^4 + O$.

En somme, les deux explications rendent compte des faits observés, mais la seconde a l'avantage d'être le résultat de l'application d'une règle générale, tandis que la première conduirait à établir deux règles, l'une pour les métaux en général, l'autre pour les métaux alcalins et alcalino-terreux; il y a d'ailleurs d'autres raisons pour adopter le second mode d'explication et nous aurons à revenir ultérieurement sur cette question.

902. **Lois de Faraday.** — Les actions chimiques produites par les courants ont été étudiées par Faraday qui a énoncé les lois suivantes qui portent son nom :

1re LOI. *Pour un même électrolyte, les quantités de métal mis en liberté sont proportionnelles aux quantités d'électricité.*

2e LOI. *Pour une même quantité d'électricité employée à décomposer divers électrolytes, les quantités de métal mis en liberté sont proportionnelles aux équivalents chimiques de ceux-ci.*

Nous aurons ultérieurement à signaler une autre loi relative aux actions chimiques qui se produisent dans certaines formes d'électromoteurs.

La démonstration de ces lois se fait d'une manière simple en plaçant dans un même circuit l'électrolyte et un galvanomètre, appareil permettant de mesurer l'intensité des courants et que nous décrirons plus loin. On choisit un électrolyte dont le métal se dépose sur l'électrode sans donner lieu à des actions secondaires : il suffit alors de déterminer, d'une part l'intensité du courant, d'autre part le poids du métal déposé pour reconnaître l'exactitude des lois précédentes.

On peut d'ailleurs faire une démonstration directe de la 1re loi : à cet effet, on place dans un circuit un appareil permettant de déterminer facilement les quantités du corps mis en liberté, un voltamètre A, par exemple, où l'on produit l'électrolyse de l'eau acidulée. A la suite, on établit deux conducteurs en dérivation comprenant chacun un voltamètre B, C, de telle sorte que les dérivations soient *identiques*; enfin un quatrième voltamètre D est placé au point de réunion des deux dérivations. Dans ces conditions, d'après l'hypothèse faite sur la nature des courants, la quantité d'électricité qui passe dans un temps donné doit être la même en A et en D; elle doit être la même aussi en B et en C, mais, pour chacun de ceux-ci, elle est la moitié de celle qui passe en A ou D. Or, on observe que la quantité d'hydrogène recueillie en A est la même qu'en D, et que celle recueillie en B ou en C est la moitié de la précédente : il y a donc bien proportionnalité entre la quantité de métal mis en liberté par l'électrolyse et la quantité d'électricité qui a produit cette action.

Une conséquence nécessaire de la loi que nous étudions et de l'hypothèse faite sur la nature du courant est que la quantité de métal mis en liberté doit être la même en tous les points du circuit, puisque c'est la même quantité d'électricité qui traverse celui-ci dans toute son étendue. C'est ce qu'on reconnaît aisément en plaçant des voltamètres en des points divers d'un même circuit et vérifiant que la même quantité d'hydrogène a été dégagée dans les divers appareils.

903. — Il importe d'examiner quelques conséquences des lois précédentes.

Au lieu d'étudier la quantité de métal mis en liberté dans un temps quelconque, on peut dans le cas d'un courant constant convenir de déterminer la quantité de métal mis en liberté par unité de temps, par seconde. A cause de la relation qui existe entre la quantité d'électricité et l'intensité d'un courant (854), on peut énoncer ainsi qu'il suit la 1re loi de Faraday :

LOI : *Pour un même électrolyte, les quantités de métal mis en liberté en une seconde sont proportionnelles à l'intensité du courant.*

Comme nous avons défini l'intensité du courant par son action sur un aimant, action électromagnétique, cette loi revient à dire que les actions chimiques des courants sont proportionnelles à leurs actions électromagnétiques. On peut donc définir l'intensité d'un courant aussi bien par l'une de ces actions que par l'autre. L'action chimique étant liée au sens du courant, ne présente pas à ce point de vue l'inconvénient que nous avons signalé pour les actions calorifiques : cependant, dans la pratique, les actions électromagnétiques sont préférables parce qu'elles sont immédiatement observables et mesurables, tandis qu'il faut un temps quelquefois assez long pour apprécier avec quelque précision la grandeur d'une action électrolytique.

On voit, d'après la seconde loi, qu'il est aisé de déterminer l'action produite par une quantité d'électricité sur un électrolyte quelconque lorsqu'on connaît celle qui serait manifestée par le dépôt d'un métal déterminé une fois pour toutes.

Des mesures prises avec toutes les précautions nécessaires ont montré que, dans l'électrolyse, le passage d'une quantité d'électricité égale à 1 coulomb met en liberté $1^{mgr},118$ d'argent : on en peut déduire que le poids d'hydrogène mis en liberté dans les mêmes conditions serait de $0^{mgr},0104$, car les poids atomiques de ces métaux sont respectivement 108 et 1, et la substitution se fait atome à atome. Un calcul simple donnerait le poids d'un métal quelconque mis en liberté par l'action de 1 coulomb : on trouve, par exemple, $0^{mgr},327$ pour le cuivre et $0^{mgr},337$ pour le zinc.

Si on remarque qu'un courant de 1 ampère débite 1 coulomb en une seconde, on peut dire :

On désigne sous le nom de *coulomb* la quantité d'électricité qui peut décomposer un sel d'argent en mettant en liberté $1^{mgr},118$ de ce métal.

On désigne sous le nom d'*ampère* l'intensité d'un courant qui peut décomposer un sel d'argent en mettant en liberté $1^{mgr},118$ de ce métal en une seconde.

Ces définitions sont quelquefois substituées à celles que nous avons données ; elles ont l'avantage d'une plus grande simplicité de forme, mais elles présentent l'inconvénient qu'elles ne se rattachent directement à aucune autre unité ; les nombres qui y figurent ne permettent pas de les rattacher directement à un système d'unités absolues. On sait qu'elles dépendent du système C G S, seulement parce que l'expérience a montré qu'elles sont équivalentes aux unités électromagnétiques qui appartiennent à ce système.

904. **Polarisation des électrodes.** — Les règles et les lois que nous avons indiquées font connaître les résultats obtenus quand l'électrolyse a lieu ; elles ne permettent pas de savoir à quelles conditions cette action se produit : la question mérite d'être étudiée.

Lorsqu'on fait une électrolyse, on reconnaît que, au début de l'opération, l'intensité du courant décroît très rapidement pour atteindre une valeur qui reste constante ensuite. Comment interpréter ce résultat? l'intensité d'un courant dépend des FEM mises en jeu et de la résistance du circuit ; dans ce cas, celle-ci ne varie pas d'une manière sensible au début (elle peut changer notablement par la suite à cause des modifications de constitution du liquide par l'électrolyse même) ; la FEM de l'électromoteur est restée invariable, l'action est donc la même que si, dans le circuit, on introduisait une cause produisant une FEM de sens contraire, en opposition avec celle de l'électromoteur ; on la désigne sous le nom de *force contre-électromotrice* ; nous verrons plus tard quelle origine on peut lui assigner. Le phénomène qui donne naissance à cette force contre-électromotrice est appelé *polarisation des électrodes.*

Pour qu'il puisse y avoir électrolyse d'un composé par l'emploi d'un électromoteur, il faut que l'action de celui-ci soit supérieure à celle qui résulte de la polarisation des électrodes, il faut que la FEM de l'électromoteur soit plus grande que la force contre-électromotrice à laquelle donnera lieu le phénomène même de l'électrolyse du corps en expérience.

905. **Dépôt électrique des métaux.** — Le dépôt des métaux par l'électrolyse ne se produit pas toujours dans les mêmes conditions, et l'effet dépend surtout de la densité du courant. Si celle ci est trop considé-

rable, le dépôt n'offre pas de cohésion, il est pulvérulent; si, au contraire, la densité est faible, le dépôt se produit lentement, mais il est cohérent et solide. C'est sur cette remarque que repose l'industrie, maintenant très développée, du dépôt électrolytique des métaux.

Soit un bain liquide contenant un sel soluble d'un métal M, que l'on fait traverser par un courant susceptible de produire la décomposition; prenons pour électrode + une lame du métal M. D'après ce que nous avons dit plus haut, par suite de l'action secondaire qui se produit à l'électrode +, le métal qui constitue celle-ci se dissout progressivement, de manière à reproduire constamment le sel décomposé; pour cette raison l'électrode + est appelée *anode soluble*. Il résulte de cette recomposition que la constitution du bain reste constante, qu'il en est de même de sa résistance et, par suite, de l'intensité du courant qui peut ainsi conserver la valeur convenable pendant toute la durée de l'opération.

D'autre part, le métal M se dépose à l'état de liberté sur l'électrode —. Deux cas sont à distinguer : 1° cette électrode est constituée par une pièce de métal soigneusement décapée au préalable; dans ce cas, le métal M demeure adhérent sur les parties où il se dépose et qu'il recouvre d'une couche plus ou moins épaisse suivant la durée de l'opération.

Suivant que le métal M est l'or, l'argent, le cuivre, le nickel on a la dorure, l'argenture, le cuivrage ou le nickelage électriques qui sont maintenant très fréquemment employés.

2° L'électrode — est un corps quelconque recouvert d'une couche conductrice de plombagine sur laquelle se fait le dépôt du métal, sans qu'il y ait adhérence; si, dans ce cas, on laisse l'opération se prolonger assez longtemps, la couche métallique peut devenir assez épaisse pour présenter une solidité telle qu'il est possible de la détacher du corps sur lequel le dépôt s'est formé et dont elle conserve absolument la forme, en donnant une contre-épreuve fidèle. On utilise ce procédé dans l'industrie sous le nom de *galvanoplastie* en utilisant presque exclusivement le dépôt de cuivre.

Divers points doivent être étudiés pour obtenir des résultats satisfaisants : c'est d'abord la nature du sel métallique soluble employé; c'est aussi la température à laquelle l'opération doit être faite; c'est enfin la densité du courant qu'il convient d'utiliser. Mais il suffit d'avoir indiqué la nature des conditions qu'il est nécessaire de préciser, sans nous arrêter à signaler les dispositions adoptées dans la pratique.

906. **Galvanocaustique chimique. Électrolyse chirurgicale.** — Les actions chimiques exercées par les courants sont employées en chirurgie et nous devons en dire quelques mots dès à présent : il importe de remarquer, en effet, qu'il ne s'agit pas là d'une action physiologique du courant; il n'y a pas une action directe, et les modifications cherchées

et obtenues sont le résultat d'un effet qui ne dépend pas de la nature organisée des tissus, mais seulement de leur constitution chimique.

Lorsque dans un tissu on plonge une aiguille de cuivre reliée au pôle + d'un électromoteur et qu'on ferme le circuit d'une manière quelconque, il se produit une électrolyse des sels minéraux contenus dans le tissu ou dans le liquide qui le baigne. Les métalloïdes, le chlore notamment, et les radicaux acides des sels se portent à l'électrode qu'ils attaquent, donnant naissance à des sels correspondants de cuivre; le fait est facilement mis en évidence par la coloration verte que présentent les parties environnant l'aiguille. Il ne semble pas, dans ce cas, y avoir une action immédiate sur les tissus; mais les sels de cuivre qui diffusent auraient, d'après le Dr G. Gautier, une action efficace dans un certain nombre de cas, de telle sorte que l'action du courant ne serait pas directe, mais consisterait dans la production de substances susceptibles d'agir ultérieurement. Dans le même but, le Dr G. Gautier introduit dans une tumeur à l'aide d'un trocart métallique une solution d'iodure de potassium et utilise ensuite le trocart même comme électrode pour faire passer le courant dans le liquide : il a observé de l'emploi de ce procédé de bons résultats qu'il attribue à l'action exercée par l'iode mis en liberté et agissant à l'état naissant.

Lorsqu'on opère avec des aiguilles en platine inattaquables, implantées dans des tissus sains ou dégénérés, les effets ne sont pas de même nature : il y a électrolyse des sels alcalins contenus dans l'organisme et action secondaire sur l'eau; c'est au moins là l'action principale sans qu'il soit possible d'affirmer qu'il n'y a aucune action directe sur d'autres éléments. Il y a donc production d'acide autour de l'aiguille qui sert d'électrode positive et production de substances alcalines autour de celle qui sert d'électrode négative : ces matières caustiques formées sur place agissent sur les tissus qu'elles touchent, comme elles le feraient si elles y avaient été déposées toutes formées; elles détruisent, mortifient les tissus en donnant naissance à des eschares : l'eschare est molle et fluente à l'électrode négative, sèche et résistante à l'électrode positive présentant les caractères de celles que donnent directement les alcalis et les acides.

Nous n'avons pas à insister sur les cas dans lesquels doit être appliquée la méthode dont nous venons d'indiquer le principe et qui est désignée sous le nom de galvanocaustique chimique ou d'électrolyse. Ces applications sont très nombreuses et cette méthode rend des services dans des cas très divers.

907. — On a utilisé l'action des courants pour produire la coagulation du sang notamment dans les poches anévrysmales en y introduisant une aiguille, en fer généralement : les auteurs ne sont pas absolument d'accord pour savoir à quel pôle cette aiguille doit être reliée quoiqu'on

donne actuellement la préférence au pôle +; on a même proposé de faire des interversions pendant l'opération. Cette méthode qui a été appliquée aussi à d'autres cas, comme à l'oblitération des veines variqueuses, est quelquefois désignée sous le nom de galvanopuncture. Il est difficile d'établir une distinction nette entre cette méthode et l'électrolyse, car il est au moins difficile de penser que la coagulation du sang n'est pas le résultat d'une action chimique; il est vrai que, peut-être, les effets observés sont plutôt la conséquence d'une endartérite produite par le courant que de la formation d'un caillot.

Dans l'une et l'autre méthodes, le courant traverse l'organisme sur un parcours plus ou moins considérable et il est possible qu'il agisse également par là même, comme nous le dirons ultérieurement, mais cette action est négligeable vis-à-vis de celle qui se produit localement.

On fait usage suivant les circonstances, comme nous l'avons dit, de l'électrode positive ou de l'électrode négative représentée par une aiguille implantée dans les tissus. En général, il convient d'éviter qu'il se produise une action à l'autre électrode; pour arriver à ce résultat, il suffit d'employer une électrode de large surface, de manière à y diminuer la densité du courant; cette électrode est constituée soit par un tampon recouvert d'amadou, soit par une plaque de terre glaise qui peut s'appliquer exactement sur la peau, en contact intime.

Les courants employés dans les circonstances que nous venons d'indiquer varient en général de 10 à 30 milliampères.

908. — C'est également à des actions électrolytiques qu'il faut attribuer des effets de rubéfaction, de vésication même que l'on peut obtenir en un point déterminé à l'aide d'un appareil inventé par Boudet de Pâris et composé de deux électrodes (fig. 421), l'une centrale constituée par un petit disque, l'autre annulaire, concentrique à la première dont elle est distante de quelques millimètres : en reliant le disque central au pôle + et l'anneau au pôle − d'un électromoteur, on obtient rapidement l'effet cherché.

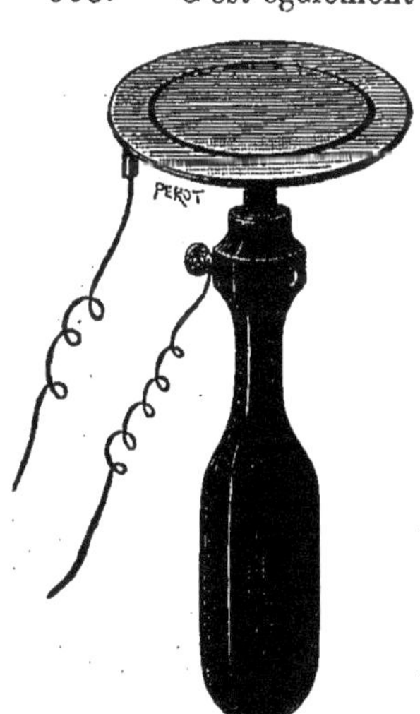

Fig. 421.

C'est à l'électrolyse qu'il faut rapporter les effets obtenus par le Dr Apostoli dans sa méthode de galvanisation intra-utérine : l'électrode en platine, analogue à un hystéromètre, isolée sur toute son étendue, sauf la partie qui entre dans l'utérus, se trouve en contact avec les parois de cet organe, mais ne doit pas pénétrer dans les tissus. M. Apostoli emploie des courants intenses et il a atteint jusqu'à 250 milliampères. L'électrode active est reliée au pôle +, l'électrode reliée à l'autre pôle est constituée par un large gâteau de terre glaise appliqué sur le ventre.

A diverses reprises on a proposé d'employer l'action des courants électriques pour introduire dans l'organisme des médicaments appliqués sur les tissus et soumis à l'électrolyse; on a même relaté des expériences tendant à prouver la réalité du fait. Mais, jusqu'à présent, on ne peut dire que les recherches ont été faites d'une manière exempte de causes d'erreur, et il ne semble pas que l'on puisse compter sur ce procédé.

909. **Production d'un champ magnétique par un courant.** — Les effets observés dans le voisinage d'un conducteur traversé par un courant sont la conséquence de la production d'un champ, magnétique ou analogue au champ magnétique (790), par suite de l'existence même du courant.

Le premier fait qui tend à prouver l'existence de ce champ magnétique est l'expérience d'Œrsted que nous avons signalée déjà (852) : s'il n'existe, au préalable, aucun champ magnétique dans le voisinage d'un conducteur, lorsqu'un courant traverse celui-ci, une aiguille aimantée se place perpendiculairement au conducteur, de telle sorte que le pôle nord soit à la gauche du courant (Règle d'Ampère).

Lorsqu'on veut réaliser l'expérience, la condition primitive n'est pas naturellement satisfaite, par suite de l'existence du champ magnétique terrestre ; aussi, dans le voisinage d'un courant, une aiguille aimantée est déviée de sa position normale d'équilibre sans se mettre en croix avec le courant : chaque pôle de l'aiguille est, en effet, soumis à deux forces émanées l'une du champ magnétique terrestre, l'autre du courant, et l'aiguille, mobile autour d'un point, prend la direction de la résultante de ces deux forces. La force terrestre est invariable pour une même aiguille, mais la force émanée du courant varie avec l'intensité de celui-ci; la direction de la résultante des forces, celle que prend l'aiguille dépend donc de l'intensité du courant. Nous reviendrons ultérieurement sur cette remarque qui est importante au point de vue des applications.

Il est possible de mettre en évidence l'existence du champ magnétique produit par un courant, par le procédé que nous avons indiqué pour les aimants, en plaçant dans le voisinage du courant un carton ou une lame de verre sur laquelle on projette de la limaille de fer et facilitant le groupement des grains par de légères secousses. La disposition la plus convenable consiste à percer un trou au centre de la lame et à y introduire le conducteur traversé par le courant en le plaçant perpendiculairement au plan de la lame. On voit alors la limaille dessiner, autour de l'ouverture, des circonférences concentriques qui font ainsi connaître la forme et la disposition des lignes de force. Il importe de remarquer que, en chaque point, ces circonférences indiquent la direction que doit prendre une aiguille aimantée qu'on y place ; elles sont bien, en chaque point, perpendiculaires à la direction du courant.

Il faut, bien entendu, concevoir qu'un semblable système de lignes de force existe dans chaque plan que l'on peut considérer mené par un point quelconque du conducteur perpendiculairement à sa direction. On reconnaît d'ailleurs l'existence de ces plans en plaçant parallèlement au fil la lame sur laquelle on projette la limaille; on voit alors que celle-ci se réunit suivant des lignes perpendiculaires au conducteur, parallèles entre elles par conséquent, et qui sont les intersections par cette lame des différents plans dans lesquels sont situées les lignes de force circulaires.

Naturellement, les résultats sont moins simples si l'on n'a pas à l'avance neutralisé le champ magnétique terrestre, et le champ magnétique observé est alors le résultat de la combinaison du champ magnétique terrestre et du champ magnétique produit par le courant.

910. **Actions mécaniques produites par les courants.** — On peut penser que, par réciprocité de l'expérience d'Œrsted, un courant électrique peut être soumis de la part d'un aimant à des actions qui tendent à lui donner une position stable d'équilibre. L'expérience montre qu'il en est bien réellement ainsi.

Il est difficile de réaliser matériellement les conditions simples de l'expérience où un conducteur traversé par un courant serait absolument libre de prendre toutes les positions dans l'espace. Aussi se borne-t-on à choisir un conducteur pouvant prendre des mouvements simples : on peut, par exemple, se servir de l'appareil représenté ci-contre (fig. 422); il comprend comme partie fixe une colonne montée sur un pied, colonne composée de deux cylindres métalliques concentriques A B, C D séparés par une couche de matière isolante et communiquant respectivement à deux bornes M et N qui sont reliées aux pôles d'un électromoteur.

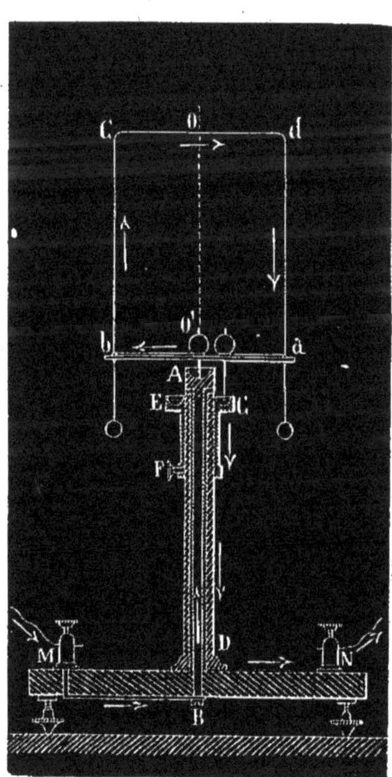

Fig. 422.

La tige centrale est terminée supérieurement par une capsule en fer A et le cylindre annulaire porte une gorge également annulaire en fer C E; on verse du mercure dans ces cavités. On a d'autre part un cadre *a b c d* comprenant un fil métallique terminé à deux pointes en acier, l'une qui repose sur le fond de la capsule A, l'autre qui pénètre dans le mercure de C E; enfin des poids fixés au-dessous de la traverse a b abaissent le centre de gravité de manière à ce que l'équilibre soit stable. On conçoit dans ces conditions que d'une part le courant parcourt le circuit mobile, dans le sens indiqué par les flèches, et que d'autre part le cadre peut se mouvoir en tournant autour de l'axe vertical O O′, de telle sorte que la partie c d du courant tourne autour d'un axe perpendiculaire à sa direction et que les parties b c et a d tournent autour d'un axe parallèle à leur direction.

Dans ces conditions, si l'on approche un pôle d'aimant de l'un des côtés du cadre mobile, on observe que le cadre se déplace et prend une position d'équilibre qui est la plus rapprochée possible, eu égard aux liaisons matérielles, de celle qui correspondrait à l'application de la règle d'Ampère.

On peut varier les expériences en changeant les dispositions du cadre mobile, mais dans tous les cas les résultats sont les mêmes.

On est donc conduit à conclure que, comme on pouvait le supposer, les conducteurs traversés par des courants électriques subissent l'action de forces émanées d'un aimant, ou, comme nous l'avons déjà expliqué, que ces courants subissent une action provenant de l'existence du champ magnétique produit par la présence de l'aimant.

911. — Le rapprochement des résultats précédemment signalés, — la production d'un champ magnétique par un courant et l'orientation d'un courant par un champ magnétique, — conduit à penser qu'un courant mobile placé dans le voisinage d'un courant fixe doit être dirigé et tendre vers une position d'équilibre.

L'expérience justifie cette prévision : pour le reconnaître, on se sert du courant mobile précédemment décrit (fig. 423) dont on approche un courant m n maintenu fixe, soit qu'on le place verticalement sur le côté, soit qu'on le mette horizontalement au-dessus. On voit alors le cadre mobile a b c d se diriger et s'arrêter à une position d'équilibre stable qui correspond au cas où le courant ombile est parallèle au courant fixe et de même sens.

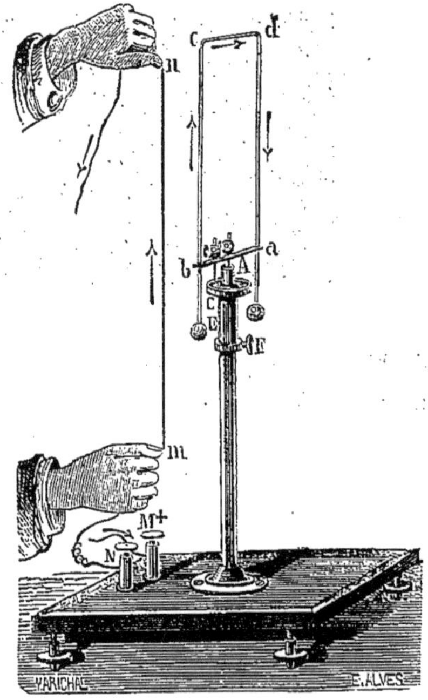

Fig. 423.

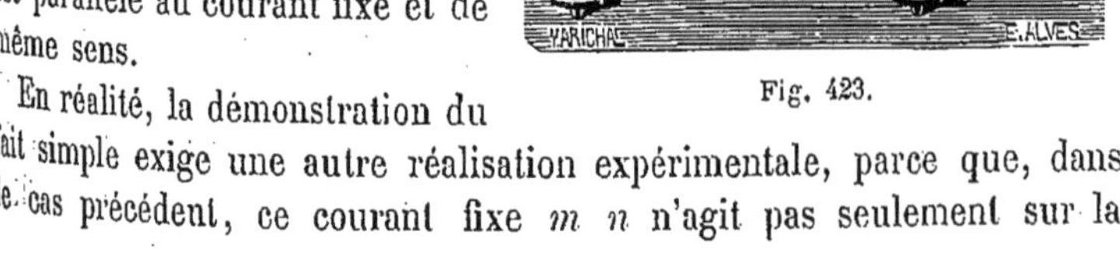

En réalité, la démonstration du fait simple exige une autre réalisation expérimentale, parce que, dans le cas précédent, ce courant fixe m n n'agit pas seulement sur la partie $b\,c$, mais aussi sur les autres parties $c\,d$, $d\,a$ et $a\,b$ du cadre. Mais on comprend aisément que, dans ce cas, c'est là partie la plus rapprochée qui doit avoir l'influence prépondérante. Nous pouvons d'ailleurs étendre ce résultat, et dire que lorsqu'un courant fixe agit sur un cadre mobile, celui-ci prend une position d'équilibre telle que, dans la partie la plus rapprochée, les courants sont parallèles et de même sens.

912. **Solénoïdes.** — Ampère, en variant les expériences sur les actions qui se passent entre deux courants, est parvenu à déterminer les lois qui régissent les forces existant entre deux éléments de courant ; mais il est inutile de nous arrêter à cette question, qui présente surtout un grand intérêt au point de vue théorique.

Par ces recherches, il a été conduit à étudier une disposition spéciale de courants électriques à laquelle il a donné le nom de *solénoïdes.*

Un solénoïde est constitué par un ensemble de courants circulaires de même sens dont les plans sont parallèles et dont les centres sont situés sur une même droite qu'on appelle *axe du solénoïde.*

On ne peut réaliser absolument les conditions de cette définition, mais on s'en rapproche d'une manière suffisante dans la pratique en se servant d'un fil enroulé en hélice à spires assez serrées (fig. 424). Les extrémités

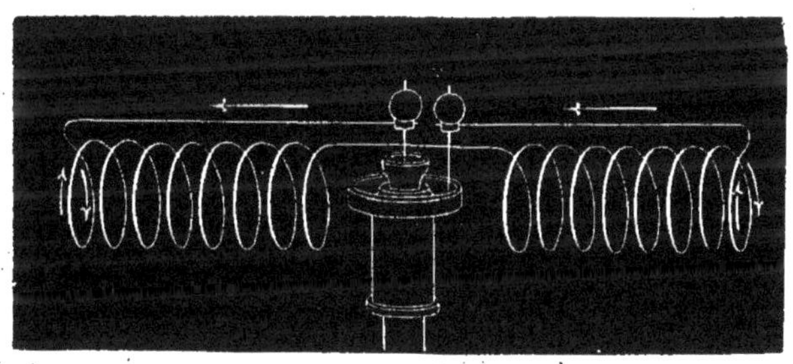

Fig. 424.

de l'hélice sont reliées aux pôles d'un électromoteur ; si l'on veut avoir un solénoïde mobile, on ramène les extrémités du fil vers le milieu où on les réunit à des pointes qui permettent de le poser sur le support de l'appareil précédemment décrit.

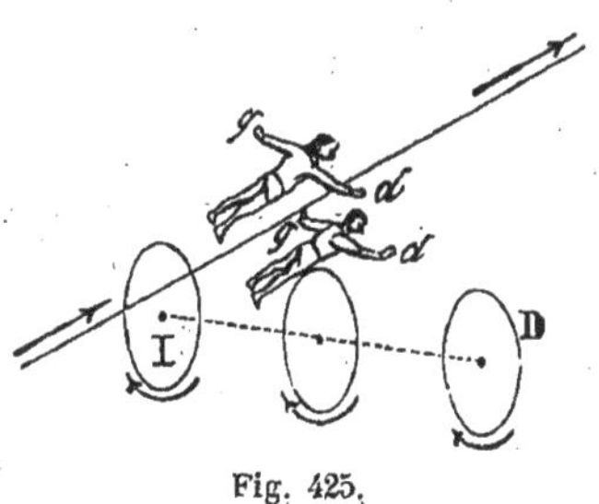

Fig. 425.

Supposons que, au-dessus d'un semblable solénoïde D I (fig. 425), on place un fil traversé par un courant. D'après ce que nous venons de dire, l'ensemble des courants circulaires se déplacera, et prendra une position d'équilibre telle que, dans les parties des circuits mobiles les plus voisines du courant fixe, les courants soient parallèles et de même sens. Pour cette position d'équilibre, l'axe du solénoïde sera donc en croix avec le courant et c'est une extrémité déterminée qui est placée à gauche du courant : on voit à l'inspection de la figure que c'est celle dans laquelle un observateur regardant le solénoïde par cette extrémité voit le courant tourner dans le sens inverse des aiguilles d'une montre, c'est-à-dire dans le *sens inverse*, tandis que, à l'autre extrémité, l'observateur voit tourner le courant dans le sens *direct*, dans le sens des aiguilles d'une montre.

Il est évident, par voie de réciprocité, et l'expérience montre en effet, que si le solénoïde est fixe et le courant rectiligne mobile, l'équilibre est obtenu pour la même position relative de l'un par rapport à l'autre.

913. — Ces faits présentent quelque analogie avec ceux produits par les aimants (852 et 910) ; pour cette raison, on a désigné sous le nom de *pôle* les extrémités des solénoïdes, et on a donné le nom de *pôle nord* à l'extrémité qui se met à gauche du courant, extrémité où on voit tourner le courant dans le sens indirect. Nous allons voir que cette dénomination est justifiée par d'autres considérations.

En effet, si l'on fait usage d'un solénoïde traversé par un courant puissant et disposé de manière à pouvoir s'incliner dans toutes les directions, on voit que le solénoïde prend une direction stable d'équilibre qui est parallèle à la direction que prend une aiguille aimantée librement suspendue. Le pôle qui se dirige vers le nord est l'extrémité à laquelle on a donné le nom de pôle nord, ce qui justifie ce nom.

Si le solénoïde est libre de tourner seulement dans un plan horizontal, il se place dans la direction du méridien magnétique comme le fait l'aiguille aimantée (fig. 426).

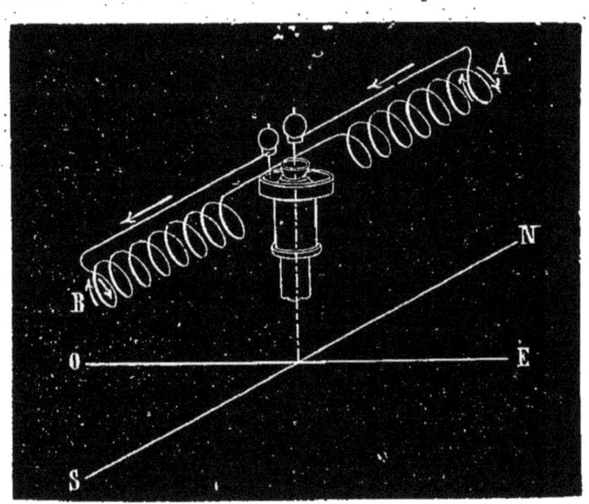

Fig. 426.

A ces divers points de vue, il existe donc une analogie réelle entre les solénoïdes et les aimants. La similitude de propriétés s'étend d'ailleurs encore plus loin.

En effet, si dans le voisinage d'un solénoïde mobile AB (fig. 427) on place un solénoïde fixe A′B′, les extrémités en regard, on voit que des forces prennent naissance, forces attractives ou répulsives ; les actions observées sont réglées par les lois suivantes :

Il y a attraction entre des pôles contraires, A et B′ (I).

Il y a répulsion entre des pôles de même nom, A et A′ (II).

Ces lois sont les mêmes que celles que nous avons données pour les aimants (795).

Enfin, ce qui complète l'analogie, si l'on fait agir un solénoïde sur un aimant ou un aimant sur un solénoïde, on reconnaît qu'il y a également des attractions et des répulsions et que ces actions sont régies par les mêmes lois.

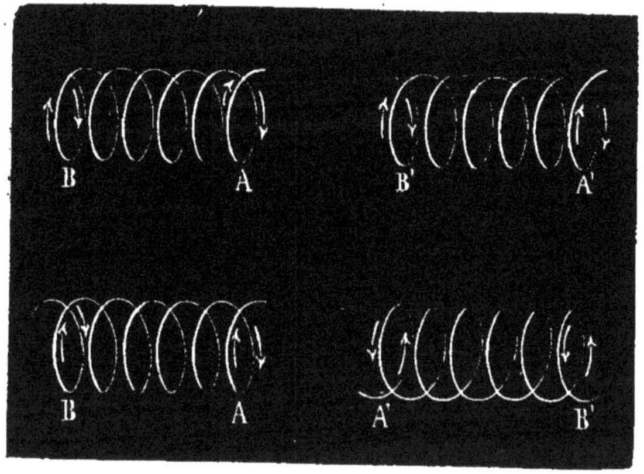

Fig. 427.

Nous pouvons résumer toutes les indications précédentes en disant que dans le voisinage d'un solénoïde il existe un champ magnétique analogue absolument, sinon identique, à celui que crée un barreau aimanté, et qu'un solénoïde, placé dans un champ magnétique, se comporte comme le ferait un aimant.

914. **Théorie du magnétisme d'Ampère.** — En se basant sur ces observations, Ampère a proposé une hypothèse pour expliquer les phénomènes que présentent les aimants, hypothèse qui rattache les phénomènes magnétiques des actions produites par les courants.

On admet que les molécules de fer et d'acier sont entourées de petits courants désignés sous le nom de *courants particulaires*. Dans les conditions ordinaires, ces courants particulaires présentent toutes les orientations possibles ; à cause de cela, aucune propriété spéciale ne résulte de leur existence.

Mais, sous des influences diverses, telles que l'action d'un aimant, d'un champ magnétique, les courants particulaires peuvent s'orienter, se disposer dans des plans parallèles de manière à avoir le même sens ; cette orientation aurait pour effet de constituer des files de courants particulaires qui seraient autant de solénoïdes placés, parallèlement ou à peu près, suivant la longueur du barreau ; tous les pôles de même nom de ces solénoïdes étant situés d'un même côté donneraient naissance à un pôle unique.

Si les causes qui ont amené l'orientation des courants particulaires viennent à cesser, il peut arriver que ceux-ci reprennent immédiatement, ou au moins très rapidement, leurs positions primitives, non orientées, toute trace d'aimantation disparaît alors : c'est le cas du fer doux. Il peut arriver, au contraire, que les courants particulaires conservent en totalité ou au moins en grande partie leur orientation : les solénoïdes subsistent et les propriétés qu'ils possèdent, propriétés magnétiques, subsistent également : c'est le cas de l'acier. Ce qu'on a appelé la force coercitive consisterait donc dans la gêne, l'empêchement apporté au retour des courants particulaires à leurs positions primitives. L'identité de propriétés des solénoïdes et des aimants montre que cette hypothèse rend compte des propriétés magnétiques principales que nous avons signalées (805).

On voit aussi que cette hypothèse explique aisément le résultat de la rupture d'un aimant (797); car un solénoïde divisé en deux parties donne deux solénoïdes composés comme le solénoïde primitif, à la longueur près, et ayant comme lui deux extrémités inversement disposées en ce qui concerne le sens du courant.

On voit aussi que l'existence du champ magnétique terrestre peut s'expliquer par l'existence d'un vaste solénoïde entourant la terre; la discussion des faits observés montre qu'il suffirait que ce solénoïde existât dans le voisinage de l'équateur. Nous verrons plus tard qu'on peut trouver une explication acceptable de l'existence de courants électriques circulant dans la zone équatoriale.

915. **Aimantation par les courants. Electro-aimants.** — Ampère a déduit de l'hypothèse que nous venons d'exposer une conséquence importante, conséquence que l'expérience a justifiée; outre que c'est là une preuve à l'appui de l'hypothèse même, cette conséquence a donné lieu à des applications très nombreuses. Aussi devons-nous nous y arrêter quelque peu.

Si l'aimantation consiste dans l'orientation des courants particulaires, orientation produite ordinairement par l'action d'un aimant, elle doit se manifester également sous l'influence de courants; en effet, en plaçant une aiguille d'acier en croix avec un conducteur métallique, l'aiguille peut être aimantée en faisant traverser le conducteur par un fort courant électrique, ou même seulement par une décharge conductive qui n'est, au fond, qu'un courant de très courte durée.

On conçoit aisément que l'action sera augmentée si le courant qui doit agir entoure de toutes parts une aiguille d'acier ou un barreau de fer doux en lui restant partout perpendiculaire, c'est-à-dire s'il traverse un solénoïde suivant l'axe duquel est placée l'aiguille ou le barreau. L'expérience a montré que les choses se passent bien ainsi, et que l'aimantation apparaît dans l'aiguille lors du passage du courant. De plus, il semble bien se produire une action analogue à celle de l'orientation des courants particulaires, car le pôle nord prend bien naissance à l'extrémité A (fig. 428, I, II) qui correspond à l'extrémité où le courant présente le sens indirect. De même, si on enroule autour du barreau AB le fil successivement dans deux sens différents comme l'indique la figure (III), par exemple, les deux extrémités B seront des pôles sud et au milieu se trouvera un point conséquent nord.

Si l'on a opéré sur un barreau d'acier, l'aimantation obtenue subsiste, presque totalement au moins; il n'en est pas de même pour un barreau de fer doux dont l'aimantation, qui commence aussitôt que le courant passe, cesse lorsque le courant est interrompu, de telle sorte que le barreau peut être aimanté et désaimanté autant de fois et aussi rapidement qu'on le désire.

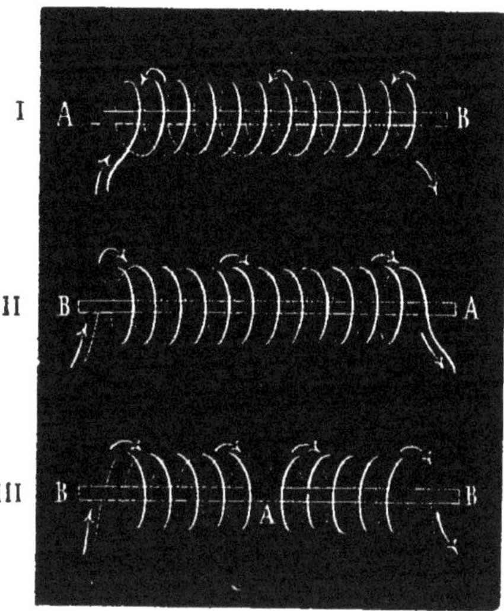

Fig. 428.

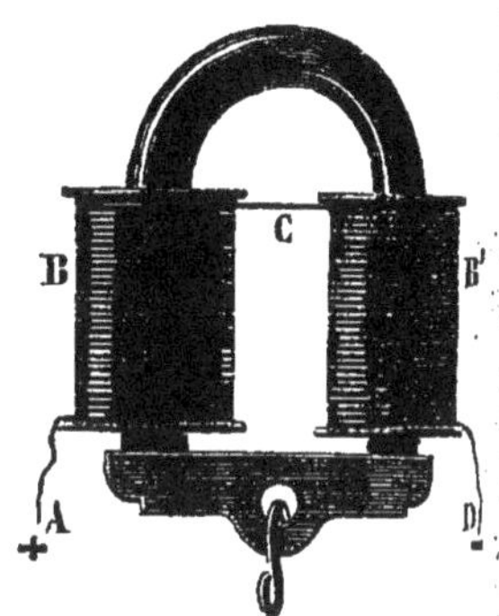

Fig. 429.

916. — Le système constitué par un noyau de fer doux entouré d'un conducteur enroulé en hélice et que peut traverser un courant constitue ce qu'on appelle un *électro-aimant*. En général, le conducteur recouvre le barreau de plusieurs couches, pour augmenter l'action; le fil qui les constitue est recouvert d'une couche isolante : l'ensemble de ces diverses couches constitue ce qu'on appelle une *bobine*. Quelquefois le noyau est rectiligne et la bobine règne sur toute sa longueur; quelquefois, il est courbé en U (fig. 429), ou est constitué par deux parties parallèles reliées par un barreau transversal et, dans l'un et l'autre cas, les parties parallèles, régions polaires, sont seules recouvertes de bobines B,B'. Cette disposition est surtout employée lorsque les pôles n'ont pas à agir par leur polarité propre, mais seulement par leur attraction sur un fer doux, parce que, alors, les deux pôles interviennent et agissent simultanément sur le contact qui est placé en regard.

917. — L'aimantation et la désaimantation du fer doux sont très rapides, elles ne sont toutefois pas instantanées : l'aimantation ne commence pas aussitôt que passe le courant et ne cesse pas en même temps que lui. Le retard qui se manifeste ainsi a été appelé *hystérésis*; il est très court et sans importance dans la plupart des cas. Mais si, comme il arrive maintenant dans un certain nombre d'expériences, on veut produire des aimantations d'un fer doux au nombre de plusieurs milliers par seconde,

ce retard peut devenir égal ou même supérieur au temps qui s'écoule entre deux aimantations successives et la désaimantation ne peut plus se produire. Ajoutons que, même avant de produire ce résultat, d'empêcher l'effet qu'il s'agit d'obtenir, l'hystérésis est une cause de perturbation et de perte d'énergie dans les appareils où il se produit de rapides variations dans l'aimantation du fer doux.

918. — L'aimantation d'un fer doux par le passage d'un courant dépend de deux éléments : l'intensité du courant et la longueur du fil dont l'action sur le fer doux est appréciable. On ne peut augmenter cette aimantation indéfiniment : d'une part l'intensité du courant est limitée par l'échauffement du conducteur qui varie avec elle, échauffement qui acquiert une grande importance si l'action se prolonge, car il peut amener la destruction des couches de matière isolante qui séparent les spires. On ne peut, d'autre part, compter sur l'accroissement de longueur du fil au delà d'une certaine limite ; car, au fur et à mesure que, le fil s'allongeant, le nombre des spires augmente, leur distance au fer doux augmente également, ce qui diminue l'influence qu'elles exercent. Si l'on ajoute à cela que l'allongement du fil augmente la résistance et diminue, par conséquent, l'intensité du courant pour une FEM donnée, on comprend qu'il y a une limite qu'il est sans intérêt de dépasser.

Quoi qu'il en soit de ces restrictions, on obtient des électro-aimants dont la puissance est notablement supérieure à celle des aimants de mêmes dimensions. Aussi presque toujours, dans les expériences qui exigent un champ magnétique intense, fait-on usage maintenant non d'aimants, mais d'électro-aimants ; il en est également très souvent ainsi dans l'industrie.

Enfin dans le cas où il s'agit d'extraire des tissus un fragment de fer ou d'acier (792), il est préférable de substituer un électro-aimant à un barreau d'acier aimanté.

919. — Si les électro-aimants sont fréquemment employés pour obtenir des actions magnétiques puissantes, leur propriété d'aimantation très rapide a été surtout appliquée dans un très grand nombre de cas. C'est sur cette propriété que sont basés presque tous les systèmes de transmission télégraphique dont il serait oiseux de chercher à démontrer actuellement l'importance; malgré cette importance capitale, nous ne croyons pas devoir nous arrêter à cette question qui n'a, au point de vue des études médicales, aucun intérêt.

Nous croyons, au contraire, devoir décrire les sonneries électriques basées sur une disposition dont nous trouverons d'autres applications et qui d'ailleurs ont été utilisées comme signaux dans quelques expériences.

Une sonnerie électrique comprend comme partie essentielle un électro-aimant EE (fig. 430) dont le fil est relié d'une part à la borne C et d'autre part à un bouton métallique F; à ce bouton est fixé, par l'intermédiaire d'un ressort, une lame de fer doux A qui porte à l'autre extrémité un marteau *m* placé dans le voisinage d'un timbre. Lorsque l'appareil est au repos, le fer doux est appliqué contre une lame métallique R qui est reliée à la borne Z; enfin les bornes C et Z sont mises en communication par un fil conducteur avec les bornes d'un électromoteur; ce fil présente en un point quelconque une solution de continuité, de telle sorte que le courant n'est pas établi.

Lorsqu'on veut mettre la sonnerie en action, on supprime la solution de continuité en rapprochant les extrémités voisines des fils : le courant passe, l'électro-aimant devient actif, attire le fer doux A et le marteau vient frapper le timbre. Mais par suite du déplacement du fer doux, celui-ci s'est écarté de la pièce R et le circuit se trouve interrompu, le courant cesse de passer. L'électro-aimant est désaimanté et cesse d'attirer le fer doux A qui est ramené en arrière par l'action du ressort et vient toucher la pièce R, ce qui ferme le circuit : les conditions premières sont donc rétablies, et les mêmes effets vont se reproduire et continueront de se manifester tant que seront maintenues les communications avec l'électromoteur. Il suffira de rétablir la solution de continuité qui existait au début sur celles-ci pour que l'action cesse.

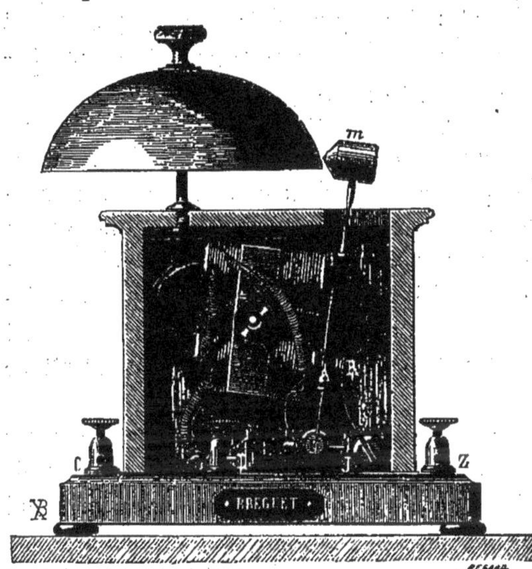

Fig. 430.

920. — Une disposition entièrement analogue peut être adaptée à un diapason : l'électro-aimant est placé en face de l'une des branches qui s'appuie d'autre part sur une pièce métallique analogue à R : lorsque le courant est établi, la branche du diapason se comporte comme la lame A et son ressort, et continue de vibrer tant que le courant passe, entraînant la seconde branche dans son mouvement vibratoire. Dans la plupart des cas, l'électro-aimant est placé entre les deux branches, de telle sorte que celles-ci sont mises en mouvement en même temps et que l'action est plus énergique. On a ainsi ce qu'on appelle un diapason entretenu électriquement, ou, plus simplement, un *électro-diapason*.

Ces diapasons sont très fréquemment employés dans les recherches d'acoustique, comme nous en avons indiqué un exemple (775). Ils servent également à l'enregistrement du temps : dans ce but, sur l'une des branches on fixe un petit style, une soie de sanglier à une pointe métallique fine, et on l'approche d'un cylindre enregistreur. Lorsque le diapason vibre pendant que le cylindre tourne, la pointe trace une ligne sinueuse X Y (fig. 431), et la distance entre deux sommets consécutifs d'un même côté correspond à la durée d'une vibration complète, vibration double, du diapason; si l'on a pris un diapason exécutant 100 vibrations doubles par seconde, cet intervalle correspond donc à $0^s,01$. Si, d'autre part, on enregistre sur le même cylindre un autre phénomène, la durée des diverses phases de ce phénomène est déterminée par la comparaison des particularités de la ligne correspondante avec les sinuosités de la ligne tracée par le diapason.

Enfin, en physiologie, on a souvent besoin d'étudier l'action sur un corps, un nerf par exemple, d'un courant interrompu : on place alors dans un même circuit un électromoteur, le nerf et un électro-diapason. En mettant celui-ci en mouvement, le nerf est soumis à un courant dont le nombre des interruptions par seconde est égal à celui des vibrations du diapason. Dans ce cas, on fait souvent usage de diapasons exécutant un petit nombre de vibrations, 10 par seconde, par exemple; il n'y a pas alors production d'un son (727) malgré le mouvement vibratoire du diapason.

921. — Les électro-aimants sont très fréquemment employés, en physiologie notamment, pour enregistrer le commencement et la fin de certains phénomènes; les appareils employés peuvent être très variés de forme, mais le principe est toujours le même. Devant le pôle d'un électro-aimant, on place une pièce de fer doux mobile autour d'un axe qui porte une pointe appuyant sur la surface d'un cylindre enregistreur; un léger ressort maintient cette pièce à une petite distance des pôles de l'électro-aimant dont elle se rapproche lorsque le courant passe et dont elle s'éloigne aussitôt que le courant cesse. L'électro-aimant fait partie d'un circuit comprenant un électromoteur et présentant en un point une solution de continuité qui cesse d'exister tant que dure le phénomène à étudier : à cet effet, le fil conducteur aboutit, d'une part, à un godet contenant du mercure et, d'autre part, à une pointe qu'un léger ressort maintient à une très petite distance de ce liquide. On s'arrange pour que, par la production du phénomène, le raccourcissement d'un muscle, par exemple, la pointe soit abaissée et vienne plonger dans le mercure, ce qui établit le courant; à la cessation de l'action, la pointe est relevée et sort du mercure, ce qui supprime le courant. D'autres dispositions, d'ailleurs, peuvent être adoptées pour obtenir le même effet.

Dans ces conditions, tant que le phénomène ne se manifeste pas, le courant ne passe pas, et la pointe trace une ligne continue A B (fig. 431) sur le cylindre enregistreur. Au moment où le phénomène se produit, le courant passe, le fer doux est attiré, la pointe enregistrante est dépla de B en C et trace une ligne C D à quelque distance de la précédente; cette ligne se prolonge tant que dure l'action étudiée. Lorsque celle-ci cesse, le courant est interrompu, l'électro-aimant n'agit plus et par suite de l'action du ressort, le style enregistreur revient à sa position primitive de D en E, traçant une ligne E F qui est sur le prolongement de la ligne tracée d'abord. La longueur de la ligne d viée correspond à la durée du phénomène qui peut être évaluée si, à côté, on a enregistré en même temps les vibrations d'un électro-diapason. Si le phénomène es brusque, il y aura seulemen production d'un crochet R, S, T et c'est alors le temps entre deux actions consécutives que l'on aura à évaluer.

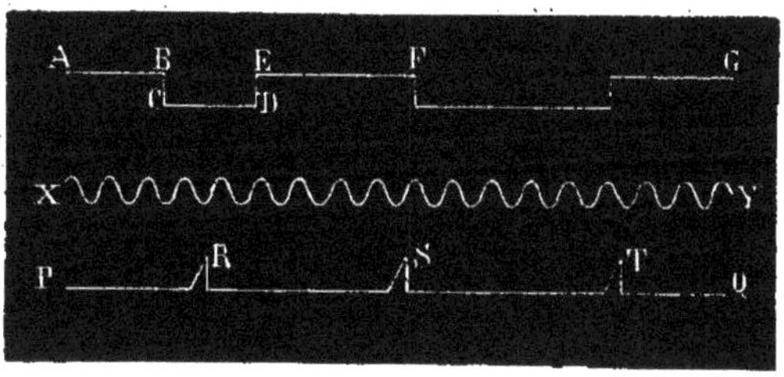

Fig. 431.

M. Marcel Deprez a construit un appareil, très bie étudié, qui, sous le nom de *signal électrique* (fig. 432), est souvent employé : la lame de fer doux A est pla entre deux électro-aimants E E situés de part et d'autre de l'axe de rotation B C, de sorte que leurs actions s'ajoutent; l'axe porte en C D le style enregistreur. La plaque A est écartée de l'électro-aimant par l'action d'un ressort B K dont on peut régler la tension à l'aide du levier G F; enfin, les déplacements de la plaque sont limités par la pointe I dont on peut faire

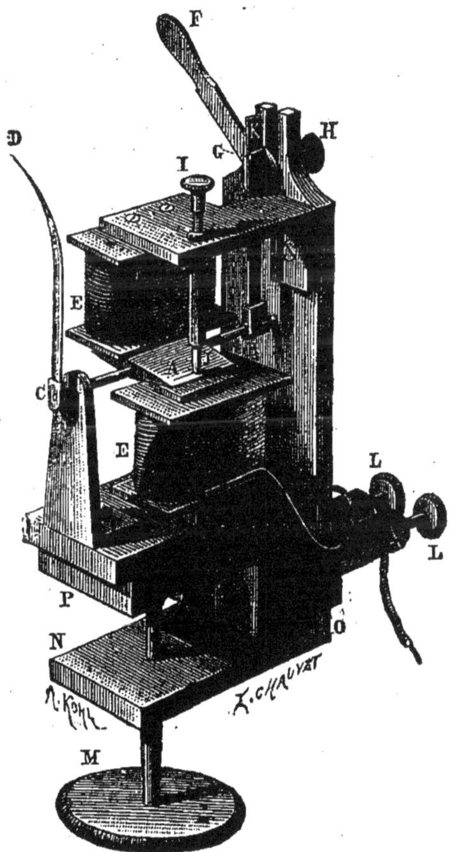

Fig. 432.

varier la position à l'aide du bouton J; ces deux moyens de réglage sont nécessaires pour faire varier, entre certaines limites, la sensibilité de l'appareil.

Cet appareil permet, au besoin, d'inscrire environ 500 signaux par seconde.

922. — Nous avons dit que, dans les lampes à arc, il est nécessaire d'employer un régulateur pour maintenir invariable la distance des charbons qui tend toujours à augmenter par suite de la combustion et du transport de matière. C'est presque toujours sur l'emploi des électro-aimants ou de dispositions analogues que sont basés ces régulateurs dont nous devons nous borner à indiquer le principe.

Supposons que les charbons soient à une distance convenable, ce qui correspond à un courant d'une intensité donnée, ces charbons sont reliés à un système quelconque, mouvement d'horlogerie, ressorts, poids, qui tend à les rapprocher : il faut que ce mouvement ne puisse avoir lieu que lorsque la distance s'accroîtra et cesse lorsqu'elle aura repris la valeur convenable. A cet effet le mouvement est arrêté, enclenché, par une pièce de forme très variable qui est comprise entre un électro-aimant et un ressort : l'effet de l'électro-aimant est de maintenir l'enclenchement, d'arrêter le mouvement; par suite, le ressort produit l'effet opposé. L'électro-aimant est parcouru par le courant qui produit l'arc, courant dont l'intensité change avec la distance des charbons, devenant moindre quand la distance augmente, puisque la résistance croît, et devenant plus grande dans le cas contraire.

Le ressort a été réglé de manière à équilibrer exactement l'action de l'électro-aimant quand celui-ci est parcouru par le courant qui correspond à la distance adoptée pour les charbons; l'enclenchement se produit alors. Si la distance était moindre, le courant serait plus intense, l'action de l'électro-aimant plus forte et l'enclenchement serait maintenu. Mais par suite de l'usure, la distance des charbons augmente, le courant s'affaiblit, l'action de l'électro-aimant devient moindre et le ressort surmontant cette action produit le déclenchement, le mouvement se produit, les charbons se rapprochent. Par le fait même, le courant devient plus intense, l'électro-aimant plus puissant; son action l'emporte sur celle du ressort, l'enclenchement se produit, les charbons sont de nouveau arrêtés.

On conçoit qu'on puisse arriver ainsi à un réglage satisfaisant et, en effet, il existe maintenant divers systèmes qui maintiennent avec une fixité suffisante le pouvoir éclairant des lampes à arc.

En réalité, outre les difficultés qu'il y a à satisfaire à la condition générale du réglage, il y en a une autre pour laquelle différentes solutions ont été adoptées : il faut, en effet, pour que, au début, l'arc puisse se produire, que les charbons soient amenés au contact, pour être écartés jusqu'à la distance convenable lorsque le courant a été établi. Nous devions signaler cette condition, mais nous croyons inutile d'indiquer les dispositions de détail qui permettent d'y satisfaire.

923. **Mouvements continus produits par les courants.** — Les propriétés des courants que nous avons indiquées permettent d'obtenir un mouvement continu de rotation : la question est très importante au point de vue des applications industrielles, et les moteurs électriques sont fréquemment employés maintenant dans les laboratoires de physiologie : nous pourrons seulement plus tard indiquer la disposition générale des appareils adoptés, mais nous croyons utile de montrer dès à présent qu'il est possible d'obtenir ce résultat.

Soit un fil fixe P Q (fig. 433) traversé par un courant dans le sens indiqué, et soit à côté un équipage mobile, pouvant tourner autour d'un axe vertical X Y ; cet équipage est constitué par 6 fils verticaux CC', DD'... HH' situés tous à la même distance de l'axe et écartés également les uns des autres, de telle sorte que leurs distances angulaires sont de 60°. Tous ces fils sont reliés à la partie supérieure à un axe métallique A B qui est en communication avec le pôle + d'un électromoteur ; leurs extrémités inférieures frottent contre une plaque isolante L qui porte en I K une bande métallique formant un arc de 60° dont une extrémité est placée en regard du fil P Q et qui est reliée au pôle — de l'électromoteur. Quelle que soit la position de l'équipage, il y aura toujours un fil et un seul qui sera en contact avec cet arc métallique ; ce fil, C C', dans le cas de la figure, sera alors traversé par un courant de même sens que celui de P Q ; les autres fils ne seront le siège d'aucun courant. Dans ces conditions le conducteur C C' subira seul l'action du courant fixe, et sera attiré, ce qui produira la rotation de tout l'équipage. Mais cette action cessera au moment où C C' passera en face de P Q, car alors son extrémité ne rencontrera plus l'arc métallique I K : à ce moment, le fil D D' arrivera en K et, à son tour, sera traversé par le courant et, par suite, sera attiré par P Q, le mouvement de rotation continuera donc jusqu'à ce que D D' arrive en I où il cessera d'être actif, mais sera remplacé par le fil E E' qui, à son tour, sera parvenu en K. Il y aura donc, à chaque instant, un fil et un seul qui, subissant l'attraction de P Q, produira la rotation de l'équipage, alors que les autres seront sans action aucune, puisqu'ils ne sont pas traversés par un courant.

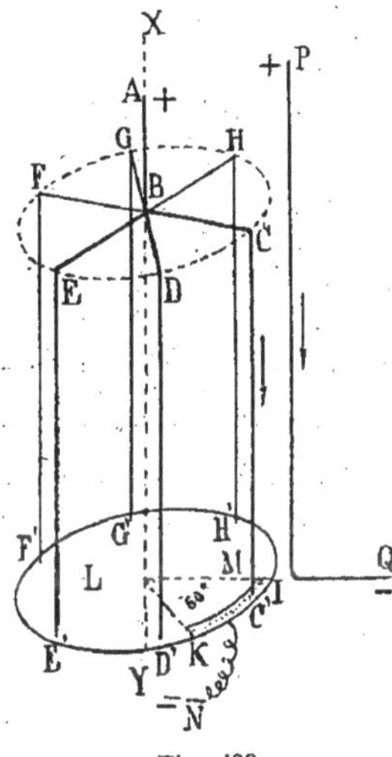

Fig. 433.

Nous avons à peine besoin de dire que les conditions que nous avons indiquées doivent être modifiées dans la pratique, mais le schéma que ious venons de décrire permet de se rendre compte de la possibilité l'utiliser les actions réciproques des courants pour obtenir un mouvement de rotation continu.

On peut reconnaître, d'une manière analogue, que le même résultat peut être obtenu en s'appuyant sur les propriétés des aimants et des électro-aimants. Considérons, en effet, 6 électro-aimants (fig. 434), par exemple, montés sur une même carcasse (non représentée sur la figure) et mobiles autour d'un axe A. D'un côté, tous les fils de ces électro-aimants, C, D,... H sont reliés à l'axe qui lui-même est en communication avec le pôle + d'un életcromoteur. Les extrémités opposées de ces fils sont libres pendant les 5/6 de leur révolution et, successivement, viennent, pendant 1/6, s'appuyer sur un arc métallique IK qui est relié au pôle — de l'électromoteur; l'enroulement des fils est partout le même, de telle sorte que c'est le même pôle, Nord par exemple, qui se manifestera à l'extrémité extérieure de chaque électro-aimant lorsque celui-ci sera traversé par le courant. Enfin, plaçons un aimant ou un électro-aimant P Q en face de l'extrémité I de l'arc métallique, de telle sorte que ce soit le pôle Sud qui soit voisin de cet arc.

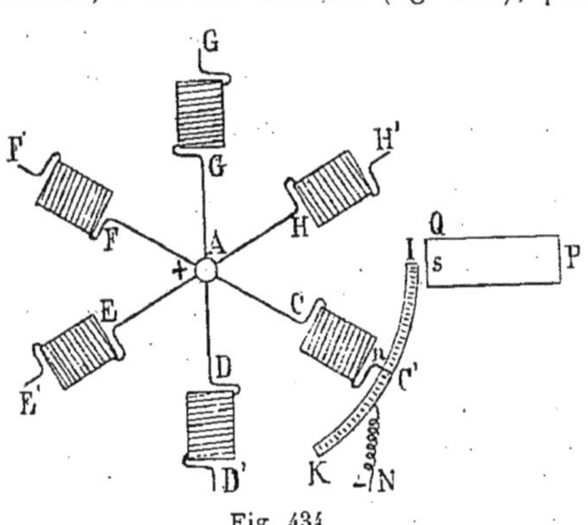

Fig. 434.

Dans ces conditions, on voit qu'il n'y aura jamais qu'un électro-aimant qui sera à la fois parcouru par le courant : dans le cas de la figure, ce sera C C'. Il y aura attraction entre son pôle n et le pôle s de P Q et l'équipage tournera. L'attraction cessera au moment où l'électro-aimant C C' arrivera en face de P Q puisque le fil C' quittera l'arc métallique, l'électro-aimant deviendra inactif. Mais, à ce moment même, le fil D' arrivera en K, l'électro-aimant D D' sera parcouru par le courant et sera attiré par P Q. On voit que l'action continuera alors indéfiniment de la même façon.

Nous aurons à signaler plus loin divers appareils qui, d'une manière générale, reposent sur ce principe.

CHAPITRE VI

PRODUCTION DE LA FORCE ÉLECTROMOTRICE

924. **Machines électriques à frottement.** — Dans les chapitres précédents nous avons étudié les effets résultant de l'existence de charges électriques sur des corps ou de différences de potentiel entre des points, sans indiquer comment on peut réaliser ces conditions. C'est l'étude des principaux moyens de réalisation de ces conditions que nous allons étudier maintenant.

Les appareils dont nous avons à nous occuper peuvent se diviser en deux groupes suivant qu'ils ont pour effet principal d'amener un corps à un très haut potentiel ou de donner naissance à un courant. En réalité, la différence est plus apparente que réelle, car dans les deux cas on arrive à reproduire entre deux points une certaine différence de potentiel, et la distinction basée sur la valeur plus ou moins considérable est théoriquement de peu d'importance; il en est de même de la rapidité plus ou moins grande avec laquelle se rétablit cette différence de potentiel lorsque l'équilibre électrique a été rétabli. Mais, dans la pratique, la distinction est importante, et les appareils des deux groupes ont des applications très différentes; aussi convient-il de les étudier séparément.

Les machines électriques sont des appareils destinés à amener un corps à un haut potentiel, à lui communiquer une forte charge électrique : les machines employées actuellement sont basées les unes sur l'électrisation par le frottement, les autres sur l'électrisation par influence; nous nous occuperons d'abord des premières.

925. — Le type des machines électriques à frottement est la machine de Ramsden (fig. 435), machine classique sur laquelle nous pouvons passer rapidement.

Dans cette machine, par la rotation du plateau de verre P entre les coussins C, C, le plateau s'électrise positivement et les coussins négativement; mais ceux-ci sont mis en communication permanente avec le sol et sont maintenus constamment à l'état neutre, ce qui permet la continuation de l'action qui cesserait, sans cela, dès que les coussins auraient atteint une certaine charge. Le plateau de verre passant entre les peignes *a*, *b* armés de pointes agit par influence sur ces peignes et sur les conducteurs métalliques A, B portés par des pieds isolants : les conducteurs se chargent positivement, et par les pointes il se produit un retour à l'équilibre électrique qui, ramenant le plateau à l'état neutre, lui permet de s'électriser de nouveau par son passage ultérieur entre les coussins. Un électroscope de Henley, petit pendule à balle de sureau E, permet de se rendre compte du degré d'électrisation; celui-ci ne peut, d'ailleurs, dépasser une certaine limite, car les pertes par l'air et par les supports croissent avec la charge même et, lorsque celle-ci a atteint une certaine valeur, l'action de ces pertes compense l'augmentation d'électrisation due à l'action du frottement.

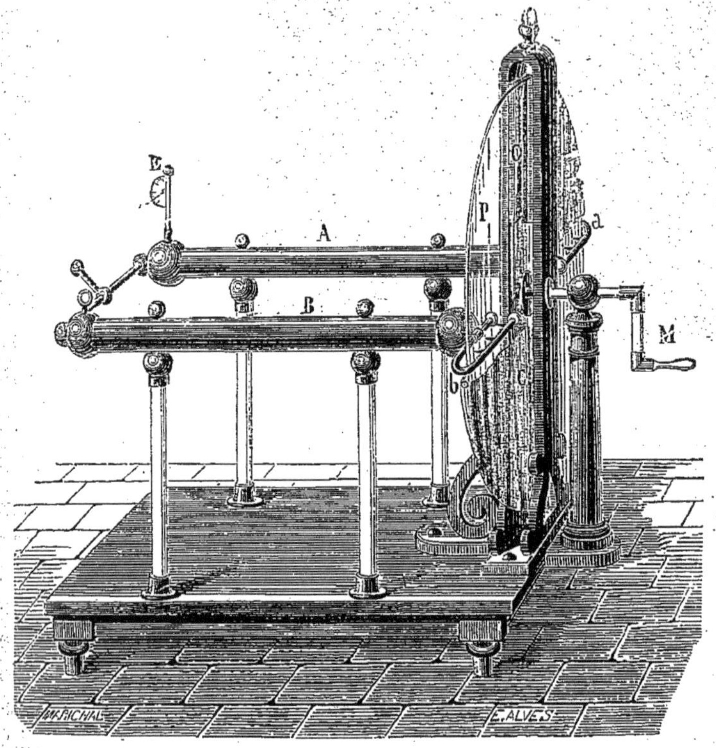

Fig. 435.

Lorsqu'on veut électriser un corps, on le met en communication avec les conducteurs par l'intermédiaire d'une tige métallique.

Cette machine produit seulement l'électrisation. Elle a été employée pour les bains statiques (880); mais, actuellement, on la remplace généralement par une machine à influence.

926. — Dans certaines circonstances, il peut être nécessaire d'obtenir à volonté l'électrisation positive ou l'électrisation négative : on peut alors employer la machine de Nairne, basée absolument sur le même principe et qui ne diffère de la précédente que par quelques dispositions matérielles.

La machine de Nairne comprend un cylindre de verre C (fig. 436) que l'on peut faire tourner autour de son axe : ce cylindre est placé entre deux conducteurs métalliques A et B portés sur des pieds isolants. L'un d'eux A porte un coussin contre lequel frotte le cylindre; par suite du frottement, le cylindre s'électrise positivement et le coussin négativement. L'autre conducteur B porte un peigne muni de pointes : lorsque la partie électrisée du cylindre passe devant le peigne, il se produit d'abord un effet d'influence qui électrise positivement le conducteur et négativement les pointes ; mais par le fait même de l'existence de ces pointes, l'équilibre électrique se rétablit ; les pointes sont ramenées à l'état neutre, et il en est de même de la surface du cylindre, qui est ainsi rendu capable de s'électriser à nouveau par le frottement du coussin.

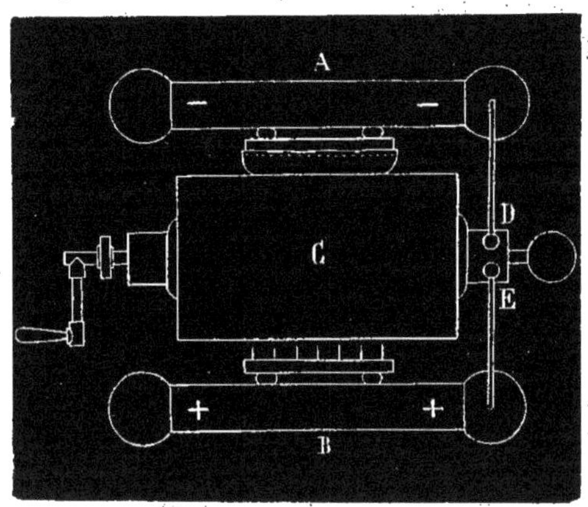

Fig. 436.

Deux tiges métalliques D et E sont respectivement en communication avec les conducteurs A et B et sont chargées comme ceux-ci. Si les extrémités, terminées par des sphères, sont placées à une petite distance, des étincelles éclateront entre elles à des intervalles de temps plus ou moins rapprochés : cet effet se produira lorsque, par suite du fonctionnement de la machine, il y aura entre les sphères D et E une différence de potentiel correspondant à des tensions assez grandes pour vaincre la résistance de l'air. Mais, en général, les tiges sont écartées, et l'une d'elles est mise en communication avec la terre ; si c'est la boule D, le coussin sera maintenu à l'état neutre et les conducteurs B et E auront une charge positive, l'effet sera le même que dans la machine de Ramsden ; mais si, au contraire, c'est le conducteur E qui est relié au sol, ce qui le maintiendra à l'état neutre, les conducteurs A et D seront chargés négativement et produiront l'électrisation négative des corps qu'on y reliera par une tige métallique.

La mise en rotation du plateau de verre de la machine de Ramsden ou du cylindre de la machine de Nairne ne peut être produite et entretenue que par l'action d'une force appliquée à la manivelle : il y aura donc nécessairement dépense d'une certaine quantité de travail mécanique, et la production de la différence de potentiel est la conséquence de cette dépense. Il y a transformation de l'énergie actuelle dépensée sous forme mécanique en énergie potentielle correspondant aux charges manifestées, énergie potentielle qui passe à l'état actuel lors de la décharge, par étincelle, par exemple. La transformation n'est pas totale d'ailleurs, car une partie du travail mécanique se transforme en chaleur, notamment, celle-ci se manifestant, comme dans tout frottement, par une élévation de température des corps en contact.

927. **Electrophore. Machines à influence.** — La plus simple des machines à influence est l'électrophore : cet appareil comprend essentiellement un disque de matière isolante A (fig. 437) et un plateau P métallique, ou en bois recouvert d'une feuille de métal, et porté par un manche en verre.

On électrise, en le battant avec une peau de chat, le disque isolant qui est généralement en résine ou en ébonite (caoutchouc durci) ; ce disque s'électrise négativement. Si on approche le plateau, celui-ci subira l'influence et présentera sur ses deux faces des électrisations opposées ; mais si on le met en communication avec le sol, par exemple en le touchant avec le doigt, on sait qu'il conservera seulement la charge positive (837). Si alors on rompt la communication avec le sol, puis qu'on soulève ensuite le plateau, celui-ci reste chargé positivement; cette charge peut alors être utilisée, quoiqu'elle ne soit pas très forte : elle peut, par exemple, donner une étincelle et a été quelquefois utilisée dans les eudiomètres pour provoquer la combinaison d'un mélange de gaz.

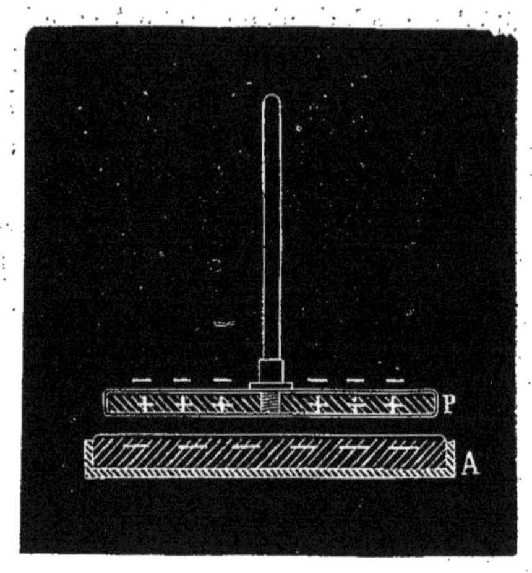

Fig. 437.

Comme nous l'avons dit (837), dans ces conditions la charge A n'a pas été modifiée s'il n'y a pas eu contact entre les deux corps : on peut donc, de nouveau, abaisser le plateau P qui a été déchargé et l'action précédemment indiquée se reproduira. Théoriquement, on pourrait opérer ainsi indéfiniment, de telle sorte que la charge unique fournie à A au début peut être la cause de l'obtention d'une infinité de charges contraires sur le plateau P.

En réalité, on pose le plateau P sur le disque A, ce qui diminue la distance du corps influencé au corps influençant et augmente l'action. Si le disque A était conducteur, ce contact aurait pour effet de ramener A au même potentiel que P, c'est-à-dire à l'état neutre, puisque ce plateau est mis en communication avec le sol. Mais il n'en est pas ainsi à cause de la nature de A qui est isolant : si le contact existait en tous les points, la surface de A serait déchargée, mais l'action d'influence pourrait continuer quoique moindre, parce que l'électrisation de A n'est pas seulement superficielle, mais pénètre jusqu'à une certaine profondeur. En réalité, il n'en est pas ainsi, et la surface de A n'est pas totalement déchargée ; cela tient à ce qu'il n'y a pas contact intime entre le disque A et le plateau P qui se touchent seulement par un petit nombre de points ; c'est en ces points seulement que l'équilibre électrique se rétablit à cause de la grande résistance de la résine.

928. — Quelle est dans cet appareil la cause à laquelle il faut attribuer l'obtention de l'électrisation qui se manifeste en P, et qui peut produire divers effets? Ce ne peut être absolument au travail mécanique qui a été dépensé lorsqu'on a frotté A avec la peau de chat, car cette dépense a été minime et, en tout cas, définie, limitée, tandis que les effets obtenus peuvent être reproduits indéfiniment. La réponse à cette question est d'autant plus intéressante que la même explication s'applique à toutes les machines à influence.

Supposons que le disque A ne soit pas électrisé ; soulevons le plateau d'une certaine quantité : cet effet exige la dépense d'une certaine quantité de travail mécanique pour vaincre l'action de la pesanteur. Mais lorsque, ensuite, on redescend le plateau P pour le ramener au contact de A, il y a production d'une quantité de travail rigoureusement égale à la précédente, de telle sorte que lorsque P est revenu à sa position primitive, il n'y a, en somme, ni gain, ni perte de travail mécanique.

Il n'en est plus ainsi si le disque A est électrisé : le plateau P s'électrise par influence et, après qu'il a été mis en communication avec le sol, conserve une électrisation contraire à A. Soulevons-le alors : nous aurons à dépenser pour produire ce mouvement une certaine quantité de travail qui sera plus grande que celle dépensée dans le cas précédent, car il y a à vaincre non seulement l'action de la pesanteur, mais encore l'attraction qui s'exerce entre A et P, corps électrisés contrairement, car ces deux forces s'opposent au mouvement. Quand le plateau P a été déchargé, on le descend pour le ramener à la position précédente, et il y a alors restitution de travail mécanique, mais la quantité ainsi restituée est la même que dans le cas précédent, puisque P n'est plus électrisé. La dépense de travail mécanique est plus grande dans le second cas que dans le premier, tandis que le gain est le même : il y a donc effectivement dans le second cas une certaine quantité de travail non restituée, perdue, ou plutôt transformée, car c'est à cette dépense qu'il faut attribuer la production d'énergie dans le plateau P, énergie qui se manifeste lorsque l'étincelle éclate. A chaque mouvement, il y a donc dépense de travail mécanique en même temps qu'il y a apparition d'énergie potentielle correspondant à l'électrisation de P.

Donc dans ce cas, comme dans celui des machines à frottement, c'est à une dépense de travail mécanique qu'est due l'apparition de la différence de potentiel que mettent en évidence les effets que nous avons eu l'occasion d'indiquer.

929. — Les machines électriques à influence, qu'on désigne quelquefois maintenant sous le nom de machines à induction, sont généralement assez compliquées, et nous serions entraîné fort loin si nous voulions en donner une théorie complète. Aussi nous bornerons-nous, à ce point de vue, à en faire comprendre le principe à l'aide d'une disposition simple de laquelle on peut rapprocher plus ou moins complètement les principaux types en usage : c'est la machine de Varley.

Elle est constituée par un disque en ébonite AA (fig. 438) tournant dans son plan autour de l'axe C; sur ce disque sont fixés un certain nombre de pièces métalliques $B_1, B_2 \ldots B_6$ présentant chacune une partie saillante b. Deux lames fixes, isolées D, D' sont situées derrière le disque A; chacune d'elles porte en d, d' deux saillies métalliques qui sont touchées successivement par les parties b lors de la rotation. Enfin, aux deux extrémités du diamètre horizontal se trouvent deux pièces métalliques EE' que nous supposerons d'abord reliées au sol, mais qui, en réalité, sont réunies entre elles.

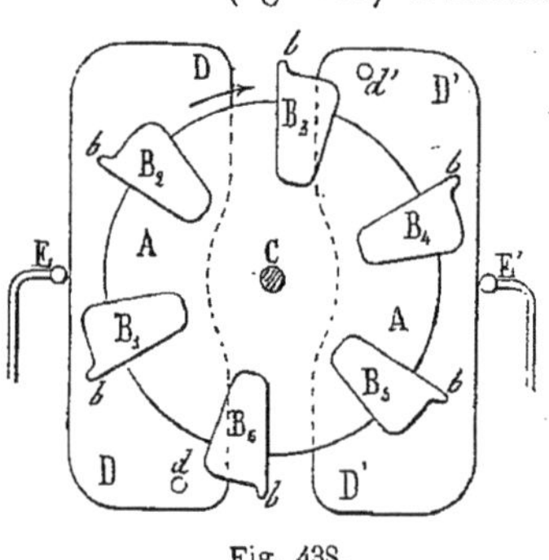

Fig. 438.

Supposons que la pièce D soit électrisée positivement et que l'on fasse tourner le disque mobile dans le sens de la flèche.

Le secteur B subit l'influence de D, et lorsqu'il vient rencontrer la pièce E, il reste chargé négativement, la charge positive passant dans le sol. Par la rotation la pièce B_1 arrive au contact avec d' et communique par son intermédiaire une charge négative à D' qui était à l'état neutre. Mais D' va agir par influence sur le secteur qui, lorsqu'il aura touché E', restera électrisé positivement. Ce secteur positif arrivera en d qu'il touchera; la pièce D est déjà électrisée positivement, mais, par suite de la charge négative des secteurs qui ont dépassé E, cette charge ne sera pas répartie uniformément et la plus grande partie sera vers l'extrémité supérieure de D; la charge vers d sera donc faible et le secteur positif qui arrive en B_6 cédera une partie de sa charge à D dont l'électrisation augmentera, par suite. Le secteur B_1 se retrouvera alors à sa première position; mais à la suite de cette première révolution, la charge de D aura augmenté et le plateau D' qui était à l'état neutre sera électrisé négativement.

On conçoit aisément que des effets analogues se produiront à chaque révolution, augmentant chaque fois la valeur des charges de D et de D'.

On voit que les contacts en E et E' ont lieu au même instant et qu'ils ont pour effet de produire des charges contraires; aussi, au lieu de mettre ces pièces en contact séparément avec le sol, on peut les réunir l'une à l'autre : les actions opposées qui se manifestent se neutraliseront et, après chaque contact, les deux pièces E et E′ seront ramenées à l'état neutre ainsi que la tige qui les réunit, ce qui est une condition nécessaire.

Enfin on comprend qu'il n'y aurait pas une modification essentielle au mode de fonctionnement de la machine si partout les pièces qui doivent venir au contact étaient remplacées par des pointes qui auraient également pour effet de rétablir l'équilibre électrique.

930. **Machine de Holtz.** — La machine de Holtz se compose d'un plateau de verre B (fig. 439) tournant autour d'un axe horizontal auquel on peut communiquer un mouvement de rotation assez rapide, 8 à 10

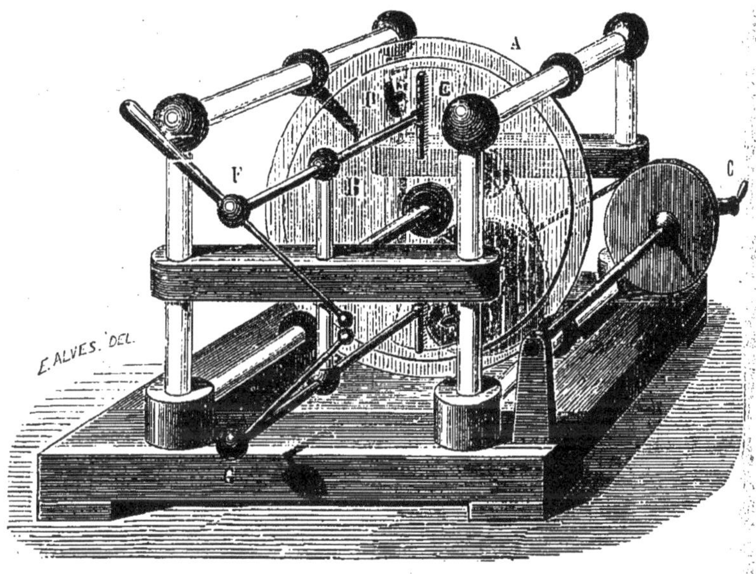

Fig. 439.

tours par seconde, à l'aide d'une manivelle C. Parallèlement et à une faible distance se trouve un autre disque de verre fixe A, percé en son centre d'une ouverture dans laquelle passe librement l'axe du plateau mobile. Le disque fixe A présente en outre aux extrémités d'un même diamètre deux ouvertures ou fenêtres. Des armatures de papier collées sur la face externe du disque sont prolongées dans chaque fenêtre par deux parties en pointe dirigées l'une et l'autre en sens contraire de la rotation du plateau. De l'autre côté de ce plateau, en face des fenêtres, se trouvent des peignes montés à l'extrémité de conducteurs F et G portés par des pieds isolants.

Pour faire fonctionner la machine, on électrise l'une des armatures en papier en la mettant en contact avec un bâton de résine préalablement frotté avec une peau de chat : le bâton de résine peut être remplacé par une plaque d'ébonite. On met en rotation le plateau mobile et, comme dans la machine de Varley, la charge augmente progressivement sur cette armature, et une charge contraire paraît et croît sur l'autre armature. Au début de l'opération, il faut maintenir en contact les conducteurs F et G; mais lorsque les armatures ont atteint une certaine charge, on peut écarter les conducteurs, et des séries d'étincelles ou d'aigrettes apparaissent entre leurs extrémités.

Dans ces conditions, la machine fournit une assez grande quantité d'électricité, mais la différence de potentiel est peu élevée et les étincelles, nombreuses, sont maigres et de faible longueur. Lorsqu'on veut obtenir des effets plus puissants, on relie les deux conducteurs aux deux armatures d'un condensateur : la machine charge le condensateur et lorsque la charge a atteint une valeur suffisante les deux armatures sont ramenées à l'état d'équilibre électrique par une étincelle qui est très nourrie parce qu'elle correspond à la charge tout entière du condensateur (841); mais par contre, nécessairement, les étincelles n'éclatent pas aussi fréquemment.

En réalité, la disposition n'est pas tout à fait aussi simple, et on emploie deux condensateurs dont les armatures extérieures sont reliées entre elles par l'intermédiaire d'une tige métallique, et dont les armatures extérieures sont reliées respectivement aux tiges F et G.

On emploie fréquemment maintenant un modèle de cette machine à quatre plateaux : il comprend en somme la réunion de deux machines identiques mises à côté l'une de l'autre de manière que les disques fixes soient parallèles et à une petite distance. Le mode de fonctionnement est le même que dans la machine simple, mais le débit est deux fois plus grand.

L'amorçage de la machine est quelquefois peu aisé; l'humidité de l'atmosphère notamment peut rendre le fonctionnement de l'appareil très difficile, quelquefois même impossible. Mais la machine donne de bons résultats lorsqu'elle est amorcée.

931. **Machine de Wimshurst.** — Parmi les machines à influence qui sont le plus souvent employées, surtout pour les applications médicales, il faut citer la machine de Wimshurst (fig. 440).

La machine de Wimshurst se compose de deux plateaux de verre placés parallèlement à une petite distance et tournant en sens contraire autour du même axe. Ces plateaux présentent collées sur les faces externes des lames d'étain en forme de bandes disposées suivant des rayons : une tige métallique portant des balais également métalliques est disposée en face de chaque plateau, de manière que les balais touchent la surface en deux points diamétralement opposés et que les diverses bandes métalliques viennent successivement les rencontrer. Ces deux tiges sont inclinées de manière à être symétriquement placées par rapport à la verticale. Enfin des peignes, disposés comme ceux de la machine de Ramsden, existent aux extrémités du diamètre horizontal et embrassent à la fois les deux plateaux ; ces peignes sont reliés à des conducteurs entre lesquels éclatent les étincelles.

Pour augmenter les effets obtenus, ces conducteurs sont souvent reliés à des condensateurs, comme dans la machine de Holtz ; pour les machines

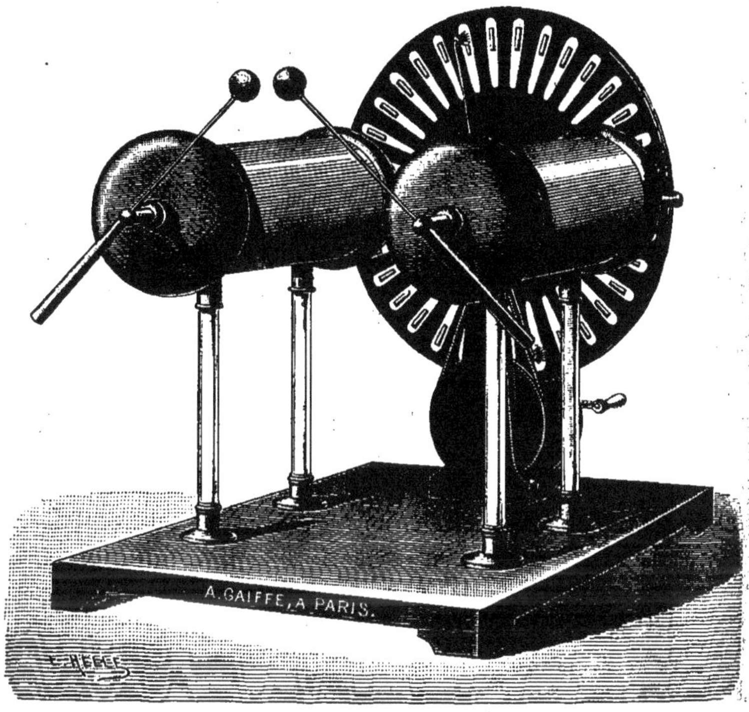

Fig. 440.

destinées aux applications médicales, M. Gaiffe a remplacé ces condensateurs par des conducteurs de surface relativement grande.

932. **Des couples ou éléments électriques.** — Lorsqu'une machine électrique fonctionne d'une manière continue, elle arrive comme nous l'avons indiqué à un régime permanent ; on a calculé le débit qu'elle fournit dans ces conditions : il est très petit. Dans un exemple cité par M. Joubert, une machine de Holtz double débitait seulement 0,00017 coulomb par seconde ; cette électricité pouvait cependant produire des effets notables à cause de la grande différence de potentiel qui accompagnait son mouvement, différence de potentiel qui était de 4800 volts environ.

Comme nous l'avons dit, il existe des appareils basés sur des principes différents qui produisent des effets qui se manifestent dans des conditions inverses, étant susceptibles de produire beaucoup d'électricité dans un temps donné mais avec une faible différence de potentiel ; ces appareils sont désignés sous le nom générique de *couples* ou d'*éléments* de pile ;

et on appelle *pile* la réunion d'un certain nombre d'éléments diversement groupés. On construit enfin maintenant, sous le nom de machines d'induction, des appareils qui peuvent donner à la fois un grand débit électrique et une grande différence de potentiel; mais, comme on le verra, ce dernier résultat n'est pas la conséquence d'une action simple, mais bien d'un groupement convenablement fait de parties élémentaires ne produisant chacune qu'une faible différence de potentiel.

Nous avons vu, dans le chapitre précédent, que les courants peuvent produire des effets calorifiques, chimiques, mécaniques, magnétiques; inversement des actions calorifiques, chimiques, mécaniques, magnétiques peuvent faire naître des différences de potentiel et par suite des courants : il y a reversion.

933. **Thermo-électricité.** — Occupons-nous d'abord des actions calorifiques : on peut aisément comprendre que l'échauffement (ou le refroidissement), en un point d'un conducteur homogène, ne peut créer de part et d'autre de ce point une différence de potentiel, car l'existence de celle-ci correspond à une asymétrie dont on ne pourrait trouver l'explication dans les conditions de l'expérience.

Par contre, on conçoit qu'une différence de potentiel puisse apparaître lorsqu'il se manifestera une asymétrie dans la répartition de la chaleur dans un conducteur : c'est le cas, par exemple, qui se présente, lorsqu'on met en contact les extrémités de deux fils métalliques dont l'un a été chauffé. Mais dans ce cas, la différence de potentiel ne se maintient pas, parce que, par suite de la conduction, la chaleur se répartit bientôt également dans les deux parties mises en contact.

Il n'en est pas de même lorsqu'on réunit deux métaux différents et qu'on porte le point de contact à une température différente de celle que présentent les autres parties de ces métaux; il y a une répartition de la température qui est et se maintient différente des deux côtés du point soumis à l'action calorifique, à cause de la différence de nature des corps; on conçoit qu'à cette asymétrie de répartition calorifique puisse correspondre une asymétrie de répartition électrique.

L'expérience montre que, dans ce cas, cette asymétrie électrique existe : il se manifeste une différence de potentiel.

Disons, sans insister toutefois, qu'il n'est pas nécessaire d'employer des corps de nature différente, mais que le même effet se manifeste si l'on fait usage d'un corps présentant entre divers points des différences dans les propriétés physiques.

Étant donné le rôle que joue ainsi la température de corps différents aux points de contact ou de soudure, on ne peut prévoir absolument ce qui arriverait si l'on formait un circuit avec deux métaux A et B soudés à une extrémité et chauffés, par exemple, en ce point; le circuit ne pourrait être fermé que par la production d'une soudure nouvelle au moins si l'on réunissait directement les extrémités libres de A et de B, de deux ou d'un plus grand nombre, si l'on interposait un ou plusieurs conducteurs ; la question est complexe.

Aussi est-il préférable d'étudier un système formé d'un barreau B d'un certain métal soudé à ses deux extrémités à deux barreaux d'un autre métal A, A' : il sera donc possible de fermer le circuit sans soudure nouvelle, en réunissant directement les extrémités libres de A, A' ; si on réunit ces extrémités par un fil d'une autre nature, on aura deux soudures, mais qui seront identiques, au sens près, et dont par conséquent les effets devront s'annuler s'il y en a.

L'ensemble des trois barreaux ABA' constitue un *couple thermo-électrique* : ce couple peut produire et maintenir entre ses extrémités une différence de potentiel lorsque les soudures qu'il comprend sont portées et maintenues à des températures différentes. Il constitue donc un électromoteur (827) ; les extrémités libres des barreaux A,A' sont les pôles du couple.

On reconnaît que la valeur de la différence de potentiel observée varie avec les températures des soudures et que, comme il était d'ailleurs facile de le prévoir, elle change de sens si l'on intervertit ces températures. Il n'existe pas une relation simple entre les deux éléments ; cependant, entre certaines limites, la différence de potentiel croît en même temps que la différence de température [1] et même si la variation est faible, on peut admettre qu'il y a sensiblement proportionnalité.

934. — On met généralement en évidence l'existence des phénomènes thermo-électriques à l'aide de l'*étrier de Seebeck* (fig. 441) ; cet appareil est constitué par un cadre formé de deux métaux différents AB et C D C soudés aux points de jonction ; on place le cadre dans la direction du méridien magnétique et on y introduit une aiguille aimantée portée sur un pivot. Cette aiguille est déviée lorsqu'on établit une différence de température entre les deux

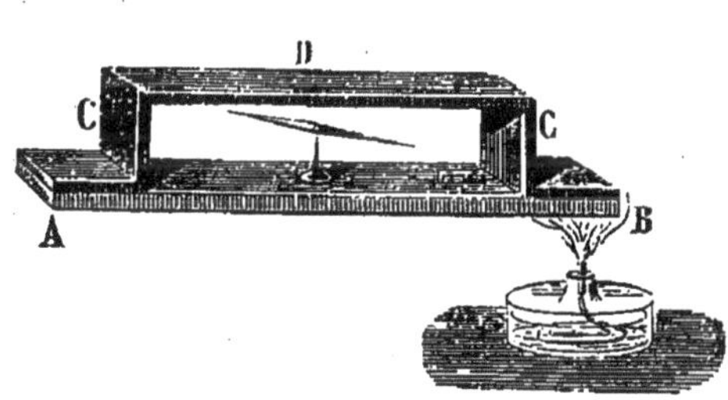

Fig. 441.

1. Pour deux métaux donnés, la différence de potentiel E est donnée par la formule

$$E = A\,(t_2 - t_1)\left(t_0 - \frac{t_2 + t_1}{2}\right)$$

dans laquelle t_1 et t_2 sont les températures auxquelles sont maintenues les deux soudures ; A et t_0 sont des constantes dépendant de la nature des métaux constituant le couple ; la température t_0 est désignée sous le nom de *point neutre* ; elle jouit de propriétés particulières que la discussion de la formule met en évidence.

soudures : le sens de la déviation est le même d'ailleurs soit qu'on chauffe B, soit qu'on refroidisse A, c'est le sens de la différence de température qui intervient. Pour la même raison, la déviation change de sens quand on change la soudure échauffée.

La déviation de l'aiguille indique l'existence d'un courant et nous pouvons dire que, dans le couple thermo-électrique considéré, il existe une FEM produisant la variation de potentiel nécessaire à l'établissement du courant. Cette FEM est toujours assez faible, mais comme, d'autre part, le couple constitué entièrement par des métaux, corps très conducteurs, a peu de résistance, il peut être utilisé avantageusement dans quelques cas pour la production de courants électriques.

935. — Dans les indications générales données sur les courants dans les chapitres précédents, nous avons toujours indiqué que nous prenions un électromoteur quelconque, sans rien spécifier sur sa nature : le courant produit est toujours le même, quelle que soit la cause à laquelle est due la différence de potentiel qui lui donne naissance; c'est même cette remarque qui explique et justifie l'introduction de la force électromotrice. Il n'y a donc pas lieu de parler de courants thermo-électriques : il y a des couples thermo-électriques, c'est-à-dire des électromoteurs qui produisent une différence de potentiel sous l'influence de la chaleur; mais les courants auxquels ils donnent naissance ne diffèrent en rien des courants produits par tout autre électromoteur : ce sont des courants électriques, sans qualification spéciale.

Les couples thermo-électriques peuvent se grouper de diverses manières, et on peut leur appliquer tout ce que nous avons dit sur ces groupements en général.

936. **Piles thermo-électriques.** — Au début, les piles thermo-électriques formées par la réunion d'un certain nombre de couples, ont été utilisées pour l'étude des lois relatives au courant, à cause de leur faible résistance. Depuis, on a cherché à s'en servir comme source pratique de courants électriques; mais des difficultés se sont présentées, notamment à cause des détériorations diverses qui se manifestaient dans les soudures soumises à l'action prolongée de la chaleur. Deux modèles paraissent cependant susceptibles de donner de bons résultats; nous les décrirons sommairement.

La *pile Noé* est formée par des barreaux cylindriques constitués par un alliage de zinc et d'antimoine, reliés entre eux par des fils de maillechort; ces fils unissent l'extrémité centrale d'un barreau à l'extrémité périphérique d'un barreau voisin, de telle sorte que les éléments sont montés en série; les barreaux sont placés horizontalement suivant les rayons d'un cercle au nombre de 12 à 20; à l'extrémité centrale, ils sont terminés par un fil de cuivre et ce sont ces fils qui sont soumis à l'action de la flamme, source de chaleur, les soudures étant ainsi échauffées seulement par conduction; à l'autre extrémité, ces barreaux sont fixés à des lames métalliques minces recouvertes de noir de fumée, de manière à présenter de larges surfaces de refroidissement et à maintenir la soudure correspondante à une température aussi voisine que possible de celle de l'air ambiant. Une lampe à alcool (ou un bec Bunsen) placée au centre produit l'élévation de température des soudures centrales.

Chaque élément, pour la température du rouge sombre qui est atteinte en marche normale, a une FEM de 0,06 volt et une résistance de 0,025 ohm.

La *pile Clamond* (fig. 442) est formée d'éléments dont les corps constituants sont le fer et un alliage de zinc et d'antimoine : ils sont obtenus en coulant l'alliage à l'état de fusion dans des alvéoles en terre cuite où à l'avance on a placé le fer dans la position qu'il doit occuper, de manière qu'il se trouve fixé par le refroidissement. Ces alvéoles sont réunies au nombre de 10 et forment une couronne ; on superpose un certain nombre de couronnes, ce qui constitue un cylindre creux à la partie centrale duquel se trouve un brûleur à gaz. Les éléments d'une même couronne sont réunis en série ; les diverses couronnes, au nombre de 12 en général, peuvent, à volonté, être réunies en série ou parallèlement.

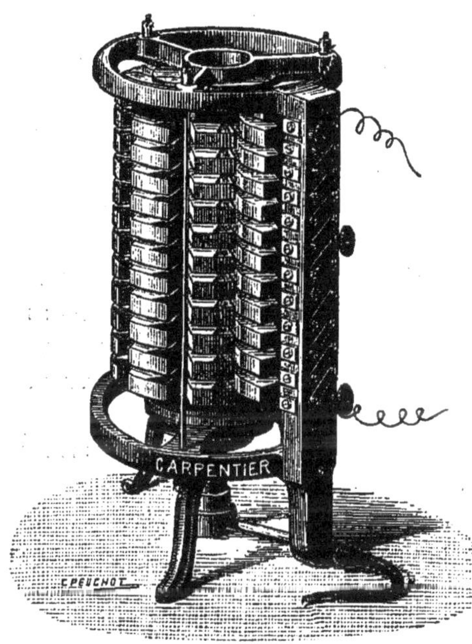

Fig. 442.

La FEM d'un élément est à peu près la même que pour la pile Noé : 0,065 volt; la résistance est aussi, à peu près, de 0,025 ohm.

Ces piles ne produisent pas économiquement le courant; mais elles n'exigent aucune manipulation, sont toujours prêtes à fonctionner et ne s'usent pas : aussi croyons-nous que, dans quelques circonstances, elles pourraient être utilisées au point de vue des applications médicales; on pourrait notamment les employer à charger des accumulateurs qui donneraient au besoin une FEM supérieure à celle de la pile thermo-électrique qui les a chargés. Il y aurait à prendre une série de dispositions qui n'ont pas encore été étudiées complètement à ce point de vue spécial.

937. **La pile thermo-électrique comme thermomètre différentiel.** — La pile thermo-électrique a été et est encore plus souvent utilisée comme thermomètre différentiel que comme source de courant : on comprend, en effet, que si l'on a un couple thermo-électrique relié à un galvanomètre, on sera assuré qu'il y a entre les deux soudures, ou non, une différence de température, suivant que le galvanomètre indiquera, ou non, l'existence d'un courant. De plus, comme l'intensité, pour un même circuit, est proportionnelle à la FEM et que, dans un semblable couple, la FEM, au moins pour de faibles variations, croît presque proportionnellement à la différence de température des deux soudures, on voit que celle-ci pourra être évaluée d'après la valeur de l'intensité du courant.

La pile dont on fait usage, notamment pour l'étude des radiations calorifiques (chaleur rayonnante), est celle de Nobili, perfectionnée par Melloni. Le couple élémentaire est constitué par un barreau de bismuth B C (fig. 443) recourbé à ses extrémités qui sont soudées à celles de deux barreaux d'antimoine A B, C D, également recourbés. Pour former une

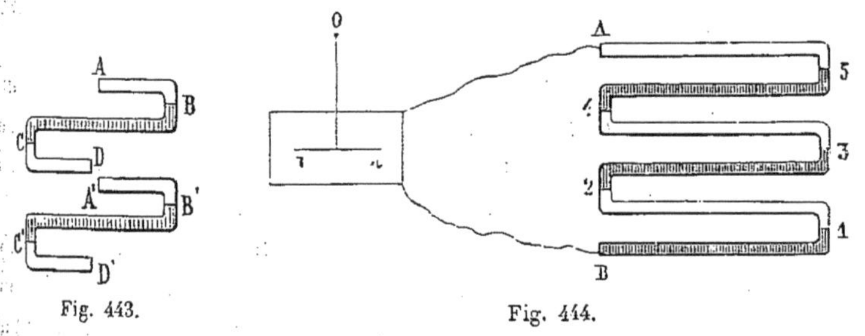

Fig. 443. Fig. 444.

pile, en montant ces couples en série, il faudrait placer un deuxième couple A'B',C'D' à la suite du premier en réunissant les deux extrémités D et A'; il est dès lors plus simple de faire d'une seule pièce les parties CD et A'B'; les couples réunis ont alors la disposition indiquée sur la fig. 444.

Pour que les couples ajoutent leurs effets il faut que les différences de température se manifestent dans le même sens dans les divers couples. Si donc on numérote les soudures à la suite, on voit qu'il faut que chacune des soudures impaires soit à une température supérieure à la soudure correspondante paire, résultat qui est atteint si on soumet à l'action d'une source de chaleur toutes les soudures qui sont situés d'un même côté, les soudures placées du côté opposé conservant la température ambiante; naturellement, la disposition inverse pourrait être également adoptée.

L'appareil constitué par une série de couples disposés comme nous venons de l'indiquer est appelé *pile linéaire*; il peut servir dans diverses circonstances, notamment à l'étude de la répartition de la chaleur dans le spectre. Mais le plus souvent on réunit plusieurs piles semblables de manière à former un parallélépipède qu'on enferme dans une garniture isolée portant des bornes reliées aux extrémités de la série des couples et auxquelles on fixe les fils qui réunissent la pile au galvanomètre (fig. 445) : le plus souvent, l'enveloppe de la pile comprend aux deux extrémités deux écrans en métal poli qu'on lève ou qu'on baisse, suivant que l'on veut que la pile fonctionne ou non.

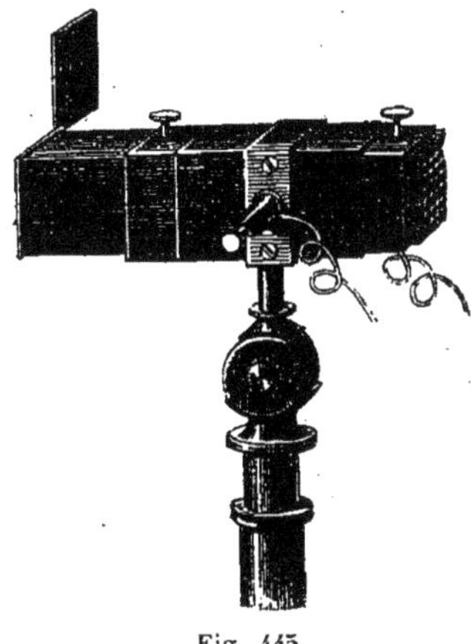

Fig. 445.

Cet appareil est très sensible et permet de mettre en évidence de très faibles différences de température. Mais les indications fournies par le galvanomètre n'ont aucune relation simple avec cette différence; aussi lorsqu'on veut faire des évaluations numériques de cette différence des mesures, convient-il de dresser, par une série de recherches préalables, un tableau indiquant les valeurs numériques qui se correspondent.

938. — On a fréquemment employé les couples thermo-électriques en physiologie pour dénoter et même mesurer des différences de température entre deux organes ou deux points d'un même organe : on fait usage alors des *aiguilles thermo-électriques* (fig. 446).

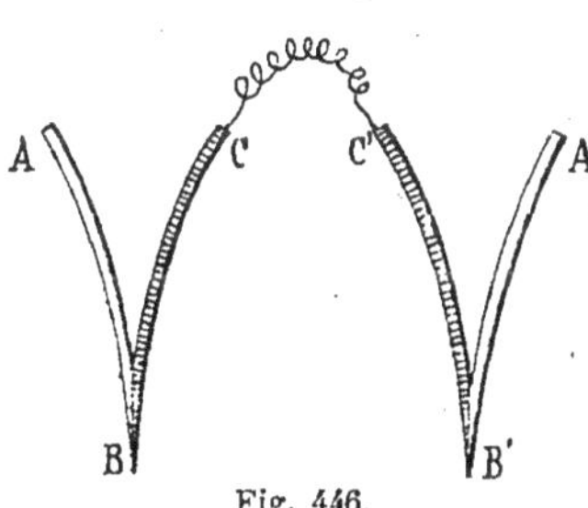

Fig. 446.

Une aiguille thermo-électrique est constituée par un fil d'acier et un fil de cuivre que l'on a soudés ensemble sur une certaine longueur vers leur extrémité et que l'on a ensuite usé à la meule, de manière à donner à l'ensemble la forme d'une pointe, d'un cône très allongé. Un couple thermo-électrique est formé par deux aiguilles semblables ABC, A'B'C' dont les deux parties de même nature, de cuivre, par exemple, C et C' sont réunies par un fil de cuivre; les pointes A et A' sont reliées d'autre part aux bornes d'un galvanomètre. Dans ces conditions, le galvanomètre indiquera un courant, ou non, suivant qu'il y aura entre les pointes B et B' une différence de température, ou non.

On comprend dès lors le mode d'emploi de ce couple : il suffit, en effet, d'enfoncer les pointes dans les parties dont on veut mesurer la différence de température, ce qui peut se faire sans produire de détériorations graves, si les pointes sont fines. Il faut éviter la possibilité d'actions électriques qui seraient dues à d'autres causes que la différence de température, par exemple à des actions chimiques qui prendraient naissance

on arrive aisément à ce résultat en recouvrant à l'avance les pointes d'une couche d'un vernis isolant.

Dans ces conditions, si l'aiguille du galvanomètre est déviée, on peut conclure à l'existence d'une différence de température; si de plus l'appareil a été gradué à l'avance comme nous l'avons dit, on peut déterminer la valeur de cette différence d'après l'intensité du courant produit.

939. — On peut également obtenir la valeur absolue de la température en un point, de la façon suivante : l'une des pointes est introduite au point à examiner et l'autre est placée dans un liquide à température constante, par exemple celle de l'ébullition de l'éther, s'il s'agit de déterminer la température chez un animal, de manière qu'il n'y ait pas une trop grande différence entre les états calorifiques des deux points, le point d'ébullition de l'éther étant de 35°,6. D'après les indications du galvanomètre, on peut, si la graduation a été faite à l'avance, déterminer de combien la température du point considéré est au-dessus ou au-dessous de 35°,6. Si la graduation n'a pas été faite, on opère ainsi qu'il suit : l'aiguille qui était dans les tissus est retirée et introduite dans un liquide quelconque, de l'eau, par exemple, dont on élève la température progressivement jusqu'à ce que le galvanomètre indique la même intensité que précédemment : la température de l'eau, mesurée à cet instant par un thermomètre, est évidemment celle du point où l'aiguille avait été placée d'abord.

On peut opérer plus simplement dans quelques cas, alors que la température du point considéré ne change pas. L'une des aiguilles est placée en ce point, l'autre est placée dans de l'eau dont on fait varier la température jusqu'à ce que le galvanomètre indique l'absence de courant. Alors la température du point est la même que celle de l'eau que fait connaître un thermomètre. On comprend que cette méthode est inapplicable s'il s'agit d'observer à un instant donné une température variable.

940. **Hypothèse sur l'origine du champ magnétique terrestre.** — Nous avons dit que, pour expliquer l'existence d'un champ magnétique terrestre, on pouvait admettre l'existence de courants dans la zone équatoriale, courants constituant une sorte de solénoïde de hauteur relativement faible et qui produiraient à ce point de vue un effet analogue à celui de l'aimant terrestre admis autrefois pour expliquer les faits observés.

Mais, pour que cette hypothèse puisse être acceptée, il faut indiquer quelle serait l'origine de la force électromotrice à laquelle serait due la production du courant. On pourrait trouver une origine acceptable dans les phénomènes thermo-électriques : la zone équatoriale est la partie du globe qui est soumise le plus directement à l'action solaire. Si la terre était immobile, il y aurait un point chaud, de part et d'autre duquel la chaleur serait symétriquement répartie, ce qui exclue l'idée d'une FEM; mais il n'en est pas ainsi, la terre tourne, et lorsque le soleil commence à chauffer un point, il y a vers l'est des régions qui viennent de subir l'action calorifique, tandis qu'à l'ouest de ce point, il y a des régions qui ont été soumises au refroidissement par rayonnement vers les espaces célestes : il y a donc asymétrie dans la répartition de la chaleur, et il peut dès lors y avoir une FEM qui soit produite, un courant qui prenne naissance.

941. **Force électromotrice de contact.** — Des expériences délicates ont confirmé un fait que Volta avait observé, mais qu'il n'avait pu démontrer avec une exactitude suffisante, c'est que lorsque deux corps différents sont en contact, il s'établit entre eux, par le seul fait du contact, une certaine différence de potentiel qui subsiste après qu'ils ont été séparés. On le démontre, par exemple, à l'aide de l'électroscope condensateur (fig. 447) : le plateau supérieur étant en communication avec le sol, on met en contact avec le plateau inférieur un barreau de cuivre soudé à l'autre extrémité avec un barreau de zinc; on supprime la communication avec le sol, on enlève le barreau, et on soulève le plateau : les feuilles d'or divergent. L'étude de l'appareil ainsi chargé montre que le cuivre est négatif.

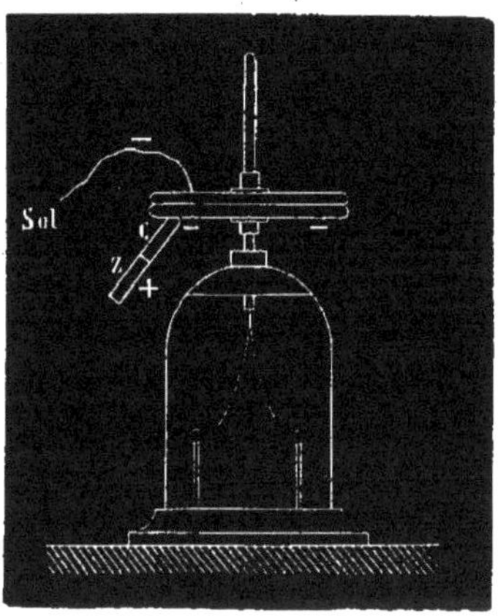

Fig. 447.

L'expérience n'aurait donné aucun résultat si l'on avait retourné le barreau, parce qu'il y aurait eu deux contacts cuivre-zinc, orientés en sens contraire et que les actions se seraient compensées exactement.

Il existe donc, par le seul fait du contact, une FEM qui produit la différence de potentiel observée. Cette FEM est assez notable lorsqu'il s'agit de deux métaux mis en contact; elle est d'environ 0,6 volt entre le cuivre et le zinc. Elle est beaucoup moindre entre un liquide et un métal, elle est même sensiblement nulle si le liquide est une solution d'un sel du même métal.

L'expérience a démontré que la FEM de contact variable avec la nature des corps en présence est indépendante de l'étendue des surfaces en contact.

La différence de potentiel aux deux extrémités d'un couple thermo-électrique dont les deux soudures sont à la même température est nulle, parce qu'il y a deux FEM égales et de sens contraire; le fait que cette différence de potentiel prend une certaine valeur lorsque les soudures sont portées à des températures différentes montre que la FEM de contact varie avec la température, et l'effet observé est le résultat de la différence des FEM aux deux températures auxquelles sont portées les deux soudures.

Mais il importe de remarquer que si la FEM qui résulte du contact dans ce cas est une condition du courant qui prend naissance lorsque le couple fait partie d'un circuit, on ne peut dire que c'est le contact qui est la cause qui produit ce courant. Ce courant correspond à une certaine quantité d'énergie, puisqu'il produit des effets, que nous avons signalés, qui correspondent à une dépense d'énergie; cette énergie ne peut être fournie par le contact seul qui, prolongé autant qu'on le veut, ne correspond à aucune modification des corps en présence. La cause réelle de production du courant, c'est la chaleur qui est communiquée au couple ; une partie de l'énergie correspondante à la quantité de chaleur employée produit des effets thermiques, mais une partie cesse d'exister à l'état de chaleur et fournit l'énergie que peut manifester le courant.

942. — Soient deux métaux A et B qui, par leur contact, produisent une certaine différence de potentiel ; intercalons entre eux un autre métal C, en ayant soin que la température reste partout la même, de manière qu'il n'y ait pas production de phénomènes thermo-électriques; l'expérience montre que la différence de potentiel entre A et B n'a pas changé : on a déduit de là, en étendant cette expérience, la loi suivante dite loi des *contacts successifs* :

Lorsque plusieurs métaux forment une chaîne continue, la différence de potentiel des métaux extrêmes est la même que si ces deux métaux étaient directement en contact.

Que se passe-t-il lorsque entre deux métaux A et B on introduit un liquide? la loi des contacts successifs est-elle applicable ou non? Nous ne discuterons pas la question au point de vue théorique, et nous nous bornerons à dire que, pour les cas que nous avons à étudier au point de vue des applications, la question ne se présente pas avec cette simplicité, car il y a des réactions chimiques qui prennent naissance au contact des liquides et des métaux.

Nous indiquerons seulement rapidement l'intérêt de la question même :

Si la loi des contacts successifs est applicable au cas des liquides, un courant ne peut naître dans un circuit comprenant deux métaux réunis d'un côté et plongeant de l'autre dans un même métal, à moins qu'il n'y ait une autre cause que l'action du contact même, car l'effet doit être le même que si le liquide étant supprimé les métaux étaient directement en contact, et cette action est égale et contraire à celle qui se fait à la réunion des autres extrémités : dans ce cas, ce sera l'action chimique qui sera la cause de la production de courant.

Si, au contraire, la loi des contacts successifs n'est pas applicable dans le cas des liquides, le liquide sert seulement de conducteur entre les deux métaux qui y sont plongés et entre lesquels il n'existe alors qu'une différence de potentiel très petite ou même nulle. Dans ce cas la production du courant peut être due à la FEM de contact : l'action chimique peut être un phénomène accessoire, la conséquence de l'électrolyse du liquide par le courant produit par le contact.

Nous répéterons ici ce que nous avons dit plus haut, relativement à la difficulté de concevoir avec les idées actuelles la production d'un courant par un simple contact.

Nous ajouterons d'ailleurs qu'on peut obtenir un courant dans un circuit où il n'existe aucun contact de métaux différents, comme dans l'expérience suivante :

On prend des vases en nombre pair, quatre par exemple A, B, C et D (fig. 448) ; on remplit A et C d'une solution de pentasulfure de sodium, B et D d'acide azotique. On réunit les vases A et B d'une part, C et D d'autre part, à l'aide de lames de plomb courbées en U ; on réunit B et C par une semblable lame en cuivre, et enfin on introduit dans les vases A et D deux lames de cuivre reliées par des fils de cuivre au fil de cuivre d'un galvanomètre G. L'aiguille du galvanomètre est déviée : il y a production d'un courant. Le courant s'affaiblit assez rapidement, il est vrai, pour des raisons que nous indiquerons ; mais le fait n'en est pas moins net et semble indiquer que le contact des métaux hétérogènes qui peut être regardé comme une condition de production de courant dans un grand nombre de cas, n'est pas absolument nécessaire.

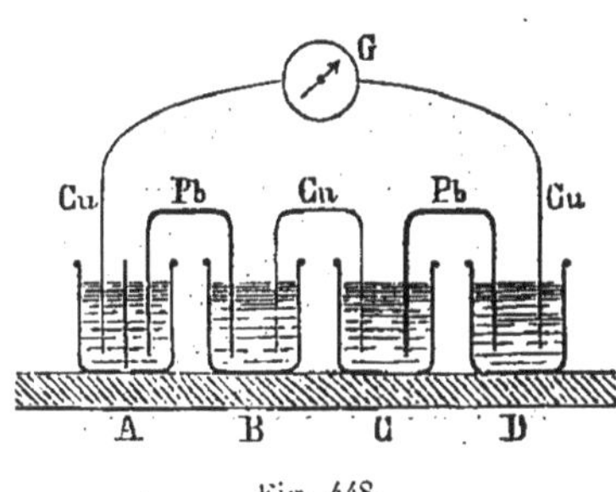

Fig. 448.

Mais, quoi qu'il en soit de cette condition, il est admis maintenant d'une manière générale que la FEM de contact n'est pas l'origine, la cause de l'énergie que représente le courant électrique.

943. **Des couples hydro-électriques.** — On désigne sous le nom de *couples hydro-électriques* les appareils dans lesquels le courant électrique reconnaît pour origine les actions chimiques entre des liquides et des solides.

On appelle *pile hydro-électrique* ou simplement *pile* la réunion d'un certain nombre de couples hydro-électriques groupés d'une façon quelconque (865).

Il serait sans intérêt d'étudier en détail toutes les questions qui se rattachent aux piles hydro-électriques et de décrire tous les modèles de couples qui ont été proposés. Nous résumerons rapidement les données essentielles à connaître, et nous indiquerons ensuite les éléments qui peuvent être employés dans la pratique.

Considérons un couple présentant la disposition la plus simple compatible avec la production d'une action électrique.

Tel est le cas par exemple d'un couple qui serait composé de zinc pur et de platine plongeant dans de l'eau acidulée par de l'acide sulfurique.

Dans le cas que nous indiquons, le zinc et le platine n'étant pas directement en communication, il existe entre ces métaux une différence de potentiel constante et aucune action chimique ne se manifeste : il s'est établi au début un état d'équilibre électrique, accompagnant peut-être un commencement d'action chimique aussitôt arrêtée. Le métal attaqué ou susceptible d'être attaqué est négatif par rapport à l'autre, et s'ils sont attaqués tous les deux, c'est celui qui l'est le plus vivement qui est négatif (fig. 449).

Mais si l'on vient à réunir directement ou indirectement par l'intermé-

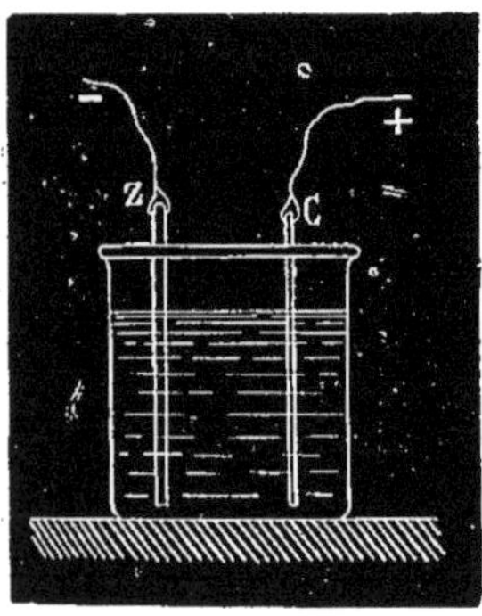

Fig. 449.

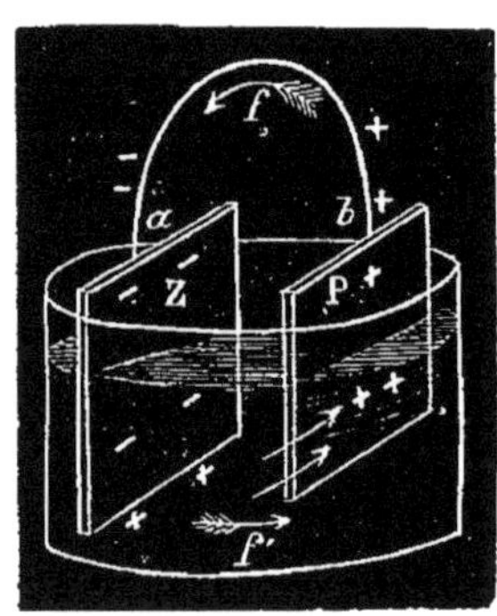

Fig. 450.

diaire d'un conducteur (fig. 450) le zinc et le platine, deux actions se manifestent simultanément : la production d'un courant et une action chimique. Le courant peut être mis en évidence par une quelconque des actions qu'il produit, par son action sur un galvanomètre, par exemple; l'action chimique se manifeste par un dégagement de gaz, d'hydrogène, sur la lame de platine, et par la production de sulfate de zinc dans le voisinage de la lame de zinc.

Les deux actions sont concomitantes et rien ne prouve que ce soit directement le courant qui produit l'électrolyse du liquide ou inversement : le résultat observé serait le même dans les deux cas, ainsi qu'il est aisé de le reconnaître en remarquant que si, dans le circuit interpolaire, le courant va du platine au zinc, il va, dans la pile, du zinc au platine.

Quoi qu'il en soit, et nous le répétons, la question théorique n'a pas d'intérêt au point de vue des applications, l'expérience montre que le courant produit diminue rapidement d'intensité; le fait est le même que celui que nous avons indiqué à propos de l'électrolyse et la conséquence que nous en tirerons est la même : il y a production d'une force contre-électromotrice, il y a polarisation des électrodes (904). Au début il y avait dans le circuit à tenir compte seulement, au point de vue chimique, de l'action possible du zinc sur l'acide sulfurique (sulfate d'hydrogène) qui est restée la même; mais ensuite il y a à tenir compte en plus de l'action possible de l'hydrogène dégagé sur le sulfate de zinc formé, action qui est de sens contraire à la précédente. Il y a donc, dans le circuit deux FEM en opposition, ce qui explique l'affaiblissement du courant.

Il convient d'ajouter, dans le cas que nous considérons, une autre cause d'affaiblissement : l'hydrogène dégagé sur le platine forme peu à peu une couche offrant moins de facilité au passage du courant que le liquide dont il a pris la place : il y a donc augmentation de la résistance du couple, en même temps que diminution de la FEM disponible, qui n'est que la différence de la FEM primitive et de la force contre-électromotrice.

944. — Il est inutile d'insister sur ces questions qui sont maintenant classiques et par suite de décrire les piles qui, dérivées de la pile de Volta, présentent comme elles ces inconvénients : ces piles ne sont plus employées.

Il est un point cependant que nous voulons indiquer. Dans le couple que nous avons décrit, dans lequel nous avons supposé le zinc pur, nous avons dit qu'il n'y avait pas d'action chimique appréciable lorsque le courant n'est pas fermé, cette action commençant seulement en même temps que le courant : c'est là une condition favorable, les substances employées ne s'usent que pendant qu'il se produit une action utilisable.

Si l'on répète l'expérience, en employant le zinc ordinaire du commerce, on observe des résultats différents : lors même que le circuit n'est pas fermé, il y a constamment une action chimique et l'on voit des bulles d'hydrogène se dégager sur le *zinc* : on peut reconnaître également qu'il y a production de sulfate de zinc, ce qui était évident. Mais, de plus, lorsque le courant est fermé, que le courant est établi, en même temps que des bulles de gaz apparaissent sur le platine, comme nous l'avons indiqué, il continue à se produire un dégagement d'hydrogène sur le zinc.

Ces effets s'expliquent en admettant que les substances étrangères qui existent dans le zinc impur forment avec ce métal et avec le liquide de petits couples qui constituent un circuit toujours fermé; ces couples sont donc toujours en action, même lorsque le circuit général est ouvert. Il résulte de là une usure continuelle du zinc même lorsque le circuit général étant ouvert, il n'y a pas de courant utilisable : c'est donc une dépense continuelle, inutile, puisqu'elle est sans effet extérieur. De plus ces courants locaux continuent d'exister lorsque le circuit général est fermé et que le courant extérieur est produit : alors le zinc attaqué sert en partie seulement à produire ce courant extérieur utilisable, mais en partie aussi il sert à entretenir les courants locaux qui persistent, et il y a là une cause de perte.

Le zinc pur est d'un prix trop élevé pour qu'on puisse l'employer dans les piles; mais on a reconnu qu'on peut communiquer au zinc ordinaire les propriétés avantageuses que possède le zinc pur, en amalgamant sa surface. Aussi actuellement, dans les piles en usage, on amalgame au préalable les lames de zinc qu'on emploie.

945. **Eléments à courant constant.** — La polarisation des électrodes qui affaiblit le courant étant due à l'existence de l'hydrogène libre comme conséquence de l'action chimique qui prend naissance dans un élément, on a cherché à éviter cet inconvénient en en supprimant la cause et l'on a obtenu des éléments dits à courant constant.

Il y a deux procédés généraux d'éviter l'action nuisible de la polarisation : l'un consiste à choisir les corps qui doivent réagir l'un sur l'autre de manière qu'ils ne dégagent ni hydrogène, ni d'autres corps qui seraient capables de produire le même effet. L'autre procédé consiste à faciliter la production d'une action secondaire qui engage l'hydrogène dans une combinaison de manière à supprimer son action, sans la remplacer par un autre corps produisant un effet analogue.

Il existe diverses solutions pour chacun de ces procédés généraux : nous indiquerons les principales.

946. — La FEM d'un couple hydro-électrique est indépendante de la grandeur des surfaces en contact et elle dépend seulement de la nature des réactions chimiques étant, d'une manière générale, d'autant plus grande que l'énergie mise en liberté par celles-ci est plus considérable.

Les réactions qui peuvent produire une FEM sont exothermiques, c'est-à-dire que, par leur production, elles dégagent une certaine quantité de chaleur et cette quantité de chaleur mise en liberté mesure l'énergie correspondante.

Si dans un couple l'action est simple, la quantité de chaleur dégagée par la réaction dans laquelle le zinc est attaqué, mesure la quantité d'énergie rendue libre. Mais il n'en est plus de même s'il existe des actions secondaires : celles-ci sont endothermiques et emploient une partie de la chaleur dégagée, de telle sorte que la quantité d'énergie qui est mise en liberté correspond à la différence entre la quantité de chaleur dégagée par l'action chimique principale et la quantité de chaleur absorbée par l'action chimique secondaire.

On a cru pendant un certain temps que toute l'énergie ainsi rendue libre était transformée en énergie électrique : une étude plus complète de la question a montré qu'il n'en est pas toujours ainsi, sans qu'on puisse dire, dans tous les cas, quelle est la fraction de cette énergie qui est ainsi utilisée.

947. — Faraday a étudié la relation qui existe entre le travail chimique produit dans une pile pour donner naissance à un courant et le travail chimique dépensé dans une électrolyse produite par ce courant.

Imaginons une pile constituée par plusieurs éléments montés en série et dans lesquels le zinc est le métal attaqué, et plaçons dans un circuit avec cette pile un ou plusieurs voltamètres en série contenant une solution d'un sel de zinc. L'étude des résultats obtenus a conduit Faraday à énoncer la loi suivante :

La quantité de zinc dissous, dans un temps donné, dans un des éléments est égale à la quantité de zinc déposé dans chaque voltamètre, dans le même temps.

On voit aisément comment se transformerait cette loi si l'électrolyte était un sel d'un autre métal, puisqu'on sait que les actions électrolytiques sont proportionnelles aux équivalents chimiques (902).

Il résulte de là que lorsqu'une pile formée d'éléments groupés en série débite une quantité d'électricité égale à 1 coulomb, dans chaque élément il se dissout une quantité de zinc de $0^{mgr},337$.

On déduit de là un autre énoncé plus utile dans la pratique où l'on détermine plutôt l'*intensité* d'un courant que la quantité d'électricité qu'il fournit.

Lorsqu'une pile formée d'éléments en série donne naissance à un courant de 1 ampère, dans chaque élément il y a $0^{mgr},337$ de zinc dissous par seconde.

La quantité de zinc qui doit être transformé en sulfate pour produire 1 coulomb est très petite : on voit donc avec quelle rapidité les éléments hydro-électriques fournissent de grandes quantités d'électricité et quelle différence ils présentent à cet égard avec les machines. A cet égard les nombres suivants donnés par Faraday sont intéressants : en plongeant pendant $0^{s},15$ dans de l'eau acidulée d'acide sulfurique, deux fils, l'un de platine et l'autre de zinc, de $1^{mm},5$ de diamètre, jusqu'à une profondeur de 18 millim., on met en action une quantité d'électricité supérieure à celle produite à la suite de 28 révolutions d'une machine à plateau de très grand diamètre.

Ces indications font bien comprendre le rôle différent que jouent dans la pratique les machines et les éléments hydro-électriques.

Pour pouvoir se rendre compte de l'effet d'un élément, il faut connaître sa FEM et sa résistance. La FEM a été bien déterminée pour un certain nombre de modèles et nous l'indiquerons alors ; quant à la résistance, elle ne dépend pas seulement de la composition du couple, des actions chimiques qui s'y passent, mais elle varie avec les dimensions de l'élément, la distance des électrodes, etc. ; aussi ne peut-elle être fixée d'une manière générale, à moins qu'il ne s'agisse de piles qui sont obtenues industriellement, sur un modèle absolument uniforme.

948. — Parmi les couples hydro-électriques, nous décrirons seulement ceux qui sont pratiquement utilisés dans les laboratoires et pour les applications médicales ou chirurgicales, renvoyant aux traités classiques pour les autres modèles.

Nous nous occuperons d'abord des piles sans dépolarisation, puis de celles où le dépolarisant est solide, et enfin nous terminerons par celles à dépolarisant liquide.

Pile simple au sulfate de mercure. Cette pile dérive directement du couple de Volta : elle est constituée par une lame de zinc et une lame de charbon (aggloméré compact et bon conducteur) plongées dans de l'eau dans laquelle on a introduit du bisulfate de mercure : il se fait du sulfate de zinc et du mercure est mis en liberté. La dépolarisation se fait peu, et ce couple serait d'un mauvais usage s'il devait être employé pour produire un courant continu pendant un certain temps; mais il est surtout employé pour faire fonctionner des bobines d'induction médicales portatives : on le monte au moment de se servir de la bobine et on jette le liquide quand on a terminé l'opération qui n'est jamais bien longue. Le montage est simple, il n'y a à transporter qu'une poudre, inerte quand elle est sèche : on comprend donc que ce modèle soit avantageusement employé. Généralement les éléments sont groupés en série au nombre de deux réunis matériellement (fig. 451) : la pile se compose d'une petite auge en gutta-percha ou en ébonite, divisée en deux parties par une cloison; au fond de chacune de ces parties se trouve une plaque de charbon C, C′ : deux lames de zinc Z, Z′ munies d'un bouton reposent à quelque distance des charbons, maintenues en place par de petites consoles sur lesquelles elles s'appuient; la quantité de liquide employée doit être assez grande pour mouiller complètement les zincs. Un fil de platine passant obliquement à travers la cloison médiane unit le charbon, pôle + d'un élément, au zinc, pôle — de l'autre élément; un autre fil traversant la paroi à une extrémité communique avec le zinc de l'élément I et sera le pôle — de la pile, et un autre fil de platine traversant la paroi opposée aboutit au charbon de l'élément II; il est ainsi le pôle + de la pile. Ces fils sont disposés de telle façon que lorsqu'on met la pile à la place qu'elle doit occuper, ils se trouvent directement en communication avec les fils de la bobine par l'intermédiaire des ressorts BR, AR′.

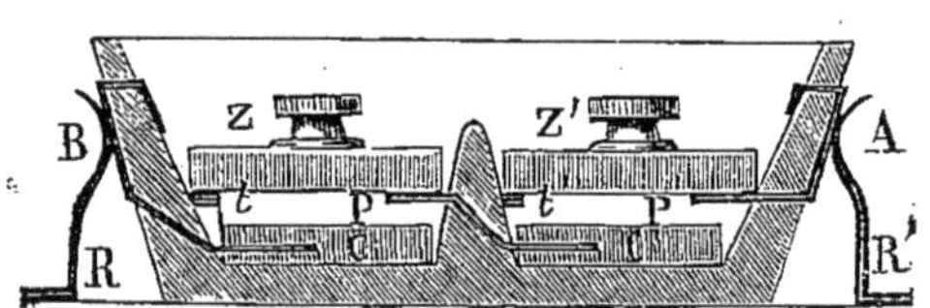

Fig. 451.

Trouvé, employant les mêmes substances, a donné une autre forme à l'élément : celui-ci est alors constitué par un cylindre en ébonite hermétiquement clos. Sur la moitié de sa hauteur, ce cylindre est garni intérieurement d'une couche de charbon, pôle positif, qui communique par un fil traversant la paroi avec une borne placée sur la surface latérale. Le zinc est un bâton cylindrique dont la hauteur est la moitié de celle de l'étui et qui, placé au centre, est fixé à la base supérieure par un fil métallique qui, traversant cette base, aboutit à une borne qui sera le pôle. — Enfin, on a mis dans le cylindre, avant de le fermer, de l'eau en quantité suffisante pour le remplir à moitié et l'on y a versé 3 à 4 grammes de sulfate mercurique. Lorsque le liquide est placé verticalement, la borne — à la partie supérieure, le liquide ne touche pas les conducteurs, le circuit n'est pas fermé, il n'y a pas de courant. Mais le circuit se ferme et le courant se produit si on amène le cylindre à l'horizontalité ou mieux si on le retourne complètement : il suffit de le ramener à la première position pour arrêter tout courant.

949. — Examinons maintenant les éléments à dépolarisant solide.

Pile au chlorure d'argent. La pile au chlorure d'argent comprend une lame de zinc (fig. 452) et un fil d'argent plongés dans de l'eau contenant en dissolution du chlorure de sodium ou du chlorure d'ammonium; de plus, le fil d'argent est entouré d'une couche de chlorure d'argent : les équations suivantes montrent ce qui se passe, d'abord dans la réaction principale, puis dans la réaction secondaire.

$$Zn + 2NaCl + 2AgCl = ZnCl^2 + 2Na + 2AgCl$$
$$= ZnCl^2 + 2NaCl + 2Ag,$$

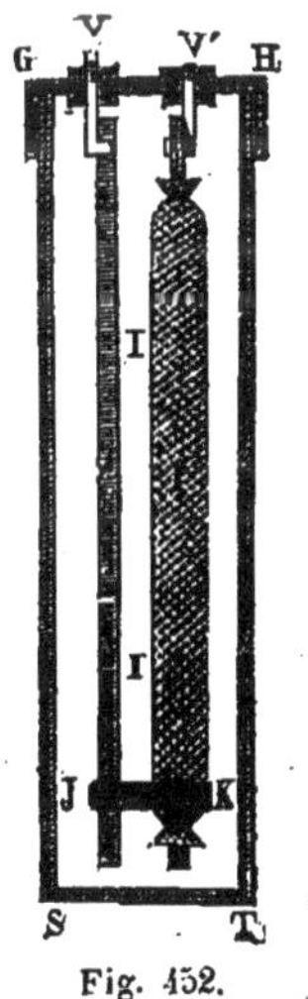

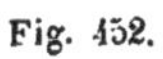

Fig. 452.

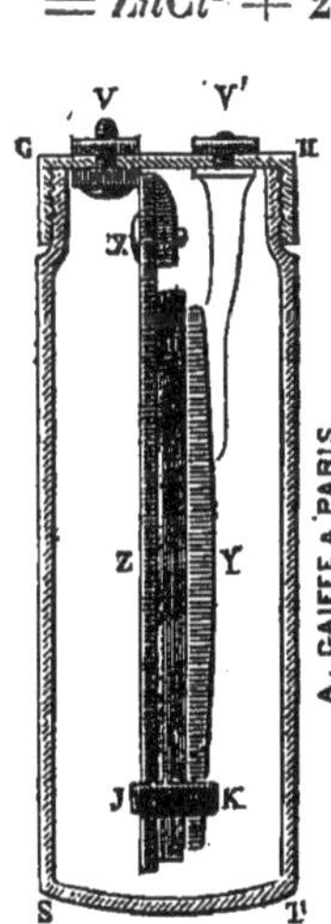

Fig. 453.

de telle sorte que, finalement, on peut résumer la réaction en disant que le zinc (Zn) s'est substitué à une quantité équivalente d'argent (Ag^2).

Cette pile a une FEM de 1,03 volt. Elle est bonne pour des expériences demandant une grande régularité du courant.

Comme il n'y a pas de dégagement de gaz dans cette pile, M. Gaiffe a pu la disposer dans un cylindre en ébonite fermé hermétiquement (fig. 452). Dans un autre modèle, il a supprimé le liquide libre en plaçant entre le zinc Z et le chlorure d'argent Y des feuilles de papier buvard I,I imbibées d'une solution du chlorure. Le cylindre étant clos, le liquide ne s'évapore que très lentement; si d'ailleurs le papier vient à sécher, il suffit de l'humecter pour que la pile fonctionne à nouveau (fig. 453).

Pile Leclanché. Dans ces piles, le zinc est sous forme d'un cylindre de petit diamètre plongeant dans une dissolution de chlorure d'ammonium : le dépolarisant est du bioxyde de manganèse.

On a exprimé les actions chimiques principale et secondaire qui se passent dans cette pile par les équations suivantes :

$$2AzH^4Cl + Zn + 2MnO^2 = ZnCl^2 + 2AzH^3 + 2H + 2MnO^2$$
$$= ZnCl^2 + 2AzH^3 + H^2O + Mn^2O^3.$$

Mais ces équations ne représentent vraisemblablement pas toutes les réactions.

Dans les premiers modèles (fig. 454), le bioxyde de manganèse concassé en gros grains était placé dans un vase poreux et entourait complètement un prisme de charbon qui servait de pôle positif. Une disposition plus récente, imaginée par M. Barbier, ne comporte plus de vase poreux, ce qui diminue la résistance; le bioxyde de manganèse mélangé avec du charbon constitue un aggloméré solide dont on dispose deux plaques autour du charbon : un morceau de bois sépare le zinc de ces plaques et le tout est maintenu en place par des anneaux de caoutchouc; on a ainsi un bloc solide qu'on déplace aisément s'il est nécessaire (fig. 455).

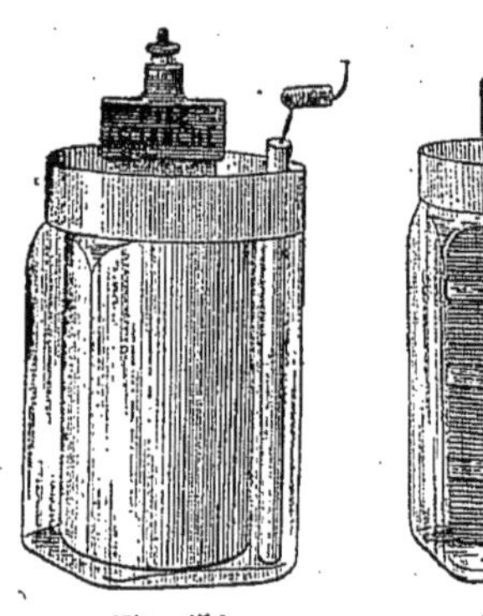
Fig. 454.

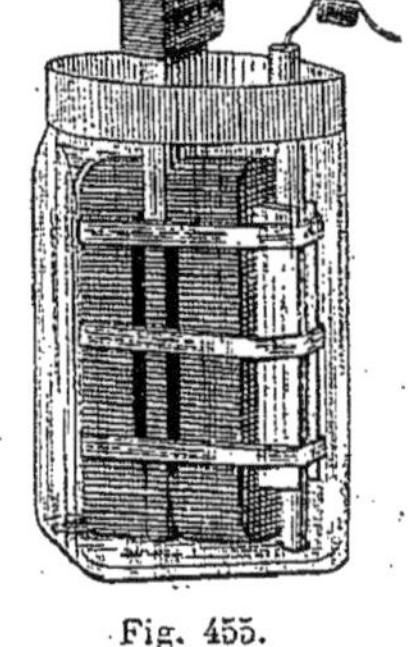
Fig. 455.

La FEM de la pile Leclanché est de 1,48 volt.

La résistance du modèle ordinaire à vase poreux est de 6 ohms environ; celle du modèle à aggloméré diffère peu de 1,5 ohm.

La dépolarisation dans ces piles n'est pas complète quand on leur demande un trop grand débit : elles conviennent, au contraire, très bien pour un service intermittent.

950. — Les piles à dépolarisant liquide présentent, en général, toutes la même disposition : l'action principale réside dans l'attaque du zinc Z (fig. 456) par l'eau acidulée d'acide sulfurique, qui quelquefois cependant est remplacé par une autre substance ; le liquide dépolarisant, dont la nature varie, est renfermé dans un cylindre en porcelaine poreuse P plongé dans

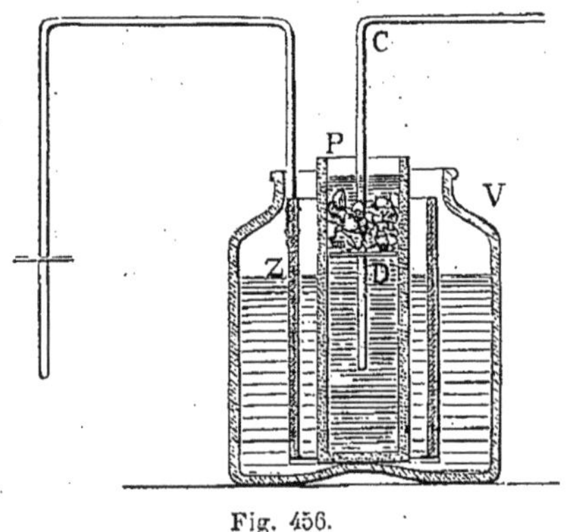

Fig. 456.

le liquide actif; le corps qui est le pôle positif et dont la nature varie aussi avec l'élément considéré est plongé dans le liquide dépolarisant.

Nous allons passer rapidement en revue les principaux couples à dépolarisant liquide.

Pile de Daniell. Cette pile dont le principe a été indiqué d'abord par C. Becquerel est la première qui ait fourni un courant constant : le liquide dépolarisant est une solution saturée de sulfate de cuivre; la lame qui sert de pôle + est une lame de cuivre C (fig. 456).

Les équations suivantes rendent comptent au point de vue chimique de la réaction principale et de l'action secondaire :

$$Zn + H^2SO^4 + CuSO^4 = ZnSO^4 + H^2 + CuSO^4$$
$$= ZnSO^4 + H^2SO^4 + Cu.$$

On voit que, finalement, l'action chimique revient à une substitution du zinc au cuivre dans le sulfate en dissolution. Aussi, l'élément fonctionne-t-il également, sans modification appréciable, en remplaçant l'acide sulfurique par du sulfate de zinc.

$$Zn + ZnSO^4 + CuSO^4 = 2ZnSO^4 + Cu.$$

La FEM de cet élément est de 1,08 volt; elle est presque exactement de 1 volt quand on remplace le sulfate de cuivre en dissolution par de l'azotate de cuivre.

Afin d'éviter l'appauvrissement de la solution du sulfate de cuivre, ce qui augmente la résistance, il est nécessaire de mettre dans le liquide dépolarisant des cristaux de ce sel, D, de manière qu'ils puissent se dissoudre et maintenir la saturation.

La résistance d'un élément Daniell est très variable suivant sa forme et sa dimension.

Pile de Marié-Davy. Dans cette pile, le dépolarisant est le sulfate mercureux; le pôle positif est constitué par un prisme de charbon aggloméré : la réaction chimique est entièrement analogue à la précédente.

La FEM de cet élément est de 1,20 volt.

Pile de Poggendorff. Pile au bichromate. Dans cet élément le dépolarisant est une solution de bichromate de potassium; le pôle positif est un charbon. En général, on emploie cette pile en supprimant le vase poreux et en mettant le zinc et le charbon dans un même liquide constitué par une solution de bichromate de potassium contenant de l'acide sulfurique. Les actions chimiques peuvent être représentées par les équations suivantes :

$$3Zn + 7H^2SO^4 + K^2Cr^2O^7 = 3ZnSO^4 + 6H + 4H^2O + K^2Cr^2O^7$$
$$= 3ZnSO^4 + 7H^2O + K^2SO^4Cr^2(SO^4)^3.$$

L'alun de chrome qui se forme communique rapidement une coloration violet foncé à la liqueur.

La FEM de cet élément atteint 1,8 volt et peut dépasser cette valeur. On peut l'augmenter par l'addition de diverses substances dans le liquide, telles que de l'acide chlorhydrique; mais la pile s'épuise plus rapidement.

La dépolarisation n'est pas complète quand le débit est considérable : on évite cet inconvénient, d'une part, en augmentant la surface des charbons, d'autre part en sortant le zinc du liquide dès que la pile doit cesser de fonctionner. A cet effet, la pile (fig. 457) a la forme d'un ballon surmonté d'un large col et le liquide emplit seulement le ballon; le zinc est monté sur une tige cylindrique qui passe à travers une ouverture pratiquée dans le couvercle, et une vis de pression C permet de le fixer à une hauteur quelconque, de telle sorte que la lame de zinc peut à volonté être plongée tout entière dans le liquide ou être amenée au-dessus de son niveau.

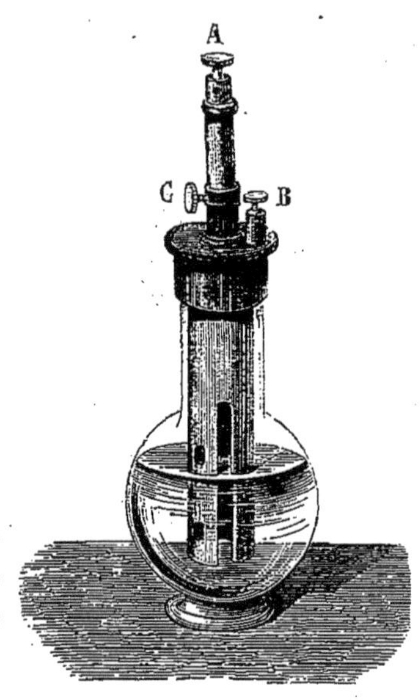

Fig. 457.

La pile au bichromate de potasse est souvent employée pour amener l'incandescence du platine dans le galvano-cautère. Bien que les modèles diffèrent suivant le constructeur, la disposition générale est toujours la même. Dans une monture sont placées parallèlement des lames de zinc et des plaques de charbon alternant, les unes et les autres ayant une grande surface; ces lames peuvent être groupées diversement, mais généralement elles sont divisées en deux groupes dans chacun desquels elles sont groupées parallèlement et les deux groupes sont à leur tour réunis en série. Les pôles de la pile ainsi formée sont reliés au galvano-cautère.

L'ensemble de toutes ces plaques est alors introduit dans une auge contenant le liquide excitateur, et aussitôt le courant passe; nous n'insistons pas sur les dispositions matérielles qui permettent le facile déplacement.

Il est nécessaire de pouvoir régler le courant, de manière à maintenir, à chaque instant, l'incandescence au degré convenable. On y arrive quelquefois à l'aide de résistances plus ou moins considérables que l'on introduit dans le circuit extérieur; souvent on obtient le réglage en enfonçant plus ou moins les plaques dans le liquide : on ne modifie pas la force électromotrice (946), mais on change la résistance intérieure de la pile dont dépend également l'intensité du courant, et ce changement a une influence d'autant plus notable que la résistance extérieure n'est pas très grande, étant constituée seulement par des fils métalliques.

Pile Bunsen (fig. 458). Le pôle positif est toujours un charbon C, mais le liquide dépolarisant est de l'acide azotique. L'hydrogène dégagé par l'action de l'acide sulfurique sur le zinc réduit l'acide azotique et donne un mélange de composés moins oxygénés dans des proportions non définies, mélange constituant ce qu'on appelle des vapeurs nitreuses. Ces vapeurs acides ont l'inconvénient d'attaquer aisément les métaux, de provoquer la toux et même de produire des accidents plus fâcheux si on les respire pendant longtemps. Aussi, malgré la valeur de la FEM qui est de 1,8 volt et malgré la constance des courants produits, l'emploi des éléments Bunsen doit-il être rejeté, à moins qu'ils ne puissent être placés en plein air ou dans une pièce très largement ventilée.

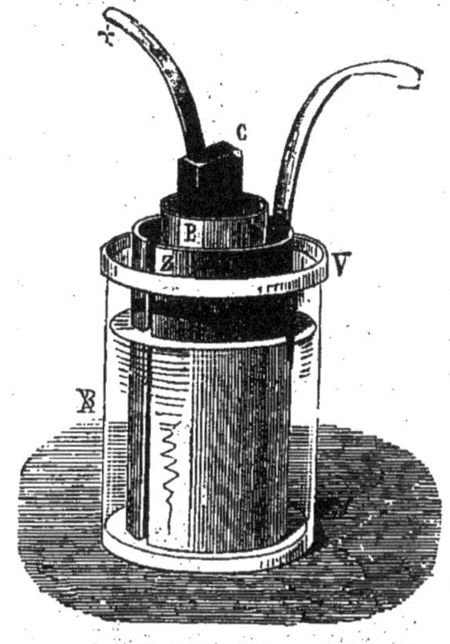

Fig. 458.

951. **Piles secondaires. Accumulateurs.** — On désigne sous le nom de piles secondaires des appareils qui sont normalement à l'état d'équilibre chimique, mais qui, lorsqu'on les a fait sortir de cet état par l'action d'un courant, se comportent comme des couples hydro-électriques. Bien que leur mode d'action repose sur un phénomène connu depuis longtemps, ils n'ont été construits sous une forme pratique qu'à une époque relativement récente (1868), par M. Gaston Planté.

Un élément secondaire (fig. 459) consiste essentiellement en deux lames de plomb C,C′ de grande surface, isolées l'une de l'autre et maintenues à une petite distance, et placées dans un vase contenant de l'eau acidulée d'acide sulfurique. Par une série d'opérations préliminaires, consistant à faire passer un courant un grand nombre de fois alternativement dans un sens et dans l'autre, le plomb des plaques a été amené à un état moléculaire spécial, un état spongieux.

Par sa constitution symétrique, un élément de ce genre est nécessairement inerte par lui-même, et pour fonctionner il doit être *chargé* : à cet effet, on le fait traverser par un courant susceptible de produire l'électrolyse du liquide. La lame de plomb qui a servi d'électrode négative se recouvre d'hydrogène qui se condense sur la surface poreuse; l'autre lame sur laquelle se porte le radical SO^4 de l'acide se recouvre de sulfate de plomb. Si on supprime l'action du courant en maintenant séparées les électrodes, rien ne se produit; mais si on réunit par un conducteur les bornes A, A′ qui communiquent aux deux lames de plomb, il y a réaction de l'hydrogène sur le sel formé, destruction progressive de ce sel et formation d'acide sulfurique et, en même temps, production d'un courant pour lequel, l'hydrogène étant le métal attaqué, la lame sur laquelle ce gaz est condensé est le pôle —.

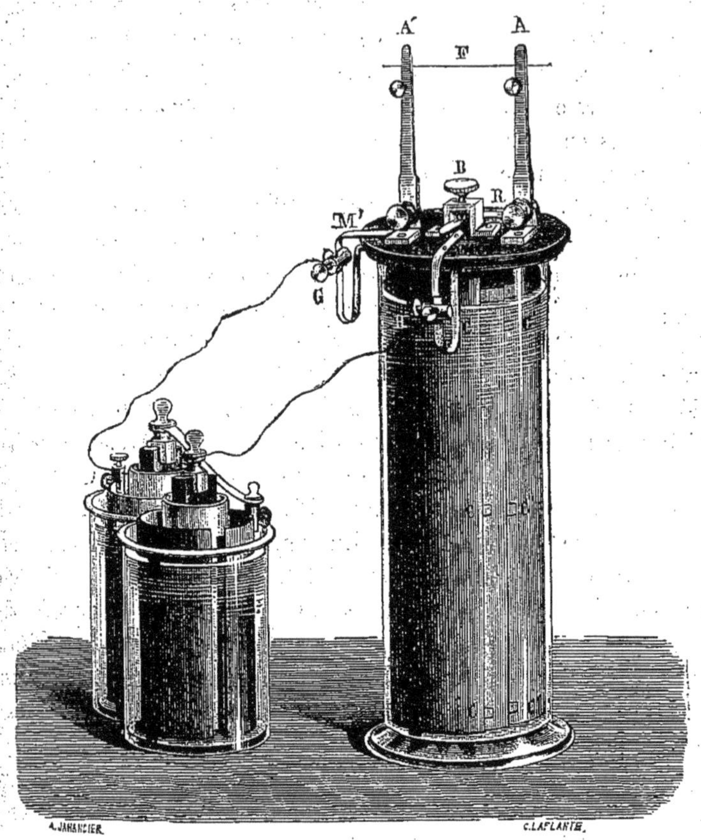

Fig. 459.

Le courant cesse naturellement lorsque le sulfate de plomb a été réduit entièrement.

Un élément secondaire a une FEM de 2 volts environ.

Dans l'industrie, on emploie des dispositions un peu différentes, notamment en recouvrant à l'avance l'une des lames de plomb d'une couche d'oxyde de ce métal. Nous n'avons pas à entrer dans la description détaillée de ces appareils auxquels on donne alors le nom d'*accumulateurs*.

Il n'est pas sans intérêt de remarquer que ces appareils n'accumulent pas l'électricité à proprement parler, comme le font en réalité les condensateurs, mais qu'ils accumulent sous forme d'affinité chimique l'énergie que leur a fournie le courant qui les a traversés. Pendant la décharge, l'énergie potentielle conservée sous forme chimique reparaît sous la forme électrique; il va sans dire, d'ailleurs, que, comme dans tous les cas analogues, ces transformations ne se font pas sans perte, et qu'on ne recueille pas à la décharge toute l'énergie communiquée pendant la charge.

952. — Les éléments secondaires ou accumulateurs peuvent comme tous les électromoteurs être groupés soit en série, soit parallèlement. Dans certains appareils construits d'après les indications de M. Planté, on peut, par la manœuvre d'un commutateur, réunir à volonté d'un seul coup tous les éléments en série ou les grouper tous parallèlement, ce qui est utile comme nous allons le dire.

Les éléments secondaires ou accumulateurs ont l'avantage lorsqu'ils sont chargés de conserver leur charge pendant longtemps lorsque le circuit reste ouvert : on peut donc les avoir ainsi prêts à fonctionner lorsqu'on en a besoin. En réalité, cependant, il faut reconnaître qu'il y a toujours une certaine perte dont il est impossible de ne pas tenir compte dans la pratique.

Mais un autre avantage très réel des batteries d'accumulateurs, c'est qu'elles permettent d'obtenir des effets que ne pourraient fournir les électromoteurs qui ont servi à les charger. Supposons, en effet, qu'on dispose d'un électromoteur ayant une FEM un peu supérieure à 2 volts, par exemple de 2 éléments Bunsen. L'emploi direct ne permettra jamais de disposer d'une FEM supérieure à 3,6 volts. On peut employer ces éléments à charger une batterie d'accumulateurs, 20 par exemple, groupés parallèlement, car leur électrolyse exige seulement 2 volts, quel qu'en soit le nombre, puisque le courant les traverse tous en même temps : l'usure du zinc dans la pile sera seulement d'autant plus grande qu'il y aura un plus grand nombre d'accumulateurs.

Lorsque cette batterie sera chargée, si on l'utilise sans y rien changer, elle correspondra à 20 électromoteurs groupés parallèlement, fournissant par suite une FEM de 2 volts. Mais si on vient à grouper ces accumulateurs en série, ce que permet de faire immédiatement le commutateur dont nous avons parlé, on disposera alors d'une FEM de 40 volts et l'on pourra obtenir des effets que n'auraient pas pu donner les deux éléments Bunsen que l'on possédait. Bien entendu, on n'aura pas augmenté l'énergie que ces éléments auraient fournie, et même, en réalité, on en recueillera une moindre quantité; mais cette énergie dépend de deux facteurs, la différence de potentiel et la quantité d'électricité; avec les éléments Bunsen on avait une grande quantité et une faible différence de potentiel; les accumulateurs groupés en série donnent au contraire une moindre quantité, mais avec une plus grande différence de potentiel.

Les accumulateurs commencent à être employés dans l'industrie et nous aurons ultérieurement à donner quelques rapides indications à ce sujet. Mais de plus, à cause de la propriété que nous venons de signaler, ils peuvent rendre de réels services dans les laboratoires; ils peuvent être utilisés pour obtenir de la lumière électrique pour des observations de peu de durée, des observations microscopiques, l'examen de diverses cavités chez des malades; ils peuvent également être utilisés pour faire fonctionner le galvanocautère.

953. **Induction.** — Nous avons dit que lorsqu'on place dans un champ magnétique un conducteur mobile traversé par un courant, ce conducteur se meut, en général, jusqu'à ce qu'il parvienne à une position d'équilibre stable. Considérons maintenant un circuit formé d'un fil conducteur placé dans un champ magnétique et auquel nous communiquons un déplacement; quelle sera la conséquence de ce déplacement?

En général, il y aura production d'un courant dans le circuit : ce que nous pouvons encore exprimer en disant que ce déplacement fait naître une FEM dans le circuit.

C'est ce qu'il est facile de mettre en évidence en reliant le circuit mobile à un galvanomètre dont l'aiguille est déviée lors du déplacement du circuit, sauf pour certains déplacement particuliers.

On a étudié les effets produits dans diverses circonstances et on a vu qu'il est possible de donner une règle générale qui s'applique à tous les cas. Nous devons entrer à cet égard dans quelques détails.

Considérons un champ magnétique défini par des lignes de force (811) : lorsqu'un circuit sera placé dans ce champ magnétique, l'espace qu'il limite sera traversé par un certain nombre de ces lignes de force. En déplaçant le circuit, deux cas distincts peuvent se présenter au point de vue de ce nombre :

1° Par le déplacement du circuit, le nombre des lignes de force qui le traversent ne sera pas modifié. Dans ce cas, on n'observera aucun courant, il n'y aura pas production d'une force électromotrice.

2° Par suite du déplacement, il y aura variation du nombre des lignes de force qui traversent le circuit; dans ce cas, on observera un courant, il y aura production d'une force électromotrice.

Dans ce cas, on a même pu reconnaître que le courant qui prend naissance dans le circuit change de sens suivant qu'il y a augmentation ou diminution dans le nombre des lignes de force qui traversent le circuit.

Ces diverses circonstances peuvent être prévues à l'avance si le champ magnétique dans lequel on opère a été bien déterminé, si l'on connaît la disposition de ces lignes de force. Pour que la question soit complètement résolue, il reste à savoir quel sera le sens du courant dans chaque cas. Ce sens est déterminé par la loi suivante, connue sous le nom de *loi de Lenz* et basée sur la connaissance du mouvement que prendrait spontanément le circuit s'il était parcouru par un courant de sens déterminé.

Le courant qui prend naissance dans un circuit se déplaçant dans un champ magnétique est de sens contraire à celui qui produirait le même mouvement du circuit s'il y existait au préalable.

Ceci revient à dire que le courant qui prend naissance dans le circuit est tel qu'il s'oppose au mouvement communiqué au circuit. Il en résulte que, pour continuer le mouvement, il y a à vaincre cette force et, par conséquent à produire un travail mécanique. On peut donc dire dans ce cas que le courant ainsi produit est la conséquence de la dépense de travail mécanique, que c'est ce travail qui est la cause de la production du courant.

Les courants qui prennent naissance dans ces conditions sont dits des *courants induits* et l'action même est désignée sous le nom d'*induction* : elle a été découverte et étudiée d'abord par Faraday. La force électromotrice à laquelle on attribue directement la production du courant est dite FEM d'induction.

Cette dernière dénomination est logique ; il n'en est pas de même de celle de courants induits : les courants observés ne diffèrent en rien, au fond, des autres courants électriques : toutes choses égales d'ailleurs, ils produisent les mêmes effets et obéissent aux mêmes lois ; les particularités qu'ils peuvent présenter, les variations d'intensité ont pour cause les changements de la FEM qui produisent les mêmes résultats qu'ils produiraient quelle que fût l'origine de la FEM. En réalité, on peut dire qu'il n'y a pas spécialement de courants induits, il y a des courants électriques produits par induction.

954. — On reconnaît, comme on pouvait le prévoir, que pour un même circuit, le courant est d'autant plus intense que le champ magnétique est plus puissant, et, d'autre part, que la variation du nombre de lignes de force traversant le circuit est plus rapide. Ceci revient à dire que, dans ces mêmes conditions, la FEM est plus grande.

Il importe de remarquer que, comme il ne peut arriver que très rarement que la variation du nombre des lignes de force traversant le circuit soit uniforme, la FEM variera constamment et qu'il en sera de même de l'intensité du courant qui n'arrivera jamais à l'état permanent (854).

On conçoit que si on fait mouvoir ensemble deux ou plusieurs circuits égaux, il se développera dans chacun d'eux la même FEM : ils seront alors dans le cas des électromoteurs en général (avec cette différence que la FEM y est variable, non constante) et on conçoit qu'on puisse les grouper suivant les indications que nous avons données (865). Généralement on les groupe en séries, ce qui revient à prendre une série de spires d'hélices dont chacune constitue un circuit relié à ses extrémités aux deux circuits voisins ; on a alors une bobine pour laquelle, à chaque instant, on peut appliquer ce que nous avons dit sur le groupement des électromoteurs : à chaque instant, la FEM est la somme des FEM qui existent au même instant dans les diverses spires ; la résistance qui doit entrer dans la formule comprend la résistance de cette bobine et la résistance extérieure, celle de la partie du conducteur qui étant immobile ne subit pas l'effet d'induction.

Comme on peut employer des organes de formes différentes, on remplace souvent le mot bobine par le terme plus général d'*induit*.

On donne le nom d'*inducteur* au corps ou à l'appareil quel qu'il soit auquel est due l'existence du champ magnétique.

955. — Nous avons supposé dans tout ce qui précède que le champ magnétique était invariable et que l'induit s'y déplaçait. Il est facile de prévoir que si, l'induit étant immobile, on déplace l'inducteur, ce qui entraîne le déplacement du champ magnétique invariable qu'il produit, on doit observer les effets que nous avons signalés, car dans ce cas comme dans le précédent, il y a de même en général une variation dans le nombre des lignes de force qui traversent l'induit. L'expérience confirme cette prévision.

Il en serait encore de même si l'induit et l'inducteur se déplaçaient l'un et l'autre; c'est, en réalité, le déplacement relatif de l'un par rapport à l'autre qui produit l'induction.

Mais on peut concevoir que les mêmes résultats soient obtenus dans d'autres circonstances : si, en effet, l'induit étant fixe, il se produisait une variation dans l'intensité du champ magnétique, les lignes de force changeraient de position et de distance, et il en résulterait une variation dans le nombre des lignes de force qui traversent le circuit. Quoique produites par une autre cause, les conditions seraient donc les mêmes que dans le cas précédent : on en doit conclure que le résultat serait le même, il y aurait induction, l'induit serait parcouru par un courant. L'expérience confirme aussi cette prévision, comme nous le dirons.

956. **Expériences démonstratives de l'induction.** — Examinons maintenant avec quelques détails les conditions de réalisation expérimentales des principes généraux que nous venons d'exposer, et commençons par le cas d'un champ magnétique invariable, cas dans lequel l'induction est due au déplacement relatif.

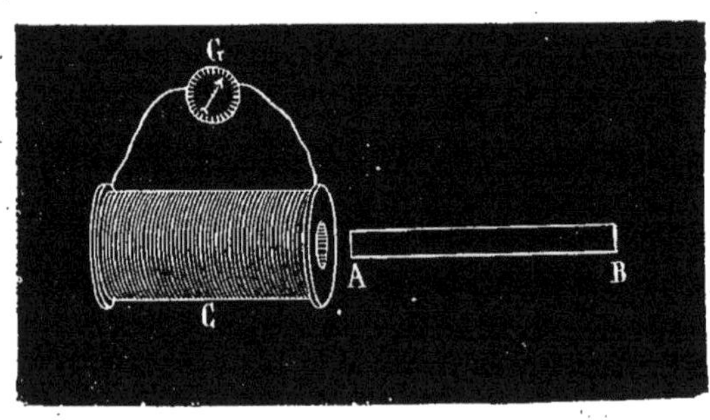

Fig. 460.

Quoiqu'il puisse y avoir induction par déplacement dans le champ magnétique terrestre, nous ne nous arrêterons pas aux expériences qui ont mis le fait en évidence.

Le champ magnétique peut être produit par un aimant AB (fig. 460) : prenons une bobine creuse C dont le fil soit relié à un galvanomètre G. On observe que tout déplacement de l'aimant si la bobine reste fixe, ou de la bobine si l'aimant reste fixe, est accompagné d'un mouvement de l'aiguille du galvanomètre. Des déplacements en sens contraire de l'aimant ou de la bobine produisent des déviations inverses de l'aiguille. Enfin, si on tient compte du pôle voisin de la bobine et du sens de la déviation de l'aiguille, on reconnaît que, comme la loi de Lenz l'indique, le courant produit dans la bobine est de sens contraire à celui qui existe dans l'aimant, d'après la théorie d'Ampère, s'il y a rapprochement, et qu'il est de même sens s'il y a éloignement.

L'expérience se fait exactement de la même façon si l'inducteur est un solénoïde : à cet effet, on se sert de deux bobines (fig. 461) pouvant entrer l'une dans l'autre, et dont l'une est mobile. On relie le fil de l'une d'elles à une pile et le fil de l'autre à un galvanomètre ; on répète les mêmes expériences qu'avec l'aimant, et les résultats sont aussi les mêmes.

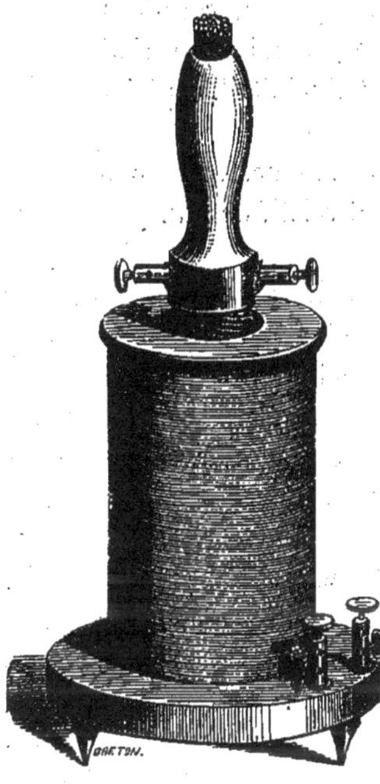

Fig. 461.

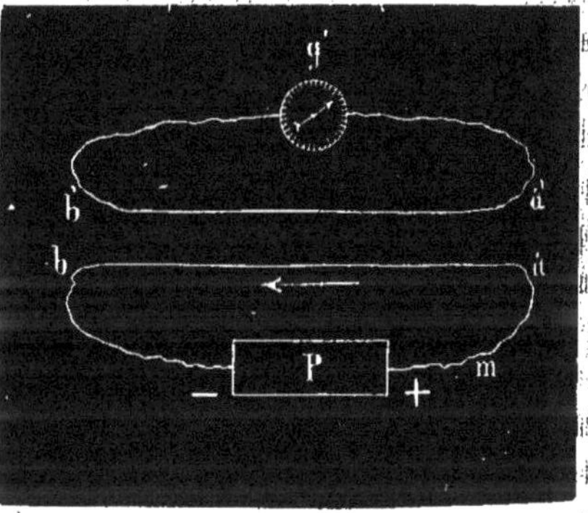

Fig. 462.

Enfin, nous savons qu'un fil traversé par un courant produit un champ magnétique, il doit donc pouvoir servir d'inducteur. En effet, soit un fil ab (fig. 462) parcouru par un courant et soit $a'b'$ un autre fil placé parallèlement et relié à un galvanomètre g. Si l'on fait varier la distance des deux fils, l'aiguille du galvanomètre est déviée et le sens de la déviation change, suivant que cette distance augmente ou diminue. On reconnaît encore que, conformément à la loi de Lenz, si les fils se rapprochent, le courant qui parcourt le fil induit est de sens contraire à celui du courant inducteur. Il est de même sens s'il y a éloignement des deux fils.

957. — Étudions maintenant les effets produits par variation du champ magnétique.

Plaçons, par exemple, un aimant F (fig. 463) dans une bobine, il ne produit aucun effet, puisqu'il est immobile ; approchons-en un fer doux AB qui, par lui-même, serait sans action, puisqu'il ne donne pas naissance à un champ magnétique. Mais, en présence de l'aimant F, il y a aimantation par influence et, par conséquent, variation du champ magnétique : l'aiguille du galvanomètre est déviée. On éloigne le fer doux, l'aiguille est déviée en sens inverse.

Une action analogue se produit si l'on met le fer doux dans la bobine en F et qu'on déplace en dehors l'aimant AB. Mais, dans ce cas, il y a à

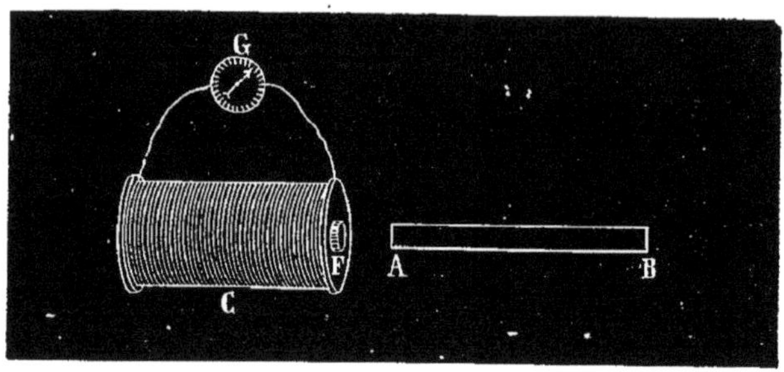

Fig. 463.

la fois déplacement et variation du champ magnétique : les deux actions sont d'ailleurs de même sens, car le courant produit est plus intense que si l'aimant était déplacé en l'absence du fer doux.

On peut faire une expérience analogue, soit à l'aide des solénoïdes ou des bobines (fig. 460), soit à l'aide des fils parallèles (fig. 461) : les solénoïdes et les fils étant invariablement placés, il y a courant quand on établit le courant, c'est-à-dire quand on fait naître le champ magnétique; il y a courant inverse quand on interrompt le courant, ce qui supprime le champ magnétique. Il y a courant également lorsqu'on fait varier l'intensité du courant inducteur. Mais, bien entendu, tant que le courant inducteur passe sans variation, il n'y a pas induction.

Enfin, si dans le solénoïde (fig. 461) on introduit un faisceau de fer doux, il y aura aimantation en même temps que production du courant, et les effets d'inductions seront augmentés.

Quant au sens des courants produits, il est donné par la règle suivante :

Le courant qui parcourt l'induit a le même sens que le courant inducteur lorsque celui-ci commence ou augmente d'intensité; il a un sens contraire, quand le courant inducteur cesse ou diminue d'intensité.

958. — Dans les applications, les mouvements communiqués à l'induit ou à l'inducteur sont toujours des mouvements de rotation. Il résulte de là, si nous supposons, par exemple, que ce soit l'induit qui se déplace, que, après une révolution complète, il aura repris sa position primitive : par suite, si, pendant une partie de ce mouvement, le nombre de lignes de face par lequel il a été traversé a augmenté, il faut qu'il décroisse du même nombre pendant l'autre partie : pendant une révolution complète,

l'induit aura donc été parcouru par deux courants de sens contraire. Il en sera de même pour les révolutions suivantes et, par suite, il y aura production de courants alternatifs dans l'induit et dans le circuit auquel il est relié.

Le résultat est le même si l'induction est produite par une variation de champ magnétique due à un courant; car l'intensité de celui-ci ne peut pas toujours croître ou toujours décroître, il y a alternativement des périodes de croissance et de décroissance. Le courant qui parcourt l'induit est donc alternatif.

959. **Effets des courants d'induction.** — Quels sont les effets qui peuvent résulter de l'existence de ces courants alternatifs?

En ce qui concerne les actions calorifiques, ils doivent se comporter comme des courants continus, car nous avons dit que ces effets sont indépendants du sens du courant (890); c'est, en effet, ce que montre l'expérience.

Il n'en est pas de même pour les effets chimiques qui sont orientés: les courants alternatifs peuvent bien produire l'électrolyse, il est vrai, comme les courants continus; mais, dans ce cas, le courant changeant de sens à chaque instant, chaque électrode est successivement l'anode et la cathode. Aussi si, par exemple, on décompose l'eau acidulée (901), on recueille dans les deux éprouvettes de voltamètre un mélange d'hydrogène et d'oxygène.

Quant aux actions sur les aimants et sur les courants, les courants alternatifs, s'ils se succèdent assez rapidement, comme c'est le cas en général, sont sans action, car ils tendent à communiquer à l'aiguille aimantée ou à l'équipage mobile des mouvements de sens contraire à des instants très rapprochés.

960. — On peut, dans certains cas, recueillir dans le circuit extérieur les courants parcourant l'induit en les redressant, de manière qu'ils aient tous le même sens. On pourra alors avoir des phénomènes chimiques identiques ou analogues à ceux que donnent les courants continus. Il faut remarquer cependant que, tandis que ceux-ci ont une intensité constante, les courants redressés sont constamment variables passant très rapidement d'une intensité nulle au maximum pour revenir à zéro. On se rend aisément compte de ce résultat en représentant graphiquement l'intensité du courant aux divers instants par l'ordonnée d'une courbe dont les abscisses sont les temps (fig. 464). Le tracé I représente les variations normales du courant induit; le trait plein du tracé II fait connaître les variations d'intensité du courant quand il y a eu redressement: on distingue alors nettement le résultat que nous avons signalé et qu'il est utile de connaître au point de vue de la physiologie.

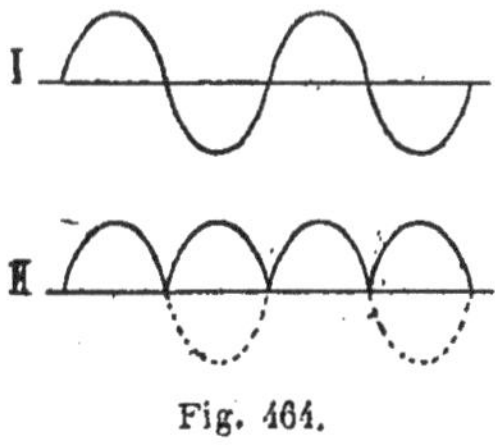

Fig. 464.

961. **Self-induction. Extra-courant.** — Lorsqu'un courant commence à circuler dans une bobine formée de fils enroulés en hélice, le courant qui pénètre dans une spire produit un effet d'induction dans les spires voisines où il fait naître une FEM contraire à celle qui produit le courant même. Il y a donc induction du courant sur son propre circuit, ou *self-induction*, suivant l'expression consacrée maintenant. Il en résulte nécessairement que, pendant l'établissement du courant, l'intensité est moindre qu'elle ne serait sans cette action.

Lorsqu'on interrompt le courant dans une bobine, il y a de même self-induction, mais, dans ce cas, la cessation du courant dans une spire fait naître dans les spires voisines une FEM du même sens que celle qui produisait le courant même ; aussi, à cet instant, doit-il y avoir augmentation de l'intensité du courant. L'action est la même que si au courant principal on ajoutait à l'instant de la clôture un courant additionnel qu'on appelle *extra-courant de clôture*.

Indépendamment des démonstrations rigoureuses qu'on peut donner de l'existence de ces effets, on peut mettre en évidence l'extra-courant de clôture ainsi qu'il suit : un long fil est attaché à une pile et on y produit une rupture ; il se manifeste une étincelle faible en général. On enroule alors le fil sur une bobine et, le courant ayant été établi, on produit une rupture : on obtient une étincelle beaucoup plus considérable. L'effet est, d'ailleurs, augmenté par toutes les conditions qui favorisent l'induction : c'est ainsi que l'étincelle est encore beaucoup plus forte si l'on a introduit un faisceau de fils de fer doux dans la bobine.

962. — Des effets d'induction se manifestent non seulement dans des circuits, mais encore dans toute masse métallique qui se déplace dans un champ magnétique. C'est ainsi qu'il se produit des courants dans un disque de cuivre qu'on fait tourner au-dessus des pôles d'un aimant ou inversement au-dessous duquel on fait tourner un aimant. Nous n'indiquerons pas les moyens qui ont été employés pour étudier ces courants désignés sous le nom de courants de Foucault, et nous dirons seulement que leur existence explique les faits suivants que l'expérience a fait connaître :

Si un disque de cuivre est mis en rotation au-dessus des pôles d'un aimant, puis abandonné, il s'arrête très rapidement, beaucoup plus rapidement que si l'aimant n'existait pas.

Si on fait tourner un aimant au-dessous d'un disque de cuivre mobile, celui-ci est entraîné, alors même qu'on a interposé une feuille de papier pour que l'action de l'air en mouvement ne puisse intervenir.

Ces deux effets résultent, l'un et l'autre, de la production de courants induits dont le sens, d'après la loi de Lenz, doit être tel qu'ils s'opposent au mouvement relatif et tendent à produire le repos relatif, c'est-à-dire à ramener le disque au repos dans le premier cas, à lui donner la même vitesse qu'à l'aimant dans le second cas.

963. **Machines d'induction.** — Les appareils destinés à produire des courants d'induction portent le nom de machines d'induction, quand ils fonctionnent par déplacement du champ magnétique, et de bobines d'induction quand ils fonctionnent par variation d'intensité du champ magnétique ; nous nous occuperons d'abord des machines.

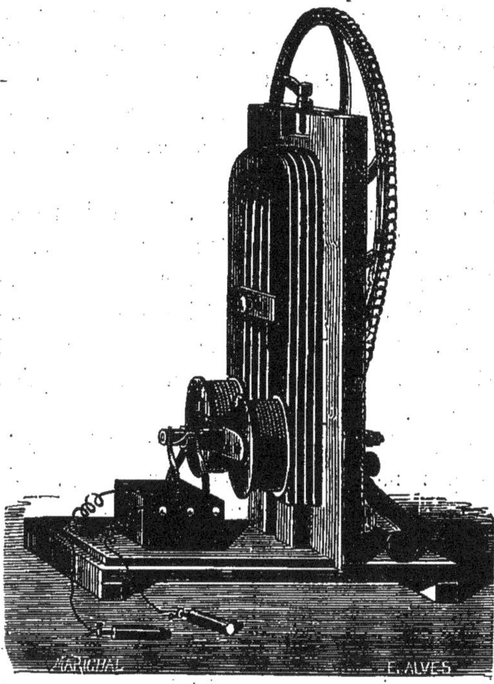

Fig 465.

La machine de Clarke (fig. 465) est le type des machines dans lesquelles les induits se déplacent dans un champ magnétique invariable. Les inducteurs sont constitués par un aimant en U placé verticalement devant les pôles duquel tournent autour d'un même axe deux bobines. En suivant les effets de l'induction sur chaque bobine pendant une révolution complète (fig. 466), on reconnaît aisément que le sens du courant doit changer dans chacune d'elles, au moment où elle passe devant un pôle, car c'est en ce point que les lignes de force sont le plus rapprochées : la ligne qui passe par les pôles a reçu pour cette raison le nom de *ligne de commutation*. On reconnaît également que, à chaque instant, les courants produits par l'induction ont des sens contraires dans les deux bobines. Ces deux bobines se comportent comme des électromoteurs dans lesquels les pôles changeraient de position lorsqu'ils passent à la ligne de commutation : on peut, à volonté, les grouper en série ou parallèlement. Ajoutons

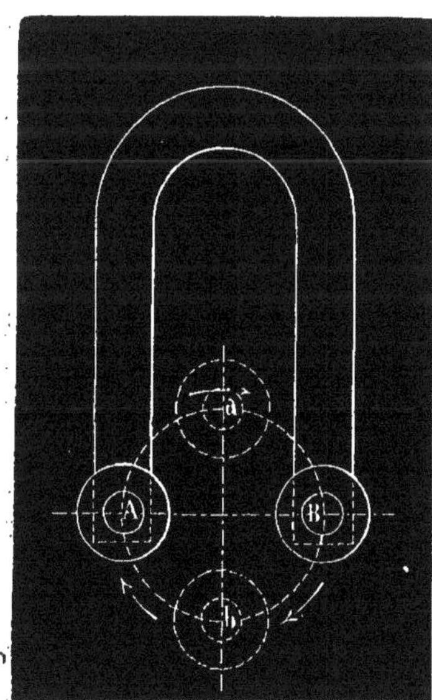

Fig. 466.

que, dans ce cas, la FEM est variable dans chaque bobine pendant chaque demi-révolution partant de zéro pour y revenir tandis qu'elle est constante dans les électro-moteurs précédemment étudiés.

Les bobines dans lesquelles se produisent les courants étant mobiles, il faut employer une disposition spéciale pour relier les extrémités de leurs fils aux extrémités fixes du circuit extérieur. A cet effet, on emploie un *collecteur* disposé de la façon suivante (fig. 467) :

Les extrémités des fils des bobines aboutissent en a et b à un cylindre isolant qui tourne avec les bobines mêmes : le fil a est relié à une pièce métallique xy qui traverse le cylindre et communique métalliquement avec un anneau métallique m qui entoure le cylindre et contre lequel appuie un ressort A faisant frottoir ; le fil b d'autre part communique directement avec un second anneau métallique n distant du premier et sur lequel s'appuie un autre ressort B'. On réunit les extrémités C et D des fils constituant le circuit extérieur aux bornes A et B ; ce circuit sera donc en communication constante avec les bobines et le même courant les parcourra à chaque instant. Il y aura donc un courant alternatif dans le circuit extérieur.

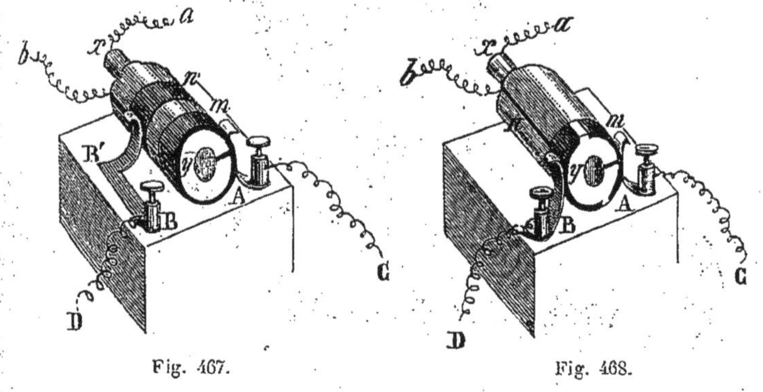

Fig. 467. Fig. 468.

On peut obtenir des courants redressés en remplaçant le collecteur par un *commutateur*. Les extrémités a et b (fig. 468) des fils des bobines aboutissent de même au cylindre isolant et sont reliées respectivement à deux demi-anneaux placés à la suite, mais séparés par un intervalle, de manière qu'ils ne communiquent pas, et sur lesquels frottent de part et d'autre le ressort A et le ressort B. La place de la séparation des deux demi-anneaux a été choisie de telle sorte qu'elle arrive en contact avec les frottoirs à l'instant où les bobines arrivent à la ligne de commutation. Les extrémités C et D du circuit extérieur seront donc en communication alternativement avec les fils a et b des bobines ; mais comme le changement de contact se produit à l'instant où le sens du courant change dans les bobines, le circuit extérieur sera parcouru par l'électricité toujours dans le même sens.

La machine de Pixii repose sur le même principe, seulement les bobines sont fixes et les aimants sont mobiles : il en résulte quelques modifications sans importance.

964. — Une ingénieuse disposition, trouvée par Pacinotti d'abord, puis inventée à nouveau et développée par Gramme, a introduit un changement considérable dans les résultats fournis par les machines d'induction, en permettant à celles-ci de produire non seulement des courants alternatifs et des courants redressés, mais encore des courants sensiblement continus.

La machine Gramme (fig. 469) comprend essentiellement un aimant

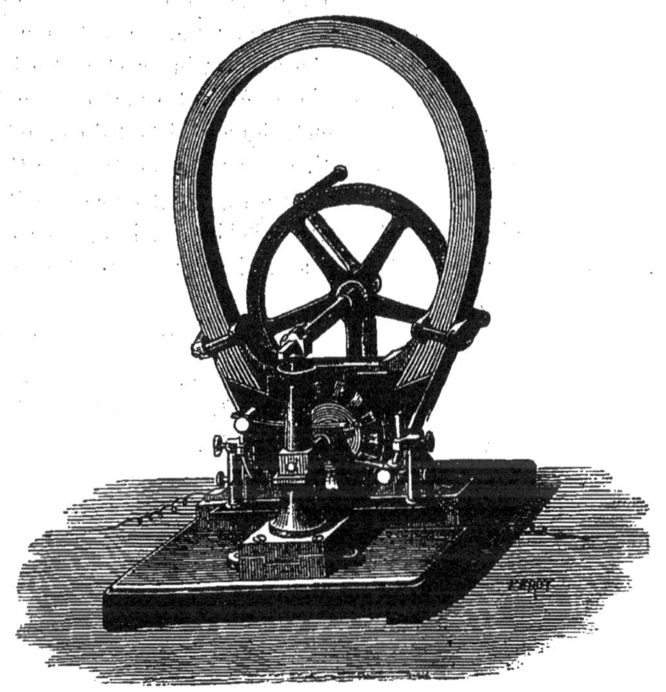

Fig. 469.

en U dont les pôles sont prolongés par des masses de fer doux qui laissent entre elles un espace circulaire dans lequel tourne un anneau. Cet anneau est constitué par un noyau annulaire en fil de fer doux sur lequel est enroulé un fil isolé constituant autant de bobines distinctes, H, I, K (fig. 470) ; en réalité, ces bobines ne sont pas séparées par un large intervalle comme l'indique le schéma, mais sont en contact. On voit que ces bobines se meuvent dans un champ magnétique complexe dû à l'existence simultanée de l'aimant, de ses pièces polaires et du fer doux de l'anneau. Une étude détaillée montre que, comme dans la machine de Clarke, il y a une ligne de commutation, mais qu'elle est verticale, de telle sorte que toutes les bobines qui sont d'un même côté de cette ligne sont parcourues par des courants de même sens, sont le siège de FEM semblablement orientées, tandis que les bobines situées de l'autre côté sont le siège de FEM orientées en sens contraire.

On voit que si toutes les bobines sont reliées à la suite, comme H et I, par l'intermédiaire des fils h' et i, l'ensemble des bobines constitue deux séries d'électromoteurs deux à deux égaux, parce qu'ils occupent des positions symétriques, ces deux séries étant montées en opposition. Nous avons traité ce cas, d'une manière générale (872), et nous savons qu'il

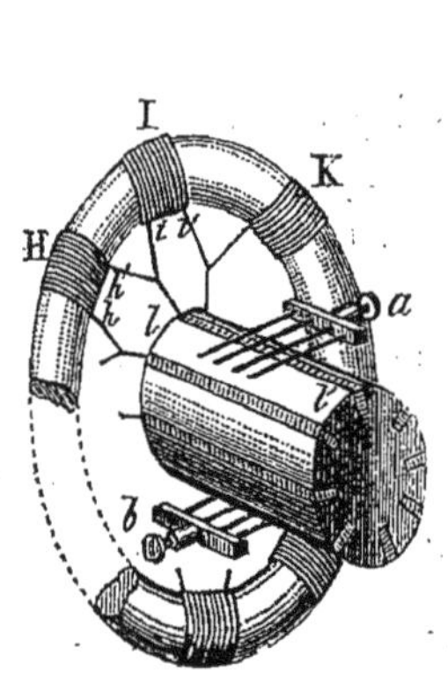

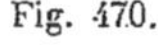
Fig. 470.

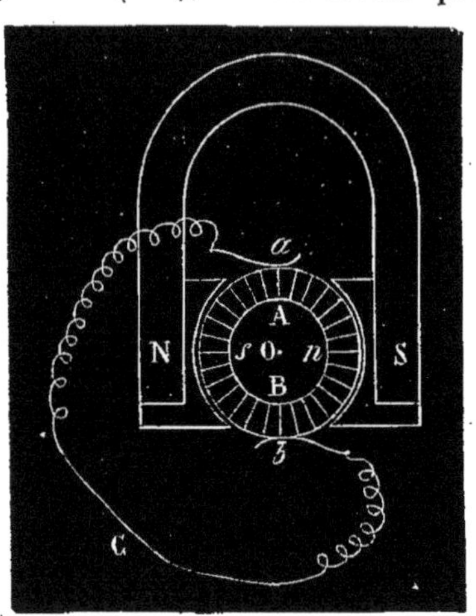

Fig. 471.

n'y a pas production de courant si l'anneau est seul; mais il en est tout autrement si on établit une dérivation entre les points où se réunissent les deux séries opposées. Dans la machine Gramme, ces points sont situés à chaque instant sur la verticale du centre de l'anneau (fig. 471). Si donc on établit en ces points des frottoirs a et b, le fil C qui les réunit est traversé par un courant qui est toujours de même sens et qui a toujours la même intensité, parce que, à tous les instants, il y a le même nombre de bobines élémentaires d'un même côté de la ligne de commutation.

En réalité ce n'est pas sur l'anneau que l'on établit les contacts, mais sur un collecteur spécial : ce collecteur est constitué par un cylindre isolant qui tourne avec l'anneau; dans ce cylindre sont enchâssées, parallèlement aux génératrices, des lames de cuivre l, l' (fig. 470) en nombre égal à celui des bobines; chaque lame est reliée avec les deux extrémités des fils des bobines voisines telles que h' et i. Deux balais constitués par des fils métalliques reliés à des bornes a et b appuient sur la surface du cylindre en deux points diamétralement opposés. Si ces points ont été choisis tels qu'ils correspondent à la position où les bobines passent à la ligne de commutation, on aura réalisé les conditions indiquées par la théorie, et le fil qui reliera les bornes a et b sera parcouru par un courant continu sensiblement constant. Ajoutons que, dans la pratique, la ligne de commutation n'est pas absolument verticale, les balais ne doi vent donc pas prendre le contact sur les génératrices inférieure et supérieure, mais sur d'autres situées à quelque distance; on dit alors qu'il y a *décalage* des balais.

965. **Machines d'induction médicales.** — Au point de vue des applications physiologiques et médicales, la machine Gramme peut être utilisée comme une pile quelconque, et la substitution de l'une à l'autre est seulement une question de commodité ou de dépense. Il n'en est pas ainsi des machines d'induction qui agissent par les variations de courant, les interruptions, les changements de sens : aussi sont-elles fréquemment utilisées et le mode d'emploi des courants d'induction a reçu le nom d'*électrisation faradique*.

La grandeur et la nature des effets obtenus dépendent, d'une manière générale, de l'intensité du courant produit à chaque instant, de la rapidité des interruptions ou changement de sens, et même, de la loi de variation de l'intensité.

Le nombre des variations dépend de la rapidité de la rotation : il est inutile d'insister.

La valeur de l'intensité du courant produite pour une position donnée de la bobine dépend de la puissance du champ magnétique au point considéré, et cette puissance elle-même dépend de la puissance de l'aimant inducteur et de la distance de la bobine à l'aimant. L'intensité du courant dépend également de la longueur et du diamètre du fil qui constitue l'induit, et aussi, enfin, de la vitesse relative à l'instant considéré.

Pour un appareil donné, on ne peut produire des variations d'intensité que de deux manières, par un changement dans la vitesse de rotation, par un changement de distance. Le changement de rotation peut être utilisé, les effets étant plus faibles quand la vitesse est moindre, et inversement, mais en même temps on change nécessairement la fréquence des variations électriques, alors qu'il peut être utile de ne changer que l'intensité. On voit donc que, en général, on ne peut agir d'une manière commode sur l'intensité des courants d'induction que par le changement de distance des pôles de l'aimant aux bobines. Aussi les machines d'induction destinées à des emplois médicaux présentent-elles presque toujours un moyen de réglage de cette distance.

Il est inutile de décrire en détail toutes les machines qui ont été construites : les unes se rapprochent de la machine de Clarke; les autres de la machine de Pixii, et l'on y retrouve les mêmes organes avec seulement des changements sans importance réelle.

966. — M. d'Arsonval a étudié les effets physiologiques produits par les courants induits, les secousses, les contractions notamment, principalement au point de vue de la loi du courant; en représentant, comme nous l'avons dit (960), la loi du courant par une courbe, il a reconnu que les actions étaient d'autant moindres que la courbe était plus régu-

lière, qu'elle se rapprochait davantage d'une sinusoïde, courbe analogue à celle indiquée (fig. 464). Les machines ordinaires ne donnent pas des courants de cette forme ; mais M. d'Arsonval est parvenu à les obtenir en faisant tourner autour d'un axe perpendiculaire à son plan un aimant circulaire devant deux bobines : c'est donc une machine analogue à celle de Pixii, mais dans laquelle les actions exercées par l'aimant varient moins brusquement, puisqu'elles s'exercent non seulement par l'action des pôles, mais par celle de tout l'aimant sur lequel se répartit le magnétisme.

967. — Occupons-nous maintenant des appareils dans lesquels l'induction est produite par une variation du champ magnétique et examinons d'abord le cas où cette variation est réalisée par l'action d'un fer doux. Cette circonstance se présente dans la machine de Page : dans cette machine, les pôles d'un aimant en U sont entourés de bobines

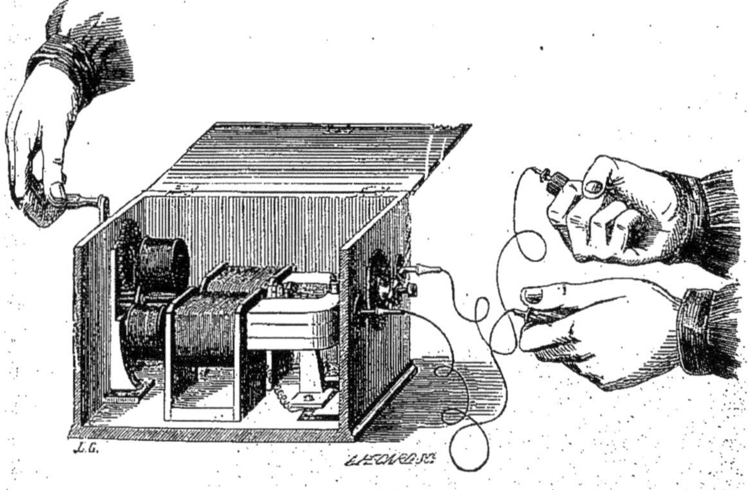

Fig. 472.

dont les fils sont reliés au circuit extérieur. Devant les pôles de l'aimant tourne un barreau de fer doux : en présence des pôles, il s'aimante par influence et produit une variation du champ magnétique qui change avec les diverses positions du fer doux : il résulte de ces variations des courants qui parcourent les bobines et le circuit extérieur.

Le fer doux étant symétrique, sans polarité, l'effet qu'il peut produire, production de deux courants de sens contraire, est complet en une demi-révolution, de telle sorte que, pour une révolution complète du barreau de fer doux, il y a quatre changements de sens du courant.

La machine d'induction médicale de Breton (fig. 472) réunit les principes de la machine de Clarke et de la machine de Page. Deux bobines mues par une manivelle tournent devant les pôles d'un aimant, d'une part ; d'autre part, deux bobines entourent les pôles de l'aimant. La rotation dans le champ magnétique fait naître des courants dans les deux premières bobines ; la variation du champ magnétique par la rotation des noyaux de fer doux des bobines mobiles fait naître des courants dans les bobines fixes. On réunit ces courants pour les faire passer dans le circuit extérieur, mais il faut employer un commutateur spécial parce que, comme nous l'avons dit, pour un tour complet, il y a deux changements de sens du courant produit dans les bobines mobiles, il y en a quatre pour les bobines fixes.

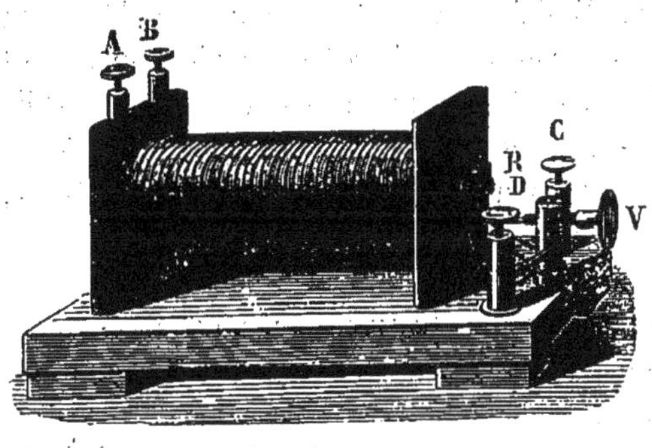

Fig. 473.

Le réglage du courant se fait, comme nous l'avons dit d'une manière générale, soit en changeant la vitesse de rotation, soit plutôt en déplaçant l'aimant.

968. **Bobines d'induction.** — Arrivons maintenant aux bobines d'induction, appareils dans lesquels l'induction est produite par la production et la suppression d'un courant sous l'influence d'un aimant. Nous pouvons passer rapidement sur cet appareil, qui est classique, en décrivant la bobine de Ruhmkorff.

Cet appareil a la forme générale d'un cylindre (fig. 473) ; il comprend au centre un faisceau de fil de fer doux F (fig. 474) dont l'extrémité est en saillie sur la base du cylindre ; autour se trouve enroulé en hélice sur plusieurs couches, en B, un fil de cuivre recouvert d'une matière isolante ; c'est le fil inducteur qui d'une part aboutit à la pile en P, et d'autre part est relié à la pièce métallique D, comme nous allons le dire. Autour de cette première bobine s'en trouve une autre B′, bobine induite, constituée par un fil isolé, fin et long, dont les extrémités S et S′ peuvent être reliées au circuit extérieur.

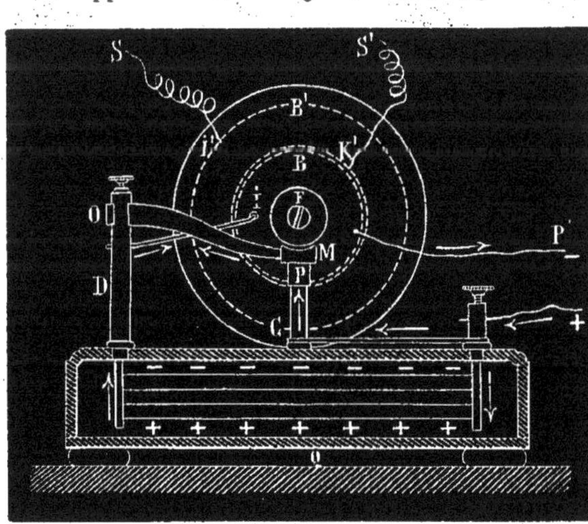

Fig. 474.

La bobine comprend en outre un interrupteur par l'intermédiaire duquel elle est reliée à la pile et qui produit les cessations et rétablissements de courant nécessaires au fonctionnement de l'appareil.

A cet effet, une pièce OM dont l'extrémité M est en fer doux peut osciller entre le fer doux F et un contact p ; cette pièce est attirée par le fer doux quand celui-ci est aimanté, elle s'applique contre le contact quand le fer doux cesse d'être aimanté. Dans le cas de la figure, ce mouvement de retour s'effectue sous l'influence de la pesanteur, mais, en réalité, maintenant il est toujours produit par l'action d'un ressort. Le contact p est relié à une borne à laquelle communique le pôle + de la pile.

On voit qu'on retrouve dans cet appareil la disposition du trembleur de la sonnerie électrique (919) : l'effet sera donc nécessairement le même, et la pièce M oscillera automatiquement entre le fer doux F et le contact p. De ces oscillations résulteront la cessation du courant de la pile, courant inducteur, quand M attiré par le fer doux abandonnera le contact, puis le rétablissement du courant inducteur quand la pièce M viendra de nouveau au contact de p. Ces alternatives font naître et disparaître le champ magnétique, d'où la production de courant dans le fil induit.

Ajoutons, sans insister actuellement, qu'il est bon que le fil inducteur soit relié aux deux armatures d'un condensateur par deux points pris de part et d'autre de l'interrupteur.

Il existe des machines d'induction de dimensions très variables suivant les effets que l'on veut obtenir ; lorsque la bobine est très grande, il est nécessaire de remplacer l'interrupteur que nous venons de décrire par l'interrupteur de Foucault qui fonctionne d'une manière analogue, mais exige l'emploi d'une pile spéciale. Nous n'insisterons pas, car ces grands appareils ne sont employés ni en médecine, ni en physiologie.

969. — Le nombre des interruptions, pour une bobine donnée, peut varier par un réglage du ressort antagoniste, mais les variations sont nécessairement comprises entre des limites peu étendues. Il peut être utile en physiologie de produire des courants induits en nombre déterminé, variable à volonté : on y arrive, par exemple, par l'emploi d'interrupteurs dont la pièce mobile peut changer de longueur ou être surchargée d'un poids dont on fait varier la position. Dans un appareil de Gaiffe, un changement d'inclinaison d'une tige oscillante SI (fig. 475) produit un effet analogue. Enfin on peut supprimer l'interrupteur et le remplacer par un électro-diapason dont les dimensions ont été choisies en relation avec la fréquence des effets que l'on veut obtenir.

M. Trouvé, pour satisfaire à cette condition d'avoir des interruptions de fréquence déterminée et variable à volonté, a construit un appareil basé sur un tout autre principe. Il comprend un cylindre métallique E (fig. 476) mis en mouvement par un rouage d'horlogerie. Le cylindre communique constamment avec un pôle de la pile alors que l'autre pôle est relié à une pièce métallique HF dont l'extrémité libre est à quelque distance du cylindre qu'elle ne touche pas; cette pièce peut d'ailleurs se déplacer parallèlement à l'axe du cylindre.

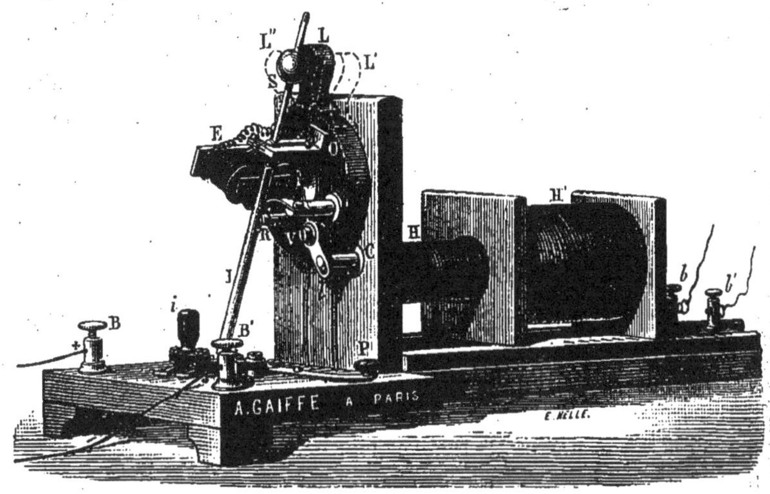

Fig. 475.

Le cylindre est armé de pointes métalliques qui sont disposées sur des sections droites parallèles, de telle sorte que sur chacune de ces circonférences elles soient également espacées, mais que leur écart ne soit pas les mêmes sur les diverses circonférences. On comprend que, lorsque par la rotation du cylindre une des pointes du cylindre rencontre la

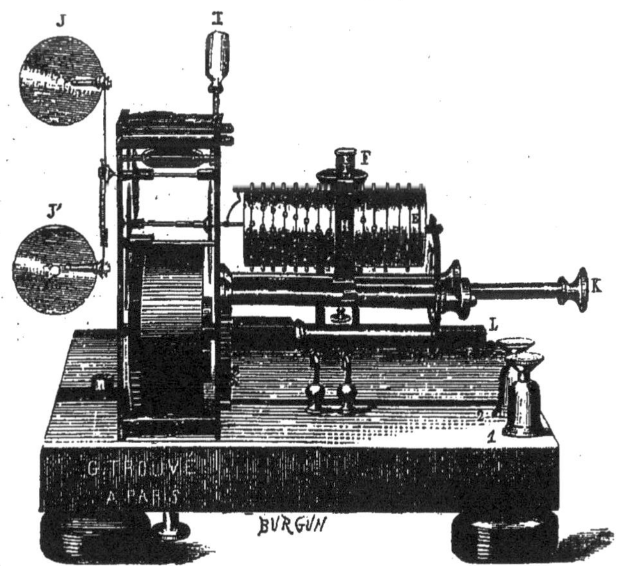

Fig. 476.

pièce F, le courant passe pendant un temps très court, puis cesse pour passer de nouveau au contact suivant. Suivant la position occupée par la pièce F, le passage du courant s'établira plus ou moins fréquemment; mais, dans tous les cas, et quelle que soit sa fréquence, il aura la même durée, ce qui est une condition importante au point de vue des recherches physiologiques.

970. — Toutes choses égales d'ailleurs, la FEM d'induction produite dans une bobine induite dépend de la longueur et du diamètre du fil qui constitue cette bobine. Aussi, lorsqu'il est possible, convient-il d'avoir des bobines à fil gros et d'autres à fil fin.

Quels sont les éléments dont dépendent les variations d'intensité du courant induit pour une bobine donnée?

L'intensité du courant induit est proportionnelle à celle du courant inducteur; on pourra donc faire varier le premier à volonté en modifiant le second par les moyens connus, soit en changeant la FEM, ce qui exige une modification dans la pile produisant le courant, soit en introduisant dans le circuit inducteur une résistance variable à volonté : cette disposition est plus commode parce qu'elle permet de ne pas interrompre l'action et d'obtenir des effets variant par degrés insensibles.

L'action inductrice dépend aussi de la distance qui sépare la bobine induite de la bobine inductrice. Dans la plupart des appareils, les bobines sont invariablement fixées et on ne peut faire varier cette distance : mais il en est autrement dans la *bobine à chariot* de Dubois-Raymond (fig. 475 et 477) dans laquelle la bobine induite H′ est montée à part sur

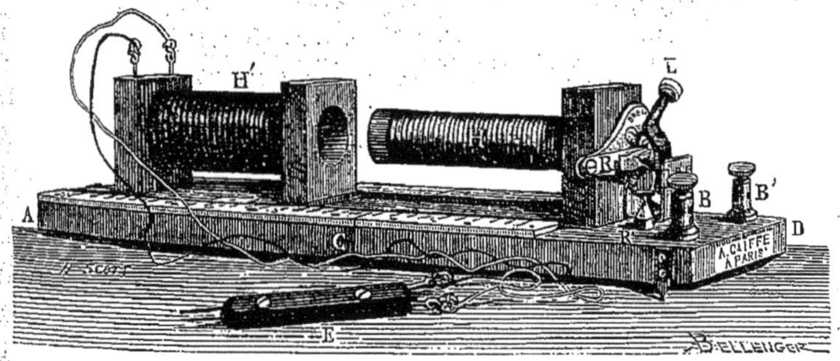

Fig. 477.

un support qui permet de la déplacer, soit qu'elle recouvre complètement la bobine inductrice, soit qu'elle la recouvre seulement en partie, soit même qu'elle en soit complètement séparée. Une échelle graduée permet de déterminer la position exacte de cette bobine mobile, afin de pouvoir reproduire à volonté des conditions bien définies.

Enfin, on peut faire varier l'intensité du courant induit en faisant naître une action qui produise un effet inverse de celui du courant inducteur. On réalise cette condition, en plaçant entre le fer doux et la bobine un cylindre de cuivre mince. Comme nous l'avons dit, les variations du champ magnétique font naître dans ce cylindre des courants induits : la bobine induite se trouve alors soumise à l'action du courant inducteur et de l'aimantation du fer doux, et à l'action, toujours inverse (962), des courants induits du cylindre; l'action qu'elle subira ne sera donc que la différence des deux effets, différence d'autant plus grande que les courants induits du cylindre auront moins d'importance. Or on peut faire varier ceux-ci en éloignant plus ou moins le cylindre de la bobine inductrice; son action sera la plus énergique lorsqu'il sera placé précisément au même niveau que la bobine inductrice et alors le courant induit sera minimum. Mais à mesure qu'on déplacera ce cylindre en le tirant hors de la bobine, son action sera moindre; le courant induit augmentera d'intensité.

971. — C'est cette disposition qui est généralement adoptée dans les bobines d'induction destinées aux applications médicales.

Ces bobines dont on réduit les dimensions autant que possible afin de les rendre aisément transportables sont placées dans des boîtes qui contiennent, outre les électrodes T (fig. 478) destinées à l'application des

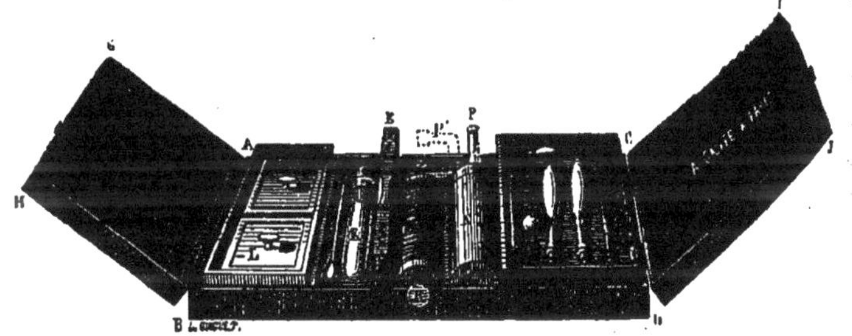

Fig. 478.

courants aux points où ils doivent agir, la pile L destinée à mettre la bobine en action. Cette pile est tantôt une pile au sulfate de mercure que l'on monte au moment de s'en servir, tantôt une pile à chlorure d'argent ou une pile à retournement de Trouvé; dans tous les cas, en mettant la pile à la place qu'elle doit occuper, on établit spontanément les contacts assurant le passage du courant. Il y a en outre un régulateur R, cylindre de cuivre dont nous avons expliqué le fonctionnement et un interrupteur à trembleur P dont on peut faire varier la rapidité du mouvement entre certaines limites. Enfin, en général, on peut mettre les électrodes en communication soit avec la bobine induite et utiliser ainsi le courant induit, soit avec la bobine inductrice et se servir seulement des courants interrompus et des extra-courants qui traversent cette bobine.

Il existe divers modèles de bobines de ce genre, mais elles ne diffèrent que par des détails de peu d'importance sur lesquels il est inutile de s'arrêter.

972. — Les machines médicales d'induction magnéto-faradiques (champ magnétique produit par un aimant), ou volta-faradiques (champ magnétique variable produit par un courant), présentent les unes et les autres des avantages et des inconvénients : pour les premières, il est nécessaire d'avoir recours à un aide pour entretenir le mouvement des pièces mobiles; dans les secondes, il faut monter la pile ou vérifier de temps à autre qu'elle fonctionne bien s'il s'agit d'une pile à renversement ou d'une pile à chlorure d'argent; de plus, dans celles-ci, les contacts se détériorent assez facilement et la formation de couches minces de sels ou d'oxydes suffit pour empêcher complètement le fonctionnement. Enfin, dans les machines magnéto-faradiques, on peut faire varier la fréquence des interruptions dans des proportions beaucoup plus étendues que dans les bobines volta-faradiques.

Toutefois il faut reconnaître que la nécessité d'entretenir le mouvement est un inconvénient réel des machines magnéto-faradiques qui, de plus, ont en général de plus grandes dimensions, ce qui rend leur transport moins facile.

973. **Distribution industrielle de l'électricité.** — La production des courants induits est devenue dans ces dernières années une opération industrielle; sans parler des applications spéciales à une industrie déterminée, elle est la base de la distribution de l'électricité qui commence à se généraliser. Dans une usine, station centrale d'électricité, on développe des courants induits, à l'aide de machines d'induction mues par des moteurs hydrauliques ou par des moteurs à vapeur : les courants produits circulent dans des conducteurs en cuivre placés aériennement, sur des poteaux dont les séparent des isolateurs en porcelaine, ou souterrainement dans des tranchées où les conducteurs sont également isolés. Des dérivations peuvent être établies sur ces conducteurs principaux et amener le courant dans les usines ou les maisons placées dans le voisinage, où ce courant peut être utilisé à divers usages : tantôt il peut servir à la production de la lumière électrique; tantôt, il peut produire l'électrolyse ou des actions chimiques industrielles; tantôt il peut être employé à la soudure des métaux; tantôt même, comme nous allons le dire, il peut être pris comme source motrice. Ajoutons que, dans quelques installations, en petit nombre jusqu'à présent, il faut le reconnaître, ce courant est utilisé à actionner des appareils médicaux ou chirurgicaux.

Les machines productrices des courants d'induction sont très variables de forme : aucune ne repose sur l'emploi des bobines, le courant inducteur produit par des piles étant d'un prix trop élevé. Parmi les modèles adoptés, dans les uns, le champ magnétique est produit par des aimants; dans les autres, par des électro-aimants. Dans ce dernier cas, il peut arriver que le courant nécessaire à mettre en jeu les électro-aimants provienne d'une autre machine, machine excitatrice; mais maintenant le plus souvent, ce courant est emprunté au circuit même dans lequel se manifeste le courant principal : les machines de ce genre, que nous ne pouvons étudier, même sommairement, ont reçu le nom de machi dynamo-électriques.

974. — Il y a intérêt au point de vue des dimensions du conducteu à employer, pour un débit donné d'énergie électrique, un courant d forte intensité, et par suite correspondant à une grande différence d potentiel. Ces courants ne sont pas sans inconvénient, surtout s'ils soi alternatifs, et des accidents graves, la mort même, peuvent résulter pou un individu qui se trouve mis accidentellement en contact avec les conducteurs; quoiqu'il soit difficile de préciser un nombre, il paraît certain que, avec des courants alternatifs, une différence de potentiel de 300 vol présente un danger réel. Aussi convient-il de mettre les conducteurs absolument hors de portée.

D'autre part, les divers usages auxquels les courants peuvent ê employés ne comportent pas toujours une grande différence de potentiel, il y a donc avantage, et même nécessité dans certains cas, à pouvoir substituer un courant à basse tension (à faible différence de potentiel) à un courant à haute tension (grande différence de potentiel), de même que quelquefois la transformation inverse est utile. Actuellement, on arrive aisément à ce résultat dans le cas des courants alternatifs par l'emploi de *transformateurs*. Un transformateur est, à proprement parler, une bobine d'induction de forme variable : le courant inducteur alternatif passe dans le fil primaire et donne naissance à des courants induits dans le fil secondaire; suivant les diamètres et les longueurs des fils primaire et secondaire, on obtient telle transformation de FEM que l'on veut. Naturellement, il y a variation inverse de la quantité d'électricité mise en jeu, car en somme, on retrouve, sauf les pertes de nature diverse qui accompagnent toute transformation, la même quantité d'énergie dans le circuit primaire et dans le circuit secondaire. Mais, à égalité d'énergie, il y a intérêt à disposer à volonté de chacun des facteurs comme nous l'avons dit déjà (952).

Lorsqu'il s'agit d'une importante station centrale, il est nécessaire d'avoir une machine de rechange pour remplacer immédiatement une machine qui serait mise hors d'état de fonctionner par une cause quelconque. Dans des installations de moindre importance, il suffit d'adjoindre à la machine d'induction une batterie d'accumulateurs (951); on charge celle-ci avec la machine lorsque la dépense est moindre que la quantité que peut fournir cette machine. Dans le cas contraire, la batterie ajoute son effet à celui de la machine, et peut même la suppléer entièrement pendant un certain temps.

975. — Les machines d'induction qui fonctionnent par suite du déplacement relatif des induits et du champ magnétique sont reversibles : nous avons vu qu'elles donnent naissance à des courants quand on entretient leur mouvement par une dépense de travail mécanique; inversement lorsqu'on fait traverser le fil de l'induit par un courant, il y a production d'un mouvement, production d'un travail mécanique.

Nous avons indiqué le principe que nous signalons (923); ce principe a été mis en application dans de très nombreux modèles de machines. La question est devenue absolument industrielle et a reçu des applications très variées : il y a là un côté important de la question sur lequel nous n'avons pas à insister. Mais des moteurs électriques basés sur ces principes sont maintenant fréquemment employés dans les laboratoires et, à cause de cela, il était nécessaire de signaler leur existence : la machine Gramme que nous avons décrite (964) peut servir dans ce but; mais on emploie également d'autres systèmes, comme le moteur Deprez, par exemple.

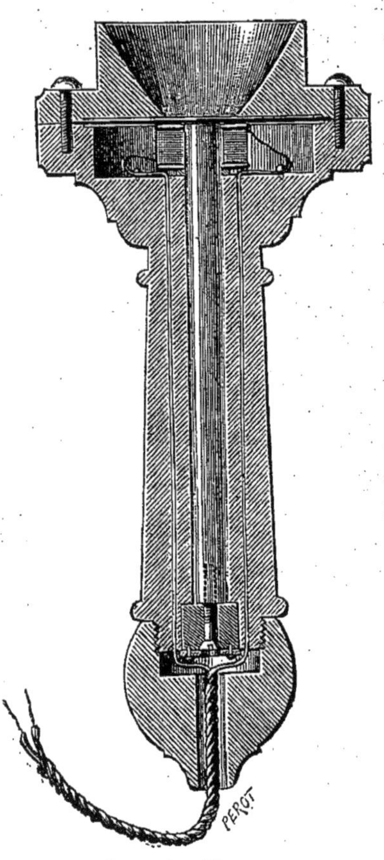

Fig. 479.

976. **Téléphone. Microphone.** — Parmi les applications les plus intéressantes des courants d'induction, il faut citer le téléphone dont l'invention est due à Graham Bell (1876) et dont les applications se sont rapidement multipliées.

Le téléphone (fig. 479) consiste essentiellement en un barreau aimanté qui était rectiligne dans sa forme primitive et auquel on donne plus souvent maintenant une forme annulaire. Autour de l'un des pôles se trouve enroulé un fil de cuivre isolé constituant une bobine; ce système peut être entouré d'un manche en bois; devant le pôle de l'aimant se trouve une lame circulaire de fer mince, fixée en quelques points de sa circonférence, et près de la face opposée de laquelle se trouve l'extrémité d'un cornet conique.

Imaginons que par un procédé quelconque on fasse passer dans le fil du téléphone un courant interrompu périodiquement : chaque fois que le courant est établi, il y a variation du champ magnétique de l'aimant, augmentation par exemple. La plaque de fer doux est donc attirée par l'aimant plus qu'elle ne l'était, elle fléchira; mais cette plaque reprend sa position primitive lorsque, le courant cessant de passer, le champ magnétique revient à sa valeur première. Chacune de ces variations est accompagnée d'un bruit léger qu'on peut entendre à distance, mais qu'on perçoit plus nettement lorsqu'on place l'oreille devant le cornet. Si les variations se répètent très rapidement, la plaque entrera en vibration, fera vibrer l'air et l'observateur entendra un son dont les divers caractères seront liés à la nature des vibrations communiquées à la plaque.

Les mouvements de la plaque étant dus à une variation du champ magnétique, il n'est pas nécessaire qu'il y ait des cessations et des reprises de courant, et la même action se manifeste également sous l'influence des variations d'intensité. Des variations même très faibles produisent des résultats très appréciables.

Il importe d'ajouter que le bruit produit peut reconnaître une autre cause, des variations dans l'état moléculaire du barreau, car des effets analogues peuvent être observés même après la suppression de la lame de fer.

Comme nous allons le dire, ces propriétés ont été utilisées dans diverses circonstances; mais avant de les indiquer, nous devons signaler une autre propriété importante du téléphone : le téléphone est un appareil reversible, et lorsqu'on transmet à la plaque un déplacement, on fait naître un courant dans le circuit dont fait partie la bobine du téléphone. En effet, le déplacement du fer doux devant l'aimant modifie le champ magnétique et, par suite, il se produit un courant d'induction. Si la plaque revient à sa position primitive, le champ magnétique varie en sens inverse et un courant d'induction, de sens contraire au premier, prend naissance. Si la plaque vibre, les actions se succèdent et le circuit est parcouru par des courants alternatifs dont la fréquence dépend de la rapidité des vibrations.

On comprend que les variations du champ magnétique et, par suite, l'intensité des courants sont d'autant plus considérables que les vibrations de la plaque ont plus d'amplitude. Enfin la loi du courant dépend de la loi de vibration de la plaque, comme on peut le concevoir aisément.

977. — Les propriétés du téléphone ont été utilisées dans diverses applications; nous allons en citer quelques-unes.

La propriété de donner un bruit ou un son sous l'influence de courants même très faibles, fait du téléphone un galvanoscope très sensible. Il suffit de mettre dans le circuit où on soupçonne l'existence d'un courant, un téléphone et un interrupteur mécanique quelconque : le téléphone mis à l'oreille fait entendre un son ou un bruit s'il existe un courant, quelque faible qu'il soit. Ainsi employé, le téléphone est bien plus sensible, non seulement que les galvanomètres que nous décrivons plus loin, mais même que la patte de grenouille galvanoscopique. Ajoutons que le téléphone fonctionne également bien dans le cas de courants alternatifs; dans ce cas même, il n'est pas besoin d'interrupteur mécanique, surtout si les alternances se succèdent rapidement.

C'est également sur les propriétés précédemment indiquées du téléphone que repose la balance électrique inventée par Hughes. Cette disposition comprend un circuit dans lequel est une pile P (fig. 480), un interrupteur mécanique I et deux bobines A et B; un second circuit contient un téléphone T et deux bobines a et b placées au-dessus de A et B dont on peut les approcher plus ou moins [1]. L'enroulement des fils dans les bobines est tel que les variations du courant dans les bobines A et B font naître dans les bobines a et b, en même temps, des FEM contraires; si elles sont égales aucun courant ne passe dans le téléphone qui reste silencieux; si ces FEM sont inégales, le téléphone est parcouru par des courants induits, dus à leur différence, et sous l'influence de ces courants interrompus il produit un bruit ou un son.

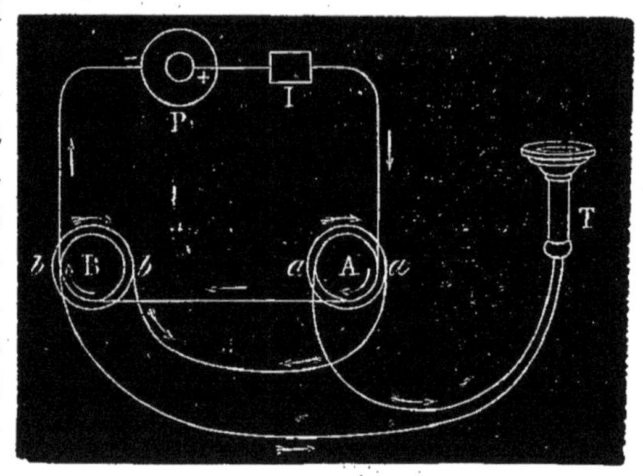

Fig. 480.

En faisant varier les distances respectives de A à a et de B à b, on peut toujours arriver à réduire le téléphone au silence; mais alors, toute cause qui modifiera l'action inductrice pour une des paires de bobines changera l'une des FEM et un bruit sera produit dans le téléphone. Parmi les causes qui peuvent modifier l'induction, nous pouvons citer le voisinage d'une masse métallique qu'il suffira d'approcher d'une des bobines pour que le téléphone, précédemment réduit au silence, cesse d'être silencieux. C'est dans le but de reconnaître si une balle était restée ou non dans les tissus (assassinat du président Garfield, aux États-Unis) que Hughes a imaginé cet appareil qui a été utilisé depuis dans des circonstances différentes, notamment pour reconnaître si deux masses métalliques sont identiques ou non. Dans le premier cas, si on les place de la même façon par rapport aux bobines A et B, les effets qu'elles produisent sont égaux et le téléphone reste silencieux; mais la plus petite iné-

1. Sur la figure les bobines a et b sont indiquées comme extérieures à A et B, ce qui ne change rien à l'effet. Il existe d'ailleurs dans cette figure une erreur sur les communications des fils allant au téléphone, qui devraient être reliés aux cercles a et b et non à A et B.

galité de poids ou de composition modifie inégalement les effets d'induction dans les deux bobines, et un son est perçu au téléphone.

978. — L'invention du téléphone a été complétée par celle du *microphone* qui constitue un moyen de mettre en action un téléphone sous l'influence de mouvements même excessivement limités : l'emploi du microphone est basé sur le fait qu'un téléphone produit un son ou un bruit sous l'influence des variations d'intensité d'un courant qui le traverse.

Le microphone, sous sa forme la plus simple, comprend un cylindre de charbon C (fig. 481) terminé en pointe à ses extrémités; ce cylindre

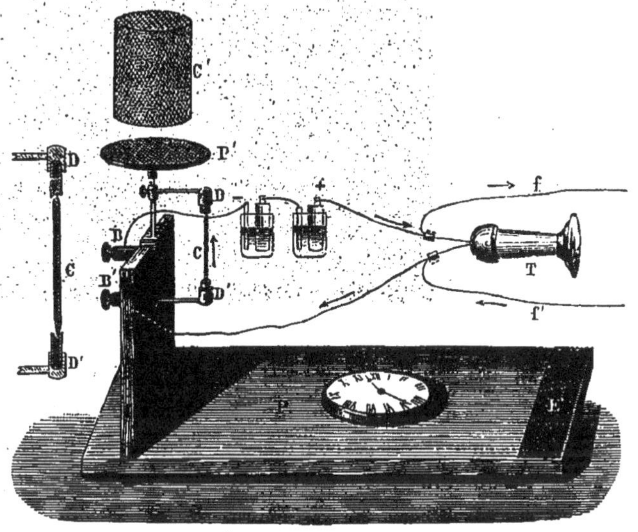

Fig. 481.

est maintenu entre deux morceaux de charbon présentant des cavités dans lesquelles entrent les pointes. Les charbons D et D′ sont portés par des pièces métalliques par lesquelles ils sont placés dans un circuit contenant une pile et un téléphone T : ces pièces métalliques sont fixées à une planchette en bois maintenue verticalement par une autre planche P qui sert de base à l'appareil.

Tant que tout reste immobile, le courant passe dans le circuit sans variation d'intensité, le téléphone reste silencieux; mais la moindre secousse donnée au système modifie les contacts des charbons et change la résistance, ce qui entraîne une variation d'intensité du courant, variation qui se traduit par un bruit produit dans le téléphone : l'intensité du bruit dépend de la grandeur des variations d'intensité du courant, de telle sorte que pour une même secousse le bruit est d'autant plus fort que le courant est plus intense.

Dans quelques cas, la secousse peut être communiquée au microphone plus directement, à l'aide d'un plateau P′ porté sur une tige à laquelle est fixé le microphone; dans certaines expériences où on voulait mettre en évidence le bruit produit par la marche des insectes, le plateau était recouvert d'une cloche en toile métallique C'.

Une disposition avantageuse consiste à employer l'audition binauriculaire : à cet effet, les fils aboutissant au téléphone T se bifurquent en f, f' et se rendent à un second téléphone. Cette disposition est encore utile en ce qu'elle permet à deux personnes de faire l'observation simultanément.

979. — Le microphone a été appliqué dans un grand nombre de circonstances et a subi des changements variés tant dans la forme des charbons que dans leur position relative; mais le principe est resté le même.

On a appliqué le microphone à la construction d'une sonde destinée à reconnaître l'existence d'un calcul ou d'un corps dur dans la vessie. La sonde microphonique de Chardin est une sonde métallique dont l'extrémité est constituée par un cylindre creux servant de poignée; dans ce cylindre se trouvent placés des charbons constituant un microphone qui est dans un circuit métallique avec une pile et un téléphone.

On introduit la sonde dans la vessie : tant que son bec ne rencontre que des parties molles, aucun choc n'est transmis à la poignée; mais s'il vient à toucher un calcul ou un corps dur, une secousse est communiquée aux charbons du microphone et un bruit est perçu par l'opérateur ayant le téléphone à l'oreille. Cet appareil est fort sensible et peut rendre des services.

Le microphone a été appliqué, par Boudet de Pâris notamment, à la construction de divers appareils destinés à étudier les bruits qui se produisent dans l'organisme; c'est ainsi qu'on a construit un stéthoscope pour l'étude des bruits du cœur ou de la poitrine, un sphygmophone pour l'étude de la circulation dans les vaisseaux, etc.

Ces appareils n'ont pas donné tous les résultats qu'on peut en attendre : outre la nécessité d'y joindre toujours une pile et un téléphone, ce qui est un inconvénient dans la pratique, il faut reconnaître qu'il est difficile de se rendre compte de l'importance et de la signification des bruits qu'on entend : le microphone est un amplificateur des bruits et des sons, et permet, par suite, d'entendre des bruits dont on n'a pas conscience normalement. Aussi est-il difficile de reconnaître, dans une observation faite par l'intermédiaire d'un microphone, les caractères et les éléments des bruits normaux ou anormaux de l'organisme, tels qu'on a l'habitude de les entendre. Il y aurait là sans doute une étude complète et nouvelle à faire, une éducation particulière du sens de l'ouïe; mais cette étude n'a pas été faite et les appareils microphoniques sont tombés actuellement dans un discrédit qu'ils ne méritent pas. Il est possible qu'ils n'entrent jamais comme instruments courants de diagnostic, à cause de la complication qu'ils entraînent; mais ils pourront certainement rendre de réels services dans les recherches de physiologie.

980. — Le téléphone et le microphone sont surtout utilisés pour transmettre la parole à distance : on peut obtenir ce résultat par l'emploi de deux téléphones seulement réunis par des fils conducteurs. Lorsqu'on parle devant l'un d'eux, les vibrations de l'air sont communiquées à la plaque de fer, qui en vibrant produit un changement dans le champ magnétique de l'aimant : des courants d'induction de même période que les vibrations de l'air s'établissent donc dans le circuit et vont traverser la bobine de l'autre téléphone où, par leurs alternances, ils amènent la production d'un mouvement vibratoire de la plaque, mouvement vibratoire synchrone à celui de la plaque de l'autre téléphone produisant, par suite, un son de même hauteur.

En parlant devant l'un des téléphones, produisant des sons de hauteur variée, on fait naître dans l'autre téléphone des sons de même hauteur; mais, le timbre est modifié, d'une manière générale, et le son est faible, d'autant moins intense que la distance qui sépare les téléphones est plus grande, car la FEM reste la même mais la résistance augmente, et les courants diminuent d'intensité.

Pour éviter ces inconvénients, la transmission de la parole se fait maintenant par la combinaison du microphone et du téléphone. Le circuit comprend ces deux appareils, ainsi qu'une pile dont la FEM est réglée d'après la résistance du circuit, de manière à donner un courant d'une intensité suffisante, quelle que soit la distance : le microphone est placé à l'une des stations et le téléphone à l'autre. On parle devant une planchette en bois léger qui recouvre les charbons du microphone qui sont déplacées périodiquement par les vibrations de la plaque; le courant subit des variations synchrones et, à l'autre station, ce courant variable fait naître un son qui, si les dispositions ont été convenablement prises, reproduit, à l'intensité près, le son primitif.

On sait quel développement ont pris actuellement les communications téléphoniques, et il est inutile d'insister sur l'intérêt de la question au point de vue pratique. Nous nous bornerons à dire que, dans la réalité, les appareils téléphoniques ne présentent pas le caractère de simplicité que nous avons indiqué et qui suffit pour faire comprendre le principe et le mode de fonctionnement : des dispositions spéciales et variées doivent être prises pour répondre aux besoins et aux difficultés qui résultent, par exemple de la grande distance, puisque, en service courant en France, les communications ont lieu à plus de 800 kilom., et qui résultent aussi des effets particuliers produits dans les câbles sous-marins pour les communications d'outre-mer.

CHAPITRE VII

ÉTUDE COMPLÉMENTAIRE DES EFFETS DE L'ÉLECTRICITÉ

981. — Dans les chapitres précédents nous avons étudié avec quelques détails certains effets produits par l'électricité; ce sont ceux qui sont les mieux connus aujourd'hui et les plus intéressants au point du vue des applications, mais ce ne sont pas les seuls. Il en est quelques autres dont la découverte est récente et dont toutes les conditions ne sont pas absolument déterminées : comme on ne peut savoir s'ils ne doivent pas, plus ou moins prochainement, acquérir une réelle importance, nous croyons devoir les indiquer d'une manière sommaire. Comme il s'agit de phénomènes d'ordres divers, ce chapitre manquera nécessairement d'homogénéité.

982. **Phénomènes actino-électriques.** — Nous avons dit que l'air humide n'est pas un isolant parfait; comme l'atmosphère ambiante n'est jamais absolument dépourvue d'humidité, il en résulte qu'un corps chargé d'électricité et porté par un pied isolant perd peu à peu sa charge et revient à l'état neutre. On met facilement le fait en évidence en chargeant un électroscope à feuilles d'or et en l'abandonnant à lui-même : on voit peu à peu les feuilles retomber et arriver à la verticale après un temps plus ou moins long. Mais si, sur le bouton de l'électroscope ou sur un plateau qui lui est relié métalliquement, on fait tomber un faisceau de lumière émané d'un arc voltaïque, on reconnaît que la déperdition est beaucoup plus rapide. L'analyse du phénomène montre que ce sont les radiations violettes et ultrà-violettes qui sont principalement efficaces.

On peut rapprocher de ce phénomène le fait suivant qui montre également l'influence des radiations sur l'électricité :

Une bobine de Ruhmkorff étant reliée à un excitateur, on écarte les deux branches de celui-ci jusqu'à ce que l'étincelle cesse de se produire. Si alors on éclaire l'excitateur avec un faisceau riche en radiations ultrà-violettes, les étincelles éclatent de nouveau.

Signalons encore le fait suivant : si l'on éclaire par des radiations ultrà-violettes un conducteur relié à un électromètre, on constate que celui-ci présente une charge positive, dont le potentiel peut atteindre 7 à 8 volts, ce qui exige que l'air en contact se charge négativement.

Il n'existe jusqu'à présent aucune explication satisfaisante de ces faits.

983. **Phénomènes électro-capillaires.** — Lorsqu'une masse de mercure est prise comme électrode, pour la décomposition de l'eau acidulée, par exemple, la polarisation qui s'y produit modifie la tension superficielle au contact du mercure et de l'eau. On peut mettre le fait en évidence de la façon suivante, indiquée par M. Lippmann.

Un vase en verre A (fig. 482) de quelques centimètres de diamètre communique avec un tube fin doublement recourbé BCDE; on verse du mercure dont la surface libre dans le tube *m* est un peu au-dessous de la surface libre MM′ dans le vase (96). On remplit le reste du tube *m* DE d'eau acidulée, et on plonge l'extrémité E dans un vase F, contenant de l'eau acidulée qui surmonte une couche de mercure. Enfin des fils de platine G et H sont reliés à ces deux masses de mercure. Si les fils G et H sont réunis directement, le ménisque *m* arrive à une position stable à laquelle il revient absolument si on l'en écarte. Mais si entre les fils G et H on introduit une pile, l'électrolyse a lieu et, en même temps, le ménisque prend une nouvelle position d'équilibre qui est également stable tant que passe le courant.

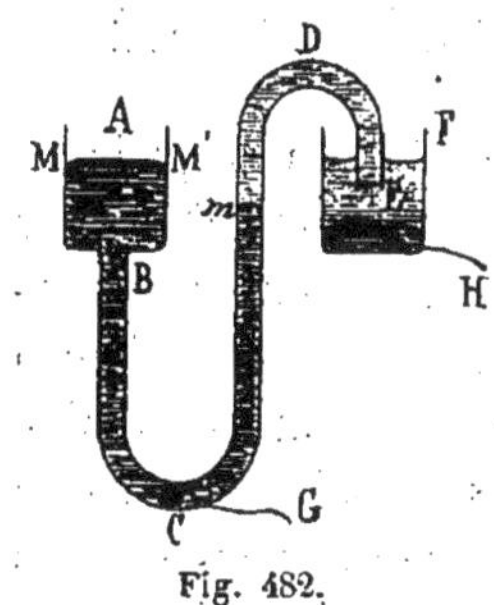

Fig. 482.

Disons que le phénomène est reversible : si on introduit le bec effilé d'un entonnoir rempli de mercure dans un verre contenant une couche de mercure recouverte d'eau acidulée et qu'on réunisse les deux masses de mercure à un électromètre, celui-ci indique des variations de potentiel lorsqu'il se forme une goutte, qui grossit et tombe. L'accroissement de la goutte correspond à une variation de forme de la surface de contact des deux liquides.

Comme nous le verrons, le phénomène direct a été utilisé dans la construction de l'électromètre capillaire : jusqu'à présent le phénomène inverse est sans application.

984. — Ed. Becquerel a signalé des faits curieux dont la théorie n'a pas encore été donnée : lorsque deux liquides, tels qu'une solution de sulfate de cuivre et de l'eau acidulée, sont séparés par une cloison présentant une très fine ouverture, une lame de verre fêlée, par exemple, il se produit une action chimique, lente à la vérité, mais qui a pour effet de déposer du cuivre à l'état métallique.

Peut-être se produit-il des actions analogues dans d'autres circonstances? La question n'a pas encore été étudiée complètement.

Nous signalons ces faits à la suite des précédents, parce que l'existence d'un espace capillaire est nécessaire à leur production, mais sans en conclure qu'ils doivent s'y rattacher comme explication.

985. **Décharges oscillatoires des corps électrisés.** — Nous avons dit que lorsqu'on rapproche deux corps à des potentiels différents, il éclate une étincelle et que les corps sont ramenés à l'équilibre électrique. L'action n'est pas instantanée, mais elle dure un temps très court pendant lequel un flux d'électricité passe d'un des corps à l'autre. Il est intéressant d'examiner ce qui se produit dans cette décharge qui n'a pas lieu toujours dans les mêmes conditions : tantôt le flux très intense d'abord

décroît progressivement pour s'annuler lorsque la décharge est finie; tantôt, au lieu d'un flux unique, le phénomène est plus complexe, et il y a une série de flux, de décharges, alternativement dans un sens et dans l'autre, l'intensité du flux décroissant rapidement.

On peut se rendre compte de ces différents modes de retour à l'équilibre électrique par la comparaison que nous avons déjà faite. Si on ouvre le robinet R (fig. 407) qui établit la communication entre les deux réservoirs A et B où le liquide a des niveaux différents, si le tube de communication est étroit ou s'il présente un ou plusieurs étranglements, les variations du niveau seront lentes, les liquides arriveront sans vitesse à la position où leurs surfaces libres sont dans un même plan horizontal et ils resteront à cette position définitivement. Mais il n'en sera pas de même lorsque la communication entre les deux réservoirs est largement établie : alors, le liquide arrivant à la position d'équilibre sera animé d'une certaine vitesse et dépassera cette position, de telle sorte que le liquide en B parviendra à un niveau supérieur à celui du liquide en A; mais lorsque la vitesse sera épuisée, il se produira un mouvement de totalité en sens contraire. Le même fait se reproduira, et il y aura une série d'oscillations du liquide autour de sa position d'équilibre, oscillations dont l'amplitude décroîtra. Le tuyau de communication se trouvera donc, jusqu'à l'établissement de l'équilibre définitif, parcouru par des courants alternativement dans un sens et dans l'autre.

L'étude théorique de la question au point de vue de l'électricité a permis de déterminer les conditions nécessaires pour qu'une décharge oscillatoire se produise et de trouver une formule qui, dans ce cas, donne la durée des oscillations, qui sont isochrones.

Dans le cas d'une décharge oscillatoire, ce n'est pas par une étincelle seulement que se fait le retour à l'équilibre électrique, mais par une série d'étincelles d'intensité décroissante. En étudiant les étincelles d'un condensateur à l'aide du miroir tournant on a pu reconnaître l'existence de ces étincelles successives, de très courte durée.

986. — Il est intéressant de pouvoir obtenir à volonté des décharges oscillatoires se répétant aussi longtemps qu'on le désire, et non pas seulement s'éteignant très rapidement comme on en obtient par la décharge d'un condensateur. M. Hertz y est arrivé à l'aide de la disposition suivante.

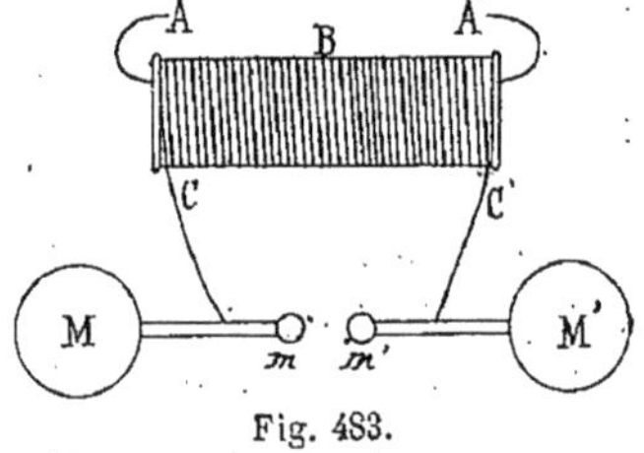

Fig. 483.

Le fil secondaire d'une bobine d'induction B (fig. 483) est relié pas ses deux extrémités à deux tiges dont les extrémités munies de petites sphères m, m' sont placées en regard à une distance que l'on peut faire varier à volonté, tandis que les extrémités opposées portent des conducteurs de grande surface M, M′, sphériques ou plans. Lorsqu'on fait passer dans le fil primaire un courant interrompu, les conducteurs M et M′ sont à chaque fois portés à des potentiels présentant une grande différence, et une étincelle éclate entre m et m' ; ces étincelles sont aussi nombreuses que les interruptions du courant du fil primaire. Mais, de plus, si les dimensions ont été convenablement choisies, ces décharges sont oscillatoires, de telle sorte que le nombre des décharges effectives dans chaque sens dépasse de beaucoup le nombre des interruptions du courant primaire : le nombre de ces décharges peut aisément atteindre plusieurs centaines de mille et même plusieurs millions par seconde.

On obtient des résultats également satisfaisants en supprimant les conducteurs M et M′ et mettant les deux extrémités du fil secondaire de la bobine en communication avec les armatures d'un condensateur, bouteille de Leyde ou batterie, en même temps qu'ils sont reliés à deux tiges entre lesquelles peut éclater l'étincelle.

Quant au courant qui circule dans la bobine primaire ce peut être un courant de pile, interrompu à l'aide d'un interrupteur quelconque; mais on peut aussi le faire traverser par un courant alternatif fourni par une machine d'induction.

Dans ces conditions les décharges qui éclatent présentent le double caractère d'avoir une très courte durée, 1 millionième de seconde par exemple, et de correspondre à des FEM considérables, 25 000 volts.

Dans ces conditions, les décharges obtenues produisent des effets particuliers sur lesquels nous aurons à revenir.

987. **Tubes de Geissler. Expériences de Crookes.** — On désigne sous le nom de tubes de Geissler des tubes en verre, qui peuvent être diversement contournés d'ailleurs, et qu'on a fermés à la lampe après y avoir fait le vide. Des fils de platine y sont soudés en deux points, de manière qu'une de leurs extrémités pénètre à l'intérieur tandis que l'autre est à l'extérieur du tube. Si on réunit ces deux fils aux extrémités du fil secondaire d'une bobine d'induction, le tube s'illumine en entier d'une lueur dont la couleur varie suivant la nature du gaz qui reste dans le tube à une très faible pression. Cette lueur remplit tout le tube, quelle que soit sa forme : elle est plus vive dans les parties rétrécies; enfin elle n'est pas continue et présente alternativement des bandes lumineuses et des bandes obscures. Si le verre est susceptible de devenir fluorescent, il prend la couleur qui lui est propre, et il en est de même des substances solides qu'on place dans le tube, ou même des liquides qu'on y a introduits après les avoir renfermés dans d'autres tubes absolument clos.

Tels sont les faits principaux que l'on observe lorsque la raréfaction a été poussée jusqu'au point où la pression du gaz qui subsiste est d'environ 1 millième d'atmosphère.

988. — Mais les résultats sont très modifiés, comme l'a montré

M. Crookes, lorsque la raréfaction a été poussée beaucoup plus loin et que la pression n'est plus que de 1 millionième d'atmosphère environ.

Dans les tubes de Geissler, si la pression est diminuée au-dessous de la valeur qu'elle présente d'ordinaire dans ces appareils, on observe qu'il existe un espace obscur autour du pôle négatif; cet espace augmente de dimensions si on abaisse la pression de plus en plus. C'est dans cet espace obscur, considérablement agrandi dans les appareils de M. Crookes, que se manifestent les effets dont nous allons parler.

Si, en face du pôle négatif qui est représenté par un disque de quelques millimètres de diamètre, on place des substances fluorescentes, elles s'illuminent très brillamment et certaines d'entre elles arrivent à avoir un pouvoir éclairant notable. En variant les conditions de l'expérience on reconnaît que les effets se manifestent seulement dans la direction normale au disque qui sert de pôle négatif. Si l'on opère dans un tube droit, le fond du tube opposé à ce pôle s'éclaire par fluorescence, et l'effet lumineux se produit toujours en face de ce pôle, quelle que soit la position occupée par le pôle positif; si l'on opère dans un tube coudé, c'est seulement dans la branche qui contient le pôle négatif que se manifeste cet effet.

En donnant à la plaque qui sert de pôle négatif une forme concave, on obtient un maximum d'effet au point où se rencontrent les normales; en ce point, il y a production de chaleur, du platine iridié peut y être amené à l'incandescence.

On voit que tout se passe comme s'il y avait un agent quelconque qui se propageât effectivement dans la direction normale au pôle : on aurait ainsi une sorte de faisceau dont la forme dépendrait de celle de ce pôle.

Si on prend pour pôle une surface convexe, on obtiendrait, dans cette hypothèse, un faisceau divergent; or c'est bien ce qui semble se produire, car si sur le trajet on met un écran en aluminium découpé suivant une forme quelconque, il agit comme un obstacle derrière lequel l'agent ne se propage pas. Aussi sur le fond du tube, qui s'éclaire par fluorescence, apparaît une partie non illuminée, une ombre pour ainsi dire, ayant la forme même de l'écran, mais de plus grandes dimensions que celui-ci, comme il doit arriver par suite de la divergence du faisceau.

Les faisceaux ainsi obtenus sont déviés par l'action d'un aimant étant attirés ou repoussés suivant le pôle qu'on approche.

Enfin ces faisceaux peuvent produire des actions mécaniques : on le prouve en plaçant un léger tourniquet très mobile sur la direction normale au pôle. Lorsque l'appareil est relié à la bobine d'induction, et que le faisceau se produit, le tourniquet se met en mouvement.

M. Crookes explique ces effets en admettant qu'ils sont dus aux mouvements des molécules de gaz qui, étant relativement peu nombreuses à cause de la grande raréfaction, peuvent se mouvoir rectilignement; il en conclut que la matière se trouve alors dans un état particulier, un quatrième état qu'il appelle *état radiant* (2).

C'est là une hypothèse qui a paru admissible, car elle rend compte des faits aisément. Mais la découverte de nouveaux phénomènes électriques dont nous allons parler pourrait, peut-être, faire rejeter cette explication et faire attribuer les effets observés non aux molécules des gaz, mais à l'électricité même.

Ajoutons que si l'on raréfie l'air beaucoup plus encore que dans les tubes de Crookes, aucun effet ne se produit plus, l'électricité ne passe pas.

989. **Expériences de M. Hertz et de M. Tesla.** — Dans les expériences qu'il a faites, M. Hertz a reconnu que lors des décharges oscillatoires très rapides qu'il obtenait avec l'appareil que nous avons décrit, toutes les masses métalliques situées dans le voisinage et même à une assez grande distance subissent des effets analogues aux effets d'induction, et qui font qu'on en peut tirer des étincelles. Il prend notamment un cadre formé par un fil métallique contourné dont les deux extrémités sont amenées en face l'une de l'autre; l'une d'elles est terminée par une boule et l'autre par une pointe dont on peut faire varier la distance à la boule à l'aide d'une vis micrométrique. En promenant cet appareil dans le voisinage du vibrateur on obtient des étincelles plus ou moins longues suivant la distance, mais qui sont encore sensibles à plus de 15 mètres. L'influence n'est pas empêchée par l'interposition d'un mur, mais une surface métallique l'arrête.

Il semble que l'action se produit comme s'il existait des rayons, pour ainsi dire, émanés du vibrateur. On reconnaît d'ailleurs que ces rayons peuvent se réfléchir sur des surfaces métalliques et être réfractés, déviés par un prisme.

Il y a donc là quelque analogie avec ce que nous avons dit pour la lumière, ou mieux pour les radiations en général : mais l'analogie peut être poussée plus loin, car certaines expériences tendent à montrer qu'il s'agit dans ce cas d'un mouvement vibratoire qui se propage.

En plaçant un vibrateur devant un mur et à une certaine distance, à plusieurs mètres, et explorant l'espace compris à l'aide du cadre à étincelles que nous avons décrit, M. Hertz a reconnu qu'il y avait des points où l'action était maxima, d'autres où elle était minima. Le fait est donc analogue à l'expérience de Seebeck sur les vibrations sonores (709), et l'existence de nœuds et de ventres fixes s'expliquerait en admettant la coexistence d'un système d'ondes électriques émanées du vibrateur et d'un système d'ondes réfléchies. Les nœuds proviendraient de l'interférence de ces deux systèmes.

Comme nous l'avons dit, tant pour les radiations que pour les phénomènes acoustiques, la production d'effets d'interférence ne paraît guère pouvoir s'expliquer autrement que par l'existence de mouvements vibratoires. D'ailleurs d'autres expériences, analogues à celle de l'appareil à coulisse pour le son (707), viennent confirmer cette opinion.

Il y aurait donc dans ce cas un mouvement vibratoire dû à l'action des décharges oscillatoires du vibrateur. Qu'est-ce qui vibre? est-ce une substance spéciale? ne serait-ce pas plutôt l'éther? Rien ne s'oppose à admettre cette hypothèse qui évite l'intervention d'un nouvel agent. Les phénomènes observés seraient alors de même ordre que les radiations et la différence des effets dépendrait simplement de ce que la durée de la vibration n'est pas la même : dans le cas des décharges oscillatoires, on ne paraît pas avoir dépassé 30 000 000 000 vibrations par seconde, tandis que nous avons dit que les radiations les moins rapides correspondraient au moins à 483 000 000 000 000 vibrations par seconde.

990. — M. Hertz a fait une expérience capitale : en face du vibrateur il met une plaque au centre de laquelle est fixé un fil qui s'étend à une certaine distance : cette plaque est soumise à une action d'influence et nous devons penser que des ondes électriques vont parcourir le fil ; elles doivent se réfléchir à l'extrémité et en revenant se composer avec le système d'ondes directes; il doit donc y avoir des nœuds et des ventres fixes, comme il en existe dans un tuyau sonore. C'est bien, en effet, ce qu'on observe : en promenant un cadre à étincelles le long du fil, on reconnaît qu'il y a des points d'action maxima, des points d'action minima, sinon nulle.

Mais, pour un même cadre à étincelles, la position de ces nœuds et de ces ventres ne change pas lorsqu'on change la nature du fil, ce qui devrait être, car la vitesse de propagation varie avec la substance. On est donc conduit à conclure que le fil n'intervient directement pas dans la propagation de ces ondes électriques, que celles-ci ont lieu autour du fil, non dans le fil, qui sert seulement à les diriger, pour ainsi dire. Des expériences diverses sont venues corroborer cette idée.

Ainsi, tandis que les courants continus ou à oscillations relativement lentes passent *par le fil* conducteur, les actions électriques correspondant à des décharges très rapides se déplacent *autour du conducteur*, à sa surface. Il y a là une différence capitale qui permet d'expliquer des faits qui, sans cela, seraient incompréhensibles.

991. — M. Tesla a étudié les effets de courants oscillatoires de durée excessivement courte : il a opéré avec des alternances pouvant atteindre 400 000 par seconde et il estime que, dans certains cas, la différence de potentiel peut atteindre plusieurs centaines de mille volts. Il a obtenu des résultats qui confirment ceux que nous venons d'indiquer et qui recevront, sans doute, d'importantes applications plus tard.

Nous ne pouvons insister sur toutes les expériences que M. Tesla a réalisées et nous en citerons seulement quelques-unes.

Il a, par exemple, reproduit les expériences de M. Crookes que nous avons signalées, mais avec cette particularité que les tubes qu'il emploie ne sont pas placés dans le circuit comprenant le fil secondaire de la bobine : il met le tube en communication avec une des extrémités de ce fil seulement, le tube ne comporte qu'une électrode, et la seconde extrémité du fil de la bobine reste inutilisée.

Dans un autre cas, le tube présente deux électrodes, mais l'une d'elles seulement est reliée à la bobine : l'illumination est la plus forte près de cette extrémité; mais si on relie l'autre électrode à une lame métallique isolée, le tube s'éclaire uniformément et plus vivement.

Le fil de la bobine est relié à un fil métallique recouvert d'une couche isolante autour de laquelle se trouve une gaine en plomb qui, par conséquent, n'est pas en communication avec la bobine. Cependant on obtient des effets semblables à ceux dont nous venons de parler en touchant, non le fil intérieur, mais la gaine de plomb.

Signalons pour terminer le fait suivant : une plaque métallique de grande surface est mise en communication avec l'une des extrémités du fil secondaire de la bobine induite et participe, par conséquent, aux variations énormes et très rapides de potentiel que présente ce fil. Cette lame produit, jusqu'à une certaine distance, un champ électrique présentant des variations analogues. Il suffit de placer un tube vide, comme ceux de Crookes, dans le voisinage de cette lame pour qu'il s'illumine dans toute son étendue.

Nous ne chercherons pas à expliquer ces effets qui, d'ailleurs, ne sont pas en contradiction avec les notions qu'ont fournies les expériences de Hertz; mais ils sont assez intéressants, assez remarquables, pour que nous ayons cru nécessaire de les signaler sommairement.

CHAPITRE VIII

APPAREILS ET MÉTHODES DE MESURE

992. — Nous avons admis au début de l'étude de l'électricité que l'on avait les moyens de mesurer les divers éléments dont la connaissance était nécessaire; il n'était pas possible alors de décrire les appareils employés, car les lois sur lesquelles ils sont basés n'avaient pas été énoncées. Nous pouvons maintenant aborder cette description, en nous bornant d'ailleurs aux appareils employés dans les recherches physiologiques.

Les éléments que l'on peut avoir à déterminer relativement à l'électricité sont au nombre de cinq : la différence de potentiel, l'intensité du courant, la quantité d'électricité, la résistance, la capacité.

Nous ne nous occuperons pas de la capacité qui jusqu'à présent n'a pas été introduite ordinairement dans les questions que nous avons à traiter; ajoutons d'ailleurs que, sauf pour les mesures qui sont d'un usage courant, nous nous bornerons à indiquer le principe des méthodes employées, sans entrer dans le détail des appareils.

Nous commencerons par l'étude des moyens de mesure de l'intensité des courants.

993. **Galvanomètres. Ampèremètres.** — Les appareils destinés à comparer et à mesurer l'intensité des courants ont reçu le nom de *galvanomètres*; ils reposent sur les déplacements subis par les aiguilles aimantées ou les courants mobiles dans les champs magnétiques : galvanomètres à aiguille, galvanomètres à cadre.

Le galvanomètre à aiguille repose sur l'expérience d'Œrsted (852), la déviation de l'aiguille aimantée par le passage d'un courant dans un conducteur voisin. On augmente l'effet en plaçant l'aiguille *ab* (fig. 484) dans un cadre ABCD traversé par le courant : on reconnaît immédiatement en appliquant la règle d'Ampère (852) que les actions des divers côtés du cadre sont concourantes et tendent toutes à faire dévier l'aiguille dans le même sens. On augmente encore l'effet en faisant faire au fil plusieurs tours sur le cadre dans lequel est placé l'aimant : c'est le principe du *multiplicateur* de Schweigger.

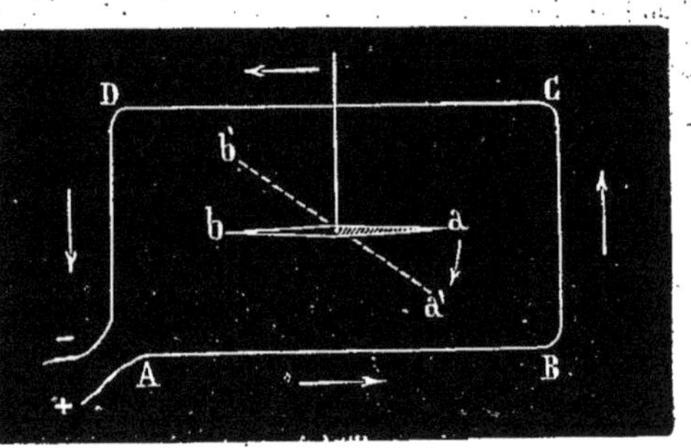

Fig. 484.

Le cadre étant au préalable placé dans la direction du méridien magnétique, l'aiguille prend cette même direction lorsque le courant ne passe pas; lorsque le courant est établi, l'aiguille est déviée et, comme nous l'avons dit, sa déviation dépend de l'intensité du courant et renseigne sur la valeur de celle-ci.

La force émanée du courant étant perpendiculaire au cadre, pour un même courant, la déviation, qui dépend de celle-ci et de l'intensité du champ magnétique, sera d'autant plus grande que la force due à l'action du champ magnétique sera plus faible. On diminue cette action en rendant l'aiguille astatique (798), soit en plaçant dans le voisinage un aimant convenablement disposé, soit en ayant recours à un système d'aiguilles astatiques *ab*, *a'b'* (fig. 485). Mais dans ce cas, il importe de remarquer qu'il ne faut pas mettre le système des deux aiguilles dans l'intérieur du cadre, car les actions du courant sur ces aiguilles s'exerceraient en sens contraire et s'annuleraient ou à peu près : il faut placer une des aiguilles ab à l'intérieur du cadre et l'autre $a'b'$ à l'extérieur. L'application de la règle d'Ampère montre que l'action de CD sur l'aiguille $a'b'$ s'ajoute aux actions subies par ab ; il est vrai que les actions de AB, BC et DA sont en sens contraire, mais elles sont moins importantes à cause de leur plus grand éloignement.

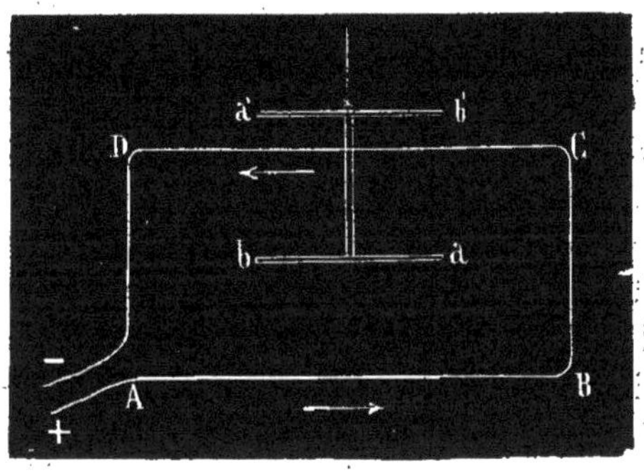

Fig. 485.

Il importe de remarquer qu'il faut arriver à peu près à l'astaticité pour avoir un appareil sensible : il ne conviendrait pas au point de vue théorique de rechercher l'astaticité absolue. D'une part, il ne serait pas possible de faire des mesures ou des comparaisons d'intensité, car toujours l'aiguille serait déviée en croix par le passage du courant ; d'autre part, l'aiguille une fois déviée ne reviendrait pas d'elle-même à sa position primitive lorsque le courant cesserait de passer.

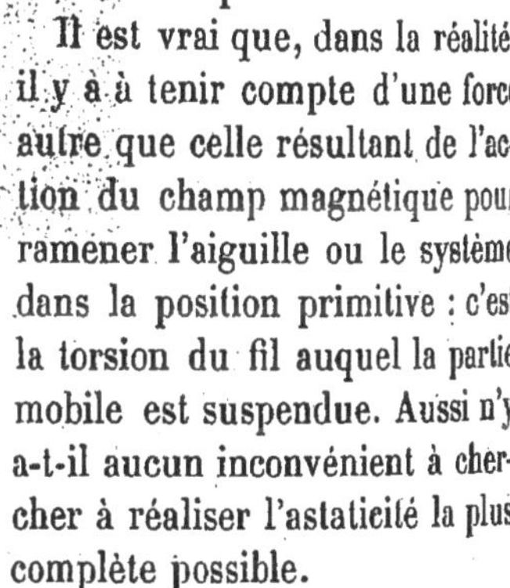

Il est vrai que, dans la réalité, il y a à tenir compte d'une force autre que celle résultant de l'action du champ magnétique pour ramener l'aiguille ou le système dans la position primitive : c'est la torsion du fil auquel la partie mobile est suspendue. Aussi n'y a-t-il aucun inconvénient à chercher à réaliser l'astaticité la plus complète possible.

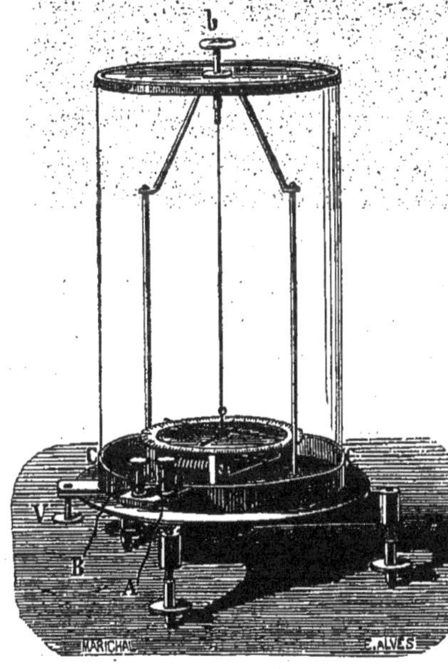

Fig. 486.

994. — Le galvanomètre de Nobili (fig. 486) comprend un système d'aiguilles astatiques, placées comme nous l'avons dit par rapport à un cadre dont les extrémités du fil aboutissent à deux bornes, et suspendu à un fil fin sans torsion fixé à son extrémité supérieure par le bouton b. L'aiguille supérieure se meut sur un cadran divisé en degrés. Tout le système repose sur un plateau circulaire CC que l'on peut rendre horizontal à l'aide de vis calantes et sur lequel il peut tourner de manière à amener le cadre dans la direction du méridien magnétique, ce dont on

est assuré parce que l'aiguille est alors au zéro de la graduation. On fait aboutir aux bornes les extrémités A et B du circuit que l'on veut étudier : s'il y a un courant, l'aiguille est immédiatement déviée.

Il n'existe aucune relation simple entre l'angle dont l'aiguille est déviée et l'intensité du courant; aussi les indications de ce galvanomètre font-elles connaître seulement si l'intensité d'un courant croît ou décroît, si un courant est plus fort qu'un autre.

On a fait usage dans diverses circonstances de galvanomètres différentiels : leur construction est analogue à celles de l'appareil que nous venons de décrire, seulement sur le cadre sont enroulés deux fils aussi identiques que possible et dont les extrémités aboutissent à quatre bornes. On peut utiliser soit un seul fil, soit les deux et, dans ce cas, on peut y faire passer des courants de même sens ou des courants de sens contraire : il est donc possible d'observer la somme ou la différence des effets produits par les courants, ce qui permet d'établir empiriquement une relation entre les déviations et les intensités.

995. — Lorsqu'on introduit un galvanomètre dans un circuit, on augmente la résistance et, par suite, on diminue l'intensité même du courant qu'on veut mesurer : il y a donc intérêt à prendre un galvanomètre aussi peu résistant que possible, c'est-à-dire dont le fil a une faible longueur et une grande section. Mais, d'autre part, pour une intensité donnée du courant, la grandeur de l'action augmente avec le nombre des tours, de telle sorte que cette considération tendrait à faire prendre un fil long pour avoir un grand nombre de tours, et un fil fin pour que les tours successifs soient le plus rapprochés possible de l'aiguille. On arrive donc par ces deux considérations, importantes l'une et l'autre, à des conditions incompatibles. On décide entre les deux d'après la résistance du reste du circuit : si elle n'est pas très grande, il faut employer absolument un galvanomètre peu résistant pour ne pas trop affaiblir le courant; si la résistance extérieure est très grande, on peut sans inconvénient employer un galvanomètre très résistant, et l'on bénéficie alors de l'augmentation d'action due au grand nombre des spires.

996. — Dans les recherches qui demandent quelque précision on a renoncé à l'emploi du galvanomètre donnant de grandes déviations et on emploie des galvanomètres basés sur le même principe, mais dont les déviations restent très petites : elles produisent cependant des effets très appréciables par l'emploi du système à miroir que nous avons décrit dans un autre chapitre (366).

Les galvanomètres qui sont maintenant le plus en usage à ce point de vue sont ceux de Thomson et de Wiedemann.

Le galvanomètre de sir William Thomson (fig. 487) comprend un système magnétique formé de petits barreaux très courts et très minces, très légers par conséquent, collés derrière un miroir en verre argenté H de 2 centimètres environ de diamètre. Ce miroir, suspendu à un fil sans torsion, est placé dans la partie centrale d'une bobine qui sera traversée par le courant. Sur une tige T qui surmonte l'appareil on peut fixer à l'aide d'une vis de pression un barreau aimanté NS à diverses hauteurs et dans différentes directions, de manière à obtenir l'astaticité. En face de l'appareil sont une lampe et une règle divisée; la lumière réfléchie par le miroir donne sur la règle une tache lumineuse dont le déplacement renseigne sur l'intensité du courant, si on a eu soin de faire, au préalable, des mesures avec des courants d'intensité bien déterminée.

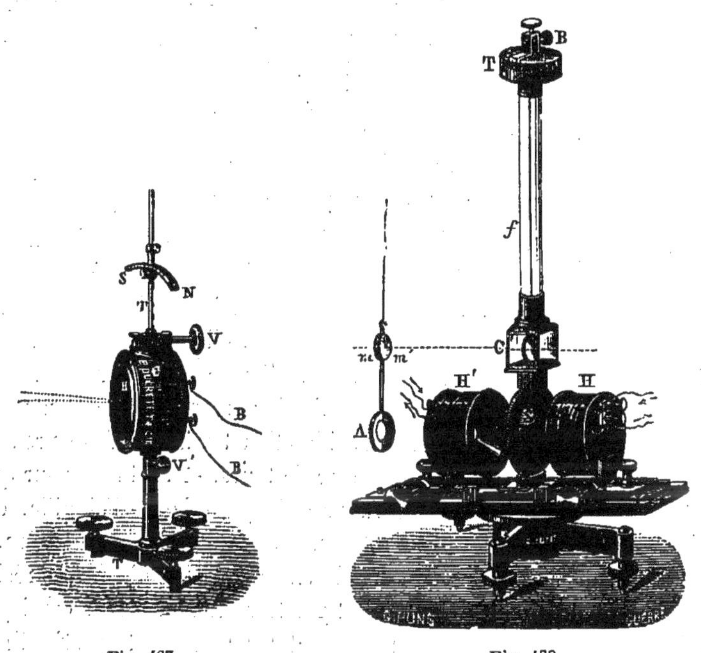

Fig. 487. Fig. 488.

La boussole de Wiedemann (fig. 488) comporte un système astatique formé de deux barreaux aimantés réunis par une tige rigide suspendue à un fil sans torsion et portant un miroir *m*. Le barreau inférieur A se meut à l'intérieur d'une sphère creuse en cuivre rouge S : cette disposition, basée sur l'induction (962), a pour effet d'arrêter rapidement les oscillations, de les amortir, de rendre le galvanomètre apériodique. Le cadre est remplacé par deux bobines H,H', placées de part et d'autre de la sphère, et mobiles sur des coulisses, de manière à pouvoir en être plus ou moins approchées, suivant le degré de sensibilité qu'on veut donner à l'appareil; il existe deux paires de bobines que l'on peut substituer l'une à l'autre, suivant les conditions de l'expérience, une à gros fil et l'autre à fil fin.

La lecture des déviations se fait comme dans l'appareil précédent.

997. — On désigne sous le nom de *galvanomètres étalonnés* des appareils dans lesquels les indications fournies font connaître à simple lecture la valeur de l'intensité du courant en unités pratiques. Ils reposent sur ce fait que, dans un champ magnétique donné, pour un circuit donné de forme et de dimensions, la déviation produite par un courant d'intensité déterminée est fixe et indépendante de l'aimantation plus ou moins forte de l'aiguille. Ce fait tient à ce que la direction que prend l'aiguille dépend du rapport des forces qu'elle subit de la part du champ magnétique et de celle du courant; ces deux forces sont l'une et l'autre proportionnelles à l'aimantation de l'aiguille, dont la valeur disparaît dans le rapport.

On désigne sous le nom d'*ampèremètres* les appareils étalonnés destinés à mesurer l'intensité du courant : il existe des ampèremètres permettant de mesurer des courants de grande intensité comme ceux employés dans l'industrie, mais nous nous occuperons seulement de ceux employés en médecine où l'on ne fait usage que de faibles intensités : ces intensités sont évaluées en milliampères, c'est-à-dire en millièmes d'ampère.

Les ampèremètres les plus usités sont de simples multiplicateurs, comprenant un cadre M (fig. 489) dans lequel on fait passer le courant et une aiguille aimantée montée sur pivot et placée à l'intérieur du cadre; une aiguille en aluminium, placée perpendiculairement à l'aiguille aimantée dont elle est solidaire, se déplace sur un cadran divisé G. En général, le cadre a une forme spéciale déterminée de manière à rendre moins sensibles les différences de grandeur entre les divisions parcourues par l'aiguille dans les diverses parties de l'échelle. Le cadre et le cadran divisé sont mobiles sur la base C de l'appareil où sont placées les bornes S,S′, auxquelles on attache les extrémités des fils du circuit de manière à pouvoir amener le cadre dans la direction du méridien magnétique, ce dont on est averti parce que l'index est alors en face du zéro de la graduation.

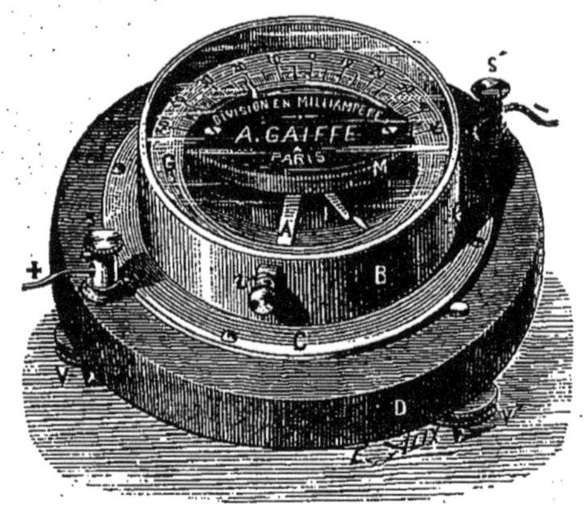

Fig. 489.

Les courants employés en médecine doivent rarement dépasser 30 milliampères; aussi la plupart des ampèremètres médicaux ont une graduation limitée à 50 milliampères. Il est nécessaire quelquefois, cependant, d'avoir une graduation plus étendue, car dans certaines applications, pour la cure des fibromes de l'utérus, on a dépassé l'intensité de 150 milliampères.

998. — Les galvanomètres à cadre sont basés sur la direction stable que prend, dans un champ magnétique, un circuit mobile parcouru par un courant. Le modèle le plus employé est le galvanomètre Deprez-d'Arsonval. Il comprend en principe un aimant en U (fig. 490) placé vertica-

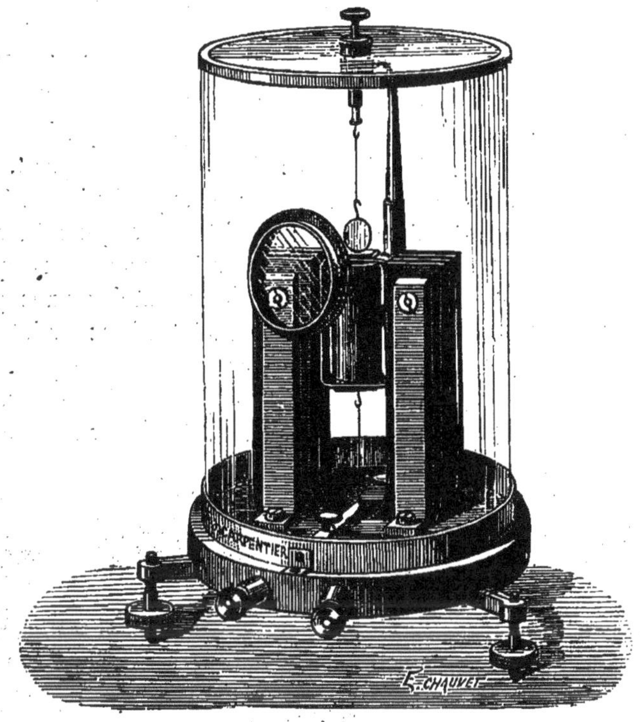

Fig. 490.

lement et entre les branches duquel se trouve un cylindre de fer doux; dans l'espace étroit compris entre ce cylindre et les branches de l'aimant le champ magnétique est très intense. Un cadre rectangulaire comprenant un ou plusieurs tours d'un fil fin de cuivre est suspendu de manière que ses grands côtés, placés verticalement, se logent dans ces espaces; il peut d'ailleurs tourner autour de l'axe du cylindre et le mode de suspension est tel que le fil est parcouru par le courant que l'on veut mesurer et qui est amené à l'appareil par des fils qu'on fixe à des bornes placées sur la base. Lorsque le courant passe, le cadre est dévié et la déviation est d'autant plus grande que le courant est plus intense. Ces déviations, qui sont toujours faibles d'ailleurs, sont évaluées à l'aide d'un petit miroir qui est solidaire du cadre dans ses déplacements et sur lequel on fait tomber un faisceau lumineux : le faisceau réfléchi forme, sur une échelle divisée placée à distance, une tache dont les déplacements font connaître l'intensité du courant.

Le galvanomètre est apériodique, presque immédiatement le cadre prend une position invariable; cette propriété est due à la même cause que celle que nous avons signalée pour la boussole de Wiedemann.

Il existe divers modèles de ce galvanomètre; mais on y retrouve toujours les mêmes éléments qui sont seulement disposés diversement.

Une disposition qui paraît appelée à être utilisée commodément comme ampéremètre est celle du galvanomètre d'Arsonval-Gaiffe (fig. 491) : le champ magnétique utilisé est compris entre deux aimants A et A' circulaires presque fermés, et est sensiblement uniforme. Le cadre mobile, qui porte une aiguille se déplaçant sur un cadran, est ramené à une position d'équilibre stable quand le courant ne passe pas, par l'action d'un très léger ressort spiral dont l'élasticité entre en jeu quand le cadre est dévié et, faisant équilibre à la force qui tend à dévier le cadre, amène celui-ci à l'équilibre.

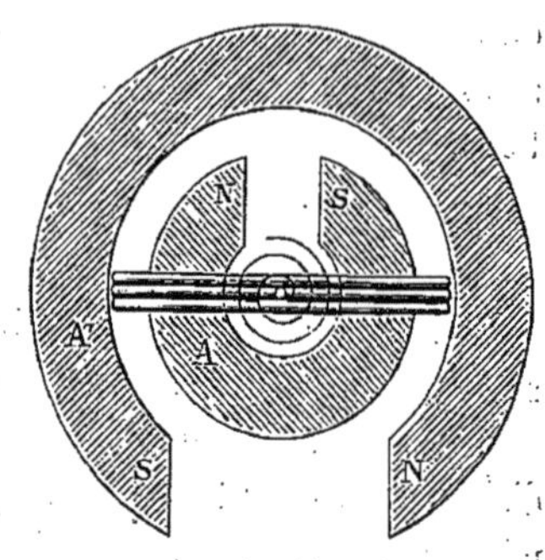

Fig. 491.

999. **Electro-dynamomètres.** — Les appareils dont nous venons de parler ne peuvent être utilisés pour le cas des courants alternatifs, puisque le sens de l'action change à chaque instant. On emploie alors les électro-dynamomètres dont nous indiquerons seulement le principe.

Un électro-dynamomètre est formé essentiellement de deux bobines : l'une d'elles, fixe, présente une cavité circulaire en son centre; l'autre suspendue à un fil sans torsion est placée à l'intérieur de la bobine fixe, et dirigée perpendiculairement. Les fils des bobines sont placés dans un même circuit de manière à être parcourus toujours par le même courant.

Lorsqu'un courant passe dans ce circuit, les bobines tendent à se placer parallèlement : la bobine mobile se déplace donc; mais elle est arrêtée à une position, qui dépend de la grandeur de l'action exercée et par suite de l'intensité du courant, par la torsion qui se produit dans le fil de suspension.

Les variations de sens qui se produisent dans les courants alternatifs n'ont pas d'influence sur cette position d'équilibre, parce que le changement se faisant à la fois dans les deux bobines, l'action mécanique conserve le même sens.

1000. — Il arrive assez fréquemment que les courants à mesurer ont une intensité trop forte pour le galvanomètre dont on dispose : on peut cependant se servir de cet appareil par l'emploi d'un *shunt*, conducteur qui relie directement les bornes du galvanomètre; entre ces bornes il existe ainsi une dérivation à deux branches entre lesquelles le courant total se divise, une partie passant à travers le shunt, l'autre à travers le galvanomètre. D'après ce que nous avons dit (860), on sait que, dans ce cas, les intensités dans les deux branches de la dérivation sont inversement proportionnelles aux résistances de ces branches. Si donc on connaît celles-ci, on peut déduire l'intensité du courant total de celle du courant qui traverse le galvanomètre.

Généralement le shunt a une résistance qui est $\frac{1}{9}$ ou $\frac{1}{99}$ de la résistance du galvanomètre : l'intensité lue sur le galvanomètre étant i, celle du courant qui traverse le shunt sera $9\,i$ ou $99\,i$ suivant le cas. L'intensité I du courant total, qui est la somme des courants dans les dérivations, sera donc :

$$I = i + 9\,i = 10\,i \qquad \text{ou} \qquad I = i + 99\,i = 100\,i.$$

De la lecture du galvanomètre on déduit donc immédiatement l'intensité du courant qui traverse le circuit extérieur.

1001. **Mesure des quantités d'électricité.** — La mesure des quantités d'électricité, dans tous les cas, peut se déduire de l'électrolyse : on détermine, par exemple, l'électrolyse d'un sel de cuivre ou d'argent à l'aide d'électrodes constituées par le métal du sel même. Nous savons que, dans ce cas, l'effet est le même que s'il y avait seulement transport du métal d'une électrode à l'autre. Deux pesées d'une même électrode faites, l'une au début, l'autre à la fin de l'expérience, font connaître le poids du métal transporté. On en déduit la quantité d'électricité qui a produit l'action chimique, puisque l'on sait que 1 coulomb met en liberté $1^{mgr},118$ d'argent ou $0^{mgr},327$ de cuivre.

Si le courant est constant, on peut déterminer la quantité d'électricité Q d'après la relation

$$Q = I\,t.$$

Il suffit alors de mesurer I à l'aide d'un galvanomètre et de noter, en secondes, la durée de l'expérience.

Dans quelques circonstances, il est utile de mesurer la quantité d'électricité correspondant à l'action d'un courant de très courte durée, à la décharge d'un condensateur. On peut encore utiliser le galvanomètre; dans ce cas, le galvanomètre n'atteint pas une position stable d'équilibre, il subit une déviation et revient immédiatement à sa position primitive. On démontre qu'il existe une relation entre la quantité d'électricité qui a passé et l'écart maximum, si la durée du passage est très courte : la lecture de cet écart fait connaître alors la quantité d'électricité.

Le galvanomètre ainsi employé est dit *galvanomètre balistique.*

1002. **Mesure des différences de potentiel. Voltmètres.** — La mesure de la différence de potentiel entre deux points peut se présenter dans des conditions différentes que nous allons examiner successivement;

suivant que ces points font partie d'un circuit traversé par un courant ou non.

Lorsqu'on veut trouver la différence de potentiel entre deux points d'un circuit traversé par un courant, on fait usage d'un galvanomètre étalonné appelé alors *voltmètre*, qu'on place en dérivation entre ces points. Si ε est la différence de potentiel entre les deux points, γ la résistance du galvanomètre et I l'intensité du courant, on sait que l'on a

$$I = \frac{\varepsilon}{\gamma}.$$

Si donc on connaît γ, la connaissance de I fournie par l'appareil donnera immédiatement la valeur de ε; mais il faut remarquer qu'on aura ainsi la valeur de ε alors que le galvanomètre est en place, et que cette valeur n'est pas celle qui existait dans le circuit avant l'interposition du galvanomètre qui établit une dérivation, ce qui change la répartition du potentiel. Il faut donc que l'introduction de cet appareil modifie le moins possible cette répartition, change le moins possible les conditions du courant. On y arrive en donnant au galvanomètre une très grande résistance : nous savons en effet que la dérivation produit peu d'effet dans ces conditions.

En réalité, dans les voltmètres, on ne lit pas I pour en déduire ε : la graduation existant sur l'appareil donne immédiatement, par simple lecture, la différence de potentiel évaluée en volts.

1003. **Electromètre capillaire.** — L'électromètre capillaire de Lippmann est basé sur les modifications qui s'exercent à la surface d'un ménisque de mercure traversé par un courant. Il comprend essentiellement un tube en verre A (fig. 492) assez long terminé par une partie très effilée; ce tube communique par sa partie supérieure avec un sac de caoutchouc rempli d'air T que l'on peut comprimer plus ou moins, de manière à faire varier la pression au sommet de la colonne mercurielle : un manomètre à siphon H permet de mesurer cette pression à chaque instant.

La colonne mercurielle, qui est reliée par un fil de platine à une borne *a*, se termine inférieurement dans la partie effilée qui plonge dans de l'eau acidulée d'acide sulfurique, placée dans un vase de verre au fond duquel se trouve une couche de mercure B qui est reliée par un fil de platine à une seconde borne *b*. Enfin, un microscope M placé horizontalement et muni d'un réticule permet d'observer le ménisque et de s'assurer qu'il reprend toujours exactement la même position.

Pour faire une observation, on commence par régler la pression de manière que le ménisque soit exactement au niveau du réticule. On joint alors les points dont on veut déterminer la différence de potentiel aux deux bornes de l'appareil, de manière que le point qui est au potentiel le moins élevé soit relié à la colonne mercurielle qui se termine par le ménisque. Sous l'influence de l'électricité, le ménisque remonte, d'autant plus que la différence de potentiel est plus grande. On augmente alors la pression en comprimant le réservoir à air jusqu'à ce que le ménisque revienne au niveau du réticule : de l'augmentation de pression nécessaire pour obtenir ce résultat, on déduit la différence de potentiel si, par des

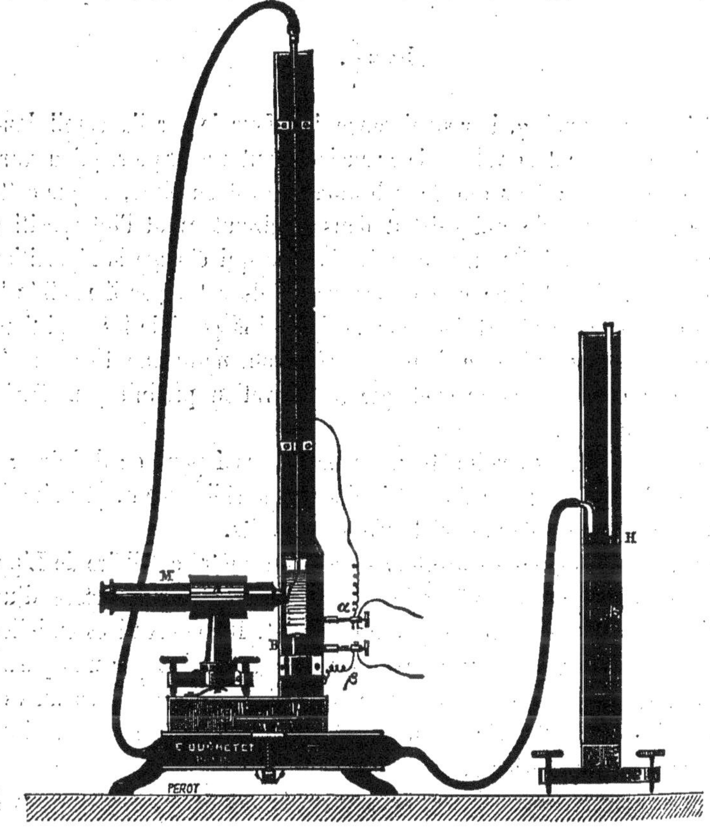

Fig. 492.

expériences préliminaires, on a dressé un tableau comprenant les pressions correspondantes à des différences de potentiel connues.

Cet appareil fournit de bons résultats ; mais son application est délicate.

1004. **Electromètre de Thomson.** — On peut déterminer la différence de potentiel entre deux points quelconques, dans tous les cas, en se servant des *électromètres* proprement dits. Nous ne parlerons pas des électromètres absolus dont l'emploi est très délicat et nous décrirons seulement l'électromètre à quadrants, non sous la forme que lui a donnée sir William Thomson, mais sous la forme simplifiée de Branly (fig. 493).

Le principe est analogue à celui que nous avons indiqué en parlant de la balance de Coulomb à deux boules (824). L'électromètre de Branly est formé de 4 plaques métalliques en forme de quart de cercle portées par des tiges conductrices : ces plaques sont deux à deux réunies en diagonale par des fils métalliques, de manière que les deux secteurs ainsi réunis forment un couple au même potentiel en tous les points. Une plaque très légère en aluminium, dont la forme rappelle un peu celle d'un 8 dont les deux boucles ne seraient pas complètement séparées, est suspendue par un fil métallique fin dont l'extrémité supérieure est fixée à une pince munie d'une borne et portée par un tambour que l'on peut faire tourner : une tige rigide verticale reliée à la plaque porte un petit miroir qui servira à évaluer les déplacements angulaires du système mobile. Toute cette partie est enfermée dans une cage en verre surmontée d'un cylindre, également en verre, à la partie supérieure duquel est placé le tambour qui porte le fil.

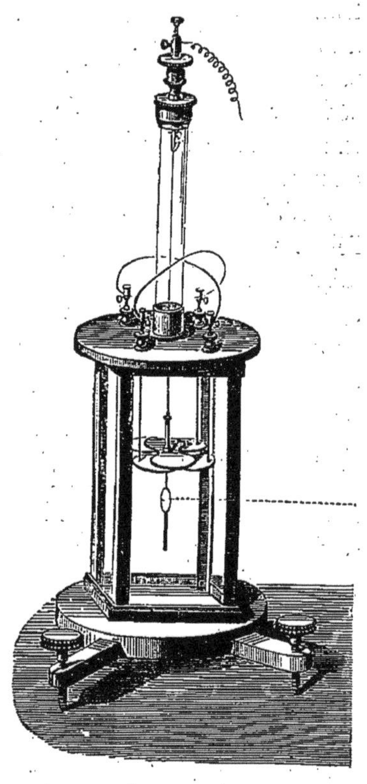
Fig. 493.

La plaque en aluminium est amenée, par une rotation convenable du tambour, à une position telle que son axe soit exactement au-dessus d'une des lignes diamétrales de séparation des secteurs ; on l'électrise alors à un certain potentiel : à cet effet, on établit une communication par un fil métallique entre la borne qui surmonte le tambour et l'un des pôles d'une pile dont l'autre pôle est relié à la terre, et est par conséquent maintenu au potentiel zéro. La lame est alors amenée au même potentiel que l'autre pôle, potentiel dont la valeur dépend du nombre des couples de la pile et de la FEM de chacun d'eux : cette électrisation de la lame ne change rien aux conditions d'équilibre, tant que les secteurs restent à l'état neutre. L'équilibre subsiste encore si tous les secteurs sont électrisés de la même façon et amenés au même potentiel, car il y a symétrie absolue entre les actions qui s'exercent de part et d'autre de son axe. Mais il n'en sera plus de même, les actions exercées de part et d'autre de cet axe seront inégales, s'il existe une différence dans l'électrisation des couples de secteurs, soit qu'ils soient électrisés contrairement, soit seulement qu'ils soient amenés à des potentiels différents. La lame se déplace donc sous l'influence de ces forces inégales et atteint une nouvelle position d'équilibre qui dépend de la différence des électrisations.

Pour faire une mesure de différence de potentiel entre deux points A et B, on relie par des fils conducteurs le point A au couple des secteurs 1 et 3, par exemple, et le point B au couple des secteurs 2 et 4 : la lame est déviée. On évalue la déviation comme nous l'avons déjà dit pour les autres appareils à miroir, et de la déviation observée on déduit la valeur de la différence de potentiel, si, par des mesures préalables, on a déterminé la déviation correspondante à une différence de potentiel connue.

1005. **Mesure de la force électromotrice des piles.** — En employant l'électromètre de Thomson pour mesurer la différence de potentiel qui existe entre les deux pôles d'une pile dont le circuit n'est pas fermé, on a, par là même, la FEM de cette pile.

On peut quelquefois opérer autrement si l'on possède des couples dont la FEM soit bien connue. On place ces couples en opposition avec un certain nombre de ceux que l'on veut étudier et l'on fait varier le nombre des premiers jusqu'à ce qu'il n'y ait aucun courant traversant le circuit. Si nous appelons x la FEM inconnue des couples étudiés et n leur nombre; si, d'autre part e est la FEM connue des couples de comparaison et n' le nombre qu'il faut employer pour annuler le courant, nous savons (871) que l'on a :

$$n\,x = n'\,e,$$

équation d'où l'on déduit x.

M. le professeur Regnauld a employé cette méthode pour la comparaison des couples usuels dont il introduisait seulement un dans le circuit. Il prenait pour couples de comparaison des couples thermo-électriques dont les soudures étaient maintenues les unes dans la glace fondante, les autres dans l'eau bouillante, c'est-à-dire à des températures absolument invariables, ce qui assurait la constance de la FEM. Quand le courant était annulé, on avait :

$$x = n'e.$$

Il est intéressant dans certaines circonstances de mesurer la FEM de polarisation : les méthodes précédentes ne peuvent pas servir et il faut avoir recours à d'autres procédés dans le détail desquels nous ne pouvons entrer.

1006. **Mesure des résistances.** — La mesure des résistances se fait par comparaison plus ou moins directe avec des étalons de résistance, c'est-à-dire avec des conducteurs ayant des résistances connues. Ce sont généralement des fils métalliques dont on introduit dans le circuit une longueur plus ou moins grande ; quelquefois l'appareil est constitué par deux fils fins f,f' (fig. 494) placés parallèlement : les deux extrémités d'un même côté portent des bornes B,B′ par lesquelles ces fils seront reliés au circuit en expérience. Enfin un curseur *m* qui glisse le long des fils établit entre eux une communication métallique et limite l'étendue

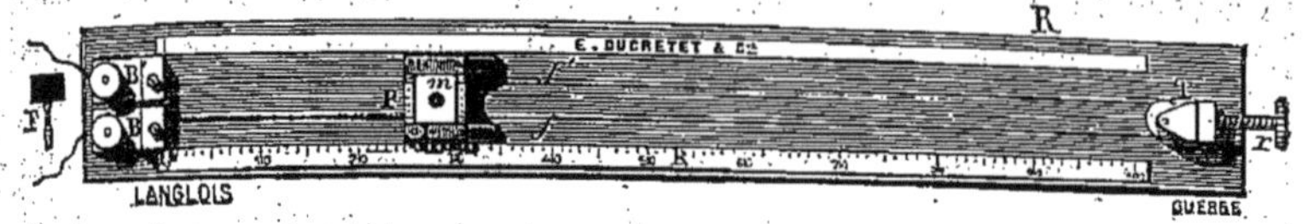

Fig. 494.

de la partie qui est dans le circuit. La longueur de cette partie est donnée par une échelle graduée. Cet appareil est appelé *rhéocorde*.

Dans le *rhéostat*, le fil est enroulé sur un cylindre isolant B (fig. 495),

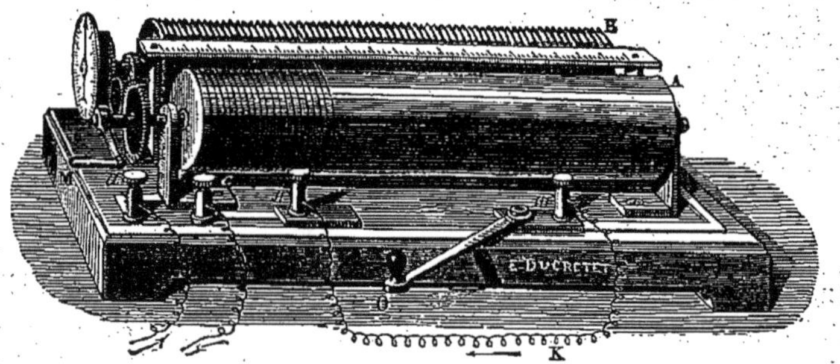

Fig. 495.

de manière que les spires successives ne soient pas en contact. A côté se trouve un cylindre métallique de même diamètre A. Par une rotation convenable, produite mécaniquement, on peut enrouler sur le cylindre métallique une partie du fil qui se déroule du cylindre isolant. Ce dernier est relié au circuit, tandis que l'extrémité du fil qui est fixée au cylindre isolant communique avec l'axe métallique de ce cylindre qui est relié à l'autre extrémité du circuit. Le courant passe donc à travers les diverses spires, puis à travers le cylindre métallique : la résistance de ce dernier peut être négligée à cause de sa très grande section, de telle sorte que la résistance du rhéostat est celle des spires enroulées sur le cylindre isolant, spires qui sont parcourues successivement par le courant. Cette résistance est donc liée au nombre de ces spires qu'il est aisé d'évaluer ; si donc on a déterminé à l'avance la résistance d'une spire, la résistance totale s'évaluera en multipliant la résistance d'une spire par le nombre des spires.

1007. — Plus souvent maintenant on emploie des bobines de résistance, bobines sur lesquelles on enroule un fil métallique recouvert d'une couche isolante et choisi de manière à avoir une résistance déterminée, 1 ohm, 2 ohms, etc. En général ces bobines ne sont pas employées isolément, mais sont réunies en nombre plus ou moins grand et constituent une *boîte de résistance* (fig. 496). Les extrémités p', q (fig. 497) des fils de deux bobines voisines sont reliées par une lame métallique B de grande section de résistance négligeable : des bornes A,B (fig. 496) sont placées aux extrémités de la boîte et permettent d'intercaler celle-ci dans le circuit. Dans ces conditions, le courant circule successivement dans toutes les bobines.

Mais on peut introduire des chevilles métalliques D,E (fig. 497) entre deux lames successives : le courant passe alors directement de l'une à l'autre, et la bobine est en dérivation ; son action est absolument négligeable, car sa résistance est très grande par rapport à celle de la cheville, de telle sorte qu'on peut considérer cette bobine comme étant hors du circuit et ne pas en tenir compte dans la résistance parcourue par le courant. On peut ainsi mettre hors du circuit autant de bobines qu'on le veut et faire varier à volonté la résistance de la boîte depuis 0 jusqu'à la somme des résistances de toutes les bobines.

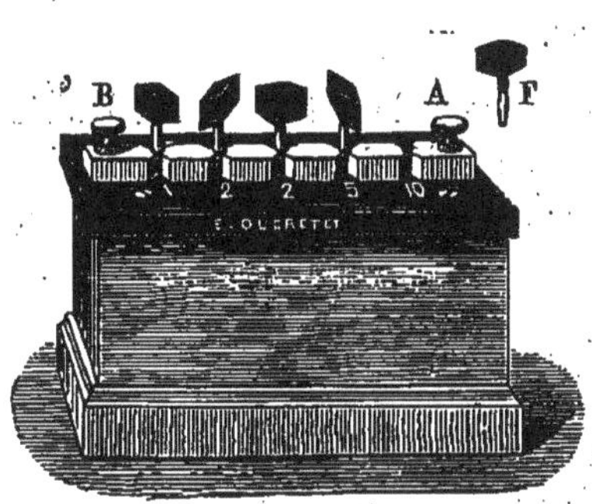

Fig. 496.

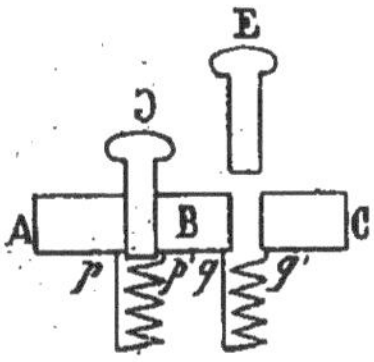

Fig. 497.

Afin de pouvoir aisément obtenir toutes les valeurs de la résistance, on donne aux bobines les valeurs suivantes en ohms :

1, 2, 2, 5, 10, 20, 20, 50, 100,...

1008. — Dans le cas où l'on veut obtenir une très grande résistance, on emploie une colonne liquide, par exemple une solution saturée de sulfate de cuivre, placée dans une éprouvette cylindrique en verre. Au fond se trouve une plaque de cuivre fixe reliée à une borne ; d'autre part une tige de cuivre portant à la partie supérieure une borne et inférieurement un disque de cuivre peut être fixée à diverses hauteurs. La résistance croît avec la distance qui sépare le disque mobile du fond, et peut être évaluée, quand on a mesuré cette distance, si l'on a déterminé à l'avance la résistance correspondant, par exemple, à une couche de liquide de 1 millimètre d'épaisseur.

1009. — Divers procédés peuvent être employés pour mesurer la résistance d'un conducteur donné : le plus simple est la méthode de substitution.

Pour appliquer cette méthode, on place dans un circuit, comprenant une pile et un galvanomètre, le conducteur en expérience et une boîte de résistance : on note l'intensité du courant obtenu, à l'aide du galvanomètre, alors qu'on a mis hors du circuit toutes les bobines de la boîte. On retire le conducteur en expérience et on referme le circuit : le courant est nécessairement augmenté, car la résistance est diminuée. On introduit alors successivement diverses bobines dans le circuit, en enlevant les chevilles correspondantes, et l'on continue jusqu'à obtenir pour l'intensité du courant la même valeur que dans la première mesure. On a donc ainsi reproduit la même résistance, et, par suite, la somme des résistances des bobines introduites est égale à la résistance cherchée, à celle du conducteur qui a été supprimé pour la seconde mesure.

Si la résistance à mesurer est petite, il y a intérêt à remplacer la boîte de résistance par un rhéocorde ou par un rhéostat.

On emploie plus souvent maintenant la méthode du pont de Wheatstone, méthode qui repose sur le principe suivant :

Soient quatre conducteurs AB, BC, AD et DC (fig. 498) unis entre eux de manière à former les côtés d'un quadrilatère. Les sommets A et C sont reliés respectivement aux pôles d'une pile; d'autre part, les sommets B et D sont reliés à un galvanomètre G. Il y a donc là un système complexe de dérivations : en général, le conducteur qui unit B à D est parcouru par un courant, ce qu'indique la déviation de l'aiguille du galvanomètre. Mais, dans certains cas, cette aiguille reste au zéro, le conducteur BD n'est traversé par aucun courant : les points B et D sont donc au même potentiel. Il est facile de trouver la condition pour qu'il en soit ainsi : si nous appelons R, R', r et r' respectivement les résistances des branches AB, AD, BC et CD, on reconnaît[1] qu'il faut que l'on ait :

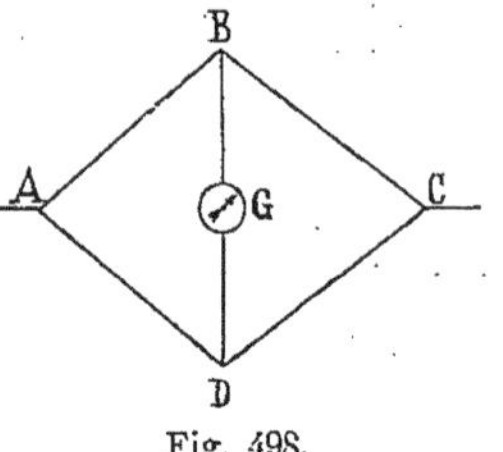

Fig. 498.

$$\frac{R}{R'} = \frac{r}{r'}.$$

Pour appliquer cette méthode, on place en AB et AD deux résistances connues R et R' ou dont au moins le rapport $\frac{R}{R'}$ soit connu; la résistance

1. Soient en effet V_0 et V les potentiels des points A et C, v et v' ceux des points B et D; ceux-ci sont déterminés (869) par les relations suivantes :

$$\frac{V_0 - v}{v - V} = \frac{R}{r} \quad \text{et} \quad \frac{V_0 - v'}{v' - V} = \frac{R'}{r'}.$$

Mais puisque les points A et D sont au même potentiel, puisqu'on a $v = v'$, ces relations donnent immédiatement

$$\frac{R}{r} = \frac{R'}{r'} \quad \text{ou} \quad \frac{R}{R'}, = \frac{r}{r'}.$$

à mesurer X est introduite dans la branche BC et dans la branche DC on met une boîte de résistance. On fait alors varier la résistance de cette boîte jusqu'à atteindre une valeur r' pour laquelle l'aiguille du galvanomètre soit ramenée au zéro. En vertu de la relation précédente la valeur de X est donnée par l'équation

$$\frac{R}{R'} = \frac{X}{r'}.$$

Des appareils de forme diverse ont été construits pour réaliser les conditions que nous venons d'indiquer; mais lors même qu'ils ne présentent pas matériellement la forme du schéma que nous avons étudié, il est aisé d'y retrouver les mêmes éléments.

1010. — La mesure des résistances par les méthodes que nous avons indiquées présente des difficultés lorsque, par suite du passage du courant, il peut se produire dans les substances traversées une action chimique amenant la polarisation des électrodes, créant en somme une force contre-électromotrice, car cette dernière intervient pour affaiblir le courant : le cas se présente notamment lorsqu'il s'agit de mesurer la résistance de tissus organisés. Le procédé le plus simple pour opérer dans ce cas consiste à employer le pont de Wheatstone en remplaçant le galvanomètre par un téléphone et la pile par une bobine d'induction. Il se produit alors des courants alternatifs qui empêchent la polarisation de se produire; on est averti, d'autre part, qu'aucun courant ne traverse la branche BD lorsque le téléphone est réduit au silence. Mais, dans ce cas, il ne faut pas employer de bobines de résistance dont la self-induction modifierait les effets produits et il convient de les remplacer par un rhéostat ou un rhéocorde.

La mesure des résistances des conducteurs nécessaire en physique et au point de vue industriel est quelquefois utile en physiologie. Quelques recherches récentes tendraient même à montrer que cette mesure peut être utilisée comme moyen de diagnostic : d'après quelques faits qui ne sont pas encore assez nombreux pour qu'on puisse arriver à une conclusion, il semblerait que, pour certaines formes de maladies nerveuses, la résistance du corps humain serait notablement modifiée. Si le fait était prouvé absolument, la question prendrait, on le comprend, une réelle importance pratique comme élément de diagnostic.

CHAPITRE IX

APPLICATIONS SPÉCIALES DE L'ÉLECTRICITÉ AUX SCIENCES MÉDICALES

1011. — Les applications de l'électricité à la physiologie, à la médecine et à la chirurgie sont actuellement très nombreuses quoiqu'elles ne soient pas encore absolument coordonnées et que, sur un assez grand nombre de points, les effets n'aient pas encore été étudiés d'une manière rationnelle, scientifique. Ces applications consistent pour la physiologie en des moyens d'excitation des muscles et des nerfs, en des procédés d'investigation et d'enregistrement de phénomènes variés; il convient d'y joindre l'étude des manifestations électriques dont les êtres vivants sont le siège. Les applications à la médecine et à la chirurgie sont tantôt utilisées comme moyen de diagnostic, tantôt comme moyen curatif dans des conditions très diverses.

Nous ne saurions entrer dans le détail de toutes ces applications dont l'étude exigerait de longs développements et nous devons nous borner à des indications générales. Ajoutons que quelques-unes de ces applications ont été déjà signalées ou décrites, toutes les fois qu'elles se rattachaient directement à l'un des sujets traités dans les chapitres précédents. Ce n'est donc qu'un résumé sommaire et incomplet que nous présentons dans le présent chapitre; mais l'étude des questions qui y seront traitées pourra servir de guide, de modèle, pour celle de sujets en différant par quelques points, mais s'y rattachant par les principes et les lois qui y sont appliquées.

Nous nous occuperons d'abord des questions relatives à la physiologie.

1012. **Indications générales relatives à l'électro-physiologie.** — Lorsqu'on soumet un fragment de tissu organisé ou un organe plus ou moins complexe à l'action de l'électricité, on obtient des effets divers; nous devons d'abord indiquer dans quelles conditions générales il faut se placer pour opérer, en évitant, ou tout au moins en diminuant, les causes d'erreur.

Suivant la nature des recherches on a recours à des sources diverses d'électricité : tantôt, mais rarement, on fait usage de machines électriques ou de corps électrisés au préalable par l'action d'une machine; plus souvent on se sert de condensateurs; ce mode d'action ne doit être employé qu'avec précaution, d'après ce que nous avons dit de la possibilité d'avoir des décharges oscillatoires (985) dont l'effet doit être nécessairement complexe et peut différer notablement de celui d'une décharge simple.

Dans un très grand nombre de cas, on fait usage de courants continus pour la production desquels on peut employer une pile quelconque. La résistance des tissus organisés étant grande, en général, il résulte des formules que nous avons données (867) qu'il y a intérêt à monter les éléments en série.

Il est nécessaire, pour chaque expérience, de connaître l'intensité du courant employé afin d'être assuré de pouvoir recommencer exactement dans les mêmes conditions; il faudra donc toujours intercaler dans le circuit un ampéremètre qui fera connaître cette intensité.

Il faut, d'autre part, pouvoir faire varier cette intensité à volonté, pour changer les conditions de l'expérience. Plusieurs moyens peuvent être employés :

1° On peut faire varier la FEM de la pile employée en augmentant ou diminuant le nombre des éléments employés. Pour arriver à ce résultat sans avoir à démonter la pile, il est utile d'employer une disposition spéciale : les moyens de réalisation de cette condition sont très variés; nous en décrirons un en parlant des piles médicales.

2° On peut, sans modifier la pile, faire varier la résistance du circuit en y interposant un rhéostat à fil, un rhéostat à liquide ou une boîte de résistance. En allongeant le trajet parcouru par le courant, on diminue son intensité; il est bon, au début de l'expérience, que le circuit comprenne une certaine résistance qu'on puisse supprimer s'il est nécessaire d'augmenter l'intensité du courant.

3° On peut enfin placer le corps sur lequel on opère dans une dérivation et faire varier la résistance de l'autre branche de la dérivation : dans ce cas le courant utilisé sera d'autant plus intense qu'on augmentera davantage la résistance dans l'autre branche. Il est évident que l'ampèremètre devra être placé dans la même branche que celle où se trouve le corps en expérience.

1013. — Laissant de côté ce troisième moyen qui est le moins utilisé, on voit qu'il y a deux manières principales d'obtenir une intensité donnée, suivant qu'on agit sur la FEM de la pile, sur le *voltage*, suivant une expression qui tend à se répandre, ou qu'on agit sur la résistance du circuit. Les résultats sont-ils les mêmes dans les deux cas? La question est intéressante et mérite d'être signalée avec quelques détails, car les observateurs ne sont pas d'accord à cet égard.

Le courant qui traverse le corps en expérience ayant une intensité donnée i, la quantité d'électricité qui passe dans un temps donné t est toujours égale à it, quelle que soit la manière dont sont composés le circuit et la pile. D'autre part, le corps ayant une résistance r, indépendante du courant employé, la différence de potentiel ε qui existe entre les points d'entrée et de sortie du courant dans ce corps, on a la relation

$$i = \frac{\varepsilon}{r}, \qquad \text{d'où } \varepsilon = r\,i.$$

La différence de potentiel est donc indépendante de la manière dont on a obtenu l'intensité i.

Il en sera donc de même aussi de l'énergie disponible dans le corps, puisqu'elle est égale au produit de ε par i, produit qui, comme chacun des facteurs, est indépendant du procédé mis en œuvre pour obtenir l'intensité i.

Or, jusqu'à nouvel ordre, on ne voit pas que, dans un corps donné, l'action du passage de l'électricité puisse dépendre d'autre chose que de la quantité qui le traverse, de la différence de potentiel entre l'entrée et la sortie, ou de l'énergie disponible dans le corps même. On doit donc en conclure que les effets observés doivent être les mêmes lorsqu'un corps est traversé par un courant d'intensité donnée, quels que soient les moyens employés pour obtenir cette intensité. Ajoutons d'ailleurs que des expériences directes ont permis de vérifier ce résultat, qui est contredit surtout par des observateurs se basant sur les effets observés dans l'application de l'électrothérapie; mais, il ne semble pas qu'il y ait là des données bien précises sur les conditions réalisées et les impressions éprouvées par les malades ne sont peut-être pas toujours bien nettes. Aussi maintenons-nous l'opinion déjà formulée que lorsqu'on fait agir un courant d'intensité déterminée, les résultats sont les mêmes, qu'on ait recours pour obtenir cette intensité à des modifications de voltage, ou à des changements de résistance.

1014. — Dans un grand nombre de cas, on veut étudier ce qui se passe au moment de l'établissement ou au moment de la rupture du courant; c'est le cas, par exemple, dans l'étude des excitations des nerfs ou des muscles, car il ne se produit pas d'action pendant le passage du courant tant que l'intensité du courant reste constante. On introduit alors dans le circuit un interrupteur, soit que cet appareil soit mû à la main et produise des effets isolés pour ainsi dire, soit qu'on obtienne des interruptions périodiques en faisant mouvoir l'interrupteur par un métronome, par exemple, ou en employant l'interrupteur Trouvé.

Mais si l'on veut comparer les effets produits aux causes, comme grandeur, il faut que le circuit ne contienne aucune bobine, car sans cela les variations brusques dues à la self-induction produiraient des changements dans les conditions de l'état variable du courant, et par suite dans les effets qui se manifestent justement pendant cette période d'état variable.

La question de savoir quelle relation existe, par exemple, dans le cas que nous considérons entre la loi de variation du courant et la nature ou la grandeur de l'effet produit est très importante : il est certain que cette relation existe, mais on ne l'a pas encore déterminée. La question est à l'étude et il faut espérer que les travaux des savants qui s'en occupent en donneront la solution complète.

1015. — Enfin on peut vouloir utiliser les courants d'induction : dans ce cas, on peut avoir besoin de faire varier soit la grandeur de ces courants, soit leur fréquence. Nous avons donné à cet égard des indications, en parlant des machines d'induction (965, 970), et il est inutile de revenir sur les détails que nous avons fournis.

Nous ferons cependant une remarque sur les expériences faites à l'aide des bobines d'induction; dans ces bobines, à partir d'une certaine grandeur au moins, le circuit primaire est relié, en deux points situés de part et d'autre de l'interrupteur, aux deux armatures d'un condensateur dont le rôle favorable n'avait pas été bien expliqué : il est probable que, par cette disposition, on arrive à réaliser les conditions de l'expérience de Hertz (989). On voit alors qu'à chaque mouvement de l'interrupteur, le corps sur lequel on opère, muscle ou nerf, est soumis non à une décharge unique, mais à une décharge oscillatoire comprenant en réalité des décharges alternatives en grand nombre. Les effets observés peuvent alors être très différents de ceux qu'aurait donnés la décharge simple, et dans ces conditions, on ne sait au juste à quoi correspond l'expérience. C'est sans doute à cette cause que sont dues des différences qu'on a observées en répétant une même expérience dans des conditions qui semblaient identiques, mais qui, en réalité, étaient différentes, s'il n'y avait pas identité pour toutes les conditions, même pour celles qui semblaient peu importantes.

L'emploi des machines d'induction magnéto-électrique évite cet inconvénient, car il n'y a jamais de condensateur.

1016. — Les machines d'induction permettent de reconnaître que les excitations physiologiques dépendent de la loi de variation du courant : c'est ainsi que ces excitations ne sont pas identiques lorsqu'on emploie la machine de Clarke à produire des courants alternatifs ou des courants redressés : les effets sont cependant absolument les mêmes dans les bobines, et ce n'est que dans le circuit extérieur que se produit le redressement.

M. d'Arsonval a montré que l'action de courants sinusoïdaux obtenus à l'aide de la machine que nous avons signalée est beaucoup moindre, toutes choses égales d'ailleurs, que celle des courants produits par une machine d'un autre type, ce qui tient à ce que, dans les courants sinusoïdaux, les variations n'y sont pas brusques, qu'elles se manifestent avec la plus grande régularité possible.

Enfin, signalons que dans les courants à fréquence extrêmement grande, tels que ceux produits dans les expériences de Hertz et de Tesla, malgré les variations de potentiel qui sont très brusques, puisqu'elles sont à la fois très rapides et correspondent à de très grandes FEM, les excitations physiologiques sont nulles ou extrêmement réduites. Ce fait curieux doit s'expliquer parce que, comme nous l'avons dit, dans ces conditions, l'électricité ne pénètre pas dans les conducteurs et reste à la surface :

les actions se produisant alors à la périphérie, les nerfs ne subissent aucune excitation.

1017. — Lorsqu'on veut faire agir un courant sur un corps organisé quelconque, certaines précautions sont à prendre; si on se borne à appliquer des électrodes en métal, même en platine, métal inattaquable, il se produit rapidement une force contre-électromotrice résultant de l'électrolyse qui a lieu : il y a polarisation des électrodes. Aussi tant dans ces expériences que dans celles qui ont pour but d'étudier les FEM développées dans les tissus vivants, convient-il d'employer des *électrodes impolarisables.*

Deux formes principales ont été employées : M. Dubois Reymond place dans deux vases en verre (fig. 499) une solution saturée de sulfate de zinc ; dans chacun de ces vases, on place une lame de zinc amalgamé et d'autre part une masse poreuse formée de bandes de papier buvard *a* et *b* imbibé de la même solution. Aucune action ne doit se produire : on s'en assure en réunissant les zincs aux bornes d'un galvanomètre

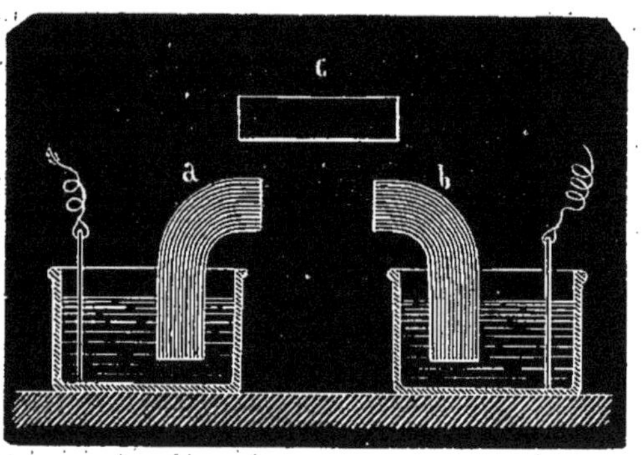

Fig. 499.

et en reliant les masses *a* et *b* par une bandelette du même papier. C'est ces masses *a* et *b* qui serviront d'électrodes : mais on ne peut directement les mettre en contact avec les tissus, qui seraient attaqués par le sulfate de zinc. On interpose alors entre ces électrodes et le corps C en expérience, soit de petites masses d'argile, soit de petites bandelettes de papier buvard, les unes et les autres étant imbibées d'une solution aqueuse de sel marin à 7 pour 1000, cette solution étant sans action aucune sur les tissus.

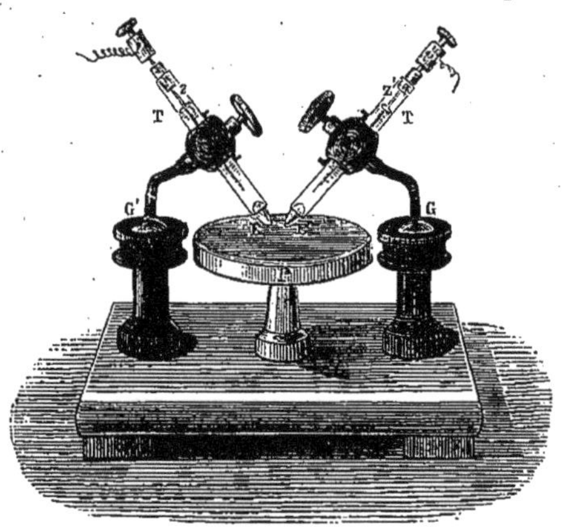

Fig. 500.

La disposition précédente n'est pas commode lorsqu'on veut agir en des points limités : on prend alors pour électrodes deux tubes de verre T,T (fig. 500) rétrécis à une de leurs extrémités qui est bouchée par un tampon d'argile E imbibée de la solution au chlorure de sodium, tampons auxquels on donne la forme la plus commode à la partie libre. Les tubes sont remplis d'une solution saturée de sulfate de zinc : des tiges de zinc amalgamé Z,Z' plongent dans cette solution et sont reliées aux pôles de la pile. Les tubes sont maintenus dans des supports qui permettent de faire varier leur position.

M. d'Arsonval a modifié cette disposition : les tubes sont effilés et remplis de la solution de chlorure de sodium qui s'y maintient par capillarité; dans le liquide plonge un fil d'argent recouvert d'une couche de chlorure d'argent.

1018. — Nous ne pouvons entrer dans l'indication même sommaire des phénomènes produits dans les corps organisés et notamment dans les muscles et les nerfs par l'action du courant. Nous nous bornerons à dire que, comme nous l'avons indiqué, un courant qui agit sur un nerf donne lieu à des contractions des muscles animés par ce nerf, toutes les fois qu'il y a variation dans l'intensité, et notamment au moment où le courant commence et au moment où il finit. Cette action se produit même pour de faibles variations.

Cette propriété a été utilisée et on a souvent fait usage d'une patte de grenouille comme galvanoscope. La patte dépouillée de sa peau (fig. 501) est détachée du corps, au moment où on vient de tuer l'animal, en conservant le nerf qui s'y rend; elle est placée dans un tube de verre, verni à la gomme laque, pour que l'isolement soit meilleur, le nerf restant en dehors du tube. Si alors on met une partie du nerf dans un circuit parcouru par un courant, on verra des contractions se produire toutes les fois qu'il y aura une variation d'intensité.

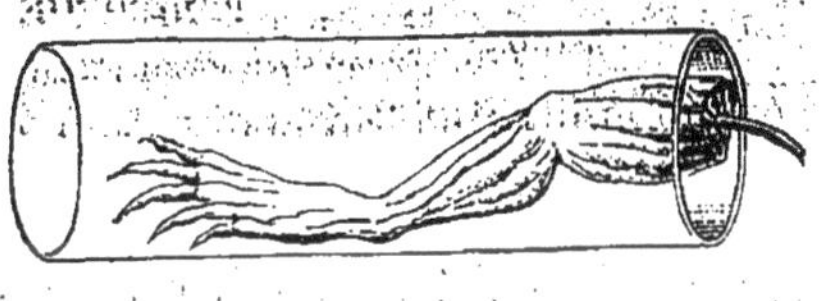

Fig. 501.

La patte de grenouille ainsi préparée est un galvanoscope très sensible et dans certains cas a pu remplacer avantageusement un galvanomètre. Elle n'est plus guère utilisée maintenant, parce qu'on peut faire usage, dans les mêmes conditions, du téléphone qui est plus sensible.

1019. — Certains animaux lorsqu'on les touche donnent une décharge analogue à celle que produirait le contact d'un corps électrisé ou l'action d'une bouteille de Leyde; ces animaux sont des poissons, la torpille, le silure, le malaptérure : les raies et les mormyres produisent des effets du même genre, mais moins forts.

Des expériences comparatives ont montré qu'il s'agit réellement d'une décharge électrique, identique à celle que fournit un condensateur. Nous ne saurions nous arrêter aux diverses expériences qui ont été faites à cet égard, non plus qu'aux recherches qui ont eu pour but la détermination de la cause à laquelle est due la production de l'électricité, production qui a lieu dans un organe spécial.

Il n'y a rien de semblable dans le cas de quelques individus qui, dans certaines conditions, présentent des traces non équivoques d'électrisation. Dans les exemples que nous connaissons, l'électrisation apparaissait après l'enlèvement d'un vêtement, d'une chemise de laine : il y avait simplement électrisation par frottement. On a cité d'autres cas dans lesquels l'électrisation apparaissait après que le sujet avait marché sur un tapis de laine : l'action est évidemment la même.

Mais des manifestations électriques peuvent se produire dans des muscles, dans des nerfs, même séparés du corps. On sait que Galvani expliquait les mouvements qu'il avait observés dans une paire de pattes de grenouille (fig. 502) attachées à un balcon par un fil de cuivre, en admettant qu'ils étaient le résultat d'une décharge due à l'électrisation propre de ces pattes : l'expérience n'était pas concluante à ce point de vue, par suite de la présence des métaux, car il y avait à la fois hétérogénéité des métaux en contact et action chimique possible. Mais la même expérience put être répétée en provoquant les contractions d'une patte galvanoscopique en touchant deux points de son nerf avec des parties différentes d'un autre muscle. Le fait fut plus facilement mis en évidence par l'emploi du galvanomètre, et il peut être mieux étudié encore à l'aide d'un électromètre.

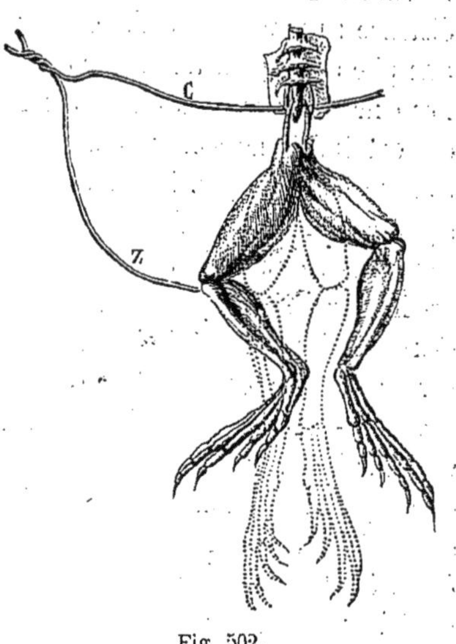

Fig. 502.

Lorsqu'on considère un muscle ou un fragment de muscle, on reconnaît que tous les points de sa surface ne sont pas au même potentiel; aussi, si on joint deux points par un conducteur métallique aboutissant à des électrodes impolarisables, ce conducteur sera traversé par un courant d'autant plus intense que la différence de potentiel est plus grande.

Des faits analogues se présentent pour les nerfs.

Nous devons nous borner à cette indication générale de faits dont il n'existe pas encore d'explication satisfaisante.

1020. **Indications générales relatives à l'électro-diagnostic et à l'électro-thérapeutique.** — Au point de vue des applications à la médecine et à la chirurgie, l'électricité peut être employée comme moyen de diagnostic ou comme moyen thérapeutique.

Comme moyen diagnostic nous avons déjà signalé l'emploi du polyscope, celui du microphone sous des formes variées, celui de la balance d'induction, etc. Il nous restera peu de chose à dire à cet égard.

La balance d'induction a pu être employée pour reconnaître si, à la suite d'un coup de feu, une balle de plomb était ou non restée dans les tissus. Un autre procédé avait été antérieurement indiqué par M. Trouvé et est d'un usage commode dans les cas où on peut l'appliquer. L'appareil comprend un stylet fin qu'on introduit dans la plaie résultant du passage de la balle : ce stylet est constitué par deux fils métalliques recouverts d'une couche isolante et fixés parallèlement à une très petite distance : par une extrémité ces fils sont reliés à un circuit qui comprend une pile et un petit trembleur analogue à une sonnerie électrique (919). Les extrémités opposées sont dénudées et terminées en pointes. Comme ces extrémités ne sont pas au contact, le circuit n'est pas fermé et le courant ne passe pas. Mais si, en arrivant au fond du trajet fistuleux, le stylet rencontre la balle de plomb, le circuit se fermera par le métal, le courant passera et le trembleur sera mis en action. Cette action ne se produira pas si le stylet rencontre, non un fragment de métal, mais un morceau d'os, car celui-ci n'étant pas conducteur le courant ne pourra passer. Le fonctionnement de cet appareil est donc très simple.

1021. — Nous avons dit que, à l'état normal, les muscles d'un être vivant subissent une contraction quand on soumet le nerf à une variation électrique ; mais, dans les cas de désordres de l'organisme, de maladies du système nerveux notamment, les contractions peuvent disparaître, ou être très affaiblies, ou ne se manifester que par des variations électriques supérieures à celles qui agissent dans l'état normal. On comprend qu'il y ait là un élément de diagnostic qui sera très précieux lorsqu'on connaîtra bien la nature des modifications correspondant à chaque genre d'affection. Quoiqu'on n'ait pas encore atteint ce résultat, l'électro-diagnostic rend déjà de réels services : nous devons donner quelques indications sur les méthodes employées qui sont simples d'ailleurs.

L'exploration de la contraction peut se faire à l'aide du courant continu, courant que l'on interrompt de temps à autre pour produire l'excitation : on peut placer les deux électrodes sur le muscle examiné, mais il est préférable d'employer sur ce muscle une seule électrode et de placer l'autre à distance, en un point quelconque ; cette dernière, *électrode indifférente*, devra avoir une grande surface pour que la densité du courant y soit faible. L'électrode active doit être placée dans le voisinage des points d'émergence des nerfs. On produit alors des interruptions et on note la valeur de l'intensité du courant par laquelle les contractions cessent de se manifester ; il convient également de tenir compte du signe du pôle de la pile avec lequel était en rapport l'électrode active.

L'exploration se fait d'une manière analogue avec les courants induits ; mais les indications sont moins nettes parce qu'on ne possède pas de moyen pratique de mesurer la grandeur de l'action électrique avec quelque exactitude.

La comparaison des résultats obtenus avec ceux que l'on obtient pour un individu à l'état normal constitue l'élément du diagnostic. Les résultats ne sont pas toujours très précis, mais souvent les différences sont assez considérables pour donner des renseignements utiles.

On peut également explorer la sensibilité au point de vue électrique, en faisant jaillir une étincelle en divers points : il ne semble pas que, jusqu'à présent, on ait tiré un grand parti de ce mode d'examen.

1022. — Au point de vue curatif nous n'avons point à revenir sur les applications chirurgicales de l'électricité ayant indiqué déjà avec quelques détails le galvanocautère, l'électropuncture et la galvanocaustique; mais nous devons nous arrêter sur l'action médicale.

Il est certain que, dans des cas déterminés, le passage d'un courant continu ou d'un courant d'induction prolongé pendant quelque temps amène dans les organes traversés des modifications avantageuses. Le mode d'action de l'électricité n'est pas déterminé; il semble d'ailleurs que le passage de l'électricité n'agit qu'indirectement, car l'amélioration ne se fait souvent sentir que quelque temps après l'opération et qu'elle peut continuer à se manifester lentement. Cette action de l'électricité se produit-elle en modifiant par son passage même l'état des nerfs dont le fonctionnement amélioré agit favorablement sur les organes auxquels ils se rendent? Cette explication est possible, mais n'est pas démontrée. L'électricité agit-elle en polarisant sur son passage les divers milieux qu'elle traverse, une action inverse résultant de cette polarisation même se manifestant et se prolongeant ultérieurement, mais dans des conditions telles que les réactions chimiques qui se produisent au sein des tissus amènent ceux-ci à un état plus satisfaisant que celui auquel ils se trouvaient d'abord? L'organisme se comporterait alors comme une pile secondaire : cela peut être également, mais il n'est pas prouvé qu'il en soit ainsi.

En somme, on ne possède pas encore la théorie de l'action curative de l'électricité dans certains cas. Quoi qu'il en soit, il est utile de donner quelques indications relatives à l'application pratique de cet agent : nous parlerons surtout des courants continus pour lesquels seulement interviennent des indications dérivées de la théorie, la question des courants faradiques étant moins avancée à cet égard.

1023. — Il doit être à peine nécessaire de dire que l'agent curatif étant un médicament, il importe de le doser; on ne sait pas encore, il est vrai, dans tous les cas, si c'est la quantité d'électricité qui intervient (comme cela paraît être certainement pour l'électrolyse, au moins entre certaines limites), si c'est plutôt l'intensité du courant, la différence de potentiel ou l'énergie disponible; mais, toutes choses égales d'ailleurs, ces divers éléments dépendent de l'intensité du courant, qu'on déterminera, en y joignant la durée de l'action. Il est donc d'absolue nécessité d'intercaler un ampèremètre dans le circuit où l'on opère : toute indication basée sur le nombre des éléments employés est absolument fautive et sans intérêt, et il est à peine croyable que quelques praticiens s'occupant d'électrothérapie s'en tiennent encore à cette seule donnée : l'influence du circuit extérieur à la pile sur l'intensité du courant est absolument incontestable ; or si l'on peut s'arranger pour que les fils conducteurs présentent toujours la même résistance, il n'en est pas de même de la résistance de la partie traversée du corps et de la résistance au contact des électrodes et des tissus.

Il serait inutile d'insister sur ces remarques, qui sont une conséquence de tout ce que l'on sait sur l'électricité, si l'opinion contraire n'était encore quelquefois soutenue par des praticiens dont l'exemple ne doit pas être suivi.

1024. — En général, pour un courant d'intensité donnée, il y a intérêt à employer des électrodes présentant une surface relativement grande si l'on veut obtenir, non des actions superficielles, mais des actions profondes. Les actions superficielles, telles que les picotements, la rubéfaction paraissent en rapport avec la densité du courant ; il convient donc de diminuer celle-ci pour les éviter.

Ce qu'il importerait évidemment de savoir, ce n'est pas l'intensité totale du courant qui traverse le corps, mais c'est la manière dont se répartit la quantité d'électricité correspondante entre les deux électrodes. Le courant ne passe pas d'une électrode à l'autre à travers un conducteur linéaire, mais à travers un solide à trois dimensions : si ce solide était homogène la théorie ferait connaître aisément la distribution du flux électrique, mais il est loin d'en être ainsi et, entre les deux électrodes, l'électricité rencontre un ensemble de corps absolument hétérogènes. On peut bien prévoir que, d'une manière générale, la plus grande quantité d'électricité passera par le chemin qui offrira la moindre résistance ; mais on ne sait quel est ce chemin. Aussi, quelles que soient les positions données aux électrodes est-il toujours très difficile d'assurer qu'on a agi principalement sur un organe déterminé. Il y a là une incertitude très réelle qui fait qu'il est très difficile de comparer les résultats comparés dans différents cas qui paraissent semblables au premier abord, car malgré l'égalité d'intensité du courant extérieur, on ne sait si la répartition de l'électricité s'est faite de la même façon à l'intérieur. Il est vraisemblable que ce ne sera que par le rapprochement d'un très grand nombre de faits observés soigneusement, avec une détermination précise de tous les éléments, que l'on arrivera à pouvoir énoncer empiriquement quelques règles générales.

1025. — Le plus souvent, les électrodes, dans le cas des applications médicales, sont constituées par des lames de charbon ou de métal recouvertes de peau imbibée d'eau salée pour les rendre plus conductrices. La résistance opposée par le corps comprend : 1° la résistance des tissus intérieurs qui, pour une même région à l'état normal, diffère peu sans doute chez les divers individus, et ne varie pas chez le même individu pendant la durée de l'opération; 2° la résistance superficielle présentée par l'épiderme, résistance très variable suivant la sécheresse plus ou moins grande de la peau et suivant les matières grasses, matières sébacées, qui la recouvrent; 3° enfin, il peut naître dans les tissus des forces contre-électromotrices qui ont pour effet de diminuer l'intensité et, à cet égard, produisent le même effet qu'une augmentation de résistance; on les désigne quelquefois sous le nom de résistance apparente, mais il est préférable de ne pas employer cette dénomination et de se rendre compte de la cause réelle des phénomènes observés.

Nous avons dit que la résistance des tissus intérieurs doit peu varier pendant le cours d'une opération : il n'en est pas de même des deux autres causes de changement de l'intensité du courant. En général la résistance de l'épiderme diminue : sous l'influence du courant, il se produit une légère sécrétion sudorale qui humidifie la peau; celle-ci s'imbibe d'autre part sous l'action des liquides contenus dans les électrodes; enfin il ne serait pas impossible qu'il se produisît des modifications dans les matières grasses qui recouvrent la peau. Ces changements auraient pour effet d'augmenter l'intensité du courant.

Mais d'autre part, les phénomènes de polarisation, nuls au début, se produisent par l'effet même du passage du courant et la force contre-électromotrice de polarisation croît jusqu'à une certaine valeur; cette modification a pour effet de diminuer l'intensité du courant.

On comprend donc que, étant donnée une pile à action réellement constante, l'intensité du courant puisse varier : il pourra y avoir au début augmentation ou diminution de l'intensité suivant que la première action perturbatrice l'emportera sur la seconde ou inversement. En tout cas, ce ne sera qu'après un certain temps que les modifications signalées, ayant cessé de se produire, le courant prendra une valeur constante.

Il résulte de là que, pendant une application du courant, il convient de surveiller constamment l'ampèremètre de manière à ramener l'intensité à la valeur jugée nécessaire, dès qu'elle vient à s'en écarter.

1026. — Quelles que soient les causes qui conduisent à modifier l'intensité du courant, soit qu'on veuille l'augmenter ou le diminuer, soit qu'on veuille le faire commencer ou le faire cesser, il est une condition à laquelle il faut toujours s'astreindre : c'est de ne jamais produire de variations brusques, c'est de passer lentement d'un état à un autre. Toute variation brusque, comme nous l'avons déjà dit, amène des contractions et produit en outre une sensation désagréable, douloureuse; un changement trop rapide peut même n'être pas sans danger, si le courant traverse l'organisme dans le voisinage du cerveau.

Les variations d'intensité peuvent être obtenues comme nous l'avons dit pour les recherches physiologiques (1012) par trois procédés. Mais l'emploi de la dérivation doit être rejeté, parce qu'une partie du courant est inutilisée et qu'on use la pile pour produire ce courant inutile : cette question d'usure a peu d'importance dans des expériences, des recherches de laboratoire ; elle n'est pas négligeable dans le cas d'applications médicales, car la pile peut être appelée à fonctionner pendant un long temps chaque jour. Outre qu'il en résulte une augmentation de dépense, un accroissement du prix de revient du courant, la pile est plus rapidement mise hors d'état de fonctionner et on est obligé de la monter à nouveau plus souvent, de renouveler les liquides et quelquefois les zincs, ce qui est toujours un embarras qu'il est bon d'éloigner le plus possible.

Il reste donc deux moyens pour obtenir les variations d'intensité du courant : les changements de résistance du circuit, les modifications de la FEM de la pile par le changement du nombre des éléments.

L'emploi de résistances variables qu'on introduit à volonté dans le circuit présente un avantage : c'est que dans tous les cas les éléments sont en action ensemble et que, par suite, ils s'usent également. L'inconvénient, c'est la nécessité d'avoir un organe propre à faire varier la résistance : cet inconvénient est de peu d'importance lorsqu'il s'agit d'une pile installée à poste fixe ; il est réel lorsqu'il s'agit d'une pile transportable, puisque l'organe destiné à faire varier la résistance augmente le volume et le poids de la pile, et rend son transport moins facile.

Ajoutons que, lorsqu'on emploie ce moyen, il est nécessaire de pouvoir faire varier la résistance continûment, et non brusquement, pour éviter les effets fâcheux que nous indiquions. On évitera donc l'emploi de bobines présentant une assez grande résistance et on préférera le rhéostat à fil métallique ou le rhéostat liquide qui permettent d'obtenir une variation absolument continue et non des variations par saccades, et pour lesquels, en outre, il n'existe pas, comme pour les bobines, de self-induction qui, à la cessation du courant, augmente les effets.

Lorsqu'on commence une opération, on met dans le circuit à l'avance une très grande résistance, de manière que, par l'application des électrodes, il y ait au moment où le courant s'établit une faible sensation.

On diminue ensuite progressivement la résistance, jusqu'à ce que le courant ait atteint l'intensité ordonnée. Inversement, pour cesser le courant, on augmente peu à peu la résistance jusqu'à ce que le courant soit très affaibli, ce qui permet de retirer les électrodes sans provoquer de secousse.

1027. — Lorsqu'on obtient la variation de l'intensité du courant par le changement dans le nombre des éléments, il faut employer un commutateur spécial, pour éviter d'avoir à monter ou à démonter la pile; nous décrirons le collecteur double de Gaiffe qui est d'un emploi commode dans la pratique (fig. 503).

Soit P N la pile dont les éléments sont montés en série; de plus, le pôle — du premier élément et les pôles + de tous les éléments sont reliés à des conducteurs, de 0 à 12, placés parallèlement et terminés par des boutons à chacune de leurs extrémités, les boutons d'un même côté étant placés en ligne droite. D'autre part, deux curseurs métalliques A et B peuvent se déplacer le long de règles *aa* et *bb* de manière à rencontrer successivement tous les boutons lors de leur déplacement : le curseur A est relié par un fil souple à l'électrode P′, le curseur B est relié de même à l'électrode N′ par un conducteur sur le trajet duquel se trouve le galvanomètre G.

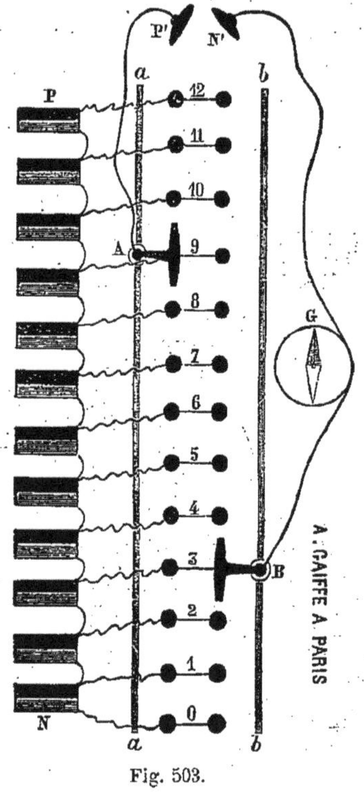

Fig. 503.

Il est facile de reconnaître que par un déplacement convenable des curseurs, on peut mettre dans le circuit un nombre d'éléments variant de 0 à 12, et que lorsqu'on en prend moins de 12, on peut faire varier la position des éléments qui entrent en action, afin d'éviter que ce soient toujours les mêmes, ce qui amènerait une usure très inégale. Dans le cas de la figure, on voit, par exemple, que les éléments 1, 2 et 3 sont hors du circuit et ne fonctionnent pas, qu'il en est de même des éléments 10, 11 et 12, mais que le courant est produit par les éléments de 4 à 9 qui sont dans le circuit. Le nombre des éléments en action est toujours égal à la différence des numéros des boutons sur lesquels s'appuient les curseurs.

Enfin une disposition spéciale doit être adoptée pour que le changement du nombre des éléments ne produise pas de secousses désagréables, ce qui arriverait nécessairement si pour passer de l'emploi de n éléments à celui de $n + 1$ éléments, on interrompait le courant : il y aurait secousse, par suite de la variation brusque de potentiel lorsqu'on cesserait le courant produit par n éléments, il y aurait une autre secousse lorsqu'on rétablirait le courant des $n + 1$ éléments.

Pour éviter cet inconvénient les curseurs sont terminés par une pièce métallique allongée dont la longueur est plus grande que la distance qui sépare deux boutons consécutifs. Il en résulte que lorsqu'on déplace un curseur, la communication n'est jamais interrompue puisque le contact du curseur avec un bouton se produit avant que son contact avec le bouton précédent ait cessé.

En général, pour plus de commodité, les boutons d'un même côté sont placés non sur une ligne droite, mais sur une circonférence, le curseur est alors remplacé par une manette qui tourne autour d'un centre relié par un conducteur à l'une des électrodes (fig. 504) : le plus souvent,

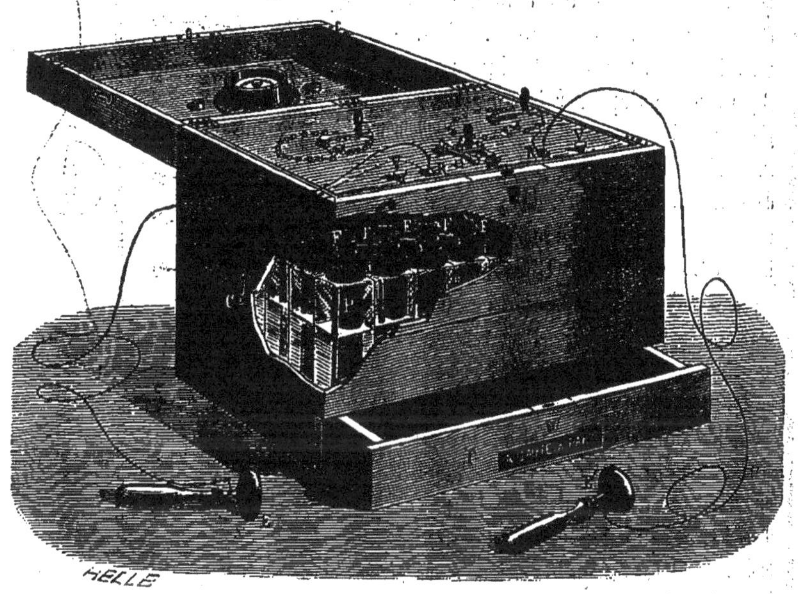

Fig. 504.

les couples sont réunis de manière à ce qu'on les fasse entrer successivement seulement deux par deux dans le circuit.

Lorsque la pile est au repos, les curseurs sont amenés aux zéros des deux échelles : lorsqu'on veut faire une application de courant on les amène sur les boutons portant le même numéro, celui-ci correspondant au rang du premier élément que l'on veut employer : dans cette position, aucun élément n'est dans le circuit, on peut appliquer les électrodes sans produire d'action. On déplace alors l'un des curseurs lentement jusqu'à ce que le galvanomètre indique l'intensité qu'il convient de ne pas dépasser : il est important de remarquer que suivant que c'est l'un ou l'autre des curseurs qu'on déplace, le courant se meut entre les électrodes dans un sens ou dans l'autre. Dans le cas de la figure 503, le pôle positif de chaque élément étant représenté par la partie noire, on voit que le courant irait de P′ à N′ dans la partie qui réunirait les électrodes. Ce serait l'inverse, si le curseur B était en contact avec un bouton dont le rang fût plus élevé que celui de A.

Il va sans dire que, pour cesser l'action du courant, il faut également faire diminuer progressivement l'intensité en rapprochant lentement les curseurs l'un de l'autre et n'enlevant les électrodes que lorsque les curseurs sont en contact avec des boutons portant le même numéro.

1028. — Ajoutons que, dans quelques cas, il peut être intéressant de supprimer brusquement le courant ou même de le renverser complètement, en vue d'une action déterminée; pour obtenir ce résultat, on emploie un commutateur ou renverseur de courant. Cet appareil se compose de deux manettes métalliques M et M′ (fig. 505) pouvant tourner autour des centres A et B en restant parallèles par l'action de la traverse articulée isolante H; trois boutons métalliques N, P, N′ sont placés sur le trajet des manettes dans une position telle que lorsque l'une de celles-ci touche le bouton P, l'autre touche le bouton N ou le bouton N′; dans une position intermédiaire, il n'existe aucun contact.

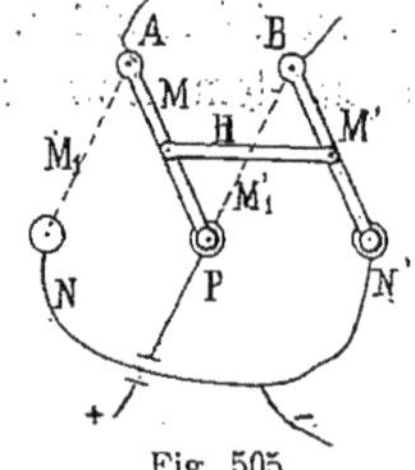

Fig. 505.

Pour utiliser ce renverseur de courant, on relie les boutons A et B aux électrodes, le bouton P au pôle positif de la pile et les boutons N et N′ au pôle négatif. On voit alors immédiatement que si les manettes ne touchent pas les boutons P, N et N′, le circuit est interrompu, le courant ne passe pas; si les manettes occupent la position indiquée en traits pleins sur la figure, le courant va dans le circuit extérieur du bouton A au bouton B; mais si on amène les manettes à l'autre position extrême en M_1, M'_1 (traits ponctués) le courant va dans le circuit extérieur de B à A.

L'emploi des dispositions que nous venons d'indiquer satisfait aux conditions pratiques : il faut dire toutefois qu'il est impossible d'arriver à réaliser une égale usure de tous les éléments, malgré le soin que l'on peut prendre de faire usage successivement des diverses parties de la pile dans les diverses applications de courants continus; mais cet inconvénient est compensé par l'avantage qui résulte de la suppression du rhéostat.

1029. — Les indications qui précèdent font connaître les dispositions que l'on doit rencontrer dans une pile destinée à faire des applications de courants continus. Le groupement des diverses parties varie suivant qu'il s'agit d'une pile installée à demeure ou d'une pile transportable : dans le premier cas, le nombre des éléments pourra être plus grand que dans le second où il ne devra pas être inférieur à 24 si l'on veut, dans les conditions ordinaires, obtenir des courants d'une intensité suffisante, pouvant atteindre 15 ou 20 milliampères. Ajoutons que, dans le cas des piles transportables, il y a avantage à employer des éléments au chlorure d'argent (949) ne contenant pas de liquide.

Les applications de courants électriques n'exigent en somme qu'un matériel simple et le manuel opératoire est facile; aussi peuvent-elles être faites par tous les praticiens, ainsi que l'application simple des courants d'induction pour lesquels suffisent les appareils que nous avons décrits antérieurement. Mais il n'en est pas de même de toutes les applications de l'électricité à la médecine et à la chirurgie : outre que cet agent ne peut alors être employé d'une manière vraiment utile que par une personne qui connaisse en détail le fonctionnement de tous les appareils, ce qui exige des connaissances spéciales, l'installation des appareils est coûteuse et compliquée si l'on veut avoir réunis tous les instruments qui peuvent être utiles. Aussi croyons-nous qu'il serait sans intérêt de décrire complètement une semblable installation.

FIN

TABLE ALPHABÉTIQUE

T

U

V

W

DEUXIÈME PARTIE

CHIMIE APPLIQUÉE A LA PHYSIOLOGIE

EXTRAIT SUCCINCT DE LA TABLE DES MATIÈRES DU TOME SECOND

(Suite de la Chimie appliquée à la Physiologie).

LIVRE IV. — Sécrétions

Chapitre Premier. — Reins et urines normales.

Chapitre II. — Glandes sudoripares et sueur.

Chapitre III. — Glandes sébacées et cérumineuses. — Larmes.

Chapitre IV. — Glandes salivaires. — Pancréas. — Foie et bile.

Chapitre V. — Sérosités.

Chapitre IV. — Épithéliums. — Mucus. — Synovie.

LIVRE V. — Respiration et Perspiration.

Chapitre Premier. — Les poumons.

Chapitre II. — De la Respiration.

Chapitre III. — Perspiration cutanée.

LIVRE VI. — Innervation et Génération

Chapitre Premier. — De la substance nerveuse.

Chapitre II. — Matières de la génération.

Chapitre III. — Du Lait.

TROISIÈME PARTIE

CHIMIE APPLIQUÉE A LA PATHOLOGIE

LIVRE PREMIER. — Modifications pathologiques de la digestion et des sucs digestifs

Chapitre Premier. — Altérations pathologiques de la salive.

Chapitre II. — Pathologie de la digestion stomacale.

Chapitre III. — Sécrétions et selles pathologiques. Concrétions intestinales.

LIVRE II. — Altérations du sang, du chyle et de la lymphe

LIVRE III. — Modifications pathologiques des sécrétions et des organes sécréteurs

LIVRE IV. — Sérosités et exsudats pathologiques

LIVRE V. — Pathologie du poumon et de la respiration

LIVRE VI. — Altérations, infiltrations et dégénérescences des tissus

BOUCHARD (Ch.), membre de l'Institut et de l'Académie de médecine. **Leçons sur les maladies par ralentissement de la nutrition**, professées à la Faculté de médecine de Paris. Troisième édition. 1890, 1 vol. grand in-8 . . . . . . 10 fr.

— **Leçons sur les auto-intoxications dans les maladies**, professées à la Faculté de médecine de Paris. 1887. 1 vol. gr. in-8. . . . . 8 fr.

— **Leçons sur la thérapeutique des maladies infectieuses, Antisepsie**, professées à la Faculté de médecine de Paris. 1889. 1 vol. gr. in-8. . . . . . 9 fr.

— **De la pathogénie des hémorrhagies**. Paris, 1869. In-8 avec fig. 3 fr. 50

— **Recherches sur la Pellagre**. 1862. 1 vol. in-8 (au lieu de 6 fr.). **1** fr. **25**

BOULAY. Mousses de la France, 1884. 1 vol. gr. in-8 de 624 pages. 15 fr.

— **Flore pliocène du Mont-Dore** (Puy-de-Dôme), 1892. Grand in-folio de 115 pages avec 10 planches lithogr., et 17 gravures dans le texte . . . . . . 15 fr.

BRÉBISSON (A. de). **Hépatiques de la Normandie**. In-8 de 16 pages. 40 c.

— **De quelques nouveaux genres d'algues**. In-8 de 8 pages, avec pl. 40 c.

CARON (A.). **Code des jeunes mères**. Traité théorique et pratique de l'éducation physique des nouveau-nés. 1 vol. gr. in-8 (au lieu de 3 fr. 50). . . . . . **1** fr. **50**

CARTE GÉOLOGIQUE D'EURE-ET-LOIRE, au $\frac{1}{80000}$, 4 feuilles . . . 20 fr.

CARTE GÉOL. DU NORD (Valenciennes, Cambrai, Avesnes), au $\frac{1}{80000}$, 3 f[lles]. 8 fr.

CHANDELUX (L.). **Manuel de l'allaitement et de l'hygiène des enfants nouveau-nés**. In-18 (au lieu de 2 fr.) . . . . **50** c.

CLASSEN (A.), professeur à l'École polytechnique d'Aix-la-Chapelle. **Précis d'analyse chimique quantitative**, traduit de l'allemand sur la 3e édition, par L. Gautier. 1888. 1 vol. in-18 avec 73 gravures dans le texte. . . . . 6 fr.

— **Précis d'analyse chimique qualitative**, suivi de tableaux d'analyse chimique, traduit de l'allemand sur la 3e édition par L. Gautier. 1888. 1 vol. in-18, avec gravures dans le texte . . . . 3 fr. 50

L'auteur indique les procédés les plus simples et les plus exacts pour déterminer la composition ou reconnaître la valeur de tous les principaux produits industriels ou commerciaux.

CLAUDON (E.). **Fabrication du vinaigre** fondée sur les études de Pasteur, contenant la description des procédés de fabrication. 1875. Gr. in-8 av. pl. 3 fr.

CLAUS, professeur de zoologie à l'Université de Vienne. **Éléments de Zoologie** traduits de l'allemand sur la 4e édition par G. Moquin-Tandon. 1889. 1 vol. in-18 jésus de XVI-1284 pages, avec 867 gravures dans le texte. . . . . 12 fr.

Ire PARTIE. **Zoologie générale** IIe PARTIE. **Zoologie spéciale**. Emb. I. Protozoaires. Emb. II Cœlenturés. Emb. III. Echinodermes. Emb. IV. Vers. Emb. V. Arthropodes. Emb. VI. Mollusques Emb. VII. Molluscoïdes. Emb. VIII. Tuniciers. Emb. IX. Vertébrés.

COULON (A.). **Traité clinique et pratique des fractures chez les enfants**. 1861. 1 vol. in-8 (au lieu de 4 fr.). . . . . **1** fr. **50**

COURTOIS-GÉRARD. **De la culture des fleurs** dans les petits jardins, sur les fenêtres et dans les appartements. Vingtième mille. 1 vol. in-32 de 192 pages, avec gravures dans le texte. . . . . 1 fr.

DELESSE. **Recherches sur l'origine des roches**. In-8 de 80 pages 1 fr. 25

— **Etudes sur le métamorphisme des roches**. In-8 de 100 pages 1 fr. 25

— **Carte agronomique de Seine-et-Marne**. 1 feuille au 5 000 000e. 60 c.

DELFORTRIE. **Les Chéloniens du miocène supérieur de la Gironde**. 1870. Gr. in-4 de 28 pages et 5 pl. (au lieu de 30 fr.) . . . . **5** fr.

— **Étude sur les restes fossiles de siréniens du G. Halitherium** dans le bassin de la Garonne. 1871. Gr. in-4 de 38 pages et 3 pl. (au lieu de 30 fr.). **5** fr.

DELORE et LUTAUD, médecin adjoint de Saint-Lazare. **Traité pratique de l'art des accouchements.** 1883. 1 vol. in-8 avec 135 gravures. . . . . . 9 fr.

DEVAY (F.). De la médecine morale. 1861. In-8 (au lieu de 2 fr. 50). **50** c.

DOLLFUS (Auguste). Faune Kimméridienne du cap de la Hève. 1863. 1 vol. in-4 avec 18 pl. représentant 186 fossiles. . . . . 20 fr.

D'ORBIGNY (Ch.). Tableau chronologique des divers terrains, ou Systèmes de couches connues de l'écorce terrestre, présentant d'une manière synoptique les principaux êtres organisés qui ont vécu aux diverses époques géologiques, et indiquant l'âge relatif des différents systèmes de montagnes établis par Élie de Beaumont. 1 feuille jésus, gravée sur acier, coloriée, représentant 123 figures. . . . . . 2 fr.

— Le même, collé sur toile, vernissé et monté sur gorge et rouleau. . . . . 5 fr.

D'ORBIGNY (Ch.). Coupe figurative de la structure de l'écorce terrestre, et classification des terrains suivant l'ordre des superpositions, avec indication et figures des principaux fossiles caractéristiques des divers étages géologiques.

Une feuille de 1 mètre 25 c. de long sur 75 cent. de haut, coloriée avec 192 figures de fossiles. . . . . 6 fr.

— Le même, collé sur toile, vernissé et monté sur gorge et rouleau . . . . . . 12 fr.

DRAGENDORFF, professeur à l'Université de Dorpat. **Manuel de Toxicologie.** Deuxième édition française revue par l'auteur et très augmentée, traduite de l'allemand par le Dr L. Gautier. Paris, 1886. 1 vol. in-18 de XX-743 p. avec gravures dans le texte. 7 fr. 50

Extrait de la table des matières : I. Règles générales pour la recherche chimico-légale des poisons. II. Essais préliminaires. Recherche de chaque poison en particulier. — Ch. I. Poisons qui peuvent être séparés par distillation de l'objet soumis à l'essai. *A.* Corps qui doivent être distillés d'un liquide alcalin (ammoniaques et amines). *B.* Corps volatils qui doivent être distillés d'un mélange acidifié. *C.* Poisons du groupe des métalloïdes halogènes. *D.* Empoisonnement par le phosphore. — Ch. II. Alcaloïdes et poisons organiques qui peuvent être isolés par agitation avec un dissolvant. Propriétés caractéristiques des principaux alcaloïdes. Propriétés caractéristiques des principaux poisons non alcaloïdiques. — Ch. III. Poisons de la classe des métaux proprement dits. Réactions caractéristiques de chaque poison en particulier. — Ch. IV. Poisons appartenant à la classe des métaux alcalins et alcalino-terreux. — Ch. V. Acides.

DUBRUEIL (A.), professeur de clinique chirurgicale à la Faculté de médecine de Montpellier. **Éléments de médecine opératoire.** 1875. 1 vol. in-8 de 900 pages, avec 435 gravures dans le texte . . . . 11 fr.

— **Manuel opératoire des résections.** In-8 (au lieu de 2 fr. 50). **75** c.

DUBRUEIL (E.). Préparation et conservation des Mollusques. In-8. 60 c.

DUMAS (Émilien). Statistique géologique, minéralogique et paléontologique du Gard. 1876. 2 vol. gr. in-8 avec pl. (au lieu de 20 fr.) . . . **10** fr.

DUMONT (André). Carte géologique de la Belgique au 1/160000 indiquant les terrains qui se trouvent au-dessous du limon hesbayen et du sable campinien, 9 feuilles imprimées en couleurs (au lieu de 60 fr.) . . . . **20** fr.

DUMORTIER (E.). Études paléontologiques sur les dépôts jurassiques du bassin du Rhône.

Lias inférieur. 1867, gr. in-8 avec 50 pl. (au lieu de 30 fr.) . . . . . . **20** fr.
Lias moyen. 1869, gr. in-8 avec 45 pl. (au lieu 30 fr.) . . . . **20** fr.
Lias supérieur. 1874, gr. in-8 avec 62 pl. (au lieu de 36 fr.). . . . . . . **20** fr.

— **Sur quelques gisements de l'oxfordien inférieur de l'Ardèche.** 1871, grand in-8 de 84 pages avec 6 planches (au lieu de 4 fr. 50). . . . . **1** fr. **25**

DUPUY. Histoire des mollusques terrestres et d'eau douce qui vivent en France. 1848-1851, 6 fascicules in-4 avec 31 pl. (au lieu de 60 fr.). . . . **30** fr.

DURAND. Traité des fièvres intermittentes. 1862. In-8 . . . . . . 6 fr.

EBSTEIN (W.), professeur de clinique médicale à l'Université de Gœttingue. **L'Obésité et son traitement,** traduit sur la 4e édit. 1883, gr. in-8 de 60 pages . . . . 1 fr.

ECORCHARD. Flore des départements maritimes de l'Ouest et des environs de Paris. 1877. In-8 de 800 pages. . . . . 12 fr.

— **Synopsis de l'ouvrage précédent.** 1878. In-18 de 300 pages. . . . 5 fr.

FISCHER (Dr Paul), aide-naturaliste au Muséum d'histoire naturelle, **Manuel de Conchyliologie et de Paléontologie conchyliologique. Histoire naturelle des mollusques vivants et fossiles.** 1887. 1 vol. gr. in-8 de 1400 pages, cartonné en toile, avec 1138 gravures dans le texte et 23 planches contenant 600 figures dessinées par Woodward et une carte des régions malacologiques. . . 35 fr.

Cet important ouvrage, est le seul qui actuellement soit au courant de la science et des classifications aujourd'hui généralement acceptées.

La science malacologique a fait depuis trente ans d'immenses progrès non seulement dans la connaissance de l'organisation intime des espèces, mais encore dans celle de leur distribution géographique et bathymétrique dans le temps et dans l'espace; l'auteur s'est livré à un travail considérable. Il a examiné un très grand nombre de genres et opéré le contrôle de plusieurs milliers de noms génériques ou sous-génériques; aussi le livre du Dr Fischer est infiniment plus complet que tous ceux qui l'ont précédé. On trouvera dans ce manuel une étude aussi approfondie des mollusques fossiles que des mollusques vivants.

Dans un appendice fort étendu, M. Œhlert a rédigé une description des *Brachiopodes*.

Les gravures sont nombreuses, et aux planches dessinées par Woodward, qui contenaient 600 figures, sont venues s'ajouter plus de 1100 gravures originales intercalées dans le texte.

FLEISCHER. Traité pratique d'analyse chimique par la méthode volumétrique, traduit de l'allemand sur la deuxième édition, par L. Gautier. 1880. 1 vol. in-8 de 424 pages avec figures dans le texte . . . . 8 fr.

FLORET. Documents chirurgicaux (gynécologie). In-8 de 208 p. 4 pl. . 1 fr.

FORTHOMME. Notions élémentaires de physique et de chimie à l'usage de l'enseignement secondaire. 1881. In-18 de 330 p. av. 170 gr. dans le texte. 3 fr.

—— **Traité élémentaire de physique**. 1860. 2 vol. in-18 avec 970 figures. 7 fr.

FOURREAU (J.). Catalogue des plantes qui croissent le long du cours du Rhône. 1869. 1 vol. gr. in-8 de 216 pages. . . . . 6 fr.

FRESENIUS (R.). Traité d'analyse chimique qualitative, des opérations chimiques, des réactifs et de leur action sur les corps les plus répandus, essais au chalumeau, analyse des eaux potables, des eaux minérales, du sol, des engrais, etc. Recherches chimico-légales, analyse spectrale. Huitième édition française, traduite de l'allemand sur la 15e édition par L. Gautier. 1891. 1 vol. in-8 de 596 pages avec gravures dans le texte, et un tableau chromolithographié . . . . 7 fr.

FRESENIUS (R.). Traité d'analyse chimique quantitative. Traité du dosage et de la séparation des corps simples et composés les plus usités en pharmacie, dans les arts et en agriculture, analyse par les liqueurs titrées, analyse des eaux minérales, des cendres végétales, des sols, des engrais, des minerais métalliques, des fontes, dosage des sucres, alcalimétrie, chlorométrie, etc. Sixième édition française, traduite sur la sixième édition allemande, par L. Gautier. 1891. 1 vol. in-8 de 1343 pages avec 251 gravures dans le texte. . . . . 16 fr.

FREY (H.). Précis d'histologie. Deuxième édition française, traduite de l'allemand sur la troisième édition, très augmentée, par le Dr L. Gautier. 1886. 1 vol. in-18 de VIII-403 pages avec 227 gravures; au lieu de 6 fr. . . . . 3 fr. 50

GARIEL (Ch.), professeur de physique médicale à la Faculté de médecine de Paris. **Cours de physique médicale**. Troisième édition, entièrement refondue. 1892. 1 vol. in-8 de 964 pages avec 505 gravures dans le texte. . . . . . 12 fr.

GAUDRY (A.), membre de l'Institut, professeur au Muséum d'histoire naturelle. **Les Enchaînements du monde animal dans les temps géologiques.**

—— **Fossiles primaires.** 1883. 1 vol. grand in-8 de 320 pages avec 285 gravures dans le texte, dessinées par Formant . . . . 10 fr.

—— **Fossiles secondaires.** 1890. 1 vol. gr. in-8 de 320 pages avec 403 gravures dans le texte, dessinées par Formant. . . . . 15 fr.

—— **Animaux fossiles du Mont Léberon (Vaucluse).** 1873. 1 vol. gr. in-4 de 130 pages avec 20 planches. . . . . 30 fr.

—— **Matériaux pour l'histoire des temps quaternaires.** 4 vol. in-4. 25 fr.

Fasc. I. Mammifères de la Mayenne. 1876. In-4 de 62 p. av. 11 pl. (Pas séparément.)

Fasc. II. De l'existence des Saïgas (Antilopes fossiles) en France à l'époque quaternaire. 1880. In-4 de 20 pages avec 4 pl. . . . . 4 fr.

Fasc. III. L'Elasmotherium (Rhinocéros fossile). 1888. In-4 de 20 p. av. 4 pl. 4 fr.

Fasc. IV. Les oubliettes de Gargas 1892. In-4 de 27 pages avec 4 pl. . . . . 5 fr.

GAUTIER (Armand), membre de l'Institut, professeur à la Faculté de médecine de Paris. **Cours de chimie.** Tome I, chimie minérale. Tome II, chimie organique. T. III. Chimie biologique. 1887-1892. 3 vol. gr. in-8 de 2150 pages avec 510 gravures dans le texte . . . . 50 fr.

Séparément, Tome III : **Chimie biologique.** 1892. 1 volume grand in-8 de XVI-828 pages, avec 122 gravures dans le texte . . . . 18 fr.

— **Chimie appliquée à la physiologie, à la pathologie, à l'hygiène, avec les analyses et les méthodes de recherches les plus nouvelles.** 1874. 2 vol. in-8 avec gravures dans le texte . . . . 18 fr.

La Première Partie : CHIMIE APPLIQUÉE A L'HYGIÈNE, comprend l'étude : 1° *de l'air atmosphérique,* de ses variations, de ses viciations et de leurs effets sur l'homme ; 2° *des aliments et de l'alimentation ;* 3° *des eaux,* de leur nature, de leur rôle dans la nutrition, de leur influence sur la santé publique ; 4° *des milieux habités* et de tout ce qui se rattache aux questions de cubage d'air, d'altération et d'assainissement des milieux où vivent l'homme et les animaux.

La Deuxième Partie : CHIMIE APPLIQUÉE A LA PHYSIOLOGIE, est divisée en six livres. Livre I. *Des tissus proprement dits.* — Livre II. *Digestion.* — Livre III. *Assimilation.* — Livre IV. *Sécrétions.* — Livre V. *Respiration.* — Livre VI. *Innervation et reproduction.*

La Troisième Partie : CHIMIE APPLIQUÉE A LA PATHOLOGIE, est divisée parallèlement à la Deuxième, en livres correspondants qui comprennent successivement : les *altérations pathologiques des tissus ;* les *troubles de la digestion* et les *produits anormaux du tube digestif ;* les *altérations morbides du sang, du chyle et de la lymphe ;* les *modifications pathologiques des diverses sécrétions,* les *altérations du poumon et de la respiration,* etc.

— **Étude sur les fermentations** proprement dites et les fermentations physiologiques et pathologiques. 1869. Gr. in-8 de 125 pages. . . . . 3 fr.

GAUTIER (L.). Guide pratique pour l'analyse chimique et microscopique de l'urine, des sédiments et des calculs urinaires. 1887. 1 vol. in-18 avec 90 gravures dans le texte . . . . 3 fr. 50

— **Manuel pratique de la fabrication et du raffinage du sucre de betteraves.** 1880, gr. in-8 avec 66 gravures dans le texte. . . . . . 6 fr.

GIRARD (J.). Les soulèvements ou dépressions du sol sur les côtes. In-8 avec gravures. . . . . 1 fr. 50

— **La photographie appliquée aux études géographiques.** In-18 de 86 pages avec gravures. . . . . 1 fr. 25

GODFRIN (J.). Atlas manuel de l'histologie des drogues simples. 1887. 1 vol. in-4 de 45 planches avec texte explicatif. . . . . 8 fr.

GRAS (S.). Description géologique de Vaucluse, suivie d'une notice sur ses mines et ses carrières. 1862. 1 vol. gr. in-8 avec 2 pl. de coupes . . . . 8 fr.

— **Carte géologique** du même département au 1/82 000e, 1 feuille gr.-aigle. 7 fr.

GRASSET. Index testaceorum viventium. 1884. In-4 (au lieu de 5 fr.). 1 fr.

GRENIER et GODRON. Flore de France. Tome II : 1re et 2e parties. . 20 fr.

Séparément tome II, 2e partie . . . . 5 fr.

— — III, 2e partie, avec table générale des familles, genres, espèces. 7 fr.

GRENIER. Tableau analytique des familles de la flore de France. In-8 de 27 pages. . . . . 50 c.

GREPPIN. Essai géologique sur le Jura suisse. 1867. Gr. in-8 de 152 pages avec carte géol. col. . . . . 8 fr.

GUILLIER. Carte géologique de la Sarthe au 1/125000. 1874. 1 feuille imprimée en couleur. . . . . 15 fr.

HÉBERT. Théorie chimique de la formation des silex et des meulières. 1864. In-8 de 16 pages. . . . . 1 fr.

HEUDE (P.). Conchyliologie fluviatile de la province de Nanking. 10 fasc. In-4 avec 80 planches noires et coloriées (ouvrage terminé) . . . . 110 fr.

HOERNES (**R.**), professeur de paléontologie à l'Université de Gratz. **Manuel de Paléontologie, ou Histoire naturelle des animaux fossiles,** traduit par Dollo, aide-naturaliste au musée de Bruxelles. 1886. 1 vol. grand in-8 de 750 pages avec 672 gravures de fossiles. . . . . 20 fr.

Extrait de la table des matières. — Introduction. Emb. I. Protozoaires. Emb. II. Cœlentérés. Emb. III. Vers. Emb. IV. Echinodermes. Emb. V. Bryozoaires. Emb. VI. Brachiopodes. Emb. VII. Mollusques. Emb. VIII. Arthropodes. Emb. IX. Tuniciers. Emb. X. Vertébrés.

HOPPE SEYLER. Traité d'analyse chimique appliquée à la physiologie et à la pathologie. Guide pratique pour les recherches cliniques, traduit de l'allemand sur la 4e édition, par le Dr Schlagdenhauffen. 1877. 1 volume grand in-8, avec gravures dans le texte . . . . 10 fr.

Méthodes de recherches; — réactifs; composés inorganiques et organiques; — acides; — alcools; — corps gras; — matières sucrées et amylacées; matières colorantes de la bile; — substances albuminoïdes protéides; — éléments muqueux; — ferments; — analyse de l'urine, du sang, des sérosités, analyse des sécrétions, analyse du lait, analyse des organes et des tissus; — recherches médico-légales, etc.

HOUDART. Méthodes et appareils spéciaux à l'œnologie. In-8 av. grav. 2 fr.

HUBERT. Esprit et matière. Réponse à Büchner. 1871. 1 vol. in-8. . . . . 5 fr.

JAUBERT et BARTHELEMY-LAPOMMERAYE. Richesses ornithologiques du midi de la France, avec 25 pl. col. (au lieu de 30 fr.). . . **20** fr.

JAUBERT. Matériaux pour la Géologie du Var. In-4, 72 p. av. carte géol. 3 fr.

KŒCKLIN, SCHLUMBERGER et SCHIMPER. Le terrain de transition des Vosges. 1862. Grand in-4 avec 30 pl. col. (au lieu de 45 fr.) . . . **20** fr.

KOLTZ. Traitement du chêne en taillis à écorce. In-18 av. grav. . 75 c.

LABADIE-LAGRAVE (**F.**). **Des complications cardiaques du croup** et **de la diphthérie.** 1873. Gr. in-8 (au lieu de 3 fr. 50) . . . . **60** c.

LADREY. Étude sur le phosphore. 1868. Gr. in-8 de 102 pages. . . 1 fr. 25

—— **Les établissements industriels et l'Hygiène publique.** In-8. 1 fr. 25

LAGASCA (**M.**). **Genera et Species plantarum.** Matriti. 1816. In-4 de 35 pages et de 2 pl. . . . . 1 fr. 50

LALLEMANT. Catalogue des mollusques terrestres et fluviatiles observés aux environs de Jaulgonne (Aisne). 1889. Grand in-8 de 53 pages. . . . . 3 fr.

—— **Le criquet pèlerin** (sauterelle d'Afrique). Alger. In-8 de 70 pages . . 2 fr. 50

LAMARCK. Philosophie zoologique, ou Exposition de considérations relatives à l'histoire naturelle des animaux, à la diversité de leur organisation et des facultés qu'ils en obtiennent, aux causes physiques qui maintiennent en eux la vie et donnent lieu aux mouvements qu'ils exécutent; enfin, à celles qui produisent les unes le sentiment, les autres l'intelligence de ceux qui en sont doués. Nouvelle édition, revue et précédée d'une introduction biographique par Charles Martins, professeur d'histoire naturelle à la Faculté de médecine de Montpellier, etc. 1873. 2 vol. in-8 de 900 pages. . . . 12 fr.

LAMBERT (**E.**). **Nouveau Guide du géologue.** Géologie générale de la France, suivie d'un appendice sur la géologie des principales contrées de l'Europe. 1 vol. in-18 de 500 pages, avec 76 gravures dans le texte. . . . . 5 fr.

LANGLEBERT. Traité théorique et pratique des maladies vénériennes. Leçons cliniques sur les affections blennorrhagiques, le chancre et la syphilis. 1864. 1 vol. in-8 de 700 pages . . . . 8 fr.

LAPPARENT (A. de). Traité de Géologie. Troisième édition, entièrement refondue. 1893, 2 vol. grand in-8 de 1660 pages avec 700 grav. dans le texte. . **24 fr.**
Ire partie : Phénomènes actuels. — IIe partie : Géologie stratigraphique.
Ouvrage couronné par l'Institut de France.

— **Abrégé de Géologie.** Deuxième édition entièrement refondue. 1892. 1 vol. in-18 de VIII-280 pages avec 134 gravures dans le texte et une carte géologique de la France chromolithographiée. . . . . 3 fr. 25

— **Cours de Minéralogie.** Deuxième édition très augmentée. 1890. 1 vol. gr. in-8 de XVI-648 pages avec 598 gravures dans le texte et une planche chromol. 15 fr.
Ouvrage couronné par l'Institut de France.

— **Précis de Minéralogie.** 1889. 1 vol. in-18 de XII-384 pages avec 335 gravures dans le texte et une planche chromolithographiée. . . . . 5 fr.

Le livre est terminé par un lexique très complet des noms d'espèces et de variétés usités en minéralogie ; l'ouvrage comprend aussi, sous le titre de « Recueil d'indications pratiques pour la détermination des cristaux et des espèces caractéristiques », une suite de listes numérotées dans lesquelles les principaux minéraux sont rangés d'après tel ou tel caractère important qui les fait reconnaître. Ils sont rangés ainsi d'après chaque système cristallin et d'après les formes principales dans chaque système ; d'après les macles ; d'après la couleur ; d'après certaines particularités de texture (en paillettes, en fibres, en baguettes, etc.) ; d'après la couleur de la raclure ou de la poussière, etc.

— **La Géologie en chemin de fer.** Description géologique du Bassin parisien et des régions adjacentes (Bretagne aux Vosges. — Belgique à Auvergne). 1 vol. in-18, cartonné, non rogné, de 600 pages avec 2 cartes chromo et 1 carte de coupes 7 **fr.** 50

Ce livre, qui pourrait s'appeler aussi *Excursions géologiques à travers la France*, n'est pas seulement destiné aux géologues. Il s'adresse à tous ceux qui cultivent à un titre quelconque les sciences géographiques ; il est d'une utilité particulière pour les personnes qui s'intéressent à la géographie physique. Enfin, il convient encore à nos officiers, auxquels il fournira de précieux renseignements sur la forme et la constitution du sol français, sur l'allure et le régime des cours d'eau, sur la disposition des lignes de relief si importantes au point de vue stratégique.

— **Le Siècle du fer.** 1890. 1 vol. in-18, 360 pages (au lieu de 3 fr. 50). **2 fr 50**

Chap. I. Les débuts de l'emploi du fer dans les constructions. — Chap. II. Les premiers ponts en tôle. — Chap. III. Le fer dans les édifices. — Chap. IV. Viaducs métalliques. Les dernières audaces des ingénieurs. — Chap. V. Les débuts de l'industrie des chemins de fer. — Chap. VI. La voie ferrée. — Chap. VII. Les voitures de voyageurs. — Chap. VIII. La locomotive. — Chap. IX. Les signaux et les freins. — Chap. X. Les chemins de fer économiques.

— **La question du charbon de terre.** 1890. In-18 de 122 p. . . . 1 fr. 50

Chap. I. La houille et la défense nationale. — Chap. II. La crise houillère. — Chap. III. La crise industrielle. — Chap. IV. Le marché des charbons. — Chap. V. La hausse actuelle. — Chap. VI. Avenir de l'industrie houillère.

— **et DELESSE. Revue de géologie.** 8 vol. in-8 (au lieu de 28 fr.) . . 20 **fr.**
On vend séparés les tomes X, XI, XII, XIV, XV, XVI. Prix du volume : 3 fr. 50.

LEE. Leçons sur la syphilis. 1865. In-8. . . . . 1 fr. 25

LEFEVRE. Botanique d'Eure-et-Loir. 1866. In-8 de 300 pages. . . . . 5 fr.

LEROUX. Cours de géométrie élémentaire (géométrie plane et géométrie dans l'espace). 1 vol. in-18 de 500 p. avec 500 grav. dans le texte (au lieu de 6 fr.) **1 fr. 50**

LETOUZÉ DE LONGUEMARD. Revue des études géologiques sur la Vienne. In-8. . . . . 2 fr.

LIÉNARD. Catalogue de la faune malacologique de l'île Maurice et des îles adjacentes. 1877. In-8 de 116 pages . . . . 5 fr. 50

LISLE (E.). Du traitement de la congestion cérébrale et de la folie avec hallucinations. 1871. 1 vol. in-8 ; (au lieu de 7 fr.). . . . . **2 fr. 50**

LOCHE. Catalogue des mammifères et des oiseaux observés en Algérie (au lieu de 5 fr.). . . . . **2** fr.

LORIOL (P. de). Monographie des Echinides contenus dans les couches nummulitiques de l'Egypte. 1881. Grand in-4 de 90 p. avec 11 planches de fossiles (au lieu de 15 fr.) . . . . **8** fr.

LUCAS. Histoire naturelle des Lépidoptères d'Europe; 2e édition. 1 vol. gr. in-8, cartonné en toile anglaise, non rogné, avec 80 planches gravées sur acier, représentant 400 papillons, coloriés d'après nature . . . . 25 fr.

—— **Histoire naturelle des Lépidoptères exotiques.** 1 vol. grand in-8, cartonné en toile anglaise, non rogné, avec 80 planches gravées sur acier, représentant 400 papillons, coloriés d'après nature . . . . 25 fr.

LUNGE (G.), professeur de chimie industrielle à l'École polytechnique de Zurich. **Traité de la distillation du goudron de houille et du traitement de l'eau ammoniacale,** traduit de l'allemand par L. Gautier. 1885. 1 vol. grand in-8 avec 89 gravures dans le texte . . . . 12 fr.

I. Origine du goudron. — II. Propriétés du goudron de houille et de ses éléments. — III. Emploi du goudron sans distillation. — IV. Première distillation du goudron. — V. Le Brai. — VI. L'huile à anthracène. — VII. L'huile lourde. — VIII. Acide carbolique et naphtaline. — IX. L'huile légère et l'essence de naphte. — X. Rectification à la vapeur, Benzol et naphte. — XI. L'eau ammoniacale.

MALINOWSKI (J.). Du charbon de terre dans le bassin houiller du Gard. 1867. Grand in-8 (au lieu de 3 fr.) . . . . **50** c.

MALOSSE. Manipulations de Physique. 1886. In-8 av. 107 grav. 4 50

MARTRIN DONOS. Florule du Tarn. 1867. 2 vol. in-8 (au lieu de 15 fr.) **6** fr.

MASSE (J.-N.). Petit Atlas complet d'anatomie descriptive du corps humain. Nouvelle édition, augmentée des tableaux synoptiques d'anatomie descriptive. 1888. 1 vol. in-18 demi-reliure chagrin, non rogné, tranches dorées en tête, composé de 113 planches, comprenant 5 à 600 figures dessinées d'après nature et gravées sur acier, avec texte explicatif. 20 fr.

—— Le même ouvrage, demi-reliure chagrin, non rogné, tranches dorées en tête, avec les planches coloriées . . . . 36 fr.

Cet Atlas contient 113 planches qui comprennent 600 figures, et non seulement tous les organes ont leur représentation fidèle, mais plusieurs planches sont consacrées à des coupes d'anatomie chirurgicale. Un sommaire précis accompagne chaque planche.

Les 113 planches avec leur texte correspondant sont reliées en un seul volume et, pour faciliter l'étude, toutes les planches sont montées sur onglet, de sorte que l'Atlas relié s'ouvre aussi aisément qu'un volume broché, et en outre est d'une solidité à toute épreuve.

MILLET. Traité de la diphthérie du larynx. 1863. In-8 (au lieu de 6 fr). **1** fr. **50**

—— **Emploi thérapeutique des préparations arsenicales.** 1865. In-8. **1** fr.

MOHR et CLASSEN. Traité d'analyse chimique par la méthode des liqueurs titrées, revu et augmenté par A. Classen, directeur du laboratoire de chimie de l'Ecole polytechnique d'Aix-la-Chapelle. Troisième édition française traduite sur la sixième édition allemande par L. Gautier. 1888. 1 vol. gr. in-8 de XVI-816 pages avec 201 gravures dans le texte . . . . 22 fr. 50

Dans cette nouvelle édition, M. Classen a donné plus d'importance aux méthodes nouvelles; la partie pratique du livre a été entièrement refondue et considérablement augmentée. Les calculs et les tableaux établis dans les précédentes éditions ont été revus avec soin. Une parfaite conformité a été établie entre les méthodes atomiques et celle par les équivalents. Les gravures sont devenues plus nombreuses.

MORIÈRE. Des mares dans nos campagnes. 15 pages . . . . . . 10 c.

—— **Sur la culture, le rouissage et le teillage du lin.** 104 p., fig. 1 f. 50 c.

—— **Moyen d'utiliser le marc de pommes.** 15 pages . . . . 10 c.

—— **De l'industrie fromagère dans le Calvados.** In-8 de 46 pages. 75 c.

—— **De la race bovine de Jersey.** In-8 de 22 pages et 2 planches . . 50 c.

—— **Sur les tombes ou composts du Bessin.** In-8 de 16 pages. . . 50 c.

MORTILLET. Géologie de la Savoie. 1858. 1 vol. in-8 de 480 pages . . . 5 fr.

MULSANT et VERREAUX. Classification méthodique des oiseaux-mouches. 1866. Gr. in-8 de 98 pages (au lieu de 3 fr.) . . . . **75** c.

NAQUET et HANRIOT, professeurs agrégés à la Faculté de médecine de Paris. **Principes de chimie** fondée sur les théories modernes. Cinquième édition, revue, corrigée et augmentée. 1890. 2 vol. in-18 de 1250 pages avec gravures dans le texte. . . . . 11 fr.

NICKLÈS (René). Recherches géologiques sur les terrains secondaires et tertiaires de la province d'Alicante et du Sud de la province de Valence. 1891. Gr. in-8 de 220 pages avec 7 planches et 3 cartes. . . . . . 10 fr.

NIEMEYER (P.). Précis de percussion et d'auscultation. Traduit de l'allemand. Paris, 1874. In-18, avec 21 grav. (au lieu de 2 fr. 50). . . . **1** fr.

OLIVIER (L.). Les procédés opératoires en histologie végétale. — Guide pour les études de microchimie. 1885, in-8 de 45 pages. . . . . 1 fr. 75

PENEAU et LECAT. Etude géologique et agronomique du Cher. 1882. Fasc. I. In-8 de 135 p. av. carte géol. col. au 1/80 000e (Vierzon. Lury et Mehun). 8 fr.

PERRIER (Edmond), membre de l'Institut, professeur au Muséum d'histoire naturelle. **Traité de Zoologie.** 1893. 2 vol. grand in-8 de 1800 pages avec 1200 gravures dans le texte.

En vente la Première Partie comprenant : Zoologie générale ; Protozoaires et Phytozoaires. 1 vol. grand in-8 de 864 pages avec 701 gravures dans le texte. . 22 fr.

On vend séparément :

Fascicule II. Protozoaires et Phytozoaires. Avec 243 gravures. 10 fr.

Fascicule III. Arthropodes et Vers. Avec gravures. (En juin 1893). 8 fr.
Fascicule IV. Mollusques, Tuniciers. } *Ces derniers fascicules paraîtront ensemble*
Fascicule V. Vertébrés. } *en 1 volume de 800 pages*. . . . 10 fr.
Le Fascicule I (Zoologie générale) ne se vend plus séparément.

PETIT DE LA SAUSSAYE. Catalogue des mollusques testacés des mers d'Europe. 1869. 1 vol. gr. in-8 de 312 pages (au lieu de 7 fr.) . . . **1** fr. **50**

— **Notice sur la recherche des coquilles.** In-8. . . . . 60 c.

PHILLIPEAUX. Traité de thérapeutique de la coxalgie. 1867. 1 vol. in-8 avec grav. dans le texte (au lieu de 8 fr.) . . . . **2** fr

PILLET et FROMENTEL. Description géologique et paléontologique de la colline de Lemenc (près de Chambéry). 1873. 1 vol. in-8 de 220 pages avec atlas de 15 planches de fossiles. . . . . 20 fr.

PILLET, LORY et VALLET. Carte géologique de la Savoie au 150 000e. 1869, 1 feuille coloriée . . . . 15 fr.

POST. Traité complet d'analyse chimique appliquée aux essais industriels, publié avec la collaboration de 22 chimistes. Traduit de l'allemand par L. Gautier. 1884. 1 vol. grand in-8 de VIII-1143 pages, avec 274 gravures dans le texte. . . . . 28 fr.

Chap. I. Essai de l'eau. — Chap. II et III. Détermination de la composition chimique et calorifique des combustibles. — Chap. IV. Pyrométrie. — Chap. V. Gaz d'éclairage. — Chap. VI. Hydrocarbures solides et liquides du règne minéral. — Chap. VII. Métaux. — Chap. VIII. Acides inorganiques, sels alcalins, chlorures de chaux. — Chap. IX. Engrais commerciaux. — Chap. X. Matières explosibles et allumettes. — Chap. XI. Chaux et ciments. — Chap. XII. Matières grasses (graisses et huiles, stéarine, glycérine, savons, matières grasses lubrifiantes). — Chap. XIII. Amidon et fécule. Dextrine. Sucre. — Chap. XIV. Bière. — Chap. XV. Vin. — Chap. XVI. Alcool et levure pressée. — Chap. XVII. Vinaigre. Acide acétique, acétates et esprit de bois. — Chap. XVIII. Cuir et colle. — Chap. XIX. Sels métalliques. — Chap. XX. Matières colorantes. — Chap. XXI. Poteries. — Chap. XXII. Verre.

PRÉVOST (Florent) et LEMAIRE. Histoire naturelle des Oiseaux d'Europe (Passereaux). Deuxième édition, revue et corrigée. 1 beau vol. grand in-8 cartonné en toile anglaise, non rogné, avec 80 planches gravées en taille-douce et coloriées avec soin, représentant 200 sujets . . . . 25 fr.

— Le même ouvrage, demi-reliure chagrin, non rogné. . . . . 30 fr.

PUECH (A.). Des anomalies de l'homme. Paris, 1871. In-8 de 104 pages. 2 fr.

— **De l'hématocèle péri-utérine.** Paris, 1861. In-8 de 56 pages. . . . 1 fr.

— **Des ovaires et de leurs anomalies.** Paris, 1873. In-4 de 160 pages. 2 fr.

— **Les mamelles et leurs anomalies.** Paris, 1876. In-8 de 120 p. . . 2 fr.

RANVIER (L.), membre de l'Institut et de l'Académie de médecine. **Traité technique d'histologie.** Deuxième édition revue, corrigée et augmentée. 1889. 1 vol. grand in-8 de XII-880 pages avec 414 gravures dans le texte. . . . . . . 12 fr.

Les procédés décrits ont été expérimentés par l'auteur et sont d'une rigoureuse exactitude. La première partie comprend l'étude des méthodes générales d'examen.
Dans la seconde, l'auteur passe successivement en revue tous les tissus. Il indique pour chacun d'eux les précautions à prendre pour l'examen, le mode de développement des éléments étudiés d'une manière si précise que chacun peut en contrôler les résultats.
Cet ouvrage est le meilleur guide pour l'étude de l'histologie.

— **Leçons sur l'histologie du système nerveux** professées au Collège de France. 1878. 2 vol. grand in-8 de 700 pages avec gravures dans le texte et 12 planches chromolithographiées (au lieu de 25 fr.). . . . . **10** fr.

REULEAUX. Le Constructeur, Principes, formules, tracés, tables et renseignements pour l'établissement des projets de machines, aide-mémoire des ingénieurs constructeurs, mécaniciens, architectes, etc. Troisième édition française, traduite sur la quatrième édition allemande, entièrement refondue et considérablement augmentée, par A. Debize, ingénieur en chef des manufactures de l'Etat. 1890. 1 vol. grand in-8 de 1200 pages avec 1184 gravures dans le texte, tableaux, etc. . . . . 30 fr.

— **Traité de cinématique. Principes fondamentaux d'une théorie générale des machines.** Traduit de l'allemand par A. Debize. 1877. 1 vol. gr. in-8 de 700 pages avec 452 gravures dans le texte et 1 atlas de 8 planches représentant 96 figures. . . . . 20 fr.

RENAULD (F.). Catalogue raisonné des plantes vasculaires et des mousses de la Haute-Saône. 1873. 1 vol. in-8 . . . . 6 fr.

REY (A.). Traité de jurisprudence vétérinaire, contenant la législation sur les vices rédhibitoires et la garantie dans les ventes d'animaux domestiques, suivi d'un **Traité de médecine légale.** 2e édition. 1 vol. in-8 (au lieu de 10 fr.). **2** fr. **50**

REYNÈS (P.). Monographie des Ammonites. I. Lias. 1879. Gr. in-folio de 58 pl. lith. représentant 1100 fossiles dans leur grandeur naturelle, avec texte in-8 de 72 pages (au lieu de 60 fr.). . . . . **30** fr.

RICHARD, MARTINS et DE SEYNES. Nouveaux Éléments de botanique, contenant l'organographie, l'anatomie et la physiologie végétales, les caractères de toutes les familles naturelles, par Achille Richard. Onzième édition, revue par Charles Martins et J. de Seynes, professeur agrégé à la Faculté de médecine de Paris. 1876. 1 vol. in-8 de 700 pages avec 380 gravures, dans le texte. . . 7 fr.

RICHARD DE NANCY. Commentaire physiologique sur la personne d'Horace. 1863. 1 vol. in-18 de 106 pages (au lieu de 3 fr). . . . . **75** c.

ROLLAND DU ROQUAN. Description des coquilles fossiles de la famille des Rudistes qui se trouvent dans le terrain crétacé des Corbières (Aude). 1841. In-4 de 72 pages avec 8 pl. (9 fr.). . . . . **4** fr.

ROUSSE. Tableau présentant la marche à suivre et les expériences à faire pour reconnaître la nature d'un gaz. 2 feuilles in-folio. 1 fr. 25

SALES-GIRONS. Traitement de la phthisie pulmonaire par l'inhalation des liquides pulvérisés. 1860. 1 vol. in-8 (au lieu de 5 fr.). . **1 fr. 25**

SAUSSURE (H. DE) et SICHEL (J.). Catalogus specierum generis Scolia (hyménoptères), contenant les diagnoses, les descriptions et la synonymie des espèces, etc. In-8 de 350 pages et 2 pl. col. (au lieu de 8 fr.). . . . . **3** fr.

SAVATIER (Dr). Botanique japonaise, Livres kwa-wi, traduits du japonais. 1873. 1 vol. gr. in-8 de 160 pages. . . . . 8 fr. 50

SAVATIER et FRANCHET. Enumeratio plantarum in Japonia, sponte crescentium, hucusque rite cognitarum, adjectifs descriptionibus specierum pro regione novarum, 1875-1879. 2 vol. grand in-8 . . . . 50 fr.

SCHULTZ. Etude sur quelques carex. 1861. In-8 avec 2 planches. . . 1 fr.

SERAINE (Dr). De la santé des gens mariés, ou Physiologie de la génération de l'homme et hygiène philosophique du mariage. 37e édition. 1892. 1 beau vol. in-18 de 400 pages. . . . . 3 fr.

Sommaire des principaux chapitres de la table des matières.

I. Du sens génésique. — II. Des organes reproducteurs. — III. Limite de la puissance sexuelle. — IV. Du mariage et de la maternité. — V. Du célibat et de ses inconvénients. — VI. Conformation vicieuse des organes reproducteurs. — VII. Syncope génitale. — VIII. Atonie des organes. — IX. Perversion nerveuse. — X. Absence ou vice de composition des germes. — XI. Hérédité de structure. — XII. Hérédité physiologique. — XIII. Hérédité de quelques diathèses. — XIV. Hérédité de quelques névropathies. — XV. Hérédité morale.

— **De la santé des petits enfants,** ou Conseils aux mères sur la conservation des enfants pendant la grossesse, sur leur éducation physique depuis la naissance jusqu'à l'âge de sept ans, et sur leurs principales maladies. Vingtième mille. 1 vol. in-32 de 192 p. . . . . 1 fr.

— **Les préceptes du mariage,** traduits du grec de Plutarque, suivis d'un Essai sur l'idéal de l'amour, du mariage et de la famille. Dix-huitième mille. 1 vol. in-18 de 192 pages. . . . . 1 fr.

SERINGE. Tableau synoptique des terrains et des diverses classes de roches. In-folio color. . . . . 1 fr.

SOULIER (H.), professeur de thérapeutique à la Faculté de médecine de Lyon. **Traité de Thérapeutique et de Pharmacologie.** 1891. 2 vol. grand in-8 de 1950 pages. . . . . 25 fr.

Ouvrage couronné par l'Académie des sciences et par l'Académie de médecine.

Ce traité renferme l'exposé complet de l'état actuel de la science en France et à l'étranger.

Les médicaments nouveaux introduits dans la thérapeutique y sont étudiés au point de vue physiologique, au point de vue pharmacologique et dans leurs indications. On y trouvera sur les applications, les formes, les doses, nombre de détails pratiques exposés avec beaucoup d'ordre.

M. le professeur Soulier classe les médicaments d'après leur action et leur emploi thérapeutique. C'est assurément la classification la plus commode pour le médecin.

L'ouvrage se termine par un *table alphabétique des matières* rendant facile la recherche non seulement du médicament que l'on veut étudier, mais encore celle des divers médicaments employés dans une maladie donnée.

SPILLMANN (P.). De la tuberculisation du tube digestif. 1878. 1 vol. gr. in-8 avec 2 pl. chromo (au lieu de 5 fr.). . . . . **1 fr. 25**

STENFORT. Des conditions des baux ruraux. Entretiens entre un propriétaire et son fermier sur la pratique de l'agriculture. Lectures à l'usage des écoles primaires rurales. 1869. 1 vol. in-18 avec 24 gravures dans le texte. . . . . . 1 fr. 25

STRASBURGER (Ed.). Manuel technique d'anatomie végétale. Guide pour l'étude de la botanique microscopique traduit de l'allemand par Godfrin, professeur à l'Ecole de pharmacie de Nancy, et revu par l'auteur. 1886. 1 vol. in-8 de 400 p. avec 118 gravures dans le texte . . . . 10 fr.

Table des matières : Instructions préliminaires. Instruments, ustensiles, réactifs, boîtes à préparations. — Ch. I. Description et emploi du microscope. Structure de l'amidon. Préparations. — Ch. II. Aleurone, huile grasse. Conservation des préparations. Emploi du microscope simple. — Ch. III. Courants protoplasmiques. Dessin à la chambre claire. Mesure du grossissement. — Ch. IV. Chromatophores. Coloration du suc cellulaire. — Ch. V. Tissus. Membranes épaissies. Réactions du sucre, de l'inuline, des nitrates, du tannin, du ligneux. — Ch. VI. Epiderme et stomates. — Ch. VII. Epiderme, poils, aiguillons, mucilage et cire. — Ch. VIII. Faisceaux libéro-ligneux collatéraux fermés. — Ch. IX. Faisceaux libéro-ligneux collatéraux ouverts. — Ch. X. Structure de la tige des Conifères. — Ch. XI. Structure de la tige du Tilleul. Faisceaux libéro-ligneux bicollatéraux des Cucurbitacées. Tubes criblés. — Ch. XII. Cylindre central et accroissement secondaire de la racine. — Ch. XIII. Faisceaux libéro-ligneux des Fougères et des Lycopodiacées. — Ch. XIV. Liège, lenticelles. Mécanisme de la chute des feuilles. — Ch. XV. Structure des feuilles caulinaires et des feuilles florales. Terminaison des faisceaux libéro-ligneux. — Ch. XVI. Cône végétatif de la tige. Différenciation des tissus. Course des faisceaux libéro-ligneux. — Ch. XVII. Cône végétatif de la racine. — Ch. XVIII. Structure de l'appareil végétatif des Muscinées. — Ch. XIX. Appareil végétatif des Champignons, des Lichens et des Algues. Méthodes de colorations du contenu cellulaire. — Ch. XX. Diatomées, Protococcus, Levures, Nostocaccées. — Ch. XXI. Bactériacées. Emploi des objectifs à immersion. — Ch. XXII. Reproduction des Algues. — Ch. XXIII. Reproduction des Champignons. — Ch. XXIV. Reproduction des Champignons et des Lichens. — Ch. XXV. Reproduction des Muscinées — Ch. XXVI. Reproduction des Cryptogames vasculaires. — Ch. XXVII. Reproduction des Gymnospermes. — Ch. XXVIII. L'androcée chez les Angiospermes. — Ch. XXIX. Le gynécée chez les Angiospermes. — Ch. XXX. Structure de la semence des Angiospermes. — Ch. XXXI. Le fruit des Angiospermes. — Ch. XXXII. Division des cellules et des noyaux. — Table des plantes étudiées ou citées dans l'ouvrage. — Table des réactifs.

Aucun soin n'a été négligé pour faire de ce Manuel un excellent instrument de travail. Toutes les figures ont été dessinées par M. Strasburger, d'après nature; les sujets d'étude ont été choisis de manière que chacun puisse se les procurer facilement.

—— **Études sur la formation et la division des cellules,** traduit de l'allemand par Kichx. 1876. 1 volume gr. in-8 de 307 pages avec 8 planches représentant 198 figures . . . . 15 fr.

TERREIL (A.). Traité pratique des essais au chalumeau dans les analyses chimiques et les déterminations minéralogiques; mode d'emploi et description des propriétés physiques des minéraux et des caractères chimiques qui peuvent les faire reconnaître dans les essais au chalumeau. 1876. 1 vol. in-8 de 500 p. et tabl. . . 10 fr.

Dans aucun ouvrage on n'a indiqué jusqu'à présent une méthode générale pour la marche à suivre dans les essais pyrognostiques. Tous les corps simples et leurs composés chimiques sont étudiés avec grand soin au point de vue des caractères qui les font reconnaître dans les essais pyrognostiques; on y trouvera également une description des minéraux qui contiennent ces corps simples et les caractères physiques de ces minéraux.

THIOLLIÈRE (Victor). Description des poissons fossiles du Bugey. 1854. Grand in-folio avec 10 pl. col. **10** fr.

TOMES. Traité de chirurgie dentaire, ou **Traité pratique de l'art du dentiste.** Traduit de l'anglais sur la deuxième édition. 1873. 1 vol. in-8 de 650 pages avec 250 gravures dans le texte. . . . . 10 fr.

TOURNOÜER. Étude sur les fossiles tertiaires de l'île de Cos. 1876. In-4 de 30 p. et pl. . . . . 2 fr.

TYNDALL (John). Les Microbes, traduit de l'anglais par Dollo. 1882. 1 vol. in-8 avec gravures dans le texte . . . . 8 fr.

VAN HEURCK et GUIBERT. Flore médicale belge. 1864. In-8 de 460 pag. 4 fr.

VAN TIEGHEM (Ph.), membre de l'Institut, professeur de botanique au Muséum. **Traité de Botanique.** Deuxième édition revue et corrigée. 1891. 2 volumes grand in-8 de XXXII–1856 pages avec 1213 gravures dans le texte . . . . 30 fr.

— **Éléments de botanique.** Deuxième édition. 1891. 2 volumes in-18 jésus de 1000 pages avec 450 gravures dans le texte. . . . . 10 fr

VÉLAIN (Ch.). Cours élémentaire de Géologie stratigraphique. 4e édition entièrement refondue. 1892. 1 vol. in-18 de 576 pages avec 435 gravures dans le texte et une carte géologique de la France, imprimée en couleur. . . . . 4 fr. 50

VERNEUIL (E. DE) et LORIÈRE (G. DE). Description des fossiles du néocomien supérieur de Utrillas (Espagne). 1868. In-4 de 32 p. et 5 pl. . . . . 4 fr. 50

VICQ (E. de). Catalogue raisonné des plantes de la Somme. 1865. In-8 de 320 pages. — Supplément 1873. In-8 de 34 p. (au lieu de 5 fr.). . . . . **2** fr.

— **Catalogue raisonné des Mousses.** 1877. In-8 de 44 p. . . . . 1 fr.

— **De la végétation sur le littoral de la Somme.** Guide pour les herborisations. 1876. In-18 de 124 pages. **1** fr.

WAGNER, FISCHER et GAUTIER. Nouveau Traité de Chimie Industrielle à l'usage des ingénieurs, chimistes, industriels, contre-maîtres des écoles d'arts et manufactures et d'arts et métiers, etc. Troisième édition française revue, corrigée et augmentée, publiée d'après la treizième édition allemande. 1892. 2 vol. gr. in-8 de 1760 pages avec 736 gravures dans le texte. . . . . 30 fr.

TOME PREMIER : MÉTALLURGIE CHIMIQUE. Produits métallurgiques. Fer. Manganèse. Cobalt. Nickel. Cuivre. Plomb. Argent. Or. Platine. Iridium. Etain. Bismuth. Antimoine. Arsenic. Mercure. Zinc. Cadmium. Sodium. Potassium. Aluminium. Magnésium. Applications de l'électro-chimie.

MATIÈRES ET PRODUITS INORGANIQUES. Eau et glace. Soufre. Sulfure de carbone. Acide sulfureux. Acide sulfurique. Sels de potasse. Chlorure de sodium et industrie des salines. Fabrication de la soude. Chlore. Chlorure de chaux et chlorates. Brome. Iode. Acide azotique et azotates. Préparations explosives. Ammoniaque et sels ammoniacaux. Phosphore. Allumettes. Phosphates et engrais divers. Acide borique et borax. Outremer. Combinaisons : d'aluminium, d'étain, d'antimoine, d'arsenic, d'or, d'argent, de mercure, de cuivre, de zinc, de cadmium, de plomb, de manganèse, de chrome, de fer, de cobalt, de baryum. Synopsis des matières colorantes inorganiques. Peroxyde d'hydrogène ou eau oxygénée. Oxygène et ozone. Acide carbonique liquide.

MATIÈRES ET PRODUITS ORGANIQUES. Fabrication de l'acide acétique et de l'alcool méthylique par la distillation du bois. Fabrication du vinaigre. Acides tartrique et citrique. Acide oxalique. Chloroforme. Iodoforme. Ether. Traitement du goudron de houille. Matières colorantes organiques.

TOME SECOND : FABRICATION DU VERRE. Poteries, plâtre, chaux, mortiers et ciments.

SUBSTANCES ALIMENTAIRES. Amidon et fécule. Sucres. Fermentation alcoolique. Préparation du vin, du cidre et du poiré. Fabrication de la bière. Fabrication de l'alcool. Farine et pain. Lait, beurre et fromage. Préparation et conservation de la viande.

TECHNOLOGIE CHIMIQUE DES FIBRES TEXTILES. Laine. Soie. Fibres végétales. Blanchiment, teinture et impression des fils et des tissus. Fabrication du papier.

INDUSTRIES DIVERSES. Tannage des peaux. Fabrication de la colle. Travail des os. Matières grasses. Vernis. Huiles essentielles et résines. Conservation du bois. Tabac. Acide stéarique et glycérine. Fabrication des savons.

COMBUSTIBLES ET APPAREILS DE CHAUFFAGE. Combustible. Bois et charbon de bois. Tourbe. Lignite et anthracite. Houille. Graphite et Plombagine. Coke. Combustibles artificiels agglomérés. Combustibles gazeux. Appareils de chauffage.

MATIÈRES ÉCLAIRANTES ET ÉCLAIRAGE. Gaz de houille. Gaz au bois. Gaz de tourbe. Gaz d'huile. Gaz d'air. Pétrole. Paraffine et huiles minérales. Eclairage à l'aide des bougies et des chandelles. Eclairage à l'aide de lampes. Eclairage au gaz. Eclairage électrique.

WALKHOFF (L.). Traité complet de fabrication et raffinage du sucre de betteraves. 2e édition française, publiée sur la 4e édition allemande, par Mérijot. 1874. 2 vol. grand in-8, avec 189 gravures dans le texte. . . . . . 20 fr.

WEST (Charles). Leçons sur les maladies des femmes, traduites de l'anglais sur la 5e édition par le Dr Mauriac. 1870. 1 vol. in-8 de 860 p. 15 fr.

WINCKLER. Manuel d'analyse industrielle des gaz, traduit de l'allemand 1886. 1 vol. gr. in-8, avec 54 gravures dans le texte. . . . . 4 fr. 50

Extrait de la table des matières : — Prise d'essai. — Tuyau d'aspiration. — Appareils d'aspiration. — Appareils pour la conservation et le transport des prises d'essai. — Mesurage des gaz. — Dosage direct par le procédé gaz-volumétrique. — Dosage par titrage. — Dosage par pesées. — Disposition de la chambre de travail. — Appareils et méthodes d'analyse. — Dosage des gaz par absorption. — Dosage des gaz par combustion. — Combustion par l'air avec l'aide du palladium-asbeste. — Combustion au moyen de l'air et de l'oxyde cuivrique. — Appendice.

WUNDT. Nouveaux Éléments de physiologie humaine, traduits de l'allemand par Bouchard. 1872. 1 vol. gr. in-8 avec 150 gravures dans le texte. 14 fr.

OUVRAGES D'HISTOIRE NATURELLE D'OCCASION

AGASSIZ. Recherches sur les poissons fossiles, comprenant la description de 500 espèces qui n'existent plus, l'exposition des lois de la succession et des développements organiques des poissons durant toutes les métamorphoses du globe terrestre; une nouvelle classification de ces animaux, exprimant leurs rapports avec la série des formations; enfin des considérations géologiques générales tirées de l'étude de ces fossiles, suivies de la Monographie des poissons fossiles du vieux grès rouge ou système dévonien des Iles Britanniques et de la Russie. Neuchâtel, 1833-1843. 6 vol. in-4 de texte et atlas de 6 vol. in-folio oblong contenant 441 pl. (au lieu de 750 fr.) . . . **350** fr.

Ouvrage le plus important qui ait été publié sur les poissons fossiles.
Les exemplaires complets avec les poissons du grès rouge sont devenus fort rares.

BULLIARD. Flora parisiensis, ou Descriptions et figures des plantes qui croissent aux environs de Paris. 1776. 6 vol. in-8, rel. anc., avec 640 planches color. (rare). **80** fr.

Le plus bel ouvrage qui ait jamais paru sur la flore des environs de Paris. Les atlas parus depuis lors ne contiennent qu'un nombre restreint de planches exécutées en chromolithographie, tandis que les planches de Bulliard ont été gravées en taille-douce, et coloriées au pinceau avec une grande perfection.

CUVIER (G.). Recherches sur les ossements fossiles, où l'on rétablit les caractères de plusieurs animaux dont les révolutions du globe ont détruit les espèces. Paris, 1821-1834. 5 tomes en 7 vol. gr. in-4 avec 280 pl. Bel exemplaire relié. **50** fr.

La dernière édition parue du vivant de l'auteur et la seule estimée.

DESHAYES (G.-P.). Description des Coquilles fossiles des environs de Paris. 1824-1837. 3 vol. in-4 avec 166 pl. — **Description des animaux sans vertèbres** découverts dans le bassin de Paris, pour servir de supplément à l'ouvrage précédent, comprenant une revue de toutes les espèces actuellement connues. Paris, 1857-1864. 3 tomes en 5 volumes in-4 (les deux ouvrages réunis) . . . . **375** fr.

COURS COMPLET

D'HISTOIRE NATURELLE

TRAITÉ DE BOTANIQUE

par PH. VAN TIEGHEM, membre de l'Institut, professeur au Muséum d'histoire naturelle. **1891**. Deuxième édition revue et très augmentée. 2 volumes grand in-8, de XXXII-1856 pages, avec 1203 gravures dans le texte. Prix. . . . . 30 fr.

TRAITÉ DE GÉOLOGIE

par A. DE LAPPARENT, ancien ingénieur au corps des Mines, professeur de Géologie et de Minéralogie à l'Institut catholique de Paris. Troisième édition entièrement refondue. **1893**. 2 volumes grand in-8 de 1600 pages, avec 700 gravures dans le texte. Prix. . . . . 24 fr.

TRAITE DE ZOOLOGIE

par EDMOND PERRIER, membre de l'Institut, professeur au Muséum d'histoire naturelle. **1893**. 2 volumes grand in-8 de 1800 pages avec 1500 gravures dans le texte.

Le **TRAITÉ DE ZOOLOGIE** de M. EDMOND PERRIER se publie en fascicules qui paraissent successivement.

En vente la première partie (Fasc. I et II) comprenant la **Zoologie générale**; les **Protozoaires et Phytozoaires**. 1 volume grand in-8 de 864 pages avec 701 gravures dans le texte. . . 22 fr.

On vend séparément :

Fascicule II. — **Protozoaires et Phytozoaires**. Avec 243 gravures dans le texte. 10 fr.

Fascicule III. — **Arthropodes et Vers**. Avec grav. (En juin) 8 fr.
Fascicule IV. — **Mollusques et Tuniciers**. } *Ces derniers fascicules paraîtront ensemble en*
Fascicule V. — **Vertébrés**. } 1 *volume de* 800 *p*. 10 fr.

Le Fascicule I (Zoologie générale) ne se vend plus séparément.

ENVOI FRANCO DANS L'UNION POSTALE CONTRE UN MANDAT DE POSTE.

WAGNER, FISCHER & L. GAUTIER

TRAITÉ
DE
CHIMIE INDUSTRIELLE

A L'USAGE

DES CHIMISTES, DES INGÉNIEURS, DES INDUSTRIELS, DES FABRICANTS DE PRODUITS CHIMIQUES, DES AGRICULTEURS, DES ÉCOLES D'ARTS ET MANUFACTURES ET D'ARTS ET MÉTIERS, ETC., ETC.

TROISIÈME ÉDITION FRANÇAISE ENTIÈREMENT REFONDUE

PUBLIÉE D'APRÈS LA TREIZIÈME ÉDITION ALLEMANDE

1892 — DEUX BEAUX VOLUMES GRAND IN-8 — **1892**

FORMANT ENSEMBLE 1760 PAGES AVEC 736 GRAVURES DANS LE TEXTE

Prix : 30 francs.

Parmi les sciences qui ont le plus contribué au développement des arts industriels, la chimie doit sans contredit être placée au premier rang.

Aussi s'il est un livre qui s'impose aux fabricants, aux ingénieurs, aux chimistes et à tous ceux qui étudient, c'est certainement celui qui peut non seulement les initier aux difficultés de leur art, mais encore les tenir au courant des progrès de la science et de l'industrie.

Faire l'historique de ces industries, les grouper méthodiquement, en donner les secrets et les procédés, décrire en un mot l'ensemble de toutes les industries chimiques, tel est le but de cet ouvrage. C'est en visitant la plupart des fabriques et des grandes usines de l'Europe que les auteurs ont pu étudier, contrôler de leur expérience propre les perfectionnements nombreux, les procédés nouveaux dont la chimie industrielle s'enrichit chaque jour. Écrit d'une façon concise et tout à fait pratique, le *Traité de chimie industrielle* de Wagner a obtenu en Allemagne un succès tel, qu'il est parvenu en quelques années à sa **Treizième édition.**

Par suite de la mort de Wagner, le soin de revoir le livre est échu à M. Fischer devenu rédacteur en chef du *Jahresricht der Chemischen Technologie* de Wagner, recueil des plus appréciés et bien au courant des questions de chimie appliquée.

Cette nouvelle édition, considérablement perfectionnée, est augmentée de la description des procédés nouveaux qui ont élargi le domaine de la chimie industrielle.

Les gravures fort bien exécutées, qui étaient au nombre de 487 dans la deuxième édition, sont montées à 734 dans cette troisième édition.

ENVOI FRANCO DANS L'UNION POSTALE CONTRE UN MANDAT DE POSTE.

26101. — Imprimerie A. Lahure, 9, rue de Fleurus, à Paris.

Coulommiers. — Imp. Paul Brodard

www.ingramcontent.com/pod-product-compliance
Ingram Content Group UK Ltd.
Pitfield, Milton Keynes, MK11 3LW, UK
UKHW011957240726
13965UKWH00001B/7